浙江省社科规划课题成果 18NDJC023Z

宋以后医籍年表

主　编　刘时觉

编　委　刘时觉　李　旭　刘若海

　　　　周　坚　林士毅　金永喜

　　　　毛丹丹　周　奕　刘若淳

　　　　金珍珍

学苑出版社

图书在版编目（CIP）数据

宋以后医籍年表/刘时觉主编 . —北京：学苑出版社，2019.2
ISBN 978 - 7 - 5077 - 5566 - 4

Ⅰ.①宋…　Ⅱ.①刘…　Ⅲ.①中国医药学－古籍－专题目录－中国　Ⅳ.①Z88：R2

中国版本图书馆 CIP 数据核字（2018）第 230109 号

责任编辑：黄小龙
出版发行：学苑出版社
社　　　址：北京市丰台区南方庄 2 号院 1 号楼
邮政编码：100079
网　　　址：www.book001.com
电子邮箱：xueyuanpress@163.com
销售电话：010 - 67601101（销售部）67603091（总编室）
印 刷 厂：北京建宏印刷有限公司
开本尺寸：787×1092　1/16
印　　　张：67.875
字　　　数：2007 千字
版　　　次：2019 年 2 月第 1 版
印　　　次：2019 年 2 月第 1 次印刷
定　　　价：398.00 元

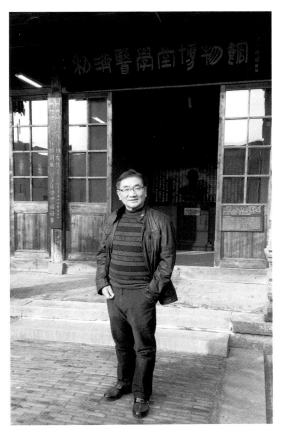

作者刘时觉在利济医学堂博物馆留影

谒利济学堂

刘时觉

乙未冬仲，拜谒玉海藏书楼，晚清温州学术之盛，仲容先生足资代表；穿楼而过，比邻即是利济医学堂，该学堂为中国近代第一所中医学校，温州医学又一高峰。今《年表》初成，追思前辈事迹，不胜感慨，赋此以存念。

灵兰事业赖传薪，利济学堂蕴本真。

园圃长含书气息，庭花犹带药精神。

波连玉海桃李盛，水饮上池天地新。

我到阶前生敬畏，惭将《年表》奉先人。

内容提要

中医古代典籍源远流长，卷帙浩繁，相关的目录学著作对于有志于中医者是学海之舟，是一种必不可少的工具。

本书是年表形式的目录学著作，分《宋代医籍年表》《宋金医籍年表》《元代医籍年表》《明代医籍年表》《清代医籍年表一》《清代医籍年表二》六表，详细载录宋、金、元、明、清的古代中医典籍6743种，每一条目以公元、年号、干支三种方法表达成书年代，载录编撰著校者的籍贯、姓名、字号，考证医籍流传状况，简略介绍其基本内容、版本馆藏，包含了丰富的中医文献学学术资料，可用于探究医学源流、把握医术脉络，亦可用于古代典籍的辨伪、考证、辑佚等研究工作。书后附书名索引、著者索引。

作者曾撰《中国医籍补考》《中国医籍续考》，对6875种古医籍进行了周详的考证研究，本书在此基础之上进行纵向的编年研究，根据医学古籍成书、出版、重刊的时间展开，注重版本流传、学术传承，内容翔实丰富，考证周详细致，方法先进，行文简洁，易于检索，便于阅读，可供中医临床医生、中医院校师生、中医药学研究人员以及医学文化、文史研究工作者参阅，亦可作为工具书使用。

刘时觉，又名守庸，1949 年 10 月出生，浙江温州市人。1965 年 8 月初中毕业，插队温州市郊状元人民公社，烈日风霜中从事田间劳动，后来任乡村民办教师 7 年，兼任赤脚医生 6 年，至 1976 年底回城，在温州中学、温州第三中学担任语文教师。1979 年考上浙江中医学院（现浙江中医药大学）研究生，在何任、陆芷青、徐荣斋、蒋文照、冯鹤鸣等名师组成的导师小组指导下从事中医古典医著研究，追随吴颂康、詹起苏门诊临床，向林乾良先生咨询医史，陆芷青先生则是学位论文指导老师。1982 年毕业，取得硕士学位，任温州医科大学教授，获主任医师职称，现已退休。

长期在一线从事中医临床工作，以老年病与肾系疾病的中医药治疗为特色，注重辨证层次和理法方药一以贯之，注重中西医临床方法的取长补短、临床思维的分离与结合，倡言阴阳燥湿论、肾骨髓脑一体论和辛味独阳论，创制改制许多经效验方，临床疗效卓著。1999 年在人民卫生出版社出版《中医学教程》，用为温州医科大学临床医学专业的中医学教材，获浙江省高等教育教学成果奖二等奖，后又形成专著《解读中医——中医理论关键问题十讲》。从中医临床治疗优势入手，阐述中西医临床方法和思路，出版《中医教程新编》《西医临床运用中医的思路和方法》二书。温州和浙江的地方医学文献研究成果有《永嘉医派研究》《温州近代医书集成》《丹溪学研究》《丹溪逸书》。《浙江医人考》与《浙江医籍考》则属浙江文化研究工程项目。书目文献研究则有《宋元明清医籍年表》《四库及续修四库医书总目》。《中国医籍补考》与《中国医籍续考》是作者中国医学古籍的目录学系列研究最为重要的成果，调查、搜集古医籍 6875 种。这些学术著作先后获国家高等学校科研优秀成果奖、浙江省社科研究优秀成果奖、浙江省高校优秀科研成果奖、浙江省中医药科技进步奖、浙江省教育厅科技进步奖、温州市科技进步奖等奖项的一等、二等、三等奖多项。本书则是作者第 16 部著作。此外，作者先后发表论文 98 篇，作者于 2002 年创办了温州医科大学中医专业，是中医系的创始人和首任系主任；多年来指导的研究生都能成为独当一面的业务骨干。作为第四批全国老中医药专家学术经验继承工作及学位指导老师，2011 年圆满完成带教工作，学员均获相应学位。"得天下英才而教之"，自是人间之至乐。

2001 年作者被评为温州市名中医，2004 年被评为温州市优秀教师，2005 年被评为温州市专业技术拔尖人才，2008 年被评为浙江省名中医，2008 年被评为第四批全国老中医药专家学术经验继承工作及学位指导老师，2011 年圆满完成工作。

和中浚序/

刘时觉教授近年佳作频出，欣闻其《宋以后医籍年表》又将问世，本属意料之中，又感意料之外。说意料之中，因时觉君数十年来潜心学术，焚膏继晷，厚积薄发，现在正是其收获的季节，成果频传，自是势所必然；言意料之外，是年表这种体裁，是件硬碰硬的苦差事，于历史时间上要精确到年，先后毫无腾挪回避的余地，需要的是在准确可靠原始资料基础上的研究结论，何况又是表格，惜字如金，完全没有自由发挥的空间，这不是自讨苦吃吗！

时觉君确实就是个爱自讨苦吃的学者。他本于2001年就已被评为温州市名中医，2008年又被评为浙江省名中医和第四批全国老中医药专家学术经验继承工作及学位指导老师。如果只上临床，带学生，那自会轻松得多，但他偏爱学术研究，多年来笔耕不辍，读万卷书，行万里路，四处奔波，八方考证历代中医文献。在中医理论、学术流派、医史文献研究上成果丰硕，除了在丹溪学派和浙江地方医史文献研究上声名卓著外，近年的《宋元明清医籍年表》《四库续修四库医书总目》《温州近代医书集成》《丹溪逸书》《解读中医——中医理论关键问题十讲》《浙江医籍考》《浙江医人考》《中国医籍补考》《中国医籍续考》《温州医学史》都是其呕心沥血之作，尤其是其中《中国医籍补考》和《中国医籍续考》更是本书的重要基础，两书共714万余字，载录古医籍6875种，皆有翔实精到的考证研究成果，更难能可贵的是作者亲见亲阅者高达6372种，占全部书目的92.68%，普通的中医医史文献研究者实难望其项背。

同时，2005年人民卫生出版社已出版作者的《宋元明清医籍年表》，是以年表形式研究医学古籍之先河，载录有古代医籍3635种，分公元、纪年、干支、作者、书名、考略六栏，后附书名索引、著者索引、分类索引，实为本书的前身。近年作者在此基础上，又走访国内60余家图书馆的古籍部，增加书目3000余种，更加重视版本资料，开始撰写本书。

虽然有如此扎实的研究基础，《宋以后医籍年表》似乎也就是水到渠成的事了，但说起来轻松，做起来确没有那样容易。首先，《中国医籍补考》《中国医籍续考》是以文献序跋等原始资料为基础，主要着眼于对现存古籍书目主要内容的调查和考证研究，仅其中作者的按语已达一百万字，进行了较为系统的研究考证，但本书系纵向的编年研究，立足点有新的变化，文字内容更是在前述二书基础上的提炼与升华，是研究的要点和结论。

中医文献始于汉代，现存文献以明清为大宗，其中辑录增补改编发挥补充等编写情况非常复杂，既往的中医医史文献和目录学著作不免存在一些错漏，如成书时间误记、作者张冠李戴、内容卷帙间有出入等。可见欲准确掌握古籍文献的作者、成书时间、出版年代、内容特点，谈何容易？作者以中医古籍的成书、出版、重刊时间的原始资料为基础展开研究，对文献的真伪和不同著述形式有诸多鉴别考证，其中考辨文献成书和出版时间，界定原著或鉴别属于改编补遗等不同情况尤为用力，同时注意版本流传，重视学术传承，终以纵向的编年史研究年表形式撰成本书。

君居东瓯，我处蜀西，远隔数千里之遥，难有机会面晤，但我素仰君之大名，早在1997年在《中华医史杂志》上读到他的"《易简方》系列著作考"时就留下了深刻的印象，2000年后又先后购藏其《永嘉医派研究》《丹溪学研究》和《四库续修四库医书总目》等书，对其道德文章有了更深了解。2012年4月，时觉君成都访书，在我校图书馆古籍部初次见面，对其四处奔波、锲而不舍的求实作风深为感慨；当年7月，我们又在西安止园的"中医古籍保护与利用能力"第一批书稿的专家审稿会再聚，进一步加深对时觉君的印象。前几年他先后寄赠《浙江医籍考》《浙江医人考》《中国医籍补考》《中国医籍续考》数部巨著，深为其学术研究的全身心投入和学术成果所震撼，在我们编写《川派中医药源流与发展》和《百年中医史》时有多处引用，受益匪浅。时觉君僻处温州，以一己之力，苦心孤诣，著述高达上千万字，如果没有他对中医药的深切热爱，没有他多年来磨炼积累的深厚文献功夫，没有他长期坚持不懈的决心和毅力，要完成这些研究是完全不可想象的。

现有的中医大型目录学著作，多出于众手，参加者动辄上百人，免不了会出现一些错漏讹误和内容之间的彼此抵牾，尤其严重的是同书异名的问题，甚至有本为一书竟出现20余种不同书名、作者及提要者，这与中医学重视学术的传承有关，但难免会造成在作者、书名、版本等方面的一些混淆乱象。《宋以后医籍年表》就是基于这一情况，帮你指点迷津，提示文献内容特点的著作，书中载录自北宋初至清末共952年间的现存中国医学古籍6743种，全书各条分列公元、年号、干支、作者、书名、考证内容、版本资料等七项，涉及撰作者或编校者姓名、籍贯、字号，书名（别名）、卷帙、年代，文献性质、序跋、内容、沿革、丛书子目、版本、馆藏等文献多方面要点，对书名及别名、卷帙、内容、沿革、版本等用力最勤，系作者在经眼的大量原始资料基础上精心考证研究和分析提炼，有不少独到的见解和研究结论。所附书名索引、著者索引，检索方便，便于查阅。本书是一部难得的中医古籍目录学的上乘之作，更是一部可靠的中医古代文献的重要工具书。一书在手，将使你获得大量准确的第一手线索和研究成果，或将成为中医学者案头的佳作。

故乐为之序。

四川省首届医疗卫生终身成就奖获得者

成都中医药大学研究员　博士生导师

和中浚

2018年元月于锦城西郊补拙斋

前言

笔者利用《中国医籍补考》《中国医籍续考》的书目资源，进行纵向的编年研究，根据医学古籍成书、出版、重刊的时间展开，著成本书《宋以后医籍年表》。

笔者曾于 2005 年由人民卫生出版社出版了《宋元明清医籍年表》，分公元、年号、干支、作者、书名、考略等六项，载录宋初至清末近千年的中国医学古籍 3635 种，载录古籍的成书年代、编撰著者、流传状况以及简明的内容介绍和考证结果。这是海内外第一本以年表形式载录现存中国医学古籍的学术专著，这种编年研究的视角独特、方法新颖，具有独创性，不仅有助于从不同的时代背景了解古籍，也有助于了解古籍的沿革版本的变化演变，由此也促进严密考证古籍年代。本书承袭《宋元明清医籍年表》的基本方法，亦以年表形式撰为学术专著，主要的改进有三：一是改"考略"为"考证内容"，所包涵的内容大为增加，考证更为详尽；二是专立"版本资料"，使条目内容增为七栏，研究材料更为丰富，出处依据更为明确，考证更为翔实，学术质量大为提高，且载明馆藏，便于按图索骥，寻访原书；三则大量增加载录条目，所载医学古籍从 3635 种增至 6743 种，翻了将近一番。这些改进的基础便是先期完成的《中国医籍续考》《中国医籍补考》二书。

日本丹波元胤的《中国医籍考》被誉为"我国千百来年医籍之府库""为医籍中最完备而有系统之目录"，在中国医学界享有盛誉。然日人之作，不能不有所隔膜，地域之隔、时代之隔、视野之隔，未备之处在所难免。《续修四库全书提要》言："规模既大，其中偶有小小舛漏，如古籍后出之未收，门类分配之未当，人名歧出之未正，尤为论者所指摘。推之未见者尚尽有传帙，异名者或原是一书，一家见闻所及，岂能毫无遗议？"拙著《中国医籍续考》继其后，专为"古籍后出之未收"者而作，载录自清道光元年至宣统末年 91 年间的中国医学古籍，人民卫生出版社 2011 年 7 月出版；《中国医籍补考》则与《中国医籍考》同步，为其未见未详未备未收者而作，载录嘉庆二十五年前的医学古籍，人民卫生出版社 2017 年 4 月出版。二书为姊妹篇，载录古籍的时间上相衔接，以现存医籍为目标，与《中国医籍考》相互参阅，反映现存医学古籍之全貌，足为中国医书之大观。目录学为学海之舟，为"辨章学术，考镜源流"之阶梯，循此可识得医学门径，笔者希望以自己的努力，裨益于学人；亦希望为《中国医籍考》拾遗订坠，以弥补日人学术著作之不足，更希望这两本著作能与日人之作相媲美。为此，二十余年间四处奔波，多方寻求，走访国内 60 余个图书馆古籍部，搜集阅读医学古籍 6000余种，掌握了大量第一手资料，而成《中国医籍续考》《中国医籍补考》。立足二书，对《宋元明清医籍年表》进行大幅度的踏实可靠的改进，本书方得杀青问世。

本书为笔者已经实施了二十余年的中国医学古籍的目录学系列研究之一环。《中国医籍补考》和《中国医籍续考》是整个研究计划首要的一项，对现存古籍书目进行整体性的调查、搜集和考证研究。二书共载录古医籍 6875 种，其中现存 6216 种，阙 97 种，辑佚 59 种，为笔者所亲见亲读者，共 6372种，占全部书目的 92.68%，并做了周详的考证研究。本书及其前身《宋元明清医籍年表》为纵向的编年研究，在补续二考的整体性调查和考证研究基础上，根据医学古籍成书、出版、补订、增辑、重刊的时间展开，注重版本流传，先后传承。第三方面则是横向的地域性研究，根据著者的籍贯、生活地域、医事活动开展，注重学术环境和传承，注重文化的联系与影响，目标则扩展到有记载而无论存佚的医学古籍，如 2008 年出版的《浙江医籍考》。这种横向研究的深入和拓展，《苏沪医籍考》已经完稿，也可以进一步开展诸如《安徽医籍考》《江西医籍考》等地方性的医学文献研究。最后，以书求人，由书及事，跳出目录学范畴，开拓新领域，研究中国医学发展的历史及其规律，例如人民卫生出版社2014年出版的《浙江医人考》，即是《浙江医籍考》进一步深入开拓而取得的成果。整个目录学系列研究计划是全方位、立体性的，目标是使我国医学古籍目录学研究达到新的高度和广度。

这项极其艰巨的宏大计划和研究实践，是脚踏实地、一步一个脚印的基础研究，笔者为此付出了毕生的精力，积三十年之辛劳勤苦，个中甘苦，自是心知。人或以为枯燥乏味之至，我却甘之如饴，嗜之若醉；人或望而生畏，我自乐在其中，乐此不疲；人或急于求成，我自澄心潜志，心无旁鹜，目不斜视。几多年来，有如愚公移山般，孜孜汲汲，焚膏继晷，四处奔波，多方寻求，埋首故纸，从经史子集、儒理医术、释典仙宗、道藏家乘之中，细细搜求，披沙拣金，集腋成裘。如今头童齿豁，目障耳背，华发暗添，腰椎微突，大有心力交瘁之感，而相关学术著作一一出版面世，宏大计划终成正果，亦使疲惫之心略觉欣慰。

本书之成，得到各地各级图书馆及兄弟院校图书馆的热情支持，这是成功的必备条件。首先是温州市图书馆，在我的成长过程与学术历程中，温州市图书馆给予的关切与支持，是难以言表的。从已故张宪文老先生到朝气蓬勃的青年员工，几代温图人温暖着我的心，提供了源源不断的学术"乳汁"。在我的工作单位，温州医科大学图书馆多年来以其丰富的藏书和热情的服务，使我的学术研究得到有力的支持。中国中医科学院图书馆是本书的学术支柱，丰富的古籍珍藏是不可或缺的学术资源。没有大家的热情支持，完成这项工作是无法想象的。学术途中，访书路上，艰苦跋涉，四处寻求，远及黑龙江、四川、兰州、贵阳、广州，60余个图书馆遍布于全国，而追溯时间，长的已有二十年、三十年之久，多的则三番五次不断上门。各地图书馆尽管风格各异，公共图书馆与专业单位图书馆各有特色，而朋友们的关切与支持，热情和认真，却是如出一辙，让人感动。例如，2014年4月江西中医药大学访书，得到图书馆诸工作人员的热情服务与关切，事过两年，2016年元旦过后，接狄碧云老师电，告知当时查找不着的《脉诀阶梯选要》已经找到，并寄来相关资料。这种热情感人至深，于是把这些感触写出，成《图书馆纪行》系列文章，在《温州读书报》开辟专栏一一刊出，已有五年之久，先后刊发30多篇，至今仍在继续中。本书卷首，亦辟专篇致谢，表达我的敬意和谢忱。

本书之成，学界朋友的支持是必不可少的前提和条件。中国中医科学院朱建平研究员、北京中医药大学张其成教授、吉林师范大学管成学教授、山东中医药大学王振国教授、成都中医药大学和中浚研究员、浙江中医药研究院盛增秀研究员等多年来不遗余力的热情关怀和大力支持，功不可没。日本东京大学人文社会系博士，现中国台湾东吴大学哲学系专任助理教授黄崇修先生从日本内阁文库复制《清源活水保婴痘证百问歌》两种，使国内久佚的珍贵古籍得以归国，有幸得读，何喜如之！浙江中医药大学胡滨先生、山西中医学院温静同学、甘肃中医药大学王世栋老师等，大力协助，不辞辛劳为我收集资料。上海中医药大学高驰博士更陪同我在上海图书馆抄录复制了许多书目资料，后来又一起在中国国家图书馆和中国科学院、北京大学图书馆寻书访书，为此付出了好多时间和大量精力。无锡书友杨帆多年来孜孜汲汲地搜寻收藏古籍，不惜节衣缩食，付出常人难以想象的代价，与他的交往不仅使我得到许多有价值的书目材料，更让我真切地感受到那种热爱传统文化、追求心灵理想的精神境界。他们的热情支持令我感动，谨于此敬表谢忱。

本书得到温州医科大学科研处、社科处及温州医科大学附属第二医院办公室、科教处、信息技术处有关同志，以及本人所在科室的中医同仁的热情关切与大力支持。本人的助手，温州医科大学李旭讲师、温州医科大学附属第二医院刘若海主治医师和林士毅博士；本人的学生，上海中医药大学附属龙华医院薛轶燕博士、温州医科大学附属第二医院周坚、周奕、毛丹丹硕士，温州市中医院金永喜硕士，做了大量的资料搜集、文字处理等多方面工作，于此一并表示谢意。

本书有幸列为浙江省哲学社会科学重点课题，成都中医药大学和中浚研究员百忙之中赐序以光篇幅，为之增色添彩，学苑出版社陈辉主编和医药卫生编辑室黄小龙主任鼎力相助，从而得以顺利出版问世。值此书成付梓的收获时节，谨致以我深切的敬意和谢忱。

　　书海浩瀚，本书规模颇大，内容广泛，工作艰巨，笔者限于学识精力，识见未到之处在所难免，或有遗漏舛误，读者诸君倘为之拾遗订坠，是亦为笔者所热望者焉。

温州医科大学附属第二医院　刘时觉

2018 年 3 月 1 日

致　　谢

是书之作，来之不易，今撰录校订已毕，将要面世。此时此刻，谨向各地各级图书馆、各兄弟院校图书馆，表示我深切的敬意和谢忱。

中国中医科学院	裴俭、程英、李鸿涛、张伟娜、刘培生
中国科学院图书馆	肖晓霞、薛惠媛、厉莉
中国国家图书馆古籍馆善本部	黄建
首都图书馆	孙潇潇、朱伟慧
中国医学科学院	王宗欣、刘贵英、郭青、张力
北京中医药大学	梁永宣、邱浩
上海中医药大学	王枫、陈裕东、姚晨刚、迟明娟、马茹人、周士琴
山东中医药大学	高萍
南京中医药大学	顾宁一、李群、高雨、刘小兵、卞正
成都中医药大学	李政、任玉兰、马健、刘秀英
广州中医药大学	张晓红
黑龙江中医药大学	李晓艳
长春中医药大学	阎桂银
江西中医药大学	谢玲、狄碧云、陆有美、黎莉
湖南中医药大学	张宇清、刘仙菊、唐敏
天津中医药大学	谢敬、常飞
甘肃中医药大学	殷世鹏、王萍
河南中医药大学	陈素美、李亚红、马鸿祥
浙江中医药大学	胡滨、朱树良
浙江图书馆善本室	张群
浙江图书馆孤山分馆	沙文婷、董继红、谢凯、谢雷
浙江大学医学图书馆	袁莲萍
浙江省中医药研究院	王水远
陕西省中医药研究院	赵玲
陕西省图书馆古籍部	刘颖
吉林省图书馆古籍部	陈莹、李兰茗
甘肃省图书馆古籍部	贾秀珍、韩磊
安徽省图书馆古籍部	王昕伟、曾涛
河南省图书馆古籍部	常旭辉、周新凤
山西省图书馆古籍部	范月珍、傅艳红、李巧林
江西省图书馆古籍部	熊少华、宋卫
湖南省图书馆古籍部	张明渭、龙玉明

湖北省图书馆历史文献部	周严、刘鑫
广东省立中山图书馆特藏部	陈嘉敏、程莉
天津图书馆历史文献部	王国香、丁学松、王振
中华医学会上海分会图书馆	杜建一、陶镇庭、陆福珍
苏州大学炳麟图书馆	薛维源、张若雅
苏州中医医院图书馆	曹雄华
中国矿业大学图书馆	都平平、邓志文
徐州图书馆	王仁同、周脉明、张菲菲
连云港图书馆	张永奎
淮安市图书馆	俞小杰、马晓峰、陶曙红
苏州市图书馆	孙中旺、金虹
镇江市图书馆	彭义
常州市图书馆	朱隽、童心
无锡市图书馆	王建雄、孟明锋、李洁
扬州市图书馆	徐时云、王芳、蒋红
盐城市图书馆	丁鲁宁
泰州市图书馆	颜萍、张劲
南通市图书馆	杨丽
常熟市图书馆	李烨、傅凤娟、王曦虹、王珏
盱眙县图书馆	汪德胜、许力宁
合肥市图书馆	张吴芳
芜湖市图书馆	褚福颖
泸州市图书馆	商革思、夏楠
贵阳中医学院	王华南、万琦
重庆市图书馆	张保强
恩施土家族苗族自治州图书馆特藏部	田亚玲
恩施土家族苗族自治州中心医院信息科	周本英、万峰林、罗静
恩施市图书馆	谭全瑞、向岑柳
四川大学古籍特藏中心	华孔娴
宁波天一阁博物馆古籍阅览室	袁良植

还有，中国国家图书馆普通古籍阅览室、首都图书馆库本阅览室、山东省图书馆古籍部、四川省图书馆古籍部、上海图书馆古籍部、南京图书馆古籍部、北京大学图书馆古籍善本阅览室等等，我无从一一了解询问众多工作人员的姓名，但他们辛勤劳动与热情服务，我铭记于心，也一并致以深切的敬意和谢忱。

刘时觉

凡例/

1. 本书以年表形式载录自宋代以后以至清宣统末年的中国医学古籍，分《宋代医籍年表》《宋金医籍年表》《元代医籍年表》《明代医籍年表》《清代医籍年表一》《清代医籍年表二》六表；内容与拙著《中国医籍补考》《中国医籍续考》相对应，《中国医籍续考》的内容载于《清代医籍年表二》。

2. 收载古医籍截至1911年，但书目工具书及收录古医籍的丛书酌情后延，如珍本医书集成、中国医学大成、故宫所藏观海堂书目。

3. 收载现存古医籍，已佚者一般不收，有辑佚本者照收，且不拘辑佚本成书、出版年代；书目工具书谓"存"而查找未着者，酌情收载。

4. 相关栏目分：公元、纪年、干支、作者、书名、考证内容、版本资料7栏。

5. 年代以公元、年号、干支三种形式记录，便于相互间的换算。

6. 宋金对峙，医学各树一枝，故自1127年至1279年间纪年分宋纪年、金纪年二项，并不以南宋为正统，特立《宋金医籍年表》。

7. 少数成书年代不明者，各表集中收录于末；清代医籍尤多有不明撰辑年代者，集中载录于1911年之后，标明"成书年代未明"，索引以"1911?"表示。

8. 部分年代无书籍载录，表中即不予保留，但各年号元年的空白不删除，以便查对。

9. 个人丛书多为后人所辑，成书时间先后不一，为便于检索查阅列于同年而在考证内容中载明初刊年代。

10. 作者栏，以"籍贯姓名（字，号）"表示，籍贯和姓名间不加标点，字、号则加括号。

11. 不载作者朝代，但相隔较远者偶有载录，则朝代后加"·"与后面相隔。宋金同表，故北方金的医家则在籍贯姓名前加"金·"以示。

12. 托名伪作，或有疑者，则在作者籍贯姓名前加"原题："以示；撰著者姓名佚失，一律以"亡名氏"称代。

13. 作者对书籍的工作，以撰、辑、编、校等表示。

14. 同一作者在同一年的多部著作，则第二部起只载姓名，不记籍贯字号。

15. 书名栏，载医籍通用书名，不载别名，差别较大别名在考证内容栏表明，相近别名则不另做介绍。

16. 书名栏，紧随书名后载医籍卷数和丛书种数，用阿拉伯数字；丛书名中含有书籍种数的，则保留原有汉字；文史类丛书中含有医学书籍的，则在丛书名下以括号表明医书种数，在考证内容栏用"医书子目"。

17. 书籍附录一般不在书名栏表示，留在"考证内容"中表示。

18. 考证内容不一，凡书名不直接表达内容、性质的，首先说明书籍性质，或表明别名；或简要述其内容，或记录演变过程，或载录版本，或考证真伪，或记述收录的丛书名。限于篇幅，部分条目部分单位使用简称，如中国国家图书馆简称为"国图"，中国中医科学院简称为"中医科学院"，中国医学科学院简称为"医学科学院"，中华医学会上海分会图书馆简称为"上海中华医学会"。

19. 丛书一般载其子目，但子目太大者从略。

20. 书籍版本多者载其单行本版本数，及被收载的丛书书目；仅收于丛书而无单行本流传者，载录于丛书子目中，一般不另列条目。

21. 版本资料则是确定年代、作者，进行书籍考证的资料出处和根据所在，载录版本，或记述收录的丛书名，尽可能载其收藏单位，以便读者查阅。

22. 考证内容、版本资料栏中用到的年代，除日本纪年外，一概以公元表达；卷数、卷次均以阿拉伯数字表达。

23. 全书后附书名索引、著者索引，以便查阅。

24. 书名索引、著者索引均按首字笔划数及起笔－丨丿丶乛顺排列；首字相同，按第二字笔划及起笔排列；余类推。同一著者所著书目亦按此次序排列。

25. 著者索引之末，以"撰著纂辑校注者亡名"收录737种亡名氏著述，亦按首字笔划数及起笔－丨丿丶乛顺排列。

目录/

北宋医籍年表

公元（年）	宋纪年	干支	作者	书名	考证内容	版本资料
960	太祖建隆元	庚申	五代·王屋燕真人（烟萝子）撰	烟萝子体壳歌	七言28句，述求得长生诀，闻早身心海，不为财色腥膻资财荣运所磨。为《真仙上乘》第一篇，尚有吕公缚心猿诗、养生息命诗、烟萝子首部图、朝真图，内境正面、背面、左侧、右侧之图、烟萝子内观经、存守九宫诀、三丹三田论、外丹内丹论等。	《联目》《大辞典》不载，有明抄本藏国图，收于《道藏》，《中国养生文献全书》载有节选本。
			亡名氏撰	颅囟经2卷	一名《师巫颅囟经》，为东汉卫汛撰，实宋人著作。现存最早儿科专著，明后已佚，四库馆臣从《永乐大典》辑出。卷上脉法、初生诸病、惊、疳证治；卷下火丹15候、脐湿等16证。全书载42方、外治14法。	收于《四库全书》《当归草堂医学丛书》《函海》《中国医学汇海》《丛书集成初编》等。
			梓州李珣（德润）撰	海药本草6卷	为南方药物及外来药物专著，早佚。尚志钧辑得佚文131条，分录六卷，按《唐本草》编排其次序。	1997年人民卫生出版社有尚志钧辑佚本。
961	二	辛酉	亡名氏撰	太清经断谷法1卷	言服食松根、茯苓、术、黄精、萎蕤、巨胜诸法，并服食杂米麦及欲还食谷解药。宋以前断谷道书今多佚，则此本亦仅存之秘籍矣。	收于《道藏》洞神部方法类临字帙，《续修四库全书提要》载录。
963	太祖乾德元	癸亥				
967	五	丁卯	某僧人摘抄	救诸众生苦难经·十种死病	敦煌遗书，原经为佛家宣扬去恶从善之文，提到当时流行的疾病。某僧因病而抄经，记其十种死病法。现藏英国伦敦博物馆，编号S·3417。	1994年中医古籍出版社收于《敦煌中医药全书》排印出版。
968	太祖开宝元	戊辰	四明日华子（大明）撰	日华子本草20卷	一说著于吴越天宝年间。原书佚，有尚志钧辑佚本，载618药，仿《新修本草》分类，详加校勘。	2005年安徽科技出版社有辑佚本、2016年中国医药科技出版社有辑注本。

公元（年）	宋纪年	干支	作者	书名	考证内容	版本资料
970	三	庚午	乡贡进士王敷撰，阎海真手书	茶酒论 1 卷	敦煌遗书，前有序无署名、纪年。论述茶酒功用贵贱。现藏法国巴黎国立图书馆，编号 P·2718。	1994 年中医古籍出版社《敦煌中医药全书》。
973	六	癸酉	刘翰，马志，翟煦等 9 人编纂；卢多逊审定	开宝新详定本草 20 卷	宋政府组织编修，以《新修本草》为蓝本，参考陈藏器《本草拾遗》等书而成，国子监出版，是第一次雕版印刷的本草。因注解和印刷的错误，出版后不能发行而重修，为《开宝重定本草》。	《宋史·列传第二百二十》载录。
974	七	甲戌	李昉等撰	开宝重定本草 21 卷	重刻《开宝新详定本草》而成，有序。区分《本经》《别录》，分 9 类载药 983 种，有序例 2 卷，目录 1 卷。原书已佚，部分内容保存于《证类本草》。	原书已佚，尚志钧有辑佚本。
976	太宗太平兴国元	丙子				
983	八	癸未	李昉、李穆、徐铉等奉敕修纂	太平御览 1000 卷	前有引言，大型类书，55 部 550 门。涉医子目：卷 668 道部养生门 1 卷，卷 669–671 道部服饵门 3 卷，卷 720 方术部养生门 1 卷，卷 721–724 方术部医门 4 卷，卷 748–753 疾病部 6 卷，卷 837–842 百谷部 6 卷，卷 843–867 饮食部 25 卷，卷 984–993 药部 10 卷。	1932 年商务印书馆据宋刻本收于《四部丛刊三编》影印出版，分订 136 册；1960 年中华书局缩印为 4 册出版，为今通行本。
985	二	乙酉	后周·郓州须昌和凝（成绩）原撰，宋·须昌和㠓增补	疑狱集 4 卷	有和㠓自序未署年代。后周广顺元年（951）和凝辑史书传记刑狱案，其子㠓增辑。原书 3 卷 67 条，凝撰上卷 29 条，㠓续中下卷 38 条；元杜震校正，今本则 4 卷 100 条。《四库总目提要》疑后人所分，或为明人篡改。	1851 年桐乡金凤清本藏中医科学院，1853 年徐继铺本藏中国医科大学。收于《四库全书》。
989	六	己丑	归德陈抟（希夷，图南）撰	二十四气坐功导引治病图 1 卷	气功导引著作，又名《案节坐功图》《陈希夷坐功图》《元人导引图》《景钞瓶园旧藏本导引图》。《遵生八笺》分四时孟、仲、季共 12 则载于《四时调摄笺》。《说郛》卷 113 有《希夷先生传》。	有抄本藏中国中医科学院，1929 年上海大东书局铅印本名《坐功图说》。
990	太宗淳化元	庚寅				

续表

公元(年)	宋纪年	干支	作者	书名	考证内容	版本资料
992	三	壬辰	睢阳王怀隐,及王祐,陈昭遇,郑彦等编纂	太平圣惠方100卷	有宋太宗御制序,历14年成书,分1670门,载16834方。卷帙庞大,1046年何希彭辑《圣惠选方》为当时简易读本。《续修四库全书提要》载录。	原本佚,未重刊,现仅存少数残卷或抄本,最完版本为1959年人民卫生出版社排印本。
			亡名氏辑	铜人针灸经7卷	据考证似为元代书商抄录《太平圣惠方》中"针经"卷而析为6卷,另附唐代亡名氏《针灸禁忌》为第7卷。	有1515年山西平阳府刊本,收于《四库全书》《当归草堂医学丛书》。
995	太宗至道元	乙未				
997	三	丁酉	吴越·德清释赞宁撰	笋谱2卷	前有引言,书分五类,为名、出、食、事、说,著书年代未详,以作者卒年定。	收于《说郛》《四库全书》。
998	真宗咸平元	戊戌				
999	二	己亥	宋释法贤奉诏译	啰嚩拏说救疗小儿疾病经1卷	论小儿初生至十二岁患病特点及治疗方法,包括药物、食物、心理、禁咒等法。	佛经。
1000	三	庚子	宋释法贤奉诏译	迦叶仙人说医女人经1卷	迦叶仙人向弟子喏嚩迦仙人阐述女人怀孕保养法,逐月安胎用药诸法。	佛经。
1004	真宗景德元	甲辰				
1008	真宗大中祥符元	戊申				
1017	真宗天禧元	丁巳	天竺施护译	佛说医喻经1卷	述良医知病识药四法:识知某病应用某药,知病所起随起用药,已生诸病治令病出,断除病源令后不生。	佛经。
1020	四	庚申	程一了(学仙子)撰	丹房奥论1卷	有本年自序。道家炼丹16论,1论真土凡土,2论真铅凡铅,3论真汞凡汞,4论三砂,5论三黄,6论三白,7论用铅,8论用母,9论假借,10论制转,11论浇淋,12论点化,13论灰霜,14论烟煤,15论作砸,16论装制,阐明道家外丹之术。	收于《道藏》洞神部众术类如字帙。
1022	六	壬戌	安陆张君房(允方)撰	王屋真人口授阴丹秘诀灵篇1卷	王屋真人传授王长生真人阴丹养生口诀,张君房录于《云笈七签》。	收于《道藏》在太玄部从字帙。
1023	仁宗天圣元	癸亥				

公元 (年)	宋纪年	干支	作者	书名	考证内容	版本资料
1026	四	丙寅	王惟一（惟德）撰，亡名氏附录	铜人腧穴针灸图经3卷	铸腧穴铜人，著《图经》，1029年朝廷颁行各州，有本年夏竦序、1443年明英宗御制序。1186年金人闲邪瞆叟补入"针灸避忌太乙之图"，改名《新刊补注铜人腧穴针灸图经》5卷；又有明人重刊3卷本。	明刻本藏中国医科大学图书馆，收于《续修四库全书》影印出版，后有附录3种3卷。
			王惟一原撰，亡名氏附录	铜人腧穴针灸图经都数1卷，修明堂诀式1卷，避针灸诀1卷	《穴腧都数》按部位载全身腧穴，《修明堂诀式》述人身正、伏、侧面诸横广阔狭相去距离尺寸、脏腑大小形状及七冲门间距离，《避针灸诀》述人神、避太一法、血忌。	附于《铜人腧穴针灸图经》，明刻本藏中国医科大学图书馆，收于《续修四库全书》。
			周·秦越人撰，宋·王惟一注	王翰林集注黄帝八十一难经5卷	吕复谓"宋王惟一集五家之说，而醇疵或相乱"，与王九思《集注难经》是二书。此亦是书来源一说。清佚，四库未著，日本有武村市兵卫刻本，后回归国内。	戴良《九灵山房集·沧洲翁传》卷27，《中国医籍考》卷7载录。
1027	五	丁卯	隋·巢元方撰，晁宗悫、王举正校定	诸病源候论50卷	病因证候专著。原撰于610年，分67门1720条论诸病因病理症候，不载方药。本年校定，由国子监募印颁行，诏学士宋绶撰序。	有元刻本藏国图，有版本20余种，收于《四库全书》《周氏医学丛书》。
			晁宗悫、王举正校定	黄帝内经·素问9卷	医学经典，晁、王校定，由国子监募印颁行。	有嘉靖金溪吴悌校刻本藏中医科学院及上海、浙江图书馆。
			原题：秦越人撰，晁宗悫、王举正校定	难经3卷	医学经典，晁、王校定，由国子监募印颁行。	有明经厂刻医要集览本藏中医科学院、成都中医药大学。
1029	七	己巳	安陆张君房（允方）辑	云笈七签122卷	前有自序，君房编次道书得4565卷，撮其精要万余条成是书。涉医书目34种38卷，多养生导引书，子目从略。	收于《道藏》，在太玄部学、优、登、仕、摄、职、从、政、存、以、甘、棠峡中；亦收于《四库全书》。
1032	仁宗 明道元	壬申				
1034	仁宗 景祐元	甲戌				
1038	仁宗 宝元元	戊寅				

公元 (年)	宋纪年	干支	作者	书名	考证内容	版本资料
1041	仁宗 庆历元	辛巳	宋·虞城王尧臣（伯庸）等奉敕撰，清·嘉定钱东垣（既勤）辑释	崇文总目辑释6卷	目录学著作，王尧臣等奉诏撰成，66卷，著录书目3445种30669卷。原书遗佚殆尽，嘉庆间钱东垣等补辑成书，分4部43类，子部医类著录300种2181卷。每书详载卷数、撰人，附注原释、按语，批注考证，校注异同。	收于《汗筠斋丛书》《丛书集成初编》《粤雅堂丛书》《后知不足斋丛书》等。
1044	四	甲申	锡山高德因撰，裔孙高梦麟（仲泉）编辑	医学秘奥12册	综合性医书，前有1569年申时行序。成书于庆历间，至明代由其裔孙高梦麟整理校正并增《家传秘方》刊行。主论外科诸病，次及儿喉科，载药213味，验案多例，附图数百，工笔描绘宋元明人服饰。	有清抄本12册藏浙江中医药大学，其每节《咽喉说》末署：锡山裔孙梦麟识。
1047	七	丁亥	太原王衮撰	博济方5卷	有自序、郎简序，载方500余首。明后已佚，后从《永乐大典》辑得350方，重编为5卷，收于《四库全书》。	收于《珠丛别录》《长恩书屋丛书》《丛书集成初编》。
1049	仁宗 皇祐元	己丑				
1051	三	辛卯	唐·王焘撰，孙兆校勘	外台秘要40卷	有752年王焘自序，经宋校正医书局校刻，有本年孙兆序；1640年程衍道校刻，有程序及吴孔嘉、张天禄、金声序。共1104门载方6000余首，引录各书均载出处，为研究唐代前医学的重要资料。	有宋刻本藏国图，现存版本10余种，收于《四库全书》。程衍道校刻经余居刻本有人民卫生出版社影印本。
1054	仁宗 至和元	甲午				
1056	仁宗 嘉祐元	丙申	唐·王冰注；高保衡、林亿校	重广补注黄帝内经素问24卷	医学经典，有高保衡、林亿进书表，唐宝应元年王冰序。高、林二人参考汉唐古医经数十家，纠正谬误6000余字，增注义2000余条。宋政府置校正医书局，掌禹锡、林亿为校理，张洞校勘，苏颂等并为校正。后又命孙奇、高保衡、孙兆同校正。	有1601年吴勉学校刻古今医统正脉全书本等版本20余种，收于《四库全书》《四部丛刊》《四部备要》《万有文库》。
1059	四	己亥	会稽傅肱（子翼，怪山）撰	蟹谱2卷	有本年自序，所录皆蟹之故事，上篇多采旧文，下篇则其所自记。	收于《百川学海》《说郛》《四库全书》。

公元（年）	宋纪年	干支	作者	书名	考证内容	版本资料
1059	四	己亥	仙游蔡襄（君谟）撰	荔枝谱 1 卷	全书凡 7 篇：本原始、标尤异、志贾鬻、明服食、慎护养、时法制、别种类，记闽产荔枝 32 种。荔枝之有谱自蔡襄始，其叙述特详洁有笔力。	收于《端明集》《百川学海》《说郛》《山居杂志》《艺圃搜奇》《丛书集成初编》。
1060	五	庚子	郾城掌禹锡（唐卿），泉州苏颂（子容），林亿等辑	嘉祐补注本草 20 卷	以《开宝本草》为基础编成，有序。载药 1082 种，目录 1 卷。原书已佚，部分内容赖《证类本草》引录而得以保存，尚志均辑复。	尚志均辑佚本中医古籍出版社 2009 年排印出版，题《嘉祐本草辑复本》。
			汉·南阳张机（仲景）撰，日本丹波雅忠抄录	古本康平伤寒论不分卷	日本康平三年，丹波雅忠手抄《伤寒论》，后称康平本。有叶橘泉、陆渊雷、范行准、李畴人序，大冢敬节例言。全书 12 篇，个别条文、文字与宋本互有出入，宋本某些原文，康平本多析为注文，而注文又有旁注、脚注、大字附注诸不同。原以为此本较林亿校本为早，但近时考证，发现有宋人所改证据，故以为宋版《伤寒论》之坊本，否定为宋前版本。	1937 年大冢敬节校注，日本汉方医学会出版；1946 年大冢敬节赠叶桔泉，叶氏重校，上海千顷堂书局次年出版排印本，1954 年又有重印本。
			庐陵欧阳修（永叔，醉翁，六一居士）撰	新唐书艺文志 4 卷	《新唐书》卷 59 艺文三丙部子录，第十六明堂经脉类 40 种 238，第十七日医术类 191 种 4454 卷。诸书书目上冠撰人名氏，下载卷数，间附细注。	为《新唐书》卷 57－60，收于《八史经籍志》《丛书集成初编》。
1061	六	辛丑	泉州苏颂（子容）等编撰	图经本草 20 卷	有本年自序及 1058 年、本年奏敕。各地绘图呈送药材及图，由苏颂编成。原书已佚，佚文及图可见于《证类本草》。	1983 年尚志钧辑佚，2017 年学苑出版社有辑校本；1988 年福建科技出版社有胡乃长、王致谱辑复本。
1063	八	癸卯	丁德用补注	难经补注 2 卷	原书已佚，作者见解大多保留于《难经集注》。	山西中医学院李莉辑得原文 262 条，未成书出版。
1064	英宗治平元	甲辰				
1065	二	乙巳	汉·南阳张机（仲景)撰，晋·高平王熙（叔和）编次，宋·高保衡、孙奇、林亿校定	伤寒论 10 卷	医学经典，前有图解运气图、辨平脉法、伤寒例、辨痉湿暍及六经证治，后有霍乱、阴阳易、不可汗吐下、可汗吐下，及其后脉证。	有 1599 年赵开美校刻本等 20 余种版本，收于《仲景全书》《武昌医学馆丛书》《四部备要》。

续表

公元（年）	宋纪年	干支	作者	书名	考证内容	版本资料
1065	二	乙巳	张机原撰，王熙编次，高保衡、孙奇、林亿校定	金匮要略方论3卷	有孙奇等序，校正医书局编校整理《金匮玉函要略》蠹简，取其杂病部分而成，订为3卷，25篇，262方。现存最早版本为元后至元六年刻本，有邓珍序。	收于《医统正脉》《伤寒全书》《仲景全书》《四部丛刊》《四部备要》《丛书集成初编》。
1066	三	丙午	汉·南阳张机（仲景）撰，晋·高平王熙（叔和）编次，宋·高保衡、孙奇、林亿校定	金匮玉函经8卷	有本年林亿等疏，为《伤寒杂病论》之别本，卷1证治总例，卷2痉湿暍、辨脉篇，太阳上篇，卷3太阳下及阳明、少阳，卷4三阴及厥利呕吐哕、霍乱、差后诸复，卷5可不可汗吐下，卷6汗吐下后病、可不可温火灸刺等29篇，卷7、8方药炮制，载115方，附遗调气饮、猪肚黄连丸、青木香丸。《续修四库全书提要》载录。	1717年康熙起秀堂刻本有陈世杰序、何焯、陈汝楫序，日本延亨三年（1746）平安成美堂刻本等版本，收于《起秀堂刊医书二种》。
			唐·京兆孙思邈撰，宋·高保衡、孙奇、林亿校定	备急千金要方30卷	方书，以人命贵重，故名，有自序、林亿等序、乔世宁序，总篇目233门，合方论5300首，后又撰《千金翼方》以为补充。《续修四库全书提要》载录。	有元刻本藏国图，有版本40余种，收于《道藏》太平部作93卷，又收于《四库全书》。
			孙思邈撰，高保衡、孙奇、林亿校定	千金翼方30卷	有自序、林亿等序、后序，方书，载本草、妇人、伤寒、小儿、养性、补益、中风、杂病、疮痈、色脉、针灸等189门，2900余方。《续修四库全书提要》载录。	有元大德梅溪书院翻刻本、1605年王肯堂校刻本、1763年金匮华希闳刻本等20种版本。
			吉州龙泉萧世基（处厚）撰	脉粹1卷	有本年姚道序，1223年李撰序，取材《脉经》《脉诀》《太平圣惠方》，分27节论述脉理及32脉，对后世影响颇大，部分章节为崔嘉彦《脉诀秘旨》和施发《察病指南》所摘引。	有抄本藏中医科学院；又有日本永正五年（1498）抄本藏台北故宫，台湾新文丰出版公司有影印本。
1067	四	丁未	亡名氏撰	轩辕黄帝传1卷	1807年顾千里序谓，是书注引宋英宗时人张唐英次公所著《蜀梼杌》，则成书于其后，故定本年撰。备载黄帝颠末，及其子孙、唐、虞，三代相承，世数甚悉。	收于《宛委别藏》《丛书集成初编》《藏外道书》。

公元（年）	宋纪年	干支	作者	书名	考证内容	版本资料
1068	神宗熙宁元	戊申	晋·高平王熙（叔和）撰，宋·高保衡、林亿等校订	脉经10卷	医学经典，现存最早脉学专著。选录经典论述，分门别类，阐明脉理，林亿等除去重复，补其脱漏，篇第改易，以类相从，仍为十卷。自序之外，有林亿等进呈札子、宋刻牒文、陈孔硕序、何大任后序等宋刻资料，又有元刻移文、柳贯、谢缙翁序等元刻资料。明清选经校订重刊，有序跋多篇，卷数未变，篇次内容有更动。	收于《古今医统正脉全书》《守山阁丛书》《守中正斋丛书》《姜氏医学丛书》《周氏医学丛书》《中国医学大成》，《续修四库全书》载录。
			原题：唐·扶沟甄权撰辑	脉经1卷	前后无序跋，述诸脉主病。	收于《说郛》《程刻秘传医书四种》及《中华杂经集成》。
1069	二	己酉	晋·安定朝那皇甫谧（士安，玄晏先生）纂辑；宋·高保衡、林亿、孙奇等校正	黄帝针灸甲乙经12卷	约成书于282年，有自序及高保衡林亿等序。辑录《素》《灵》《明堂孔穴针灸治要》而成，凡118篇，言针灸之法最悉。宋前名《黄帝三部针经》，宋时文字错乱，义理颠倒，世失其传，高保衡等奉诏校正，明代吴勉学又有校正。	《隋志》《新唐志》《宋志》载录，收于《古今医统正脉全书》《四库全书》《槐庐丛书》《中国医学大成》。
1072	五	壬子	庐陵欧阳修（永叔，醉翁，六一居士）撰	洛阳牡丹记1卷	首篇花品叙，载列牡丹品种24种；次篇花释名，述花名之所自来；再次风俗记，略叙游宴及贡花，皆接植栽灌之事。此牡丹为观赏植物，并非药材。	万历间新安汪士贤收于《山居杂志》，又收于《四库全书》。
1074	七	甲寅	钱塘沈括（存中）撰	灵苑方20卷	原书早佚，1975年上海中医学院从《证类本草》《幼幼新书》《苏沈良方》《永乐大典》辑得78方，按《和剂局方》体例重编成书；杨渭生辑得66条，编为《灵苑方辑佚》4卷，收于《沈括全集》。成书时间不详，姑定本年。	上海中医药大学藏其辑佚本，《沈括全集》有2011年浙江大学出版社排印本。
1075	八	乙卯	眉山苏轼（子瞻，东坡），钱塘沈括（存中）合纂	苏沈内翰良方10卷	沈括《良方》与苏轼《苏学士方》合编，原15卷，现流传本10卷。又名《内翰良方》《苏沈良方》，有良方自序、林灵素序，明刻本另有序。包括医方、医论、本草、灸法、养生及炼丹等内容。晁公武《郡斋读书志》、陈振孙《直斋书录》载录。	有明嘉靖刻本藏中医科学院，有版本20余种，收于《四库全书》《知不足斋丛书》《六醴斋医书》《丛书集成初编》等。

续表

公元（年）	宋纪年	干支	作者	书名	考证内容	版本资料
1075	八	乙卯	原题：苏轼、沈括合撰，亡名氏编纂	苏沈良方拾遗不分卷	前后无序跋，后人编集而托名。卷上39篇，脉说、论脏腑、君臣、汤散丸、采药及药说31篇、灸十二种骨蒸法；卷下14篇，论风病、服茯苓赋并引、与霍东玉求地黄、养生说8篇，药歌并引、杂记、子瞻杂记。	有1895年福建刻本藏大连图书馆、苏州中医医院。台湾新文丰公司收于《丛书集成新编》，附《苏沈良方》后。
			沈括撰	惠民药局记不分卷	实一篇短文，记宋惠民药局始末。周密收于《癸辛杂识别集》卷上，又收于《丛书举要》。	有1924年上海扫叶山房石印《五朝小说大观》本。
1076	九	丙辰	安福刘元宾（子仪，通真子）撰	脉要秘括2卷	又名《补注通真子脉要秘括》，有本年庐陵通真子自序，载七言歌括103首，述五脏色脉、虚实积气病证，七表八里、奇经八脉，听声审味原梦、妊娠、小儿脉歌等。	日本内阁文库藏1469年与《补注王叔和脉诀》合刊本，收于《海外回归中医善本古籍丛书》。
			刘元宾撰	神巧万全方12卷	从《医方类聚》中辑佚，分中风、伤寒、脏腑虚实、霍乱、诸痢、诸疟、咳嗽、痰饮、反胃、噎膈、心痛、水病等38门。	《联目》不载，《大辞典》"佚"，《湖湘名医典籍精华》重辑。
			分宁黄庭坚（鲁直，山谷）撰	食时五观1卷	有引言，五观为：计功多少，量彼来处；忖己德行，全缺应供；防心离过，贪等为宗；正事良药，为疗形苦；为成道业，故受此食。	收于《说郛》《古今图书集成》，附于《吴氏中馈录》者有排印本。
1077	十	丁巳	党永年撰	神秘名医界2卷	吴郡黄鲁曾撰总序、序、跋，述各科病症诊治，并有本草、针灸、摄生、服食等内容。	有明嘉靖姑苏吴时用、黄周贤刻本藏中国中医科学院。
1078	神宗元丰元	戊午	陈朴（冲用）撰	陈先生内丹诀1卷	有序，内丹之诀直指玄关，九转成道，每一转先述短歌，望江南一首，口诀一篇。	收于《道藏》太玄部妇字帙。
1079	二	己未	如皋王观（达叟）撰	扬州芍药谱1卷	有自序、后论无纪年，王氏1075年为官江都，详悉当地芍药品种，遂为此书。载录芍药品种39种，较前人新增8种。此芍药为观赏植物，并非药材。	万历间新安汪士贤收于《山居杂志》，又收于《四库全书》。
1080	三	庚申	太医局熟药所	太医局方10卷	为宋太医局熟药所成药配本，经大观、绍兴、嘉定间数次改订，终成《太平惠民和剂局方》。	原本不存，今存《太平惠民和剂局方》。

公元（年）	宋纪年	干支	作者	书名	考证内容	版本资料
1081	四	辛酉	华原王瓛撰	孙真人祠记碑 不分卷	碑首绘孙真人新堂图，碑文述孙思邈生平经历、医道美德、事迹著述，有1169年米孝思跋，附1872年《敕封妙应真人圣神之先茔碑》。	本年原刻，1169年重刻碑石立耀县药王山，1993年收于《药王山医碑录释》出版。
1082	五	壬戌	蜀州晋原唐慎微（审元）撰	经史证类备急本草32卷	载药1558种，3000余方，1000余方论。1108年艾晟修订改名《大观经史证类备急本草》；1116年曹孝忠校订，改名《政和新修证类备用本草》；1159年王继先修订，名《绍兴校订经史证类备急本草》；1249年张存惠增《本草衍义》入《政和本草》，名《重修政和经史证类备用本草》。	有1302年崇文书院刻本。《本草纲目·序例上》，《十驾斋养新录》卷十四述及。
1083	六	癸亥	陈直撰	养老奉亲书1卷	陈氏元丰中官兴化，故撰年定为本年，亦有作1085年者。述老年养生持护之理、四时调摄及食治、备急诸方，共15篇233则。邹铉续增成《寿亲养老新书》4卷；与刘宇《恤幼集》合为《安老怀幼书》。	1603年虎林胡氏文会堂格致丛书本藏医学科学院、中医科学院、北京大学、上海中医药大学等，收于《寿养丛书》。
1084	七	甲子	蕲水庞安时（安常）撰	伤寒总病论6卷	着重阐发伤寒病因、发病，倡寒毒异气说，主张寒温分治。本年初成，后修订至1093年完稿，1113年附入《音训》《修治药法》各1卷，《札记》1卷，方最终定稿，黄庭坚为之序并刊行。	收于《四库全书》《士礼居黄氏丛书》《武昌医学馆丛书》《丛书集成初编》。
1085	八	乙丑	太医局编纂	太医局方10卷	元丰中诏天下高手医，各以得效秘方进，下太医局试验，依方制药鬻之，仍模本传于世。此为《和剂局方》之雏形。	《郡斋读书后志》载录。
			河阳孙尚（用和）集	传家秘宝脉证口诀并方3卷	孙尚乃孙奇、孙兆之父，任职尚药奉御。家传经验，吕惠卿序而刻之。《宋志》载孙用和《传家秘宝方》五卷，《艺文略》有《孙尚药方》三卷，晁公武《读书记》有《孙尚秘宝方》三卷。	有日本影宋抄本残卷藏上海中医药大学，阙卷上，末有补遗七条；南京图书馆藏有抄本。
1086	哲宗元祐元	丙寅	淇川韩祗和撰	伤寒微旨论2卷	有伤寒源、平脉辨脉、阴阳盛虚等15篇，间附方论，大抵发明仲景未尽之意，而随时随证又为变通于其间。原本久佚，散见于《永乐大典》，每条俱系以韩祗和名。	从《永乐大典》辑出，收于《四库全书》《守山阁丛书》《长恩书室丛书》《丛书集成》。

续表

公元（年）	宋纪年	干支	作者	书名	考证内容	版本资料
1086	哲宗元祐元	丙寅	东平董汲（及之）撰	旅舍备要方1卷	有自序、孟震序。原书久佚，今本系修《四库全书》时从《永乐大典》辑出，百余方中仅存50首，分14门，涉及内外妇儿五官诸科。	有1808、1854年等多种刻本，收于《守山阁丛书》《墨海金壶》《丛书集成》等多种丛书。
1090	五	庚午	原题：晋·高平王熙（叔和）撰，宋·安福刘元宾（子仪，通真子）补注	补注王叔和脉诀3卷	首载王叔和序、本年通真子自序，次目录，次通真子补注脉要秘括目录，次左右手脉图。首次解释七表八里九道脉象分类，为注释《脉诀》第一家，影响颇大，《纂图方论脉诀集成》载其注文47条，其《脉要秘括》有目无书。	日本内阁文库藏1469年与《脉要秘括》合刊本，收于《海外回归中医善本古籍丛书》，题为《通真子补注王叔和脉诀》。
1091	六	辛未	钱塘沈括（存中）撰	药议1卷	前有引言。杂论用药，如药味归经，气到质不到；鸡舌香为丁香；汤散丸各有所宜；采药不可一概限定二月八月等。	为《梦溪笔谈》卷26；《丛书举要》亦收录。
1093	八	癸酉	东平董汲（及之）撰	小儿斑疹备急方论1卷	有自序、孙准序、本年钱乙后序，附于《小儿药证直诀》后。分总论、药方2部，擅长运用寒凉，反对滥用温热是其特色。	有1891年池阳周氏刻本藏上海图书馆，收于《周氏医学丛书》。
			董汲撰	脚气治法总要2卷	有自序，原书1卷，早佚，今本从《永乐大典》辑出，析为2卷。论述脚气病因、发病和治法，附内服外用方46首。	收于《四库全书》《三三医书》《董汲医学论著三种》。
1094	哲宗绍圣元	甲戌	东平董汲（及之）撰	董汲医学论著三种4卷	子目：《脚气治法总要》2卷，《小儿斑疹备急方论》1卷，《旅舍备要方》1卷	《联目》不载，有1958年商务印书馆印本存世。
1095	二	乙亥	原题：汉·谯郡华佗（元化）撰，宋·沈铢校，明·钱塘胡文焕（德甫，全庵，抱琴居士）刻	玄门脉诀内照图2卷	有本年沈铢跋，《中国医籍考》谓"理趣肤浅，其为假托不待辨而显然矣"，故以沈铢跋所署绍圣二年为成书年代。卷上十二经脉、气血脏腑内景，卷下十二经脉直诀、四时平脉、脏腑病机、成败、用药，附图12幅。	有明嘉靖2卷本藏国图、中医科学院，收于《美国哈佛大学哈佛燕京图书馆藏中文善本汇刊》。
1097	四	丁丑	灵泉山初虞世（和甫）撰	古今录验养生必用方3卷	又名《必用方》《养生必用方》《养生必用书》《养生必用要略方》等。有次年赵捐之后序、1863年叶廷管序，《中国医籍考》"佚"。	1863年叶廷管抄本藏上海中医药大学。
1098	哲宗元符元	戊寅				

公元 （年）	宋纪年	干支	作者	书名	考证内容	版本资料
1099	二	己卯	刘温舒撰	素问入式运气论奥 3 卷	有本年自序，载 31 论，29 图，述五运六气与疾病关系。日本宽文五年（1665）难波津、松下见林著《运气论奥疏钞》10 卷，宝永元年（1704）冈本为竹撰《运气论奥谚解》7 卷，注释本书。	有元刻本藏国图、广东中山图书馆，版本 10 余种；收于《道藏》太玄部所字帙，及《四库全书》《碧琳琅馆丛书》。
			赵简王朱高燧补刊	素问遗篇 1 卷	王冰《素问》注本独缺《刺法》《本病》2 论，唐后之人托名撰补；《明史》谓赵简王得《素问》缺篇而补之；一说即刘温舒撰以补《内经》成完璧。	《医籍考》卷 2 载录，有 1472 年熊宗立种德堂刻本藏国图，明嘉靖赵康王居敬堂刻本等。
1100	三	庚辰	眉山苏轼（子瞻，东坡）撰	圣散子方 1 卷	《东坡文集》有自序、后序。圣散子方由 22 味温热药组成，以治伤寒、疫疠，后人褒贬不一。附录 36 方、续录 27 方，共 64 方。	有北宋刻本藏中医科学院，收于《中医古籍孤本大全》线装出版。
1101	徽宗建中靖国元	辛巳	眉山史堪（载之）撰	史载之方 2 卷	又名《指南方》，分 31 门，载方 100 余首。有 1806 年黄丕烈、王振声跋。卷上论四时外感脉证，按证列方；卷下列诊胃脉、为医总论、涎论、痢论诸篇。后周学海有《评注史载之方》。《续修四库提要》载录。	1876 年陆心源刻本，收于《十万卷楼丛书》《丛书集成初编》《续修四库全书》《周氏医学丛书》。
1102	徽宗崇宁元	壬午				
1104	三	甲申	彭城刘蒙撰	刘氏菊谱不分卷	首谱叙，次说疑，次定品，次列菊名 35 条，各叙其种类形色而评说之，以龙脑为第一，而以杂记三篇终焉。此菊为观赏植物，并非药材。	收于《四库全书》。
1107	徽宗大观元	丁亥	乌程朱肱（翼中，无求子）撰	伤寒百问 6 卷	有本年自序及李保、赵希弁言。设百问阐述伤寒广狭义、六经证治、汗下诸法、诸病鉴别。后增补为《南阳活人书》20 卷，广为流传。	有日本宝历三年（1753 年）书林涩川清右卫门刻本藏中医科学院。
			朱肱撰	伤寒百问经络图 9 卷	有 1213 年张松序，乃《究原方序》误殖，识文谓首论三阴三阳之经络，终及妇人小儿之时气，一问一答，整而条，辨脉、审病、订证、治药，四事具备。卷 1 - 6 为百问百答，卷 7 - 9 为药方。	国内无存，日本宫内厅书陵部藏元燕山窦氏活济堂刊本，2010 年收于《海外回归中医古籍善本丛书续编》出版。

续表

公元（年）	宋纪年	干支	作者	书名	考证内容	版本资料
1108	二	戊子	蜀州唐慎微（审元）原撰，艾晟（孚先）修订	经史证类大观本草31卷	修订《经史证类备急本草》，并改名为此，有本年艾晟序。柯逢时又收于《武昌馆医学丛书》，有重刊序。	国家图书馆藏宋嘉定四年刻本。
1110	四	庚寅	陈师文、陈承、裴宗元编校	和剂局方5卷	崇宁间太医局熟药所增设和剂、惠民诸局，大观间陈承、裴宗元、陈师文等奉命校正增补，修订为是书，21门297方。绍兴、宝庆、淳佑间又多次增订，订为《太平惠民和剂局方》。	原本不存，今存《太平惠民和剂局方》。
1111	徽宗政和元	辛卯	骆龙吉撰	内经拾遗方论8卷	录《内经》62病证，治以名方；1599年刘裕德、朱练又增补88证，更名《增补内经拾遗方论》，作4卷。民国陈无咎仿此著《明教方》，从临床述内经理论100例。	今之通行本为刘、朱《增补内经拾遗方论》。
			乌程朱肱（翼中，无求子）撰	类证活人书22卷	又名《南阳活人书》《无求子伤寒活人书》，有本年张蕆序、1118年自序、陈造跋。卷1–11以问答体述总论及相类证，卷12–15以方类证，卷16–18各家伤寒方，卷19–22妇儿伤寒。	收于《伤寒全书》《古今医统正脉全书》《丛书集成初编》，《续修四库全书提要》载录。
1112	二	壬辰	宋徽宗赵佶敕撰	圣济总录200卷	有御制序、1300年焦养直序，综合性医书。卷1–2运气，卷3–4叙例治法，卷5–184各科证治分66门近20000方，卷185–187补益，卷188–190食治，卷191–194针灸，卷195–197符禁，最后为神仙服饵。又名《政和圣济总录》《大德重校圣济总录》。	现存最早版本为元大德四年江浙等处行中书省刻本，1962年人民卫生出版社有排印本，此后1982、1992、2013年并有重校本出版。
1113	三	癸巳	亡名氏撰，清·虞山钱曾（遵王，也是翁，贯花道人，述古主人）藏	神仙服饵2卷	记《神仙服草木药》为上下2卷，言道以虚无为宗，恬淡为主，导养得理以尽性命，则可长生。神仙之术亦可学而得之，若飞丹炼石、导引按摩、服气辟谷，皆神仙之术，为修道养生之要录。或以为钱氏述古堂据《圣济总录》之"神仙服饵门"所抄而成是书，改署名为"宋·赵佶等"。	清虞山钱氏述古堂抄本，首载《神仙统论》，藏台北故宫博物院，新文丰出版公司影印，又收于《台北故宫珍藏版中医手抄孤本丛书》排印出版。
1114	四	甲午	西方子撰	西方子明堂灸经8卷	无序跋，约成书于北宋间。论全身腧穴的灸治法，载352穴。有考证以为，本书即庄绰《明堂针灸经》，详见《中国针灸》1986年第3期。	元熊氏卫生堂刻，收于《四库全书》《平阳府所刻医书六种》《当归草堂医学丛书》。

公元（年）	宋纪年	干支	作者	书名	考证内容	版本资料
1116	六	丙申	蜀州唐慎微（审元）原撰，曹孝忠校正	政和经史证类备用本草 30 卷	元丰间唐慎微撰《经史证类备急本草》，大观二年艾晟重修为《大观本草》；政和六年曹孝忠重订为《政和本草》，后金泰和间张存据寇宗奭《本草衍义》增订为《重修政和经史证类备用本草》，即晦明轩本，为今之存本。	现存《重修政和经史证类备用本草》晦明轩本等 10 余种刊本，收于《四库全书》《四部丛刊》。
			寇宗奭撰	本草衍义 20 卷	有本年自序、太医学付寇宗奭札。对《嘉佑补注神农本草》未详的 40 种药物详加辨析，鉴别真伪优劣。后朱丹溪有《本草衍义补遗》。《续修四库全书提要》载录。	收于《十万卷楼丛书》《武昌馆医学丛书》《丛书集成初编》《中国医学大成》。
			寇宗奭撰；武夷许洪（可人），桃溪刘明之（信甫，桃溪居士）校正	新编证类图注本草 42 卷	又名《类编图经集衍义本草》《图经衍义本草》，前有题词，有序列 5 卷。有多种元刻本，目次首列刘信甫校正，详注药性地道、炮制方剂，引据虽极博，而编纂无例、标注不明。《续修四库全书提要》载录。	《道藏》洞神部灵图类竞、资、父、事、君、曰、严字帙载《图经衍义本草》42 卷；灵图类竞字帙载《图经集注衍义本草》5 卷，即《序例》。
1117	七	丁酉	申甫、王希逸纂	运气 2 卷	逐年阐述六十甲子气运、气候及人所易患疾病。	为《圣济总录》卷 1、2。
			乌程朱肱（翼中，无求子，大隐先生）撰	北山酒经 3 卷	首卷为总论，卷 2、3 载制曲造酒之法颇详，末袁宏道《觞政》16 则，王绩《醉乡记》1 篇，胡之衍所附入，有李保跋。	1615 年刻本藏国图，收于《北京图书馆古籍珍本丛刊》影印出版，又收于《四库全书》。
1118	徽宗重和元	戊戌	宋徽宗赵佶撰，邵武吴褆注	圣济经 10 卷	有徽宗御制序，久罕传本，陆心源得之，刊入丛书，有 1887 年重刊序。分归真、化原、慈幼、远道、正纪、食颐、守机、卫生、药理、审剂诸篇；又分 42 章，以四字标章名。太学生吴褆为之注，以性理之学释医学。《续修四库全书提要》载录。	有 1876、1887 年归安陆心源刻十万卷楼丛书本，收于《十万卷楼丛书》《丛书集成初编》；1990 年人民卫生出版社有排印点校本。

续表

公元（年）	宋纪年	干支	作者	书名	考证内容	版本资料
1119	徽宗宣和元	己亥	郓州钱乙（仲阳）撰，大梁阎孝忠（资钦）编集	钱氏小儿药证直诀 3 卷	前有阎季忠序，后附《钱仲阳传》《阎氏小儿方论》《董汲小儿斑疹备急方论》。卷上述小儿脉法、变蒸、五脏所主所病、急慢惊风、疮疹、伤风、吐泻、黄疸咳喘、疳积 81 种；卷中医案 23 则；卷下方剂 120 首。四库全书馆据《永乐大典》有纂辑本，收于《丛书集成初编》和《惜阴轩丛书》。	南宋初刻本藏台北中央图书馆，1719 年陈世杰重刻起秀堂本，收于《保赤汇编》《周氏医学丛书》《兰陵堂校刊医书三种》《起秀堂刊医书二种》等。
			阎孝忠撰	阎氏小儿方论 1 卷	附于《小儿药证直诀》，首论急慢惊、吐泻、痰热、疮疹诸主治后载药方 43 首，末附《钱仲阳传》。	有抄本藏上海中医药大学；收于《周氏医学丛书》。
1120	二	庚子	王岳撰	产书 1 卷	《中国医籍考》载录，"存"，笔者未见。撰年不详，成于北宋末，姑列于此。	丹波元坚从《医方类聚》中录出。
1121	三	辛丑	青神杨康侯（子建，退修）撰	十产论	内容包括：正产、伤产、催产、冻产、热产、横产、倒产、偏产、碍产、坐产。撰年不详，成于北宋末，姑列于此。	与李士材《女科纂要》附于陈治《济阴近编》卷 5。
1122	四	壬寅	东汉·上虞魏笃（伯阳，太素真人）撰，宋·卢天骥注	参同契五相类秘要 1 卷	前有引言。魏伯阳与淳于叔通授青州徐从事《参同契》及古歌，《五相类》者，论诸相类伏制三黄二宝也，故云五也。有说，卢天骥字骏元，三衢人，宋徽宗时为避"天"字改名卢襄，字赞元。	收于《道藏》洞神部众术类似字帙，成书时间不详，据卢氏生活时代姑定本年。
1123	五	癸卯	考城王贶（子亨）撰	济世全生指迷方 4 卷	又名《全生指迷方》，有自序、吴敏序，撰于宣和中，未明具体时间。书早佚，清代从《永乐大典》辑出，编为 4 卷，收于《四库全书》。首为诊脉，余分 21 门论内妇科病，载方 180 余首。	1808 年刻本藏中国科学院，有 10 余种版本，收于《守山阁丛书》《珠丛别录》《求志居丛书》《长恩书室丛书》《丛书集成初编》。
1124	六	甲辰	唐·华原孙思邈原撰；宋·河阳温县郭思（得之，小有居士）辑	千金宝要 6 卷	有本年自序，刻石于华州公署，1572 年复刻石耀州真祠，有秦王守中序。后从石本录副成书。以病证为纲分 17 门，载方 3000 余首，末附养生之道、千金须知，及耆婆万病丸、仙人玉壶丸等，有李海立题词、孙星衍序。	有刻石拓本及印本 10 余种。收于《平津馆丛书》《丛书集成初编》；《四库未收书目提要》《续修四库全书提要》载录。

公元（年）	宋纪年	干支	作者	书名	考证内容	版本资料
1125	七	乙巳	原题：宋·杜一针撰	太乙神针1卷	太乙神针之有专书，始见于1717年韩贻丰《太乙神针心法》，而因范培兰、沈士元诸人而盛行于嘉道之后。此本始见于民国，当是后伪托无疑。	1932年弘化社与闻人耇年《备急灸法》合编为《太乙神针备急灸法合编》。
			郫县杨天惠（伯文，佑父）撰	彰明附子记1卷	道地药材专著。详述附子产地、栽培、形态、鉴别。彰明，今四川江油。	收于《说郛》。
1126	钦宗靖康元	丙午	亡名氏撰	黄帝明堂灸经3卷	有1311年序无署名，为正、背、侧三部图，计列大人正人形20，背人形9，侧人形7，小儿正人形6，背人形3，每形列穴，每穴列主疗之症并艾灸壮数，其取穴则以《明堂》为主。	原系《大平圣惠方》卷100，后刊单行本，1311年窦桂芳收于《针灸四书》。
			原题：唐·蒲州吕岩（洞宾，纯阳真人）撰；闽中碧云道人传	钟吕二仙采真问答1卷	有碧云道人引言署于本年，谓《采真玄机》为钟吕问答得道之秘，其于药物斤两、筑基火候、温养进退，了然明备，历世珍藏以为至宝。	附于《广嗣要方》，清刻本藏上海中医药大学，并收于《四库未收书辑刊》。
			陕府薛道光（太原，紫贤真人）撰	还丹复命篇1卷	有本年自序，五律16首，七绝30首，西江月9首及《丹髓歌》五绝34首述还丹复命。	收于《道藏》太玄部妇字帙。

宋金医籍年表

公元（年）	宋纪年	金纪年	干支	作者	书名	考证内容	版本资料
1127	宋高宗建炎元	金太宗天会五	丁未	洛阳张永撰	卫生家宝5卷	方书，无序跋。作者随高宗南渡，家于余姚，授驻泊郎，官至礼部尚书。载方以内科杂病为多，详其组成、主治、功效及修合方法，不载方解。	有日本皮纸抄本藏中医科学院，凡305叶。
1128	二	六	戊申	清源庄绰（季裕）编	膏肓腧穴灸法1卷	最早的针灸腧穴专著，专论膏肓穴部位、主治、定穴及不同流派取穴法。首载《千金方》《明堂铜人灸经》膏肓穴的记载，下列10编：量同身寸法、正坐伸臂法、揣椎骨定穴高下法、定穴相去远近法、钩股按穴取平法、参验求穴法、坐点坐灸法、石用之取穴别法、叶潘等取穴别法、灸讫补养法，后有本年自跋。	有日本抄本藏台北故宫，新文丰出版公司收于《台北故宫珍藏版中医手抄孤本丛书》影印；收于《针灸四书》名《灸膏肓腧穴》。作者另有《别传膏肓穴法》，见《学古诊则》第4帙。
1130	四	八	庚戌	真州许叔微（知可，元同先生）撰	仲景三十六种脉法图1卷	所载脉图早于施发《察病指南》100余年。内容：首篇《脉法微旨》总论诊脉大法，《荣卫》论述经脉之气流注，后为36种脉法图。	原书久佚，《中华医史杂志》1995年第3期考证，明抄本《脉法微旨》为传抄本。
1131	高宗绍兴元	九	辛亥	钱闻礼撰	伤寒百问歌4卷	又名《类证增注伤寒百问歌》，有1309年詹清子序。载汤尹才《伤寒解惑论》，以七言歌诀提出93个问题，包括六经证候、类证鉴别、症状、治法等，并引前人注文阐释。	有1309年刻本藏上海图书馆，收于《武昌医学馆丛书》。
				亡名氏原撰，赵莹（德修）校增	校增产乳备要1卷	有赵莹、刘四垣序，赵莹得《产乳备要》，增以杨子建七说并《产论》，同为一集，锓木以传。《中国医籍考》载为赵莹撰，"佚"。	收于《当归草堂医学丛书》，《四库全书》附于《妇人产育保庆方》后。
				亡名氏原著，李希圣、郭稽中辑补	妇人产育保庆集1卷	北宋李师圣见到此书21篇，有论无方，后郭稽中补入方剂刊行，有李师圣序。原佚，从《永乐大典》辑出，以问答形式论临产、产后21证，附《产乳备要》1卷。	收于《四库全书》《丛书集成初编》《当归草堂医学丛书》，《续修四库全书提要》载录。

公元（年）	宋纪年	金纪年	干支	作者	书名	考证内容	版本资料
1132	二	十	壬子	真州许叔微（知可，元同先生）撰	伤寒百证歌5卷	1852年藏修书屋刻本有唐棉村二序，归纳伤寒脉证为100首歌诀，并详加注释。1928年何廉臣为《增订伤寒百证歌注》4卷，重排目次，补充《持脉真诀》《察舌辨证歌》《医门八法》等内容。	元刻本藏国图，收于《述古丛钞》《十万卷楼丛书》《翠琅玕馆丛书》《藏修堂丛书》《丛书集成》。
				许叔微撰	伤寒发微论2卷	有李存济序，载文22篇，阐述72证病机，辨必死、可治之证，附以方药及临证体验，强调表里虚实辨证。	有元刻本藏国图，收于《十万卷楼丛书》《丛书集成》《许叔微伤寒论著三种》。
1133	三	十一	癸丑	郑州张锐（子刚）撰	鸡峰普济方30卷	有1828年顾千里、汪士钟序，陆心源《仪顾堂文集》有跋，疑为孙兆作，有阙卷阙叶。卷1诸论，卷4 – 27脚气、伤风、中暑及杂病、咽喉、疮疡、妇儿诸门，下则为丹药制作及备急单方。《续修四库提要》载录。	1828年汪士钟复南宋艺芸书舍版刻本，上海科技出版社有影印本，收于《续修四库全书》。
				海宁陈迁撰	妇科秘兰全书不分卷	有本年自序，陈迁为"陈木扇"妇科世医之祖。首论妊娠生理，次胎前，各月胎形濡养经脉；再妊娠各月之疾；产前病59、产后71篇，载156方；末附临产脉解。	有抄本藏上海中医药大学。
1134	四	十二	甲寅	唐·成纪李石（中石）等原撰	司牧安骥集5卷	原佚，本年校正新刊，有序未署作者；《宋史·艺文志》载为李石撰；元增补为8卷；1504年车霆重刊有序。卷1相良马图、论、宝金篇等；卷2马师皇五脏论、八邪论、起卧入手论、造文八十一难经、看马五脏变动形相七十二大病等；卷3收天主置三十六黄病源歌、岐伯疮肿病源论、三十六起卧图歌；卷4录治骥马通用经验效方25类143方。	有1504年陕西苑马寺卿太原车霆刊本刻本藏南京图书馆，1957年中华书局有谢成侠校勘排印本。
1135	五	十三	乙卯	符度仁撰	修真秘录1卷	养生著作，无序跋，分食宜、月宜二篇，记四时十二月所宜食物百余种，以顺时令，和五味，益五藏，治百病。署为"前商州丰阳县主簿符度仁纂"，《通志·艺文略》载录。	收于《道藏》洞神部方法类临字帙。

公元 (年)	宋纪年	金纪年	干支	作者	书名	考证内容	版本资料
1136	六	十四	丙辰	刘词（茅山处士）撰	混俗颐生录2卷	有自序，无署名及纪年。上下2卷，厘为10章，曰饮食消息、饮酒消息、春时消息、夏时消息、秋时消息、冬时消息、患劳消息、患风消息、户内消息、禁忌消息。惟摄生养性，能于饮食嗜欲间消息之，则神谧延龄。	收于《道藏》洞神部方法类临字帙；《通志·艺文略》《宋史·艺文志》《续修四库全书提要》著录。
1137	七	十五	丁巳	亡名氏撰	四气摄生图不分卷	养生著作，有序无署名、年代。论四季与脏腑五官、饮食睡眠关系，有起居法、六气法等。	收于《道藏》洞神部灵图类竞字帙。
1138	八	金熙宗天眷元	戊午	海宁陈沂（素庵）撰，裔孙陈文昭补解	陈素庵妇科补解5卷	又名《陈氏秘兰全书妇科补解》，节录《素庵全书》妇科内容，成于高宗时，裔孙文昭为之补解。无序跋，分5门167论，前列素庵原文，后补解。	有抄本存世，1983年上海科学技术出版社据此出版。1133年陈迁《妇科秘兰全书》或即是书原本。
1140	十	三	庚申	彭城郑望之（顾道）辑	膳夫录1卷	前后无序跋，载饮食资料14则。	收于《说郛》《古今图书集成》，1987年附于《吴氏中馈录》排印出版。
1141	十一	金熙宗皇统元	辛酉				
1142	十二	二	壬戌	亡名氏撰	服气图说1卷	气功养生著作，有本年序及1624年跋。载服气法入门第一段功64图式。	与托名达摩祖师《易筋经义》合刻，恐亦属伪托。
1143	十三	三	癸亥	真州许叔微（知可）撰	类证普济本事方10卷	又名《普济本事方》，有自序、淳熙乙巳孝忠跋。晚年辑录效方而成，分25类，录373方，末附验案及论述。后叶天士有《本事方释义》之作。	最早有康熙间刻本藏上海中华医学会，有版本10余种，收于《四库全书》。
1144	十四	四	甲子	汉·南阳张机（仲景）撰，晋·王叔和编，金·聊摄成无己注	注解伤寒论10卷	现存最早《伤寒论》注本，有本年严器之序及高保衡、林亿等序。初刊于1172年，元刻本附《图解运气铃》1卷，有版本数十种。	收于《古今医统正脉全书》《伤寒全书》《四库全书》《四部丛刊》《四部备要》。

公元(年)	宋纪年	金纪年	干支	作者	书名	考证内容	版本资料
1144	十四	四	金·成无己撰	图解运气图1卷	前有小引，首列南、北政之三阴司天、在泉脉各3图共12幅，南、北政阴阳脉交死各4图共8幅，南、北政寸尺脉反死及南、北政寸尺脉不反死各1图共4幅，此24图为方形；次则运气加临汗差手、足经指掌之图与运气加临指掌之图各1共4幅为正六边形；再次则《运气加临脉候寸尺不应之图》《六气主客上下加临病证之图》各1图，及六气《上下加临补泻病证之图》各1图，《五运六气主病加临转移之图》1图，共9幅为圆形；末为结语	《联目》《大辞典》俱不载，《中国医籍考》载录，"存"，按语谓"是书附刻于张卿子《仲景全书》，顷又见元板零册，不载撰人名氏"。今本《注解伤寒论》卷首有《图解运气图》，当即是书。	
				晋·句容葛洪（稚川）撰，梁·丹阳陶弘景（通明，华阳隐居，贞白先生）增补，金·杨用道附广	葛稚川肘后备急方8卷	有葛洪自序、本年杨用道自序、1336年段成己序。葛洪原著，陶氏增修为《补阙肘后百一方》，以佛教一百一病，立百一治为名，本年杨用道附方为《广肘后备急方》8卷，今之通行本，又名《附广肘后方》《肘后救卒方》。王璆以选之精而有《百一选方》，名均"百一"而实异，后世有因而致误者。	收于《道藏》《四库全书》《六醴斋医书》《瓶花书屋医书》。
1146	十六	六	丙寅	旧题：宋·真定窦材撰，清·胡珏（念庵，古月老人）参注	扁鹊心书3卷	有本年自序及奏玉帝青词、进医书表，综合性医书。载经络、灸法、伤寒、杂病，附扁鹊神方，后胡珏参论百余条。《续修四库全书提要》载录。	1765年王琦重校刊行，收于《医林指月》。
				旧题：窦材撰，胡珏参注	扁鹊神方1卷	有1765年王琦跋3篇，载方94首。	附于《扁鹊心书》，收于《医林指月》。
1148	十八	八	戊辰	太平惠民和剂局编	太平惠民和剂局方10卷	有陈承、裴宗文、陈师文进书表。太医局熟药所1081年颁成药配本《太医局方》10卷；大观间陈承、裴宗元、陈师文等校正增补，订为5卷，分21门载297方；本年药局改名，随改题《太平惠民和剂局方》；1208年，许洪校注，增补方剂及《指南总论》3卷；后续增补新方，修订为10卷14门787方，附《指南总论》3卷。	元建安宗文书堂郑天泽刻本藏国图，有元至正高氏日新堂刊本、明叶氏广勤堂刊本、熊氏种德堂刊本、清《续知不足斋丛书》刊本等，收于《四库全书》。又有多种校正排印本。

续表

公元（年）	宋纪年	金纪年	干支	作者	书名	考证内容	版本资料
1149	十九	海陵王天德元	己巳	真州许叔微（知可，元同先生）撰	伤寒九十论1卷	为最早的医案专著，载许氏自1118年至本年伤寒医案90则，先列病证，后论治法，据经典剖析讨论颇精，故名。	收于《求志居丛书医学五种》《琳琅秘室丛书》《丛书集成》《中国医学大成》。
1150	二十	二	庚午	潮阳刘昉（方明）撰，明·古吴陈履端（于始）重辑	幼幼新书40卷	有本年李庚序、1586年陈履端、王世贞、张应文、刘风序，及楼璠跋、石才孺后序。卷1-3综述，卷4-6初生，卷7-17儿科诸病，卷18斑疹麻痘，卷19-32痰疸疳淋诸疾，卷33-34五官科，卷35-39儿外科，卷40药性、引用方书。共547门。	国内流传本均经明万历间陈履端删正重辑，现存1586年陈氏刻本藏国图、中医科学院、上海、南京、安徽图书馆、上海中医药大学。
				刘昉撰，亡名氏摘录	幼幼新书摘录	无序跋，摘要抄录《幼幼新书》。	有抄本藏中医科学院。
1151	二十一	三	辛未	真州许叔微（知可）撰	类证普济本事方后集10卷	又名《续本事方》，成书年代不详，最早刻于宝祐间，据考证许氏卒于1150年之后，故定本年。共22类载方300首。	有抄本藏中国科学院、浙江中医药研究院，收于《三三医书》。
				许叔微撰	普济本事方补遗不分卷	笔者未见，成书年代不详。	有据日本刻本的抄本藏天津医学高等专科学校。
1152	二十二	四	壬申	金·河间刘完素（守真，通玄处士）撰	素问玄机原病式1卷	有自序、程道济序，将"病机十九条"整理为五运本病、六气本病11条227字，逐证注释阐发，提出六气化火理论，增补燥气病机。	收于《四库全书》《刘河间伤寒三书》《刘河间伤寒六书》《古今医统正脉全书》《丛书集成》。
				钜野晁公武（子止，昭德）撰，袁州赵希弁（君锡）附注	郡斋读书志20卷，附志2卷	有上年晁公武自序，《医家类》另有小序。《郡斋读书志》以4部45类著录书目1492种，子部医书类载录51种；《附志》卷上子部医家类载录《御制圣济经》等7种。各详卷数、撰人，有解题提要，详加考订。	1249年姚应绩刻于衢州为"衢本"，次年赵希弁刻于袁州为"袁本"，各有影印本。1990年上海古籍出版社以二本校刊，为《郡斋读书志校证》。
1153	二十三	海陵王贞元元年	癸酉	庐江何若愚撰；金·常山阎明广注	子午流注针经3卷	最早论述子午流注学说，有阎明广序。或以为，仅卷上第1节《指微针赋》为何氏所作，余皆为阎氏著作，本书作者当为阎氏。	收于《针灸四书》。
				何若愚撰；阎明广注	流注指微赋1卷	何氏撰《流注指微论》，取其精义为此赋，阎氏为之注疏，并续以《流注经络井荥图歌诀》等，成《子午流注针经》。	为《子午流注针经》卷首。

公元（年）	宋纪年	金纪年	干支	作者	书名	考证内容	版本资料
1154	二十四	二	甲戌	溧阳李朝正（治表）撰	备急总效方40卷	有本年自序，内容大抵皆单方。国内无存，笔者未见。	日本武田科学振兴财团杏雨书屋藏初刻本（贵·421）。
				遂宁王灼（晦叔，颐堂）撰	糖霜谱1卷	分7篇，述原委、故事、种蔗、制糖、结霜、成果、性味功用。有本年卧云庵守元跋。	收于《四库全书》《丛书集成初编》。
1155	二十五	三	乙亥	锦官史崧音释	黄帝内经灵枢经24卷	有本年自序。校正家藏旧本《灵枢》9卷81篇，增修《音释》附于卷末，重定为24卷。	收于《道藏》太玄部业、所字帙中，名《黄帝素问灵枢集注》。
1156	二十六	海陵王正隆元	丙子	亡名氏撰	小儿卫生总微论方20卷	有何大任、1489年朱臣序。何大任家藏本刊于嘉定年间，1489年朱臣刻本改名《保幼大全》。卷1列医工、禀受、初生、四气、洗浴、断脐诸论；卷2婴儿调护、色诊、指纹等；卷2变蒸、脉理、身热证治；下则为惊痫、中风、伤寒等内外科诸证108门，方1490首。	1489年朱臣刻本藏国图及山东、南京图书馆，收于《四库全书》《兰陵堂校刊医书三种》《中国医学大成》。
				金·聊摄成无己撰	伤寒明理论3卷，方论1卷	有药方论自序、严器之序、1205年张孝忠跋，析发热、烦躁等50证，方论析桂枝、麻黄等20方。	收于《古今医统》《仲景全书》《丛书集成初编》《中国医学大成》《宛委别藏》。
				汉·南阳张机（仲景）述；晋·高平王熙（叔和）撰，成无己注	伤寒直指16卷	为伤寒发挥之作。卷1平脉法；卷2序例、辨痉湿暍；卷3－6六经脉证治；卷7霍乱、阴阳易等；卷8伤寒原方；卷9望色、舌法图注；卷10－13类证；卷14变通方；卷15、16各论。	有1759年上海强健抄本藏南京中医药大学，另有抄本藏上海中医药大学。
1158	二十八	三	戊寅	常州石泰（得之，杏林，翠玄子）撰	还源篇2卷	有自序、后序，金丹派南宗徒裔尊石泰为南五祖之一，以五言绝句81首述修炼金丹。	收于《道藏》太玄部妇字帙。
1159	二十九	四	己卯	蜀州唐慎微（审元）原撰；开封王继先修订	绍兴校定经史证类备急本草31卷	南宋唯一官修本草，修订《证类本草》而成，1249年张存惠增订为《重修政和经史证类备用本草》；本年王继先奉敕重修，有本年序。有多种日本抄本存世，均残缺不全。	日本神克桢抄本藏北京大学，分19卷，存药700余种，2007年中医古籍出版社排印出版。
1160	三十	五	庚辰	惠安温革（叔皮）撰；长乐陈昉（日华）续增	琐碎录医家类3卷	温革撰《分门琐碎录》20卷，上海图书馆藏本有阙，前后无序跋，分农桑、种艺、禽兽、虫鱼、牧养、饮食6门，内容兼及食治、养生。	有日本1855抄本藏中医科学院；明抄本藏上海图书馆，收于《续修四库全书》子部农家类。

续表

公元（年）	宋纪年	金纪年	干支	作者	书名	考证内容	版本资料
1161	三十一	金世宗大定元	辛巳	莆田郑樵（渔仲，夹漈先生）撰	昆虫草木略2卷	前有自序。分草、蔬、稻粱、木、果五类，载植物340余种；分虫鱼、禽、兽三类，载动物130余种。	为《通志·二十略》之一，1995年中华书局有简体排印本。
				郑樵撰	通志·艺文略8卷	分12大类，医方类载录医书662种7382卷，又细分26小类：脉经、明堂针灸、本草、本草音、本草图、本草用药、采药、炮炙、方书、单方、胡方、寒食散、病源、五藏、伤寒、脚气、岭南方、杂病、疮肿、眼药、口齿、妇人、小儿、食经、香熏、粉泽。每书详载卷数、撰人名氏。	《艺文略》为《通志》卷63－70，有商务印书馆《十通》本；《通志》二十略合为《通志略》，收于《万有文库》《四部备要》。
1162	三十二	二	壬午	夏德（子益）撰	卫生十全方12卷	夏子益辑录师传方10卷，家传方2卷，为《卫生十全方》；又附自著《奇疾方》1卷，所治皆奇疾怪症。	原书早佚，今本系四库馆臣从《永乐大典》中录出，辑为3卷。
				夏德撰	夏子益奇疾方不分卷	前后无序跋，首列奇疾29症，次李楼怪证方12首，末列怪证奇方37首，证奇用方亦奇。	《中国医籍考》"佚"，有清刻本藏河南省图书馆。
1163	孝宗隆兴元	三	癸未	河内宋云公撰	伤寒类证3卷	有本年自序，以证类方，重编伤寒，分头痛、哕、噎、杂证等50门，384法。	收于《仲景全书》。
				高盖山吴悮（自然子，高盖山人）述	丹房须知1卷	有本年自序，炼丹基本方法与注意事项21篇，择友、择地、丹室、丹井、取土、造炭、添水、合香、坛室、采铅、抽汞、鼎器、药泥、燠养、中胎、用火、沐浴、火候、开炉、服食等。	收于《道藏》洞神部众术类似字帙。
1164	二	四	甲申	宋司膳内人辑	玉食批1卷	有引言，司膳内人为宫中掌管膳食女官。此为帝王赐太子每日玉食之件。	收于《说郛》《古今图书集成》，附于《吴氏中馈录》有排印本。
1165	孝宗乾道元	五	乙酉	东轩居士撰	卫济宝书2卷	有自序、董琚序、徐文礼跋，外科学著作。22篇，图证悉具。原佚，《四库》辑佚本因董琚序有乾道纪年而谓作者为孝宗以前人，并将原书1卷析为2。《大辞典》谓东轩居士乃"宋魏泰号"。	收于《四库全书》《当归草堂医学丛书》《中西医学丛书》。

公元（年）	宋纪年	金纪年	干支	作者	书名	考证内容	版本资料
1165	孝宗乾道元	五	乙酉	昆山薛轩（仲昂）撰，昆山郑亭（春敷，荥阳）传	坤元是保3卷	有本年自序、郑亭跋。卷上女科诊法、病因、杂病证治，卷下载方100余，按词牌"丁仙观绛都春"韵文编目，后附《李医郑氏家传万金方秘书》1卷，即《女科济阴要语万金方》之别本。	有抄本藏中国中医科学院。
1166	二	六	丙戌	陇西李知先（元象，双钟处士）撰	类证伤寒活人书括4卷	本年自序见于熊均《类编伤寒活人书括指掌图论》。撮《活人书》之机要，即一证作一歌，或至再三，理趣渊源简而当。后吴恕、熊均有增订本。	国内无存，日本宫内厅书陵部藏1424年刘氏博济药室刊本2册，为原江户医学馆旧藏。
1167	三	七	丁亥	钱竽撰	海上方1卷	又名《孙真人海上方》，旧题孙思邈撰，前有秦王朱守中重刻序。据陈振孙为钱氏撰于乾道间，故定本年。载暑月伤热、伤寒咳嗽、鱼脐疮等120余病，一病一方，编为七言歌诀。	现存1572年石刻拓本，又有清刻本，收于《珍本医书集成》。
1169	五	九	己丑	豫章宋公玉撰	饮食书6卷	《联目》不载，《大辞典》"佚"，笔者未见，内容未详。本年宋公玉自桂林归豫章，于桂林伏波山还珠洞有摩崖石刻，故列书于本年。	有明刊本藏日本公文书馆内阁文库，1990年据此有影印本。
1170	六	十	庚寅	鄱阳洪遵（景严）撰	洪氏集验方5卷	有本年自跋，清嘉庆间石韫玉、黄丕烈序及黄丕烈、顾广圻跋，《续修四库全书提要》载录。分门载169方，多附验案。	有本年姑孰郡斋刻本藏国图，收于《士礼居丛书》《丛书集成》《宋人医书三种》《续修四库全书》。
1171	七	十一	辛卯	姑熟李柽（与几）撰	伤寒要旨1卷；药方1卷	自序阙，程迥《医经正本书·论医术第六》引用；列104方于前，类证于后，不分篇章，有阙叶。	有本年姑孰郡斋刻本藏国图，收于《中华再造善本》影印。
1172	八	十二	壬辰	溧阳李日普辑	续附经验奇方不分卷	方书，笔者未见。	有本年家塾刻本藏辽宁图书馆，明刻本藏宁波天一阁。
				金·河间刘完素（守真，通玄处士）撰	黄帝素问宣明论方15卷	方书，述内经61种杂病，分17门，载292方。《四库全书提要》谓原本3卷，后人窜入，改为15卷。	收于《古今医统正脉全书》《刘河间伤寒三书》《六书》等。
1173	九	十三	癸巳	汤尹才（龙溪居士）撰	伤寒解惑论1卷	有本年自序、1182年韩玉跋，附于钱闻礼《伤寒百问歌》卷首。《联目》不载，《通考》《大辞典》"佚"。	《伤寒百问歌》1309年刊本藏上海图书馆，收于《武昌医学馆丛书》。

续表

公元（年）	宋纪年	金纪年	干支	作者	书名	考证内容	版本资料
1173	九	十三	癸巳	郑端友撰	全婴方论23卷	无序言，卷首五脏受病图、三关脉纹诀图等；卷1、2诊法，卷3病源病因及变蒸、虫痛，卷4－7霍乱、吐泻、急慢惊，卷8、9痘疹及五脏有余不足，卷10－13伤寒、诸热，卷14－17疳、解颅、痢、渴诸疾，卷18痈疽、杂症并方、药物修制，卷19病源歌，卷20不治证，卷21灸法，卷22、23医案，记尝所治病；丹波元胤跋。卷22载暑热生惊案属本年。	《联目》不载，《大辞典》"佚"。日本内阁文库藏1819年写本，中医科学院藏明刻残卷《保婴全方》，参互校正，补为全本，收于《海外回归中医善本古籍丛书续编》，人民卫生出版社排印出版。
				郑端友撰	保婴全方4卷	前后无序跋，有阙，分元亨利贞4集。与《全婴方论》为同书异名，然书名不一，卷数体例不同，当属另一版本系统。	有明刻本残卷藏中医科学院，与日本内阁文库藏《全婴方论》补为全本。
1174	孝宗淳熙元	十四	甲午	青田陈言（无择，鹤溪先生）撰	三因极一病证方论18卷	简称《三因方》，有自序，提出内、外、不内外三因致病说，据此分180门讨论病因病机及治法方剂，载1500余方。现存最早版本为宋刻元配补本藏北京大学。	收于《四库全书》。日本宫内厅书陵部藏有元刊本残卷七卷七册，有喜多村直宽跋语。
				原题：唐·括苍杜光庭（圣宾，广成先生）撰，宋·南康崔嘉彦（希范，子虚，紫虚真人）注	广成先生玉函经3卷	脉学著作，又名《玉函经》。前有杜氏自序及1647年程林、程应旄序，编为七言"生死歌诀"，阐析脉证关系及脉象生病理情况，崔嘉彦引述古典医籍为之注释。宋注原本为1卷，明初翻刻元板析为2卷，1647年程林校刊本为3卷。	有元刻本，1647年程林居易斋刊本。收于《医苑八种》《中国医学大成》。此与黎民寿注本几乎全同，流传本实系程林伪托。
1175	二	十五	乙未	南康崔嘉彦（希范，子虚，紫虚真人）撰	脉诀秘旨1卷	又名《紫虚崔真人脉诀秘旨》，建立浮沉迟数四脉为宗的脉学体系，末附脉图，影响很大。成于淳熙间，故定本年。	有1330年淮南张道中号玄白老人撰辑抄本藏中医科学院。
				江都史正志（志道）撰	史氏菊谱不分卷	有本年自序、后序，载录菊花品种27种。此菊为观赏植物，并非药材。	收于《四库全书》。
1176	三	十六	丙申	宁陵程迥（可久）撰	医经正本书1卷	有本年自序、陈言跋，载医论14篇，言唐宋医政，论伤寒、温热、时气、天行，评医书本草，辨权量度，析脉证、方士著书，说弦脉，记仲景，终载《与许进之论医书》。《续修四库全书提要》载录。	有明初刻本藏国图，1853年重刻本藏上海图书馆，收于《小万卷楼丛书》《十万卷楼丛书》《丛书集成》。

公元 (年)	宋纪年	金纪年	干支	作者	书名	考证内容	版本资料
1177	四	十七	丁酉	晋江林洪（龙发，可山人）撰	山家清供2卷	录食谱104种，素食为主，引证文献资料以释名，述制法用法及作用。	收于《夷门广牍》《小石山房丛书》《丛书集成初编》，《说郛》作1卷。
				林洪撰	山家清事1卷	载相鹤诀、种竹法、酒具、山轿、山备、梅花纸帐、火石、泉源、山房三益、插花法、诗简、金丹正论等16则。	收于《说郛》《丛书集成初编》，又见《阳山顾氏文房小说》，收于《北京图书馆古籍珍本丛刊》。
1178	五	十八	戊戌	嵊县杨倓（子靖）撰	杨氏家藏方20卷	有本年自序、1185年延玺跋，方书。分诸风、伤寒、中暑、疟疾、积热、风湿、脚气、秘涩及伤折丹药、妇人、小儿、杂方等49类，载方1111首。	有日本安永六年（1777）松枝元亮活字本藏北京大学、上海中医药大学，并有日本抄本多种。
				延安韩彦直（子温）撰	橘录3卷	又名《永嘉橘录》，有本年自序。上卷载柑品8，橙品1；中卷载橘品18；下卷则言种植之法及收藏、制治、入药。	收于《说郛》《百川学海》《四库全书》《丛书集成初编》。
1179	六	十九	己亥	晋江林洪（龙发，可山人）撰	茹草纪事不分卷	前后无序跋，收录《孟子》《晋书》《东观汉记》《荆楚四时记》《吴录》《崔鸿蜀录》《齐书》《北齐书》《列仙传》《世说》等典籍有关蔬食事例成书，不分卷，凡4叶。明周履靖《茹草编》卷1、2为"茹草纪事"，载李日华《茹草解》、张之象《飧英歌》、张服采《采芝歌》、皇甫涝《烹葵歌》，录102种植物。与是书全然不同。	收于《说郛》卷106，2012年上海古籍出版社收于《说郛三种》影印出版。
1180	七	二十	庚子	吴彦夔（拙庵）撰	传信适用方4卷	前后无序跋，以病为类，分20余证，所录皆经验之方，末附夏子益治疗奇疾38方。	《四库全书》载为2卷，收于《当归草堂医学全书》。
1181	八	二十一	辛丑	洛阳郭雍（子和，白云先生，冲晦居士）撰	伤寒补亡论20卷	有本年自序，1195年朱熹《郭冲晦医书跋》。存论辨问答1400余条，分64门；原卷16与后附方药5卷已佚。	有1574年刘芝田刊本等多种刻本，收于《豫医双璧》《武昌医馆丛书》。
1182	九	二十二	壬寅	李子建撰	伤寒十劝1卷	有跋，卷首引语正《中国医籍考》所录《经验良方》语。	收于《医要集览》。
1183	十	二十三	癸卯	青田余纲（尧举，修真居士）撰	选奇方后集10卷	日本藏写本残卷，其卷2妇人方、治脾胃、治痢方，卷3治喘嗽方、《伤寒十劝》及伤寒方，卷4治眼目、痈疽方，卷5治脚气、心气、大小便秘涩方，	国内久佚，日本内阁文库藏江户写本残存卷2－5，收于《珍版海外回归中医古籍丛书》。

续表

公元（年）	宋纪年	金纪年	干支	作者	书名	考证内容	版本资料
1184	十一	二十四	甲辰	长乐朱端章撰	卫生家宝方6卷	本年徐安国补订为序，43门800余方，卷首1卷。有日本抄本藏中国医学科学院，卷1、6已佚，缺诸风、瘑、心疾及妇儿科，存34门629方，有丹波元简跋。	中国科学技术出版社1994年影印日本抄本，收于《海内外珍藏中医珍善孤本选粹》出版。
				朱端章撰，洛阳张永校勘	卫生家宝产科备要8卷	广引各家论述、验方，阐发产科证治。内容列产图、养胎论、逐月养胎论、各家方论、新生儿保育等。	南康郡斋刻，收于《当归草堂丛书》《十万卷楼丛书》《丛书集成初编》。
				朱端章撰	卫生家宝汤方3卷	仅存卷上，120方。	有日本抄本存中国医学科学院。
1185	十二	二十五	乙巳	吴县范成大（致能，石湖居士）撰	范村梅谱不分卷	有自序、后序，记所居范村之梅12种。此梅为观赏植物，并非药材。	收于《四库全书》《百川学海》《说郛》《山居杂志》。
1186	十三	二十六	丙午	金·易州张元素（洁古）撰	洁古珍珠囊1卷	载药113种，列主治秘诀、心法要诀、阴阳厚薄、升降浮沉、补泻六气、十二经及随证用药法等。《中国医籍考》卷13载《洁古本草》2卷，"未见"。	现存1308年刊本，收于《济生拔粹》。
				张元素撰	医学启源3卷	有兰泉老人张吉甫序，综合性医书，论脏腑阴阳、六气五郁及主治备要、用药备旨。	有元刻本藏上海图书馆，明刻本藏国图，1978年人民卫生出版社有点校本。
				张元素撰	脏腑虚实标本用药式1卷	以脏腑为纲，病证为目，归纳辨证用药规律。	收于《周氏医学丛书》《中西医学丛书》。
				张元素注	黄帝八十一药注难经4卷	前有缺页，无序言、目录，部分章节载有方药、针灸等治疗方法。元素又有《难经解》24卷，未知是否同书。	中医科学院藏本年绵纸正楷抄本，残卷存一难至七十四难，为3卷。
				金·河间刘完素（守真，通玄居士）撰	素问病机气宜保命集3卷	有本年完素自序，1251年始刊，杨威为序；1431年宁献王朱权又为之序。上卷养生、诊法、伤寒、本草、病机、运气；余为各科常见病。李时珍及《四库全书》以为张元素撰。	收于《古今医统》《四库全书》。
				刘完素撰	伤寒标本心法类萃2卷	简称《伤寒标本》，无序跋，上卷论证46，下卷论方52。	收于《河间六书》《古今医统正脉》《丛书集成》。
				刘完素撰，明·古歙吴勉学（肖愚，师古）等编校	刘河间医学六书25卷	子目：伤寒三书19卷，伤寒直格论方3卷，伤寒标本心法类萃2卷，马宗素刘河间伤寒医鉴2卷，附镏洪伤寒心要1卷，张子和心镜别录1卷。	现最早刊本1601年，收于《古今医统正脉》；《四库》收于存目。

公元（年）	宋纪年	金纪年	干支	作者	书名	考证内容	版本资料
1186	十三	二十六	丙午	刘完素原撰，平阳马宗素重编	新刊图解素问要旨论8卷	有刘完素、马宗素2序。完素原著《素问要旨论》已佚，宗素重编成此。论五运六气之运用，有图34幅。	有清抄本藏国图，为现存孤本，收于《刘完素医学全书》校注出版。
				宋·王惟一（惟德）原撰，金·亡名氏补注	补注铜人腧穴针灸图经5卷	宋王惟一铸铜人，著《图经》，金亡名氏补入"针灸避忌太乙之图"，为是书5卷。太乙之图有本年平水闲邪瞆叟序，补注者或即平水闲邪瞆叟。	有宣统刻本藏浙江大学医学图书馆。
				延平叶大廉辑，刘良弼，许尧臣校	叶氏录验方3卷	有本年自跋、1204年李景和跋，方书。分17门录灵宝丹、万金丹、透骨散、补心气七宝丹等580方，多丸散剂。	国图藏日本文政六年（1823）抄本，收于《海外回归中医善本古籍丛书》。
				吴县范成大（致能，石湖居士）撰	范村菊谱不分卷	有本年自序、后序，载录范村菊花品种36种，有黄、白、杂色之异，述其种植之法。此菊为观赏植物，并非药材。	收于《四库全书》《百川学海》《群芳玩清》《丛书集成》。
1187	十四	二十七	丁未	金·易州张元素（洁古）撰	洁古家珍1卷	有引言，述伤寒、风、咳嗽、吐、热、疮疡等证，载方140首。与东垣《机要》同者不重复，不同者录此。	收于《济生拔粹》。
1188	十五	二十八	戊申	金·河间刘完素（守真，通玄处士）撰	保童秘要2卷	《联目》不载，《大辞典》"佚"，《中国医籍考》卷74载录，并谓"存"。李仁述据《医方类聚》《宣明论方》《素问病机气宜保命集》辑佚，有总论及浴儿、脐病、口舌、头面等41节。	1996年上海中医药大学出版社出版。
1189	十六	二十九	己酉	新安张杲（季明）撰	医说10卷	笔记体裁医史著作，有本年罗颀序、1228年诸葛兴序及1207年江畴、1224年李以制、1227年徐杲跋。卷1名医传记116人，卷2医论36则，余为证治杂论。1522年俞弁有《续医说》10卷之作。	有宋刻本藏北京大学、南京图书馆，宋后有版本20余种，收于《四库全书》。上海科技出版社据陶风楼刻本有影印本。
				南康崔嘉彦（希范，子虚，紫虚真人）撰	脉诀1卷	又名《崔真人脉诀》，无序跋，以四言歌诀形式阐述脉学。明代李言闻补订，改名《四言举要》，时珍辑入《濒湖脉学》。	收于《古今医统正脉全书》《东垣十书》。
				归安朱肱（翼中，大隐先生，无求子）原撰，鄞县王作肃（诚庵野人）增释	增释南阳活人书22卷	楼钥有序录于《攻媿集》卷53，前《温州进士题名序》《送赵廉州序》与温州有关，楼1187年知温州，本年转朝奉大夫，故推测成书于本年。增卷首之释音、药性与卷22李子建《伤寒十劝》。	收于《医统正脉》。

公元（年）	宋纪年	金纪年	干支	作者	书名	考证内容	版本资料
1190	光宗绍熙元	金章宗明昌元	庚戌	西山许明道述	还丹秘诀养赤子神方1卷	有自序无年代，淳熙间于随州桐柏山得遇真师彭梦蘧，受金液还丹之道，后分列条目以为进道根基。以淳熙间遇师，故后延作绍熙成书。	收于《道藏》洞真部方法类珠字帙。
1195	宁宗庆元元	六	乙卯	汾州郭坦（履道）撰	备全古今十便良方40卷	有本年自序、次年宋德之序及《十便良方须知》，增补孙稽仲《大衍方》而成。载139药，分13门，先列总治方，分列单方、简在方、群方，共收2200方。	国图、上海中医药大学及日本内阁文库藏日本抄本均有缺卷，《海外回归中医善本古籍丛书续编》所载最为齐备。
1196	二	金章宗承安元	丙辰	泉州李迅（嗣立）撰	集验背疽方1卷	有本年自序，论痈疽的病因、预防、用药、禁忌。原书早佚，修《四库》时从《永乐大典》辑出，有郭应祥序。	收于《十万卷楼丛书》《三三医书》《国医小丛书》。
				永嘉王硕（德肤）原撰，亡名氏校正	校正注方真本易简方论3卷	有自序、题词。载药30味，方30首，附成药10种。南宋医学追求"易简"代表作，后有永嘉医家续作多种。	本年王硕著《易简方》，亡名氏校正，1888年瑞安集古斋刻本藏温州图书馆。
				山阴王璆（孟玉，是斋）撰	是斋百一选方20卷	有本年章楫序及陈造、刘承父序，凡31门，载1000余方。以选方之精而名"百一"。本年初刊，1223年刘承父增补，更名为《新刊续添是斋百一选方》；1799年日本千田恭校订元本刊刻流传。	日本1799年刊本藏上海、南京中医药大学，有抄本藏国图、中医科学院；台北新文丰公司有影印本，
				原题：山阴王璆（孟玉，是斋）撰	王氏百一选方8卷	有杨用道《附广肘后方序》。陶隐居增修葛洪《肘后方》，以佛教一百一病，立百一方以治，为《补阙肘后百一方》，后诸家书目误为王璆《百一选方》。王璆以选方之精而名"百一"。《宋以前医籍考》辨之甚详。	葛洪撰、陶隐居增修之《补阙肘后百一方》，《平津馆鉴藏书籍记》《孙氏书目》《郑堂读书记》《开有益斋读书志》俱误为王璆《百一选方》。
1197	三	二	丁巳	浮梁方导（夷吾，觉斋居士）撰	方氏类编家藏集要方2卷	有本年自序，日本影宋抄本存有丹波元简手书题跋。上下卷各12类，卷下亡佚，存卷上，分诸风、伤寒、痰饮等12类170方。《联目》《大辞典》不载，台北新文丰出版公司有《提要》。	日本影宋抄本藏台北故宫博物院、日本宫内厅书陵部，有新文丰公司影印本，又收于《珍版海外回归中医古籍丛书》。

续表

公元（年）	宋纪年	金纪年	干支	作者	书名	考证内容	版本资料
1198	四	三	戊午	原题：梁·定兴杨范（子建）撰，宋·瑞安张声道（声之）注解	注解胎产大通论1卷	有1025年张声道序、本年李名之序及机要后序。首列《妇人调经众疾论》《胎前产后论》，次《胎前十八论》《产后三十六论》，次《杨子建胎产大通论药方一十八方》《治产后十八般病状歌录》，卷末范行准氏题跋3则。	有明抄本藏中国中医科学院，并收于《医苑》。
1200	六	五	庚申	婺源朱熹（元晦，晦庵）撰	朱子静坐说1卷，朱子静坐说增补1卷	养生类著作，有1717年佐藤直方序、柳川刚义跋、1915年有寿延年跋，日人摭朱子静坐之言90余条集为一编，后又增补30余条。	日本享保刻本藏上海图书馆。
1201	宁宗嘉泰元	金章宗泰和元	辛酉				
1205	宁宗开禧元	五	乙丑				
1208	宁宗嘉定元	八	戊辰	武夷许洪（可人）注	许氏注太平惠民和剂局方10卷	许洪为《太平惠民和剂局方》作注作序，增补方剂，又作《指南总论》附后。	为《太平惠民和剂局方》之未定本，今不存。
				许洪撰	用药指南总论3卷	阐述药物炮制、和合及多种病症的处方用药。《中国医籍考》卷12又载《太平惠民和剂局方药石炮制总论》一卷，“存”。	附于《太平惠民和剂局方》。
				郑汝明撰	胎产真经2卷	以郭稽中《产论》21篇与时贤《胎前十八论》合，增以杨子建十产论及博物妊娠谨所感说。	《联目》不载，《大辞典》“佚”，《中国医籍考》“存”。
1209	二	卫绍王大安元	己巳	鄱阳董煟（季兴，南隐）撰	救荒活民书3卷	有自序，上卷考古以证今，中卷条陈救荒之策，下卷备述名臣贤士之议论可施行者，有拾遗1卷。1444年朱熊有《补遗》之作。	收于《四库全书》《墨海金壶》《珠丛别录》，收于《半亩园丛书》无自序。
1211	四	三	辛未	慈溪桂万荣（梦协，石坡先生）撰，明·海虞吴讷（敏德，思庵）删补	棠阴比事1卷	法医学著作，有本年自序、1213年刘隶序、1234年自后序、1442年吴讷《补编》序。汇录刑法折狱144案及部分法医鉴定内容。景泰间吴讷删订为80案，增《补编》24案刊行。	收于《四库全书》《墨海金壶》《学海类编》《丛书集成初编》《四部丛刊》等，未经吴讷删改有1849年“重刊宋本”与1867年“聚珍本”。

续表

公元（年）	宋纪年	金纪年	干支	作者	书名	考证内容	版本资料
1212	五	卫绍王崇庆元	壬申	宋·濠梁何大任编，清·四库全书馆重辑	太医局诸科呈文9卷	宋太医局试题记录，有本年宋廷批准太医局考试原牒及何大任自序。原书已佚，四库馆臣从《永乐大典》中辑出。计墨义9，脉义6，大义7，论方8，假令18，运气9，共47道试题与答案。	收于《四库全书》《当归草堂医学丛书》《丛书集成初编》。
1213	六	金宣宗贞祐元	癸酉				
1214	七	二	甲戌	惠州陈楠（南木，翠虚，泥丸真人）撰	翠虚篇2卷	有王思诚序，载《紫庭经》《大道歌》《罗浮翠虚吟》《丹基归一论》诸论及水调歌头、鹊桥仙、真珠帘各1首，后为《金丹诗诀》。	收于《道藏》太玄部妇字帙。金丹派南宗徒裔尊陈楠为"南五祖"之一。
1216	九	四	丙子	桃溪刘明之（信甫，桃溪居士）撰	活人事证方20卷	有小引、本年叶麟之序。卷首本草要略，分诸风、气、伤寒等20门，卷各1门，述证列方，多丸散丹剂，载最早枯痔疗法。日本抄本有丹波元简跋。	有日本抄本藏北京大学及日本内阁文库，收于《珍版海外回归中医古籍丛书》。
				四明温大明（学道隐居）撰	助道方服药须知1卷	有本年自序，载证治诗77首；明熊宗立重编为《温隐居海上仙方》，亦77证；胡文焕以是为《海上仙方前集》，有《孙真人海上仙方后集》1卷七言歌诀123首。	胡文焕校刻本收于《格致丛书》。
1217	十	金宣宗兴定元	丁丑	金·镇阳常德撰	伤寒心镜1卷	无序跋，载伤寒双解法、发表、攻里、寻衣撮空、伤寒传足不传手、亢害承制等7篇论文。父用晦，字仲明，常德乃仲明之子，以仲明为常德之字，误。	1609年书林张斐刻本藏上海图书馆，收于《医统正脉》《刘河间医学六书》，《四库》收于存目。
1219	十二	三	己卯	桃溪刘明之（信甫，桃溪居士）撰	活人事证方后集20卷	撰年不详，姑定本年。集效方1000余首，分中风、心气、虚损、白浊、盗汗、中暑、瘴疟、霍乱等27门述证列方，其末卷为服饵、修养门。《联目》不载，《大辞典》"佚"。	有日本影宋抄本藏台北故宫博物院、日本内阁文库，1987年台湾新文丰出版公司影印出版。
1220	十三	四	庚辰	钱塘周守忠（榕庵）撰	历代名医蒙求2卷	有本年苏霖序及自后序，载医事200余项，医家202家。宋临安府尹家书籍铺刊刻。	1931年故宫博物院据宋本影印，收于《天禄琳琅丛书》。
				周守忠撰	养生类纂2卷	有谢颖1474年、胡文焕1596年序。卷上分养生、天文、地理、人事4部36类；卷下分毛兽、鳞介、米谷、果实、菜蔬、草木7部215类述食疗要旨，末为服饵部，为服食之法。引用古籍数十种均注明出处。	成化重刻本22卷，内容同；收于《格致丛书》《寿养丛书》；《四库》收于杂家类存目，名《养生杂纂》。

续表

公元（年）	宋纪年	金纪年	干支	作者	书名	考证内容	版本资料
1220	十三	四	庚辰	齐仲甫撰	女科百问 2 卷	有"嘉泰庚辰"自序及 1571 年许谷序，嘉泰无庚辰，似为嘉定之误。卷上 50 问，妇科生理病理，经带诸疾证治，卷下 50 问述妊娠、胎产及产后证治。附产宝杂录，述论元立本、论妊娠分别男女脉法等 27 论，后有跋。	有 1571 年刻本藏浙江中医药研究院，收于《珍本医书集成》《续修四库全书》。
				瑞安王执中（叔权）撰	针灸资生经 7 卷	有本年徐正卿序、1231 年赵纶后序，1307 年元本有蒲登辰序。内容：卷 1 穴位，附图 46 幅，卷 2 针灸法，卷 3－7 证治。	现存最早版本为元天历 1330 年广勤书堂刻本，国图有藏，又收于《四库全书》。
				琅琊王介（圣与，默庵）撰	履巉崖本草 3 卷	有本年自序，载民间草药 206 种，一药一图，图尤精美，多杭州特有草药。有 1950 年王文进题识 2 则、赵橘黄跋。	明钞彩绘本藏国图，2007 年收于人民卫生出版社《南宋珍稀本草三种》。
1222	十五	金宣宗元光元	壬午	钱塘周守忠（榕庵）撰	养生月览 2 卷	有本年自序，录《月令图经》《四时纂要》《杂五行书》《琐碎录》《太平御览》等书摄生内容，以月令为序编成，凡 497 条。涉及居处卫生、防避瘟疫、养生却病、药饵药浴、饮食宜忌、起居调摄。	收于《格致丛书》《寿养丛书》。
1223	十六	二	癸未	天竺龙树菩萨著	眼科龙木论 1 卷	陈衍《宝庆本草折衷·群贤著述年辰》谓"其书至嘉定中流行，三山林鉴为序"；《中国医籍考》载录，"存"，谓即危亦林《世医得效方》卷 16。	《联目》《大辞典》载亡名氏《眼科龙木医书》6 卷 1564 年刻本藏安徽图书馆，不得借阅，笔者未见。
				刘皓撰	眼论准的歌 1 卷	《通志·艺文略》，《宋史·艺文》著录，《联目》不载，《大辞典》"佚"。日人木村友贤、冈本椿年从《秘传眼科龙木论》中辑其《审的歌发挥》及 72 证方论等。	《中国医籍考》卷 68 载录《审的歌发挥》，"存"。
1224	十七	金哀宗正大元	甲申	永嘉夏元鼎（宗禹，云峰散人）编撰	南岳遇师本末 1 卷	有本年夏元鼎自跋。元鼎为小校武官，驱驰艰危，身心俱疲，药饵无功。有道士教以导引吐纳之法而愈，因悟药在自身，渐生尊道意向。后弃官入道，至南岳遇周真人，真人告以心传之妙，元鼎大悟天机造化玄妙之秘。	附于《金丹诗诀》，收于《丛书集成初编》。

续表

公元（年）	宋纪年	金纪年	干支	作者	书名	考证内容	版本资料
1224	十七	金哀宗正大元	甲申	原题：唐·蒲州吕岩（洞宾，纯阳真人）撰，宋·夏元鼎编撰	金丹诗诀2卷	诗句皆言坎离交媾、婴儿姹女，为道家修养之术，后附《南岳遇师本末》。	收于《四库全书》《丛书集成初编》。
1225	理宗宝庆元	二	乙酉	闽清白玉蟾（鹤奴，紫清真人）授；彭耜（鹤林老人）受；西蜀孟煦传	金华冲碧丹经秘旨2卷	有本年西蜀孟煦序。孟煦得白玉蟾授彭耜丹书，于峨嵋西峰筑坛建室曰金华冲碧丹室，一志修炼，周岁而成。合闽悉沾天恩，服换质神丹，改形度世。遂书秘旨于宝匣，藏隐名山石壁之中。	收于《道藏》洞神部众术类斯字帙。
				白玉蟾撰	上清集7卷	前后无序跋，载有游仙岩记、云窝记、驻云亭记、橘隐记、棘隐记、云游歌、快活歌、必竟恁地歌、安分歌、茶歌、大道歌、祈雨歌等	收于《道藏》太玄部奈、菜字帙，名《修真十书上清集》，甘肃人民出版社2000年节选录于《中国养生文献全书》。
				宋·白玉蟾原撰，清·会稽董德宁（静远，元真子）编辑	紫清指玄集2卷	篇目有：玄关显秘论、修仙辨惑论、性命日月论、谷神不死论、阴阳升降论、金液还丹赋、学道自勉文、东楼小参文、冬至小参文、丹房法语、鹤林问道篇等。	收于《道藏精华录》，甘肃人民出版社2000年节选录于《中国养生文献全书》。
1226	二	三	丙戌	檇李闻人耆年编	备急灸法1卷	有本年闻人耆年题词，1245年孙矩卿序。艾灸治疗22种急症，附插图16幅及草药图，孙矩卿附骑竹马灸法和竹阁经验备急药方。	收于《备急灸法·针灸择日编集》《三三医书》。
				永嘉夏元鼎（宗禹，云峰散人）撰	黄帝阴符经讲义4卷	有本年楼昉序，留元刚《云峰入药镜笺序》、云峰自记、云峰自序、次年武夷山人序。以丹法释《阴符》之旨，卷末附内外三关图、日月圣功图、奇器万象图、三教归一图、先天后天图、上下鹊桥图、七十二候图、五行生成图，各系一说。	收于《道藏》洞真部玉诀类藏字帙。
1227	三	四	丁亥	鄞县魏岘（碧溪）撰	魏氏家藏方10卷	有本年自序，父祖三代集方1051首，分中风、一切气、痰饮、心气等及妇人、小儿凡41门，以丸散丹剂为主，各方述其主治、组成配伍、制法等内容。	有日本抄本藏国图、医学科学院、北大、上海图书馆、南京中医药大学；收于《续修四库全书》。

续表

公元（年）	宋纪年	金纪年	干支	作者	书名	考证内容	版本资料
1228	理宗绍定元	五	戊子	天台张伯端（平叔，紫阳真人）撰，永嘉夏元鼎（宗禹，云峰散人）述	悟真篇讲义 7 卷	有本年张忞序，真德秀跋。据张伯端三教合一之旨，征引炼丹道书，阐发修炼内丹要义，道与不死之药皆本诸身，坎离震兑、金木水火皆吾身之物，交梨火枣、琼浆玉液，亦吾身之精英，千形万状不出吾身。	收于《道藏》洞真部玉诀类吕字帙。《温州经籍志》并有本年曹叔远序。
1229	二	六	己丑	鄞县高似孙（续古，疏寮）撰	蟹略 4 卷	因傅肱《蟹谱》征事太略而加裒集，采撷繁复，遗篇佚句所载尤多。前列《郭索传》，卷 1 蟹原、蟹象，卷 2 蟹乡、蟹具、蟹品、蟹占，卷 3 蟹贡、蟹馔、蟹牒，卷 4 蟹雅、蟹志、蟹赋、蟹咏。每门多取蟹字为目而系以前人诗句。	收于《说郛》《四库全书》。成书年代未明，其宝庆元年知处州，晚家于越，作《剡录》诸书，故设定本年。
1230	三	七	庚寅	孙矩卿辑	竹阁经验备急药方不分卷	无序跋，载头风、便毒、髭痈、紫癜风等方 35 则，附于 1245 年孙氏重刻闻人耆年《备急灸法》。	收于《备急灸法·针灸择日编集》《三三医书》。
1232	五	金哀宗天兴元	壬辰	檇李闻人规（伯圜）撰	闻人氏痘疹论方 2 卷	有本年自序、1323 年阮桂荣序与识语。设 81 问答综括痘疹发病、见症、兼症、传变、治法、方药等，末列治疗方剂百余首。	1323 年刻本藏甘肃中医药大学，收于《痘疹大全八种》。
				金·广平窦杰（汉卿）撰	流注指要赋 1 卷	又名《通玄指要赋》，有本年后序。载针灸主治歌赋 43 穴，论寒热补泻等。《济生拔粹》作《窦太师先生流注赋》。	收于《针经指南》《济生拔粹》，亦见《丛书集成初编》。
1233	六	二	癸巳	金·平阳马宗素撰，临川葛雍（仲穆，华盖山樵夫）编校	伤寒医鉴 1 卷	又名《刘河间伤寒医鉴》，无序跋。举河间之言辨《活人书》之非，有论脉证、六经传授、汗下、阳厥极深、燥湿发黄、不得眠、呕吐、湿热下利、霍乱等 12 论。	收于《医统正脉》《河间六书》《丛书集成初编》，《四库》收于存目。
1234	理宗端平元	三	甲午	金·都梁镏洪（瑞泉野叟）撰，临川葛雍（仲穆，华盖山樵夫）编校	伤寒心要 1 卷	无序跋，首《伤寒心要论》，列 30 方，次新增病后四方而终之以《心要余论》。大旨敷衍刘守真之说，以寒凉为治，双解、凉膈、白虎、泻心为理伤寒之妙剂。	附于《河间六书》后，收于《中国医学大成》《医统正脉》，《四库》收于存目。

续表

公元（年）	宋纪年	蒙古纪年	干支	作者	书名	考证内容	版本资料
1235	二	蒙古太宗七年	乙未			（金亡）	
1236	三	八	丙申	金·赵州王好古（进之，海藏）撰	阴证略例 1卷	有1232与本年2自序，1233年麻革序，首列岐伯阴阳脉例，次洁古、好古内伤三阴例，再各家阴证诸例42篇，末附海藏治验8则。	收于《济生拔粹》《十万卷楼丛书》《中国医学大成》《丛书集成》《三三医书》。
1237	理宗嘉熙元	九	丁酉	金·赵州王好古（进之，海藏）撰	医垒元戎 12卷	成于1231年，原稿亡佚，追忆得十之七八，重辑成书刊行。前有本年自序，1543年刻本有余姚顾遂序。述证以十二经为纲，皆首以伤寒，附以杂证，祖长沙而参以东垣、易水，亦采用《局方》。	1543年余姚顾遂刻本藏上海中医药大学、上海图书馆、广东中山图书馆，收于《济生拔粹》《东垣十书》《医统正脉》《四库全书》及《陈修园医书》。
				王好古撰	癍论萃英 1卷	儿科学著作。分6部：疮疹标本、洁古老人癍论、海藏老人癍论、未显、已显癍症所用药、疮疹轻重候；立升麻葛根汤、犀角地黄汤等30方。《续修四库全书提要》载录。	收于《济生拔粹》《东垣十书》《古今医统正脉全书》《陈修园医书七十二种》《丛书集成》。
				临川陈自明（良甫）撰	妇人大全良方24卷	有本年自序，分调经、众疾、求嗣、胎教、妊娠、坐月、产难、产后8门，载260论。1529年薛己校注重订，增候胎、疮疡2门，附薛氏治验剂，名《校注妇人良方》，入《薛氏医案二十四种》。	有1464年鳌峰熊氏种德堂刻本藏国图、中国科学院及陕西、重庆图书馆，收于《四库全书》《中国医学大成》。
1238	二	十	戊戌	金·赵州王好古（进之，海藏）撰	汤液本草 3卷	有本年及1246、1248年自序3则。卷上总论录东垣药类法象、用药心法及五宜五伤、七方十剂，中下卷载药238种，每药之下先气次味，次归经，以主病者为首，臣、佐、使次之。	收于《四库全书》《东垣十书》《医统正脉》，光绪《畿辅通志·艺文略》载录。
				王好古撰	伊尹汤液仲景广为大法 4卷	有1234年自序，先之以轩岐之七方十剂，次之以炎帝之四气七情，总之以仲景之经络标本，补之以和扁之虚实部分，悉归之大易生化之源。	《联目》《大辞典》不载，日本内阁文库藏1534年刊本及据此江户写本；上海图书馆藏明刻本3卷。
1239	三	十一	己亥	金·赵州王好古（进之，海藏）撰	本草实录	内容略同于《汤液本草》总论，录五脏苦欲补泻、药类法象、用药法象、用药心法、十二经向导图、治法纲要、用药宜忌等。成书年代不详，姑附于此。	有明梅南书屋刻本藏国家图书馆。

公元（年）	宋纪年	蒙古纪年	干支	作者	书名	考证内容	版本资料
1240	四	十二	庚子	琅琊吴洪（仲广）解义	脉赋解义1卷	注解《王叔和脉赋》，成书时间未详，早于施发《察病指南》，故暂定本年。	为《诊脉须知》卷1，录于《海外回归中医善本古籍丛书》。
1241	理宗淳祐元	十三	辛丑	南康刘开（立之，复真先生）撰	脉诀不分卷	有《明左手太过脉》《明右手太过脉》《明左手不及脉》《明右手不及脉》4篇，后有玄白子按语谓"其理止以太过不及"，附原阳赵先生所传《小儿辨证诗括脉图》。	《联目》《大辞典》不载，《中国医籍考》载录，谓"佚"，收于中医科学院藏抄本《脉诀秘旨》。
				刘开撰	脉诀理玄秘要1卷	又名《脉诀》《刘三点脉诀》《复真刘三点先生脉诀》，有本年刘开自跋、1528年司马泰序、1547年宋之翰跋。开篇《脉旨纲领》，以浮沉迟数四脉为宗，风气冷热为生病之源，以有力无力定虚实。	收于《医要集览》；日本内阁文库藏朝鲜刊本，收于《海外回归中医善本古籍丛书》。
				建阳蔡元定（季通，西山）撰	脉经1卷	原书已佚，《诊脉须知》卷4"脉经"系本书节选本，保存脉论8篇：论十二经、寸关尺、胃气、三阴三阳、四时脉、三部、男女、奇经八脉。《中国医籍考》录其自跋，刘浴德《医林续传》有《蔡西山传》。	国内早佚，日本内阁文库藏《诊脉须知》，收于《海外回归中医善本古籍丛书》。
				永嘉王硕（德肤）原撰，永嘉孙志宁增订	增修易简方论1卷	为王硕《易简方》增补内容。原佚，笔者据《易简方纠谬》《医方类聚》《杂病广要》辑佚。	辑佚本收于2000年中医古籍出版社《永嘉医派研究》。
				孙志宁撰	伤寒简要1卷	分"十说"，讨论伤寒病症状的鉴别诊断，初愈的注意事项，特别告诫慎用温热药和艾灸法。	附于日本文政十年（1827）《续易简方论》，题《孙氏增修易简方伤寒简要十说》。
				永嘉施发（政卿，桂堂）撰	察病指南3卷	脉学专著，有本年自序、1245年赵与谘序、1246年赵崇贺序，有最早的脉形图。卷上三部脉法、脉脏关系、平病生死脉诀等27则；卷中七表八里九道脉法、七死脉等；卷下21类病症与11则妇儿病生死脉法。	多种日本版本、多种民国石印本、多种上海科技出版社铅印本，收于《三三医书》。
				天台张伯端（平叔，紫阳真人）撰，盱江黄自如（蕴空居士）注	金丹四百字1卷	首为序论，次为五言绝句二十首，凡四百字以明金丹之要，故以名书。	收于《道藏》太玄部唱字帙，胡文焕《类修要诀》收录。

续表

公元（年）	宋纪年	蒙古纪年	干支	作者	书名	考证内容	版本资料
1242	二	乃马真后元年	壬寅	永嘉卢檀（祖常，砥镜老人）撰	易简方纠谬5卷	有自后序及张惟直《合刻施卢续易简方论》跋，成书于1241－1244年间。批驳王硕《易简方》30方中21方，批评孙志宁《伤寒简要》。原题《易简方纠谬》，传日后改《续易简方论》，与施氏书同名，施卢二书合刻，遂为《续易简方论后集》。	1829年日本与《续易简方论》合刻，有日本文政十年松屏舍刻本藏南京图书馆；收于2000年中医古籍出版社《永嘉医派研究》。
				李世英（少颖，雪岩）撰	痈疽辨疑论2卷	有本年史弥忠序、李世英自跋，《中国医籍考》载录，"存"，笔者未见。	《联目》不载，《大辞典》"佚"。
1243	三	二	癸卯	永嘉施发（桂堂，政卿）撰	续易简方论6卷	有题词、雨岩老人序、本年后序。评述、批驳王硕《易简方》，续增160方。	1829日本与卢祖常《易简方纠谬》合刻，有松屏舍刻本藏南京图书馆，收于《永嘉医派研究》。
1244	四	三	甲辰	金·河间刘完素（守真，通玄处士）撰	三消论1卷	有锦溪野老跋。成于金大定、承安间，未刊，麻九畴汴梁访得，于卷首增六位藏象三图，付穆子昭，附于《儒门事亲》。是年冬至，野老为刊。	周学海注释，收于《周氏医学丛书》；又收于《中西医学群书》《古今医学汇通》。
1245	五	四	乙巳	仙居陈仁玉撰	菌谱1卷	有本年自序，录可供食蕈11种，末附以解毒之法。	收于《说郛》《四库全书》。
1246	六	定宗元	丙午	永嘉王暐（养中）撰	续易简方脉论不分卷	纠正《易简方》之弊。无序，有目录，首四诊，次药治、针刺、组方，次证治，论劳瘵痼疾、中风寒暑湿、脚气、疟、咳嗽、泻痢、七气、呕吐、蛊胀、消渴，及胎前产后、妇人女子杂病、小儿风搐，末为炮炙煎制之法。	有日本影宋抄本藏台北故宫博物院、日本内阁文库；收于2000年中医古籍出版社《永嘉医派研究》。
				山阴史铸（颜甫，愚斋）撰辑	百菊集谱6卷，菊史补遗1卷	1242年成书5卷，撰自序；本年增辑，卷六亦序；又4年撰《补遗》1卷，1250年序。卷首诸菊品目131名，附注32名；卷1周师厚、刘蒙、史正志、范成大4《菊谱》；卷2沈竞及作者《菊谱》；卷3种艺、故事、杂说、方术、辨疑及古今诗话；卷4咏菊文辞诗赋；卷5胡融《菊谱》、张杙《菊赋》《杜甫以甘菊名石诀》诗话，栽种事宜；卷六咏菊诗赋。	收于《四库全书》《百川学海》《群芳玩清》《丛书集成》。

公元（年）	宋纪年	蒙古纪年	干支	作者	书名	考证内容	版本资料
1247	七	二	丁未	金·真定李杲（明之，东垣老人）撰	内外伤辨感论3卷	有本年自序，又名《内外伤辨》。从病因、症状、脉象、治法详辨内伤外感。四库推测书成于辛卯，即1231年，而"壬辰改元，京师戒严"为内外伤辨重要内容，故当成于壬辰即1232年后。	收于《古今正脉全书》《东垣十书》《四库全书》《丛书集成初编》。
				建阳宋慈（惠父）撰	洗冤录5卷	又名《宋提刑洗冤集录》，有本年自序，法医学著作。凡53目，内容有四：1、法医检验法令29则；2、法医检验总论如办事、检验原则、操作程序等；3、尸伤检验区别办法；4、各种急救法与方药。	有元刻本藏北京大学、上海图书馆，《四库全书》收于存目，有注补增辑本多种。又收于《宋元检验三录》《丛书集成初编》《四库存目丛书》。
				赵逸斋撰	平冤录1卷	不著撰者名氏，无序跋，王与《无冤录自序》谓"赵逸斋又订《平冤录》"。凡43门，首检验总论，次40多种死因的检验鉴别方法，有论有例。	收于《宋元检验三录》；《续修四库全书提要》载录。
1248	八	三	戊申	金·真定李杲（明之，东垣老人）撰	脉诀指掌病式图说1卷	原题朱震亨撰，1900年并收于《丹溪全书》，误。《医统正脉》则以为出于东垣，是书以内外伤为纲辨析脉象主病，以图示脉，颇具东垣的特色。前有门人龙丘叶英序，或以为叶氏所为；丹波元胤谓"此书实出明之之手"。	《三三医书》有《丹溪脉诀指掌》1卷，题"刘吉人校正选录"。
				黄岩陈衍（万卿，丹丘隐者）撰	宝庆本草折衷20卷	有本年自序及自志、自跋3篇无纪年，有1250年吴子良、1257年郑某跋、1242年赵希、戴复古2赋。折衷诸家本草精华，内容：《序例萃英》总论11专题，《逢源记略》论用药大法24则，11位《名医传赞》，《释例外论》释体例及资料来源，载药789味，末附《群贤著述年辰》介绍13部宋代本草及方书所附本草8部。初稿成于1227年，名《本草精华》，本年定稿定名。	元刻残本14卷8册藏国家图书馆，2007年收于人民卫生出版社《南宋珍稀本草三种》。

公元（年）	宋纪年	蒙古纪年	干支	作者	书名	考证内容	版本资料
1249	九	海迷失后元年	己酉	蜀州唐慎微（审元）原撰，曹孝忠校正，平阳张存惠（魏卿）增订	重修政和经史证类备用本草30卷	元丰间唐慎微撰《经史证类备急本草》，大观二年艾晟重修为《大观本草》；政和六年曹孝忠重订为《政和本草》，金泰和间张氏将《本草衍义》内容随文补入，增订改名《重修政和经史证类备用本草》，即晦明轩本。《中国医籍考》录有本年曹孝忠序、1143年宇文虚中跋、己酉麻革序刘祁跋、1204年晦明轩记。	有本年平阳张存惠晦明轩刻本藏山东、南京图书馆与国图，现存明刻本10余种及据晦明轩本之影印本，收于《四库全书》《四部丛刊》。
				金·真定李杲（明之，东垣老人）撰	脾胃论3卷	有本年元好问序、1276年罗天益后序。载医论36篇，方论63篇，为李氏代表作。	收于《济生拔粹》《东垣十书》《古今医统》《四库全书》等。
				鲒洲王庆升（吟鹤，爱清子，果斋）撰	爱清子至命篇2卷	有本年自序，依师传金丹轨则，述安炉立鼎、火候法度、野战守城、沐浴脱胎而实道，为至命之篇。	收于《道藏》太玄部妇字帙。
1250	十	二	庚戌	金·真定李杲（明之，东垣老人）撰	珍珠囊指掌补遗药性赋4卷	有1622年钱允治序，多种版本与李中梓《雷公炮制药性解》合编。撰年不详，姑定本年。通俗浅显，明以来有版本数十种。	有1622年刊本，收于《中国医学大成》。
				永嘉周无所住述	金丹直指1卷	有本年自序，首以韵语编为金丹十六颂：玄关一窍颂、真土颂、阳晶颂、玄牝颂、龙虎颂、铅汞颂、真炉鼎颂等，阐明金丹炉火之要，主于明心见性，归根复命；下为或问13则，阐明"金丹谕本性长存，是名金刚不坏"之义。	收于《道藏》太玄部夫字帙。《续修四库全书提要》收录。
				三山林自然（回阳子）撰	长生指要篇1卷	有本年自序，遇西蜀陆公真人而究金丹根宗，熟习药物火候、运用抽添，遂以微言弘道，著此七篇之书。	收于《道藏》太玄部妇字帙。
1251	十一	宪宗元年	辛亥	金·真定李杲（明之，东垣老人）撰	兰室秘藏3卷	有1276年罗天益序，分21门，卷上饮食劳倦至胃脘痛，卷中头痛至妇人，卷下大便结燥至小儿，载283方。一本作6卷。	收于《济生拔粹》《东垣十书》《古今医统正脉全书》《四库全书》《丛书集成》。

公元（年）	宋纪年	蒙古纪年	干支	作者	书名	考证内容	版本资料
1251	十一	宪宗元年	辛亥	李杲撰（有题朱丹溪撰）	医学发明 1 卷	《济生拔粹》《古今医统正脉全书》作 1 卷，无序跋，有药方目录，载论 20 余篇，方 75 首，内科证治为主。另有明抄善本 9 卷，有序 4 篇残缺不全，有目录，增医学之源、十二经并卫气流注论、三焦统论、三焦病等 10 论。	有万历刻本藏故宫博物院，明抄本藏国图，还收于《丹溪心法附余》《丛书集成初编》。1959 年人卫、1987 年中医古籍有排印本。
				李杲撰（有题朱丹溪撰）	活法机要 1 卷	无序跋，述各科 19 证，列 111 方。本书与《医学发明》有以为丹溪所著者，《济生拔粹》辑于 1315 年，丹溪年方 34 岁，尚未学医，故此说不确。后《丹溪全书》亦误收本书与《医学发明》。	有明吴中珩校刻本藏陕西中医研究院，收于《济生拔粹》《丹溪心法附余》《古今医统正脉全书》《丛书集成初编》。
1253	理宗宝祐元	三	癸丑	南康严用和（子礼）撰	严氏济生方 10 卷	有本年自序、江万序，方书。载医论 80 篇，400 余方，多平稳之药。日本宫内厅书陵部藏宋刊本，为枫山官库旧藏普门院本。	收于《四库全书》，1980 年与《济生续方》合为《重订严氏济生方》排印出版。
				符离陈文中（文秀）撰	小儿痘疹方论 1 卷	有自序，论痘疹的病因病机治法，附方 96 首。薛己加按附案，收于《薛氏医案》。	收于《痘疹大全》《家居医录》《陈修园医书七十二种》。
1254	二	四	甲寅	符离陈文中（文秀）撰	小儿病源方论 4 卷	有本年郑全序。卷 1 养子真诀、小儿变蒸候，卷 2 形证门及面部形图、望诊图，卷 3 惊风门各证，卷 4 惊风、痘疮引证，先论后方。全书载 43 论、望诊 6 图、歌诀 3 首、方药 16 则。有考证，前 3 卷撰于本年，卷 4 为 1258 年及其后补作。	有明刻本藏中医科学院，1693 年日本大坂洛阳书林刻本藏国图，1958 年有与《小儿痘疹方论》合刊本，收于《薛氏医案》《宛委别藏》。
				郑惠卿编集	编集诸家婴儿病证幼幼方论 10 卷	有东山老民、郑全序。卷首《引用诸家名方纲目》录 36 书，多今所不传者；望诊有 30 图，汉东王氏五脏受病图、吴洪三关脉形图、范元鼎七宝金装虎口脉纹图等，亦少见。《联目》《大辞典》不载。	日本内阁文库藏天保甲辰多纪元㥄誊写平安畑柳平家藏抄本，收于《海外回归中医善本古籍丛书》。
1256	四	六	丙辰	天台陈咏（景沂，肥遁，愚一子）撰	全芳备祖 58 卷	有本年自序及 1253 年韩境序。前集 27 卷，著录花部 120 种，后集 31 卷，著录果、卉、草、木、农桑、蔬、药 7 部 150 余种。后《群芳谱》《广群芳谱》《采芳随笔》俱以为蓝本。	徐氏积学斋抄本藏国家图书馆，收于《四库全书》。

公元（年）	宋纪年	蒙古纪年	干支	作者	书名	考证内容	版本资料
1257	五	七	丁巳	南康严用和（子礼）撰	脉法捷要1卷	成书年代不详，姑定本年。首列浮沉迟数主病治法，次列七表八里，末分阴阳六经五脏，以七言歌诀述脉，比喻形象生动。	现存1558年抄本及明抄《幼幼新书》附录。
1259	理宗开庆元	九	己未	安吉陈振孙（伯玉，直斋）撰	直斋书录解题22卷	原56卷，遵四部次序分53类，载录书目3000余种51180余卷；后佚失，四库从《永乐大典》辑出，编为22卷。卷13医书类载录91种，卷七传记类载《折狱龟鉴》。每书名下记载卷数、作者、版本，并评论得失，故曰解题。	收于《四库全书》《武英殿聚珍版丛书》《丛书集成初编》；1987年上海古籍出版社有徐小蛮、顾美华点校排印本。
1260	理宗景定元	世祖中统元年	庚申	原题：唐·括苍杜光庭（圣宾，东瀛子，广成先生）撰；宋·盱江黎民寿（景仁，水月）注释	广成先生玉函经解3卷	脉学著作，原著以七言歌诀200句分述脉证，黎注分为64节，增四言歌诀。世传崔嘉彦注本几与黎注全同，实系清程林伪托。为《医家四书》之一。《联目》《大辞典》均不载。	1994年中国社会科学出版社收于《中华杂经集成》排印出版，题为《玉函经》。
				原题：杜光庭撰	杜天师了证歌1卷	多引述《脉诀》以论脉，后附《持脉备要论》30篇，钱曾以为其于脉理可谓研奥义于精微。《四库提要》谓殆出伪托，或北宋以后人所作。	《四库全书》收于存目。
				盱江黎民寿（景仁，水月）撰	决脉精要1卷	七言歌诀，首《原道歌》，次《七表脉名》《八里脉名》《九道脉名》，述二十四脉体、主病，后十怪脉，末为《五行乖违脉歌》，述常见病症脉象。	《联目》《大辞典》不载，日本公文书馆藏王月轩写本，收于《海外回归中医善本古籍丛书续编》。
				黎民寿撰	简易方论11卷	有本年自序及陈宗礼、邓埛、冯梦得、陈谦亭序，卷1医论23篇，余则分济阴、全婴、辅阳、保卫、安荣、一清、集中、羡补、六气、通治等门，列述方论与医方，附列《决脉精要》为卷12。	国内无存，日本内阁文库藏元刊本残卷，大阪图书馆藏有抄本，收于《海外回归中医善本古籍丛书续编》。
				福州杨士瀛（登父，仁斋）撰，明·徽州朱崇正（宗儒，惠斋）附遗	伤寒类书活人总括7卷	无序跋，以朱肱之言阐发仲景之旨。卷1活人证治赋，卷2伤寒总括，卷3伤寒证治，卷4-6发热、恶风、四逆、头痛等诸多证候证治，卷7小柴胡汤加减法、伤寒诸笃证及伤寒别名、戒忌、产妇、小儿伤寒等，各以歌诀冠首。	《经籍访古志补遗》载聿修堂藏宋椠本，有元刻本藏国图，未经朱崇正附遗，此本未见。收于《仁斋直指医学四种》《鲍氏汇校医学四种》。

公元（年）	宋纪年	蒙古纪年	干支	作者	书名	考证内容	版本资料
1261	二	二	辛酉	开封郑克（武子）撰	折狱龟鉴 8 卷	法医学著作，有本年赵时寰跋、1282 年虞应龙序。补充和氏父子《疑狱集》之未详，原 20 卷，分释冤、辨诬、鞫情、议罪、宥过、惩恶、察奸、核奸、摘奸、察慝、证慝、钩慝、察盗、迹盗、谲盗、察贼、迹贼、谲贼、严明、矜谨 20 门 276 条 395 事。成书时代未详，推测成于南宋初，据赵跋列于本年。明代已佚，四库馆臣重辑为 8 卷。	收于《四库全书》《致用丛书》《守山阁丛书》《丛书集成初编》，1988 年有《疑狱集折狱龟鉴校释》排印出版。
1262	三	三	壬戌	福州杨士瀛（登父，仁斋）撰	仁斋直指小儿方论 5 卷	治惊别具特色：热生痰，痰生惊，惊生风，风生搐，故先解热豁痰，方治惊治风，定搐。今之传本为朱崇正续增《新刊仁斋直指小儿附遗方论》。	原本国内早佚，《经籍访古志·补遗》载录聿修堂藏宋椠《小儿方论》5 卷，笔者未见。
				杨士瀛原撰，明·徽州朱崇正（宗儒，惠斋）附遗	新刊仁斋直指小儿附遗方论 5 卷	有 1260 年自序。分初生、变蒸、惊、中风、疳、积、伤寒、痰嗽、脾胃、丹毒、杂证、疮疹，凡 12 类，每类又各分子目，载论 110 篇，附图、歌、诀、证 54 则。崇正《附遗》间参以图，颇能补士瀛所未逮。	有 1550 年黄镀刻本藏国图、医学科学院、中医科学院及辽宁、上海、湖南图书馆，收于《杨仁斋著作三种》《仁斋直指医书四种》。
				杨士瀛原撰，朱崇正附遗	医脉真经 2 卷	又名《医学真经》。有本年自序、朱崇正《药象门》按，首为杨氏撰《察脉总括》，次脉诀，次七表八里九道脉，其卷 2 杂证脉状及药象则朱崇正所附。	收于《新刊仁斋直指医书四种》。
				金·考城张从正（子和，戴人）撰，莫州麻九畴（知几）等补记	儒门事亲 15 卷	前有颐斋引言，有子和《绝句》4 首、《辞世诗》1 首；1541 年刻本有邵辅、相闻忠机序。子目：太医张子和儒门事亲 3 卷，治病百法 2 卷，十形三疗 3 卷，杂记九门 1 卷，撮要图 1 卷，治法杂论 1 卷，三法六门 1 卷，刘河间三消论 1 卷，扁华生死诀 1 卷，世传神效诸方 1 卷。有说，除《儒门事亲》3 卷为张氏亲撰，其余均为其弟子麻九畴所记。	本年始刊本藏北京大学、辽宁中医药大学；有版本十余种。收于《古今医统正脉全书》《四库全书》《豫医双璧》《中国医学大成》，《医籍考》则分别著录各书。

续表

公元（年）	宋纪年	蒙古纪年	干支	作者	书名	考证内容	版本资料
1263	四	四	癸亥	临川陈自明（良甫）撰；日本津轻意伯（健寿）校刊	外科精要3卷	原本久佚，1797年津轻氏据日本官库陈氏原本与《医方类聚》对校刊行。有本年自序、赵汝暨、伍起予、李迅序及津轻氏跋。全书54篇，述外科痈疽证治，宜针药并治，载内托散、五香连翘汤、沉香汤、漏芦汤等80余方。	日本津轻氏刻本藏中国中医科学院。
1264	五	元世祖至元元	甲子	福州杨士瀛（登父，仁斋）撰	仁斋直指方26卷	有本年自序，卷1总论，述阴阳五行、荣卫气血等，卷2证治提纲，述病因、治则及病证诊断治疗，卷3-19内科证治，卷20、21五官科证治，卷22-24外科证治，卷25诸虫所伤，卷26妇人伤寒，凡72门。每门先列方论，分析病机证候及治疗要义，次列证治，条陈效方、各明主治、药物及修制用法。	有宋元建安环溪书院刻本藏上海图书馆与台北故宫博物院，《中华再造善本》影印，《中国医籍考》载录；通行本为1550年朱崇正续增诸方并刊行，为《新刊仁斋直指附遗方论》。
				杨士瀛撰	杨仁斋著作三种38卷	子目：《伤寒类证活人总括》7卷，《仁斋直指方论》26卷，《仁斋小儿方论》5卷。	收于《四库全书》。
				杨士瀛撰	新刊仁斋直指医书四种45卷	子目：《新刊仁斋直指方论》26卷，《新刊医脉真经》2卷，《新刊伤寒类证活人总括》7卷，《新刊小儿方论》5卷附《遗方论》5卷。《联目》谓"见《四库全书》"，非，《四库》收《仁斋直指》26卷、《伤寒类证活人总括》7卷。	有元刻本藏天一阁，1550年黄镀刻本藏国图、医学科学院、北京大学、中医科学院、辽宁、上海图书馆及上海、浙江中医药大学等处。
				宜春李简易（玉溪子）撰	玉溪子丹经指要3卷	有本年自序，传承紫阳丹诀，载录悟真篇指要、长生久视之书、辨惑论、丹房法语、羲皇作用、张紫阳赠白龙洞刘道人歌、规中图十二字诀序、解纯阳真人沁园春、密语诗五首、赞纯阳真人仙像。	收于《道藏》洞真部方法类称字帙。
1265	度宗咸淳元	二	乙丑	昆山薛轩（仲昂）撰，昆山郑亭（春敷，荥阳）传	女科济阴要语万金方不分卷	有1165年薛轩自序及本年郑仲饶序。卷上载经水、胎前、产后、杂病4篇；卷下录万金方149首，附《妇科痘症治括》《妇科治括医说》。	为《济阴要语》与《女科万金方》之合刊，有抄本藏中医科学院。
				昆山薛辛（将仕，古愚）原撰	女科万金方1卷	有序2篇无署名，载脉法歌诀、薛氏家传妇科歌诀，述调经、种子、胎前、产后及妇科杂症论治方药。以歌诀论辨证，以问答述治法，以类方论方药。	成于本年，有1629年抄本藏国图，1992年收于《吴中医集·临证类》，江苏科技出版社排印出版。

续表

公元 (年)	宋纪年	蒙古纪年	干支	作者	书名	考证内容	版本资料
1266	二	三	丙寅	湘麓朱佐（君辅）撰	类编朱氏集验医方 15 卷	有本年朱景行序，分诸风、伤寒、诸气等 15 门，下附若干证，如头痛门附眼、耳、鼻、口、舌、齿、咽喉诸证。载方 900 首。	收于《宛委别藏》，人民卫生出版社有排印本；又收于《湖湘名医典籍精华》。
				元·真定李杲（明之，东垣）撰，真定罗天益（谦甫）辑录	东垣试效方 9 卷	本年砚坚序及《东垣老人传》、1280 年王博文序，列 24 门，论 29 篇，列方 240 余首，附医话医论医案 20 余则，录药 85 味。	明初倪维德校订刊行，山东、上海图书馆及上海中医药大学有藏。
				原题：李杲撰	医方便懦 3 卷	卷 1 列诊脉至捷歌、伤寒六经传变、主病歌、伤寒证治总略歌等；卷 2 载药性歌 240 首，古方诗括 263 首，伤寒、头痛等证；卷 3 为生死歌诀篇，录诸书脉义。	有明乔山堂刻本藏上海中医药大学；日本内阁文库藏明刊本，台湾新文丰出版公司据以影印。
1267	三	四	丁卯	南康严用和（子礼）撰	济生续方 8 卷	有本年自序，为补《济生方》不足而作。载方 90 首，方论 28 篇，附补遗 1 卷。	有 1822 年日本《卫生汇编》本，1980 年与《济生方》合为《重订严氏济生方》。
				曲沃许国祯（进之）增补	御药院方 11 卷	在御药院 1242 年方书基础上增补成书，有本年高鸣序，载方 1089 首。多金元前宫廷用方而不见于其他方书者。	有日本 1798 年刻本藏北京大学与中医科学院，收于《续修四库全书》。
				庐山王元福撰	新大成医方 10 卷	有本年自序，元孙允贤著《医方大成》十卷，有王元福序，另有《医方大成论》1 卷，1987 年台湾新文丰公司据日本旧抄本影印，亦有王元福序。	《联目》《大辞典》不载，台北中央图书馆 1991 年收于"国立中央图书馆善本丛刊"影印出版。
1269	五	六	己巳	临川李駉（子野，希范子）撰	难经句解 7 卷	随句笺解《难经》。1586 年有天宝堂刻本，《续修四库全书提要》载录。	收于《道藏》太玄部籍字帙名《黄帝八十一难经纂图句解》。
				亡名氏撰	养生秘录 1 卷	载玉溪子丹房语录、口诀，玉虚子宜春心诀、中黄内旨，青霞子丹经直指，及大道歌、金丹问答。	收于《道藏》洞玄部众术类大字帙。
1271	七	八	辛未	临川陈自明（良甫）撰辑	管见大全良方 10 卷	有本年自序，1275 年章来序，分 32 类重辑《和剂局方》方剂，先论证，次及治，再及方。卷首《诊脉要诀》1 卷。	《中国医籍考》卷 49 载录，"存"，有清抄本存世。
1272	八	九	壬申	昆山薛辛（将仕，古愚）撰	妇科胎产问答要旨 2 卷	无序跋，又名《女科产后问答要旨》。以问答述产后病 69 例、胎前病 63 例，附方 100 余首，并药食养胎宜忌。成于宋末咸淳、祥兴间，姑定本年。	有 1772 年查氏砚秋书屋钞本藏浙江图书馆。

续表

公元（年）	宋纪年	蒙古纪年	干支	作者	书名	考证内容	版本资料
1273	九	十	癸酉	原题：汉·谯郡华佗（元化）撰，清·建德周学海（澄之）编辑	内照法1卷	假托华佗亦显，故以孙奕序所署至元癸酉为成书年代。其书由五证、五脉、五色、五声、五视、五体论述脏腑病症脉象用药。	周学海遵元孙奕本编辑，附于《中藏经》，收于《周氏医学丛书》。
1274	十	十一	甲戌	合肥姚称撰	摄生月令不分卷	摄生大略有三，一吐纳、炼藏、胎津、驻容，次饵艺术、飞伏、丹英，三食五谷、资众味。述四季十二月饮食宜忌。《宋史·艺文志》及《续修四库全书提要》著录。	载《云笈七签》卷36，收于《道藏》《道藏精华录》。
				昆山薛辛（将仕，古愚）原撰，清·娄水周王政（治庵）重辑	女科胎产问答要旨3卷	有本年薛将仕序、1772年周王政序。卷上广嗣论、月水门、脉说、论经问答，56问答51方歌，月水论8则；卷中胎前门8论、64问答54方歌；卷下产后门、产后论、产后杂症、四物汤加味治法，64问答41方歌，然方歌多缺失。	有1772年查氏砚秋书屋钞本藏浙江省图书馆。卷首署为：玉峰薛氏原撰，郑氏原述，娄水治庵周王政重辑，香溪信庵朱善钤同校。
1275	恭宗德祐元	十二	乙亥	南阳滕伯祥（乐善老人）撰	走马急疳治疗奇方1卷	又名《走马急疳真方》，有本年自序。述多种牙疳辨证、内治外治及食忌，载治遍口生疳紫金散、绿袍散、二圣散，治䯇内生疳立效散，治胎毒头疳鹿儿膏等17方。药名全用隐语，如黄芩称苦督邮，朴硝为太清尊者。后附《药品异名括》。	有1939年上海中医书局铅印本藏国图、中医科学院、上海、北京中医药大学、上海、辽宁图书馆，收于《三三医书》。
1276	端宗景炎元	十三	丙子	胡石壁（大卿）原撰，清·蓉湖吕鼎调（燮元，蓉湄）编纂	宋胡大卿小儿痘疮八十一论方不分卷	前有小引。吕鼎调编次，以81问答述痘疹病因病机、证候诊法、治法方药；按原论次序罗列相关方剂101首；又列和中散，牛李膏，猴梨酒，二气丹，葡萄酒，犀角散为论外六方。	有清抄本藏中国医学科学院。
				蒲虔贯撰	保生要录1卷	有自序，分养神气、调肢体、论起居、论衣服、论饮食、论居处、论药食诸门。	收于《道藏》洞神部方法类临字帙、《说郛》。
				姜蜕撰	养生月录1卷	注释发挥《素问·四气调神大论》四季养生要旨，各注以方。	收于《说郛》。
				韦行规撰	保生月录1卷	前有引言，分十二月，杂纂每月摄养、种艺、祈禳之术也。韦行规，或以为唐人。	收于《说郛》。

公元（年）	宋纪年	蒙古纪年	干支	作者	书名	考证内容	版本资料
1277	二	十四	丁丑	浦江吴氏撰	吴氏中馈录1卷	无序跋，分脯鲊、制蔬、甜食三部，述江南民间家居菜肴面点制作。	收于《说郛》《古今图书集成》，1987年中国商业出版社排印出版。
				本心翁原撰，清漳陈达叟编	本心斋蔬食谱1卷	有本心翁序跋，择录山家待客菜蔬20则，以歌诀体成书，每品赞十六字，后附《山家清供》2卷。卷端署：门人清漳友善书堂陈达叟编。	收于《百川学海》《说郛》《丛书集成》《借月山房汇抄》。
1278	赵丙祥兴元	十五	戊寅	亡名氏撰，宋僧原本	咽喉脉证通论1卷	传说宋异僧遗书杭州千佛寺，后得流传。有1884年刘至喜序，分咽喉总论、通治用药、用药禁忌、丸散方药4则，论18证。《续修四库全书提要》载录。	现存最早为1807年静学斋刻本，藏苏州中医院；1825年又经许楗校订。收于《中国医学大成》。
				亡名氏撰辑	急救仙方6卷	外科学著作，无序跋，详述背疽、疔疮、眼科、痔，兼及妇儿，载160方。原佚，《四库》从《永乐大典》中辑佚。	收于《鲍氏汇校医书四种》《当归草堂医学丛书》。
				亡名氏撰辑	急救仙方5种11卷	子目：《急救仙方胎产》5卷，《仙授理伤续断秘方》2卷，《疗疮治法》1卷，《秘传五痔品》1卷，《上清紫庭追痨仙方》2卷。与《四库全书提要》所言并不相同。	收于《道藏》太平部恻字帙，商务印书馆1938年有影印本。
1279	二	十六	己卯	南康刘开（立之，三点，复真先生）撰	方脉举要3卷	有1318年序、黄鲁曾序，临床综合性医书，卷上辨色脉诊7篇，卷中杂病证治十二篇，卷下伤寒温疫2篇及妇人3篇、小儿24篇。	1554年刻本藏国图，中医古籍出版社收于《中医古籍孤本大全》影印线装出版。
				昆山薛辛（将仕，古愚）撰	家传产后歌诀治验录1卷	无序跋，载产后歌诀，列产科总论，录案70余则。	有抄本藏南京中医药大学。
				齐仲甫撰	产宝杂录不分卷	载妊娠分别男女脉法、十二经逐月养胎法、胎教、妊娠杂病方论、产前、临产、产后将护等。	有崇祯间刻本藏国图，有1795年聚锦堂刻本藏上海图书馆。
				贾嵩（薛萝孺子）撰	华阳陶隐居内传3卷	医史类著作，医家传记，前有自序。卷上、中为传，卷下录宋宣和封诰、邵陵王萧纶《解真碑铭》、天台华峰白云道士河内司马道隐子微《碑阴记》、梁昭明太子撰《墓志铭》、沈约酬华阳先生诗等。	收于《道藏》，在洞真部记传类翔字帙中，亦见《道藏精华录》。《续修四库全书提要》载录。

续表

公元（年）	宋纪年	蒙古纪年	干支	作者	书名	考证内容	版本资料
1279	二	十六	己卯	梁·丹阳陶弘景（通明，华阳隐居，贞白先生）撰，傅霄（昭台弟子）编集，陈桷（大洞弟子）校刊	华阳陶隐居集2卷	588年陈武帝令江总撰辑，前有江总序，卷端署：昭台弟子傅霄编集，大洞弟子陈桷校刊。载录陶弘景生平杂文及与武帝往复论书之札。上卷载序志、赋颂、书启，下卷载碑文、表章、诏答，并附残文7篇。	收于《道藏》，在太玄部尊字帙中；阮元收于《宛委别藏》，有《四库未收书提要》。
				晋江曾慥（端伯，至游子）撰辑	真诰篇不分卷	引录《太素丹经》《精景按摩经》《大智慧经》《消魔经》《太素经》《正一经》，以按摩导引、服气餐霞为修性复命之基，讲述养生精要。	收于《道藏》《道藏精华录》。
				曾慥编纂	道枢42卷	辑录历代道家服气胎息、金丹修炼之说，上起汉魏，下讫于宋，凡118篇，多内丹服气之作。《续修四库全书提要》著录。	收于《道藏》太玄部笃、初、诚、美字帙。
				临海王卿月（清叔）撰	产宝诸方1卷	原佚，从《永乐大典》中辑得70余方，十二月产图，重加编次为调经、安胎、胎中诸病、催生、产后、杂病。有原序及王卿月序，残缺不明其详。王卿月以武举进，精习兵书武事，又登儒科，旁通释老百家，然未见善医。	收于《四库全书》《当归草堂医学丛书》。《台州经籍志》著录为王卿月撰，《两浙著述考》勉从其说。

元代医籍年表

公元（年）	元纪年	干支	作者	书名	考证内容	版本资料
1280	元世祖至元十七	庚辰	后周·郓州须昌和凝（成绩）原撰，宋·须昌和嵘增补，元·杜震（愚斋）校正	疑狱集 4 卷	法医著作，后周广顺元年（951）和凝辑史书传记刑狱案，其子嵘增辑，本年杜震校正并为后序。明御史张景又增广 6 卷，共 10 卷 207 则，附疑狱案 30 则；1691 年陈芳生增删，编为《疑狱笺》3 卷。	1851 年桐乡金凤清本藏中医科学院，1853 年徐继镛本藏中国医科大学，收于《四库全书》。
			易州张元素（洁古）注，真定罗天益（谦甫）增订	难经解 24 卷	《四库》未收，《联目》《大辞典》俱不载，笔者未见。有本年王恽序，见于《秋涧集》与《中州名贤文表》，谓是书"发遗意于太素之初，出妙理于诸家之表，复随其应证，附以禁忌方论述经解"。	清耿文光《万卷精华楼藏书记》载录有元本，与中医科学院藏元素《黄帝八十一药注难经》4 卷，未知是否同书。
1281	十八	辛巳	真定罗天益（谦甫）撰	卫生宝鉴 24 卷	有本年自序、1283 年王恽序、罗天益《上东垣先生启》、1417 年蒋用文、胡广、杨荣三序、韩夷重刊后序。卷 1－3 药误永鉴，25 论；卷 4－20 名方类集；卷 21 药类法象；卷 22－24 医验记述；另有补遗 1 卷。	有 1417 年吴县韩氏刻本藏中医科学院、浙江图书馆；收于《济生拔粹》《惜阴轩丛书》；《续修四库全书提要》载录。
			罗天益撰，清·孟河巢祖德（念修）订补	罗谦甫医案 2 卷	有巢祖德序，辑《卫生宝鉴》中 80 则医案而成。1916 年裘庆元辑《罗谦甫治验案》2 卷，有绍兴医药报社木活字本；1934 年徐衡之、姚若琴合编《宋元明清名医类案正续编》，有《罗谦甫医案》不分卷。	巢氏订补精抄本藏长春中医药大学，扉页作：《罗谦甫医案》，卫生宝鉴医验记述，元罗天益著，旧写本二册，巢念修藏。
1282	十九	壬午	易州张元素（洁古）注，易州张璧（云岐子）述	洁古老人注王叔和脉诀 10 卷	又名《药注脉诀》。有本年吴骏声序，及苍嵓山人序、丹波元坚跋。据脉象推断证候，列举方药，对后世影响很大，《纂图方论脉诀集成》引用 344 条。	日本宫内厅书陵部藏本年刊本，收于《海外回归中医善本古籍丛书》。《济生拔粹》之《云岐子七表八里九首脉诀并治法》为本书节选本。
1283	二十	癸未	汝川释继洪撰	澹寮集验秘方 15 卷	有本年自序，方书。分 49 门，载方近 1000 首，每门前简论病候及治法，间附验案。	有本年日本兰川慎抄本藏中医科学院。

公元（年）	元纪年	干支	作者	书名	考证内容	版本资料
1283	二十	癸未	宋·大梁李璆，延平张致远等原辑，元·释继洪纂修	岭南卫生方3卷	1513年罗荣序、1576年邹善序及日本天保间梯谦序、冈田龟跋。汇集宋元医籍诊治岭南瘴疟资料，载李璆《瘴疟论》、张致远《瘴疟论》、《指迷方·瘴疟论》、汪南容《治冷热瘴疟脉症方论》、章杰《岭表十说》、继洪《卫生补遗回头瘴说》等，卷3为邹善增入，有娄安道《八证标类》、李杲《药性赋》等。后附日本山田简之《募原偶记》。	有日本天保12年（1841）平安学古馆刻本藏北京大学、中医科学院，有抄本藏上海中医药大学；1983年中医古籍出版社、2012年广东科技出版社据平安学古馆刻本有影印本；中医古籍出版社、上海科技出版社并有多种校注排印本。
1284	二十一	甲申	宋·俞炎（玉吾，林屋山人）撰	炉火鉴戒录1卷	有自序及宋无志序。内外二丹之癖已，碎其炉灶钳钩之属，撰此以明鉴戒，有炼丹学道、传道疗疾轶事30则。撰年未详，自序言及至元癸未事，故延后1年定为本年。	收于《学海类编》。
1285	二十二	乙酉	金·河间刘完素（守真，通玄处士）撰，元·魏博薛时平注释	注释素问玄机原病式2卷	注释河间《素问玄机原病式》，颇有卓识。	有明金溪吴起祥刻本藏上海、天津中医药大学，收于《刘河间伤寒三书》。
1287	二十四	丁亥	原题：东牟丘处机（通密，长春子）撰	摄生消息论1卷	养生著作，言四时调摄之法，有春季摄生消息、肝脏春旺等12则。作者《元史》有传。	收于《学海类编》《颐身集》《丛书集成初编》《道藏精华录》。
1288	二十五	戊子	都梁李道纯（元素，清庵，莹蟾子）撰	清庵莹蟾子语录6卷	有本年柴元臯序、混然子后序。莹蟾子李清庵出道学渊源，得神仙秘授，三教之宗了然槃于胸次，发挥金丹之妙，与弟子问答难疑之辞，机锋捷对之句而成书，与《中和集》相表里。	收于《道教五派丹法精选》第一集，中医古籍出版社1989年影印出版。
1289	二十六	己丑	东牟丘处机（通密，长春子）撰	大丹直指2卷	气功著作，有序无撰年，姑定本年。述内丹原理并结合图、诀述9种练功法。《续修四库全书提要》著录。	收于《道藏》洞真部方法类称字帙，1988年有《全真秘要》排印本。
1291	二十八	辛卯	九华李鹏飞（澄心道人）辑	三元参赞延寿书5卷	有本年自序、唐兀觯序、叶应和跋，次年塔海序、姚辙跋，1294年周天骥跋。三元者，节嗜欲固精神以养天元之寿，谨七情慎起居以养地元之寿，节饮食慎五味以养人元之寿。养生之要在节欲、七情适度、起居应时、五味调和，并介绍常用食物性味功用。	收于《道藏》洞神部方法类深字帙及《格致丛书》《寿养丛书》。

续表

公元 (年)	元纪年	干支	作者	书名	考证内容	版本资料
1293	三十	癸巳	宋·蒲江魏了翁（华父，鹤山）撰	学医随笔1卷	无序跋，录《内经》20条，述阴阳、运气、脏腑、郑重等内容，附录历代医师。《续修四库全书提要》载录。	有1939年上海商务印书馆铅印本，收于《学海类编》《丛书集成初编》。
			魏了翁撰	历代医师不分卷	上起三皇，下迄宋代，载188历代医师之姓氏，讹误甚多。为《学医随笔》之附录。	收于《丛书集成初编》。
1294	三十一	甲午	衡阳曾世荣（德显，育溪）撰	活幼心书3卷	有本年自序、吴刚中、杨仲叔序及1307年罗宗之、1327年和尼赤、1329年廉公亮、1332年亡名氏序。载《决证诗赋》75首、证治《明本论》43篇及《信效方》225首。《衡州府志·人物》《衡阳县志·方技》《续修四库全书提要》载录。	有1734、1737年日本刻本分别藏中医科学院、南京图书馆，1811年刻本藏山东、广州中医药大学；收于《中国医学大成》《武昌医学馆丛书》。
			原题：曾世荣撰；宋·江南史演山（省翁）撰	活幼口议20卷	儿科学著作，有1545年叶一兰序、癸未熊槐序。卷1-3明至理25篇，总论；卷4-5初生牙儿证候26篇；卷6指纹脉；卷7面部气色；卷8疑难病18篇；卷9胎中受病15篇；余为证治。丹波元胤以为曾世荣撰，《联目》据此定本年成书。《中华医史杂志》1993年2期考证，作者为江南世医史演山，字省翁，成书时间的上下限为1150-1260年间。	《联目》署曾氏，《大辞典》谓曾氏号省翁。《续修四库全书》载《新刊演山省翁活幼口议》；1985年中医古籍出版社据中医科学院藏日本文政庚辰抄本影印本，署曾世荣著；2005年第二军医大学出版社排印本则署演山省翁编著。
			东嘉周天锡（永年，一山老叟）撰	图经备要本草诗诀2卷	现存最早本草歌诀，有本年自序。以七言歌诀述药366种，药名下注产地、采收、别名等。国内久佚，《联目》《大辞典》不载。	日本杏雨书屋存有多种抄本。2002年收于人民卫生出版社《海外回归中医善本古籍丛书》。
1295	成宗 元贞元	乙未	广平窦杰（汉卿）撰	针经指南1卷	原书有本年朱良能序、原序未署名，《普济方》录为"元贞元年燕山牛良祐"。载标幽、通玄指要二赋与针经直说、气血问答、流注八穴、真言补泻手法等16论，有流注指要赋后序，附《针灸杂说》。杰后改名默，字子声。	有日本抄本藏中国中医科学院，收于《针灸四书》。

公元（年）	元纪年	干支	作者	书名	考证内容	版本资料
1295	成宗元贞元	乙未	窦杰传，亡名氏重编补注	窦太师针经不分卷	有清、民国二抄本，清抄本封面题"秘抄杨氏家传针经图"，无目录，末题"锦堂录"，有阙文；民国抄本封面题"玉龙歌"，录于《玉龙歌一百二十穴》后，无书名、目录。其腧穴内容与窦氏《通玄指要赋》《玉龙歌》同，吴昆《针灸六集》引录时均冠以"窦氏"或"窦文贞曰"，据此以为二抄本皆出于金元针灸大家窦杰。	收于《元代珍稀针灸三种》，人民卫生出版社出版。
			建安窦桂芳（静斋）撰次	针灸杂说 1 卷	载人神禁忌及经穴流注内容。	附于《针经指南》，又收于《针灸四书》。
			宜丰胡仕可（可丹）撰	本草歌括 2 卷	启蒙本草，有本年自序。以七言歌括述 369 种常用药物功能主治，以小字注性味、产地、形态、别名，图其形色，叶韵成歌。1436 年熊宗立为之增补，作《图经节要补增本草歌括》。	熊宗立增补本《图经节要补增本草歌括》有明刻本藏上海图书馆。
1296	二	丙申	神峰逍遥子撰	析疑指迷论 1 卷	有本年自序，为门下悟真子李志恒演析全真妙理、性命之义、修行次序，以资初学之渐悟。	收于《道藏》洞真部芥字帙。
1297	成宗大德元	丁酉	南昌修江王道渊（混然子）注	崔公入药镜注解 1 卷	有自序无纪年，《续修四库全书提要》言其为元世祖至元之后，姑定本年。原书三言韵语 82 句，阐明道家内丹之旨；道渊所注以《悟真篇》为主，参以后世丹经，阐发修炼性命、返本还源。	收于《道藏》，在洞真部玉诀类成字帙中；胡文焕《类修要诀》收录了真子注《崔公入药镜》。
1298	二	戊戌	金·北京赵大中撰，元·河中赵素（才卿，心庵，虚白处士）补缺，元·庐陵左斗元（辰叟）增订	风科集验名方 28 卷	赵大中为金末太医院官，集风病方成书；1313 年赵素补缺，分 10 集 77 类 632 方，有序及安庆光华序；左氏增补成 28 卷 242 类 1979 方，有本年自序，有元大德阎复、杜凡坚序、郑滁后序、狄思圣、臧梦解跋。	《联目》《大辞典》不载，日本静嘉堂文库藏 1306 年刘氏杭州刊本，2010 年收于《海外回归中医善本古籍丛书续编》，人民卫生出版社排印出版。
			赵大中编，覃怀赵子中传，赵素补缺，左斗元增订。	新刊风科本草治风药品 1 卷	左斗元校赵大中《风科集验名方》，为卷首附录，原 3 卷，存 1 卷，分 60 类以数语介绍治风药物 397 种。	日本内阁文库藏有江户写本，收于华夏出版社《中国本草全书》第 77 卷。
1299	三	己亥	东牟丘处机（通密，长春子）撰，南昌修江王道渊（混然子）注	青天歌注释 1 卷	有自序无纪年，《续修四库全书提要》言道渊为至元后人，姑定本年。是歌 32 句，12 句明修性之本体，12 句为复命之工夫，末 8 句形容性命混融脱胎神化之妙。	收于《道藏》洞真部玉诀类成字帙中，胡文焕《类修要诀》亦收录。

续表

公元（年）	元纪年	干支	作者	书名	考证内容	版本资料
1300	四	庚子	江西严三点撰	脉法撮要 1 卷	《联目》《大辞典》不载。《经籍访古志》谓，聿修堂藏与《紫虚真人脉诀秘旨》及玄白子诸脉书合订钞本，其末为《严三点脉法》，当即是书。	中医科学院藏抄本《脉诀秘旨》之《玄白子相类脉诀》后，有《脉法捷要》及《妇人脉诀》若干篇，是否即是书，待考。
1301	五	辛丑	淮南张道中（玄白老人）撰辑	玄白子西原正派脉诀不分卷	有自序，载玄白子脉象纪纲图 4 幅，总论脉法 1 篇，及第 1 平铺三指间、第 2 三部准高骨、第 3 诊法究宗源、第 4 通融叶于一、第 5 观形勿泥形、第 6 闻声不在声、第 7 发言须当理、第 8 慈悯济含生等篇。《联目》不载，《大辞典》《通考》"佚"。	收于《脉诀秘旨》，有抄本藏中医科学院。《经籍访古志·补遗》曰：《正派脉诀》有序，称大德辛丑既从炼师得崔、刘四脉，玄又乃扩其意为之图并《脉诀》。
1302	六	壬寅	亡名氏撰	三论元旨 1 卷	前有序无署名纪年，姑置本年。分道宗章、虚妄章、真源章述气功之理。	收于《道藏》太玄部去字帙中，收于《中国气功经典·金元朝部分》。
1304	八	甲辰	三山林辕（神凤，五福玄巢子）撰	谷神篇 2 卷	有本年自序、1315 年赵思玄序。欲觅长生必由所生，要见如来当究本来，所生者元炁，本来者精血，注重现在身心，为人根本，阐述谷养元炁之理。	收于《道教五派丹法精选》第一集，中医古籍出版社 1989 年影印出版。
1306	十	丙午	都梁李道纯（元素，清庵，莹蟾子）撰，维扬蔡志顺（损庵，宝蟾子）编	中和集 6 卷	有本年杜道坚序。卷 1 玄门宗旨、太极图颂、画前密意，卷 2 金丹妙诀，卷 3 问答语录，卷 4 性命论、卦象论、生死说、动静说、原道歌、炼虚歌、破惑歌、玄理歌等，卷 5 诗，卷 6 词。	收于《道教五派丹法精选》第一集，中医古籍出版社 1989 年影印出版。
1307	十一	丁未	宋·陈直撰 泰宁邹铉（敬直，冰壑）续增	寿亲养老新书 4 卷	有本年危彻孙序、1342 年张士弘序，卷 1 为陈直《养老奉亲书》原文，后 3 卷为续增，内容：修养、药治、食疗、日常生活、嘉言善行。	收于《四库全书》。
1308	武宗 至大元	戊申	赵州王好古（进之，海藏）撰	此事难知 2 卷	有本年自序，集东垣医论而尤详伤寒。上卷 36 篇，下卷 58 篇。李濂《医史》《东垣十书》《补辽金元艺文志》误作李杲撰。海藏诸书多成于 1239 年前后，则自序署"至大改元"有误，或为"正大""天兴"之误。	收于《济生拔粹》《东垣十书》《古今医统正脉》《四库全书》。

续表

公元 (年)	元纪年	干支	作者	书名	考证内容	版本资料
1308	武宗 至大元	戊申	东瓯王与（与之）撰	无冤录2卷	有本年自序，上卷规章程式，论辨13条为王氏经验论述，格例17条为政府检验制度；下卷则尸伤辨别检验43条。1915年王佑为《无冤录辑注》，湖南官书局铅印。	收于《宋元检验三录》《枕碧楼丛书》《敬乡楼丛书》《四库存目丛书》。
			铜鞮杜思敬（亨甫，宝善老人）撰	杂类名方1卷	前后无序跋，载麒麟竭散、虎骨丸、如圣散等72方。	为《济生拔粹》卷19。
			亡名氏撰，杜思敬辑	针经摘英集1卷	分5节介绍九针式、折量取腧穴法、补泻法、用针呼吸法、治病直刺诀及69证治取穴针法。	收于《济生拔粹》卷3。
1309	二	己酉	元·严助撰，清·吴郡程永培（瘦樵）辑	相儿经1卷	无序跋，闻声察形而断小儿寿夭生死。《联目》以为程永培瘦樵编，不妥。	收于《程刻秘传医书四种》，医学科学院有藏，又见《说郛》卷109。
1311	四	辛亥	建安窦桂芳（静斋）辑	针灸四书5种9卷	《普济方》载本年窦桂芳序。子目：《子午流注针经》3卷，《黄帝明堂灸经》3卷，《针灸指南》1卷附《针灸杂说》1卷，《灸膏肓腧穴法》1卷。	宁波天一阁藏明刻本，残缺蠹蚀严重；台北故宫藏1473年罗氏竹坪书屋本则为全本；《普济方》据元刊本全文引录是书。
1312	仁宗 皇庆元	壬子	鄱阳魏君用编述	小儿痘疹经验良方1卷	前有序无署名年月，后有本年魏君用跋。整理运用陈文中《小儿痘疹得效一宗方诀》，后附神仙夺命丹、如圣丹、治搭背疮等经验方15首。	收于《医苑八种》，有光绪初年抄本藏中医科学院。
			宋·符离陈文中（文秀）原撰，元·魏君用编述，清·蓉湖吕鼎调（燮元，蓉湄）编纂	重刻元传陈氏小儿痘疹一宗方诀不分卷	前有本年魏君用叙，论痘疹治法13条及《陈氏小儿痘疹一宗方诀经验良方》；后载调理痘疹要法、大腹皮修治等；魏君用跋同《小儿痘疹经验良方》。	收于吕鼎调编次《小儿痘疮八十一论方》，有清抄本藏中国医学科学院。
1314	仁宗 延祐元	甲寅	畏吾儿鲁明善（铁柱）撰	农桑衣食撮要2卷	又名《农桑撮要》《养民月宜》，分十二月令述农事，亦及食物制作加工。成于本年，有至顺元年自序，《四库全书》谓"寿阳刊板之后，阅十有七年而重付剞劂"。	收于《墨海金壶》《珠丛别录》《长恩室丛书》。
			庐陵王平（东野）撰	集验方5卷	王氏精方脉，能起沉疴，为太医院御医，吴澄有《送王东野序》。《中国医籍考》载录，"存"，谓从《医方类聚》中录出。笔者未见。	《联目》《大辞典》不载，查日本全国汉籍数据库亦未见。

公元（年）	元纪年	干支	作者	书名	考证内容	版本资料
1315	二	乙卯	铜鞮杜思敬（宝善老人）撰	济生拔粹 19 种 20 卷	有本年自序、1341 年白榆序，子目：张元素《洁古老人珍珠囊》《洁古家珠》，张璧《云岐子论经络迎随补泻法》《云岐子七表八里九道脉诀论并治法》《云岐子保集论类要》，李杲《脾胃论》《医学发明》《活法机要》《兰室秘藏》，王好古《此事难知》2 卷，《医垒元戎》《阴症略例》《海藏癍论萃英》，罗天益《卫生宝鉴》，杜思敬《针经节要》《杂类名方》，亡名氏《田氏保婴集》《针经摘英集》，窦杰《窦太师流注指要赋》。	有元刻本藏国图、北京大学、辽宁中医药大学，日本森立之影元刻本藏中国科学院、中国医学科学院，传布最广者 1938 年上海涵芬楼据元本影印本。最早的医学丛书，易水学派著作汇编，《续修四库全书提要》载录。
			亡名氏撰，杜思敬辑	针经节要 1 卷	节录王惟一《铜人腧穴针灸图经》金大定本 66 穴主治内容，包括"十二经络流注之图""是动所生病""十二经穴证治" 3 部分。	收于《济生拔粹》卷 1。
			易州张璧（云岐子），广平窦杰（汉卿）原撰，杜思敬辑	洁古云岐针法 1 卷	针灸学著作，张璧为元素之子。前有引言，包括洁古云岐针法与窦太师针法 2 部。首篇卷端题《云岐子论经络迎随补泻法》，或又以为全书名。	收于《济生拔粹》卷 2。
			张璧撰	云岐子七表八里九道脉诀论并治法 1 卷	脉学著作，述七表八里九道脉诀诸脉及方药之治。	收于《济生拔粹》，实《洁古老人注王叔和脉诀》之卷 5 - 7。
			张璧撰	伤寒保命集 2 卷	无序跋，卷上辨脉三部九候、辨伤寒温病，刺伤寒结胸痞气、三阳头痛、三阴腹痛及麻桂柴承气等主要方剂，卷下论劳伤、辨水证、渴饮水证、小便不利诸证，并妇儿科。	收于《济生拔粹》改题《云岐子保命集论类要》，当经删略，又收于《丛书集成初编》。
			亡名氏撰	田氏保婴集 1 卷	又名《保婴集》，简述 31 种小儿病治法，载 70 方，多丸散剂。	收于《济生拔粹》《丛书集成初编》。
1318	五	戊午	延平李辰拱（正心）撰	胎产救急方 1 卷	有本年自序，《中国医籍考》载录，"存"。《联目》不载，《大辞典》"佚"。	日本内阁文库藏原多纪氏跻寿馆所藏抄本，收于《海外回归中医善本古籍丛书续编》。

公元（年）	元纪年	干支	作者	书名	考证内容	版本资料
1321	英宗至治元	辛酉	庐陵孙允贤（文江）原撰，建阳熊彦明增补	医方大成 10 卷	原名《医方集成》，又名《类编南北经验医方大成》，有本年王元福序。分 65 门载方 2000 余。各门以《三因》《济生》之说居首，选方均注明出处。熊彦明增《宣明论》《瑞竹堂》诸方，改名《医方大成》，即是书；后熊均类编增补，为《名方类证医书大全》24 卷。	有日本宽永三年（1626）刻本藏中医科学院，收于《四库存目丛书》影印出版。
			孙允贤撰辑	医方大成论 1 卷	辑《医方大成》书中之论而舍诸方，首目录，次宗文书堂木记 1 则，次王元福序，次 72 论。	有日本旧抄本，1987 年台湾新文丰出版公司据以影印出版。
1322	二	壬戌	乐平马端临（贵与，竹洲）撰	文献通考经籍考 76 卷	分四部 59 类，子部医家类首载汉、隋、唐、宋史志所载医书总数，收录医书 121 种，注释大体录自《郡斋读书志》《直斋书录解题》。	为《文献通考》卷 174－249，有商务印书馆《十通》本。
1324	泰定帝泰定元	甲子	亡名氏编	盘石金直刺秘传不分卷	针方选穴特点与窦太师《通玄指要赋》《窦太师针经》《针灸玉龙要》相近，针法补泻原则相符，刺血法、透刺法运用相同，故应为窦氏传人所辑，成于《针灸玉龙经》之前。	现存节抄本，录于《针灸玉龙经》，全本则与《窦太师秘传》《针灸治要》合抄于清抄本《针灸集要》。人民卫生出版社收于《元代珍稀针灸三种》，出版。
1326	三	丙寅	沙图穆苏（谦斋）撰	瑞竹堂经验方 15 卷	萨谦斋，蒙古人，名萨德弥实，《四库全书》改称沙图穆苏，任建昌太守。分诸风、心气痛、小肠疝气、积滞、痰饮、喘嗽、羡补、泻痢、头面口眼耳鼻、发齿、咽喉、杂治、疮肿、妇人、小儿，15 门载方 300 余。《四库》另从《永乐大典》辑出，分立 24 门，厘为 5 卷。	日本宽政 7 年（1795）缮生药室活字本藏中医科学院、上海中医药大学，1982 年人民卫生出版社据日本宽政 7 年（1795）缮生药堂仿明高濂校刻本精校铅印，改题《重订瑞竹堂经验方》。
1327	四	丁卯	金·平阳马宗素撰，元·程德斋刊	伤寒钤法不分卷	无序跋，以歌括言伤寒证治，并加注释，以运气推演伤寒，按日时受病为治。	有抄本藏中医科学院、南京中医药大学，收于《薛氏医按》。
1328	文宗天历元	戊辰	金·河间刘完素（守真，通玄居士）撰，临川葛雍（仲穆，华盖山樵）编校	伤寒直格 3 卷	是年初刊，有翟氏序、题词，有疑伪托者。上卷总论，泛论医理，重运气说；中卷六经传变证治，下卷伤寒 34 方，包括自制益元散、凉膈散、黄连解毒汤等方，附伤寒汗症、传染诸论。	本年初刊，建安翠岩精舍刻本藏北京大学，收于《古今医统》《刘河间医学三书》《六书》及《丛书集成》。

公元（年）	元纪年	干支	作者	书名	考证内容	版本资料
1329	二	己巳	婺源王国瑞撰	扁鹊神应针灸玉龙经 1 卷	有周仲良本年后序，托名扁鹊，载 120 穴玉龙歌等 85 首针灸歌赋，附《杂录切要》。	收于《四库全书》。据康熙《兰溪县志·方技》，国瑞为王开之子。
			海宁吴瑞（元瑞，瑞卿）撰	日用本草 8 卷	有本年自序、1337 年阿思兰序；1525 年七世孙吴镇校补重刊，有陈鳌跋、吴镇题识。8 卷为诸水、五谷、五畜、诸禽、虫鱼、五果、五菜、五味，载食物 540 余种，各述性味、出产、功能、主治，列有附方，末附察脏腑气候宜忌服食诀 10 篇。	1620 年钱允治厘为 2 卷，有单行本藏北京大学图书馆，亦收于《食物本草》。
1330	文宗至顺元	庚午	忽思慧撰	饮膳正要 3 卷	食疗专著，有本年自序、虞集序。卷 1 三皇圣纪，养生、饮酒避忌，妊娠、乳母食忌；卷 2 饮膳方，汤水服饵、四时所宜、食疗诸病、服药食忌；卷 3 述 228 种食物，有图百余幅，附 50 种不可食之物、中毒解毒方法等。	收于《四部丛刊》《万有文库》，《四库全书》收于存目。
			淮南张道中（玄白老人）撰辑	脉诀秘旨不分卷	全书无序跋，子目：紫虚崔真人脉诀秘旨、玄白子西原正脉脉诀、玄白子脉象纪纲图、脉法微旨、玄白子相类脉诀、脉法捷要、妇人脉诀、脉诀，附《小儿辨证诗括脉图》，共 1 卷。	有抄本藏中医科学院，首题《紫虚崔真人脉诀秘旨》，盖明人抄辑时以首卷为全书总名。
			张道中撰辑	紫虚崔真人脉诀秘旨不分卷	内容：四总脉、寸口上焦脉、关上中焦脉、尺中下焦脉、五脏见浮脉主病、见沉脉主病、见心烦脉主病、见数脉主病、七表八里总归之脉、六极脉等。	同上。
			张道中撰辑	玄白子脉象纪纲图不分卷	有本年自跋，浮沉迟数四脉，各统三脉，并为十六脉。其四脉为纲，十二脉为纪，以总万病，图以别之，以为进学阶梯。	收于《脉诀秘旨》，抄本藏中医科学院。
			张道中撰辑	脉法微旨不分卷	首总论诊脉大法、经气流注，次 36 种脉法图：三阴三阳、三部九候、六脉应象、男、女脉、阴阳生、复盛、虚、相乘 5 图、左右人迎气口、前后大小、伤风、伤寒、伤暑、伤湿诸脉图等，诸图各分左右。	同上。有考证以为是书亦即许叔微《仲景三十六种脉法图》，见《中华医史杂志》1995 年第 3 期。

公元（年）	元纪年	干支	作者	书名	考证内容	版本资料
1330	文宗 至顺元	庚午	张道中撰辑	玄白子相类脉诀不分卷	有玄白野人引言，最早辨析相类脉的专著，又名《疑脉韵语》，各以七言诗区别《脉经》10 组相类脉及自增 14 组，为《浮与芤相类》《浮与洪相类》等 24 则。《联目》不载，《大辞典》《通考》谓"佚"。	收于《脉诀秘旨》，有抄本藏中医科学院。刘纯《医经小学》收载，但不署作者名。
			张道中撰辑	玄白子诊脉八段锦 1 卷	无序跋，论诊法八要及诊尺肤。《联目》《大辞典》不载，《通考》"佚"。	收于《脉诀秘旨》，汪机《脉诀刊误》附录而改动颇多，且不署作者名。
			张道中撰辑	脉法捷要 1 卷	无序跋，包括七表属阳、八里属阴、阳证、阴证、五运六气十二经、三阴三阳等篇目，后为《脉诀》，述五脏脉、人迎气口脉等，其末署"《脉法捷要》终"。《联目》《大辞典》不载。	《脉诀秘旨》之《玄白子相类脉诀》后附，有抄本藏中医科学院。
			桂阳张光大（致可）编辑，高丽完者秃校正	救荒活民类要 3 卷	有高丽完者秃序，高丽完者秃守桂阳，命郡文学张致可编集，为目二十，备述救荒之术，复于每条之左各系之辞以寄惩劝之意。	《联目》《大辞典》俱不载，有刻本藏故宫博物院，2000 年海南出版社收于《故宫珍本丛刊》出版。
1331	二	辛未	黟县李乃季（天池，栖碧），黟县李仲南（栖碧山中人）撰，青原孙允贤（文江）校	永类钤方 22 卷	有本年自序、1316 年滕宾序。李乃季原撰《锡类钤方》，其弟李仲南续成之，更名《永类钤方》，孙允贤校。分脉、病、因、证、治而论，卷首 1 卷，卷 1 外感，卷 2－7 伤寒杂病，卷 8 活人伤寒集要方，卷 9－10 局方杂病集要方，卷 11－14 名医杂病集验方，卷 20－21 儿科，卷 22 风损伤折。保存许多失传之方，对文献整理大有价值。	有元刻残卷藏北京大学，1983 年北京大学出版社据明干越柴木斋重校书林郑笔山刊本配补元本影印；2005 年中国国家图书馆出版社据上海图书馆藏本年刻本影印。
			大名尚从善（仲良）撰	伤寒纪玄妙用集 10 卷	有 1336 年张翥序，稽取长沙颠末而为之书，自其辨脉析证以至处方用药，咸按仲景成法，附《药性论治》。陆心源《皕宋楼藏书记》有是书 1311 年冯子振序、1313 年袁衰序。	有旧抄本藏浙江图书馆，收于《中医古籍孤本大全》线装影印出版。

公元(年)	元纪年	干支	作者	书名	考证内容	版本资料
1331	二	辛未	尚从善编次	仲景药性论治1卷	载辛甘发散为阳、酸苦涌泄为阴、寒淫所胜平以辛热、热淫于内治以咸寒、利水道分阴阳、涤虚止烦燥渴、退寒热交争、润心肺咳逆、破除结硬而下血、收敛神气以镇惊、陷结胸痞气、泄水肿除湿、断下利不止、降噎气不除、润经益气、彻热除黄、咽痛不能言17篇，论药90品。	附于《伤寒纪玄妙用集》。
1332	三	壬申	宣州徐文中（用和）撰	加减十三方1卷	又名《新刻官板秘传加减十三方》，有丹波元胤题词、汪宾《拯急遗方序》、1413年蒋䕫序、1431年蒋䕫跋。载《局方》四君、四物、五苓、十神等13方，详述随证加减法。	《联目》不载，日本藏有旧抄本，1987年台湾新文丰出版公司据以影印。
1333	顺帝元统元	癸酉	原题：崇仁吴澄（伯清，草庐）撰	月令七十二候集解1卷	前有引言。五日为一候，以七十二候分属于二十四气，并博考《说文》《埤雅》、访之农牧，各训释其所以然。	《四库》收于经部礼类存目，《联目》《大辞典》俱不载，收于《碧琳琅馆丛书》。
			宋·天台张伯端（平叔，紫阳真人）撰，宋·陕府薛道光（太原，紫贤），宋·陆墅（子野），元·庐陵陈致虚（观吾，上阳子）注，元·张士弘辑	悟真篇三注3卷	不明成书时代，当早于戴起宗《注疏》，暂定本年。有张伯端熙宁原序、元丰原跋、乾道薛式序及陆墅、陈致虚、张士弘3序。《悟真篇》专明金丹之要，翁葆光作注以申绎其义，后人误为薛道光。大旨在于阐明金丹之要，以为三教殊途同归，先了性，后修命，药从性入，方是金丹。盖三家皆深儒释之理，气类熏染，宜乎其注皆从三教归一之旨也。	收于《道藏》洞真部玉诀类律字帙。张士弘，《寿亲养老新书》有"至正壬午中秋范阳张士弘载拜书"之序，未知是否同一人。
1334	二	甲戌	宋·亡名氏原撰，宋·濮阳李师圣、郭稽中辑补，元·冀致君校附	校附产育保庆集2卷	卷首宋李师圣、刘四桓、赵莹及寓斋老人4序，元有冀致君序。李师圣得《产论》21篇，医学教授郭稽中以方附之，婺医杜荍以陈言评论附益之。赵莹增以杨子建七说，致君增以杂病方论及阴阳避忌之类，书成于众人之手，而名仍其旧也。	收于《四库全书》《当归草堂医学全书》《丛书集成初编》。《中国医籍考》载录郭稽中《妇人产育保庆集》、杜荍《附益产育保庆集》各1卷，冀致君《校附产育保庆集》2卷。
1335	顺帝至元（后至元）元	乙亥	齐德之撰	外科精义2卷	有自序、马云卿序，上卷外科医论35篇，下卷汤丸膏丹145方，附以论炮制诸药及单方主疗疮肿法。	收于《古今医统正脉全书》《东垣十书》《四库全书》《丛书集成初编》。

续表

公元（年）	元纪年	干支	作者	书名	考证内容	版本资料
1335	顺帝至元（后至元）元	乙亥	宋·天台张伯端（平叔，紫阳真人）撰，宋·象川翁葆光（渊明，无名子）注，宋·武陵陈达灵（紫阳翁）传，集庆戴起宗（同甫，空玄子）疏	紫阳真人悟真篇注疏 8 卷	有戴起宗本年序及张伯端原序，陈达灵、翁葆光 2 序。《悟真篇》专明金丹之要，与魏伯阳《参同契》，道家并推为正宗。乾道中，翁葆光始析为三篇，作注以申绎其义，又附以《悟真直指详说》一篇。元至顺间，戴起宗访得旧本，重加订正，而复为疏以发明之。	收于《道藏》洞真部玉诀类岁字帙。起宗即著《脉诀刊误》者，作戴启宗，字同父。
			庐陵陈致虚（观吾，上阳子）撰	上阳子金丹大要 16 卷	有本年欧阳天璘序及天琼序。述金丹之三大要：鼎器、药物、火候，区别鼎器阴阳、药物内外、火候时节，三者实为金丹之枢要。	收于《道藏》太玄部睦、夫字帙。一本作 10 卷。
1337	三	丁丑	南丰危亦林（达斋）撰	世医得效方 19 卷	有本年自序、陈志序、太医院牒文及次年王充耘序、1339 年哈剌歹等题辞。按元代 13 科次序述证，尤详伤科整骨手法。	成于本年，1339 年初刊，北京大学、中医科学院及上海、南京图书馆有藏；收于《四库全书》。
			钱塘吴恕（如心，蒙斋）撰	伤寒活人指掌图 3 卷	有自序、本年尚从善序及次年贾度序，增辑李知先《活人书括》而成，以韵语配图表注释伤寒传变，有运气 89 图，述伤寒病脉证治，末附《酌准料例》《增补药目》《制药例》。	元刻黑口本藏中医科学院，另有节录本《伤寒活人指掌提纲》1 卷、续补本《类编伤寒活人书括指掌图论》10 卷。
			吴恕撰	伤寒活人指掌提纲 1 卷	无序跋，首《活人指掌赋》《伤寒十劝》，次伤寒八韵、伤寒诗，次脉法、六经传变、用药活法，次正名、十六证歌，次两感、类伤寒证，次三阳合病、并病及诸证歌。本书为《伤寒活人指掌图》节录本。	收于《医要集览》，不著撰人。
1338	四	戊寅	琴川王珪（均璋，中阳老人，洞虚子）撰	泰定养生主论 16 卷	有本年自序、段天佑序；1511 年冒鸾重刊，有徐繁序、杨易、冒鸾 2 跋。取《庄子》宇泰定者发于天元及养生主之义，首曰原心，论婚合孕育、婴幼童壮衰老、宣摄避忌，次论运气标本、阴阳脉病证治，后类方对证以便采用，终以古今明训二道，日省一篇，以为摄生要法。	有 1511 年冒鸾重刊本藏国图，其影抄本藏中医科学院，收于《四库全书》存目。2014 年上海科技出版社收于《台北故宫珍藏版中医手抄孤本丛书》排印出版。

公元（年）	元纪年	干支	作者	书名	考证内容	版本资料
1339	五	己卯	仁和吴恕（如心，蒙斋）撰	伤寒图歌活人指掌5卷	有清苑大乘居士序，卷1活人指掌赋、运气图、伤寒歌、类伤寒证、三阳合并病、狐惑歌等；卷2伤寒问答46证歌；卷3伤寒证治、别名、杂证、死证、释音；卷4药评、承气、柴胡汤、炮制煎煮法酌准料例、增补药品及药方加减例；卷5伤寒补遗经验良方、妇人、小儿伤寒等。	有1600年闽乔山堂刘龙田刻本藏国图，1605年闽书林熊成治刻本藏上海图书馆；收于《医要集览》《四库未收书辑刊》。1436年熊宗立续补为《类编伤寒活人书括指掌图论》10卷。
1341	顺帝至正元	辛巳	余姚滑寿（伯仁，撄宁生）撰	十四经发挥3卷	有至正初元自序、1364年吕复序、宋濂序，卷上手足阴阳流注篇，流注有历循至抵之殊，交际有会遇行达之别；卷中十四经脉气所发，内容略同《金兰循经》；卷下奇经八脉篇。	明薛铠校刊，收于《薛氏医案》；1682年闵钺有《经脉发挥删补》；现代有承澹庵《校注十四经发挥》；日本有谷村玄仙《十四经发挥抄》、长泽丹阳轩主人《假名读十四经》。
			滑寿撰	十四经穴歌1卷	以歌诀述十四经脉经穴。	日本抄本藏中医科学院及中国医科大学。
			滑寿撰	明堂图不分卷	有正人明堂图、伏人明堂图、脏腑明堂图、侧人明堂图等图。	国图藏有乾隆间吴郡魏玉麟抄本一册，另有1577年刊本藏英国博物馆。
			敖氏原撰，清江杜本（伯原，清碧）增订	伤寒金镜录1卷	又名《敖氏伤寒金镜录》《伤寒舌诊》，现存最早舌诊专著，述36舌图。有本年杜本自序、卢复序、1556年薛己序及陈楠序、1559年汤绍恩跋。	有1556年刻本、1559年刻本等十余种版本，收于《薛氏医案》《医林指月》《陈修园医书种》及《续修四库全书》。
1343	三	癸未	大名尚从善（仲良）撰	本草元命苞9卷	有上年自序、本年班惟志、冯子振序。摭拾《大观本草》468药成书，按草、谷、菜、蔬、兽、禽分部，诸药各编序号。	黄丕烈抄本残存卷5-9，藏中医科学院，1999年收于华夏出版社《中国本草全书》第22卷影印。
1344	四	甲申	孙仁存撰	仁存孙氏治病活法秘方10卷	原无序跋，《文渊阁书目》载录，《本草纲目》引用其方，清后不见传世。日本写本阙卷1，卷2以下载93类疾病，各类前有总说、集善说，引述前人，阐述理论，有丹波元简跋。撰年不详，姑附此。	《联目》《大辞典》不载，日本内阁文库藏文化二年（1805）写本，人民卫生出版社收于《珍版海外回归中医古籍丛书》影印。

续表

公元(年)	元纪年	干支	作者	书名	考证内容	版本资料
1345	五	乙酉	脱脱等撰	宋史艺文志8卷	前有序。分四部44类，著录书目9819种119972卷；子部医书类属《宋史》卷207《艺文六》，著录书目509种3327卷。每书上冠撰人名氏，下载卷数，间附细注。	为《宋史》卷202-209，又收于《八史经籍志》《丛书集成初编》。
1347	七	丁亥	义乌朱震亨（彦修，丹溪）撰	格致余论1卷	有自序、本年宋濂题辞。医论41篇，阐发阳有余阴不足、相火论，是丹溪代表作。	有元刻本藏镇江图书馆，收于《医统正脉》《丹溪全书》《东垣十书》《四库全书》《丛书集成》等。
1348	八	戊子	长洲葛乾孙（可久）撰	十药神书1卷	有1345年及本年自序，肺痨专著，载十灰散、花蕊石散、独参汤、保和汤、润肺膏、补髓丹等10方，后陈修园加按分析组成作用。	附于《金匮要略二注》，收于《中国医学大成》《小耕石斋医书》《六醴斋医书》《陈修园医书四十种》《鞠园医书六种》等。
			元官药局撰	官药局示谕不分卷，附：霍乱吐泻方论不分卷、夏令施诊简明歌诀不分卷	医史类著作。《示谕》规定药局开诊时间、用药要义、限制人数等；《方论》载理中、五苓、急救夺命汤及针灸诸法；《歌诀》专论观音救苦甘露饮，与《示谕》方法合。	潘霨收于《鞠园医学六种》。
1349	九	己丑	原题：六朝·高阳生撰辑，朝鲜许浚校刊	纂图方论脉诀集成4卷	分《脉诀》正文为378节，引录各家注释。卷1诊脉入式，三部须教指下明，九候了然心里印，大肠共肺为传递等；卷2五脏六腑脉论；卷3为二十四脉总论、七表、八里、九道；另有：诊杂病生死候及暴病候、形脉相反、四时相克虚实脉、诸病生死脉、察色脉、妊妇、小儿生死候，等等。	有万历四十年壬子朝鲜内医院刻本藏中国中医科学院，无扉页、牌记，存卷1-3共三卷，卷4佚失。
1354	十四	甲午	胡元庆（鹤溪）撰	痈疽神秘灸经1卷	有至正甲子杨子成序，然至正并无甲子年，且多抄袭宋濂《十四经发挥序》，可疑。述14经脉循行及经穴附近痈疽灸治法。1529年薛己校补重刊，以经穴定位、主治予以说明，并论内痈诊察法，附有插图。	日本享保十三年（1728）铁研斋刻本藏中国医学科学院，收于《简易普济良方》。
1355	十五	乙未	东平艾元英撰	如宜方2卷	首列数十药炮制，述证30，录方300。《四库提要》谓有林兴祖、吴德昭2序，未见。1602年陈嘉猷增补，附以家传脉法并效方，改名为《如宜妙济回生捷录》。	本年初刊，有元刻本藏中国国家图书馆，阙序及第1-22页，收于《四库存目丛书》。

续表

公元（年）	元纪年	干支	作者	书名	考证内容	版本资料
1356	十六	丙申	义乌朱震亨（彦修，丹溪）撰	局方发挥1卷	有自序，以问答体例论述《局方》不讲究辨证论治，用药偏于香燥刚等31道问题。《四库提要》以为“医之门户分为金元”的标志。	收于《四库全书》《丹溪全书》《东垣十书》《医统正脉全书》《丛书集成初编》《陈修园医书》。
1357	十七	丁酉	钱塘罗知悌（子敬，太无）口授，义乌朱震亨（彦修，丹溪）辑	罗太无先生口授三法1卷	本书托名丹溪追述乃师教授的笔录，实明代丹溪学派传人伪托。以症因脉药述中风、伤寒、暑病、瘟疫凡56门92证。	有1888年卓颖抄本藏上海中医药大学，收于《中医古籍孤本大全》影印出版。
1358	十八	戊戌	义乌朱震亨（彦修，丹溪）撰	本草衍义补遗1卷	载药近200种，其中《本草衍义》未载45种。	收于杨珣《丹溪心法类集》、方广《丹溪心法附余》。
			朱震亨撰，明·吴郡顾元庆（大有，大石山人）校阅	风水问答1卷	原本无序跋，《胡仲子集》有胡翰序、《半轩集》有王行跋。体例略同《局方发挥》，设为问答9篇，大旨在反对卜葬而主张卜居室。	收于1528年童氏乐志堂刻《奚囊广要》，2005年收于上海中医药大学出版社《丹溪逸书》出版。
			旧题：朱震亨撰，明·嘉兴周履靖（逸之，梅颠居士）校梓	怪疴单1卷	无序跋，载奇病怪症治验72则，内容多荒诞不经，颇类志异小品。实托名伪书，似为周氏所辑，详见《中华医史杂志》1993年第2期。	收于《夷门广牍》为第27卷。
			陈少微（子明，衡岳山人）撰	大洞炼真宝经修伏灵砂妙诀1卷	有自序，无纪年。得《灵砂要诀》，又述为灵砂七返七篇，及金丹至诀二章，并为序论。	收于《云笈七签》卷67，《道藏》洞神部众术类清字帙。
			陈少微撰	大洞炼真宝经九还金丹妙诀1卷	有自序，无纪年。分2章9九品，上三品则抽砂出汞，炼汞投金，修金合药，合于七篇；中三品略陈五石之金，四黄伏制，阳金变通；下三品和合大丹，炉鼎火候，成丹证真之诀。	收于《道藏》洞神部众术类清字帙。
1359	十九	己亥	余姚滑寿（伯仁，撄宁生）撰	诊家枢要1卷	前有题词，分6篇：脉象大旨、诊脉之通、脉象阴阳类成、妇人脉法、小儿脉法、诊家宗法。大旨以阴阳对待之理求统系，而不拘七表八里九道之说。后经周学海校注，增附诸脉条辨、持论悬记。	有1504年古绛韩重刻本藏中医科学院，收于刘奂《卫生纂要》《脉理存真》《周氏医学丛书》。
1360	二十	庚子	钱塘杨瑀（符臣，山居道人）原撰，桐江汪汝懋（以敬，遯斋、桐江野客）增广	山居四要4卷	有本年自序、刘仁本序。杨瑀著四要览，汪氏汇辑增补为摄生之要、养生之要、卫生之要、治生之要而成四要。后胡文焕附不换金正气散、十神汤、生料五积散等加减13方为卷5。	收于《格致丛书》《寿养丛书》。

公元（年）	元纪年	干支	作者	书名	考证内容	版本资料
1361	二十一	辛丑	余姚滑寿（伯仁，撄宁生）撰	读素问抄3卷	分藏象、经度、脉候、病能、摄生、论治、色诊、针刺、阴阳、标本、运气、汇萃，节要类编加注，附补遗。后汪机增注为《续素问钞》。	原本未见，《明史·列传第187》、余丽元《滑伯仁先生传》载录，今之通行本为汪机增注《续素问钞》。
			滑寿撰	难经本义2卷	有本年自序、刘仁本序，1365年张翥序、1366年揭汯序。首列难经汇考、阙误总类及难经图等，采诸家之说而折衷之。	收于《医统正脉》《薛氏医案》《四库全书》。嘉靖《襄城县志·方技》载录。
1362	二十二	壬寅	义乌朱震亨（彦修，丹溪）原撰；浦江戴思恭（原礼）校补	金匮钩玄3卷	戴氏节录整理丹溪医案，成于1358-1362年间，又名《平治荟萃》。无序跋，139门，论病大旨不出气血痰郁火。证治方药，明晰扼要，元礼补注，精当确切。	有1485年山阳沈纯刻本藏上海图书馆，收于《薛氏医案》《古今医统正脉全书》《四库全书》《周氏医学丛书》《续金华丛书》等。
1364	二十四	甲辰	原题：元·余姚滑寿（伯仁，撄宁生）撰	麻疹全书4卷	前有"滑先生原论"、浮海道人序及1904年汤鼎烜、莫善承序、任百衍跋。《续修四库全书提要》载录，并考评：清人托名滑氏之作，大部分辑自谢玉琼《麻科活人全书》。	又名《麻证全书》《麻证新书》，1905年汤鼎烜校刻。
1365	二十五	乙巳	鄞县吕复（元膺，沧洲翁）撰	诸医论不分卷	实为一文而非一书，吕复诸书俱佚，故亦录之。成书时代不详，1364年吕复有《十四经发挥》序，故定本年。	仅见于《古今图书集成·医部全录》，人民卫生出版社有多种排印本。
1366	二十六	丙午	元·真定罗天益（谦甫）原撰，亡名氏补遗	卫生宝鉴补遗1卷	前有题词。述外感伤寒等证、外感伤寒极证、表里杂证、内伤似外感证诸证治法。《中国医籍考》按语谓"成乎元季人"。	附于《卫生宝鉴》，有1417年吴县韩氏刻本藏中医科学院、浙江图书馆。
1367	二十七	丁未	余姚滑寿（伯仁，撄宁生）撰	撄宁生五藏补泻心要1卷	简称《五藏方》，又名《撄宁生补泻心要》，有日本平安藤维寅序，以藏府为纲，虚实补泻为目，兼及五藏生克，罗列相应治方。《联目》不载，《大辞典》"佚"。	国内无存，日本国立公文书馆内阁文库藏日本宝历七年（1758）刻本，收于《珍版海外回归中医古籍丛书》影印。
			滑寿撰	医学引彀1卷	前有序阙后，1446年袁铉跋，临床综合性医书；有《诊家枢要》1卷，医方1卷，合为《滑氏方脉》附于后。	明休阳吴崧校刻本藏浙江省图书馆，2009年收于《中医古籍孤本大全》影印出版。
			原题：扁鹊秦越人撰	子午经1卷	无序跋，内容包括主司、主命、行年人神、十二部人神所在、日辰忌、干支人神忌日、十二日忌等。当为后人依托扁鹊。	收于《说郛》卷109，1994年中国社会科学出版社收于《中华杂经集成》排印出版。

公元 （年）	元纪年	干支	作者	书名	考证内容	版本资料
1365	二十五	乙巳	原题：元·海昌贾铭（文鼎，华山老人）撰	饮食须知 8 卷	有华山老人序，与朱本中同名书凡例首条同，载"落花生"，引陶华之言，故非元人书。载食物 369 种，分水火、谷、菜、果、味、鱼、禽、兽 8 门，述性味、所益、所损、品种产地、合用宜忌、收藏法。	收于《学海类编》《丛书集成》，《四库》收于存目。
			吴县沈野（从先）撰	暴证知要 2 卷	无序跋，载各科急暴之证诊治 78 篇。卷上中风、中寒、中暑至自缢、中恶、汤火金疮 28 篇，卷下痈疽、疔、中毒等 50 篇，第 66 篇阙。	有巢念修抄本藏上海中华医学会、上海中医药大学，收于《吴中医集·临证类》排印出版。
			亡名氏撰	回回药方 36 卷	阿拉伯医学著作汉译本，现存汉文波斯文残本 4 卷。有考证认为作者长居北京，明初 1368－1403 年间成书。以阿拉伯医学为主，包含中医药内容，是中外文化交流产物而非阿拉伯医学译著。详见《中华医史杂志》1987 年第 2 期。	2000 年中华书局有影印本，为宋岘《回回药方考释》下册。
			亡名氏辑	经验秘方 8 卷，经验良方 15 卷，施圆端效方 3 卷	《中国医籍考》载录，"存"，按语谓上二书从《医方类聚》中录出。笔者未见。	《联目》《大辞典》俱不载，查日本全国汉籍データベース亦不见。
			亡名氏撰	馔史不分卷	饮膳杂著，采《酉阳杂俎》《东京梦华录》《武林旧事》诸书，杂记饮食故事。	收于《学海类编》。
			亡名氏撰	居家必用事类全集·饮食类 2 卷	有 1568 年飞来山人序，《居家必用事类全集》以十天干分集，己、庚集为饮食类。分诸品茶、诸品汤、渴水、熟水、浆水等 30 余类，载食物 400 余种，并有回回食品、女直食品 2 专类。	《居家必用事类全集》收于四库存目，见《续修四库全书》。
			无锡倪瓒（元镇，云林）撰	云林堂饮食制度集 1 卷	倪瓒为元末名画家，家有云林堂，书载菜点 50 余种。有姚咨跋。	毛氏汲古阁抄本藏国图，收于《碧琳琅馆丛书》《字园丛书》。

明代医籍年表

公元（年）	明纪年	干支	作者	书名	考证内容	版本资料
1368	洪武元	戊申	李汤卿撰，嘉兴赵瀛校刊	心印绀珠经 2 卷	有朱搢序，内容：原道统，推运气，明形气，评脉法，察病机，理伤寒，演治法，辨药性，十八剂，共 9 篇，十八剂之说为李氏所首创。朱搢乃东平王太医徒，与汤卿同时，则汤卿亦山东人欤？	1547 年赵瀛刻本藏中国中医科学院、上海图书馆、上海中华医学会，上海古籍书店、中医古籍出版社有影印本。
			昆山王履（安道）撰	医经溯洄集 1 卷	无序跋，医论 21 篇，论伤寒中风、温病热病、外伤内伤、泻南补北等。	收于《医统正脉》《东垣十书》《丹溪全书》《四库全书》等。
			黄岩陶宗仪（九成）纂辑	说郛医书 11 种	文史丛书，医书子目：司马承祯《天隐子》、蒲虔贯《保生要录》、姜蜕《养生月录》、韦行规《保生月录》、沈仕《摄生要录》、王文禄《医先》各 1 卷，林洪《山家清供》，陶穀《清异录（药部）》，陶宗仪《蔬食谱》，褚澄《褚氏遗书》，嵇含《南方草木状》。作者元人，所辑《医先》著于本年，现存刊本最早为明末，故是书不早于本年。	通行本有二：顺治间陶珽宛委山堂本 120 卷；1927 年张宗祥校理多种明抄本商务印书馆排印 100 卷。1986 年上海古籍出版社合二版本及《说郛续》46 卷，为《说郛三种》出版。
			会稽徐彦纯（用诚）撰	医学折衷	综合性医书，述 17 门病证主治方药；1396 年刘纯续增，编为《玉机微义》。	见《玉机微义》。
			元·亡名氏撰	明目至宝 4 卷	无序跋，卷 1 总论；卷 2 眼科 72 症问答；卷 3 缺；卷 4 内服外用 200 余方，附灸眼、贴眼法。后杨希洛、夏惟勤整理为 2 卷。	最早版本为国图藏元版明刊本，中医科学院藏 1593 年杨、夏整理吕坤太原刻本。
1369	二	己酉	分水王永辅纂辑，分水吴嘉言（梅坡）校录	袖珍方书 8 卷	又名《惠济方》《简选袖珍方》，有本年自序，卷端有题记，卷 1-4 载中风、痿、腰痛等 39 门，内科为主，卷 5 外科，卷 6 妇人科，卷 7 老人科，卷 8 小儿科，补遗则各科均有涉及，载方 1100 余首。	有 1391 年刻本藏中国中医科学院和上海中医药大学（阙卷 2）；日本内阁文库藏明刊残卷，缺卷 7、8。

公元 (年)	明纪年	干支	作者	书名	考证内容	版本资料
1370	三	庚戌	吴县倪维德（仲贤，敕山老人）撰	原机启微2卷	有本年自序，眼科著作。论眼科诸病病因、治疗，附方40首。嘉靖间薛己增补眼科医论及部分方剂为附录1卷，有王庭序。作者《明史》有传，宋谦为撰墓志。	1532年刻本藏首都、浙江、黑龙江图书馆，收于《薛氏医案》《十竹斋刊袖珍本医书十三种》。
1371	四	辛亥	青田刘基（伯温，文成）撰	多能鄙事12卷	有1540年程法序、1563年范惟一序。非医学专著，然饮食、服饰、居室、器用、百药、农圃、牧养、阴阳等部类亦有关医药，因录以备览。《四库全书提要》以为托名于刘基。	《四库》录于存目，收载于《续修四库全书》子部杂家类第1185册，上海古籍出版社1996年影印。
1372	五	壬子	浦江赵以德（良仁）衍义	金匮方论衍义3卷	为《金匮要略》最早注本，成于明初，不明具体年代。康熙初，周扬俊得抄本，为之补缺加注，成《金匮玉函经二注》。	有同治抄本藏中国中医科学院，流传本为1687年周扬俊补注本。
1373	六	癸丑	原题：青田刘基（伯温，文成）撰	刘伯温先生跌打损伤秘方不分卷	无序跋，载列跌打损伤治疗经验9则，方剂7首；又有验症之例8则，经验歌诀1首，方剂12首。	收于《伤科集成》，1999年人民卫生出版社排印出版。
1374	七	甲寅	原题：青田刘基（伯温，文成）撰	秘传刘青田先生家藏禁方5卷	无序跋、目录。首为腰胯病论，下注第58页，依次编至第95，后无页码，末注卷三终，而未见卷1、2，下为卷4、5，则为五卷本而佚其卷1、2。	民国间钞本藏国图，收于《国家图书馆藏稀见古代医籍钞稿本丛编》。
1375	八	乙卯	原题：青田刘基（伯温，文成）撰	秘传刘伯温家藏接骨金疮禁方不分卷	又名《处州青田刘伯温先生跌打禁方》，有1427年体仁子序，分11篇：论跌治法、论斗殴穴道、论治法、脉诊、辨生死、拔捺法、修整法、夹缚法、医治法、宜忌类、方剂。	有抄本藏中国国家图书馆和上海图书馆，收于《伤科集成》，1999年人民卫生出版社排印出版。
1376	九	丙辰	原题：青田刘基（伯温，文成）撰	金疮秘传禁方不分卷	又名《刘国师禁方》，前载《秘书源流》，首列伤科治疗规范流程14步，治疗方法48则，用药经验25则，下有人骨入药释疑论一篇。	收于《伤科集成》，1999年人民卫生出版社排印出版。
			原题：刘基撰	跌打损伤方不分卷	无序跋，载列跌打损伤治疗方剂。	有抄本藏北京中医药大学。
1377	十	丁巳	元·义乌朱震亨（彦修，丹溪）原撰，明·浦江戴思恭（原礼）编	丹溪医按2卷	有本年王行序、1484年张习跋、1866年恐庵跋。分38门，载345案，其转载于《名医类案》《续名医类案》《古今医案按》者147则。	有清抄本藏苏州大学炳麟图书馆，收于上海中医药大学出版社《丹溪逸书》排印出版。

续表

公元（年）	明纪年	干支	作者	书名	考证内容	版本资料
			丹阳谭嗣先（道林）撰	太极葛仙公传1卷	有本年朱绰序。太极仙公葛玄，字孝先，句容人。是书掇拾六朝以来道书及神仙传纪，分别条具，汇辑成编，述仙公事迹学行。	收于《道藏》，在洞玄部谱箓类虞字帙中。
1378	十一	戊午	元·禾川杨清叟撰；开封赵宜真（原阳子）集	仙传外科集验方11卷	有本年赵宜真自序、吴有壬序。卷1总论及内服荣卫返魂汤，卷2-4温热凉三外用方，卷5-7诸方，卷8-9诸病，卷10-11急救及妇儿杂方。作者出家为道士，号原阳子。	收于《道藏》，在太平部造字帙中；收于《青囊杂纂》；1395年与《秘传外科方》《仙授理伤续断秘方》合刊。
			余姚滑寿（伯仁，撄宁生）撰，海陵何柬（文选，一阳子）辑校	厄言1卷	有本年滑寿识语，汇编晚年读书随笔，论神、魂、魄、五脏之气，阴阳盛衰、十二经、血证等。何柬校正，附于《医学统宗》。	日本京都大学图书馆藏有1569年刻本，2002年收于《海外回归中医善本古籍丛书》，人民卫生出版社排印出版。
1380	十三	庚申	萧山楼英（公爽，全善）撰	医学纲目40卷	有自序及1565年曹灼序、邵弁跋，综合性医书。卷首运气，卷1-9阴阳脏腑，余各科证治。是年著成，1396年补充重修，至1565年方有曹灼初刻本。	曹灼初刻本收于《续修四库全书》《中国医学大成续集》影印出版，又有多种点校排印本。
1384	十七	甲子	会稽徐彦纯（用诚）撰	本草发挥4卷	有吴郡顾梦圭序。载药274种，卷1金石23种、草33种，卷二草87种，卷三木、人、兽、禽、虫鱼、果、米谷、菜部131种，卷4为论17篇，药性理论和用药原则。	成于元至正间，收于《薛氏医按二十四种》。
			浦江赵良仁（以德，云居）撰	丹溪药要或问2卷	有本年自序，有恒仁斋、杏林草堂、安定边商、钱氏伯源等印章。各科杂病96症及妇儿32症，末附赵氏自述从丹溪就学经过及丹溪语录，缺痨瘵至厥24症。	史常永先生于北京琉璃厂发现明抄本2卷，笔者未见。
			萧山楼英（公爽，全善）撰	内经运气类注1卷	有自序，阐述内经、王冰、河间运气之说，挈纲撷要，类编集注，附以己意撰成是书，以弘扬运气之理。	为《医学纲目》卷40。
			高安胡任（孤峰，廷风）撰	诸证总录奇方26卷	有本年圣谕及自序，分孝、悌、忠、信、礼、义、廉7集载各科病症用方。	有本年残卷藏上海中医药大学，存卷1-11。

公元 (年)	明纪年	干支	作者	书名	考证内容	版本资料
1388	二十一	戊辰	吴陵刘纯（宗厚）撰	医经小学 6 卷	有本年自序、杨士奇序。卷首为问答 20 余条，发挥医学要义，标举宗旨所在；分六大纲：本草、脉诀、经络、病机、治法、运气，每篇各以歌诀括之，以韵语论经典及诸家学说。《续修四库全书提要》载录。	本年刻本藏军事医学科学院，1438 年陈有戒刻本藏医学科学院、中医科学院；收于《格致丛书》《珍本医书集成》。
1390	二十三	庚午	原题：合肥李恒（伯常）辑	袖珍方大全 4 卷	又名《袖珍方》，有次年自序同 1369 年王永辅自序。1415 年初刻，有周定王朱橚序。分 81 门，载方 3077 首。	有多种明刻本，日本内阁文库藏 1502 年刘氏明德堂刊熊宗立校本。
1391	二十四	辛未	朱权（臞仙，玄洲道人，涵虚子，丹丘先生）撰	乾坤生意 2 卷	作者为明太祖十六子，封宁献王。自序破损颇剧，无法卒读。上卷，用药大略、五运六气、预防中风、诸风、五痹等症；下卷，济阴、活幼、痈疽诸疮。	有明刊本藏中国国家图书馆，吉林图书馆所藏经查未见。
			朱权撰	乾坤生意秘韫 1 卷	笔者未见，《联目》《大辞典》不载，《中国医籍考》《朝鲜医籍考》载录。	日本内阁文库藏 1478 年与《乾坤生意》合刊本。
1395	二十八	乙亥	亡名氏原撰，开封赵宜真（原阳子）辑录，赣县刘渊然（高道，长春真人）传，云南邵以正（通妙真人）编纂	（秘传）外科方 1 卷	有本年渊然道者序，首述医论方证 18 条，载化毒消肿托里散、内托千金散、秘传十六味流气饮、内塞散等 16 方，次又载形证脾肚发、莲子发、蜂窠发、散走流注发等 20 痈疽证，凡列外科 36 症，病形 24 图，末录李世安、李防御治疗疔痔方法。	本年与《仙传外科集验方》《仙授理伤续断秘方》合刻，现有合刊排印本；收于《道藏》，在太平部造字帙中；收于《青囊杂纂》。
1396	二十九	丙子	山阴徐用诚（彦纯）原撰，吴陵刘纯（宗厚）续增	玉机微义 50 卷	有本年刘纯、莫士安序，1439 年杨士奇序。1368 年徐氏撰《医学折衷》，述 17 门病证主治方药，刘纯续增 33 门成书。其宗旨在于：原本于经，参究于刘张李诸大家，而一以丹溪之说为权衡。	明初刻本藏国图、南京图书馆、辽宁中医药大学；1439 年姑苏陈有戒刻本藏国图、中国科学院、中医科学院等处；收于《四库全书》。
			吴陵刘纯（宗厚）撰	伤寒治例 1 卷	有 1479 年萧谦序，不标六经，分证 87 条，温病疟疾 8 条，其例有随经、随病、随时、变例、禁例、针例等，并补后世方。	有 1479 年萧谦刻本残卷藏中国中医科学院，丁丙八千卷楼藏明本，《四库》收于存目。

公元（年）	明纪年	干支	作者	书名	考证内容	版本资料
1397	三十	丁丑	元·亡名氏原撰，明·赣县刘渊然（高道，长春真人）传，云南邵以正（通妙真人）编纂	上清紫庭追痨仙方1卷	有老叟自序、本年刘渊然序。内科痨病专著，病因由虫所致，其变有数十种，并释诸脏主症，为苏游论、痨瘵诸证、浴法、守庚申法、修合药法、医传尸方越王文，列虫鬼哭饮子、天灵盖散等方34首，附灸法1篇。	《道藏》录于太平部恻字帙中，为《急救仙方》卷10、11；收于《青囊杂纂》作1卷；亦收于《医方全书》。
			元·亡名氏原撰，明·刘渊然传，邵以正编纂	仙传济阴方1卷	有本年章贡渊然道者序。首列序论1篇，下为异香四神散、乌犀丸、蒲黄黑神散等12方，又为41证歌括药方，为生孕秦桂丸、济阴返魂丹，末渊然道者跋。	《联目》作邵以正编，《大辞典》刘渊然撰，实赵原阳所出，或为赵撰。收于《青囊杂纂》。
			金川徐守贞撰	急救仙方·胎产5卷	有本年自序，卷1－3分别为妊娠诸疾品、产难诸疾品、妇女杂病品，卷4、5为济阴品。	《道藏》太平部恻字帙中，为《急救仙方》卷1－5；收于《青囊杂纂》作《徐氏胎产方》1卷。
1398	三十一	戊寅	朱权（臞仙，玄洲道人，涵虚子，丹丘先生）撰	活人心法3卷	又名《臞仙活人心方》《活人心》，有自序、竹溪山人跋。上卷保和汤、和气丸、六字法、养生之法、治心、导引法、保养精神、补养饮食，中卷玉笈二十六方，下卷加减灵秘十八方。	1541年朝鲜安玹刻本藏北京大学、上海中医药大学，有日本抄本藏中医科学院，台湾新文丰出版有影印本。
1399	建文元	己卯	原题：吴郡韩奕（公望）撰	易牙遗意2卷	仿古《食经》，上卷酝造、脯鲊、蔬菜，下卷笼造、炉造、糕饼、汤饼、斋食、果实、诸汤、诸药。附《酒经》《饮膳杂著》。撰年不详，韩奕与王宾、王履齐名，明初称吴中三高士，故定本年。	收于《夷门广牍》，四库收于存目，疑其伪托。
1402	四	壬午	宁献王朱权（臞仙，玄洲道人，涵虚子，丹丘先生）撰	延寿神方4卷	原名《寿域神方》，1628年青阳阁重刻改现名，前有1628年荣庙图书重刻序，卷端署为"丹郁真人涵虚子臞仙编"。卷1前半为论察，后半与其余3卷为治证方法，分12部，载方1667首。《联目》不载，《大辞典》佚。	日本内阁文库藏崇祯元年青阳阁本，有线装影印本，又收于《海外回归中医善本古籍丛书续编》。

公元（年）	明纪年	干支	作者	书名	考证内容	版本资料
1402	四	壬午	鲁伯嗣撰	婴童百问 10 卷	有 1506 年王云凤、萧谦序及夏言、王肯堂序。将婴幼儿养护、诊法、五脏病症及伤寒、吐泻、痢、蛔诸病列为 100 题，论述证候诊治，列 544 方。《续修四库全书提要》载录，称不著撰人名氏。	有 1539 年德馨堂重刻本藏中医科学院、北京中医药大学等处，有十余版本，1961 年有人民卫生出版社有排印本。
1403	永乐元	癸未	衢州徐用宣撰	袖珍小儿方 6 卷	卷首有 1405 年徐氏自序、潘琪序、目录，载脉诀、方论、针灸、图形，分 72 门，列 624 方。1499 年初刊，1532 年赣抚钱宏重刊；《四库全书》作 16 卷，收于存目；1574 年庄应祺补要，孟继孔校正，作 10 卷，有太医院刊本。	《四库存目丛书》据上海图书馆藏明刻本影印，美国普林斯顿大学东亚图书馆藏 1532 年重刊本，载《域外汉籍珍本文库》第 4 辑。
1406	四	丙戌	周定王朱橚等撰	救荒本草 4 卷	有本年下同序，载可食草木 400 余种并附图。有 2 卷本和 14 卷本，作者为明太祖第 5 子，封周王，谥定。	收于《农政全书》《古今医统大全》《四库全书》《万有文库》。
			朱橚，滕硕，刘醇等撰	普济方 168 卷	广采博收明代以前医籍，载方数量多过前代诸书。原书已佚，仅存残本，《四库全书》收录改编为 426 卷，共 1960 论，2175 类，778 法，239 图，61739 方。	现存明永乐刻本，1958 年人民卫生出版社据《四库全书》有排印本。
1407	五	丁亥	大河王拳撰	大河外科 2 卷	有 1557 年王时槐序，有 1610 年乔璧星重刻序。卷上论发背、发脑、发鬓、发髭、紫疥、火赤、红丝、鱼脊、骨疽、冷疖、血疥、风疥、鸦啖等 36 种疮病；下卷载录方剂 71 首。《联目》《大辞典》不载，《通考》"佚"。	日本宫内厅书陵部藏嘉靖刊本，内阁文库藏万历重刊本；收于《中医古籍孤本大全》。
1408	六	戊子	吴陵刘纯（宗厚）撰	杂病治例 1 卷	有 1479 年萧谦序，首列《兰室誓戒》，内科学著作。	1479 年萧谦刻本藏辽宁中医药大学，收于《四库存目丛书》。
1415	十三	乙未	余杭周礼（德恭，梅屋老人）撰	医学碎金 4 卷	有本年自序，医学入门书，将相关基础理论编成歌括以授诸生。卷 1 人始生、五脏三焦、五邪五劳，卷 2 治病次第视其高下、治病举纲，卷 3 运气，卷 4 脉法。	1592 年会文堂刻本藏中国中医科学院、上海中医药大学。

续表

公元（年）	明纪年	干支	作者	书名	考证内容	版本资料
1416	十四	丙申	丹徒何渊（彦澄，澄斋）撰	伤寒海底眼 2卷	又名《京江何氏秘业海底眼》《海底眼医书》，有本年杨士奇序。上卷 13 篇，述伤寒病机及六经证治；下卷 14 篇，述合病并病、过经起经、两感、内外伤辨、三法失宜、夹病兼治、误治、类证治法等。	有真州石生氏等多种抄本存世，1984年学林出版社收于《何氏历代医学丛书》排印出版。
1418	十六	戊戌	吴江盛寅（启东）撰，秀水萧鏳（吕恭）增删，嘉兴凌鸿（云岩）重订	脉药玄微 1卷	无序跋、目录，上篇总论脉法：持、举、按、寻、候、明、神、胃、验、宜、顺、逆、从、新、久、清、浊、阴、阳、表、里、寒、热、虚、实、补、泻、通、塞、缓、峻、兼、探、物、提、越、应、清、润、理、固、得、失，共 43 篇，下篇题《脉微合参》，列述 31 种脉象，载注文、七言歌诀及发明。	有本年稿本存上海中医药大学，卷端署：太医院御医盛寅起东手辑，秀水萧鏳吕恭增删，嘉兴凌鸿云岩重订。
			原题：盛寅撰	医经秘旨 2卷	有本年自序，医论 22 篇，前半同江之兰《医津一筏》前 10 篇，后半标题体例迥异，内容庞杂。无刊本，不见于目录著作、方志记载，最早见于《三三医书》，当为伪托盛氏者。	有清抄本藏上海中医药大学，1984年江苏科技出版社有排印本，收于《三三医书》。
1419	十七	己亥	王廷璲撰	槐荫精选单方 4卷	有本年刘醇序，方书。方多简略，药无兼味，卷 1－3 内科诸证凡 50 门，卷 4 则折伤、妇人及小儿门。	日本内阁文库藏江户写本 4 卷 2 册，2002 年收于《海外回归中医善本古籍丛书》出版。
1420	十八	庚子	朱权（臞仙，玄洲道人，涵虚子，丹丘先生）传	房中炼己捷要不分卷	有本年涵虚子臞仙序。房帏搬运之法乃彭城篯铿延长之术，是从生身祖炁上做出的功夫，极能返老还童，其法有六，亦方便救济之道。今以纯美易芒刺，直书以示摄生之士，行之可以完形，必用回阳之法以固之。	《联目》《大辞典》俱不载，收于洪基《房术奇书》。
1422	二十	壬寅	建安许宏（宗道）撰，元和程永培（瘦樵）校订	金镜内台方议 12卷	有冯士仁序、程永培跋，伤寒方论。以伤寒为金镜内台方，以杂病为外台方，以剂型分类，论汤 10 卷 101 方，散 1 卷 7 方，丸 1 卷 5 方，末附《内台用药性品制》等。	有清初抄本藏上海中医药大学，1794 年程氏校订重刊，方得流传。收于《续修四库全书》。

续表

公元（年）	明纪年	干支	作者	书名	考证内容	版本资料
1422	二十	壬寅	许宏撰	湖海奇方8卷	有本年自序及1428年杨寿夫序、1429年黄炫后序，全名《全生类要湖海奇方》。8卷，卷各有名，曰：养生、卫生、摄生、救生、宝生、济生、全生、悟生。《中国医籍考》载录，"存"。	《联目》不载，《大辞典》"佚"，日本宫内厅书陵部藏1429年序刊本，收于《珍版海外回归中医古籍丛书》。
1423	二十一	癸卯	毗陵胡濙（源洁，洁庵）撰	卫生易简方12卷	作者为礼部侍郎，出使四方，辑所得医方进于朝，前有本年进书表、次年自跋及1427年杨士奇序、夏原吉、杨荣、黄淮、金幼孜、杨溥、贝泰、曾棨、王英、王直跋。分外感、外科、外伤、内、妇、儿、五官科，145类，3860方。	有1427年初刻本藏国图、中医科学院、中国医科大学、上海中华医学会、重庆图书馆，《续修四库全书提要》载录。
1424	二十二	甲辰	朱权（臞仙，玄洲道人，涵虚子，丹丘先生）撰	神隐志2卷	养生类著作，又名《臞仙神隐书》《臞仙神隐志》《神隐书》《神隐》，有自序、自跋。上卷41类393条，多记隐逸山林之趣及日常养生之道，乐其志也；下卷14类545条，多记十二月农事养植及四时民俗乃至食谱之类，归田之计，乐其事也。	有明刻本藏国图，1603年收于《格致丛书》，名《臞仙神隐》，作4卷，有刻本藏国图和上海中医药大学。《四库》收于存目。
1425	洪熙元	乙巳	陈会（善同，宏纲）撰，刘瑾（永怀，恒庵）校补	神应经1卷	针灸学著作，有本年宁献王序、1474年韩继禧序，有引语有跋。陈会撰《广爱书》12卷，弟子刘瑾节抄为编，止取其穴之切于用者548证211穴成书；刘之经验64证145穴成《神应秘要》。	有明刻本藏南京图书馆，日本正保二年（1645年）田原仁左卫门刻本藏医学科学院、上海图书馆，收于《四库存目丛书》。
			陈会撰	全身百穴歌1卷	以七言诗述14经100穴。	收于《汉阳叶氏丛刻医类七种》之《观身集》。
1426	宣德元	丙午				
1428	三	戊申	永嘉叶尹贤撰辑	拯急遗方2卷	有本年汪宾序，有尹尚信跋，卷上《医家秘用加减十三方》，卷下《仓卒急救三十九方》。《中国医籍考》载录，"存"。	《联目》《大辞典》不载，日本宫内厅书陵部藏有印本2卷1册。
1431	六	辛亥	金·河间刘完素（守真，通玄居士）撰，明·亡名氏辑	刘河间伤寒三书19卷	子目：《黄帝素问宣明论方》15卷，《素问玄机原病式》1卷，《素问病机气宜保命集》3卷。此为后人所集丛书，现存最早刊本为本年。	本年刻本藏陕西图书馆、上海交大医学院，有版本9种，收于《古今医统正脉全书》。

公元（年）	明纪年	干支	作者	书名	考证内容	版本资料
1432	七	壬子	钱塘瞿佑（宗吉，存斋）撰	居家宜忌不分卷	养生类著作，前后无序跋，逐月日述日常家居生活宜忌事。成书年代不详，作者卒于1433年，姑置本年。	有1851年宜黄黄氏《逊敏堂丛书》木活字本，收于《学海类编》《说郛续》。
1433	八	癸丑	钱塘瞿佑（宗吉，存斋）撰	四时宜忌1卷	养生类著作，按月辑录本草方书的药物采收和饮食宜忌内容。	收于《学海类编》《丛书集成初编》。
1435	十	乙卯	原题：宋·琼瑶真人撰（亦有题太师刘真人撰）	琼瑶发明神书3卷	针灸学著作，前有亡名氏序，抄自《十四经发挥》吕复序，而挖改其至正年号为崇宁。内容：365穴，针灸杂论，子午流注针法，腧穴部位主治，周身经穴赋及折量法。多辑自《资生经》《子午流注针经》《针灸杂说》《医经小学·周身经穴赋》等，为明人伪书，与清道光本《琼瑶神书》不同。	有明刊本藏浙江天一阁，《四库全书》收于存目，作2卷。
1436	正统元	丙辰	嵩明兰茂（廷秀，止庵，和光道人，洞天风月子，玄壶子）撰	滇南本草3卷	有自序无纪年，并有清光绪间管浚、周源清、李文焕序，方树梅、于锡金、赵藩等跋。载云南地方草药458种，末附良方5首，单方125首。《续修四库全书提要》载录。	收于1914年《云南丛书》、1937年陆士谔《基本医书集成》。
			兰茂撰，滇南范洪（守一子）述，清·滇南高宏业、昆明朱景阳抄传	滇南本草图说12卷	正统兰茂原撰，嘉靖范洪述，康熙高宏业抄传，细开记述，采诸家不备之性种种，著之以为家常之用，1773年朱景阳又抄。扉页、序言及卷1、2佚，存卷3至卷12，共存药280余种，图225幅。卷9有守一子题记、后序，有1773年朱景阳跋。	1773年朱景阳抄本残卷藏中医科学院，
			兰茂撰	医门揽要2卷	无序跋，综合性医书。上卷四诊，尤重脉诊；下卷杂证，本《金匮》而尤详治法，所举各证尤与云南气候相符，如独详暑证。	有1614年刻本藏军事医学科学院，与《滇南本草》合编于《云南丛书》子部第十四。

公元（年）	明纪年	干支	作者	书名	考证内容	版本资料
1436	正统元	丙辰	宋·陇西李知先（元象，双钟处士）原撰，元·仁和吴恕（如心，蒙斋）图论，明·建阳熊均（宗立，道轩，勿听子）续编	类编伤寒活人书括指掌图论10卷	有1166年李知先《活人书括》序、本年熊氏手跋。卷首活人指掌提纲、赋、伤寒十劝，卷1伤寒赋、诗、诀、用药活法、伤寒正名、类证，卷2六经脉歌、表里歌、伤寒歌，卷3二十证、伤寒四十六证歌并图，卷4为26证，卷5伤寒表里证20论并歌，卷6伤寒遗事并歌，卷7药评并歌，卷8、9伤寒药方，卷10续编，伤寒补遗34方，妇人47方。	成于本年，有1564年日新书堂刻本藏上海图书馆、中国中医科学院，1588年金陵书坊唐少桥刻本藏中国国家图书馆、北京大学、天一阁，有多种版本。
			元·宜丰胡仕可（可丹）原撰；熊均增补	图经节要补增本草歌括8卷	1295年胡氏撰《本草歌括》，撮要药性369种，图其形色，叶韵成歌，有自序；熊氏增药84种，每药附一图及七言歌诀，有1439年刘剡序。	有明刻本藏上海图书馆，1999年收于《中国本草全书》83卷影印出版。
1437	二	丁巳	原题：晋·王熙（叔和）撰；明·建阳熊均（宗立，道轩，勿听子）注	王叔和脉诀图要俗解大全6卷	原名《王叔和脉诀》，熊氏加注更名，又名《勿听子俗解脉诀》。六朝高阳生托名王叔和，据《脉经》编撰通俗歌诀，联系临床阐述脉理，流传甚广。前有本年熊均自序。不见隋唐《经籍志》，《文献通考》以为宋熙宁之前人所托。	日本内阁文库藏1509年陈存德堂刊本，收于《海外回归中医善本古籍丛书》。
			长洲刘伦（宗序）撰，长洲后学张允积（云水）参订	济世女科经验全方1卷	前有罗洪先序。重庆市图书馆藏刘氏《济世内外经验全方》，阙略是书，国内无存，笔者未见。	日本宫内厅书陵部藏有《济世内外经验全方》明成化刊本6卷5册，有《女科》1卷。
1438	三	戊午	建阳熊均（宗立，道轩，勿听子）注	勿听子俗解八十一难经7卷	成化八年鳌峰熊氏中和堂初刻，今佚。前后无序跋，卷首1卷，正文6卷，设为问答，解释通俗，有图28幅，又名《新编俗解八十一难经图要》。	原书1627年日本刻本，中医古籍出版社有影印本。
1439	四	己未	弋阳徐凤（廷瑞）撰	针灸大全6卷	卷三《金针赋》有本年泉石心序、小引。卷1-3针灸歌赋，卷4-5手法，流注八法，卷6灸法。《医藏目录》题为《针灸捷法》；1585年新安堂刻本题为《新刊徐氏家传针灸捷法大全》，国内无存。	《续修四库全书》载有与《铜人图经》合刻本。
			中吴释景隆（空谷）辑	慈济方1卷	有本年聂大年序，以病症为纲，分40余类，载230余方。《续修四库全书提要》载录。	正统刻本藏国家图书馆，1910年吴氏石莲庵重刻。

公元(年)	明纪年	干支	作者	书名	考证内容	版本资料
1439	四	己未	释景隆辑	慈义方1卷，慈意方1卷	又名《慈惠方》，无序跋、目录，萃文堂印。慈义方载124方，慈意方载219方，验方为多，二书合刊。	中医科学院藏有据明萃文斋刻本抄本，署：武林正传兰若空谷沙门景隆积集。
1440	五	庚申	宋·东平钱乙（仲阳）原撰，大梁阎季忠（资钦）编集，明·建阳熊均（宗立，道轩，勿听子）辑注	类证注释钱氏小儿方诀10卷	有本年熊氏自序。卷1－3整理钱乙《小儿药证直诀》和陈文中《痘疹方论》，别立题目论证39篇，以类归证载方；卷4记所治病案23则，卷5－8集药方170首，卷9－10为外编，载阎氏附方并说，以补钱氏未悉。《续修四库全书提要》载录。	1508年初刻，有明正德刻本藏重庆市图书馆，有万历抄本藏上海中华医学会。
			元·永嘉王与（与之）原撰，朝鲜崔致云等注	无冤录述2卷	法医检验著作。1384年羊角山叟重刊元椠《无冤录》并撰序，流传国外，影响朝鲜、日本。有1438年朝鲜柳义孙序、本年崔万理跋。	日本明和五年（1768）崇文堂刻本藏上海中医药大学，另有日本抄本藏中医科学院。
1441	六	辛酉	建阳熊均（宗立，道轩，勿听子）注	山居便宜方16卷	有本年自序、1451年丘福序，取其经验、简直、易得者之药积累成编，不犯穴、僻、贵三者之难。以病分类，简述病机治法，载单验方为多。	国内早佚，日本内阁文库藏丹波元简手抄本，收于《海外回归中医善本古籍丛书》出版。
			熊均编辑	医学丛书5种29卷	子目：《黄帝内经素问》12卷，《灵枢集注》12卷，《素问入式运气论奥》3卷，《内经素问遗编》1卷，《素问运气图括定局立成》1卷。	《联目》《大辞典》不载，国内无存，日本静嘉堂文库藏有明刊本12册，为陆心源十万卷楼旧藏。
			泰和杨士奇（东里，文贞）等奉敕撰	文渊阁书目20卷	以《千字文》"天"至"往"20字排次为20卷，统50只书橱，整理文渊阁藏书。分39类载书目7297部43200册，约10万余卷，第15卷"列"字号第2橱载医书210部594册；第14卷"宿"字号刑书类载《平冤录》《洗冤录》等法医6部8册，合计217部602册。	收于《四库全书》《丛书集成初编》。
1442	七	壬戌	秀水冷谦（启敬）撰	修龄要旨1卷	言养生调摄之事，载四时调摄、起居调摄、延年六字总诀、四季却病歌、长生一十字诀、十六段锦法、八段锦法、导引却病歌诀、却病八则等9篇。	收于《学海类编》《颐身集》，见《道藏精华录》。《四库存目丛书》据《学海类编》影印。

公元（年）	明纪年	干支	作者	书名	考证内容	版本资料
1443	八	癸亥	原题：浦江戴思恭（原礼，复庵）撰	证治要诀 12 卷，证治要诀类方 4 卷	有本年陈嶷、胡濙序，1464 年黄瑜序，杨士奇《类方》跋。此书分诸中、诸伤、诸气、诸血、诸痛、诸嗽、寒热、大小腑、虚损、拾遗、疮毒、妇人 12 门，未引用朱丹溪。曹昌《墓志铭》、王汝玉《戴公思恭墓志铭》、郑沂《行状》均未言原礼号"复庵"，亦未言其著《要诀》《类方》。为伪托戴原礼所作，诸家有考证，姜春华载《浙江中医杂志》1980 年第 4 期，万方载《中华医史杂志》1981 年第 2 期，史常永载《中医杂志》1981 年第 12 期。	本年初刻，有版本十余种，收于《古今医统正脉》《丛书集成》，《续修四库提要》载录。
1444	九	甲子	宋·鄱阳董煟（季兴，南隐）撰，明·江阴朱熊（维吉）补遗	救荒活民补遗书 2 卷	有 1442 年胡濙、赵琬及 1443 年王直、李时勉、陈循序，本年杨溥、王崇庆跋。董煟撰《救荒活民书》3 卷 278 条，后王炳翻刻仅 214 条，朱熊补阙漏 64 条复原旧本，又搜集历代遗逸救荒论述，以年代次序编成《补遗书》计 338 条。《联目》不载，《大辞典》"佚"。	有明刻本藏清华大学，收于《四库存目丛书》史部 273 册。常州图书馆藏 1869 年楚北崇文书局重刻本。卷端署：宋董煟编著，元张光大新增，江阴朱熊补遗，澶渊王崇庆释断，海虞顾云程校阅。
1445	十	乙丑	余杭陶华（尚文，节庵）撰	伤寒六书 6 卷	子目：伤寒琐言、伤寒家秘的本、伤寒杀车槌法、伤寒一提金、伤寒截江网、伤寒明理续论各 1 卷。	1522 年刻本残存伤寒琐言，藏上海中华医学会，1612 年刻本有李存济序。收于《古今医统正脉全书》《丛书集成初编》。
			陶华撰	陶氏伤寒全书不分卷	即《伤寒六书》。	1719 年抄本藏中医科学院，另有抄本藏上海图书馆。
			陶华撰	伤寒琐言 2 卷	有本年自序，后作 1 卷收于《伤寒六书》。学习研究伤寒的随笔记录，琐言即非系统著作。载辨张仲景伤寒论、用药大略、言证不言病、浮中沉三脉法、结胸解等 18 篇，末列诸方 12 首。	1522 年刻本藏上海中华医学会、上海图书馆，收于《伤寒六书》《明刊医书四种》《古今医统》《丛书集成初编》。
			陶华撰	伤寒家秘的本 1 卷	有陶华题词，述若干伤寒及风温、湿温、风湿等证治，并有伤寒总论、脉症指法、治法用药等。	有 1529 年刻本藏上海图书馆、北京大学，收于《伤寒六书》《古今医统》《丛书集成》。

公元（年）	明纪年	干支	作者	书名	考证内容	版本资料
1445	十	乙丑	陶华撰	伤寒杀车槌法1卷	有陶华题词，为临症经验记录，载劫病法、制药法、解药法、煎药法，录秘方37首。	收于《伤寒六书》《古今图书集成》《古今医统》《丛书集成初编》。
			陶华撰	伤寒一提金1卷	有陶华题词，启蒙读物，首一提金启蒙，次六经病见证法、辨证法、诊脉法、用药法，后一提金脉要、提金贯珠数。	收于《伤寒六书》《古今医统》《丛书集成初编》。
			陶华撰	伤寒截江网1卷	有陶华题词，述伤寒标本论治、用药法则、传变、见证识病及妇人伤寒，凡16则。	收于《伤寒六书》《古今医统》《丛书集成初编》。
			陶华撰	伤寒明理续论1卷	有自序，载伤寒脉证论、阴阳虚实用药寒温辨、六经用药格法、三阴三阳脉证，及发热、头痛、项强、无汗、结胸、痞等伤寒证候，凡86则。	有明刻本残卷藏上海图书馆，收于《伤寒六书》《古今医统》《丛书集成初编》。
			原题：陶华撰	伤寒点点金书1卷	原书封面、扉页及序言前半毁损，署为至正元年一阳月，无署名，卷端署为"朝奉郎医局陈师文校正，将仕郎院判石卜尼同校"，并非陶书，附舌鉴彩绘图。	有嘉靖抄本藏中医科学院，民国《杭州府志·艺文》作《伤寒治例点点金》。
			陶华撰，孙鼎（毅斋）录传	戈存橘秘用女科伤寒秘要一袖钗不分卷	无序跋、目录，首载《女科伤寒论》，卷端署：节庵居士陶以文撰，后学毅斋孙鼎手录，卷末附：《妇人月经何名天癸先期后期变生诸疾》。	有孙鼎抄本藏上海中华医学会图书馆。
			陶华撰	痈疽神秘验方1卷	有题为《十段关》。载内疏黄连汤、托里荣卫汤、加味解毒汤等内服外用72首。	收于《薛氏医案二十四种》。
			祁邑郑一先撰	本草纂要不分卷	首载明经法制论、用药权宜论、制药总释、用药寒温合宜；药物目录载人参一、黄芪二至没药百十八、片脑百十九、硼砂百二十，药名下有序号，共120药；选集便用药性，载列药物性味、归经、功用、主治、配伍、使用。	国家图书馆藏有明抄本，附于陶华《伤寒家秘六书》。
			亡名氏传	黄帝内经灵枢略1卷	以《灵枢》语句载《六气论》《迷惑论》《无音论》3篇。又有1884年陆懋修抄录白云观《道藏》本。	正统十年《道藏》太玄部业字帙。

公元（年）	明纪年	干支	作者	书名	考证内容	版本资料
1446	十一	丙寅	元·庐陵孙允贤（文江）原撰，建阳熊彦明增补，建阳熊均（宗立，道轩，勿听子）增辑	名方类证医书大全24卷	有本年熊均自序、1458年吴高序。孙允贤撰《医方集成》65门2000余方；熊彦明增为《类编南北经验医方大成》10卷；熊均类编增补为是书，亦名《医书大全》《医方大全》。按证分风、寒、暑、湿等68门，门下分类辑方，载2300方。	有1467年熊氏种德堂刻本藏上海中华医学会，1988年影印收于《明清中医珍善孤本精选》。
1447	十二	丁卯	全循义，金义孙撰	针灸择日编集1卷	有金礼蒙序。引述多种典籍，阐述针灸吉日、天医吉日、针灸宜忌、四时人神忌等。《续修四库全书提要》以为全循义、金义孙结衔皆是朝鲜官制，全、金亦其国著姓，当为朝鲜人，亦为有理。	后沦落海外，1890年上杭罗氏从日本影印引回，与《备急灸法》合刻，有十瓣同心兰室刻本。有9种版本，人民卫生出版社有影印本。
1448	十三	戊辰	苏州赵叔文（季敷）撰	救急易方1卷	有1479年高宗本序、1484年崔泧跋。叔文系赵良仁孙，友同子，正统间汇辑内外科148症，妇人71症，小儿53症，附录缠喉风等8症。1485年熊祐增补，为《新增救急易方》8卷。	1479年刻本藏上海图书馆，2001年有线装书局影印本。
1449	十四	己巳	会稽董宿原辑	试效神圣保命方10卷	董正统间为太医院使。卷首《杂录总要》，载医家总诀、十二经本一经、五运六气、司天在泉、运气治法、望闻审切、煎药丸散制法，末卷为妇儿，余为外感内伤诸证。尝集诸家方为《奇效良方》70卷，徐春甫称行于世，陈鉴言未及成书而逝，或即为是书。	国内早佚，日本内阁文库藏有红叶山文库旧藏清抄本，2002年收于《海外回归中医善本古籍丛书》出版。
			吴兴方贤纂集	奇效良方疮疹论1卷	明太医院判方贤重辑编定董宿《奇效良方》，此为其中儿科痘疹部分。前有序，署于"绍定庚寅"，为其所襃集陈氏"痘疹论"之一部。	为《奇效良方》卷65，有明刻单行本藏北京大学。
			海盐王文禄（世廉，沂阳生）撰	胎息经疏1卷	气功导引类著作。《胎息经》原文8句，不足百字，是疏阐发其"固守虚无"之旨，专气抱神，神住气住，无视听知识，固守以养，保守一团真阳，以求返老还童。	1875年湖北崇文书局刻本藏江西图书馆，收于《百陵学山》《道藏精华录》《丛书集成初编》。

续表

公元（年）	明纪年	干支	作者	书名	考证内容	版本资料
1449	十四	己巳	亡名氏辑	道藏（医书184种561卷）	道家著作汇编丛书，收道家书1426种5305卷，按三洞、四辅、十二类分门；万历间辑《续道藏》，补50种180卷。有医书184种，内经类6种，方药类6种，养生类16种，炼丹类15种等。子目从略。	有明正统刻本，1923至1926年上海涵芬楼据正统影印本。
			守一子辑	道藏精华录16种	子目：将摄保命篇、服气长生辟谷法、天隐子养生书、养性延命录、至言总养生篇、养生肤语、摄生月令、摄生消息论、摄生三要、摄养枕中方、真诰篇、古仙导引按摩法、修龄要旨、胎息经注、胎息经疏、华阳陶隐居内传。	有民国医学书局铅印本藏上海中医药大学。
			商务印书馆辑	道藏零种8种54卷	子目：黄帝八十一难经纂图句解7卷，素问六气玄珠密语17卷，素问入式运气论奥3卷，四气摄生图1卷，养性延命录2卷，混俗颐生录2卷，仙传外科秘方11卷，急救仙方11卷。	上海商务印书馆影印明正统道藏本。
			商务印书馆辑	道藏医书十四种278卷	子目：图经集注衍义本草42卷，黄帝内经素问补注释文50卷，黄帝素问灵枢集注23卷，灵枢略1卷，黄帝内经素问遗篇5卷，素问入式运气论奥3卷，素问六气玄珠密语17卷，黄帝八十一难经纂图句解7卷，注文图序论1卷，葛仙翁肘后备急方9卷，孙真人备急千金要方93卷，急救仙方11卷，仙传外科秘方11卷，养性延命录2卷，混俗颐生录2卷，四气摄生图1卷	1923年涵芬楼影印明《正统道藏》之另行本。
			商务印书馆辑	正统道藏养生书选录十六种	子目：养性延命录2卷，养生辨疑诀，保生要录，三元延寿参赞书，修真秘录，混俗颐生录2卷，养生秘录，太上保真养生论，太清道林摄生论，显道经，太上老君养生诀，枕中记，彭祖摄生养性论，孙真人摄养论，抱朴子养生论，长生诠经。	涵芬楼1924－1926年间影印明《正统道藏》之另行本。

公元（年）	明纪年	干支	作者	书名	考证内容	版本资料
1450	景泰元	庚午	建阳熊均（宗立，道轩，勿听子）撰	历代名医考1卷	又名《医学源流》《原医图》，为《名方类证医书大全》卷首。始自三皇，下至元代危亦林、朱丹溪、滑寿，载列医学人物160余人，部分名医有四字韵语的图赞，后有本年自跋。	有本年刻本藏上海图书馆；日本刻本藏中医科学院、上海中医药大学，新文丰出版公司影印；收于《本草蒙筌》。
			亡名氏撰	轩辕黄帝补生后嗣论1卷	无序跋，有论1篇，附图按岁分月示孕生后嗣，有白微丸、螽斯丸、还童丹、何首乌丸4方。卷末署：景泰元年真人阙尚忠传于晋府庆成王。	收于《医苑》，有光绪初年抄本藏中国中医科学院。
1452	三	壬申	元·义乌朱震亨（彦修，丹溪）原撰，明·长安杨珣（楚玉，恒斋）类集	丹溪心法类集4卷	最早的《丹溪心法》类著作，成书于景泰间。有1508年卢翊序，以四季分卷，春集载《本草衍义补遗》及6篇论文，余各科证治106门，而以内伤杂病为主。嘉靖辛酉本有1455年王宾跋。	《联目》《大辞典》俱不载，有1508年重刊本藏上海中医药大学，据此有2005年校正排印本，收于《丹溪逸书》。
1454	五	甲戌	长安杨珣（楚玉，恒斋）著	针灸集书2卷	有自序，集经络起止、灌注交会、腧穴寸数、度量取穴、针灸补泻、治病腧穴、次韵括诀。正侧偃伏所载之穴，各附本经，绘于图像。	有朝鲜刻本残卷藏中医科学院，日本内阁文库藏江户抄本，1996年华夏出版社收于《针灸名著集成》出版。
			杨珣撰	针灸详说2卷	明刊《针灸集书》版心均作《针灸详说》，为《针灸集书》又名。	《中国医籍考》作二书载录，《大辞典》谓"佚"。
1455	六	乙亥	宋·河阳郭思（得之，小有居士）原辑，杨胜贤刊行	千金宝要6卷	为唐孙思邈《千金方》的摘要本。1124年郭思辑《千金宝要》6卷，刻石华州公署，载方950余。杨氏因不便摹印，制拓本刻木印行。	有1807年平津馆刻本、1822年南河节署刻本等版本10余种，收于《平津馆丛书》《丛书集成初编》。
1456	七	丙子	懿州张三丰（君实，仲猷，玄玄，昆阳）传，容山孙天仁（探玄子）集	三丰张真人神速万应方4卷	封面《万应方》，卷端《新刊三丰张真人神速万应方》。前有引言，托言明成祖、宋徽宗，或张三丰、汉钟离，故弄玄虚，以神其技，自不可信。	有日本抄本4册藏上海中华医学会。
1457	天顺元	丁丑	原题：懿州张三丰（君实，仲猷，玄玄，昆阳）撰	灵宝源流不分卷	气功导引类著作，前后无序跋。介绍张三丰练功秘诀，有秘传用功口诀、证验秘诀、关窍秘旨、三宝三要秘旨、戒行、关键、洁净、宁体诀、性命根蒂秘旨、玄牝妙用秘旨，附：冷谦《三乘秘密口诀并注》。	有铅印本藏天津高等医药专科学校。

公元（年）	明纪年	干支	作者	书名	考证内容	版本资料
1457	天顺元	丁丑	张三丰撰	三丰丹诀1卷	载录金液还丹歌、大道歌、炼铅歌、道情歌、一枝花四首、未遇外护词二首、无根树二十四首、青羊官留题四首等，言修炼还丹，从调神炼气、守无为、清静自然，到行小用天功法，阐明顺则生人，逆则成仙之理。	书前《张三丰传》乃后人辑入，广陵古籍刻印社有影印本，2001年中医古籍出版社收于《中国古代房中养生秘籍》出版。
			张三丰撰	玄谭全集1卷	述内丹修炼功法。	收于《中国古代房中养生秘籍》。
			亡名氏撰，任元浚、李克堪删定	疮疹集3卷	有本年任元浚序，集20余家疮疹论说，列预防、救陷、消毒、催干、灭瘢、通治诸方，并申明其禁忌。	有抄本藏上海中医药大学。
1458	二	戊寅	建阳熊均（宗立，道轩，勿听子）撰	伤寒运气全书10卷	有本年自序，前3卷录刘温舒《运气图论》，以下录广平程德斋《运气起例歌括》以及《钤法方要》，为瞿氏所藏成化丙午刊本。	国内无存，日本内阁文库藏1513年熊氏厚德堂刊本2册，原吉田意庵及江户医学馆旧藏。
1459	三	己卯	东吴邵以正（通妙真人）编纂	青囊杂纂9种9卷	有本年自后序及陈鉴序，子目：仙传济阴方，徐氏胎产方，仙传外科集验方，小儿痘疹证治，秘传外科方，济急仙方，上清紫庭追痨仙方，仙授理伤续断秘方，秘传经验方。	明弘治崇德堂刻本藏中医科学院、南京图书馆，并有抄本藏上海中医药大学。
			赣县刘渊然（高道，长春真人）原撰，邵以正辑	济急仙方1卷	无序跋，有目录，载列救自缢危、救水溺危、救冻危、救伏暑危、救暑渴危等急死十证，霍乱吐泻、缠喉风闭、吐血闪损、中砒毒等十般急证，妇人产方、难产凑心不下、胎衣不下等急证119条。	有明刻本藏上海图书馆，并收于《青囊杂纂》。邵氏为刘渊然徒，称"悟玄养素凝神冲默阐微振法通妙真人"。
			邵以正撰辑	秘传经验方1卷	无序跋，有目录，分"治诸风湿暑、破伤风、头风疼痛""治诸虚损、咳嗽、脾胃、消渴、泻痢""治诸积气、心肚疼、肿满、疟疾、牙疼疳""治咽喉眼目、腰痛、跌扑伤、诸疮、杂证"四门，载列效验良方。	收于邵氏所辑《青囊杂纂》。

公元 （年）	明纪年	干支	作者	书名	考证内容	版本资料
1459	三	己卯	亡名氏原辑，刘渊然传，邵以正编纂，金陵许荣（孟仁，怡筇老人）录	小儿痘疹证治1卷	有金琮《痘疹证治序》，又名《小儿方》《小儿疹痘方》，卷端署：怡筇老人金陵许荣孟仁集。载痘疹症治、疮疹备论、疮疹证候、坏疮治法、记升麻葛根汤、疮疹恶候、灌药服药法；及钱仲阳疮疹症治，及张洁古、李东垣、陈文中疮疹证治、朱彦修论陈氏用热药之过，后为诸家药方。前后页码、页面、书口均有不同，然为诸家痘疹主治则一。	收于《青囊杂纂》，有明弘治崇德堂刻本藏中国中医科学院、南京图书馆，并有抄本藏上海中医药大学。
1463	七	癸未	新安程锐（晨峰）撰	经验痘疹理法不分卷	《联目》不载，《大辞典》"佚"，《中国医籍考》载录《经验痘疹治法》卷阙，"存"；笔者未见。	日本宫内厅书陵部藏有本年写本3册。
1464	八	甲申	宋·临川陈自明（良甫）原撰，建阳熊均（宗立，道轩，勿听子）补遗	外科精要补遗3卷	收痈疽点络法、用蜞针法，及痈疽疔毒经效杂方30余首。《联目》《大辞典》不载，《中国医籍考》《经籍访古志》载录。	日本公文书馆藏有宽政四年（1792）多纪元简写本。
			陈自明原撰，熊均补遗	妇人良方补遗大全24卷	有1237年陈自明自序，署鳌峰熊宗立道轩补遗。于陈氏原书多所删削改订，各论有熊氏评论治法，所补皆有依据效验，薛氏推重之。	本年鳌峰熊氏种德堂刻本藏国图、中国科学院及陕西省、重庆市图书馆。
1465	成化元	乙酉	建阳熊均（宗立，道轩，勿听子）撰	黄帝内经素问灵枢运气音释补遗1卷	对《素问》《灵枢》《素问入式运气论奥》3书700余疑难字词予反切注音、简要释义。附于熊氏《补注释文黄帝内经素问灵枢》。	有嘉靖初年田经校刻本藏湖北医科大学。
			熊均撰	素问运气图括定局立成1卷	无序跋，以歌辞阐述天符岁会等五运六气学说，讨论病日气运盛衰于生死顺逆之义。《四库》收于存目。	有明初刻本藏北京大学，收于《四库存目丛书》。
1468	四	戊子	嵩阳寇平（衡美）撰	全幼心鉴4卷	有本年自序及《全幼堂箴》，首论医德，次述用药、小儿禀赋养育及诊治理论，载儿科证治近百种，附《小儿明堂灸经》及图40余幅。《续修四库全书提要》载录。	有本年全幼堂刻本藏国图、医学科学院、中医科学院、上海、辽宁中医药大学、南京图书馆，有嘉靖刻本多种
1469	五	己丑	嵩阳寇平（衡美）撰，新都郑应娄（东里）删集	全幼心鉴要删4卷	各卷有目录，卷端署：新都东里郑应娄删集，男宏纲校。无序跋，《慈幼玄机》万历刊本有李灿《东里保幼全书序》，似为是书作，可参阅。	有万历刊本藏中国中医科学院。

公元（年）	明纪年	干支	作者	书名	考证内容	版本资料
1469	五	己丑	宋·符离陈文中（文秀）原撰，明·建阳熊均（宗立，道轩，勿听子）类证辑注	类证陈氏小儿痘疹方论 2 卷	前有陈文中自序，卷上载痘疹病因、治法、形图、轻重等论 8 篇；卷下载痘疹经效名方如升麻葛根汤、班疹水痘方论、葛根麦门冬散等 19 方；类证续附痘疹经验良方 25 方。有成化己丑孟冬鳌峰熊氏种德堂刊牌记。	有日本宽政癸丑抄明成化熊氏种德堂刊本藏中国国家图书馆，又收于《痘疹大全》。
1470	六	庚寅	会稽董宿原撰，吴兴方贤纂集，临川杨文翰订正	太医院经验奇效良方大全 69 卷	有本年陈鉴、商辂序，成化初太医院判方贤与御医杨文翰订正董宿《奇效良方》未成稿而成，分 64 门，集 7000 余方，共 69 卷，刊为黑口本，又名《奇效良方》。	次年刻本藏北京大学、中国中医科学院等处，《续修四库全书提要》载录。
1473	九	癸巳	元·亡名氏撰，明·亡名氏补注节抄	针灸集成不分卷	安徽屯溪古籍书店收得明节抄重编本，卷首脱页，书名不详，定名为《针灸问答》。内容颇类宋代针灸试卷，新增针灸方 10 首，大略成于 1421 年至本年间。黄龙祥等考证，《医学纲目》引录是书针方称之为《集成》，明前针灸书题为"集成"者唯《针灸集成》，故《针灸问答》即为其节抄补注本。	收于《元代珍稀针灸三种》，人民卫生出版社出版。
1474	十	甲午	嘉定唐椿（尚龄，恕斋）撰	原病集 6 卷	有本年自序、1480 年陈瓛序、1498 年浦某序、1633 年唐时升、来方炜序、《刻书始末》。分元、亨、利、贞 4 类，述要法、钤法、钤方，即理论、证治、方剂。	有万历、崇祯刻本，1991 年中医古籍出版社收于《中国科学院图书馆馆藏善本医书》影印出版。
			琼山丘濬（仲深）辑	群书抄方 1 卷	有本年自序，汇辑经史文集如《周礼注疏》《酉阳杂著》《北梦琐言》《欧阳公文集》《宛陵诗集》《东坡尺牍》等 30 余种所载医方 100 余首，并加按语。	有明刊本藏国家图书馆，附《续群书抄方》；1838 年日本丹波元坚抄本藏医学科学院。
1475	十一	乙未	元·义乌朱震亨（彦修，丹溪）原撰，明·义乌朱思贞述	丹溪秘传方诀 10 卷	有本年张应雕跋。卷 1－6，内科 90 门，内伤杂病为主，卷 7 外科 8 论，卷 8 妇人科 5 门，卷 9 小儿科 21 门，证治凡 124 门，卷 10 杂录用药科、拾遗方 11 首，药品异名。	日本有江户初期庆长八年（1603）抄本存世，人民卫生出版社收于《海外回归中医善本古籍丛书》排印出版。
1476	十二	丙申	衢州刘全备（宝善，克用）撰	论四时六气用药权正活法 1 卷	为《注解药性赋》卷首，知四时之自然，顺正调之，知邪伤人之偶然，以权制之。能知权正，则四时六气、八法五味随时处用，则左右逢源矣。	北京大学藏 1484 年《注解药性赋病机赋》合刊本，收于《中国本草全书》卷 26。

公元（年）	明纪年	干支	作者	书名	考证内容	版本资料
1478	十四	戊戌	亡名氏原撰，明·蠡吾张一之（约斋）传	校增救急易方2卷	有序阙后，失其署名，有志顾重刊跋不署时间，成书、刊刻时间不详。卷上救急148症、妇儿104症，卷下方剂，并新增诊病歌诀，与赵叔文同名书有异。蠡吾，今属河北博野。	《联目》《大辞典》不载，有明刻本2册2卷藏中国国家图书馆。
1481	十七	辛丑	元·义乌朱震亨（彦修，丹溪）原撰，休宁程充（用光，后庵居士）纂集	丹溪心法5卷	有本年程充自序、程敏政序、上年程充跋；卷首载《十二经见证》等6篇论文；分100证论内、外、妇、儿病证，诸证首录丹溪原论，次附元礼辨证，次录正方；末附宋濂《石表辞》、戴良《丹溪翁传》。	本年初刻，1493年程祖兴刻本为3卷。收于《古今医统正脉全书》《丹溪全书》《丛书集成初编》。《续修四库全书提要》载录。
			仁和沈仕（懋学，子登，青门山人）撰	摄生要录1卷	无序跋，载喜乐、忿怒、悲哀、思虑、忧愁、惊恐、憎爱、视听、疑惑、谈笑、津唾、起居、行立、坐卧、洗沐、栉发、大小腑、衣、食、四时、旦暮诸篇，大体摘录《三元参赞延寿书》之《地元之寿》，而《食》则录《人元之寿》二则。	收于《说郛》。
			沈仕撰，仁和马大年（锺岳）录	怡情小录不分卷	养生类著作，前后无序跋。分16篇：睡味、睡诀、四休、道侣、五事、十供、六馆、老境从容、居常待终、守志、对酌圹中各1篇，卜筑3篇、居闲2篇，大旨阐明道家怡情养性之理。	收于《学海类编》及《道藏精华录》第二集。
1482	十八	壬寅	孤竹王玺（昭时）撰	医林类证集要10卷	有本年自序，综合性著作。内科载中风、疠风等70证1576方，外科载痈疽、发背、疔疮等11证218方，妇科载月经不调、带下、白浊等50证250方，小儿载急慢惊风、慢脾风、天钓等67证287方，老人门阐发阳盛阴虚之理，载32方，五官科载眼目、喉方、口唇诸证364方。1515年重刻本有郑善夫序。	本年春德堂刻本藏北京大学、南京图书馆，1515年鄱阳胡韶重刻本藏中国中医科学院、上海中医药大学及山东、南京图书馆，有抄本藏长春中医药大学。

公元 (年)	明纪年	干支	作者	书名	考证内容	版本资料
1483	十九	癸卯	亡名氏辑	保生备录 4 卷	有本年自序，分科分症列方，卷 1、2 内科，卷 3 内科与疮肿折伤、解毒急救、诸虫等，卷 4 五官科及妇、儿科，存卷 1，内容：风寒暑湿、伤寒、疟痢泄泻、风热、咳嗽、咳逆、痰饮、喘、呕吐，各门首先述证立论，下则分载诸方。作者或为周定王朱橚。	《联目》《大辞典》不载，有明刊本藏中国国家图书馆，2004 年收于《中国古代医方真本秘本全集·明代卷》第 22 册影印出版。
1484	二十	甲辰	元·义乌朱震亨（彦修，丹溪）原撰，明·东阳卢和（廉夫，易庵）编注	丹溪纂要 4 卷	有本年自序、凡例，卢和集丹溪及其门人之作而成，又名《丹溪先生医书纂要》，卷数有 8 卷、6 卷、2 卷不等。分 77 门，以内科为主，丹溪本文用大字，卢和之注用小字，论述简要，并附验案。丹波元胤谓赵应春《丹溪心要》、山阴适适道人《丹溪要删》八卷，即是书。	本年刻本藏中国中医科学院、上海图书馆、上海中医药大学；嘉靖刻本有 1547 年卢尧亮跋，藏国图、中国科学院、南京图书馆。《续修四库提要》载录。
			朱震亨原撰，明·山阴适适道人辑校	丹溪要删 8 卷	《联目》不载，《中国医籍考》谓，是书即《丹溪纂要》，《大辞典》沿袭其说。	日本内阁文库藏明刊本 3 册，原书 8 卷，缺卷 5、6，实存 6 卷。
			衢州刘全备（宝善，克用）撰	注解药性赋 1 卷	卷首《新编论四时六气用药权正活法》，卷末述经络脏腑用药及修真养性，正文为歌赋，绍介经络起止、血气多少、脏腑功能，暨色脉季节、五味苦欲、七情五液等，分述脏腑虚实寒热病状及治疗大法、用药选方。其论药依脏腑病证治疗所需而列举药名，并不一一详论诸药性味功用。	与《病机赋》同刻，有本年吴江县刊行《病机》《药性》二赋公文，北京大学藏，1999 年收于《中国本草全书》第 26 卷。收于《明刊医书四种》。
			刘全备撰	（新编）注解病机赋 1 卷	载《内经》及各家病机理论，以歌赋形式述痰热、咳嗽等 20 病的病机分型，附各家医案数十则。	本年有与《注解药性赋》合刊本，北京大学藏，收于《中国本草全书》26 卷。
1485	二十一	乙巳	元·金陵戴起宗（同父）撰，明·祁门朱升（允升，枫林）节抄	脉诀刊误集解 2 卷	1365 年戴氏原撰，有自撰题词及吴澄序，后佚；朱升本年得秘本，节录其要。全书辨妄正名，述诸家所解，考证旧文，句句为辨，抉摘原书伪妄无遗。今之通行本为汪机补订本。	《四库全书》收录时改题《脉诀刊误》。

续表

公元（年）	明纪年	干支	作者	书名	考证内容	版本资料
1485	二十一	乙巳	苏州赵叔文（季敷）撰，博兴熊祐（良佐）增补	新增救急易方 8 卷	赵叔文正统间辑《救急易方》1 卷，熊良佐增益为 8 卷，附《察脉神诀》等 1 卷。	国内无存，日本内阁文库藏江户医学馆旧藏本年序刊本 2 册。
1486	二十二	丙午	长洲刘伦（宗序）撰辑，长洲张允积（云水）参订	济世外科经验全方 1 卷	有本年费案序，为《济世内外经验全方》之一部，国内不存，笔者未见。	日本宫内厅书陵部藏成化刊本。
1487	二十三	丁未	长洲刘伦（宗序）撰辑，长洲张允积（云水）参订	济世内外经验全方 6 卷	有本年费案序，有引言，卷首为脉赋、总论、经图、覆诊之图、仰诊之图、太素脉，子目：济世内科经验全方 3 卷，济世女科经验全方 1 卷，济世幼科经验全方 1 卷，济世外科经验全方 1 卷。	有本年刻本藏重庆图书馆，存卷首及济世内科经验全方 3 卷；日本宫内厅书陵部藏成化本 6 卷，内阁文库藏 5 卷。
			刘伦撰辑，张允积参订	济世内科经验全方 3 卷	无序跋，有凡例，卷首王叔和脉赋、滑伯仁诊家枢要、六日传变经图、太素脉，正文 3 卷分别载 16、24、38 门病症，	为《济世内外经验全方》之一部。
			刘伦撰辑，张允积参订	济世幼科经验全方 1 卷	为《济世内外经验全方》之一部，《小儿科》1 卷，前有徐阶序。	日本宫内厅书陵部藏成化刊本，笔者未见。
1488	弘治元	戊申	安亭茅友芝撰	茅氏女科秘方不分卷	前有茅友芝《密授于女嘱言》、潘采瑞识语。述胎前 18 症、产后 21 症、伤寒 21 症用妊娠 21 症，共 81 症；又论四物汤及回生丹、济阴丹、益母丸等方。	1803 年潘采瑞抄本与 1880 年森秀林晋抄本《安亭茅氏世传女科》藏上海中医药大学。
1489	二	己酉	宋·亡名氏撰，济南朱臣重刻	保幼大全 20 卷	原题《小儿卫生总微论方》，南宋嘉定间太医局刻本，今不存；朱臣重刻改名，有本年朱氏及范吉 2 序，有李延寿跋。后《四库全书》据嘉定本序恢复原名。	有本年朱臣刻本藏国图及山东、南京图书馆，
1490	三	庚戌	亡名氏撰，海宁郁凝祉传	喉科秘本 1 卷	又名《尤氏喉科秘书》《无锡尤氏秘传喉科真本》《尤氏喉科》等，不著撰人名氏，有 1825 年抄辑者跋。本年郁凝祉得于亡名氏，1527 年传无锡尤鄢存，尤氏七代祖传，又授金邑杨氏。载咽喉论、喉症辩论、喉、疳不治症、生死诀，述 50 种咽喉口齿证治、制药法及 110 方。	有 1825 年抄本藏中国中医科学院。《联目》《大辞典》署为清尤乘撰，有失。
1491	四	辛亥	江东胡璟撰	秘传痘疹寿婴集 1 卷	有本年自序，《大辞典》《联目》不载，《中国医籍考》载录，“存”，笔者未见。	查日本全国汉籍データベース亦未见。

续表

公元(年)	明纪年	干支	作者	书名	考证内容	版本资料
1492	五	壬子	慈溪王纶（汝言，节斋）撰	本草集要8卷	前有自序，卷1总论药性，卷2-6分10类载药545种，卷7-8按药性分12门。《续修四库全书提要》载录。	有本年罗汝声刻本，并有多种排印本。
			明·王纶撰，清·甘陵贾棠（青南）订	节斋公胎产医案1卷	有1711年贾棠序，首论全孕方，次则产后生化血论及生化汤，再则产后病32证治，后附72方。	1711年退思堂刻本藏上海中医药大学，有1837年抱珠山房刻本。
			吴景隆（世昌，梅窗居士）撰	脉证传授心法不分卷	有1487年王允序与本年自序，脉学著作。以《内》《难》《脉经》为脉证传授之径路，《脉诀》乱之，而丹溪使之复明。遂集诸家之说取其长，融会于一而成书。	《联目》不载，《大辞典》"佚"。日本国立公文书馆内阁文库藏江户写本，收于《珍版海外回归中医古籍丛书》。
1493	六	癸丑	昆山周恭（寅之）辑	续医说会编16卷	又名《医说续编》，有本年自序。医史著作，采宋元医家著述，辑医论以续补张杲《医说》。1569年重刊，有归有光序。《续修四库全书提要》载录。	有本年刻本藏中医科学院、上海图书馆，1569年曹用晦重刻本藏南京图书馆。
			余姚史琳（天瑞）编辑，张凤梓行	医说钞方10卷	有本年秦民悦序而自序阙后半。述三皇历代名医、药有君臣佐使、针灸、神方、服饵、食养、养生调摄等，大体删补张杲《医说》而成。卷端无署名，自序署名佚失，《联目》《大辞典》均以为著者佚名，考证知为余姚史琳字天瑞编辑。	有本年刻本4册藏中国国家图书馆。
			金陵俞朝言辑	医方集论不分卷	有本年桑悦序，采择《袖珍方》54种病证医论改编成书。	本年俞氏刻本藏中医科学院，收于《中国中医研究院图书馆藏善本丛书》。
1494	七	甲寅	东阳卢和（廉夫，易庵）撰	食物本草4卷	有自序，成书时间未明，卢和《丹溪纂要》成于1484年，故延后十年定于本年。增补吴瑞《日用本草》而成，将药物分水、谷、菜、果、禽、兽、鱼、虫8类，共379则。书后为汪颖抄袭剽窃。	1570年重刻，万历间胡文焕校刻本为2卷，收于《格致丛书》。
1495	八	乙卯	周文采撰	医方选要10卷	有本年兴献王序、自序、1544年顾可学《进书表》、纯一道人跋。作者时任兴献王府良医所良医副，受王命精选简明效方，分45门，载方1160首。纯一道人似即周文采本人。	有1545年费寀刻本藏中医科学院、北京中医药大学、上海图书馆、浙江中医药研究院。

公元（年）	明纪年	干支	作者	书名	考证内容	版本资料
1495	八	乙卯	芝城钱大用撰	活幼全书8卷附1卷	有吴志尹序、张鉴后序。卷首以歌赋述儿小诊法、养儿五要五戒、五脏病因、疳吐泻伤寒病因；卷2-8初生儿与儿科常见病，脐风撮口、口疮、夜啼，至斑疹、水痘、聘耳、汤火伤等，载250余方；卷9附录，辨识修制药物法度。	有本年中和堂刻本之日本天明乙巳（1785）影抄本藏中国中医科学院。
1496	九	丙辰	吴县王鏊（济之，守溪）撰	本草单方8卷	有本年自序、1548年序。取《大观本草》方分门类，冠贤哲病因于首，卷1中风、伤寒等，卷2诸气、血证，卷3诸虚，卷4鼻、眼、耳、齿，卷5疮疡，卷6金疮折伤，卷7妇人，卷8幼科。	嘉靖间王秉之增益，许忠甫校，震泽王延喆刻本藏上海图书馆；嘉庆间李凌云抄本更名《古单方》，作4卷，收于《珍本医籍丛刊》。
1497	十	丁巳	古杭夏英（时彦）编绘	灵枢经脉翼3卷	有本年徐伯龄序，阐述《灵枢》十四经脉腧穴专著，绘图加注，附有歌诀。	有抄本藏中医科学院、山东图书馆，1984年收于《中医珍本丛书》影印出版。
1498	十一	戊午	周文采撰	外科集验方2卷	有本年自序及兴献王序。作者撰《医方选要》详于内科，故撰此以为补充。首为疮科总论，次分五发痈疽、疔疮、瘰疬、肠痈、痔瘘、乳痈、肺痈、诸疳疮、附骨疽、诸疮、癣疥、臁疮便毒，12门，门各有论，下列诸方。	1545年南京礼部刻本藏国图、中国科学院、中医科学院、上海中医药大学等处，上海古籍书店有影印本。
			钧州刘宇（至大）辑刊	安老怀幼书2种4卷	有1490年自序、本年自跋与王鸿儒跋。子目：安老3卷，即宋陈直撰，元邹铉续补《寿亲养老新书》；怀幼1卷，即明娄子贞撰《恤幼集》。	上海图书馆藏本年自刻本，收于《四库存目丛书》；刘宇《明史》有传。
			雪川娄子贞撰	恤幼集1卷	作者洪武、永乐间御医，撰年未详，本年刘宇得之于其曾孙。小儿调养专著，备常用方300余首。	为《安老怀幼书》卷4，改题为《怀幼集》。
1499	十二	己未	歙县陆彦功辑	伤寒类证便览11卷	有本年自序、唐高仁序，卷首六经病证运气图13幅，辨六经传变；卷1仲景脉法，卷2六经病治法，下为证候分门论治，及方论、后世经验方。	有弘治间刻本藏四川省图书馆。

公元（年）	明纪年	干支	作者	书名	考证内容	版本资料
1500	十三	庚申	颜汉原撰，江阴高懋斋校，江阴高宾（舜穆）刻	便产须知2卷	有本年高宾序，谓刻其祖高芬庵家藏写本，经伯兄高懋斋手校而成。上卷载嗣续论、交会旺相日、交会禁忌、夫妇方药，及经候胎产诸疾症治，与临产须知论、催生方药、暑月产方、寒月产方，凡40篇；下卷载逆产横产针法、方药灸法、碍产、坐产、盘肠产等。高宾字舜穆，见《中国古籍版刻辞典》。	本年江阴高氏刻本藏上海图书馆，嘉靖刻本藏浙江图书馆，隆庆间刻本则题颜汉撰，藏国图；收于《明刊医书四种》《便产痘疹合并方书二种》。
			西瓯滕弘（可斋）撰，六世孙滕万里刊行	神农本经会通10卷	有1616年六世孙滕万里跋、1617年梁桂茂序。分草、木、果、谷、菜、玉石、人、兽、禽、虫鱼10类，载药958种，以本经为基础，汇集诸家本草进行辨误、决疑、校讹，结合古今见闻，述药性味、归经、功用、采集。西瓯今福建建瓯，弘曾任邵阳令，《湖湘名医典籍精华》误为邵阳人而收载是书。	有1617年其六世孙滕万里刊刻本藏中国科学院图书馆，《四库未收书辑刊》《中医古籍孤本大全》据此影印出版。
			芝城钱大用撰	钱氏小儿方考不分卷	有本年吴志尹序、张鉴跋，不分卷，凡例下署：浪华博爱堂主人校阅。首儿科诊法歌赋4篇，次养儿五要五戒第5，次小儿病症赋第6，初生以下为诸证，噤风、脐周、撮口、口疮重舌等，至卒暴第55、断乳第56，凡56篇，载方300首。	有日本天明六年丙午（1786）浪华书林奈良屋长兵卫刻本藏中国中医科学院，实钱氏《活幼全书》之另本。
			钱大用撰	金匮小儿方1卷	又名《药方全书》，笔者未见。	日本大坂书肆刻本藏上海中华医学会图书馆，经查未见。
			亡名氏撰	明目神验方1卷	有本年江源序，言及饶铎，则与《明目良方》二卷同出一源，且晚于其书。《联目》《大辞典》不载，《中国医籍考》载"亡名氏《眼目神验方》1卷，未见"。	日本藏有本年刻本，收于《中医古籍孤本大全》，中医古籍出版社影印出版。
1501	十四	辛酉	钱塘萧昂（申立，正斋道人）撰，仁和彭浩（彦洪，识中子）订正	医萃不分卷	有本年自序，载保命颐生崇道铭、色脉铭、脉理业微、十六脉、平脉、病脉、气血、五脏平脉病脉、妇人脉、小儿脉、形色脉病、诸死脉篇等22篇。	收于《医苑八种》，中国中医科学院有藏。

公元 (年)	明纪年	干支	作者	书名	考证内容	版本资料
1502	十五	壬戌	慈溪王纶(汝言,节斋)撰,吴县薛己(新甫,立斋)注	明医杂著6卷	有本年自序及1549年钱薇、1551年薛己序。提出四大家论、气血痰郁四法治病论、补阴丸论、枳术丸论等。	有弘治刻本藏浙江图书馆,有版本十余种,收于《薛氏医案》十六种、二十四种。
			王纶撰	医论问答1卷	即《明医杂著》卷1,以问答9道阐述丹溪学说。	有嘉靖间刻本藏浙江图书馆。
			任丘邝璠(廷瑞)撰	便民图纂16卷	初刊于本年,今不存;今本有1544年欧阳铎、吕经2序与黄道昭、王贞吉2跋。民间日用手册,内容包括农业技术及养生验方等医学知识。卷11起居养生,兼及饮食宜忌、孕乳食忌;卷12、13内外妇儿科简易证治,分风、寒、暑、湿30门,载250余方;卷15、16制造类,有食疗内容。	1544年刻本藏国图,农业出版社1959年有校注排印本。《联目》《大辞典》载亡名氏刻本藏上海中医药大学,不载卷数,残存卷11-15,实即是书。
1503	十六	癸亥	周定王朱橚撰	保生余录2卷	有本年王杲序,无撰著署名,分科分症为6门35类,列方分410余首。《中国医籍考》卷五十四"存"。	明刊本藏国图,《联目》5卷藏天一阁、北京大学,《大辞典》不载。
1504	十七	甲子	华亭宋诩(久夫),宋公望(天民)撰,宋懋澄(幼清,雅源)编纂	竹屿山房杂部32卷	祖孙三代成此一书,凡养生部6卷、燕闲部2卷、树蓄部4卷、种植部10卷、尊生部10卷,养生、尊生二部分别载录食品制作、加工、贮藏方法。	收于《四库全书》。
			郴州何孟春(子元,燕泉)辑	续群书抄方1卷	有本年自序自跋、曾全序,补丘濬《群书抄方》之未备。	明刊本藏国图,附于《群书抄方》。
1505	十八	乙丑	上饶刘文泰等撰辑	本草品汇精要42卷	前有明孝宗朱祐樘《御制本草品汇精要序》、刘文泰等《进本草品汇精要表》《序例》。书分10部,每部分上中下三品,载药1815种,有工笔彩绘药图1371幅。书成被禁,1700年重现,王道纯校正,并补续集10卷,仍分10部。每药按名、苗、地、时、收、用、质、色、味、性、气、臭、主、行、助、反、制、治、合、禁、代、忌、解、膺、图等25项论述。1936年商务印书馆删除原图,与《续集》十卷合刊。	弘治原本今藏日本大阪武田氏杏雨书屋;康熙摹造重绘本卷首及卷1-12藏国图,其余亦藏杏雨书屋;人民卫生、华夏、上海古籍及海南等多家出版社有多种影印、排印本。

公元（年）	明纪年	干支	作者	书名	考证内容	版本资料
1505	十八	乙丑	钱塘吴绶（梦斋）撰	伤寒蕴要全书4卷	亦题《伤寒蕴要图说》《伤寒蕴要图说玄微》，有上年自序自跋。卷1总论25篇，述运气、诊法、传变、药性；卷2伤寒提纲，论辨证要点与药方；卷3、4伤寒辨证99篇与药方。	有明刻本残存卷2-4藏天一阁，清康熙间吴家震、徐涛为之重订，为《重订伤寒蕴要方脉药性汇要》4卷。
			彭用光撰	原幼心法3卷	无序跋，首列原小儿、初生、变蒸门，后为惊风、诸疳、诸热等25门，末附捷径诗、乳子诗及附方。《中国医籍考》载录，"存"。	有谢氏永耀楼抄本藏上海中医药大学，2004年收于《中医古籍珍稀抄本精选》。
			战国·秦越人原撰，明·鄞县王九思（敬夫）编纂	难经集注5卷	有杨玄操旧序。集吕广、杨玄操、丁德用、虞庶、杨康侯五家注，凡13篇，经脉诊候第一、经络大数第二、奇经八脉、荣卫三焦、脏腑配像、脏腑度数、虚实邪正、脏腑传病、脏腑积聚、五泄伤寒、脏腑井俞、用针补泻第十三及漏水下百刻、井荣俞经合等23图，各卷末附《音释》，有林天瀑、钱熙祥2跋。	日本宝应元年1652年武村市兵卫刻本藏上海图书馆、台北故宫，有版本10余种；收于《守山阁丛书》《四部丛刊》《四部备要》；《四库未收书目》《续修四库全书提要》与《中国医籍考》载录。
1506	正德元	丙寅	古南沙铁峰居士撰	保生心鉴1卷	有本年自序。首载修真要诀及运气、六十年纪运、四时六气、天气、主气、客气等七图，参诸《月令》分二十四节气述二十四种坐、行导引功式及主治疾病，各绘图形以解炼修形体，后附《活人心法》导引八法：叩齿集神、摇天柱、舌搅漱咽、摩肾堂、单关辘轳、双关辘轳、托天按顶、钩攀诸图法。	收于《格致丛书》《寿养丛书》。收于万历间吴兴茅一相辑《欣赏续编》，有王蔡后序，大略同《修真秘要》王蔡序。
			云南嵩明兰茂（廷秀，止庵）撰，赵藩、陈荣昌辑	云南丛书医类二种5卷	兰茂个人丛书。子目：滇南本草3卷、医门揽要2卷。	1914年云南丛书处刻。
1507	二	丁卯	扶风郭孟坚编集，阳曲任好礼校正，泾阳王玎重证	疗癖经验良方1卷	有本年自序、王玎后序。作者任徽府长史，治愈其子癖积后，掇拾经验效方，托良医正任好礼参酌，医官王玎增补而成书。《联目》《大辞典》俱不载。	有清钞本藏国图，2002年收于《国家图书馆藏稀见古代医籍钞稿本丛编》影印出版。

公元 （年）	明纪年	干支	作者	书名	考证内容	版本资料
1508	三	戊辰	原题：唐·京兆孙思邈撰	银海精微 2 卷	有明齐一经序，为明人伪托孙思邈者。列五轮八廓总说，述 80 种眼病及五脏要论、审证口诀、眼科用药次第等 12 篇，列 59 方、述 135 药。	嘉靖刻本藏医学科学院、中医科学院、上海图书馆，有版本 40 种，收于《四库全书》。
1509	四	己巳	衢州刘全备（宝善，克用）等撰，亡名氏辑	明刊医书四种	子目：刘全备《病机赋》《药性赋》，陶华《伤寒琐言》，亡名氏《便产须知》。	1484 至本年先后汇刊，有刻本藏中国中医科学院。
1510	五	庚午	新安刘锡（廷爵）撰	活幼便览 2 卷	有本年自序、吴漳序，载 130 余条，卷上 30 条论抚育，明保胎原本之理；卷下 100 条述证治，究受病之原，随附经验救急之方。《续修四库全书提要》载录。	有本年初刻本藏宁波天一阁、扬州图书馆、上海中华医学会，有抄本藏上海中医药大学。
			解州李文敏辑	经验药方不分卷	无序跋，载打老儿丸、搜风顺气丸、遇仙丹等 13 方。	有 1531 年《良方类编》古燕平政堂刻本藏中国中医科学院。
			吕尚清撰	经验良方 1 卷	有本年自序，《中国医籍考》载录，"存"，笔者未见。	《联目》不载，《大辞典》"佚"。
			四明张世贤（天成，静斋）图注	图注难经脉诀 2 种 8 卷	又名《图注八十一难经辨真·图注脉诀辨真》，子目：图注八十一难经辨真 4 卷，图注脉诀辨真 4 卷，附：脉诀附方 1 卷。	有 1597 年荆山书林刻本、1683 年禅山英文堂等 75 种刊本。
			张世贤图注	图注八十一难经 8 卷	有本年徐昂序、冯翯 1554 年识语。注文简明浅显，以图释文，图注互补。何柬《医学统宗·医书大略统体》载录，万历间易名《图注八十一难经辨真》，作 4 卷，与《图注脉诀辨真》合刊，为《图注难经脉诀》。	有本年吕邦佑刻本藏上海图书馆、中医科学院，有版本 30 余种。
			张世贤图注	图注脉诀 4 卷，附：脉诀附方 1 卷	有本年徐昂序、1554 年冯翯识语，以图表注释《脉诀》。卷 1 脉赋、诊脉入式歌，卷 2 脏腑功能及病脉，卷 3 图注七表八里九道脉及其三部意义，卷 4 疾病与脉象关系。附方 1 卷，皆因脉以用药。	又名《图注王叔和脉诀辨真》，万历间与《图注八十一难经》合刊，又名《图注难经脉诀》。
1511	六	辛未	无锡谈允贤撰	女医杂言 1 卷	有上年自序、茹銮，本年谈一凤、朱恩跋。作者为女医，所治多妇人小儿，载案 31 则，包括内外科案。1585 年侄孙谈修重刻，有跋。	1585 年谈修重刻本藏中医科学院，2007 年中医古籍出版社收于《中医古籍孤本大全》。

续表

公元（年）	明纪年	干支	作者	书名	考证内容	版本资料
1512	七	壬申	临川饶鹏（九万，东溪）撰	节略医林正宗8卷	有黄玠序，综合性医书，国内早佚。乃类集仲景、东垣、河间、丹溪四子医要而成篇。1528年序刊本题为《新刊东溪节略医林正宗》。	日本内阁文库藏嘉靖刻本，2002年收于《海外回归中医善本古籍丛书》校注出版。
			施恩李辉（石洞逸叟）撰，芜湖夏珊传	夏氏小儿良方1卷	有本年夏珊引言，介绍吐、泻、惊、疳等11种病证70余方，末附丁氏传验良方98首，并载诊法歌诀28首，虎口脉纹图1幅。	有明抄本藏中医科学院，2009年收于《中医古籍孤本大全》影印出版。
1513	八	癸酉	祥符李濂（川父）撰	医史10卷	现存最早医史人物专著。前半史传医家自医和至李杲55人，后半各家文集所载10人，并补仲景、叔和、王履等6人，共71人。《四库》收于存目。	有正德刻本藏上海图书馆；日本抄本藏中医科学院；收于《续修四库全书》。
1514	九	甲戌	蒙城张子麟（恒东）辑	方外奇方1卷	无序跋，载三子养亲汤、太极丸、四寿丹等急病用方24首。	收于《良方类编》，有1531年古燕平政堂刻本藏中医科学院。
			张子麟辑	新刊经验秘方1卷	有本年郝绅序、自后序，载验方28首。	收于《良方类编》。
1515	十	乙亥	义乌虞抟（天民，花溪，恒德老人）撰	医学正传8卷	有本年自序、凡例，首列医学或问50条，次分述各科常见病证，依次论证、脉法、方治，学宗丹溪，并附家传方、个人验方、验案、心得体会。	本年初刻本仅残卷，嘉靖、万历多种刻本藏中医科学院、上海中医药大学、浙江图书馆等，1965年有排印本。
			虞抟撰	苍生司命8卷	1677年徐开先校订本有李锦序，综合性医书。卷首载经论总抄、四言举要、内景图及解、风寒感冒、药性，凡5篇；分元亨利贞4集，述症68种，有论有方，宗丹溪之说。	清初还读斋刻本藏中医科学院、天津中医药大学，中医古籍出版社有影印本，中国中医药出版社有校注排印本。
			吴县薛己（新甫，立斋）编	医学指南10卷	国内未见载录，笔者未见。	日本内阁文库藏原枫山官库旧藏明刊本。
			宋·南康崔嘉彦（希范，子虚，紫虚真人）撰，明·蕲州李言闻（子郁，月池子）删补	四言举要1卷	以四言歌括论脉，首脉象生成，次诊脉部位、平息、定位、四时、三部九候；以浮沉迟数四脉为纲，触类引申以言诸脉；末则妇儿脉、奇经八脉、真脏脉。	附于《濒湖脉学》，收于《苍生司命》《汪氏医学六种》《医门初学万金一统要诀》《脉学本草医方全书》《却病延年全书》等。

续表

公元(年)	明纪年	干支	作者	书名	考证内容	版本资料
1515	十	乙亥	原题：崔嘉彦撰，蕲州李言闻删补	医方药性赋8卷	方剂本草学著作，歌赋体。另有卷首、末各1卷。笔者未见。	有1888年鸿雪山房刻本藏浙江中医药大学，1904年宝庆勤学书舍刻本藏天津图书馆。
			亡名氏汇刻	平阳府所刻医书六种20卷	子目：王惟一《新刊铜人针灸经》7卷，《新刊西方子明堂灸经》8卷，《新刊华佗玄门脉诀内照图》1卷，亡名氏《养生导引法》1卷，混沌子撰鲁志刚注《锦身机要》2卷，王蔡《修真秘要》1卷。	本年山西平阳府刻本藏中国中医科学院。
			亡名氏撰，闽中王蔡传	修真秘要1卷	有1513年王蔡序、本年云崖道人跋。载仙人抚琴、仙人存气开关、绞丹田、仙人指路、九九登天等49种导引功式及图形、释义、主治疾病。	收于《格致丛书》《平阳府所刻医书六种》。
			毗陵混沌子撰，毗陵鲁至刚注	锦身机要2卷	前有毗陵鲁至刚叙，养生类著作，锦身即导引。导引法36式作36绝句36图以述功式大意，又注其动作要领，末附大道修真捷要选仙指源篇及天地总图、火候图等7图。	收于《平阳府所刻医书六种》《格致丛书》。
1516	十一	丙子	义乌傅滋（时泽，浚川）撰	（新刊）医学集成12卷	有1510年自序，本年刘蓓、扬必进、虞守随三序，综合性医书，有目录、凡例，述证220门。	有本年刻本藏上海图书馆。
			傅滋撰，钱塘胡文焕（德甫，全庵，抱琴居士）校	医学权舆1卷	以七言歌诀述中风、伤寒、内伤、伤风、瘟疫等68证，详其病因、脉证、方药；末为七方十剂、君臣佐使、药性阴阳。	收于《寿养丛书》。
1517	十二	丁丑	亡名氏辑	诊脉须知5卷	多种宋时脉书之集合，卷1为吴洪《脉赋解义》，卷2、3引诸家言论，若杜天师、陈真人及《王叔和脉赋》，自成体系，卷4蔡元定《脉经》，卷5小儿脉诊，兼及听声察色，尤详指纹。	成书于1523年前，姑定本年。日本内阁文库藏，录于《海外回归中医善本古籍丛书》。
1518	十三	戊寅	盱眙蔡维藩（邦卫，安东老牧）撰	痘疹方论1卷	有本年自序，载医论40篇，阐述痘疹病因、预防、调摄、传变、各期证治，详兼变证。	1594年吴勉学校刻，收于《痘疹大全八种》。
			宋·符离陈文中（文秀），蔡维藩撰，歙县吴勉学（师古，肖愚）辑	陈蔡二先生合并痘疹方1卷	儿科学痘疹著作。子目：陈文中《小儿痘疹方论》，蔡维藩《痘疹方论》合编。	收于《痘疹大全八种》，有单行本。

公元（年）	明纪年	干支	作者	书名	考证内容	版本资料
1519	十四	己卯	元·余姚滑寿（伯仁，樱宁生）原撰，祁门汪机（省之，石山）增注	读素问钞4卷	又名《黄帝素问钞》，作7卷。原书3卷，分脏象、经度、脉候、病态、摄生、论治等12类，汪机增注撰序，附《补遗》1卷。《四库存目》著录，改名《续素问钞》，题为9卷。	1526年程𬱟刻本藏浙江图书馆，收于《汪石山医书八种》。
			汪机撰辑	汪石山医书八种29卷	子目：戴起宗《脉诀刊误集解》2卷附录2卷，滑寿《续素问抄》4卷，戴原礼《推求师意》2卷，汪机《石山医案》3卷附1卷、《运气易览》3卷、《针灸问对》3卷、《外科理例》7卷，《痘治理辨》1卷附方1卷。汪机弟子陈桷本年刊有《汪石山医书七种》，少《脉诀刊误集解》。	1522至1534年间祁门汪氏祠堂陆续刊行，1921年上海石竹山房有石印本，1633年有汇刻本。
			汪机撰，歙县吴勉学（师古，肖愚）辑校	医学原理13卷	综合性医书，前有自序。述经络穴法、六淫之邪及气血之病、内伤诸症、妇儿科证治，以内科诸证为主，各门前有"丹溪活套"，分列病论、脉法、治法、诸方。	有明刻本藏国图、天津图书馆、上海中医药大学，有抄本藏中国中医科学院。
			汪机撰	医读7卷	有1669年程应旄序，医学入门书。以四言韵语述药性、脉候、病机、方括，载各科病症94种，列292方，析151药。	1669年程应旄校订本藏上海中医药大学、南京图书馆，有抄本藏苏州图书馆。
1520	十五	庚辰	古洮周宏撰	卫生集4卷	残存卷3，内容：瘤冷、面鼻耳发、眼目、咽喉、口齿、积聚、黄疸、消渴、肿胀、腰疼、脚气、痔漏、疝气。《四库全书提要》谓，前有自序，复系以五言律诗，其论外感、内伤、湿热、杂病法四大家。未见全本为憾。	有弘治刻本残卷藏上海中医药大学；《四库》收于存目。
			高邮王磐（鸿渐，西楼）撰	野菜谱1卷	有自序和张绶跋，无纪年。记野菜60种的别名、采集时间、食用方法，题下有注，注后系以歌诀，各绘图于其下。后姚可成改题续补草类45种、木类15种为《救荒野谱》及《补遗》。	抄本藏中国中医科学院，收于《农政全书》。

公元（年）	明纪年	干支	作者	书名	考证内容	版本资料
1520	十五	庚辰	吴县薛己（新甫，立斋）撰	食物本草2卷	按水、谷、菜、果、禽、兽、鱼、虫、味分类，记载食物385种，内容类同卢和《食物本草》。卢氏卒于1515年，早于薛书，故卢氏当为原作者。	为薛氏《本草约言》卷3、4，有明刻本藏中医科学院，并有日本万治三年庚子田原二左卫门刻本。
1521	十六	辛巳	原题：江陵汪颖撰	食物本草2卷	类同于卢和《食物本草》，与薛己《本草约言》卷3、4。李时珍谓，正德间汪颖得卢和稿，厘为2卷，剽窃卢书明矣。后钱允治评注驳正，补其缺失，重订为7卷，有1620年序。	有1620年钱允治刻本藏医学科学院、北京大学、上海中医药大学、大连图书馆。
			亡名氏撰	针灸捷径2卷	无序跋，卷上载正、伏头面腧穴图及针灸禁忌、同身寸法、汗吐下刺法，辨穴为主，出《针灸资生经》；卷下载针灸处方186首，一方一图，间附方解，出元《针灸集成》。	不题撰梓人名氏，约成书于正德、嘉靖间，姑作本年。收于《海外回归中医善本古籍丛书》。
			原题：明·歙县程玠（文玉，松崖）撰	程松崖先生眼科应验良方1卷	前有1869年林植棠序，与程正通《眼科全方集蒙》林植棠序同，卷端署古歙槐塘程松崖眼科。清歙县程正通字松崖撰，而误归明程玠。玠成化进士，而诸书首见于1867年。二程均字松崖，而玠名震天下，远胜正通，故误植。程氏眼科尚有《眼科易知录》《歙西槐塘松崖程正通先生眼科家传秘本》《眼科全方集蒙》等。	又名《程松崖先生眼科》《松崖眼科》《眼科良方》，有1869年浔江林植棠、1874年陕西西安老川心店竹林堂萧家、1886年姑苏来青阁等多种刻本。
1522	嘉靖元	壬午	楚黄潘之泮（半水）撰	因应便方2卷	无序跋、目录，卷1顺时宜、卫生却病、灵剑子坐功及养生却病20方，卷2各科病方。	有明刻本藏中国中医科学院。
			泸州韩懋（天爵，飞霞道人）撰	韩氏医通2卷	有本年自序、黎颙序、李坦后跋，载绪论、六法兼施、脉诀、处方、家庭医案、悬壶医案、药性裁成、方诀无隐、同类勿药9章。《续修四库全书提要》载录。	收于《六醴斋医书十种》《周氏医学丛书》《中国医学大成》。
			京口宁原（山矖）撰，钱塘胡文焕（德甫，全庵，抱琴居士）校辑	食鉴本草2卷	无序跋。分兽、禽、虫、果品、米谷、瓜菜六部，载255种食物之性味功治，引前人论述及方剂，附《养生食忌》《急救解毒诸方》及《养生导引法》。《续修四库全书提要》载录。	有1592年胡文焕会文堂刻本，收于《寿养丛书》。

公元（年）	明纪年	干支	作者	书名	考证内容	版本资料
1522	嘉靖元	壬午	吴县俞弁（子容）撰	续医说10卷	医史著作，有本年自序、1534年吴恩、1537年陆师道序及黄省曾、陆粲跋。选录历代文献医学掌故及奇闻轶事凡27门228则，以补宋代张杲《医说》。《续修四库全书提要》载录。	日本万治元年（1658）刻本藏上海中医药大学，收于《中国医学珍本丛书》，与张杲《医说》合并出版。
			鄞县高士（克学，志斋）撰	志斋医论2卷	医话医论，学宗丹溪。上卷专论痘疹，下卷杂论阴阳六气血脉虚实。《四库》收于存目，《四库存目丛书》未收，《中国医籍考》未见，《联目》不载，《大辞典》谓已佚。	查找无着，当佚。
1523	二	癸未	元·金陵戴起宗（同父）撰，祁门朱升（允升，枫林）节抄，祁门汪机（省之，石山）补订	补订脉诀刊误2卷	前有上年程师鲁序、本年汪机序。戴氏原撰于1365年，后佚；1485年朱升得秘本，节录其要；汪机为之补缺正讹，取诸家脉书要语，撰《矫世惑脉论》附于后，以扩《刊误》未尽之旨。为《脉诀刊误》之通行本。	有本年及1596、1633年等多种明刻本，收于《汪石山医书八种》《周氏医学丛书》《丛书集成初编》等。
			戴起宗原撰，汪机附录	脉诀刊误附录1卷	有《诊脉早晏法》等13篇，乃汪机"取诸家脉书要语及予所撰《矫世惑脉论》附录于后，以扩《刊误》未尽之旨"者。	附于《脉诀刊误》后，非独立成书者，《四库全书》收录，《中国医籍考》作专条载录。
			李汛（彦夫，镜山散人）撰	石山居士传不分卷	明代名医汪机传记，述姓氏、字号、世系、里籍、学医、及行状，末列其著述，附《辨明医杂著忌用参芪论》。	附刊于《石山医案》后，又有抄本藏上海中医药大学。
1524	三	甲申	原题：鄞县张介庵氏撰	保生余录2卷	有本年赖恩序、1536年顾邦重跋，方书。分6科37类，载方428首。赖恩序称古有是书，"鄞乡致张君廷韶先君子介庵先生尹齐东时，刻梓印行以惠人"，则非张介庵所撰亦明，似周定王书而介庵刻梓，赖氏又重梓者。	《联目》《大辞典》不载，日本内阁文库藏嘉靖间刊本2册，署为张介庵撰，收于《海外回归中医善本古籍丛书续编》。
1525	四	乙酉	萧山魏直（廷豹，桂岩）撰	博爱心鉴2卷	又名《痘疹博爱心鉴》，有本年自序、1518年蒋槐序。上卷为痘疹图说方论，下卷为痘疹证治及药性。《续修四库全书提要》载录。有节要本名《博爱心鉴撮要》。	收于《痘疹大全》《心印绀珠经·二难宝鉴合刻》。

公元（年）	明纪年	干支	作者	书名	考证内容	版本资料
1525	四	乙酉	栝苍吴球（荛山）撰	方脉主意2卷	有本年自序，及1523年李端《赠荛山吴天球诗》。载《方脉总要》等111则，以七言歌诀述妇人门4则，妊娠门13则，产后门12则。	国内已佚，广西师范大学出版社收于《美国哈佛大学哈佛燕京图书馆藏中文善本汇刊》影印出版。
			吴球撰	新刊京本脉诀疏义1卷	有本年著者《方脉主意》自序置前，卷首署"栝苍后学荛山吴球句解，处州府推官静斋接武校正刊行"，疏解《脉诀》180余则。	同上。
1526	五	丙戌	祁门汪机（省之，石山）撰	素问补注1卷	即附于滑寿《读素问钞》后的附录，《千顷堂书目》题作《内经补注》。	《读素问钞》本年程玘刻本，藏浙江中医药大学。
1527	六	丁亥	意远和尚辑	秘传打损扑跌药方3卷	有1740年砚田氏序。内容：附图述人身骨节和受伤部位，伤科54方，经验良方，药性赋。	收于《伤科集成续集》，南京中医药大学有亡名氏1740年抄本3卷，亦为是书。
			余姚劳天池撰	劳氏家宝不分卷	有本年自序，末附《宋氏伤科验方》。	有抄本存上海中医药大学，2007年中医古籍出版社收于《伤科集成续集》排印出版。
1528	七	戊子	元·义乌朱震亨（彦修，丹溪）原著，明·永嘉侯弼（公辅）编校	丹溪治痘要法1卷	首节录《痘疹陈氏方论》，载痘疮将出、初起、见点、分气血、表里、虚实、黑陷及总解痘疮毒、清浊勇怯与寒热鉴别、倒靥、痒塌、疏密、干湿、黑白、伤眼、痘后风、痘痈等鉴别诊治方药，附案2则，末小儿思惊证。	收于本年童氏乐志堂刻《奚囊广要》，见2005年上海中医药大学出版社《丹溪逸书》。
			慈溪赵继宗（敬斋）撰	儒医精要不分卷	有本年自序，载医论38篇，概说医道，描绘五脏之图，论脉理，道伤寒、伤暑、痰、痘疮，阐述用方用药心得，于前人多所批评。	原佚，2003年人民卫生出版社收于《海外回归中医善本丛书》排印出版。
			吴县薛己（新甫，立斋）撰	口齿类要1卷	无序跋，载茧唇、口疮、齿痛、舌证、喉痹、喉间杂证、诸鲠喉等12类口腔疾病，附验案方剂。	收于《家居医录》《薛氏医案》《中国医学大成》。
			薛己撰	外科心法7卷	有1525年沈冬魁序，卷1-2各家医论，卷3-6外科诸证医案及针灸法，卷7方药，附《外科选要》验方20首。	本年新书堂刻本藏中医科学院，收于《薛氏医案廿四种》。

公元（年）	明纪年	干支	作者	书名	考证内容	版本资料
1528	七	戊子	薛己撰	外科经验方 1 卷	前后无序跋，载肿疡、溃疡、疔疮、乳痈、瘰疬、咽喉口齿、囊痈、下疳、痔疮、便毒、悬痈、臁疮、汤火伤、小儿丹毒等 13 种外科病 70 方。	有明刻本藏陕西省中医药研究院；收于《薛氏医案廿四种》。
			薛己撰	外科发挥 8 卷	有本年张淮序，载肿疡、溃疡、溃疡作痛、溃疡发热、发背、脑疽、鬓疽、时工序、疔疮、臀痈、脱疽、肺痈肺痿、肠痈等外科病证 31 种，并附治验。	明刻本藏医学科学院、浙江图书馆、泸州图书馆；收于《薛氏医案廿四种》。
			祁门汪机（省之，石山）撰	运气易览 3 卷	有本年自序、1533 年程廷彝跋。以图、歌、论阐述运气主病、证候、治法，载六气主病方 6 首、五运主病方 15 首。	1533 年刊行，收于《汪石山医书八种》《医统正脉》。
			钱塘陈谏（直之，苠斋）撰	苠斋医要 15 卷	作者为陈木扇妇科传人，有本年自序、胡世宁、吴批、陈珂、韩廉序及黄泰、金廷瑞跋，为综合性医书，载各科证治，而以妇科内容见长。	《联目》《大辞典》不载，国内无存，录于《海外回归中医善本古籍丛书》。
			亡名氏撰，无锡周敏学校	保产育婴录 2 卷	无序跋，保产 8 篇，育婴 15 法，末署无锡周敏学校阅。《中国医籍考》"未见"。	收于童氏乐志堂刻《奚囊广要》。
			亡名氏辑	奚囊广要（5 种 5 卷）	有 1558 年秦氏序。医书子目：保产育婴录、丹溪治痘要法、备急海上仙方、物类相感志、风水问答各 1 卷。	本年童氏乐志堂刻本藏国图，收于《北京图书馆古籍珍本丛刊》。
			亡名氏撰，明·句吴姚咨（潜坤居士）校正	物类相感志不分卷	不著撰者，无序跋，分身体、衣服、饮食、器用、药品、疾病、文房、果子、蔬菜、花竹、禽鱼及杂著 12 门，述物类相关，颇合医理。《补五代史艺文志》杂家类载僧赞宁《物类相感志》1 卷，未知是否同书，或言苏东坡撰，当考。	收于本年童氏乐志堂刻《奚囊广要》。
1529	八	己丑	鄞县高武（孤梅）撰	针灸节要 3 卷	有 1537 年黄易序，研究经典以溯其源。难经节要，先补泻，次五俞，次经脉，以类相从，不拘旧篇次；素问节要，先九针，次补泻，次诸法，次病刺，次经脉空穴，不拘旧篇目。《四库》收于存目。	1537 年与《针灸聚英》合刊，有陶师文本藏中医科学院，日本冈本一抱子 1753 年重刊，改题《针灸素难要旨》，有多种版本，收于《中国医学大成》。

公元（年）	明纪年	干支	作者	书名	考证内容	版本资料
1529	八	己丑	高武撰	针灸聚英4卷	有本年自序、凡例、集用书目，汇编十余种针灸文献而穷其流。卷1经络空穴类，卷2诸病取穴治法，卷3诸论针法，卷4针灸歌赋。《四库》收于存目。	与《针灸节要》合刊。日本1640年重刊改为8卷，题《针灸聚英发挥》，《中国医籍考》据此载录。
			元·余姚滑寿（伯仁，撄宁生）编辑；镇江丁瓒（点白）补正；永嘉王宫辑录	素问抄补正不分卷	有本年丁瓒自序。体例仍如原本分12类，注文增加部分王冰注，后附《五运六气主客图》和滑氏《诊家枢要》。丁氏嘉靖进士，温州知府，《医籍考》引《休宁县志》作休宁西门人，字汝器，误。	有本年京口丁氏温州刻本藏上海图书馆、上海中医药大学。
			吴县薛己（新甫，立斋）撰	保婴粹要1卷	前后无序跋，述小儿外科疾病19种，《中国医籍考》卷75载录，"存"。	收于《家居医录》《薛氏医案十六种》。
			薛己撰	正体类要2卷	有陆师道序，伤科著作，明伤骨书自薛己始。上卷主治大法、扑伤治验、坠跌金伤治验、烫炙伤治验；下卷诸伤方药。	收于《家居医录》《薛氏医案》《中国医学大成》。
			元·胡元庆（鹤溪）原撰，薛己校补	痈疽神秘灸经校补1卷	有1527年薛己序，灸治痈疽专著。分论14经脉中治痈疽腧穴及主治，附插图，后附《看内痈疽诀法》。1561年彭用光注释，收于《简易普济良方》为其卷6，题：痈疽神妙灸经。	《薛氏医案》诸种未见收录，中国医学科学院图书馆藏有日本享保十四年（1729）铁研斋翻刻本。
			金·真定李杲（明之，东垣老人），元·义乌朱震亨（彦修，丹溪）等原撰；明·辽简王朱植辑	东垣十书12种22卷	有本年光泽王序与王肯堂序，子目：李杲《兰室秘藏》《脾胃论》《内外伤辨惑论》，崔嘉彦《脉诀》，朱震亨《格致余论》《局方发挥》，王好古《此事难知》《汤液本草》，王履《医经溯洄集》，齐德之《外科精义》。附：王好古《医垒元戎》《斑论萃英》。	有嘉靖梅南书屋刻本等20余种刊本，《四库》收于存目，别本或无所附2种。光泽王与王肯堂序录于《汤液本草》。
1530	九	庚寅	祁门汪机（省之，石山）撰	针灸问对3卷	有本年自序，1532年程镒序，以问答形式述脏腑经络、营卫气血及刺灸方法和腧穴。	有本年刻本藏上海、安徽、江西图书馆。收于《汪石山医书八种》《四库全书》。
			常熟钱椿年（宾桂，兰翁）撰，吴郡顾元庆（大有，大石山人）删校	茶谱1卷	有顾元庆序。分茶略、茶品、艺茶、采茶、藏茶、制茶诸法、煎茶四要、点茶三要、茶效，附《石竹炉并分封六事》。	收于《说郛续》卷37。

公元（年）	明纪年	干支	作者	书名	考证内容	版本资料
1531	十	辛卯	祁门汪机（省之，石山）撰	外科理例7卷	有本年自序、自赞、陈桷序及1541年陈桷题词。正文7卷述外科常见病，并附验案，附方1卷载256方。主张外必本于内，提出托里、疏通、和荣卫三大治则。	本年祁门朴墅汪宅刻本藏中医科学院、山东图书馆、北京、上海中医药大学；收于《汪石山医书》《四库全书》。
			汪机原撰，休宁陈桷（惟宜）编辑	石山医案3卷	门人陈桷编纂，有程曾序。卷上荣卫气血、内科医案，卷中外、妇、儿案，卷下《答银宋公书》，附录1卷，陈钥《病用参芪论》、镜山散人李汛彦夫撰《石山居士传》。	本年陈桷校刻本藏中医科学院、哈尔滨医科大学、上海中医药大学，收于《四库全书》《汪氏医学丛书》。
			西安何大英（经才）撰	发明证治10卷	全书3篇，首《发明证治》，分风寒暑湿燥火等门论病证，列方治；次《精义语录》，举病机30余条，详谨疾养身之义；末《南市心术》，述针灸诸法。3篇合刊，以首篇名全书。	有本年刻本残卷藏宁波天一阁。《联目》载为何经才撰，经才似为大英之字。
			关西杨瑞辑	良方类编4种不分卷	子目：张子麟《新刊经验秘方》《方外奇方》，李文敏《经验药方》，杨瑞《极效数方》。	有本年古燕平政堂刻本藏中国中医科学院。
			杨瑞辑	极效数方不分卷	有本年自跋，载七圣万灵丹、道明子膏、治小儿痘疹方、引经散、都总膏、至宝膏等。	收于《良方类编》。
1532	十一	壬辰	祁门汪机（省之，石山）撰	痘治理辨1卷（一作3卷）	有上年自序及1534年胡希绍题词。以魏直《博爱心鉴》之理，辨析各家痘疹之论，附痘图痘方1卷，有汪机引言。	收于《石山医案》《汪石山医书八种》。
			吴县薛己（新甫，立斋）撰	原机启微附录1卷	有本年自序，载论目为血脉之宗、论目昏赤肿翳膜皆属于热、论目疾宜出血最急、论内障外障、论瞳子散大、论倒睫赤烂、论目不能远视为精气不足、论目疾分三因、论贼针眼、论贼针眼、先哲治验等十篇。	附于《原机启微》后，本年刻本藏首都、黑龙江、浙江图书馆，见《薛氏医案》《十竹斋刊袖珍本医书十三种》。
1533	十二	癸巳	潮阳盛端明（希道，程斋，玉华子）撰	程斋医抄撮要5卷	有本年自序。盛氏撰《程斋医抄》140卷，卷帙繁多而摄其要，以《内经》《脉经》诸书为经，集历代名医所论分门为治，得妇科3卷，儿科、内伤各1卷。国图藏有玉华子《程斋医抄秘本》8卷，属内科，与此书并不相同。	国内早佚，日本内阁文库藏有吉田意庵旧藏及红叶山文库旧藏本年序刊本，2002年收于《海外回归中医善本古籍丛书》出版。

公元 （年）	明纪年	干支	作者	书名	考证内容	版本资料
1533	十二	癸巳	盛端明撰	程斋医抄秘本 8 卷	无序跋，卷 1 目录，卷 2 痨瘵、卷 3 内伤，卷 4 外感门湿，卷 5 脚气，卷 6 咳嗽，卷 7 遗精，卷 8 虚损。	国图藏宝善堂抄本，收于《国家图书馆藏稀见古代医籍钞稿本丛编》2002 年影印出版。
1534	十三	甲午	乌程王銮（文融，容湖）撰	幼科类粹 28 卷	撰于正德末，有朱云凤序；本年初刊，李濂为序，有后序。卷 1 - 2 为总论，余分初生、惊风、诸疳、疟、痢等 25 门论治。《乌程县志》称王元吉撰，《浙江通志》谓王銮字元吉，皆误。	有嘉靖刻本藏天津医学高等专科学校，有抄本藏中国中医科学院，1984 年中医古籍出版社有影印本。
			武陟何瑭（粹夫，柏斋）撰	医学管见 1 卷	有本年自序，医话医论，凡 22 篇，因读《素问》及《玉机微义》而作。主于大攻大补，非中和之道；其论金石药 1 条则为名言。载《柏斋文集》卷 10。	日本文政四年（1821）丹波手校本藏内阁文库，人民卫生出版社收于《海外回归中医善本古籍丛书》出版。
			何瑭撰	阴阳管见 1 卷	有引言，述阴阳动静明晦、体用离合之理，与天文地理、医卜方技、仙佛之蕴，一以贯之。《联目》《大辞典》不载。	收于《明世学山》《百陵学山》《学海类编》。
			仁和叶文龄（德徵，石峰子）撰	医学统旨 8 卷	综合性医书，有本年自序及 1572 年邹琏序。卷 1 论脉；卷 2 - 4 述小儿、疮疡、五官口齿病；卷 5 - 7 方剂；卷 8 药物、药性。	次年初刻，1572 年重刻本藏上海图书馆。
			浦江戴思恭（原礼）原撰，祁门汪机（省之，石山）编录，休宁陈桶（惟宜）校刊	推求师意 2 卷	有本年汪机、王讽序。原礼为推阐其师朱丹溪未竟之意而为此书，分上下卷，述症 58 种。未刊，汪机于歙县得其本而抄录编次，题写书名；后由其门人陈桶校刊，收于《汪石山医书八种》。	本年刻本藏中国中医科学院，有 1834 年刻本；收于《四库全书》；1984 年江苏科技出版社有校正排印出版本。
			戴思恭撰	症治晰疑录 4 卷	无序跋，载录中风至伤寒 32 种内科疾病证治。《联目》《大辞典》不载。	有抄本藏中医科学院，收于《中医古籍孤本大全》。
1535	十四	乙未	余姚黄济之（世美，世仁）撰	本草权度 3 卷	虽名本草实属综合医书，成于正德间，初刊于本年，有钱嵘序、董汉儒跋，载谢丕《孝子传》、王守仁《终慕记》。1621 年冒名《丹溪手镜》，1775 年冒名《脉因症治》，伪托丹溪盛名，竟得大行于世。	现存刻本多有残缺，唯中国医学科学院所藏日本抄本为全本，中医古籍出版社据此本有影印线装本。

续表

公元（年）	明纪年	干支	作者	书名	考证内容	版本资料
1535	十四	乙未	亡名氏撰，邵阳徐明善传	济生产宝论方2卷	有王子冲序，卷上《济生产宝论》《产宝病源论》《精血论》《月经不调论》《妇人论》《求子论治》等论，卷下《郭稽中产后二十一证论评方》。	嘉靖金陵书林雷鸣刻本藏浙江图书馆，收于《湖湘名医典籍精华》排印出版。
			亡名氏撰	献药供牲经不分卷	彝族医药著作，以毕摩巫师献药诵经形式述胎儿生成、发育、幼儿成人直至年老的生命过程，及药物采集、炮制、煎煮、配伍等。有手写本和彝汉对照本。	《联目》《大辞典》俱不载，据《中医文献辞典》载录，笔者未见。
			汝阳张景（西墅）撰	补疑狱集6卷	《四库·子部法家类》载《疑狱集》10卷，卷1-4为和凝、和㟉书，卷5-10仍为《疑狱集》，署"明张景撰"，即是《补疑狱集》，共182条，所记皆平反冤滥、抉摘奸慝之事。	收于《四库全书》。
1536	十五	丙申	元·义乌朱震亨（彦修，丹溪）原撰，休宁方广（约之，古庵）辑	丹溪心法附余24卷	有本年自序、贾咏序及立书本旨、凡例，卷首1卷，载《本草衍义补遗》及《十二经见证》6篇论文等，篇目依《丹溪心法》，分21门100余证。	本年姚文清初刻，至民国有刻本石印本20余种。2015年中国中医药出版社有校注排印本。
			方广撰	古庵药鉴2卷	分风、热、湿、燥、寒、疮、实、虚8门，述药物性味功效。徐人凤《医法指南》卷1有《古庵药鉴余论》，言其书"欲人按病察方，按方察药，药性与病情相对"，"则药无不效，病无不瘳"。	有陶湘抄本藏中国科学院，收于《丹溪心法附余》，贺岳《医经大旨》，皇甫松《本草发明》，徐人凤《医法指南》。
			祁门汪机（省之，石山）撰，新安陈桷（惟宜）辑	伤寒选录8卷	有本年自序、1538年程序、李汛、程文杰、陈桷题词，有石山先生像、石山先生自赞。仿王履次序，以伤寒例居首，诸病篇次之；仿成氏例，摘取六经诸证条中之一，别为发明；有论无方者补之。凡143条。	《联目》不载，《大辞典》"佚"，国内无存，日本内阁文库藏1575年敬贤堂刊本，收于《中医古籍孤本大全》线装影印出版。
			四明万表（民望，鹿园）撰	万氏积善堂集验方3卷	万表1520年中武进士，累官淮安总兵，提督漕运，卒年59岁。卷上《万氏方广嗣要语附方》及妊娠小儿宜忌，后有识语；卷中《积善堂秘验滋补诸方》，附元王隐君《论童壮》《论衰老》文，后亦有识语；卷下《万氏积善堂集验方》64方，共160余方。	有本年余氏刻本藏中国中医科学院。《中国医籍考》载万邦孚《万氏积善堂秘验滋补诸方》1卷。

公元（年）	明纪年	干支	作者	书名	考证内容	版本资料
1537	十六	丁酉	吴江吴禄（子学，宾竹）编撰	食品集 2 卷	有上年许应元、苏志皋 2 序，本年沈寀序。分谷、果、菜、兽、禽、虫鱼、水 7 类述食品 342 种，附《食治通论》2 卷，五味所补、伤、克、禁、宜、忌 6 篇，五谷、果、畜、菜充养五脏四篇，食物相反、忌食及诸毒。	有抄本藏国图，1982 年中国书店影印出版。
1538	十七	戊戌	元·宣州徐文中（用和）原撰，明·历城胡嗣廉校编	加减灵秘十八方 1 卷	前后无序跋，以防风通圣散、小续命汤、平胃散、理中汤、甘桔汤等 18 方加减变化为 300 余种，附补中益气等 4 方。《四库全书提要》不知何人所辑，丹波谓，收于《瞿仙活人心》下卷，演徐文中之方所编。	有抄本藏上海中医药大学，收于《六醴斋医书》，《四库存目丛书》据以影印。
1539	十八	己亥	洛阳孙应奎（文宿，东谷）撰	内经类抄不分卷	《内经》摘要分类本。作者正德十六年进士，官至户部尚书，好医方。	原书未见，据《联目》《大辞典》载录有本年刻本藏宁波天一阁。
			义乌叶廷器（子玉，慕通）撰	世医通变要法 2 卷	有本年顾鼎臣、朱鹄、郑廷鹄序，唐志澜跋，综合性医书。卷上列内伤杂病 100 证，兼及六经病及皮肤病，卷下列外科、五官、儿科、妇科 110 证。	有本年刻本藏上海图书馆，1993 年中医古籍出版社收于《中医古籍孤本大全》影印出版。
			栝苍吴球（茭山）撰	诸证辨疑 4 卷	有明刻残卷藏中医科学院，扉页、序、目录、卷首俱不存，存者首论脾胃内容，有食疗养脾法一方，后为"风论"，内容完整。卷 1 为《伤寒治法捷径》。	日本公文图书馆藏万历丁酉本作 6 卷，收于《海外回归中医善本古籍丛书续编》。
			吴球撰	活人心统 4 卷	有本年郑临序、著者之言及陈莘《题茭山吴翁小像后》，综合性医书。卷 1 治症纪纲 58 条，余论各科证治，内科为主。	久佚，日本内阁文库藏江户抄本，收于《海外回归中医善本古籍丛书》排印出版。
			昆山杨起（远林，长病老人）撰	简便单方俗论 2 卷	又名《合刻简便单方》，《中国医籍考》作《经验奇效单方》。有本年自序，杨铨 1542 年重刻后序，卷上风门至疮疡 12 门，卷下痰饮至劝善 12 门，共 24 门。	上海图书馆藏 1542 年刻本 2 册及 1583 年姚弘谟刻本。
			亡名氏撰	神农皇帝真传针灸图 2 卷	托名神农皇帝，为《神农皇帝真传针灸图》1 卷与《神农皇帝真传针灸经》1 卷合抄，当出于明人之手。《联目》《大辞典》不载，国内久佚。	日本京都图书馆藏抄本，人民卫生出版社收于《海外回归中医善本古籍丛书》排印出版。

公元（年）	明纪年	干支	作者	书名	考证内容	版本资料
1540	十九	庚子	萧山魏直（廷豹，桂岩）撰	博爱心鉴撮要1卷	为《博爱心鉴》节要本，痘疹专著。载痘疹图10余幅及文字诠释，痘疹顺逆险诸证治。	收于《心印绀珠经·二难宝鉴合刻》。
			昆山顾鼎臣（九和）撰辑	医眼方1卷	有自序、1532年屠应峻跋、本年洪慎跋及1814年日本采真序。载八物解毒丸、二物汤与妊娠五忌、小儿五宜、慎疾摄生、东坡养目、埊极老按摩法，次以点乳法、灸法及目疾诸方法、洗眼方，末述点盐法。《联目》不载，《大辞典》"佚"，《中国医籍考》、崔秀汉《朝鲜医籍通考》载录。	有日本文化十一年（1814）东都书林万笈堂英平吉刻本藏日本早稻田大学，笔者从其图书馆网站得读。
1541	二十	辛丑	明太医院原本；万安罗必炜（右源，光国）参订	医门初学万金一统要诀分类10卷	二层楼格式，卷首《四言举要》；次《青囊药性赋直解》5卷，上栏初学万金一统要诀、用药法象、五脏补泻主治例、诸药主病等，下栏诸品药性阴阳论、各部药、服药活法；次《医方捷径》，上栏诊法，自诊脉至捷诸歌，下栏伤寒、暑、湿及妇人小儿诸病证治；末为用药汤散方剂。	有1888年南京李光明庄刻本、1893年澹雅书局刻本、1897年经纶元记刻本等，有版本10种。
			罗必炜辑	太医院增补医方捷径2卷	入门参考书，二层楼格式，上栏诊法，自诊脉至捷歌至诸诊杂病生死、察脉歌等，下栏诸病证治，自伤寒传变歌、证治歌，风、寒、暑、湿、疟、痢，以及咳嗽、消肿、宿食等杂病证治，以至妇人类、小儿类证治。又有药性赋、药诀183首，及增补分门别类药性等。	罗氏诸书成于嘉靖间，具体撰年不详，姑定本年。与《青囊药性赋直解》合刊名《太医院增补药性赋医方捷径真本》。
			罗必炜辑	太医院增补青囊药性赋直解3卷	歌诀类入门读物，又名《鼎刻京板太医院校正分类青囊药性赋》。二层楼格式，内容与《雷公炮制药性赋》略同。载药性赋、珍珠囊、用药法象，录药486种。卷上署：太医院罗必炜校正，卷中下署：太医院罗右源校正，	有明闽建书林刻本，1768年文光堂刻本等版本；与《医方捷径》合刊为《药性赋医方捷径》。
			罗必炜辑	医方药性合编2种5卷	子目：《太医院增补青囊药性赋直解》三卷，《太医院增补医方捷径》二卷。二层楼格式，有药相主持五脏论、用药身梢论、用药丸散论、类集汤散诗、增补汤散诗。	最早为明末泰和堂刻本。

公元（年）	明纪年	干支	作者	书名	考证内容	版本资料
1541	二十	辛丑	洛阳孙应奎（文宿，东谷）撰	医家必用1卷	有本年自序、张裕序。收方160余首，多宋元及明初名家效方。1548年张批重刊有序；嘉靖末传朝鲜，活字重刊，有尹春年跋；1553年作者又为《医家必用类选》4卷。	国内原佚，日本内阁文库藏有江户抄本，2002年收于《海外回归中医善本古籍丛书》出版。
1542	二十一	壬寅	麻城刘天和（养和，松石）撰	松篁岗刘氏保寿堂活人经验方4卷	有1608年吕颙序、次年澹庐主人识语，成书于1542至1545年间，姑作本年。分诸病、诸风等25门，载方150首。	有1608年吕颙刻本藏上海图书馆。
			李荣（岚溪，樵阳子）撰	闺门宝鉴1卷	妇产科著作，载胎前产后病22种，善用通畅回生丹、济阴补宫丸。与《博爱心鉴撮要》合编为《二难宝鉴》，有邢氏闽中郡斋与《心印绀珠经》合刻本。	《二难宝鉴》明刻本藏国图，《二难》与《心印绀珠经》本年碧玉堂合刻本藏中医科学院。
			李荣，萧山魏直（廷豹，桂岩）撰辑	二难宝鉴2种2卷	前有序，子目：李荣《闺门宝鉴》、魏直《博爱心鉴撮要》各1卷。	有明刻本藏国图，本年碧玉堂与《心印绀珠经》合刻本藏中医科学院。
1543	二十二	癸卯	元·义乌朱震亨（彦修，丹溪）原撰，江阴高叔宗（子正，石山）辑校	丹溪治法心要8卷	在《丹溪心法》基础上增补《丹溪医要》的内容，分内外科121门，妇科11门，儿科23门。原题高宾校辑，误，高宾为子正叔父，本年为是书作序。与赵应春《丹溪心要》6卷，二书同名。	1556年江阴赵应春刻本藏中国科学院、中医科学院、上海图书馆；1909年铅印本有萧澍霖序。
			祁门汪宦（子良，心谷）撰	脉理集要1卷	候脉图说后为原序，下则统属诊法、脉诀总歌、脉理详解辨、经络部位、妊娠脉、小儿脉纹脉候、脉会、脉位、气形、来去、尺寸、上下、前后、至数、歇至、阴阳、诊例、七情、无、反、异、怪、止、政脉，胜负扶抑、各部不胜、不胜期诀、虚数期诀、真脏俱搏、上古三诊，凡31篇。	有抄本藏南京中医药大学，2004年收于《中医古籍珍稀抄本精选》出版。
			歙县余傅山撰	乌聊山馆医论汇粹	又名《论医汇粹》。本书记录是年10月13日余氏与汪宦、吴篁池、汪双泉等新安名医交流学术，内容涉及脉法、伤寒、杂症、妇儿科及临证治验等。《联目》《大辞典》俱不载。	有抄本存徽州新安医学研究所。

续表

公元（年）	明纪年	干支	作者	书名	考证内容	版本资料
1544	二十三	甲辰	海宁俞桥（子木，南山，溯洄道人）撰	广嗣要语1卷	有本年自序。首总论，次调理精血论，又直指真源论、男女服药论，并附插图，书后更有附方。《大生要旨》《达生篇》皆本此书。刘浴德《医林续传》有《溯洄道人传》。	有濂溪书院抄本藏中医科学院、上海中医药大学，收于《济世珍宝》《格致丛书》《珍本医书集成》。
			王咏（太朴山人）汇集，沈震（卓斋）校录	济世珍宝2卷	无序跋，成书时间不详。卷首录《西山真仙卫生歌》《后卫生诀》《养生却病歌》，次《广嗣要语》，后亡名氏《坎离种子神方》，附延龄种子方、保产无忧方、马料豆仙方。	有明抄本藏南京中医药大学，2004年收于《中医古籍珍稀抄本精选》排印出版。
			亡名氏撰	坎离种子神方1卷	有自序，成书时间不详。托名上人方师父教以摄生保身之道，出方书"乃雷公岐伯指示内外交养之机中摘出《坎离种子神方》一卷"，服而有效。	收于《济世珍宝》。
			庐陵彭用光撰，闽蔡经（半洲）汇刻	体仁汇编4种10卷	有傅凤翔序，子目：太素运气脉诀3卷，叔和脉诀1卷，十二经络脏腑病情药性1卷，试效要方并论5卷。本年初刻，傅序谓闽半洲蔡先生类粹锓梓，刻之岭表。	本年蔡经刻本藏上海图书馆，1549年南昌体仁堂刻本藏中医科学院，万历陆长庚重刻。
			彭用光撰	太素运气脉诀2卷	有自序，大要谓运气法天之候，太素详命之吉凶，贵贱切脉之清浊，穷通切脉之滑涩，寿夭以浮沉，时运以生克，吉凶以缓急。	有抄本藏南京图书馆，收于《体仁汇编》则作3卷，有南昌体仁堂刻本。
			彭用光撰辑	试效要方并论5卷	首列养真、居家、保调、饮食、男女、延年益寿等51论，次述试效要方，以内科杂病为主，兼及各科病证，末列解诸毒并急救尝试易方80则。	有抄本藏上海中医药大学；收于《体仁汇编》为卷6–10。
1545	二十四	乙巳	高平郭鉴（丹泉）撰	医方集略7卷	有本年自跋，汇编俞桥、王东阳、胡铎、邵泰、朱禄各家医案秘方而成，卷1前半列学医之法、谨医药守禁忌论等篇章，后分48门论病载方。	有海州杨氏刻本藏医学科学院；日本内阁文库藏朝铜活字版，收于《海外回归中医善本古籍丛书续编》。
			吴县薛己（新甫，立斋）撰	内科摘要2卷	无序跋，分21篇载脏腑元气亏损所致内科诸症，载内科案209则，2卷之末各载方药1节。	收于《家居医录》《薛氏医案》；应鏊校刊，改名《内科医案摘要》。

公元（年）	明纪年	干支	作者	书名	考证内容	版本资料
1545	二十四	乙巳	薛己撰	外科枢要4卷	有1571年沈启原序。卷1总论疮疡脉法、五善七恶、用药宜禁等，卷2-3疮疡痈瘤外科证治39种及医案，卷4方药，载方154首。	1571年初刻本藏上海、江西图书馆，收于《薛氏医案》《十竹斋刊袖珍本医书十三种》。
			李象（石泉）撰	医略正误概论2卷	有本年敖英、简霄序，聂璜跋。举临症诊脉、用药易误处50余条，一一辨正，并附医案，尤详于发热证治。作者为东阳卢和弟子。	嘉靖间刻本藏中国中医科学院，收于《中医古籍孤本大全》影印线装出版。
			歙县郑宁（七潭）撰	药性要略大全11卷	有本年自序及郑筠、江廷显序。参互考订诸书而成。卷端署为：歙北丰口七潭翁郑康宁编集，愚男鹤石主人郑献订正，书林明德堂刘氏刊行。与自序署为郑宁，有异。《联目》《大辞典》不载，国内无存。	日本内阁文库藏本年明德堂刊本，2002年人民卫生出版社收于《海外回归中医善本古籍丛书》排印出版。
1546	二十五	丙午	罗田万全（密斋）撰	小儿痘疹赋及西江月	万氏教子读本，为《片玉心书》《片玉痘疹》的雏形，并不单独成书。	详见《片玉心书》《片玉痘疹》。
1547	二十六	丁未	歙县程伊（宗衡，月溪）撰	释方4卷	有本年自序、方弘静序，次年蒋山乡序、方锡后序及1551年王大用序。分47门训释800余首方剂名称，并将药物编为七言歌诀，卷末有题记，为日本文化元年抄本之抄录者索须恒德记。	日本文化元年（1804）据嘉靖本抄本藏中国医学科学院，1994年收于《中国医学科学院图书馆馆藏善本医书》。
			宋·临川陈自明（良甫）撰，明·吴县薛己（新甫，立斋）校注	外科精要校注3卷	有本年薛己自序，次年王询序。分55门，上卷中有图3，卷末有拾遗及附录。立斋案语以注，各条后附治验，谓外科用药当审虚实，不可泥热毒内攻，专用寒凉。又有《外科精要补》1卷，丹波氏"存"，《联目》《大辞典》不载。	次年刻本藏中国中医科学院、上海图书馆、南京中医药大学，收于《薛氏医案》十六种、二十四种。
			宋·陈自明原撰，薛己校注	校注妇人良方24卷	有本年沈谧序，分调经、众疾、求嗣、胎教、妊娠、坐月、产难、产后8门，胎教后附候胎门，末增疮疡门，注曰新附，其治验附入各条之后。	收于《薛氏医案》《中国医学大成》。《联目》《大辞典》不区分"补遗""校注"三书。
			大梁刘场（伯圭，大梁隐士，中山野叟）撰	胤嗣录1卷	有本年自序、刘礼卿跋。辑录秦桂丸、千金保生丸、牡丹丸、多男方、种子方、万金换丸、保真丸、宝子丹等十首种子广嗣方。	收于《医苑》，有光绪初年抄本藏中医科学院。

公元（年）	明纪年	干支	作者	书名	考证内容	版本资料
1547	二十六	丁未	苏州文徵明（征仲，衡山居士）撰	尊生图要不分卷	有本年自序，集诸书之秘而成，内而脏腑，外而窍穴，脉络之经，补泻之方，养身者以为长生之诀。	有抄本存世，收于《中医古籍孤本大全》。
1548	二十七	戊申	古吴薛己（新甫，立斋）撰	女科撮要5卷	有1546年自后序与本年范庆序。分月经、嗣育、胎产、产后、崩漏、带下、杂症7门，载163证700余条。一本作2卷。	收于《家居医录》《薛氏医案》《十竹斋刊袖珍本医书十三种》。
			薛己撰	嗣产法论1卷	《中国医籍考》载录，"存"，《联目》《大辞典》不载，笔者未见。	《薛氏医案九种》子目载列而原缺。
			薛己撰辑	家居医录8种12卷	子目：薛己撰《内科摘要》《女科撮要》《正体类要》《疬疡机要》各2卷，宋陈文中撰薛己注《陈氏小儿痘疹方论》、钱乙撰薛己注《保婴金镜录》及薛己撰《口齿类要》《保婴粹要》各1卷。	有嘉靖刻本，中国中医科学院及首都图书馆所藏为第1、2种，上海中医药大学所藏为第3至第8种。
			长安杨珣（楚玉，恒斋）撰，萧山黄伯淳集	伤寒摘玄2卷	有本年黄世显序，原书90篇，方276首，现仅存13篇及其用方，至发狂第十三、龙胆草一物汤六十九止，其十四喘仅存4行，无方。	有嘉靖残卷抄本藏浙江省图书馆。
			宣州吴杏园（德卿）撰	锦囊痘疹麻症不分卷	无署名、序言、目录，扉页题：天仰圣忻跃感戴之至，谨奉表称谢以闻，末有跋曰：嘉靖戊申秋七月廿八日，雷子受吴杏园德卿先生传录。	有1575年抄本藏上海图书馆。
1549	二十八	己酉	歙县江瓘（篁南，民莹）辑	名医类案12卷	撰于本年，有自序、1552年游震得序，12卷180余门；长子应元校正，次子应宿述补成205门，撰跋刊于1591年，有1586年许国、张一桂序；清乾隆间魏之琇重校加按刊行，有1788年杭世骏、余集序。为现存第一部医案专著，魏之琇并有续作36卷。	1591年刻本藏中医科学院、黑龙江中医药大学、南京图书馆、浙江中医药研究院，有人民卫生出版社1957年影印本，并收于《四库全书》。
			衢州周臣（在山）撰，钱塘胡文焕（德甫，全庵，抱琴居士）编校	厚生训纂6卷	有自序，摘录《颜氏家训》《袁氏世范》诸书，为育婴、饮食、起居、御情、处己、睦亲、治家、养老、法言九篇。	收于《格致丛书》《寿养丛书》。

公元 (年)	明纪年	干支	作者	书名	考证内容	版本资料
1549	二十八	己酉	罗田万全（密斋）撰	养生四要5卷	有李之用序、小引，养生四要：寡欲坚忍其性，慎动保定其气，法时和于阴阳，却疾慎于医药，4卷各言其一，卷5养生总论，附五劳七伤证治。	收于《万密斋医学全书》。
			万全撰	广嗣纪要16卷	有李之用序，又名《万氏家传广嗣纪要》。卷1-5分修德、寡欲、择配、调元、协期五篇述不孕证治；余则记述妊娠杂病、胎产证治、育婴方论、儿科医案等。《中国医籍考》载为五卷，前4卷同此16卷，末为《小儿全书》。	有1573年怡庆堂余秀峰刻本藏大连、上海图书馆，1712年忠信堂刻本藏河南、上海中医药大学，收于《万密斋医学全书》。
			万全撰	痘疹世医心法12卷	有本年自序，首为痘疹碎金赋2篇，次为五论、藏府十二经主证，次为诸证论治、治痘要略、诸辨及药性主治，书成未刊，后与《痘疹格致要论》合为《痘疹心要》23卷，后改名《痘疹心法》。	有抄本藏上海中医药大学，1694三韩张万言琼州府刻本藏中医科学院，收于《万密斋医学全书》。
			万全撰	万密斋医学全书10种115卷	有1654年刘一焜叙。子目：万氏家传保命歌括35卷，伤寒摘锦2卷，养生四要5卷，妇人秘科2卷，片玉心书5卷，育婴秘诀4卷，痘疹心法23卷，广嗣纪要16卷，片玉痘疹13卷，幼科发挥2卷。1712年重刊，有张坦议序；1778年忠信堂重刻，有张任大、张任佐跋。	中医科学院所藏1654年刻本为现存最早版本；流传最广为1712年张坦议视履堂本、1778年忠信堂重印本；1999年中国中医药出版社有校注排印本。
1550	二十九	庚戌	上海顾从德（汝修）辑	医学六经6种68卷	子目：重广补注黄帝内经素问24卷，黄帝内经灵枢经12卷，针灸甲乙经12卷，难经本义2卷，脉经10卷，中藏经8卷。	吴勉学据宋版翻刻校刊重印本藏上海中医药大学。
			古吴薛己（新甫，立斋）撰	本草约言4卷	卷1、2为"药性本草约言"，分草、木、果、菜、米谷、金石、人、禽兽、虫鱼9部载药285种；卷3、4为"食物本草约言"，分水、谷、菜、果、禽、兽、鱼、味8部载食物391种，有以为即卢和《食物本草》。	不收于《薛氏医案二十四种》，有明刻本藏中医科学院，并有日本万治三年庚子田原二左卫门刻本。
			亡名氏撰，薛己注	保婴金镜录1卷	有本年自序，又名《过庭新录》。载儿科面部望诊并治验30余则，指纹望诊并治验10则，附方60首。	本年鹤洲草堂刻本藏上海中医药大学，收于《薛氏医案》16、24种。

公元（年）	明纪年	干支	作者	书名	考证内容	版本资料
1550	二十九	庚戌	宋·符离陈文中（文秀）原撰，薛己校注	校注陈氏痘疹方1卷	有本年薛己自序。书凡7篇，论痘疹致病之由、论治法、类集已效名方、附方、制附子法、丹溪先生解疮毒药、稀痘方，薛己以案语为注，并附治验。	收于《薛氏医案》十六种、二十四种及《陈修园医书七十二种》。
			程希洛编，薛己注	医学撮要1卷	综合性医书，《联目》《大辞典》载录，笔者查找未着，不知其详。	有素漪氏抄本藏江西图书馆，经查未见。
			宋·福州杨士瀛（登父，仁斋）原撰，明·新安朱崇正（宗儒，惠斋）续增	新刊仁斋直指附遗方论26卷	福州杨士瀛1264年撰《仁斋直指方》，朱崇正为之附遗，为今之通行本。有本年余锓、李应宣序及次年金璐序，每条之后题曰附遗者，即为崇正所续加。《中国医籍考》载录，作"朱氏崇正《仁斋直指附遗方》"。	收于《四库全书》《新刊仁斋直指医书四种》。
			鄞县张时彻（维静，东沙，芝园主人）撰	摄生众妙方11卷	有本年自序，作者嘉靖二年进士，官至南京兵部尚书，附于《明史·张邦奇传》。书分47门，载方800余首，其方简而药易得，系其随时随闻录集而成者。1665年王梅为之增订，补秘授脉诀、诸药性赋、秘传伤寒妙诀等3篇为卷1而成12卷。	本年衡王府刻本附《急救良方》2卷，有刻本十种，收于《四明丛书》《四库存目》，1980年广陵古籍刻印社重刻。
			亡名氏原撰，张时彻删补	急救良方2卷	删补亡名氏《急救方》而成，载各科病证39门3600余方，组方简单，多一二味易得之药组成，以救荒僻之地急用。	有本年著者自刻本，附于《摄生众妙方》，《四库全书》收于存目。
			蒲坂张邦土（峒阳）撰	痘疹括1卷	有本年自序、1559年张四维序、1596年卢点跋。采集痘书40余家，列病因、辨证、用药、总论等21条，阐发治痘。	成于本年，1596年其子张华岑刊刻行世，有刻本藏上海图书馆。
			沈之问（无为道人）撰	解围元薮4卷	有本年自序、1816年黄钟、顾皋序，麻风专著。之问祖怡梅善治麻风，广搜秘方，父艾轩补充，之问承祖父撰成本书。载36风14癞的辨识论治、预防、饮食宜忌。	有1816年黄钟校无锡孙德堂刻本藏上海图书馆、中山大学医学院；收于《三三医书》。
			海盐王文禄（世廉，沂阳生）撰	医先1卷	有本年作者题词，阐述养生防病之理，以为养生如养德，寡欲以养神，补脾以养气。	收于《百陵学山》《说郛》《丛书集成》。

公元（年）	明纪年	干支	作者	书名	考证内容	版本资料
1550	二十九	庚戌	宋·归德陈抟（图南，希夷）撰，明·东明任拱辰（坎宫道人）传，歙县洪基（九有）辑	房术奇书 2 卷	又名《吕纯阳房术秘诀》，附于《胞与堂丸散谱》后，有本年任拱辰序。为《摄生总要》之一部，包括陈希夷《房术玄机中萃纂要》、朱权《房中炼己捷要》，及《嗣续珍宝》《金精直指》。	《联目》《大辞典》俱不载，又收于《四库未收书辑刊》。
			安福王士翘（民瞻）撰	慎刑录 4 卷	有本年自序，辑《洗冤录》《风纪辑览》《明冤节要》《疑狱集》《祥刑要览》诸书之关于人命者，注重检法，辨析疑狱，谨存法戒，汇为是书。	有本年序刊本，收于《续修四库全书》。
1551	三十	辛亥	道州许希周（近濂，以忠）撰	药性粗评 4 卷	有本年自序，有自跋不纪年。分草木、玉石、禽虫等部，编对偶韵句概言药性，附单方于后。1896 年黄彝邕撰《药性粗评全注》，"录时用之药六百六十三品，衍为粗评，俾学者便于记诵"，与是书全然无关。	本年刻本藏上海图书馆，收于《中国医学大成》。
			宋·东平钱乙（仲阳）原撰，大梁阎季忠（资钦）编集，明·吴县薛己（新甫，立斋）校注	校注钱氏小儿直诀 3 卷	有薛氏自序。薛己于 1541 年得钱乙《小儿药证真诀》残本，更其原文次序，附加按语治验，为之校正注释。附刻于《薛氏医案》；至崇祯元年，真定梁维本单取此书刻以问世。	有本年刻本藏国图、山东、江西图书馆、陕西中医药大学、复旦大学医学院等处，收于《薛氏医案》八种、十六种、二十四种诸本。
1552	三十一	壬子	王朝撰	明医保幼 1 卷	儿科学著作，笔者未见。	有本年刻本藏宁波天一阁。
			歙县程伊（宗衡，月溪）撰	脉荟 2 卷	有本年沙稷、陈国光 2 序，上年王良臣序，上卷列 29 脉、死脉、三部脉、五脏脉、九候脉，下卷为脉候钞。	有嘉靖刻本 2 册藏中国国家图书馆，卷端署：新安程伊宗衡编辑。
			罗田万全（密斋）撰	痘疹格致要论 11 卷	有自序，自原痘论至药性，凡 11 卷，末 2 卷为古今经验诸方。	为《痘疹心法》之一部。
			万全撰	痘疹心法 23 卷	万氏 1549 年撰《痘疹世医心法》12 卷，本年撰《痘疹格致要论》11 卷，二书合刻称《痘疹心要》；1568 年重订，孙应鳌刊于郧阳，首载《痘疹碎金赋》2 篇；1579 年再订，改名《痘疹心法》行世。有 1549、1579 年自序各一、万全《痘疹心要》改刻始末，有万历间孙应鳌、孙光祖、陈允升、曹继孝、丁此吕、秦大夔序，张鹤鸣、龚景福跋。	《续修四库全书提要》载录，1694 年三韩张万言琼州府刻本藏中国中医科学院，并收于《万密斋医学全书》。

续表

公元 （年）	明纪年	干支	作者	书名	考证内容	版本资料
1553	三十二	癸丑	洛阳孙应奎（文宿，东谷）撰	医家必用类选4卷	有序与《医家必用》同。据病症类选诸方，介绍内科及妇儿病16种。今残卷仅存，卷1诸虚列四君子、补中益气等46方，诸痰首论病因病机，列治痰33方。	本年刊本藏上海中医药大学，残存卷1诸虚、诸痰2门。
1554	三十三	甲寅	金陵丁凤（文瑞，竹溪）撰	医方集宜10卷	有本年自序、1618年丁启浚、丁明登序，以及蔡应麟、龚云致、李懋桧、苏宇庶、胡公青、杨锡璜、李光晋诸序，载外感六气十二经见证，瘟疫，内科49证，五官科6证，及妇儿外科病证，有方2000余首。	有学凤楼刻本藏中国中医科学院，1618年重刊；另有抄本多种，藏甘肃、吉林、内蒙古、安徽、桂林图书馆，及天津、上海、江西、湖南中医药大学等处。
			吴县薛己（新甫，立斋）撰	疠疡机要3卷	有本年沈启原序，麻风病专著。上卷分本证、变证、兼证、类证4门，末有治验；中卷为续治诸证，皆为治验；下卷为各证方药，凡112方。	有日本承应三（1654）年武村市兵卫刻本，中医科学院藏清刻本；收于《家居医录》《薛氏医案十六，二十四种》。
			婺源方元勋（艮山）纂	痘治答难8卷	有1548年俞炼序、本年胡贯序，前有序例，末有按语。卷1病原病因、治法避忌，卷2－6发热、报痘、起胀、灌脓、收靥，卷7总列证治孕妇痘疹，卷8痘后余症及麻疹、水痘。	有本年歙县刻本藏上海图书馆，《联目》《大辞典》作《症治答难》，入医论门，有误；《联目》以为成书于1544年，亦不确。
			西安鲁守仁（春山主人）撰	痘科庭训2卷	有本年自序、自赞、杂附小引，1576年魏良知、赵镗、徐一櫺序、汪应璧《春山先生像小引》，1619年吴钊森跋。卷首载仁术、慎授、明理、敬畏、阴德、知医、同道、处友8说；卷上痘症，有痘属先天、临发须知、寒不发、热不发等论，末标"《痘科庭训》卷之终"，下为二后序；卷下杂病，《杂附》另有小引，佚失不见。	有万历刻本藏上海图书馆。
			吴兴徐献忠（伯臣，九灵山长）撰	水品2卷	有本年钱崇蘅序、蒋灼跋。卷上论水之源、清、流、甘、寒、品及杂说7则；卷下品评上池水、玉井水及各地泉水32则。	收于《夷门广牍》。

公元（年）	明纪年	干支	作者	书名	考证内容	版本资料
1555	三十四	乙卯	古吴薛铠（良武）撰；古吴薛己（新甫，立斋）增补	保婴撮要 20 卷（前 10 卷为正集，后 10 卷为续集）	有本年薛己自序、次年林懋序。正集刊于次年，为薛铠原作，述儿科养护、诊法、变蒸、儿内科杂病，薛己补入医案；续集刊于 1559 年，薛己撰，为儿外科、皮肤、痘疹。	有次年薛氏自刻本及 1559、1583 年等多种明刻本，收于《薛氏医案》八种、十六种、二十四种。
1556	三十五	丙辰	祁门徐春甫（汝元，思鹤，东皋）撰辑	古今医统大全 100 卷	有本年自序及汤世隆、许国、赵志皋、王家屏、余孟麟、沈一贯诸序、立野跋。辑录明前经史医籍 100 余种分类汇编而成。卷首列历世圣贤名医姓氏，正文首内经要旨，次翼医通考，次内经脉候，次运气易览，次经穴发明，次针灸直指；第 8 卷下以病证分门，末为本草诸类、养生余录。《续修四库全书提要》载录。	有次年古吴陈长卿刻本藏医学科学院、中医科学院、山东、上海图书馆，1991 年人民卫生出版社收于《中医古籍整理丛书》、1995 年安徽科技出版社收于《新安医籍丛刊》有校注排印本。
			徐春甫撰	历代圣贤名医姓氏 1 卷	载三皇五帝至金元 18 代名医 24 家传略。	为《古今医统大全》卷首。
			徐春甫撰	内经要旨 1 卷	有本年自序，分类重编本，分阴阳、摄生、病能、论治、脉候、色脉、藏象、经度、运气、标本、针刺、骨空。	收于《古今医统大全》，为卷 2。
			徐春甫辑	内经脉候 1 卷	摘录《内经》脉学内容分类重编阐述。	为《古今医统》卷 4。
			徐春甫撰	内经正脉 1 卷	首篇《脉诀辨妄》，质疑《脉诀》，故述《内经》脉候以正其非，为全书之大旨。	收于《医学指南捷径六书》卷之一阴集，收于《海外回归中医善本古籍丛书续编》。
			徐春甫撰辑	妇科心镜 2 卷	《中国医籍考》载录，作 3 卷，"存"。	《古今医统大全》卷 82、83。
			徐春甫撰辑	螽斯广育 1 卷	有汪衢、汪宦序，首载原始要终论、阴虚论，次种子广嗣药方，末则调经论、法、方。《中国医籍考》载录。	《古今医统大全》卷 84。
			徐春甫撰辑	胎产须知 1 卷	后附补遗《断产方法》，有小引曰：立断胎法以顺人情，万不得已而补平和简易之方于卷末。	《古今医统大全》卷 85。
			徐春甫编纂	老老余编 2 卷	前有自引，遵"老吾老以及人之老"之旨，以摄养之方以副人子之孝心。	为《古今医统大全》卷 86、87。
			徐春甫编纂	幼幼汇集 3 卷	《中国医籍考》卷七十五载录，"存"。	为《古今医统大全》卷 88 – 90。

公元（年）	明纪年	干支	作者	书名	考证内容	版本资料
1556	三十五	丙辰	徐春甫编纂	痘疹泄秘1卷	无序，首论痘疹诸证病机，次则观候、治法，就首尾十二日分发热、出痘、灌浆、回浆、结靥论其证治，下为治例、预防、治疗避忌，末则治痘药方。	为《古今医统大全》卷91。
			徐春甫编纂	养生余录2卷	首总论、养生主论，次天元之寿精气不耗者得之，言欲不可绝不可纵而有所避忌，次养地元之寿起居有常者得之，言谨七情慎视听，次人元之寿饮食有度者得之，言慎五味节饮食，余则言摄生要义与服饵。	为《古今医统大全》卷99、100。
			海盐贺岳（汝瞻，春轩）撰	医经大旨8卷	有1566年郑晓序，《内经》摘要分类本，别本4卷。博采古今医药之既效者又附以己见，类摘诸书而成。如制剂，有药性、药鉴；视疾，则有脉法、治法。释以先贤之总论，征以成效之医案。	有本年余氏敬贤堂刻本藏上海图书馆、上海中医药大学。
			贺岳撰	本草要略1卷	辑录《东垣珍珠囊》《丹溪秘传》诸书70种，附《古庵药鉴》。《中国医籍考》卷13载其《药性准绳》，并谓"未见"。	收于《医经大旨》卷首。
			仁和皇甫中（云洲）撰	明医指掌图10卷	皇甫中仿《伤寒活人指掌图》，用歌赋括百病，以笺注决疑义，论述诊视形症、治疗方药。有张鏊序。	有1579年重刻本，1622年邵达重与订补，为今之通行本。
			浙江胡廷用（南渊）编集	鸿飞集不分卷	有本年自序。胡廷用据家传录本重行编集，载论说、诗诀及62眼病证治，述其主症及治法。	有本年刘氏日新书堂刻本，收于《中医古籍孤本大全》。
1557	三十六	丁巳	武义鲍叔鼎撰	医方约说2卷	有本年自序，分中风、伤寒、疮疡、妇人等78门，载230余方。	1559年刻本藏上海中医药大学，原为盛宣怀愚斋藏书。
1558	三十七	戊午	福清陈仕贤（邦宪，希斋）辑	经验济世良方11卷	有1560年沈宏序，卷首为《医旨脉诀》《本草要略》，分元亨利贞4集，首通治诸病门，如太乙紫金丹、牛黄清心丸之类，次分杂证52门载列方剂。自序称与通州医官孙宇考定而成。	有本年刻本残卷藏天津中医药大学；日本内阁文库藏本为完本；国图藏1560年刻本；《四库全书》收于存目。
			李倬撰	续编小儿痘疹切要经验方1卷	《联目》《大辞典》不载，国内未见著录，笔者未见。	日本内阁文库藏本年跋刊蓝印本，与闻人规《痘疹论方》2卷合刊。

公元（年）	明纪年	干支	作者	书名	考证内容	版本资料
1558	三十七	戊午	新安毕铉（云石）著，端州严允净录	痘科纂要 1 卷	有本年自序、卢璘序，详摘诸家确论，附素藏经验秘方，成于端州。《中国医籍考》《联目》《大辞典》俱不载。	有本年刻本藏中国国家图书馆。
1559	三十八	己未	临清程轪（信甫，右川）编撰	千金简易方 10 卷	有本年自序，作者 1538 年进士，历官监察御史，巡按陕西，擢陕西副使、布政进右副都御史，改陕西总督，累有战功。国图藏万历八年《程轪墓志》碑帖。	《联目》《大辞典》不载，国内无存，日本内阁文库藏本年序刊本 10 卷 4 册。
			亡名氏辑	针灸六赋 1 卷	内容：百症赋、标幽赋、席弘赋、金针赋、玉龙赋、通玄指要赋。	有明末广仁集刊本藏中医科学院，收于《中医珍本丛书》影印出版。
			原题：元·义乌朱震亨（彦修，丹溪）撰，明·金坛王肯堂（宇泰，损庵，念西居士）订正	产宝百问 5 卷	有王肯堂序。此即齐仲甫《女科百问》而伪托朱、王者，其内容较齐氏原书增总论 9 篇，余皆相同。考证详见《中华医史杂志》1993 年第 2 期《丹溪著作辨伪》。	现存最早版本为嘉靖三十八年己未（1559）吴门德馨堂刻本，藏中医科学院、上海中华医学会等处。
			鄞县高武（孤梅）撰	痘科正宗 4 卷	《中国医籍考》载录，"存"，录本年高武后序。《医藏目录》及康熙、乾隆《浙江通志》均载录，卷数不一。《畏斋薛先生艺文类稿》载薛甲《痘疹正宗序》，杨拱《医方摘要·凡例》称，惟四明之高武得治痘之要。	《联目》载有抄本藏浙江省图书馆，多次查找未见，《中国医籍通考》"佚"。
			江浦丁凤（文瑞，竹溪）撰	痘科玉函集 6 卷	有本年自序、庄际昌序及1582年蔡曰兰跋、张宪后序。乃转述黄廉《痘疹全书》，而黄又抄袭罗田万全者，无复发明。	有 1582 年刻本藏中国中医科学院，日本龙谷大学大宫图书馆藏明万历年间刊本 8 卷。
			吴县薛己（新甫，立斋）撰	薛氏医案八种 29 卷	子目：薛己撰外科枢要，疬疡机要，正体类要，薛氏父子校注明医杂著，小儿药证直诀，外科精要，保婴撮要，原机启微。薛己卒于本年，故多种丛书均录于本年。	《联目》《大辞典》不载，明末刊本藏上海中医药大学。
			薛己撰，新都胡正心（无所）辑	薛氏医案九种 19 卷	子目：外科枢要，女科撮要，嗣产法论，痘疹撮要，内科摘要，原机启微，原机启微附录，保婴金镜，痘疹方论。	《联目》《大辞典》不载，1632 年十竹斋刊袖珍本。

公元（年）	明纪年	干支	作者	书名	考证内容	版本资料
1559	三十八	己未	薛己撰，胡正心辑	薛氏医案十种23卷	子目：内科摘要，外科枢要，女科撮要，原机启微，痘疹撮要，五运六气详解，伤寒秘要，金镜录伤寒论证舌法图说，伤寒五法，陈氏痘疹方论。	《联目》《大辞典》不载，1632年十竹斋刊袖珍本。
			薛己撰辑	薛氏医案十六种78卷	又名《薛氏全书》，有1627年朱明序、1628年蒋宗瀚序。子目：较《薛氏医案八种》增：内科摘要，口齿类要，女科撮要，保婴金镜录，小儿痘疹方论，妇人良方大全，保婴粹要，外伤金镜录。	1628年三径草堂朱明刻本为现存最早版本，藏上海中医药大学，并收于《四库全书》。
			薛己撰吴琯辑	薛氏医案二十四种106卷	有吴管序无纪年。子目：较《十六种》减保婴粹要，增：十四经发挥，难经本义，本草发挥，平治荟萃，伤寒钤法，外科心法，外科发挥，外科经验方，痈疽神秘验方。	初刻于万历年间，有10余种刊本，收于《四库全书》。
			亡名氏撰	痘疹宝鉴2卷	无序跋，不著撰人，《中国医籍考》载录，"存"。论述痘疹病源、证候及治疗。	收于《痘疹大全》。
1560	三十九	庚申	亡名氏原撰，田氏亡名考补	儒医心镜不分卷	无序跋，著者与成书时间不详，约成于明中期，姑作本年。卷首以七言歌诀述二陈、四物、小柴胡3方加减应用，后载内科26病证治方药，篇末有"田氏考之曰"言。	有抄本藏上海中医药大学，2004年收于《中医古籍珍稀抄本精选》出版。
1561	四十	辛酉	山阴王震（心春，子鸣）撰	王氏家宝伤寒证治明条9卷	有1552年自序、本年王国桢序，卷1运气，卷2伤寒证治总论杂论，卷3－7诸病证治，卷八可汗下、奔豚、多眠、不眠、百合、瘖哑，卷9妇人、小儿伤风治例。	本年双泉书斋刻本藏上海图书馆。
			王震撰	刻王氏家宝伤寒证治明条备览6卷	为《伤寒证治明条》删略本，载运气、伤寒总论、杂论，及伤寒证治92篇，妇人妊娠、产后伤寒治例。	有本年双泉书斋刻本藏上海图书馆，天启刻本残卷藏南京图书馆。
			庐陵彭用光撰辑	简易普济良方6卷	有本年自序、胡憕序，方书。列述常见病证单验方及食疗养生内容，卷6为彭氏注《痈疽神妙灸经》，有穴位图17幅。	本年南阳胡糙刻本藏中国中医科学院。

公元（年）	明纪年	干支	作者	书名	考证内容	版本资料
1561	四十	辛酉	彭用光撰	潜溪续编伤寒蕴要6卷	续吴绶《伤寒蕴要》，又名《续伤寒蕴要全书》。卷1-3，增补六经正病、传变人形图、伤寒十劝、金镜舌图、辟瘟法、简易便民伤寒救急秘方，详述运气图、察色、脉法、审证，专论煎药服药法；卷4-6述伤寒证治，述温病、热病、时气、寒疫、冬温、温毒与伤寒鉴别及治疗，最后述伤寒火攻、水攻治疗法。	本年刻本藏中国军事医学科学院。
1562	四十一	壬戌	亡名氏撰	痘麻疹方不分卷	为痘麻专科辑要，前有缺页，无序、目录，首即"二预防"，载妊妇五忌、小儿五宜及顺逆险三法图说及延生第一方；三察几，载调治之法、轻重之辨，下为发热三日治，依病情进展备列治法及方剂；末为麻疹证治。	《联目》《大辞典》不载，有明嘉靖间刻本藏日本龙谷大学大宫图书馆，收于《域外汉籍珍本文库》第2辑，人民出版社、西南师范大学出版社影印出版。
1563	四十二	癸亥	建康孙笙（茂林）纂撰	医学权舆1卷	有本年刘世延序，综合性医书，分三集，1集述中风、伤寒、内伤等50证；2、3集分别录《雷公炮炙论》和《识病捷法》。	徐寿赓抄本藏安徽图书馆，收于《洪梗辑刊医药摄生类八种》。
1564	四十三	甲子	蕲州李时珍（东璧，濒湖）撰	濒湖脉学1卷	有本年李氏题词及张鼎思序，以歌诀形式述27脉及主病，各为体状诗、相类诗、主病诗，附李言闻删补崔嘉言《四言举要》。	附于《本草纲目》，有与《脉诀考证》《奇经八脉考》合刊本，并收于《四库全书》。
			李时珍撰	脉诀考证不分卷	诸家考证《脉诀》之说四篇，包括脉诀非叔和书、七表八里九道之非、男女脉位、脏腑部位。	附于《本草纲目》，亦见《本草品汇精要续集》后附《脉诀四言举要》卷上，有与《濒湖脉学》《奇经八脉考》合刊本。
			歙县吴正伦（子叙，春岩）编	养生类要2卷	有本年方元焕、张鲤、吴敖三序、自跋及吴敖跋，有《春岩子传》。前后2集，前集：逍遥子导引诀、孙真人卫生歌、陶真人卫生歌、邹朴庵玉轴六字气诀、阴阳烹炼秋石服饵诀法、三丰张真人进红铅方并序、制玄明粉方方、养生叙略滋补方论；后集：春月诸症治例、夏月诸症治例、秋月诸症治例、冬月诸症治例、济阴类、慈幼类、养老类，凡15篇。	新安吴氏木石山房刻本藏上海图书馆，2004年收于《珍本医籍丛刊》排印出版。

续表

公元（年）	明纪年	干支	作者	书名	考证内容	版本资料
1564	四十三	甲子	吴正伦撰	脉症治方4卷	有1653年程道衍序、1669年吴象先序、1673年洪琼序，吴志持跋。综合性医书，按脉审症，因症辨治，而后定方。	有1669年刻本藏中医科学院、上海中华医学会，收于《明清中医珍善孤本精选十种》。
			会稽胡朝臣（敬所）撰	伤寒类编7卷	有本年自跋，首伤寒例，次六经病，病下各自分类，再次差后病、相类病，脉法居后，药方附末。	国内无存，《中国医籍考》卷26载录，"存"。
			淮海陆西星（长庚，潜虚）撰辑	方壶外史15种17卷	气功导引类著作，子目：黄帝阴符经测疏2卷，老子道德经玄览2卷，周易参同契测疏1卷，周易参同契口义1卷、无上玉皇心印妙经测疏1卷、崔公入药镜测疏1卷、纯阳吕公百字碑测疏1卷、紫阳真人金丹四百字测疏1卷、龙眉子金丹印证诗测疏1卷、丘长春真人青天歌测疏1卷、玄肤论1卷、金丹就正篇1卷、金丹大旨图1卷、七破论1卷、悟真篇1卷。	成于隆庆，现存1915年郑观应等据明刊排印本，后收于《藏外道书》第5册，1992年巴蜀书社影印出版。1994年广陵古籍刻印社有排印本，作8卷。《联目》《大辞典》不载，另有2卷本，见下条。
			陆西星撰	方壶外史2卷	气功导引类著作，上卷：无上玉皇心印妙经、黄帝阴符经测疏、吕真人百字碑、丘真人青天歌；下卷：玄肤论、金丹就正篇、金丹大旨八图七破论，附：柴真人道书辑要，所有南华副墨测疏诸书邑人珍藏幸未散失，附《药方》。	有1881年集益堂刻本藏中国科学院。
			陆西星撰	金丹就正篇1卷	有本年自序自跋。金丹之道，炼己为先，己炼则神定，神定则气住，气住则精凝，民安国当，以此就正有道。	收于《方壶外史》，2001年又收于《中国古代房中养生秘籍》。
			亡名氏撰	眼科龙木医书6卷附1卷	眼科学著作，安徽图书馆不准借阅乾隆前古籍，笔者未见。	有本年刻本藏安徽省图书馆。
			海盐王文禄（世廉，沂阳生）撰	胎息经疏略1卷	有本年自跋。《胎息经》原注反晦于经，遂去注重疏，阐述专气抱神、神住气住、无视无听、不识不知，发其固守虚无之旨。	收于《百陵学山》。
			东汉·上虞魏笃（伯阳）撰，王文禄疏	参同契疏略2卷	将《参同契》自序与正文分38节做概括注疏，以利认识其主旨与要点。	收于《百陵学山》。
1565	四十四	乙丑	华亭徐陟（达斋）撰	亲验简便诸方1卷	有本年自序，搜集验方，经太医院医官赵文育整理成编，后附食物疗理之法。	有本年刻本藏天一阁；蒙竹堂刻本藏上海图书馆。

公元 (年)	明纪年	干支	作者	书名	考证内容	版本资料
1565	四十四	乙丑	祁门陈嘉谟（廷采，月朋）撰	本草蒙筌 12卷	又名《图象本草蒙筌》，有本年自序、许国序、1628 年刘孔敦序。分 10 类载药 742，每药附按语及药图。《联目》作成书于 1525 年，有误。	有醉耕堂刻本等多种明刻本，收于《续修四库全书》。
			朱神仙授，吉水罗洪先（达夫，念庵，太玄散人）传	卫生真诀 2 卷	有本年罗洪先序。配图解说 49 种导引法，一法一图配一方，又名《仙传四十九方》。上卷运气口诀、导引要法歌等，下卷 49 功法及 56 图，后附方药。	有抄本藏中医科学院，1987 年中医古籍出版社收于《珍本医籍丛刊》排印出版。
			朱神仙授，罗洪先传，清·金沙曹无极（若水）增辑	万育仙书 2 卷	有陆嘉谷跋，上卷曹氏增辑，为按摩术；下卷导引，述八段锦、四时坐功、诸仙导引、五禽图、陈抟睡功等，有图 89 幅，曹氏增补八段锦坐功 8 图、四时坐功却病 24 图、陈抟睡功 2 图。朱、罗《卫生真诀》内容仅卷下之半。	有天爵堂刻本藏中医科学院，收于《中医珍本丛书》。成书时间不详，《四库提要》称"国朝曹无极"，则当成于清初。
			朱神仙授，罗洪先传，曹无极增辑	万寿仙书 4 卷	有序缺下段，成书时间不详。卷 1 "性命说"等，卷 2、3 养生通论、八段锦坐功、导引图、养心洗心诸法等，即《万育仙书》卷下，卷 4 "延年要论"，引录前代养生名家言论。朱、罗《卫生真诀》内容此书仅卷 2、3 之半。	有刻本藏中国中医科学院，收于《四库存目丛书》，《四库提要》称"国朝曹无极"，则当成于清初。
			宋·聊摄成无己撰次，明·新安巴应奎（西野）增补	伤寒明理补论 4 卷	有本年自序、《刻医学三难前序》，包括成氏《伤寒明理论》、巴氏《补论》各 2 卷。《补论》31 篇述 31 证，下列桂枝、麻黄乃至抵当汤，凡 20 方。	《联目》《大辞典》不载，有明刻本藏国图，应名《医学三难》，《补论》仅其一部。
			娄东玄沙邵弁（伟元）撰	运气占候补遗 1 卷	本年邵弁自序谓，因雠校楼氏《医学纲目》，其后《运气补注》尚遗古人占候之法，故取内经，列占候 15 篇以续楼氏之后。《医籍考》题《运气占候补汇》，《联目》作楼氏手笔。	《医学纲目》卷 40 后有《运气占候》及邵弁序。
1566	四十五	丙寅	泗州董炳（文化，怀鹤）辑	避水集验要方 4 卷	因淮水泛滥，董氏避居楼上著成，故名。辑录家传常见病验方，罕见药则以图标之。《四库》收于存目。	《联目》不载，《大辞典》"佚"，《四库存目丛书》亦不载。
			吴江沈子禄（承之）撰，吴江徐师鲁删订	经络全书 2 卷	有 1576 年徐师鲁序。沈撰前编《经络分野》，载体表部位 88 条，论经络循行交会；1576 年师鲁为之订正，续作 14 篇为后编《经络枢要》，合称《经络全书》，末附《音释》。	1668 年尤乘重辑，与《脏腑性鉴》合刻，收于《博物知本》。

公元（年）	明纪年	干支	作者	书名	考证内容	版本资料
1566	四十五	丙寅	秀水冯愈（淑沙）撰	医宗三法3卷	又名《病因论治》，1621年岳和声《病因论治序》，分乾、元、亨、利、贞五策，乾策为总论，载内外因图、内外因说、识病总诀；元、亨、利、贞四策则为《百证图》，列表阐述280余种病症的病因与药物治疗。《联目》不载，《大辞典》"佚"，载《医宗三法百证图》3卷。	有盛昱抄本藏中医科学院，为元、亨、利、贞四策，已有阙失；日本内阁文库藏江户写本则为全本，收于《珍版海外回归中医古籍丛书》。
			祁门王玑（邦贤，意庵）撰	意庵医案不分卷	王玑嘉靖中为太医院御医，曾医治太子、内阁首辅夏言等。遗所治内、外、妇、儿医案87例，撰年未详，最晚案为1542年。	有稿本藏安徽中医药大学，1986年江苏科技出版社出版，耿鉴庭为序。
			钱塘洪楩（方泉）辑	洪楩辑刊医药摄生类八种	子目：医学权舆，寿亲养老新书，食治养老方，太上玉轴气诀，陈虚白规中指南，霞外杂俎，逸游事宜，神光经。	嘉靖间钱塘洪楩辑刊巾箱本藏中国中医科学院。
			铁脚道人原纂，洪楩辑刊	霞外杂俎1卷	录警身纂要15条，摄生自要28条，所言皆养生术，大旨阐黄老恬静之理。有东谷子敖英序跋，称铁脚道人姓杜名巽才，魏人。	收于《洪楩辑刊医药摄生类八种》。
			洪楩撰	逸游事宜1卷	前后无序跋，首载《游山约》，列"游山客不可多，多则应接不暇"诸注意事宜，分置茶法类、治汤水法类、治汤类、治粥、糕、散、饼、丸、豆豉、酒、酱诸法类，载录食品制作、饮食诸法。	收于《洪楩辑刊医药摄生类八种》。
			洪楩编	食治养老方不分卷	有自序，列食治养老益气方、食治眼目方、食治耳聋耳鸣方等17类。	收于《洪楩辑刊医药摄生类八种》。
			亡名氏撰	明代彝医书不分卷	彝医著作。按病名、药方、用法、禁忌、疗效，载各科76病243方，载药275种。《联目》《大辞典》不载。	有1916年抄本传世，1991年中国医药科技出版社出版。
			淮海陆西星（长庚，潜虚）撰辑	三藏真诠3卷	有本年自序。三藏者，法藏、华藏、论藏也，法言道、华言词、论言论也。	有本年刻本藏台湾中央图书馆，收于萧天石《道藏精华》第12集影印出版。
			乐安李舜臣（懋钦，梦虞，愚谷老人）撰	延寿第一绅言1卷	论摄生，以绝欲为第一义，力辟三峰采战之术。所录为元前养生家言，以俞琰《席上腐谈》为多。	收于《学海类编》《四库存目丛书》。李舜臣曾著《愚谷集》。

公元（年）	明纪年	干支	作者	书名	考证内容	版本资料
1566	四十五	丙寅	亡名氏原撰，明·摘红楼主人传	素女妙论1卷	有本年摘红楼主人序，谓"或云传自茅山道士"。静思默坐而修炼己身之丹药，则牝牡和合，水火既济，心肾交感，此三清要旨，金匮秘蕴。采补修炼之术假以素女，素者不染，以不染之质而说染污之言，夫诚其淫也。其《九势》《浅深》悉说吐纳采补之状，不可以猥亵论。	荷兰高佩罗收于《秘戏图考》，谓编者自署"洪都全天真校"。2001年中医古籍出版社据《秘戏图考》收于《中国古代房中养生秘籍》出版。
1567	隆庆元	丁卯	苏州缪存济（慕松）撰	伤寒撮要6卷	有本年徐时行、徐仲楫二序，综贯诸家成果撮其要论，亦多超悟独得者。	有本年新安汪滋刻本藏浙江省图书馆。
			缪存济撰	识病捷法10卷	有徐仲楫、邹龙光序，综合性医书。内科杂病为主，脾胃证治列前，以病标名，以名系类。病因脉象从简，方证治法则详。附《炮炙药品便览》及140种药物炮炙法。	1583年刊行，有影印本收录于《续修四库全书》。
			黄冈万咸（邦宁）撰	万氏医贯3卷	有本年自序，儿科学著作。分3部，卷1天，昭初生诸病及五脏主病兼证；卷2地，以列脾胃主病兼证；卷3人，列家传世验良方300余首。序署"万咸邦宁"，称"圣主赐臣万邦宁"，则邦宁为其名，"咸"后或有脱字，《联目》《大辞典》作万宁字咸邦，恐有误。	有1871年鹭门征瑞堂石印本藏上海、甘肃、成都、广州中医药大学及广西桂林图书馆。
			汲县阴秉旸（子寅，卫涯居士）撰	黄帝内经始生考3卷	即《内经类考》，有本年自序。以《内经》"始生"之说未及闻，述天人相应、脏腑形体，强调脾胃及水谷的重要。《续修四库全书提要》载录。	有本年刻本藏中国科学院、中国中医科学院。
			淮海陆西星（长庚，潜虚）撰辑	玄肤论1卷	本年亡名氏序、赵宋跋及1576年王部序。玄肤者，言玄理肤浅，非精诣也。凡20篇，首三元，统言三才丹法之全，次内外药以下19论，则专以人元言之。	收于《方壶外史》，1989年收于《道教五派丹法精选》第一集，2001年又收于《中国古代房中养生秘籍》。
1568	二	戊辰	罗田万全（密斋）撰	痘疹碎金赋1卷	痘疹歌赋2篇，上篇述痘，下篇论疹。本年重订《痘疹心要》时补首载。	收于《片玉痘疹》《痘疹全书》，无单行本。
			祁门徐春甫（汝元，思鹤，东皋）撰	一体堂宅仁医会录不分卷	有本年高岩序。宅仁医会为我国最早医学团体，会友姓氏共46人，有新安20人，江苏8人，浙江6人，徐春甫为召集人及核心人物。	明刻《医学入门捷径六书》合订是书，藏安徽省图书馆。

公元（年）	明纪年	干支	作者	书名	考证内容	版本资料
1569	三	己巳	淄川王君赏（汝懋，四山）辑	医便2卷	有本年自序，而徐应登序未署年月。是书2卷，载226方，有作4、5、6卷者。1602年有沈与龄撰、吴秀增补《医便初集》2卷；1636年有王三才撰、吴秀增补《增补医便续集》4卷。	本年初刻本不存，现存最早为1587年刘藩伯《增刻医便》，沈与龄、吴秀本收于《珍本医书集成》。
			原题：宋·广平窦杰（子声，汉卿）撰，窦梦麟（仲泉）续增	疮疡经验全书13卷	又名《窦氏外科全书》。有明隆庆申时行序、清康熙陈廷柱序，实为汉卿裔孙窦梦麟辑补明以前医籍并增经验诸方而撰成。	明刻本仅存残卷，三衢大西堂刻本藏上海图书馆，有版本26种，《四库》收于存目。
			罗田万全（密斋）撰	伤寒摘锦2卷	无序跋，伤寒条文外，采用《内经》为补充，故名摘锦。	收于《万密斋医学全书》。
			海陵何柬（文选，一阳子）辑	医学统宗7种8卷	子目：难经本义补遗2卷、治病针法1卷、诊家枢要1卷、医书大略统体1卷、卮言1卷、杂录1卷、试论1卷。《联目》《大辞典》不载，刘浴德《医林续传》有《何一阳传》。	日本京都大学图书馆藏有本年刻本，2002年收于《海外回归中医善本古籍丛书》排印出版。
			元·许昌滑寿（伯仁，撄宁生）集注；何柬补遗	难经本义补遗2卷	录《难经本义》全书，以"一阳曰"补遗、纠讹、评释、训解。为《医学统宗》首二卷。	原书见《医学统宗》，为《海外回归中医善本古籍丛书》第4册。
			六安李氏家传，何柬授正	治病针法1卷	有1549年李松自序，本年一阳子引言。李氏四世家传经验以七言歌诀述流注八法六十六穴、补泻手法、九针形制、八穴主治，何氏补《九针十二原天人针法》《九变刺十二经刺五脏刺心法》等，续《针治心法》。	收于《医学统宗》，又录于《海外回归中医善本古籍丛书》。
			何柬撰	医书大略统体1卷	医学书目，评述45种医书，其中18种已佚。	附于《医学统宗》为卷5。
			何柬撰	杂录1卷	无序跋，录医事考试何氏三试卷：儒谓医类小道其说当否、五运六气变化胜复淫治抑果切于医乎、痰火郁病源形症脉治，及不知易不足以言太医。	附于《医学统宗》，又录于《海外回归中医善本古籍丛书》。
			何柬撰	试论1卷	无序跋，录何氏医学论文9篇：伤寒传足不传手辨、二陈汤即脾胃药、四物汤亦是脾胃药、引内经辨彦修论疟似凿、原辰戌不云土而云太阳寒水、论医固执陋见、论注内经甚难、论医不读素灵执方用药、论上古中世议论今人到不得。	附于《医学统宗》为卷7，又录于《海外回归中医善本古籍丛书》。

公元 (年)	明纪年	干支	作者	书名	考证内容	版本资料
1569	三	己巳	宋·昆山薛辛（将仕，古愚）原撰，明·昆山郑敷政编	薛氏济阴万金书3卷	有原序及1569年郑敷政序。卷上胎元生成、脉法、养胎等；卷2经候及经病；卷3经脉十五论、逐月养胎、胎前十月形治、产后十八论、杂效三方、种子妙诀、升精诀等。	有明抄本藏上海中医药大学，2004年收于《中医古籍珍稀抄本精选》出版。
			忠州罗青霄撰辑	阴阳辨疑2卷，阴阳辨疑论1卷	1572年罗氏曾为《广嗣全书》撰序，署为"赐进士第中宪大夫知漳州府事前兵部郎中蜀忠州罗青霄"。有明刻本，《联目》《大辞典》不载。	有明刻本藏南京图书馆，破损暂不出借，笔者未能一见。
1570	四	庚午	云间李豫亨（元荐）撰，黟县王寿芝（兰远）节录	推蓬寤语1卷	养生著作，有本年自序与1918年王寿芝序、陆声树跋。原书10卷，有测微、原教、本术、还真、订疑、毗政、往来论学函牍等篇，本书节录原教、本术57则为《原养生之教》《本医药之术》2篇。	收于《三三医书》。
			罗田万全（密斋）撰	保命歌括35卷	有顺治己亥吕鸣和、祝昌序，综合性医书，内科杂病为主，以歌括加注的形式介绍。后2卷为摄生经验方及嘉靖、隆庆间治案（可能为后人增补）。	收于《万密斋医学全书》，又名《万氏家传保命歌括》。
			亡名氏撰绘	食物本草4卷	无序跋，略同卢和《食物本草》，分水、谷、菜、果、禽、兽、鱼、味8类，述食物386味，有工笔彩图492幅，极为精美。	有本年彩绘本，收于《中国本草全书》26卷。
			祥符曹金（汝砺，传川，少川）撰，易州郑鸾（廷臣）检阅，泾阳王玎校正	传信尤易方8卷	有本年自序、栗永禄序。《大辞典》《联目》不载，《中国医籍考》载录，并谓"存"。按疾病、病位分74门，卷1外感六淫，卷2、3内科杂症，卷4按身体部位分头面、眼目、耳等，卷5为下部疾患如淋、疝、痿、秘，卷6、7、8外科、妇科、儿科，共载方4000余首。	国内久佚，日本宫内厅书陵部藏本年序刊本，收于《中医古籍孤本大全》影印线装出版，收于《海外回归中医善本古籍丛书续编》校注排印出版。
			淮海陆西星（长庚，潜虚）撰	金丹大旨图1卷	有本年自序。金丹之道，至易至简，以乾坤为鼎器，以乌兔为药材，而其中消息盈虚之数，则又准之以为火候。某所图述，根极化原，直指命术，举纲说约，大义昭然。	收于《方壶外史》，2001年中医古籍出版社收于《中国古代房中养生秘籍》出版。

公元（年）	明纪年	干支	作者	书名	考证内容	版本资料
1570	四	庚午	陆西星撰	七破论1卷	七破者，破非、破伪、破执、破邪、破疑、破愚、破癖，	收于《方壶外史》，2001年中医古籍出版社收于《中国古代房中养生秘籍》出版。
1571	五	辛未	罗田万全（密斋）撰	万氏妇人科3卷	又名《万氏女科》《万氏家传妇人秘科》，载总论、妇科杂证、胎前产后诸病等。五世孙万达1655年收于《万氏全书》；1714年南昌裘琅重刊，增卷首17方，附回生丹方论，即《万氏妇科汇要》4卷，有裘琅序。	1714年忠信堂刻万密斋医学全书本藏中医科学院、南京图书馆，有版本20余种，收于《万密斋医学全书》。
			桐城陆之杞（季合，一航）撰辑，桐城阮自嵩（思竹，白云山人）校刊	证治本草14卷	有本年自序、阮自嵩序、钱元善后序。分三部，上部卷1述医理；中部卷2至卷11论辨诸症病因、症候、治法、处方，详举药物特性；下部卷12至卷14述药性及地产名目。	国内无存，本年刻本藏美国会图书馆，收于《域外汉籍珍本文库》人民出版社、西南师大出版社影印出版。
			唐·蒲州吕岩（洞宾，纯阳子）原撰，淮海陆西星（长庚，潜虚）测疏	纯阳吕祖百字碑1卷	百字碑，五言诗20句，共百字，讲述修炼内丹的过程、内景、效验等，内容简明深刻。陆西星为之测疏，以为济渡之津梁，开时人之眼目。有本年陆西星自跋。	收于《方壶外史》。
			元·东牟丘处机（通密，长春子）撰，陆西星测疏	丘长春真人青天歌1卷	青天歌，七言诗32句，以青天喻人性，浮云指杂念，学道初关，先须炼己、克己，克去己私，私欲净尽，本体湛然，乃见真性。有本年陆西星按语。	收于《方壶外史》。
1572	六	壬申	南丰李梴（健斋）撰	习医规格1卷	前有1575年引言，谓稿成本年。为弟子立规格：习医须立志，先儒后医；主张读书明理，熟读深思，遵守规矩准则，提倡高尚医德，不贪不欺不私秘等。日本版本有松下见林题词。	日本宽文八年（1668）松下见林刻本藏中医科学院，亦见李梴《医学入门》卷7。
			罗田万全（密斋）撰	万氏秘传外科心法12卷	前有吕鸣和《赠万密斋先生医书序》、刘一燝序、《万氏幼科源流》，与《片玉心书》同。	不见于《万密斋医学全书》，或以为后人托于万氏者。
			衡阳杨拱纂集，郑言校	新刻精选医方摘要12卷	有本年汪道昆、施尧臣序，温如春跋，有凡例。卷1-8内科76门，卷9第77外科门26症，卷10第78妇人科门4症，卷11第79儿科门，卷12痘疹、救急门。诸病先述病机证治，后载精选验方。	本年刻本6册藏广东省立中山图书馆、上海图书馆、苏州中医院。

公元（年）	明纪年	干支	作者	书名	考证内容	版本资料
1572	六	壬申	亡名氏原撰，张翼校传	外科经验精要方1卷	有本年杨一魁序。首述托里、疏通、行营卫三大法，次用药调治七法，详论34种外科病症机治法，列方127首。	有本年建邑书林屏山堂刻本藏上海图书馆。
			沈丘刘汉儒（宪吾）传	全幼对症录3卷	前有罗青霄《广嗣全书》序，卷首《对症用药赋》，后辨小儿三关脉理论、初生儿拭秽法、刺泡法、回气法、通便法及奇方，下则讨论变蒸、吐、泻、惊、疳、风等儿科20症论及方，末为杂方。	日本内阁文库藏有本年序刊本《全幼对症录》3卷，收于《海外回归中医善本古籍丛书续编》。
			广济舒李（衡虚）撰	明痘心法2卷	有本年霍与瑕序及1576年舒文举序。纂集痘疹论说及变异诸论，著为66篇，列48味药物以及诸方。	有万历刻本藏上海中华医学会。
			歙县潘之恒（景升，鸾啸生，冰华生）撰	广菌谱1卷	续宋陈仁玉《菌谱》，录木菌、五木耳、桑耳等菌类20种。	收于《说郛续》卷41。
1573	万历元	癸酉	归安周礼（半山）撰	医圣阶梯10卷	有本年自序及范应期序、陈行健后序，综合性医书，审病以定名，原病以著论，论确方察脉，而后处方。余杭周礼字正伦，号梅屋老人，1415年撰《医学碎金》，是二人同名。	中国中医科学院藏明刻本，另有明刻残卷藏上海中医药大学。
			休宁孙一奎（文垣，东宿，生生子）撰	医旨绪余2卷	医论，有吴维魁、孙烨、程涓、洪垣序及陈履祥后序。载文70篇，评论诸家得失，阐述基础理论，杂论诊法药性，疾病证治。	收于《赤水玄珠全集》《四库全书》。
			孙一奎撰，门人余煌，子泰来、明来编	孙氏医案5卷	又名《孙文垣医案》《赤水玄珠医案》《生生子医案》，有本年孙质庵序及潘士藻、汪文璧、程涓、孙烨、郑明选诸序，有小引、凡例。以治之先后为次，按行医地区分：《三吴治验》2卷151则，《新都治验》2卷200则，《宜兴治验》1卷40则。	有本年刻本藏中医科学院、上海中医药大学，收于《赤水玄珠全集》《中国医学大成》。另有《孙一奎临诊录存医案》抄本藏上海图书馆。
			太平周之干（慎斋）撰	慎斋遗书10卷	有勾吴通人序及1774年赵树元序。综合性医书，前5卷生理、诊法、药性、方剂；后5卷98种证治。本年书成未刊，1774年王琦据勾吴通人删订本，参阅张扶东、钱登谷评注本，参互补正，刊刻行世。	有1776年刻本藏白求恩医科大学及四川省图书馆，1959年上海科技出版社有排印本，收于《中国医学大成》。

公元（年）	明纪年	干支	作者	书名	考证内容	版本资料
1573	万历元	癸酉	周之干撰，查万合编	慎斋三书6种6卷	子目：口授记录、内伤杂语、医案各1卷；附正阳篇、慎柔五书要语、笔谈各1卷。《续修四库全书提要》载录。	有康熙刻本藏上海中华医学会、浙江中医药研究院，收于《医学粹精》。
			周之干撰	周慎斋医案稿3卷	仅存卷一，无序言，有目录。《慎斋三书》录《医案》1卷；康熙《宁国府志》谓其"著《医案》数十卷"。	有抄本藏上海中医药大学。
			海昌贾一元撰	保婴全集4卷	前有冯高谟序，《联目》《大辞典》不载，《中国医籍考》载录，"存"。笔者未见。	《历代珍稀版本经眼图录》亦载录。
			新安陈嘉文（锦园）撰	（新刊秘传）小儿痘疹释难1卷	有庚午年王家相跋。载痘疹胎受之由、痘疹辨疑赋、用药法象等40篇，末附麻疹证治要诀及治痘药90味、治痘方78首。	有本年抄本藏上海中医药大学，明刻本藏陕西中医药研究院。
			盱郡邓元锡（汝极，潜谷）纂	方伎传2卷，物性志2卷	为邓氏《函史》上编部分内容，《方伎传》上下2卷，为《函史》卷75－76，《物性志》2卷，为卷80、81。	有本年刻本藏中国中医科学院和四川图书馆。
1574	二	甲戌	钱塘方谷（龙潭）撰	脉经直指7卷	有本年自序。1787年4卷抄本附有《脉诀理玄秘要》。	有本年刻本藏上海中医药大学及上海中华医学会。
			衢州徐用宣原撰，庄应祺补要，江宁孟继孔（春沂）校正	补要袖珍小儿方论10卷	有本年李棠序。1403年徐用宣撰《袖珍小儿方》，1532年赣抚钱宏重刊；本年庄应祺补要，后附别集2卷，即魏直《博爱心鉴痘疹方论》，明太医院刊行。	有本年太医院校刻本藏中医科学院、上海中医药大学，影抄万历刻本藏南京图书馆。
			罗田万全（密斋）撰	育婴秘诀4卷	原名《育婴家秘》，前有小引。卷首载《幼科发微论》，4卷内容：预养以培其元、胎养以保其真、蓐养以防其变、鞠养以慎其疾，末附《医案问答》。	1693年刻本藏中医科学院、上海中医药大学，收于《万密斋医学全书》。
			原题：蕲水黄廉（伯清，铜壁山人）撰	痘疹全书10卷	有本年黄廉自序、陆稳序。黄氏剽窃万全《痘疹心要》《片玉痘疹》原稿为己作，1563年陆稳刻于虔州。《中国医籍考》载录，丹波元胤按语考证颇详。	《中国医籍通考》谓"佚"，原刻本不见，临清邢邦改题《秘传经验痘疹方》，作4卷。
			匡铎撰	痘疹方1卷	有本年王敬民序。《中国医籍考》载录，"存"；《联目》不载，《大辞典》《中国医籍通考》"佚"。笔者未见。	日本内阁文库藏有明刊本1册，为原丰后佐伯藩主毛利高标旧藏。

公元（年）	明纪年	干支	作者	书名	考证内容	版本资料
1574	二	甲戌	太仓支秉中（改斋主人）撰	痘疹玄机4卷	有本年自序。按痘疹始终本末类次，因人之气血虚实寒热、痘之轻重顺逆，随证论治；附汤、散、饮、丸、膏各类211方。	有稿本藏中医科学院，抄本藏黑龙江图书馆，日本内阁文库藏本年序刊本4卷。
			阳山解桢（应坚，芦河）撰，钱塘胡文焕（德甫，全庵，抱琴居士）校正	医学便览4卷	有本年宗周序，综合性医书，详于图表，绘图15幅。论阴阳五行、脏腑经络、药性方脉、伤寒证治、痰郁诸疾、妇科诸病。	日本内阁文库藏江户写本，收于《珍版海外回归中医古籍丛书》影印出版，又收于《寿养丛书》。
1575	三	乙亥	南丰李梴（健斋）撰	医学入门9卷	有本年自序，综合性医书，流传较广的入门书。卷首医学略论、医家传略、运气，后为脏腑、诊断、针灸、本草及各科。	本年初刻，有明清至民国版本30多种，并有多种校注排印本。
			李梴撰	运气总论1卷	前有引言，言运气可认病本，纂《素问》《灵枢》及《绀珠经》等成书，简要解释运气学基本概念、名词术语，间附歌诀。	为《医学入门》卷首。
			吴县杜大章（圻山，子华）撰	医学钩元8卷	有本年徐栻、冯时雨序，综合性医书，附《补议》1卷。《医籍考》卷60载杜氏《医经纂萃》2卷，王文谟《医学钩玄》，俱"未见"。	有本年刻本藏中国中医科学院、上海图书馆。
			余杭何天恩（古朴）撰	医家蕴奥4卷	《联目》不载，《大辞典》"佚"，《中国医籍考》载录，"存"。笔者未见。	日本内阁文库藏本年古朴堂刊本3册，为原江户时代医学馆旧藏。
			张太素（青城山人）撰，汀州医官刘伯祥注	太素脉秘诀2卷	又名《太素脉》《太素秘诀》，原题青城山人张太素述，有龚廷贤序，不著时代。上卷为太素脉法30论，有太素造化脉论、太素脉论、八卦五行运气论脉、五脏吉凶等；下卷杂论病证，间及五运六气、处方用药，皆多作俚语歌括。察病之外，有以脉象测人智愚贵贱寿夭穷通等荒诞内容。	收于《医学要数太素脉诀合刊》《珍本医书集成》《中国医学大成》。《珍本医书集成》本前有董志仁《太素脉考》。
			张太素撰，刘伯祥注，抚东王文洁（冰鉴，无为子）编	太素张神仙脉诀玄微纲领宗统7卷	有魏时亨序，推衍《太素秘诀》，以脉定人生死吉凶、穷通祸福、富贵寿夭乃至性格官位。收于《中国医学大成》有曹炳章跋，删削其无关医学者，辑录决生死要法、诊脉各法、七诊法、别识妇人各病诊法，皆切实用者，厘订为2卷。	有本年刻本藏中医科学院，1599年安正堂刻本藏医学科学院、北京大学，翻刻安正堂日本刻本2种藏上海图书馆、上海中医药大学。

公元（年）	明纪年	干支	作者	书名	考证内容	版本资料
1575	三	乙亥	明·宗鉴纂辑，清·亡名氏抄录	短要方 1 卷	无序跋，不明成书年代。载二表及诸病通用方 100 首。首表《诸病加减十方》，以表格列香苏、小柴胡、平胃、四君、理中、二陈、四物、建中等 10 方，于风、寒、暑、湿、虚、实、气、血之加减用药；次表《识证加减廿一方》，载感冒、中风、虚烦、痨热等 17 种病症，列羌活、参葛、藿香、茯苓等 21 方，末署"天正三年季春于泉南书之，宗鉴"；三为《诸病通用方》，后署"文政十三年九月上浣写讫"。即本年宗鉴纂辑，1830 年亡名氏抄录，然宗鉴为日人，或为国人，不明确。《联目》《大辞典》俱不载。	有日本抄本藏台北故宫博物院，1987 年台北新文丰出版公司影印出版，2014 年上海科技出版社收于《台北故宫珍藏版中医手抄孤本丛书》校注排印出版。署日本年号，天正三年为 1575 年，文政十三年为 1836 年；抄辑者为日人。
			天竺龙树菩萨原著，明·葆光道人传	眼科龙木论 10 卷	著名眼科专著，有本年王问序。卷首为葆光道人眼科秘传各法，卷 1－6 眼科 72 症，各附审的歌，卷 7 宋代诸家名方 38 首，卷 8 针灸经 21 条，卷 9、10 药性，末附葆光道人《眼科龙木集》1 卷。《续修四库全书提要》载录。或以为宋元书，葆光与东坡交往甚密。	有万历大业堂刻本藏国图、中医科学院、山东、辽宁、四川图书馆、上海中华医学会、上海、浙江中医药大学，有 17 种版本。
1576	四	丙子	金溪龚信（瑞芝）撰，龚廷贤（子才，云林，悟真子）编	古今医鉴 16 卷	有本年自序及刘自强、刘巡序，综合性医书。首为脉诀、病机、药性、运气，分门胪列各科证治，妇人、小儿、外科、伤科皆备，末则通治、救荒 2 门。	有次年金陵周四达刻本等 10 余种版本，日本明历二年（1656）本作《王宇泰订补古今医鉴》。
			怀宁张四维（国本，笃亭）撰	医门秘旨 15 卷	有本年自序、次年颜素序、1580 年任可容叙及 1578 年唐诗后序，综合性医书，载运气图说、医论诊法、药性赋、各科证治等内容。	1582 年初刻，国内无传，日本宫内厅书陵部有藏，收于《海外回归中医善本古籍丛书》。
			宋镛（杏庄）撰辑	痘疹发微 12 卷	成于本年，1663 年天瑞堂初刻，有范祥序、范琦跋。	1663 年天瑞堂刻本藏国图、上海图书馆。
1577	五	丁丑	蕲州李时珍（东璧，濒湖）撰	奇经八脉考 1 卷	有本年顾问序，述总论、八脉循行、病症、治疗，后附《九道脉图》。《四库全书》著录，《明史·艺文志》亦载录。	附于《本草纲目》后，有与《濒湖脉学》《脉诀考证》合刊影印本。

续表

公元 （年）	明纪年	干支	作者	书名	考证内容	版本资料
1577	五	丁丑	余姚汪若源撰	汪氏痘书不分卷	有本年自序，就痘疹发热、见点等阶段，辨其轻重、表里、阴阳、虚实等。	有明鞠鼎衡旭沧重刻本藏中国中医科学院。
			汪若源撰，日本武江小幡玄二（玉峰）集览	痘疹大成集览3卷	有日本宝历十二年（1762）小幡玄二自序及明和辛卯（1771）熊谷玄与、松窗关修龄序。《汪氏痘书》日人注释本。	日本文化三年（1806）刻本藏上海中医药大学。
			巢县郭奎（子章，望云）撰	博集稀痘方论2卷	有本年自序，作者以痘疹未能预防，以"稀痘方"饮未痘儿而得效，著成是书。列未生、初生、避地、避忌方等8篇，附《痘疹辨论》。	收于《痘疹大全》《痘疹四种》。
			常山徐崮（凤石）汇编，上饶余应奎（泸东）校阅	本草大成药性赋4卷	前后无序跋，分寒、热、温、平4门4卷，载药993种，各赋按石、草、木、人、兽、禽、虫、果、米、菜为序述药，每赋一联则加注释以完原赋未尽之意，附刘全备《新编注解药性赋》。	原佚，后从日本引回，收于《海外回归中医善本古籍丛书》。
1578	六	戊寅	蕲州李时珍（东璧，濒湖）撰	本草纲目52卷	有1590年王世贞、1603年夏良心、张鼎思序，卷首1卷附图2卷，分16部62类，载药1892种，附方逾万，插图千余。每药分：校正、释名、集解、正误、修治、气味、主治、发明等项。	成于本年，1590年金陵胡承龙初刻本藏中医科学院、上海图书馆，有版本70余种。
			李时珍撰，浙江王一贞传，云南赵子安重刊	禳蛊奇书不分卷	有王一贞原序，赵子安重刊序。上卷，蛊毒总论、五术开列、蛊毒原形、蛊毒身形总论、小儿中蛊毒形证论、中毒试法、治蛊毒奇方九方、保灵丹方、外熏法药方；下卷，雷祖禳蛊符法、雷祖诰、雷祖杀蛊符式、天医治蛊灵咒、天医治蛊灵符、灭蛊神咒、金光篆式、灭蛊符；附录：治小儿脐风经验神方、救疯狗咬伤中毒神效方。	传自游方道士，托名李时珍，有1906年刻本藏天津图书馆，末有"捐功德芳名"18人，居首为陆懋修，捐银一两。
			李时珍撰，清·亡名氏录	天傀论1卷	无序跋、题记，清人抄录《本草纲目》"人傀"条及其他妇科疾病方药，添加种子而成。	有抄本藏上海中华医学会图书馆。
			武林皇甫嵩（灵石山人）撰	本草发明6卷	有本年自序，卷1-2药性通论，卷3-6各论，上部常用要药，下部稀用奇品。卷端署"武林灵石皇甫嵩同男一相编，武林养心傅时泰校正"，则其子皇甫一相亦有编纂之功。	浙江图书馆藏明刻本，有明吴县陈子春刻本藏上海图书馆，1999年收于华夏出版社影印《中国本草全书》。

公元（年）	明纪年	干支	作者	书名	考证内容	版本资料
1578	六	戊寅	嘉兴吴惟贞（棘隐居士）撰	药性赋大全12卷	《联目》《大辞典》俱不载，笔者未见。	《中国医籍考》载录，"存"。
			嘉禾周履靖（逸之，梅墟，梅颠道人）辑，吴惟贞续增	赤凤髓3卷	气功导引类著作，有本年彭辂序、自跋，次年王文禄序跋、文嘉跋。卷1载太上玉轴六字气诀、服内元气诀、长生十六字妙诀、胎息、秘要歌诀、去病延年六字法、五禽戏圈诀、八段锦导引图诀等；卷2为圣真秘传四十六长生图诀；卷3为华山十二睡功图诀。	有万历荆山书林刻本，1959年商务印书馆有影印本，又收于《夷门广牍》。
			周履靖编次	益龄单1卷	前后无序跋。益生却疾之术，分36类：养目法、洗眼方、洗眼吉日、养心法、养肝法、养肺法、养脾法、养三焦法、六字治病养生法、六久、三戒、七禁、十二多、十五伤、十二事、六疾、六余、六宜、饮食、寝息、沐浴、服饰、杂戒、房屋、春忌食物、夏忌食物、秋忌食物、冬忌食物、肉味、诸鱼、五谷、蔬菜、果实。	收于《夷门广牍》为第26卷。《续修四库全书提要》载录。
			周履靖撰	八段锦图1卷	《赤凤髓》卷2载《八段锦》，有说1篇，图8幅。	乾隆《浙江通志·经籍》载录，未独立成书。
			周履靖编次	唐宋卫生歌1卷	前后无序跋，列唐孙思邈《卫生歌》，宋真德秀《续卫生歌》。	收于《夷门广牍》为第25卷。
			周履靖撰	炼形内旨1卷	前后无序跋，列祭丹元君法及太极混元神咒、五帝秘咒本命元神咒、丹元君咒、心神咒、安神咒诸咒法。	收于《夷门广牍》为第19卷。
			原题：明·逍遥子撰，周履靖校	逍遥子导引诀1卷	气功导引类著作，载水潮除后患、火起得长安、梦失封金匮、形衰守玉关等16篇。	收于《夷门广牍》《丛书集成初编》《影印元明善本丛书十种》。
1579	七	己卯	京山李维桢（本宁，大泌山人）辑刊	合刻二种医书58卷	子目：徐用诚撰刘纯续增《玉机微义》50卷，虞抟《医学正传》8卷。刊于1578年后，姑作本年。	有明万历浙江布政司刻本藏中国中医科学院、北京大学。

公元 (年)	明纪年	干支	作者	书名	考证内容	版本资料
1579	七	己卯	南城程式（心原，道承，若水）撰	程氏医彀 16 卷	有郑汲、王一言、邓渼、李有成序，分元亨利贞 4 集。元集卷 1 脉诀、医案，卷 2 - 4 药性；亨、利集 8 卷，各科疾病证治；贞集 4 卷，卷 1 藏府周身图说，卷 2 胎元精血气运经脉论说，卷 3 四时论说，卷 4 伤寒赋论。	有本年刻本藏中国中医科学院。
			程式编辑	脉法汇编不分卷	《联目》《大辞典》载录，笔者未见。	有抄本藏苏州大学炳麟图书馆，经查未见。
			淮南李齐芳（墙村）撰辑	秘传小儿杂症奇方不分卷	有本年自序，目录题为《经验小儿杂症》，载小儿初受气论、小儿初涎歌、乳子歌、变蒸、始生变蒸歌等。《联目》《大辞典》《中国医籍考》俱不载。	南京图书馆藏有日本宽政三年（1791）本一册。《历代珍稀版本经眼图录》载有同名书 2 卷，无序，未署著者。
			佛山翁仲仁（嘉德）撰	痘疹金镜录 4 卷	又名《痘疹玉髓金镜录》《痘疹精义》，有 1690 年仇湅序。卷 1 儿科歌赋 25 首，卷 2 - 4 痘疹证治，载治痘汤散歌及参芪饮、十神解毒汤、益元透肌散等 70 余方。	本年刻本藏中医科学院、军事医学科学院、上海、浙江图书馆、山东、上海中医药大学，有 30 余种版本，收于《幼科三种》《许氏幼科七种》。
			建武南城吴文炳（绍轩，光甫，沛泉）撰	医家赤帜益辨全书 12 卷	有本年吴念虚序，有凡例，后有熊冲字识语，综合性医书。述脉理、运气、经络经穴、明堂歌括、本草用药赋，伤寒、温暑、杂病、女科、小儿、痘疹、外科等。	有潭邑艺林冲宇熊成治种德堂刊本藏中医科学院，收于《中医古籍孤本大全》。
			新安闵道扬（守泉）撰	医学集要 5 卷	前后无序跋，卷首载《家传杂录》，其卷 5《乌金丸秘诀图像》按曰"吾友义城彭用光先生传之"，则闵道扬与彭氏同时，当为嘉靖时人。1673 年《太平府志·艺文》载闵守泉《医学汇纂》，或即是书。	《联目》不载，《大辞典》"佚"，日本内阁文库藏江户写本，收于《珍版海外回归中医古籍丛书》。
			鄞县卢铣（水西）撰	痘疹证治要诀 5 卷	有本年蒋希孔序，儿科痘疹专著，卷 1、2 痘原、痘疹证治，卷 3、4 治痘 141 方 145 药，卷 5 补遗，列痘疹顺逆、虚实、调养、斑疹、水痘、大痘所出难易及丹溪《慈幼论》等。	有本年刻本藏上海图书馆。

公元（年）	明纪年	干支	作者	书名	考证内容	版本资料
1579	七	己卯	罗田万全（密斋）撰，黄冈李之用辑。	幼科发挥 2 卷	有本年自序、1599 年李之用序，以五脏为纲论病，方药多为家传秘方，每病后多附医案，影响颇大。1715 年郑赟校订，增加部分内容，为《幼科发挥大全》4 卷。	1715 年刻本藏中医科学院、浙江中医药研究院，收于《万密斋医学全书》。
			原题：蕲水黄廉（伯清，铜壁山人）撰，临清邢邦刻	秘传经验痘疹方 4 卷	黄氏剽窃万全《痘疹心要》《片玉痘疹》原稿为《痘疹全书》10 卷，1563 年陆稳刻于虔州；本年邢氏重刻改题为此；1601 年吴勉学重刻《痘疹全书》2 卷时正名，方改署为万全所撰。	有本年邢邦长芦刻本藏中国医学科学院、天津医学高等专科学校、白求恩医科大学、上海中医药大学。
			长治孙汝忠（从贞，以真）撰，张崇烈注，李堪疏	金丹真传不分卷	气功专著。孙氏父教峦，号烟霞散人，信道，寿 106。汝忠得家传，囊括《悟真篇》99 章要旨为金丹修炼法 9 章：筑基、得药、结丹、炼已、还丹、温养、脱胎、元珠、瑶池。	《联目》载有本年稿本藏上海中医药大学，然书前有 1614 年自序。又有 1841 年刻本和清抄本。
			孙汝忠撰辑	金丹真传续编 1 卷	有自序无纪年，谓"安祖师为父师所作"，载《葫芦歌》1 篇、《明道歌》4 首，及《修真入门》《修真大略》《金丹五百字》《扫邪归正歌》。	附于《金丹真传》。
			天都赵两弼（紫阳道人），豫章胡恺（两顾道人），蜀东丁守明（青峰子），南昌喻太真（四一学人）传授	玄微心印 2 卷	有喻太真序。道一载于二，二者，一阴一阳之谓也；天地圣人，一而二，二而一者也。天地之象，日月之形，男女之身，二而一者也。玄即道妙之无穷，既云无穷，须得其要，其要有九；微即阃象之得兮，玄风始所灿。尽之之道在于知时，时者，天地之纲领，日月之窍妙，四时之出入，万物之发脉，圣人之仁义。此玄微心印之要义也。	2001 年收于《中国古代房中养生秘籍》，中医古籍出版社出版。
1580	八	庚辰	分水吴嘉言（梅坡）撰	医经会元 8 卷	有本年自序，综合性医书。作者曾为太医院吏目，载脉诀、药性，重心、脾、肾之治，卷末为运气标本。《中国医籍考》作 10 卷，大约合《针灸原枢》二书卷数。	日本内阁文库藏万历刊本《医经会元保命奇方》8 卷，与《神效针灸原枢》2 卷，共 10 册。
			吴嘉言撰	针灸原枢 2 卷	《中国医籍考》卷二十二"存"，录《严州府志》。笔者未见。《医经会元》有本年自序，故定书成于本年。	日本内阁文库藏明刊本 2 卷，与《医经会元保命奇方》8 卷共 10 册，为原枫山官库旧藏。

公元 (年)	明纪年	干支	作者	书名	考证内容	版本资料
1580	八	庚辰	会稽马莳（玄台）撰	难经正义9卷	有本年陈懿德、郑复亨2序及上年屠隆序，各以每难主意为题，每难一图，以意分节，节下自注并考证。与光绪间叶霖《难经正义》6卷为二书同名。	中国科学院藏万历宝命堂刻本，《续修四库全书提要》载录。
			昆山王执中（允甫，三阳）撰	东垣先生伤寒正脉12卷	有本年王执礼序、姚允升序及书例，以12地支名12卷，卷1、2子丑，正脉指南；卷3-5寅卯辰，《伤寒论》；卷6巳，《此事难知》；卷7-9午未申，《伤寒六书》；卷0-11酉戌，《活人大全方》；卷12亥，拾遗。合并仲景、东垣、节庵、彭用光、《活人》为一，仿《东垣十书》例，人各为卷，俾其意各得自明，又著《合并论》撮其大略列于首。	本年华亭蔡汝贤刻本藏上海图书馆；上海中医药大学藏二抄本残卷，一存卷1，一阙卷5、10。《联目》归于"诊法"，又以作者字叔权，混同宋代王执中，误。
			润州钱后崖撰	官邸便方2卷	有杨起元《惠民便方引》载山西《临汾县志》，谓方出钱氏而广陵李参军参订。则官邸改名为惠民矣，而钱氏亦当远早于万历间。《中国医籍通考》谓，上海孟河丁氏思补山房所藏为海内所罕见者。	有本年刻本残卷藏上海图书馆，日本内阁文库藏1602年刊本2卷2册，为原江户时代医学馆旧藏。
			吴兴茅一相（康伯）辑	欣赏续编（1种1卷）	有徐中行序。载录诗法、奕选、绘妙、词评等10种10卷，其中医书1种：铁峰居士《保生心鉴》1卷，有王蔡后序，大略同《修真秘要》王蔡序。	有本年茅一相刻本藏国图，收于《四库全书》。
			云间陆树声（与吉，平泉）撰	病榻寤言1卷	有自序未署年月，应是万历致仕后作。卧病初起，捉笔疾书，其于生死之故、养生之旨，颇多体验。	收于《水边林下》《续修四库全书》。
1581	九	辛巳	金溪龚廷贤（子才，云林，悟真子）撰	种杏仙方4卷	有本年自序、何出图序、《像赞》、凡例。从其父龚信《古今医鉴》选取药少易得之方汇编而成，92类，有七言歌诀以便诵读，末附《日用杂方》《续劝善良规四十歌》等。	本年金陵周氏刻本藏故宫、中医科学院，有日本1650年刻本藏北京大学、医学科学院。
			原题：龚廷贤撰	救急神方1卷	封面署"龚云林著""荣桂堂藏板"，无扉页、前后无序跋，似为伪托之作。	有孤本藏陕西中医药研究院。
			太仓支秉中（改斋主人）撰	支氏女科枢要1卷	妇产科学著作，王穉登《燕市集》卷下有《太医支君传》。	有残卷存上海图书馆。

公元（年）	明纪年	干支	作者	书名	考证内容	版本资料
1581	九	辛巳	大梁张昶（甲弘，海澄）撰	百病问对辨疑5卷	内科学著作，以问答体例述内科诸病证治。卷1、2为痨瘵问对，后有《痨瘵问对》自跋。	万历曲沃张学诗精刻本藏中医科学院，阙卷1、2，收于《中医古籍孤本大全》。
			亡名氏撰	螽斯集不分卷	前有题辞，无序跋。载积阴德、固原气、豫调摄、薄滋味、择鼎器、炼药饵、时交感、择天时、合造化及当产、产前十忌附经验方、临产十忌、产后十忌附经验方等内容。《联目》《大辞典》作"姚言"撰，丹波氏谓蔡龙阳撰，国图藏本并无署名，只得称亡名氏。	有本年刻本藏中国国家图书馆，无扉页，未见署名。日本内阁文库藏《新刻广嗣须知》明刊本，胡文焕合刊是书与《广嗣要语》。
1582	十	壬午	遂宁殷之屏（次台）撰	医方便览4卷	有本年自序、张鸿猷跋，卷首运气、经络、君臣佐使论、医旨、病机赋，卷1–3内科，卷4外、妇、老人、小儿科，凡100证，各载歌诀，分别注释，下列方剂，多增订补注皇甫中《明医指掌》医论歌括而成。	有康熙戊子刊本藏陕西中医药研究院
			罗田万全（密斋）撰	片玉心书5卷	1546年撰《小儿赋》《小儿西江月》以教诸子，至本年成书未刊；1655年五世孙万达收于《万氏全书》，为最早刊本；1612年万机增订为《幼科指南》。有《万氏幼科源流》、张坦议序、1659年吕鸣和序，卷1《活幼指南赋》《慈幼微心赋》，卷2总论儿科疾病、变蒸、胎疾、五脏部位、指纹脉法等，卷3诊法，附望诊图，卷4、5分述32类疾病证治附抱龙丸、凉惊丸、养脾丸等秘传13方。	1654年刻本藏中医科学院、上海图书馆，乾隆、嘉庆间有重刻本；1981年湖北人民出版社、1984年湖北科技出版社、1996年上海古籍出版社有排印本；收于《万密斋医学全书》。
			万全撰，罗田万机（光祖，有范）增订	片玉痘疹13卷	1546年万全撰《痘疹赋》《痘疹西江月》以教诸子，本年撰成全书，未刊；1612年其孙万机增所撰《痘疹始终验方》28条、《痘疹始终歌方》为卷3、4；1654年五世孙万达刊行，有刘一炅序。	有雍正刻本藏天津医学高等专科学校，1778年忠信堂刻本藏中医科学院、河南中医药大学，收于《万密斋医学全书》。

公元 （年）	明纪年	干支	作者	书名	考证内容	版本资料
1582	十	壬午	嘉禾周履靖（逸之，梅墟，梅颠道人）辑著	茹草编4卷	野菜食谱，卷首有本年彭辂序，卷1李日华《茹草解》、张之象《飧英歌》，草药50种，有陆元厚跋；卷2张服采《采芝歌》、皇甫汸《烹葵歌》，草药52种；卷3《茹草纪言》，有自跋；卷4《茹草纪事》，汇纂前人茹草诸说。收录野菜101种，附图并以诗赋述采集时间和食用法。卷末有皇甫汸、侯一元、仇云凤、周绍濂、吴惟贞跋及自跋2篇。	收于《夷门广牍》。
			周履靖辑	续易牙遗意1卷	无序跋，述荔枝汤、乌梅汤等54种食品制作法，及水果蔬菜贮藏法，末附黄庭坚《食时五观》。	收于《夷门广牍》。
1583	十一	癸未	原题：金溪龚信（瑞芝）编辑，饶阳余应奎（泸东）补遗	医学源流肯綮大成16卷	有本年余应奎自序，又名《太医院补遗医学正传》，源出虞抟《医学正传》。卷1运气要诀，余则述内、外、妇产、儿、五官各科，各列总论、脉法、治则、方药，附丹溪治验。	1606年建邑积善堂刻本藏中医科学院，日本庆长11年（1606年）刻本藏上海中医药大学。
			昆山杨起（远林，长病老人）、华亭徐陟（达斋）原撰，姚弘谟（禹门山人）重订	简便单方俗论·经验奇方4卷	有本年姚弘谟合刻序，1548年丘玳《简便单方集》引。姚氏将杨起《简便单方俗论》、徐陟《简便诸方》，各以类属分别合刻，又以平日所闻经验切要诸方附印于后，为《经验奇方》。是书与1542年《简便单方俗论》体例、内容不同，自是二书，不可混同。	上海图书馆藏本年姚弘谟合刻本《简便单方俗论·经验奇方》4册，又藏1542年刻本《简便单方俗论》2册，自是二书。
1584	十二	甲申	吴兴许兆祯（培元）撰	诊翼2卷	有自序，介绍诊脉常法与审脉论证，与《药准》《方纪》《医镜》合为《医四书》。	有1657年刻本，上海古籍书店据此有复印本。
			许兆祯撰	脉镜2卷	有本年刘世延序及自跋，上卷载论病先观形色然后切脉问诊论、论脉、脉贵有神、五脏平脉、四时平脉等10论；下卷则脉法枢要、相类脉辨、死绝脉、诸病宜忌脉等6篇。	有抄本藏上海中医药大学、浙江中医药研究院。丹波元胤以为系《诊翼》为书坊所窜妄而改题者。
			弋阳徐凤（廷瑞）原撰，朱鼎臣重辑	徐氏针灸全书4卷	卷首有朱氏自记。二层楼形式，上栏为《加减十三方》《金丝万应膏》《海上仙方》；下栏朱重辑原为《徐氏针灸全书》《铜人针灸全书》各2卷，附《小儿针灸》1篇。卷末木记：万历甲申年三槐王佑样。	国内久佚，日本内阁文库藏王氏三槐堂刊本两部。2003年，中医古籍出版社收于《中医古籍孤本大全》影印线装出版。

公元 (年)	明纪年	干支	作者	书名	考证内容	版本资料
1584	十二	甲申	歙县吴崐（山甫，鹤皋，参黄子）撰	医方考6卷	有本年自序，次年汪道昆序，1586年方时化、江东之序。分72门，录方700余首，均附方义解说。	收于《中国医学大成》。《续修四库全书提要》载录。
			吴崐撰	脉语2卷	有本年自序，上卷为下学篇，载取脉入式、寸关尺义、五脏病脉、诸病宜忌脉，凡13篇；下卷为上达篇，载脉位法天论、三部九候、胃气为本等51篇，末附脉案格式，对临床病案提出具体要求。	又名《脉学精华》，为《医方考》附录，收于《中国医学大成》，1937年上海中医书局有铅印本。
			大梁杨四知（廉峰）撰	惠民正方2卷	有本年自序、赵可怀序、陈文烛跋，蛊毒诊治专著。分上下卷，首列律条，次详蛊症病状，并一切攻毒法。《联目》《大辞典》不载，《中国医籍考》载录作"一卷"，并谓"存"。	日本内阁文库藏本年官刊本，收于《珍版海外回归中医古籍丛书》。
			休宁孙一奎（文垣，东宿，生生子）撰	赤水玄珠30卷	有本年自序及沈演叔、史孟麟、臧懋循、潘大复、吴正志、丁元荐等六序，1573年沈桐《医说赠孙君东宿》、1576年孙梧、潘玄藻赠序。引录265种文献，分77门述各科病症。	收于《赤水玄珠全集》，本年歙县黄鼎初刻，又有多种排印本。收于《四库全书》。
			孙一奎撰	赤水玄珠全集3种37卷	又名《孙氏医书三种》，有自序、自跋及徐显卿、祝世禄、汪道昆、罗浮道人诸序，并有赠序、题词、题诗、尺牍。子目：赤水玄珠30卷，医旨绪余2卷，孙文垣医案5卷。	有本年歙邑黄鼎刻本藏山东、上海、江西图书馆，有11种刊本，收于《四库全书》。1986年人民卫生出版社有校点本。
			钱塘方隅撰，钱塘方谷（龙潭）校正	医林绳墨8卷	前有本年方谷序，综合性医书。方谷为钱塘医官，子方隅集谷平日讲学内容成书，复经谷校正。全书论81证；1677年周京重编，改为9卷，更名《医林绳墨大全》，已非原本。	南京、上海图书馆藏本年初刊本，1957年商务印书馆铅印；与周京重编《医林绳墨大全》异。
			秀水朱儒（宗鲁，东山）撰	太医院志不分卷	医史类著作，无序跋。分建官、恩异、秩禄、习业、铨补、采访、侍直、差委、药材、著述、谏净、应试、礼仪等13考，介绍明代医事概况。	有1938年燕京大学图书馆抄本藏北京大学，并有复印本藏上海图书馆。

公元（年）	明纪年	干支	作者	书名	考证内容	版本资料
1584	十二	甲申	海盐王文禄（世廉，沂阳子）纂辑	百陵学山（5种7卷）	有隆庆戊辰王完序，目录后有本年附注。医书子目：王文禄《医先》《胎息经疏略》各1卷、《参同契疏略》2卷，魏伯阳《参同契正文》2卷，何瑭《阴阳管见》1卷。	中国国家图书馆藏万历刻本，1938年涵芬楼有据此影印本。
1585	十三	乙酉	临邑张浩（清泉）撰	仁术便览4卷	有本年亡名氏及方应选、王再聘序，周九皋跋。载病证94类，列1300余方。《联目》《大辞典》载录，作者作"张浩"；1957年商务印书馆出版校补本，1985年人民卫生出版社繁体竖排本，作者作"张洁"。	本年初刊本藏国图、中医科学院、北京中医药大学、上海、南京图书馆等处，收于《中医古籍整理丛书》
			南陵管橓撰辑，嘉兴沈尧中（心唐，执甫）校梓	保赤全书2卷	有本年管橘、沈尧中序。卷上为痘疹92论，卷下为妇人出痘、麻疹，及治疗用方。《续修四库全书提要》载录。	有本年沈尧中阳春堂刻本藏中医科学院、上海中医药大学、南京图书馆。
1586	十四	丙戌	会稽马莳（仲化，元台）撰	黄帝内经素问注证发微9卷	《素问》全注本，有本年王元、冯行可2序。逐句注释《素问》81篇。	本年天宝堂初刻，有版本10余种。
			马莳撰	黄帝内经灵枢注证发微9卷	首注《灵枢》，据史崧传本注81篇，改原本24卷为9卷，疏经络穴道颇为详明。前有引言及章宪文序，《续修四库全书提要》载录。	本年天宝堂初刻，有版本10余种。
			祁门徐春甫（汝元，思鹤，东皋）撰	医学指南捷径六书6集6卷	有自序，初名《医学入门捷径六书》，分阴阳风雨晦明6集，卷各1集，为内经正脉、雷公四要纲领发微、病机药性歌赋、诸症要方歌括、二十四方、评秘济世三十六方，共6书。安徽图书馆藏残卷《二十四方治法捷径》《评秘济世三十六方》，有本年徐氏《二十四方序》、汪腾蛟《医家关键》跋。《联目》有《医学捷径六书》，亦即是书。	本年刻本残卷藏安徽图书馆；1597年刘双松重刻本分藏江西、北京中医药大学；长春中医药大学藏《古今医学捷要六书》明刻本，1986年中医古籍出版社影印出版；日本内阁文库藏有全本，收于《海外回归中医善本古籍丛书续编》出版。
			徐春甫撰	雷公四要纲领发微1卷	前有自序。首叙阴阳表里、荣卫三焦、五脏六腑、经脉奇经、八穴十二官，为人身根本；次明运气南北政，脉尺寸阴阳、交反应否以决死生，后审《雷公四要纲领》，别虚实寒热、内伤外感、邪正轻重，认病之真，断可求必然之效。	《联目》《大辞典》不载，收于《医学指南捷径六书》卷之2阳集，又收于《海外回归中医善本古籍丛书续编》。

续表

公元（年）	明纪年	干支	作者	书名	考证内容	版本资料
1586	十四	丙戌	徐春甫撰	病机药性歌赋1卷	前后无序跋，载中风、伤风、痛风、伤寒、伤暑证歌等病机脉证七言歌括75首，后为五运六气要略歌、六气司天在泉主病歌，末为药性赋。	为《医学指南捷径六书》卷之3风集，收于《海外回归中医善本古籍丛书续编》。
			徐春甫撰	二十四方1卷	有本年自序、汪腾蛟跋，分2部，《医家关键二十四方治法捷径》述24剂，即分24类；《二十四剂药方歌括》则为药方歌括。	为《医学指南捷径六书》卷之5晦集，收于《海外回归中医善本古籍丛书续编》。
			徐春甫撰	评秘济世三十六方1卷	有本年自序，末附补遗经验方4首。	为《医学指南捷径六书》卷之6明集。
			徐春甫撰	诸证要方歌括1卷	按病分门，内科诸证40门253方，并疮疡9方、胎产8方、小儿6方，计43门276方，以七言歌诀述其组成与功用。	为《医学指南捷径六书》卷之4雨集。
			元·义乌朱震亨（彦修，丹溪先生）撰，亡名氏编纂	丹溪总录12卷	无序跋、总目，卷1、2外感、内伤，卷3-5风、寒、燥、火、暑、湿，卷6痰热、风热、湿热，卷7郁，卷8寒郁、湿郁、火郁，卷9积、血、痰，卷10虚损，卷11、12妇人、小儿，凡21门；门各分证，每证首列脉法，次丹溪心法，次诸贤论，次医案，次附方。	《联目》不载，《续修四库全书提要》载有本年孟氏抄本，《大辞典》据以载录，笔者未见。
			嘉善袁黄（坤仪，了凡）撰	祈嗣真诠1卷	有自序与1590年韩初命序，分改过、积善、聚精、养气、存神、和室、知时、成胎、治病、祈祷10门，引常言俚语及医方果报事。	1779年王氏慎斋刻本藏首都图书馆，收于《资生镜》《丛书集成初编》。
			乌程许兆祯（培元）撰	医镜2卷	有本年吴秀序，卷上中风、暑、湿、痰、火、气、血等证治歌括43则，卷下伤寒各证30则及外、妇、幼科证治歌括68则。王肯堂另有同名书4卷。	明刻本藏上海图书馆，收于《医四书》。
1587	十五	丁亥	金溪龚廷贤（子才，云林，悟真子）撰	万病回春8卷	有本年舒化序，1588年海阳王、茅坤、徐汝阳序及1615年自序。卷1为基础理论及药性，载内科88病，妇科13，儿科63，外科22病证，末附《云林暇笔》《龚氏家训》。	次年苏州叶龙溪初刻，明清至民国有40余种版本，近年有多种校正排印本。
			龚廷贤撰	药性歌1卷	为《万病回春》卷1；后补订改名《药性歌括》，为《寿世保元》卷1；1894年湘西退省氏修订为单行本，名《寿世保元四言药歌》。	1958年铅印本更名《药性歌括四百味》，又有《药性歌括四百味白话解》。

续表

公元（年）	明纪年	干支	作者	书名	考证内容	版本资料
1587	十五	丁亥	钱塘方谷（龙潭）撰	本草纂要至宝12卷	方谷为钱塘医官，书又名《本草纂要》，前有《明经法制论》《用药权宜论》，末附《药性赋》，正文9卷，载药178种，《本草汇言》引其药论方剂140余条。	上海中医药大学藏本年杨鹤泉抄本。
			亡名氏撰	草药便览1卷	成书时间不详，约成于万历间。载草药248种，简述药性及功效主治，别无形态描述及图形，后附《君臣药性》述一般常用药物。	附载于《医方捷径》，藏日本国立公文书馆内阁文库，2002年收于《海外回归中医善本古籍丛书》刊行。
			江夏吴旻（近山）撰辑，临安王来贤（用吾）续编	扶寿精方3卷	有1534年自序、1553年赵大纲序、1583年施笃臣序，有本年李焘《续扶寿精方》序。吴氏原书刊于1534年，今佚，王氏本年编《新刻续补扶寿精方》，增补卷首养真、男女、饮食、事亲4篇及汤膏粥酒32方，分28门，集方350余首。	有本年刻本藏北京大学、中国中医科学院，1622年刻本藏中国科学院，收于《珍本医书集成》则不分卷，亦未见卷首王氏所增补者。
1588	十六	戊子	武林陈楚良（益元道人）纂	武林陈氏家传仙方佛法灵寿丹1卷	有本年自序、自跋，述其六世祖陈堪得秘方，所用药品与世人迥异，不限时数，饥服可饱，却病延年，极能种子，为家传仙方灵寿丹。	本年刻本藏北京大学。
			陈楚良撰	新刻黄帝阴符经阐秘1卷	前后无序跋，3篇，上篇演道，中篇演法，下篇演术，论述修身养性之道。劝人弃绝视听之利，守其一，处其和，资天地方物之气以养自身，则可壮盛而难衰老。	附于《武林陈氏家传仙方佛法灵寿丹》。
1589	十七	己丑	歙县方有执（中行）撰	伤寒论条辨8卷	1582年初稿，本年定稿，1593年刊刻。有本年1592年二自序、1591年自后序、1593年自引自跋。认为王叔和编次失《伤寒论》原貌，成无己又窜乱，故逐条考订重编，附《本草钞》《或问》《痉书》各1卷。为错简重编派重要典籍。	万历歙县方氏浩然楼刻本藏国图、中国科学院、首都图书馆、中医科学院等处，有版本十余种，收于《四库全书》。
			方有执撰	本草钞1卷	又名《伤寒论条辨本草钞》。研讨《伤寒论》113方所用91种药物，末则释升斗合、铢分两、方寸匕等词汇。	收于《伤寒论条辨》《宗圣要旨》。

续表

公元（年）	明纪年	干支	作者	书名	考证内容	版本资料
1589	十七	己丑	方有执撰	痉书1卷	有1598年自序、1599年自跋，引述素问、金匮、千金、脉经条文，详加注释，论痉病脉症、方药，后设痉书或问以释疑解惑。	附于《伤寒论条辨》。
			庐陵傅棣（温泉）撰	保婴珠玑10卷	有本年王应麟序及自后序，又有江一跃跋、彭翔汉后序，又名《痘疹保婴珠玑》。卷1保婴珠玑赋七韵释义，卷2药性赋释义，卷3顺逆险面部形穴2图、逆证诗括12首，卷4用药治法，卷5妊娠痘疹，卷6麻疹，卷7瘢疹，卷8癜疹及水痘、痘后遗毒，卷9稀痘方论，卷10丹毒赤游等	有本年刻本藏上海图书馆。
1590	十八	庚寅	原题：金溪龚信（瑞芝）增补	新镌三刻本草炮制药性赋定衡13卷	前有《重刊图像本草定衡序》，实即王世贞《本草纲目序》；有凡例，亦同《本草纲目》。分草、玉石、木、人、兽、禽、虫鱼、果、米谷、菜10部，各分上中下3品，载药990种。乃杂取《大观本草》图文等拼凑而成，托名龚信。	万历书林洪宇李良臣刻本藏中国中医科学院。
			休宁程守信（星潭）编集	商便奇方3卷	有本年自序，为远涉江湖经商者编集，故名。卷1以六淫、脾胃、二便、诸痛、疮疡为主，宜居处不定、食饮无节者，卷2、3颇多重复，版式亦异，疑后人所刻续附于后。	国内不存，日本内阁文库藏魏岐凤仁实堂刊本，收于《海外回归中医善本古籍丛书》。
1591	十九	辛卯	金溪龚廷贤（子才，云林，悟真子）撰	云林神彀4卷	有本年茅坤序，载内科杂病80种，外科、五官科病证36种，妇科病9种，儿科病18种。《联目》《大辞典》另载《神彀金丹》不分卷，经核对，其书卷数、目录、茅坤序、卷端署名及内容，与本书全然相同，当为其别本，其末有王大用《题医师龚云林先生集成一首》。	本年初刻，有版本10余种，收于《中国医学大成续集》《龚廷贤医学全书》；《神彀金丹》有1867年经济堂刻本藏广州中医药大学。
			龚廷贤撰	新锲鳌头复明眼方外科神验全书6卷	初名《复明眼方外科神验全方》，又名《眼方全书》，眼科学著作。无序跋，二层楼格式，上眼科，下外科，卷末有本年书林王祐木记。	有本年书林王祐三槐堂刻本藏上海图书馆，日本宫内厅书陵部亦藏有此本6卷2册。
			钱塘高濂（深甫，瑞南）撰	清修妙论笺2卷	前有小引。养德养生并重，辑儒释道三教修身正心、立身行己格言250余则，亦养生法则。	收于《遵生八笺》，收于《四库全书》"杂家类"。

公元（年）	明纪年	干支	作者	书名	考证内容	版本资料
1591	十九	辛卯	高濂撰辑	四时调摄笺 4 卷	前有小引。按四时分卷，分脏腑论诊治、方药、导引，按月论宜忌、气功、导引法。	同上。
			高濂撰辑	起居安乐笺 2 卷	前有小引。分恬适自足、居室安处、晨昏怡养、溪山逸游、三才避忌、宾朋交接等，述"节嗜欲、慎起居、远祸患、得安乐"之旨。	同上。
			高濂撰辑	延年祛病笺 2 卷	前有小引。论内养功及导引、按摩等法，并及戒色欲、修身心、择饮食诸养生之道。	同上。
			高濂撰辑	饮馔服食笺 3 卷	前有小引。分茶泉、汤、粥糜、果实粉面、脯胙、酝造、甜食等载食品 400 种，详其制作，附保健药品 20 余种、方剂 40 余首。	同上。
			高濂撰辑	燕闲清赏笺 3 卷	前有小引。论赏鉴清玩之事，附以花卉栽培法，虽非医药，亦养生之一助也。	同上。
			高濂撰辑	灵秘丹药笺 2 卷	前有小引。上卷炼丹，下卷验方，载录秘传奇效验方 60 余首，风痨、噎膈、泻痢诸症单方百余种。	同上。
			高濂撰辑	尘外遐举笺 1 卷	前有小引。录历代隐逸百人事迹，坚贞以全形，林皋自足，迈德弘道，不受尘映以乐其志。虽非医药，亦养生之一助也	同上。
			高濂撰辑	遵生八笺 8 种 19 卷	有本年自序与屠隆纬、李时英 2 序，子目：清修妙论笺 2 卷，四时调摄笺 4 卷，起居安乐笺 2 卷，延年祛病笺 2 卷，饮馔服食笺 3 卷，燕闲清赏笺 3 卷，灵秘丹药笺 2 卷，尘外遐举笺 1 卷。	本年高雅尚斋初刻，明清间有多种刻本，收于《四库全书》"杂家类"。
			高濂撰辑	野蔌品 1 卷	为《饮馔服食笺》中卷"野蔌类"之单行本，前有小引，载黄香萱、甘菊功、枸杞头、菱科、蓴菜、野苋菜等 96 种。	收于《水边林下》。
			高濂撰辑	仙灵卫生歌 1 卷	载文逸曹仙姑歌、孙真人卫生歌、真西山卫生歌、神仙可惜歌，凡 4 篇。	有抄本藏中国科学院，并收于《水边林下》。
			高濂撰辑	服气法 1 卷	载服气法 6 篇：服日气法、服月精法、服日月光芒法、拘二魂法、制七魄法、制三尸日。	收于《水边林下》。

续表

公元（年）	明纪年	干支	作者	书名	考证内容	版本资料
1591	十九	辛卯	高濂等撰辑	高濂等气功著作十五种不分卷	无序跋，无目录。子目：高濂《守庚申法》，《八段锦》，《治万病坐功图》，《按摩导引诀》，《延年诀》，《至道玄微七论》，《内丹三要论》，《服内元气论》，《服气功》，《六气歌诀》，《李真人十六字诀》；陈抟《陈希夷坐功图》，皇甫周《神咒录》，苍山与道人《太清中黄胎藏论》，亡名氏《绝三尸符咒》。子目诸书俱见诸《延年却病笺》，当为其别本，或初稿本。	有明刻本藏山东省图书馆。
			高濂撰辑	服气法等三十二种不分卷	前后无序跋，大体内容、篇目同《高濂等气功著作十五种》，惟分篇计数略异。《联目》《大辞典》俱不载。	有清钞本藏国图，收于《国家图书馆藏稀见古代医籍钞稿本丛编》。
			建阳陈言（西溪）撰，直隶长州张应试（怀仁）校正，安福县欧阳惟佐录	秘传常山杨敬诚先生针灸全书2卷	为三衢杨氏家传之书，杨敬斋当为杨济时之祖。无序跋，卷1载《金针赋》，有序1篇与徐氏《针灸大全》所载同。多为歌赋，亦与《大全》同，惟次序有变。各部经穴及各证取穴有104图。或以为托名之作。	本年余碧泉刻本藏中国中医科学院，1955年上海群联出版社、1959年上海科技出版社有影印本。
			嘉善袁黄（坤仪，了凡）撰	静坐要诀2卷	有自序，分辨志、豫行、修证、调息、遣欲、广爱6篇，辑为此编。	收于《了凡杂著》，1605年建阳余氏刻本。
			袁黄撰	摄生三要1卷	养生类著作，三要者，聚精、养气、存神，为三篇。	收于《学海类编》《道藏精华录》，与《摄生要语》合为《摄生二种合抄》。
			邓调元（息斋居士）撰	摄生要语1卷	收集摄生名言要语20余条，涉于饮食、气候、房室、劳作、七情、语言行为、卫生习惯等，《四库》作息斋居士撰，以为其调摄之方皆杂引旧文，无所论断。康熙《嘉定县志·书目》《苏州府志·艺文》亦载录，俱云"明嘉定宣光祖撰"。	有1604年单行本，收于《学海类编》《四库存目丛书》，又与《摄生三要》合为《摄生二种合抄》。
			袁黄，邓调元撰辑	摄生二种合抄2卷	袁黄《摄生三要》与邓调元《摄生要语》二书合抄。	有息尘庵抄本藏上海中医药大学。
			竟陵钟惺伯（敬父）辑	饮馔服食谱不分卷	食物本草学著作，介绍食疗方法与食谱。前有景陵钟惺伯敬父序，实即高濂《饮馔服食笺》，并其序窃之。	1929年千顷堂书局石印本，1996年中医古籍出版社影印线装出版。

公元 (年)	明纪年	干支	作者	书名	考证内容	版本资料
1591	十九	辛卯	秀水陈文治（国章，岳溪）撰	广嗣全诀12卷	有本年自序。兹于种子方后，孕妇自受妊以至临产而及产后，婴儿自初诞以至童稚各疾而及痘疹，每病先论所因，继以治法，而系得效各方，共编为12卷。卷1种子，卷2－4胎产，卷5－10儿科，卷11、12痘疹。	万历间刻，传本甚少，上海中华医学会藏前4卷稿本和后8卷刻本，中国中医科学院有据明刻本抄本。
			歙县汪道昆（伯玉，南溟，太函）撰	世医吴洋吴桥传1卷	为汪氏《太函集》卷31，记述世医吴洋、吴桥事迹，其中罗列方案长竟万数千言，至于1卷。	有本年金陵刊本藏国图与安徽省图，收于《续修四库全书》。
1592	二十	壬辰	严陵应麐（石麟，袯父）撰	蒲水斋食治广要8卷	食疗本草学著作，有自序及鲍山序，破损颇剧。分水、谷、菜、果、禽、兽、鱼、酿8部，部各1卷。	万历刻本藏中国国家图书馆。
			周文采原撰，严陵应麐（袯父，渔石）删补	删补医方选要10卷	周文采时任兴献王府良医所良医副，受王命精选简明效方，1495年为《医方选要》10卷，分45门，载方1160首。应麐删补，《中国医籍考》卷56载录，"存"。	《联目》《大辞典》不载，笔者未见。
			四明张梓（隆阳）撰	新刻药性类明2卷	前后无序跋。上卷为风、热、温、火、燥、寒、脏腑七门，卷下血、痰、积聚、痛、汗、水、杂证、疮疡、眼目、妇人、药象通经、法制12门，载药500余种。	收于《中国本草全书》第55卷。
			胡文焕（德甫，全庵，抱琴居士）编	寿养丛书18种30卷	子目：轩辕治病秘法，内经五脏六腑说，华佗内照经，褚氏遗书，寿亲养老书，海上仙方2卷，孙真人海上仙方后集，药性赋2卷，医学要数，医学碎金4卷，医学权舆，医学便览，灵枢心得2卷，素问心得2卷，食物本草2卷，食鉴本草2卷，脉诀，救荒本草，应急良方。	仅有明万历余氏种德堂一种刊本。

公元 (年)	明纪年	干支	作者	书名	考证内容	版本资料
1592	二十	壬辰	胡文焕编辑	寿养丛书全集34种68卷	集明以前养性养生书之大成，子目：食物本草、食鉴本草、养生食忌、药性赋、山居四要、养生月览、养生类纂、类修要诀、摄生集览、三元参赞延寿书、养生导引法、保生心鉴、修真秘要、厚生训纂、寿亲养老书、摄生要义、锦身机要、香奁润色、心印绀珠经、医学便览、医学要数、医学权舆、医学碎金、怪证奇方、应急良方、海上仙方、褚氏遗书、脉诀、轩辕黄帝治病秘法、灵枢心得、素问心得、幼幼集、太素心要、太素脉诀秘书。	有明万历年间虎林胡氏文会堂初刻本，存世极少，清人据此有精抄之全本，中国中医药出版社1997年有排印本。又，胡氏编辑诸书多陆续刊行，《格致》《寿养》《萃览》诸书，存世者种数或有多少，亦不足怪。
			胡文焕编	格致丛书17种40卷	子目：李鹏飞《三元参赞延寿书》5卷，周守忠《养生类纂》2卷，《养生月览》2卷，胡文焕《摄生集览》，河滨丈人《摄生要义》，胡文焕《类修要诀》2卷，周臣《厚生训纂》6卷，汪汝懋《山居四要》5卷，陈直《寿亲养老书》，胡文焕《食物本草》2卷，宁原《食鉴本草》2卷，胡文焕《养生食忌》，《养生导引法》，铁峰居士《保生心鉴》，王蔡《修真秘要》，混沌子《锦身机要》3卷，朱权《臞仙神隐》4卷。另本《寿养丛书》，少《臞仙神隐》一种，明映旭斋刻本。	有1603年刻本藏中国国家图书馆、中国中医科学院。
			胡文焕编辑	医家萃览14种	子目：素问心得、灵枢心得、温隐居海上仙方、孙真人海上仙方后集、轩辕黄帝治病秘法、新刻怪证奇方、应急良方、太素脉诀秘书、太素心要、医学便览、食物本草、食经本草、医学权舆、脉诀。《联目》有明末刻本藏中国科学院，仅脉诀、太素秘诀、太素心要3种，恐有错漏。	明万历胡氏汇印本藏中国科学院，1991年中医古籍出版社于《中国科学院图书馆馆藏善本医书》第5册影印刊行9种，少《医学便览》后5种。
			胡文焕编辑	养生集览5种7卷	子目：玄门脉诀内照图1卷，修真秘要1卷，锦身机要3卷附大道修真捷要选仙指源篇，保生心鉴1卷附活人心法，养生导引法1卷	收于《美国哈佛大学哈佛燕京图书馆藏中文善本汇刊》，《内照图》外，见于《寿养丛书》。

公元（年）	明纪年	干支	作者	书名	考证内容	版本资料
1592	二十	壬辰	胡文焕编	摄生集览1卷	摄生保养之要义有三：养神，惜气，堤疾。论摄养之道凡十则。	收于《格致丛书》《寿养丛书》。
			胡文焕纂辑	广嗣须知1卷	有本年自序，即《广嗣要语》与《螽斯集》合刊，故《中国医籍考》谓《螽斯集》有改题《广嗣须知》者。	收于《格致丛书》。
			胡文焕纂辑	养生食忌1卷	首论谷、菜、果、畜、虫鱼及孕妇、乳母、小儿食忌，十二月食忌；次论有毒食物及饮食相反等禁忌，共16门，末附急救良方。	收于《寿养丛书》。
			胡文焕编辑	类修要诀2卷	有本年自序、后言，载孙真人卫生歌、枕上记、养生铭、戒恕歌等道家养生要诀及房中采战之法，有歌赋铭诗格言79篇，附《摄生要义》1卷。	收于《格致丛书》。
			胡文焕撰	香奁润色1卷	医学美容专著，有序无署名，有侄孙胡光盛跋。分头发、面、瘢痣、唇齿、乳、身体、手足等部位载美容用方，兼及首饰衣物洗练贮藏法；分阴部、经血、胎部、怪异四部，载妇科杂病及调经胎产方。	收于《寿养丛书》。
			胡文焕撰	医学要数1卷	无序跋，录数字之与医学相关者，若一息、二仪、二阳、三才、三神、四气、四损、五脏、五精、五郁，直至十变、十二经络、十三阴、十五络、十九问，凡70则；然百、千、万诸数，尚未之及。	收于《寿养丛书》。
			胡文焕辑录	灵枢心得2卷	前有自序。为求当其要而顺其文，选录《灵枢》各篇原文，上卷29篇，下卷34篇，无按语注释。与《素问心得》并收于《寿养丛书》《医家萃览》。	明万历余氏种德堂《寿养丛书》。
			胡文焕编校	应急良方1卷	分3门载录习用验方及急救用方，通用门录117症136方，妇人门录孕产12症15方，小儿门录17症18方，类多简便易得之品。	收于《寿养丛书》。
			胡文焕编校	孙真人海上仙方后集1卷	前后无序跋，载七言四句歌诀123首，目录各列其证，多妇、儿、外、五官科，与前集互补。殆为文焕自辑而托于孙真人。	胡文焕收于《格致丛书》《医家萃览》。

公元（年）	明纪年	干支	作者	书名	考证内容	版本资料
1592	二十	壬辰	亡名氏原撰，胡文焕校正	太素心要2卷	无序跋，以歌诀论脉学。卷上太素心照诀、诊候诀、诊脉歌、五行脉歌、四时脉、脏腑配七十二时脉及老、少、妇常脉；卷下太素脉前分吉凶赋、太素微论、脏腑脉、男女贵脉及15脉象主病治疗。	万历刻本藏成都中医药大学，收于《医要集览》。
			亡名氏原撰，胡文焕校正	太素脉诀秘书1卷	无序跋，脉学著作。《太素明文说》述太素脉始于轩岐，传于扁仓，华佗、仲景至思邈皆秘而不传，宋陈希夷始授青城山王朴，遂具载于《医说》。	收于《医要集览》。
			李楼（小仙）撰集，胡文焕校正	怪证奇方2卷	医论，述离奇怪疾的证治用方，类似《夷门广牍》的《怪病单》，卷下所录奇证异方、解毒诸方及内外妇科验方却颇见可取处，后附杂录2篇。	收于《寿养丛书》。
			亡名氏撰，胡文焕校正	养生导引法1卷	分中风、风痹、心腹痛、霍乱、补益、老年等27门，述105种导引行气法。	收于《养生集览》《格致丛书》。
			河滨丈人撰辑	摄生要义1卷	有河滨丈人自序。分存想、按摩、调气、导引、形景、饮食居处、房中、四时、杂忌等述养生法。张惟恕后序谓"河滨丈人为谁？大司马浚川公也"，王廷相，字子衡，号浚川，曾官兵部尚书。	1603年虎林胡氏文会堂校刻本，收于《格致丛书》和《寿养丛书》。
			蒋学成（定宇）编，许乐善（惺初）订补	尊生要旨2卷	养生学著作，前有序，无署名，观语气、内容，似为许氏撰。篇目内容略同《摄生要义》，各篇附录及图说为许氏撰补，有去病六字法、孙真人养生歌、墨子闭气行气法等，及八段锦、通任督脉导引、升降阴阳导引、随病祛治导引等健身功法。	有明刻本藏南京中医药大学，明抄本藏中医科学院，另有抄本藏上海中医药大学。
1593	二十一	癸巳	临川俞汝溪辑	雷公炮制便览5卷	无扉页，前后无序跋，有目录不全，缺前一页，后有《补遗雷公炮制便览》。	有明刻本存国家图书馆，2007年收于《中医古籍孤本大全》影印线装出版。
			雍丘李中立（正宇）撰	本草原始12卷	辑《雷公炮制》合刊，又名《本草原始合雷公炮制》，药材学专著。分10部载药474种，详考名实、性味、产地、形态，辨析优劣，记载采收、药用部分、修制方法，并绘实物图谱。	成于本年而1612年初刊，1638年启城葛蒲校订。

公元（年）	明纪年	干支	作者	书名	考证内容	版本资料
1593	二十一	癸巳	江宁孟继孔（春沂）撰辑，钱塘胡文焕（德甫，全庵，抱琴居士）校正	幼幼集 4 种 4 卷	有本年《治痘详说序》、次年胡文焕后序。子目：孟氏《治痘详说》《杂症良方》，钱乙撰孟氏校《钱氏经验良方》，孟氏集录《上用方》附《本草药性》43 味。《杂症良方》述经脉气血指纹有歌 4 首，述诸病证治有论 20 篇、方 83 首；《钱氏经验良方》大体与《直诀》卷中类，初生有诀，辨证有歌，载 44 方；《上用方》40 首，后附本草药性。	有本年绣谷履素居书坊唐鲁飞刻本藏中国中医科学院；1596 年胡文焕作 3 卷辑于《寿养丛书》，藏中医科学院及山东图书馆；1887 年申报馆铅印本藏浙江中医药研究院。
			孟继孔撰	治痘详说 1 卷	有本年自序，述出痘根源，鉴别大痘、水痘、瘢疹，痘疹部位、形色、汗下宜禁、诸症证治，列治痘方 50 余首。	收于《幼幼集》。
			元·亡名氏原撰，杨希洛，夏惟勤整理	明目至宝 2 卷	眼科著作。元亡名氏原撰 4 卷，杨、夏整理为 2 卷，卷 1 总论眼病，卷 2 眼科 72 证，各有歌赋图说，余为方剂治法。	本年太原吕坤刻本藏中国中医科学院。
			盱江吴文炳（绍轩，光甫，沛泉）辑	药性全备食物本草 4 卷	全名《吴氏家传养生必要仙制药性全备食物本草》，载食物 459 种，附汤、酒、粥 100 余种，附方食治门分风、寒、暑、湿、燥、火等，内伤门列气、血、痰、热、阴虚、阳虚、诸虚等。	潭阳书林刘钦恩刻本藏中医科学院，无序跋。《中国医籍考》作"吴文炳《食物本草》"。
			吴文炳辑	神医秘诀遵经奥旨针灸大成 4 卷	笔者未见，据《针灸名著集成》，系高武《针灸聚英》与杨继洲《针灸大成》节录合编本。	日本内阁文库藏万历熊氏种德堂本 4 卷 3 册，题《新刊吴氏家传神医秘诀遵经奥旨针灸大成》。
1594	二十二	甲午	歙县吴崐（山甫，鹤皋）撰	素问吴注 24 卷	有本年自序及 1609 年张涛序。以王冰 24 卷本为底本，逐篇分段注释 79 篇，但喜擅自改纂经文颠倒不顺处。《续修四库全书提要》载录。	1609 年石室刻本为初刻本，有版本十余种。
			江宁焦竑（弱侯，澹园）编撰	养生图解不分卷	《联目》《大辞典》不载，国内无存，笔者未见。《明史》"竑尝采古储君事可为法戒者为《养正图说》"，书名略异，且无关医学。	日本蓬左文库藏丁雪鹏绘图本年吴怀让刊本 2 册，宫内厅书陵部藏明刊本 5 册。

公元（年）	明纪年	干支	作者	书名	考证内容	版本资料
1594	二十二	甲午	古燕刘应泰编纂	鲁府秘方4卷	有本年鲁王序，4卷各为福、寿、康、宁4集，末附人有百病、医有百药、延年二十篇、劝世百箴，署"鲁府良医正臣刘应泰编辑"。	明抄本藏国图，题《新刊鲁府秘方》，《四库存目丛书》据此影印。
			金溪龚廷贤（子才，云林，悟真子）撰，刘应泰校正	鲁府禁方4卷	有本年鲁王序，龚氏奉鲁王命编辑王府秘方，分116类，末附人有百病等篇，内容与《鲁府秘方》同，署：太医院吏目金溪龚廷贤编，鲁府良医古燕刘应泰校正。	有日本庆安元年刻本藏北京大学、上海中医药大学及浙江省图，收于《珍本医书集成》。
			盱江王文谟（继周）撰	济世碎金方3卷，继周秘传神仙巧术各色奇方1卷	又名《王氏家传济世碎金方》《碎金方》，有上年自序、郑大可序。载录家传秘方，其卷4为所附《继周秘传神仙巧术各色奇方》，内容以走方医的草泽奇方为主，王氏之外，并署：江湖散人仰周王武烈修，黎川散人惕吾江进仰补。	《联目》《大辞典》不载，日本内阁文库藏陈氏积善堂1602年刊本，收于《中医古籍孤本大全》《海外回归中医善本古籍丛书续编》。
			亡名氏撰	小儿杂证便蒙捷法4卷	成书年代不详，《联目》《大辞典》载于清末，《中国医籍考》作10卷，载冯其盛《幼科辑粹大成》与周于蕃《小儿推拿秘诀》间，故当为明人著作。卷1有歌述儿科疾病病机传变、治则治法、斯行先生秘方16首、通治方55首；余则内外妇科诸证治，列500方。	有稿本藏苏州大学炳麟图书馆；有《小儿杂证秘传便蒙捷法》1卷藏山东中医药大学。
			长兴朱惠明（济川）撰	痘疹传心录16卷，附：慈幼心传2卷，采痂种痘各法1卷	有本年潘季驯、朱凤翔序、臧懋中《小传》、沈子木《题辞》。内容：治法、图说、证治（发热、报点、起浆、养浆、收靥、靥后）、痘后杂症、妇人痘疹、药性、方效、儿科杂证。后2部分即《慈幼心传》；《采痂种痘各法》则程永培采录朱纯嘏《痘疹定论》而成。《续修四库全书提要》载录。	有次年敬修堂刻本藏长春中医药大学、上海图书馆，收于《六醴斋医书》。《续修四库全书提要》载录。
			朱惠明撰	慈幼心传2卷	有本年自序，从《痘疹传心录》中辑出后2卷《方效》和《杂论儿科诊法》《杂证》而成，论调护小儿吐、泻、惊、疳等杂症。	有抄本藏上海中医药大学，收于《六醴斋医书》。

公元（年）	明纪年	干支	作者	书名	考证内容	版本资料
1594	二十二	甲午	萧山魏直（廷豹，桂岩）撰，朱惠明发明	博爱心鉴发明全书3卷	有朱惠民序。发明魏氏《博爱心鉴》阴阳盈虚之理、血气保元之论，阐述先天后天之秘而为此书。	有万历世魁堂刻本藏北京大学、中医科学院、上海图书馆。
			全州伍匡世（仁所，广仁子）编，梓潼何佖（养斋）次	治痘精详大全14卷	有本年伍匡世、何佖自序，载原痘论，述五运六气，观痘形辨寒热虚实，论痘疹证治，列古今经验诸方602首，附龚云林《痘疹回春》。《联目》《大辞典》作何泌，有误。	有本年刻本藏上海图书馆，日本内阁文库藏本年序刊本14册，缺卷7，署为伍匡世编。
			邓希贤（紫金光耀大仙）传	修真演义1卷	有邓希贤序。巫咸进《修真语录》于汉武帝，书传后世，微谙其术者亦得肢体强健，益寿延年，施之种之，聪明易养。邓希贤以"先知弃忌，方可次第行功"，演其义为二十章，分功定序，因序定功，知其当充、当忌，以为修真之士自得之律。荷兰高佩罗收于《秘戏图考》，有本年越人跋。	《联目》《大辞典》俱不载，收于《中国古代房中养生秘籍》。
1595	二十三	乙未	钱塘梅得春（元实）撰	药性会元3卷	有本年陈性学序。分12部载药560味，重视药物主治用药法，附药物形态和质量鉴别。	《联目》《大辞典》不载，国内无存，2003年收于《海外回归中医善本古籍丛书》。
			淮阴刘浴德（肖斋，子新，壶隐子）撰	壶隐子日用方括1卷	又名《医谈一得》，有本年自序、冯汝京序，1604年程国贤序，前有引言、凡例。卷首载壶隐子像传及《医劝》《医惩》、三皇十代图像赞传，载方120首，续集10首，末附《杏林联对》。	有抄本存上海中医药大学，收于《壶隐子医书四种》。
			华亭冯时可（敏卿，元成）撰	众妙仙方4卷	有本年自序、次年自跋。卷首论医德，后分60门述方。	有本年刻本藏中国中医科学院。
			冯时可撰	茶录1卷	述茶的别名、陆羽著《茶经》为逃名，茶具、用水诸事，内容芜杂失条理。	收于《说郛续》卷37。
			吴门冯其盛（安予，躬甫）撰	幼科辑粹大成10卷	有本年申时行、徐显卿、江盈科、张凤翼、王敬臣序，前5卷述小儿生理、诊断、新生儿调护病证、五脏证治、风、寒、吐泻、惊等病，后5卷阙。《联目》不载，《大辞典》"佚"，《通考》二出，载冯其盛《幼科辑粹大成》与冯躬甫《幼科大成》，误。	日本内阁文库藏本年序刊本5卷2册，阙后5卷，收于《中医古籍孤本大全》《海外回归中医善本古籍丛书续编》。

续表

公元 (年)	明纪年	干支	作者	书名	考证内容	版本资料
1595	二十三	乙未	丹阳朱栋隆（子吉，春海，瓶城子）撰	痘疹不求人1卷	又名《经验痘疹》，有本年自序、自题及徐维樨序，分十门：总论、预防、计日、通解、托里、化斑、化毒、余毒、疹症、孕痘，载方72首。《续修四库全书提要》载录。	1697年刻本藏上海、江西、重庆图书馆，收于《便产痘疹合并方书》《经验四种》《伤寒痘疹辨证》。
1596	二十四	丙申	淮阴刘浴德（肖斋，子新，壶隐子）撰	伤寒三秘不分卷	《联目》《大辞典》载录，笔者未见。	有本年刻本及抄本藏辽宁中医药大学。
			钱塘胡文焕（德甫，全庵，抱琴居士）选录	素问心得2卷	有本年自序及林杞序，选录《素问》各篇原文，上卷56篇，下卷10篇，摘录长短不一，无按语注释。	收于《寿养丛书》《医家萃览》。
			邵武谢毓秀（杏村）撰，建安余象斗（仰止）增补	回生明论医方8卷	有本年自序，卷首载《续古今医鉴明医箴》《良医箴》《病家箴》等七篇。二层楼格式，下层为谢氏原本，上层为余氏增补。著者谢毓秀为李荣岚溪外孙。	国内无存，日本内阁文库藏本年双峰堂余氏三台馆刊本，收于《珍版海外回归中医古籍丛书》。
			余象斗编辑	必用医学须知4种10卷	子目：王叔和《刻叔和王先生脉诀袖中金》1卷，李杲《刻李东垣药性赋袖中金》2卷，吴球《刻校讹诸症辨疑袖中金》4卷，王宗显《新刻校正大字医方捷径袖中金》3卷。	《联目》《大辞典》不载，日本内阁文库藏明刊本4册，为原枫山官库旧藏。
			昆山张谦德（叔益，米庵，蘧觉生）撰	茶经1卷	有本年自序。上篇鉴茶，茶产、采茶、造茶、茶色、茶香、茶味、别茶、茶效8则；中篇烹藏之法，择水、候汤、点茶、用炭、洗茶、熁盏、涤器、藏茶、茶助、茶忌11则；下篇器备，茶焙、茶笼、汤瓶、茶壶、茶盏、纸囊、茶洗、茶瓶、茶炉9则。谦德后改名丑，字青父。	与《野服考》《瓶茶谱》《朱砂鱼谱》合订为《山房四友谱》，明钞本旧藏八千卷楼，又有万历刻本。
			四明屠本畯（田叔，幽叟，汉陂，憨先生，乖龙丈人）疏	闽中海错疏3卷	有本年自序、自跋，详志闽海水族，凡鳞部2卷，167种，介部1卷，90种，又附非闽产而闽所常有者海粉、燕窝2种，后徐渤有《补疏》之作。	收于《艺海珍尘》《学津讨原》《丛书集成》，中华书局有校注本。
			屠本畯撰	韦弦佩1卷	此非医书，述中林之士有五不论之疵，有七可处之方，以处方形式述乐天知命、安稳修性之事。《联目》《大辞典》俱不载。	1999年华夏出版社收于《中国本草全书》第400卷影印出版。

公元（年）	明纪年	干支	作者	书名	考证内容	版本资料
1596	二十四	丙申	应天张九崚原本，屠本畯索隐	海味索隐1卷	有屠本畯赞、何伟然序、小引。张氏有海味十六品，为：蚶子颂、江瑶柱赞、子蟹解、蛎房赞、淡菜铭、土铁歌、蟹颂、蛤有多种、黄蛤赞、鲎笺、团鱼说、醉蟹赞、鲥鱼鲞鱼铭、青鲫歌、蛏赞、鲻鱼颂，屠氏索隐附后。	收于《说郛续》及何伟然《广快书》。
			屠本畯撰	野菜笺1卷	有引言，四明野菜同于王磐《野菜谱》、周履靖《茹草编》不收，收其异者22品，非四明产袭荷、种莳不烦灌溉甘菊、日露芫荽，灌溉种莳雪里蕻、香芋、落花生、芋禾、蹲鸱等。	收于《说郛续》卷41。
			余姚滑浩撰	野菜谱1卷	有引言，记野菜60种的别名、采集时间、食用方法，或以为抄袭王磐《野菜谱》。	收于《说郛续》卷41。
1597	二十五	丁酉	丹阳朱栋隆（子吉，春海，瓶城子）撰	四海同春2卷	脉学著作，有何选序。载医论27篇，致力于阐发内难脉学理论，倡浮沉迟数虚实为24脉纲领。太医院医官何其厚为之校录。	本年刻本藏上海中医药大学，收于《中医医籍珍本丛书》。
			嘉兴吴惟贞（凤山，棘隐居士）集，周绍濂（苍明，白苎苍生）编，周履靖校。	家抄济世良方7卷	有本年自序与跋，录方449则，不分类，以"其漫无类次者以随效随录"故。《联目》《大辞典》俱不载，《中国医籍考》卷六十载录，"存"。	日本内阁文库藏本年序刊本3册，收于《中医古籍孤本大全》影印线装出版，序跋均有缺佚。
			嘉禾周履靖（逸之，梅颠，梅墟居士）辑著	夷门广牍尊生食品类选录十一种18卷	尊生类8种子目：幻真先生《胎息经》1卷，司马承祯《天隐子》1卷，周履靖编吴惟真续增《赤凤髓》3卷，《金笥玄玄》1卷，周履靖校《逍遥子导引诀》，《唐宋卫生歌》1卷，《益龄单》1卷，朱震亨《怪疴单》1卷。食品类3种子目：林洪《山家清供》2卷，周履靖《茹草编》4卷，韩奕《易牙遗意》2卷。	有本年荆山书林刊本藏中国国家图书馆，民国间上海涵芬楼据此影印。
			宋·亡名氏撰，周履靖校	金笥玄玄1卷	宋初人著述，无序跋，首列九虫总目，次治虫制丸方6道，又伏虫、蛔虫、寸白虫诸虫图11幅，又传尸虫形6代6图，各附文字记述。	收于《夷门广牍》为卷21。

续表

公元（年）	明纪年	干支	作者	书名	考证内容	版本资料
1597	二十五	丁酉	上海刘全德（完甫，一仁）撰	考证病源1卷	前有本年姚永济序，总论病机，分列内、外、妇、五官、口腔诸病证，述其病因病机、主症脉象，考证剖析颇详，并述其治法方剂，末附二陈、四物回头歌诀。	有嘉庆元年祝多抄本藏上海中医药大学，收于《中医古籍珍稀抄本精选》。
			应城陈士元（心叔，养吾，归云，九云道人，寰中迁叟）撰	堤疾恒谈15卷	有自序。分抑情欲、保形躯、恤津液、顺天时、谨寝处、审沐栉、节饮食、慎药饵、察物理、辟邪恶、习宣导等11类，为养生家言，于宣导一类言之最详。《续修四库全书提要》载录。	收于《归云外集》，有万历刻本藏北京师范大学，另有道光间乡人吴毓梅重刻本。
1598	二十六	戊戌	宛陵杜文燮（仙源，汝和）撰	药鉴2卷	有自序。总论载244药之寒热温平四赋，有论23篇，各论载137药。	本年刻本藏中国中医科学院。
			盱江叶云龙（以潜）撰	士林余业医学全书6卷	有本年李登、杨起元序，以四家之说论医理，列述伤寒诊要30条等内容。	万历刻本藏北京大学，收于《中医古籍孤本大全》。
			黄京甫、黄申编撰	医国大方中和活旨6卷	是书国内无存，有明万历二十六年徐氏克勤斋刊本，笔者未见。	日本内阁文库藏本年徐氏刊本4册，为原江户时代医学馆旧藏。
			信阳高我岗（如山）撰，高尧臣（幼岗）辑	痘疹真传奇书3卷	有刘芳誉序、高尧臣自跋。我岗得同郡赵媪"仙传"针挑痘疹术，治痘良验；其子尧臣博采群书辑成此书。内容：痘疹概论、痘症辨证、针法、图说证治、疹症诸证，后附痘疹用药、诸方、医戒等。	有明刻本藏北京大学、中医科学院、故宫博物院，2000年海南出版社收于《故宫珍本丛刊》影印出版。
			余姚黄河（星阳）撰	医学汇纂济世丹砂2卷	简称《济世丹砂》，又名《医学搜精》《医学会源》，有杨府序。扉页引言谓，兹编总括群书，分门定类，立论著方，详明简切。《联目》不载，《大辞典》"佚"。	日本内阁文库藏明刻本，收于《珍版海外回归中医古籍丛书》影印出版。
1599	二十七	己亥	抚东王文洁（冰鉴，无为子）释评	合并脉诀难经太素评林2种14卷	为《脉诀》《难经》的评释之作。子目：锲王氏秘传叔和图注释义脉诀评林捷径统宗8卷，王氏秘传图注八十一难经评林捷径统宗6卷。	本年闽建书林双松刘朝琯安正堂刻本藏上海图书馆。
			王文洁图注	八十一难经评林捷径统宗6卷	有魏时亨二序。本张世贤《图注难经》而增益，加眉批，附图解，与《内经》比较勘照。	收于《合并脉诀难经太素评林》，参阅上条。

公元 (年)	明纪年	干支	作者	书名	考证内容	版本资料
1599	二十七	己亥	王文洁注评	王氏秘传叔和图注释义脉诀评林捷径统宗8卷	无序跋目录，为《脉诀》注解增益，凡阴阳五行、脉学理论、诊脉定位、三部九候、四时五脏、平脉病脉及七表八里九道、妇人小儿脉象，及古方之合于脉者，靡不赅备。	本年福建书林刘朝管安正堂刻本藏中国医学科学院及上海图书馆，并收于《合并脉诀难经太素评林》。
			王文洁撰	太乙仙制本草药性大全8卷	又名《仙制药性》，以《证类本草》为基础载药768种，二层楼格式，上《本草精义》，有药图774幅，述别名、形态、产地、品种、采集等；下《仙制药性》述君臣、性味、阴阳、归经等。	有万历陈氏积善堂刻本藏中国中医科学院，2007年中医古籍出版社收于《中医古籍孤本大全》影印线装出版。
			宋·骆龙吉撰，淮阴刘浴德（肖斋，子新，壶隐子），堂邑朱练（明羽）增补	增补内经拾遗方论4卷	1111年骆龙吉撰《内经拾遗方论》8卷，注释内经62证，并为拟方；刘、朱又增补88病证，体例同原书，合编为4卷，并更名。有本年刘浴德序。	有1710年刻本藏湖南中医药大学，有1776年武林大成斋刻本等版本10余种，收于《三朝名医方论》。
			海虞赵开美（玄度，如白，清常道人）辑	仲景全书4种26卷	有本年赵开美序，子目：张机《伤寒论》10卷，成无己《注解伤寒论》10卷，宋云公《伤寒类证》3卷，张机《金匮要略方论》3卷。	本年海虞赵开美刻本藏国图、中医科学院、中国医科大学及北京、上海中医药大学。
			淮阴王鸣鹤（羽卿）编辑	登坛必究医药不分卷	作者武进士，守边30余年，以军功升广西、广东总兵，本年撰兵书《登坛必究》40卷。其卷32载烽燧、间谍、谋主、祭祷、医药，是书即其医药篇。首载王氏《辑医药说》，下为疫气诸病捷说、治法、折伤金疮说、破伤风论、行军烟火所伤、冬月手足皲裂、救五绝死，为军中所必需者。	《登坛必究》有明万历刻本，解放军出版社与辽沈书社1990年收于《中国兵书集成》影印出版；单行本有明刻本藏天津高等医药专科学校。
			王鸣鹤撰	军中医药1册	《登坛必究医药》传入朝鲜，光海君时有活字大本，题为《军中医药》，朝鲜首次有了军阵医学专书。《朝鲜医籍通考》载录。	国内不存，朝鲜存活字本，内容可参阅《登坛必究医药》。
			榕邑郑大忠（正吾，英翰）撰	痘经会成保婴慈录9卷	有本年自序、陈一定序、余天洪《正吾郑先生传》、许鸣谦赞、江山、杨爝跋。卷首载痘疹折衷总论、宗旨要论、痘赋、疹赋；卷1-5原痘篇、痘疹诸症；卷6-9汤、散、饮、膏丹丸药及合册药性。	有日本天明抄本藏北京大学；日本内阁文库藏有本年序刊本4册，为原枫山官库旧藏。

公元（年）	明纪年	干支	作者	书名	考证内容	版本资料
1600	二十八	庚子	吴兴许兆祯（培元）撰	医四书 8 卷	又名《医家四书》，有 1584 年朱儒序、1657 年朱茂时跋。子目：诊翼、药准、方纪、医镜各 2 卷。	有清抄本藏浙江图书馆，上海古籍书店有据 1657 年刻本复印本。
			许兆祯撰	药准 2 卷	有李延机序。卷上药性赋、用药法，分药为治风、湿燥、气、血、痰等类；卷下分木、草、谷、果、菜、人、禽、虫兽、石、水载药 200 余种。	收于《医家四书》，有清抄本藏浙江省图书馆。
			许兆祯撰	方纪 2 卷	有本年朱国祯序。首病机赋，次则以七言韵语述用药凡例、五脏主治、虚实补泻、引经药味，下则分类载录诸方，亦为七言歌括。	有明刻本藏上海图书馆，为《医四书》之一部。
			歙县程玠（文玉，松厓）撰	松厓医径 2 卷	有本年程环、1625 年程开社序，综合性医书。前集伤寒诸证辨治，以图说分部演绎五脏命门脉病证治，辑 165 方；后集各科证治 44 门，先论病证概要，次述证治方法，载方 220 余首。	著者 1484 年进士，是书本年初刊，收于《珍本医书集成》《四库未收书辑刊》；《续修四库全书提要》载录。
			会稽金世英（国华，梦石子）撰	产家要诀 1 卷	有原序，列产前十忌，临产十忌，产后十忌，及妇科诸病证治方药。	《联目》不载，有抄本藏南京中医药大学。
			鄞县万邦孚（汝永，瑞岩）撰	痘疹诸家方论 2 卷	无序跋，卷端题《万氏家钞痘疹诸家方论附集》。卷 1 先论小儿外候辨病因证治，后列小儿护养法及浴初生儿法、下胎毒法、养子五要等；卷 2 小儿吐泻惊疳杂症诸方 100 余首，并非痘疹专著，有续集 1 卷。	本年刻本藏福建、上海中医药大学。
			亡名氏撰	明目良方 2 卷	有饶铎序。卷首总论，卷 1 方药 170 余，卷 2 五轮八廓，72 眼病，各附歌诀，末附用药便览，与《眼科秘方》多有雷同。《续修四库全书提要》载录。	有本年刻本藏中国科学院，万历黄州树德堂刻本藏大连市图书馆。
1601	二十九	辛丑	金坛王肯堂（宇泰，损庵，念西居士）汇辑，歙县吴勉学（师古，肖愚）编刊	古今医统正脉全书 44 种 204 卷	有本年吴勉学序。最有影响的医学丛书，收《内经》以降经典医著、金元明名著，直至陶华《伤寒琐言》。吴勉学校刻，误以林开燧《活人录汇编》为朱肱《类证活人书》，大误。《续修四库全书提要》载录。子目从略。	本年吴勉学校刻本藏中国科学院、医学科学院、北京大学、北京师范大学、中医科学院、故宫等。

续表

公元（年）	明纪年	干支	作者	书名	考证内容	版本资料
1601	二十九	辛丑	王肯堂辑	医统正脉四种	子目：医学发明、刘河间伤寒医鉴、刘河间伤寒心要、张子和心镜别集附内外伤辨。笔者未见。	《联目》《大辞典》不载，《中医文献辞典》载录有明刻本。
			三衢杨济时（继洲）原撰，晋阳靳贤补辑重编，燕赵赵文炳（含章）刻	针灸大成 10 卷	杨氏原著《卫生针灸玄机秘要》，为家传著集，靳贤总辑增补而成是书，以在平阳治愈赵文炳疾，故刊于平阳。有本年赵文炳序，卷 1 源流，卷 2 - 3 歌赋，卷 4 针法，卷 5 - 7 经络穴位，卷 8 - 9 证治，卷 10 小儿按摩经，系早期儿科按摩专著。	有本年赵文炳平阳刻本存世，后 1657、1680 年李月桂两次刊刻，有李月桂序。先后有版本数十种，《四库全书》收于存目。
			燕赵赵文炳（含章）重刊	铜人明堂之图 4 幅	有本年赵文炳自序，谓已梓《大成》而无图不能知孔穴之所在，于是取南北两都板印《铜人图》，考正穴道，且用阴图阳图以别脏腑，而经络之条分缕析，了然在目。	康熙间林起龙复刻，有蔡悉题记 1804 年重摹本藏中国科学院、中医科学院及山东省图书馆。
			四明陈氏撰	陈氏小儿按摩经 1 卷	《针灸大成》引用书目有《小儿按摩经》四明陈氏著集；卷 10《保婴神术》下注：《按摩经》；《陈氏经脉辨色歌》下按：此诀即徐氏《水镜诀》之意，陈氏敷演之，取其便诵也。故今本《针灸大成》卷 10 即《陈氏小儿按摩经》。	见《针灸大成》。
			贵溪柳樊丘（可封，汝礼）撰，南雄门生裴庶论述，淡水谭应梦（起岩）删订	痘疹神应心书不分卷	前有本年谭起岩序，不分卷，分议论、治法二门，载天元秘论、至真似宜辨等 20 则议论和 10 则治法，附古人各种治法。据《医籍考》，亦见于王象晋《简易验方》；另有《痘疹心书》亦即是书。	有本年抄本藏上海中医药大学、中国中医科学院。
			新安吴勉学（师古，肖愚）辑	痘疹四种 21 卷	子目：郭子章《博集稀痘方论》2 卷，陈文中《小儿痘疹方论》1 卷，蔡维藩《痘疹方论》1 卷，陈文中蔡维藩《陈蔡二先生合并痘疹方》1 卷。	有万历吴勉学校刻本藏中国中医科学院。
			吴勉学纂辑	痘疹大全八种 21 卷	子目：钱乙《类证注释钱氏小儿方诀》10 卷，闻人规《痘疹论》2 卷，陈文中《小儿痘疹方论》1 卷，蔡维藩《痘疹方论》1 卷，陈文中蔡维藩《陈蔡二先生合并痘疹方》1 卷，魏直《博爱心鉴》2 卷，亡名氏《痘疹宝鉴》2 卷，郭子章《博集稀痘方论》2 卷。	有万历吴勉学校刻本藏中国医学科学院、中国中医科学院、南京图书馆。

续表

公元（年）	明纪年	干支	作者	书名	考证内容	版本资料
1601	二十九	辛丑	吴勉学纂辑	师古斋汇聚简便单方7卷	无序跋，卷首署"明新安吴勉学编辑，田时丰诠次，芝城计中衡校正"。卷1外感13门，卷2-4内伤55门，卷5外科21门，卷6妇科10门，卷7儿科11门，末附六畜诸症并中毒，凡111门，载1460余方。	成于本年，1660年刻本残卷藏上海中医药大学；日本内阁文库藏明刊本，收于《珍版海外回归中医古籍丛书》。
			亡名氏辑	伤寒全书4种39卷	卷首林亿《伤寒论序》、严器之《注解伤寒论序》及医林列传。子目：《金匮要略方论》3卷，成注《注解伤寒论》10卷，《伤寒明理论》4卷，朱肱《增注类证活人书》22卷。	明步月楼刻本映旭斋藏板，藏上海中医药大学及南京图书馆。
1602	三十	壬寅	元·东平艾元英原撰，明·陈嘉猷增补	陈氏家传如宜妙济回生捷录2卷	简称《回生捷录》，有本年陈嘉猷自序。艾元英《如宜方》陈氏增补本，附以家传脉法并历试效方。上卷述症三十，下卷载方二百九十九。《联目》《大辞典》不载。	日本内阁文库藏1610年黄廉斋刊本2卷2册，收于《海外回归中医古籍善本丛书续编》。
			清彰杨崇魁（调鼎，搜真子）撰辑	本草真诠2卷	有本年自序、常如道人跋。卷各3集，上卷1集阴阳运气病机，2集经络气味，3集仿《本草集要》分12门述1120药；下卷1集分温热平凉寒5类述药，2集食治，3集药物总论。	有本年怡庆堂余苍泉刻本藏北京大学，收于《中医古籍孤本大全》《杏雨轩医学选刊》。
			仁和叶文龄（德征，石峰）撰	（新刊校正李东垣官版）药性大全2卷	有鲁任国序。二层楼格式，上层加减十三方、外科经验良方，附小儿科，下层《新刊校正李东垣官板药性大全》，后附《病机赋》、新附通畅回生丹。	原佚，日本内阁文库藏本年余苍泉刊本，为原江户时代医学馆旧藏。收于《中国本草全书》78卷。
			洪应明（自诚，还初道人）撰辑	长生铨6卷	有本年自序。述录道教养生经书及名人逸事，《阴符》《洞玄》启其秘，《参同》《悟真》衍其流，或还虚致静，或因炼之宝，或服饵九还，或采配为秘术，或导引为奇功，此其载在丹书者。	有万历刻本藏故宫博物院，2000年收于《故宫珍本丛刊》。作者籍贯、事迹不详，尚著《菜根谭》《仙佛奇踪》。
			宋·安福刘元宾（子仪，通真子）撰，明·淮阴刘浴德（肖斋，子新，壶隐子）解	脉赋训解1卷	有本年自序，宗戴同父之见以注脉赋，后附作者小像、自传及医劝、医惩2篇，末附五脏六腑诸图及十二经动脉图、三部九候脉图。	收于《脉学三书》。

续表

公元 （年）	明纪年	干支	作者	书名	考证内容	版本资料
1602	三十	壬寅	吴江沈与龄（竹亭）撰，乌程吴秀（越贤，平山）增补	医便初集2卷	有本年吴秀序，内容：补益调养通治方论，春月诸症、夏月诸症、秋月诸症、冬月诸症、外科、养老、济阴、慈幼、禁方。按季列症，按症列方，是其书特色。	有明刻本藏中国国家图书馆，1992年收于《吴中医集·临证类》，江苏科技出版社出版。
			原题：明太医院参订	铜人徐氏针灸合刻2种9卷	有本年龚云林序，子目：铜人腧穴针灸图经3卷，针灸大全6卷。	天启金陵三多斋合刻本藏国图、中国科学院、中医科学院。
			罗田万全（密斋）撰，平原赵烨（熙斋）校订	痘疹全书15卷	包括《痘疹世医心法》12卷，《痘疹碎金赋》2篇，附黄石峰《痘疹玉髓》2卷。赵氏校订并增补自己医案，版式分上下栏，下为万氏原文，上为赵氏批语。	1610年夏邑彭端吾刻本藏国图、医学科学院、中医科学院、天津医学高等专科学校、南京图书馆。
			休宁孙一奎（文垣，东宿，生生子）撰	痘疹心印2卷	有小引、自跋。节录各家成法，心融千古之秘，参以己意，会同成书，故名心印。卷上载医论10余篇，述20余种证治；卷下列52种痘形及28种异痘证治；载197方。	有本年初刻本藏中国中医科学院，又有1909年刘氏果育轩重刻本。
			姑孰阴有澜（九峰，汝本）撰	痘疹一览5卷	有本年刘曰梧序，《联目》不载，《大辞典》《中国医籍通考》"佚"；《中国医籍考》载录，"存"。	日本内阁文库、宫内厅书陵部各藏明刊本1部。
			建宁张宇杰（士兴，汉表，武夷洞天一道人）撰	清源活水保婴痘证百问歌括9卷	有本年李廷机、王任重、何乔远、庄时讲序及赵秉孜跋，封面、书口均作"痘疹百问歌"。分十候，以问答、歌诀述痘疹证治，附有始形、音乐会、成功、蒸郁等图，各立治法，载列方药。	国内久佚，日本内阁文库有藏，经友人东京大学黄崇修博士鼎力相助，复制归国，笔者藏有复印本。
			张宇杰撰	痘疹百问歌1卷	无序、目录，有本年韦崇模跋；卷端题：东瓯张氏清源活水保婴痘证百问歌一卷。分28章，设百问，以七言歌诀论述痘疹病因证治，多为四句，有两句，亦有十余句者，与9卷本书名同，内容形式却异，乃其总括提纲。	国内久佚，日本内阁文库有藏，经友人东京大学黄崇修博士鼎力相助，复制归国，笔者藏有复印本。
			金坛王肯堂（宇泰，损庵，念西居士）撰	杂病证治准绳8卷	有本年自序，称《证治准绳序》，实为《杂病证治准绳序》。凡13门，先列总论，引证经旨金元诸家阐述病机治法，又详分诸证。	为《证治准绳》之一。

续表

公元（年）	明纪年	干支	作者	书名	考证内容	版本资料
1602	三十	壬寅	王肯堂撰	杂病证治类方8卷	汇集《杂病证治准绳》用方，卷次、分类、顺序均同。	又名《类方准绳》，为《证治准绳》之二。
			王肯堂撰	胤产全书4卷	有自序、张受孔序，以男子聚精、妇人调经为胤嗣之本，分90余类，具300症，专论胤嗣调经并胎前产后诸证，不录杂症。	有明乔山堂刻本藏中医科学院，收于《续修四库全书》。
			王肯堂撰，清·归安岳昌源（鲁山，泗庵）重订	胎产证治不分卷	传本为1930年上海中医书局铅印本，有陈洙、秦之万序。内容：怀胎总论、月经总论及经病38方，胎前诸病及禁忌并29方，临产诸症及29方。	1930年上海中医书局铅印本藏北京、上海、成都中医药大学及浙江、湖南、四川图书馆。
			王肯堂撰；清·如皋顾金寿（晓澜）评订	灵兰要览2卷	有殷仲春序、顾金寿重订绪言，乃治病心得。卷上述中风、卒中等内科21证，卷下录17证，并疝、痔、附骨疽、乳痈外科4证及《子嗣》1则，收录《道山清话》等非医学著作资料。	向无刻本，清道光间顾氏得之于高果斋后嗣，整理评注印行，收于《三三医书》《中国医学大成》。
			王肯堂撰，顾金寿评按	肯堂医论3卷	无序跋。上卷列痘疹发微、惊风；中卷列论望色、扪脉，论人参、犀角，杂记21则；下卷列三疟治验、神水治验、制神水秘法、妇科良方。	有明刻本藏国图，收于《三三医书》和《中国医学大成》。
			王肯堂撰	郁冈斋笔麈4卷	医学笔记杂录，有本年自序，卷1载医论若干条40页，述痰火、喘、气、便秘、诸虚证治；余则非关医学。民国初年秦伯未选辑其医药言论订为2卷。上卷稀痘秘方、寒热因用25则，下卷发热、胁痛14则，阐述医理及杂病证治，有1926年秦氏序。	有万历刻本藏南京图书馆，收于《四库存目丛书》；有1929年上海中医书局排印本。
			王肯堂原撰，清·上海秦东隐重编	平疴帖括2卷	医学笔记杂录，有1679年秦东隐自序。据王氏《医镜》损益增删，以为子弟入门之阶，取简而能赅、约而能括之意名书。	有张伯讷手抄本藏上海中医药大学。
			王肯堂撰	金沙王肯堂先生医案1卷	前无序言、目录，卷端署：王肯堂先生笔尘，首医论，次医案，末有陆懋修一跋。	有抄本藏中国国家图书馆。
			亡名氏原撰，长夏河扎李云骘（良斋）注	图形枕藏外科不分卷	作者佚名，1743年李云骘加注刊行，有李序；1803年郁文堂刻本署为王氏撰，又名《枕藏外科钞》；1767年胡璟编《枕藏外科图》。以80余幅病形图论外科病证，载方90余首，后附《续钞》1卷。	1743年李云骘注本藏浙江省中医药研究院、四川大学医学院。

公元(年)	明纪年	干支	作者	书名	考证内容	版本资料
1602	三十	壬寅	王肯堂校，卜日义（康侯）注	校定伤寒论旧文理镜6卷	校注伤寒论之作，前后无序跋。	有明刻本藏中国中医科学院。
			四明万表（民望，鹿园）原撰；万邦孚（汝永，瑞岩）增辑	万氏家钞济世良方6卷	又名《万氏家抄方》。有本年朱道相序，万表纂《济世良方》5卷，其孙邦孚附脉诀、药性、痘疹于后为第6卷，并于各门增补续得经验方，共载方1640余首。	有本年刻本藏中医科学院、上海图书馆，《医籍考》另载万表《济世良方》5卷，录《万氏世纪》。
			江宁焦竑（弱侯，澹园）撰	国史经籍志5卷，附纠谬1卷	有自序及医家类小序。分制书及经子史集5部52大类322小类，子部医家类分经论、明堂针灸、本草、种采炮炙、方书、单方、夷方、寒食散、伤寒、脚气、杂病、疮肿、眼疾、口齿、妇人、小儿、岭南方17小类，载录医书736种；史部食货类有食疗、药物、兽医书目58种；道家类有胎息、内视、吐纳、导引、辟谷、内外丹、金石药等。	收于《丛书集成初编》《粤雅堂丛书》。
1603	三十一	癸卯	淮阴刘浴德（肖斋，子新，壶隐子）撰	壶隐子医书4种5卷	子目：脉赋训解、脉诀正讹、壶隐子应手录各1卷，壶隐子医谈一得2卷。前3种合编为《脉学三书》，各有抄本存世。	有清抄本藏国图，2002年收于《国家图书馆藏稀见古代医籍钞稿本丛编》影印出版。
			刘浴德撰	应手录1卷	有本年自序、自跋及张世才序，分56篇辑录各家脉学名言，首列采辑书目。	收于《脉学三书》。
			刘浴德撰	脉诀正讹1卷	有本年自序、自跋及秦养蒙跋，以七言歌诀632句考辨脉诀，论述脉理，末附：正伪真音。	收于《脉学三书》。
			刘浴德撰辑	脉学三书3卷	有本年自序、沈凤翔、杨宗程二序，子目：脉赋训解、脉诀正讹、壶隐子应手录各1卷	有抄本存世，中医古籍出版社1991年收于《中国科学院图书馆馆藏善本医书》影印出版。
			刘浴德撰	壶隐子医谭一得2卷	无序跋、凡例，总论内外伤辨，次述诸症，第1内伤、第2外感、第3时行、第4大头瘟，至第24斑疹、第25虚损、第26五劳，各有序号；下自汗盗汗、肺痿、肺痈，至腰脊痛疥疮、痈疽，无序号，末署：壶隐子医谭一得续集终。其书当以有无序号分正、续二集，虽不明确分卷，当视为2卷。	收于《壶隐子医书四种》，有清抄本藏中国国家图书馆，2002年收于《国家图书馆藏稀见古代医籍钞（稿）本丛编》影印出版。

续表

公元(年)	明纪年	干支	作者	书名	考证内容	版本资料
1603	三十一	癸卯	桃源艾应期（潼溪）著，金溪汪万钟（冰壶）订	经验积玉奇方2卷	又名《积玉单方》，有江盈科《积玉单方序》、毕似范《经验神效方序》。卷上内科杂病为主149目，卷下则女科小儿之外，兼及咽喉口齿、眼科、外科、下部诸症。	本年大业堂周文炜刻本藏天津中医药大学，收于《中医古籍孤本大全》影印线装出版。
			景陵欧阳植（叔坚）撰	救急疗贫易简奇方1卷	有本年熊寅、汪世德序，卷首养生调养法，分诸痛、瘟疫、中风43门载方，以兼治多种病证之《摘要通用施济妙方》殿后，其旨在救急、疗贫，其方取易、简、奇。	国内早佚，日本内阁文库藏本年序刊本，收于《海外回归中医善本古籍丛书》。
1604	三十二	甲辰	金溪龚廷贤（子才，云林，悟真子）撰	小儿推拿秘旨2卷	又名《小儿推拿方脉活婴秘旨全书》，为早期儿科推拿专著。上卷生病理诊法及小儿推拿手法穴位，下卷儿科杂病并载药方。	收于《中国医学大成》，《中国医籍考》谓，旧题周于蕃撰，不从其说，作"亡名氏"。
			金坛王肯堂（宇泰，损庵，念西居士）撰	伤寒证治准绳8卷	有本年自序、凡例，列入门辨证诀，载东垣内外伤辨内容，述类伤寒证。卷1总例，卷2、3太阳、阳明病，卷4三阴病，卷5合病并病等，卷6杂病，卷7劳复食复、瘥后、阴阳易、妇人小儿伤寒等，卷8脉法药性。广集各家学说，特尊成氏，吸收后人治疗效方。	本年刻本、日本延宝元年（1673）村上平乐寺刻本、1793年程永培校修敬堂刻本等多种版本，收于《证治准绳》。
			长洲申拱辰（斗垣，子极）撰	外科启玄12卷	有本年自序、申时行、储纯臣序、申五常跋。卷1-3疮疡病因病机、诊断、治则72条，卷4-9外科190病证200余条，卷10痘疹，卷11-12方剂。	本年聚锦堂刻本藏中医科学院、山东中医药大学、浙江中医药研究院。
			申拱辰撰	伤寒舌辨2卷	前有杜本序与《伤寒金镜录》同，后有自后序，为顾沧《伤寒三书合璧》1787年刻本之利、贞二集。另有亡名氏抄本不分卷，无署名，有杜清碧序，亦即是书，《联目》《大辞典》载录。	《联目》《大辞典》不载顾沧《伤寒三书合璧》，国图有藏；载录亡名氏抄本藏上海中医药大学。
			梁溪堵胤昌（百斯）撰	达生录2卷	有本年自序、鲍际明叙。卷上载陶真人卫生歌、孙真人卫生歌、孙真人枕上记、孙真人养生铭等20篇，卷下饮食玄训31条，食物宜忌、服药、妊娠食忌、乳母食忌等5条。	有本年定志斋刻本藏上海图书馆，日本早稻田大学亦藏。

公元 (年)	明纪年	干支	作者	书名	考证内容	版本资料
1604	三十二	甲辰	原题：四明太白主人著	疹科真传不分卷	有本年吕坤序，载原疹赋、斑疹论、附论12则、治疹西江月20首、余邪治例10首、拾遗论13则、拾遗方10首、疹科方16首，后附石氏经验良方及防治水痘3方。又名《疹科》，《河南通志》载吕坤撰《疹科》；《通考》《大辞典》作"孔弘擢传，吕坤编"；《联目》孔弘擢撰《疹科》，吕坤编《疹科真传》。	有本年吕坤校刻本藏国图、中国科学院、医学科学院、中医科学院、陕西、南京、苏州图书馆及浙江大学医学图书馆、浙江中医药研究院等处。
			汝南何洛英撰	痘疹发微1卷	《中国医籍考》载录，"存"，有本年自序。笔者未见。	《联目》不载，《大辞典》《通考》"佚"。
			元·黄石峰原撰，明·高唐王忠庵道人传，平原赵烨（熙斋）改订	秘传痘疹玉髓3种15卷	有本年忠庵道人序、赵烨、吕应嘉《痘疹心法附余》序，及1608年曹璜《读痘疹心法纪事》。子目：《秘传痘疹玉髓》2卷附《毓麟芝室玉髓摘要》，《痘疹心法附余》1卷，《痘疹世医心法》12卷。1610年彭端吾刊行时，合称《痘疹全书》。	有抄本藏中国国家图书馆，中国中医科学院藏有建邑书林余秀峰刊刻本之影抄本。
1605	三十三	乙巳	云间潘云杰（源常）纂	类集试验良方2卷	方书，笔者未见。《中国医籍考》卷六十一载录，"存"。	有本年作者自刻本藏苏州中医医院；日本内阁文库亦藏。
			澄江顾儒（成宪，云竹山人）撰	简明医要5卷；简明医要补遗1卷	有本年自序，次年顾宪成、顾言序。述各科190证的病因、病源、辨证、治法及主症、变症、兼症，有补遗1卷。	有本年张炜刻本藏中国国家图书馆及上海中医药大学。
			上海刘全德（完甫，一仁）撰	传心诀1卷	医学笔记杂录，删补《考证病源》而成，无序跋，载用药传心诀、治病主药诀、诊脉传心诀、病因总赋等11篇，述60余病症证治。道光间有《医学传心录》1卷，篇目与是书大体雷同，即其别本。	嘉庆《上海县志》载录，有抄本藏上海中医药大学。
			嘉善袁黄（坤仪，了凡）撰	了凡杂著2种5卷	有本年杨士范序，医书子目：《静坐要诀》2卷，《祈嗣真诠》3卷。	有本年建阳余氏刻本藏国图，收于《北京图书馆古籍珍本丛刊》。
1606	三十四	丙午	豫章余世用（化民）原撰，吉水李日宣（本晦）纂订	敬修堂医源经旨8卷	有本年余世用自序及曹学程序，1635年李日宣叙。八册，标金、石、丝、竹、匏、土、革、木，卷1述经旨运气、药法，卷2-8为诸症。《联目》《大辞典》以为李日宣纂辑，实出余氏，而经李氏选订。	有1635年刻本藏上海图书馆。

续表

公元(年)	明纪年	干支	作者	书名	考证内容	版本资料
1606	三十四	丙午	原题：元·真定李杲（明之，东垣）撰，上饶余应奎（泸东）补遗	太医院补遗本草歌诀雷公炮制8卷	渔古山房重刻本有胡宗春序。二层楼格式，上为药性诗歌便览，下为雷公炮制。采用李氏《本草歌赋》，增《雷公炮制药性赋》，再补入作者药性诗歌而成。	本年陈氏积善堂本为最早刻本，日本内阁文库有藏；1696年有渔古山房重刻本藏中医科学院、河南图书馆。
			金坛王肯堂（宇泰，损庵，念西居士）撰	女科证治准绳5卷	有1607年自序，载治法通论、调经、妇科杂症、胎前产后。	收于《六科证治准绳》。
			古杭张文介（少谷，玉泉子）撰	玉泉子金闺秘方1卷	无序跋，载列美容方、嗣育、外阴病、妇科病及缠足等相关内容。《联目》不载，《大辞典》"佚"，收于《医学四要》。	日本内阁文库藏江户抄本《医学四要》，收于《海外回归中医古籍善本丛书续编》。
			华亭陈继儒（仲醇，眉公）撰	养生肤语1卷	养生随笔，以寡欲保神及起居调摄之法为养生之要，杂采史传部及前人绪论，均为习见之语。	收于《学海类编》《道藏精华录》《四库存目丛书》。
			归安姚舜牧（承庵）撰	姚氏药言1卷	家训128条，比之于药，其言心言，此药心药，用之不病心，而姚氏为圣门国手，治世之大医王也，故名为《药言》。本年初刊，有自序。1620年李元春重刊，王三德为之题辞；1732年唐士杰重刊，为跋，诸本均佚；1873年十世孙姚觐元撰跋重刊，为今存本。	收于《咫进斋丛书》《丛书集成初编》；《来恩堂草》卷十三亦载，见《四库禁毁书丛刊》。
1607	三十五	丁未	云间王思义（允明）撰	草木图会12卷	为《三才图会》之一，收录植物531种，先绘原植物图，后述别名、产地、形状、种类、功效、主治等。	王圻编《三才图会》106卷，其子王思义续编，有万历本存世。广陵古籍刻印社、上海古籍出版社有影印本。
			金溪涂绅（省吾）撰	百代医宗10卷	有本年张应试序，书分10卷，各与天干配，为甲集卷之一、乙集卷之二，凡224论，凡男妇小儿、内外诸科，罔不具备。	本年李潮刻本藏上海中华医学会，收于《中医古籍孤本大全》。
			罗田万全（密斋）撰，金城徐之沂纂集	万氏纂要6卷	有本年朱昌序、杨嘉猷小引，纂集万氏儿科之要，列碎金赋、痘疹总论、痘中杂症及痘疹重逆证治，附五运六气图。	有本年刻本藏上海图书馆。
			竟陵梁学孟（仁甫，玄诣山人）撰	痰火颛门4卷	有本年自序及陆世科序，内科学著作。卷1总论痰火49篇，卷2-3各论证治，卷4医论30余篇附名医验案及本人治案。陆世科刻本改名《国医宗旨》，《联目》误为二书，失考。	本年刻本藏上海中医药大学，1610年陈所学刻本藏苏州图书馆，上海科技出版社影印出版。

公元（年）	明纪年	干支	作者	书名	考证内容	版本资料
1607	三十五	丁未	金坛王肯堂（宇泰，损庵，念西居士）撰	幼科证治准绳9卷	有本年自序，卷1证治通论及初生儿，卷2－9分五脏论诸病。	收于《六科证治准绳》。
			秀水陈文治（岳溪，国章）撰	痘疹真诀2卷	无序跋，列痘证论、护眼方、预防痘疹方及护理禁忌、顺逆吉凶等内容，载方300首。	有本年陵县康丕杨晋阳刊本藏医学科学院、中医科学院、上海中医药大学。
1608	三十六	戊申	金坛王肯堂（宇泰，损庵，念西居士）撰	疡医证治准绳6卷	有本年自序，卷1总论16则，有159方；卷2溃疡、久漏疮、痈疽兼症等23症279方；卷3－4分部痈疽188方；卷5外科癞疾皮肤病证治258方；卷6损伤门。	本年金坛王氏刻本等十余种版本，收于《六科证治准绳》。中医科学院藏有摘要本《外科准绳简纂》抄本。
			王肯堂撰辑	证治准绳6种44卷	王氏分著杂病、杂病类方、女科、幼科、疡科、伤寒证治准绳，合而成此，又名《六科证治准绳》。《中国医籍考》载录8卷及1602年自序，实《杂病证治准绳》，并非丛书。	1602至1608年间陆续著成刊行，有版本十余种，收于《四库全书》。
			川上黎民化（先衡）撰	秘传延龄种子方1卷	前有引言，后有小引，附《痘疹心法》；国图所藏清抄本《秘传痘疹玉髓》第3册《痘疹心法附余》亦有《秘传延龄种子方》。	有本年抄本藏中国科学院。
			金溪龚廷贤（子才，云林，悟真子）原撰，胡廷训补遗	补遗痘疹辨疑全幼录4卷	《联目》不载，《大辞典》《通考》"佚"；《中国医籍考》载录，"存"。笔者未见。	日本宫内厅书陵部藏本年刊本3册，题《新锲御院秘传补遗痘疹辨疑录》，缺卷2。
			六安州喻仁（本元）编，喻杰（本亨）集	元亨疗马集6卷	兽医类著作，有本年丁宾序。《疗马集》分春夏秋冬4卷，112图3赋150歌300余方，马有三十六起卧、七十二症；《疗牛集》2卷，牛有五十六病；附《驼经》1卷，驼有48病。以问答、歌诀、证论、图示诸法论述牛马相法及饲养管理、生理病理、疾病诊断、针烙手术、去势术、防治法则、经验良方、药性须知等。	有本年金陵唐少桥汝显堂刊本；1736年李玉书订补为《牛马驼经大全集》9卷；1957年中华书局出版谢成侠校订《元亨疗马集附牛驼经》。
1609	三十七	己酉	信州郑全望（灵渚）撰	瘴疟指南2卷	有本年自序，以北宋亡名氏撰《瘴疟卫生方》为基础编成，阐述瘴症源流、病因病机、用药宜忌、预后，并与伤寒、内伤诸症鉴别。	收于《珍本医书集成》《续收四库全书》。

续表

公元（年）	明纪年	干支	作者	书名	考证内容	版本资料
1609	三十七	己酉	歙县郑泽（于荣，梦圃，墨宝斋居士）辑	墨宝斋集验方	有本年自序，积30余年之验方，合焦氏所集方共1000余首成书。次年方如川重校本更名《重证本草单方》，为今流传本。	《联目》《大辞典》不著，南京图书馆藏本残存卷一上。
			应天张三锡（叔承，嗣泉）撰，金坛王肯堂（宇泰，损庵，念西居士）校	医学六要6种19卷	有本年自序及王肯堂、张维藩等序，子目：经络考1卷，四诊法1卷附四言举要，病机部2卷，本草选6卷，治法汇8卷，运气略1卷。次年初刻，火毁无传，1644年裔孙张维翰补刻金陵书林聚锦堂藏版。	1644年刻本藏中医科学院及南京、上海、浙江图书馆、南京中医药大学，收于《中医古籍孤本精选》排印出版。
			张三锡撰	经络考1卷	有自序，内容：十四经及图，各经诸穴歌、分寸歌，营卫精气津液血脉、五伤、耳、鼻、口、齿、唇、舌直至肉、皮、髭发，附：取膏肓穴法图像、崔氏四花穴法图像。	收于《医学六要》；1999年中医古籍出版社与《经络全书》《经络汇编》合刊出版。
			张三锡撰	四诊法1卷	有本年自序，脉法、望头面五官、望色形诊、辨死症诈病、辨舌、问诊，附《四言举要》。	收于《医学六要》。
			张三锡撰	病机部2卷	卷首及卷下均有自序，分76门，重在内伤，以气血脾胃冠于前，详述诸病病因病机。	同上。
			张三锡撰	本草选6卷	有本年自序及草部序，又名《本草发明切要》。分27类，载药600余种。	同上。
			张三锡撰	治法汇8卷	有本年自序，首论补、泻、汗、下诸法，又分80门500条分述各科病证治疗。	同上。
			张三锡撰	运气略1卷	前有自序，搜采《素》《难》暨名家要言，阐述运气基本概念、主要内容。	收于《医学六要》；有抄本藏浙江中医药研究院。
			温陵李贽（卓吾）撰，公安袁宏道（中郎）校	养生醍醐1卷	集历代养生议论成81篇，养生贵在养神，神得养则五脏六腑皆安，涉及饮食、房室、七情、四时调摄等。其言：卓才子不会养生，只是不伤生。	收于《枕中十书》卷8，有大雅堂刊本。
			休宁黄惟亮（西丘）撰	医林统要通玄方论4卷	有本年杨丽泉序，综合性医书。卷1脉法、医理、药理及102药43方歌诀，卷2伤寒及外感内、妇科方药，卷3小儿，卷4外科及针灸。	日本内阁文库藏本年刊本，收于《海外回归中医善本古籍丛书》。

公元（年）	明纪年	干支	作者	书名	考证内容	版本资料
1609	三十七	己酉	李竹轩编撰	医林统要外科方论大全4卷	日本内阁文库藏本年杨丽泉四知馆刊本两部，一为江户时代医学馆旧藏，一为原枫山官库旧藏。或即黄惟亮《医林统要通玄方论》之卷4外科及针灸？笔者未见。	国内无存，据严绍璗《日藏汉籍善本书录》载录。
1610	三十八	庚戌	歙县郑泽（于荣，梦圃，墨宝斋居士）辑；新都郡方如川（士弱）校辑	重证本草单方6卷	郑泽原书名《墨宝斋集验方》，有1609年自序；方氏重校更名，本年墨宝斋刻，有本年郑泽、方如川、顾显仁序及凡例。后1678年艳其堂重刻。	本年墨宝斋刻本藏军事医学科学院，上海中医药大学、南京图书馆藏有残卷；云南中医学院藏1678年艳其堂本。
			秣陵芮经（活溪）汇纂，秣陵纪梦德（文麓）编次	杏苑生春8卷	综合性医书，本年龚廷贤为之校正付梓，王肯堂为序。《中国医籍考》卷六十载录，"未见"。	现有海内孤本金陵书坊蒋氏石渠阁刊本藏南京中医药大学。
			盱水李景芳著，新都鲁稚子集；古罗万全（密斋）著，歙县郑应娄（东里）集	慈幼玄机2卷	有本年李灿《东里保幼全书序》，似为《全幼心鉴要删》序。卷1李景芳撰、鲁稚子集，儿科诊法与杂症；卷2万全著、郑应娄集，痘疹；后附《保婴集要》。	有万历刊本，李廷筠《儿科七种》有抄本无署名、序跋，均藏中国中医科学院。
			海陵陈应旌（文龙）撰	秘传痘疹神书慈幼玄玄4卷	有本年自序、陈应芳、李植序，卷1治痘总论12条，卷2痘疹64症，卷3治痘34方，卷4为所附《经验良方》，治偏头痛方、点眼膏、牙疼方等，卷末有吴门侯荣识语。	有本年刻本藏上海图书馆。
			林姚恩原撰，新安殷宗器（君陈，懒禅道人）辑校	心圣图说要言1卷，附：却病心法1卷	有本年殷宗器序。《心圣图说》有图3幅、说3则、论9篇；次《心圣要言》阐述修心养圣之理；《却病心法》载《陈希夷坐功图势》，有节气24图，次《林子却病功夫》，述200余证气功意念治病法，附《修心真诀》。	有本年殷宗器序刊本2册藏上海图书馆。
			会稽陶本学（泗源，会稽山人）辑	百段锦不分卷	有本年自序，辑历代名家医论并古今群贤论辩，参附己所经验者而成。百言其多而锦言其丽，故以名书。	有抄本存中国中医科学院。
			姚安陶珽（紫阆，不退，稚圭，天台居士）纂辑	说郛续（医书3种）	医书子目：王文禄《医先》《胎息经疏略》，瞿祐《居家宜忌》各1卷。	收于《续修四库全书》；《说郛三种》有2012年上海古籍出版社影印本，《四库》收于存目。

公元（年）	明纪年	干支	作者	书名	考证内容	版本资料
1611	三十九	辛亥	泾县吴子扬（居敬，东园）撰	小儿痘症要诀2卷	有本年郜永春《镌小儿痘疹二证全书引》与自序，系所著《痘症全书》之一。卷上总论原痘、辨证、治法、方药、禁忌；卷下分述痘疹诸证兼证治法，载106方。	有本年刻本藏北京中医药大学，与陈治道《保产万全书》合为《保产痘症合编》。
			吴子扬撰	小儿痘疹二证全书4卷	前有本年郜永春序，国内无存，《中国医籍考》载录，笔者未见。北京中医药大学藏本年刻本《小儿痘症要诀》为其二证之一。	日本内阁文库藏有明刊本2册，为原枫山官库旧藏。
			金华倪有美撰	痘疹解疑2卷	有本年自跋。卷上论痘、麻、疹、斑、丹、疥、水痘、血麻、天麻痘9证诊治，载痘疹部位图、治痘图及煎药工具图12幅；卷下载痘症用药、相应对方并治余毒眼患、煎浴汤药方法，用方活套11篇，卷末附补遗要诀、难字音释一篇。	有抄本藏上海中医药大学，系海内外所仅见者。
			盱江吴文炳（绍轩，沛泉、文甫）撰	军门秘传4卷	无序跋，首载伤损用药法则、折伤形症状辨、跌打金疮诸症脉法，以治血为伤损治疗大法；以军门常见金疮、刀斧、箭伤、骨折、筋断、跌伤为主，兼及汤火、冻伤；附《太医院纂急救仙方》《纂集太医急救良方》《纂集太医外科奇方》。	成书万历间，姑作本年。日本内阁文库藏明建阳书林熊成冶刊本，收于《海外回归中医善本古籍丛书》。
			秣陵王良璨（玉卿，求如）编次	小青囊10卷	方书，前后无序跋。录主方39首，衍化为339方；卷9类证用药，卷10诸家医论。成书万历间，姑作本年。《联目》《大辞典》不载。	日本内阁文库藏延宝三年（1675）二条通书肆武村之复刻本，收于《海外回归中医善本古籍丛书》。
1612	四十	壬子	清江聂尚恒（久吾）撰	八十一难经图解2卷	难经正文之下有注有图，其图解大略同张世贤《图注八十一难经》。	为《医学汇函》卷2，有带月楼刻本等。
			歙县罗周彦（德甫，赤诚，慕斋）撰	医宗粹言14卷（一作9卷）	有本年罗夜鹤、贺万祚序、乔拱璧引言，综合性医书。内容：元气论、脉论、药性论、用药准绳、四时方论、四科备录。《中国医籍考》卷61载录。	本年常郡何敬塘刻本藏中医科学院、上海图书馆，台北新文丰公司有影印本。
			秀水陈文治（国章，岳溪）撰	诸证提纲10卷	有本年郭光复、吴士奇序，综合性医书。载证百种，以内科为主。《续修四库全书提要》载录。	有本年刻本藏上海中医药大学。

公元（年）	明纪年	干支	作者	书名	考证内容	版本资料
1612	四十	壬子	蒋柏山传，沈自东（元曙）编次	仁室秘机 16 卷	有本年沈自东自序、自跋，首卷纲领门，卷 1－15 分别为：统治、众疾、部属、诸窍、内病、诸疮、瘤疾、伤寒、妇女、保婴疹痘、损伤、奇症、里症、杂症，卷 15 杂症门已佚。	1733 年沈鎏启年甫重录，1815 年沈沅芳再重录，有抄本藏上海中医文献馆楼绍来。
			会稽陶本学（泗源，会稽山人）撰	岐黄余议不分卷	论 66 篇，末《素问玄机四十六字补遗》，有本年陶氏自序，补遗 26 篇，各以 1 字为题：强、动、逼、引、摄、隔、重、行、壅、变、抽、平、制、因、凌、极、化、激、类、旁、权、渍、润、均、假、移，末 2 篇阙。	有清抄本藏浙江省中医药研究院，《联目》《大辞典》不著撰者，据自序，陶本学所撰无疑。
			四明宋林皋（养吾生）著	四明宋氏女科秘书不分卷	有本年自序，妇科著作。载论赋 4 篇，证分 13 门，列方 226 首。	有明抄本藏中医科学院，有万有书局、上海中医书局铅印本。
			姚国祯撰	新刊太乙秘传小儿推拿法 2 卷	无序跋、目录，卷上，推拿手法、诸惊推法、掐手背、手面穴法、形候、诊脉面色要诀等；卷下，急惊、慢惊、脾实惊等 24 惊图方，上图下方。	《联目》《大辞典》不载，中国国家图书馆藏有明刊本。
			蒲圻周于蕃（岳夫）辑注	小儿科推拿仙术 1 卷	有原序及本年周氏自序，又名《小儿推拿秘诀》。于儿科诸症之看诀、穴道、手法、字义，为文逐一分解，疑难者更为图画辨释。	有本年刻本藏军事医学科学院，1685 年文奎堂刻本藏上海图书馆、江西省图书馆。
			罗田万全（密斋）原撰，万机（光祖，有范）修订	幼科指南 4 卷	万全撰《片玉心书》5 卷，万机删订增补而成《幼科指南》4 卷。有密斋戒子赞、述前全幼堂箴，载：指南赋、傲身赋、祖传十三方、察形色、辨色脉、论服药、论治法总括，下列胎疾等症 44 篇。书因指南赋而名。	1715 年龙岩郑蕙静观堂校正刊行，有 1786 年刻本藏国图、军事医学科学院，另有嘉庆、同治刻本及清抄本。
			华亭曹蕃（介人）撰	荔枝谱 1 卷	有本年自序，举闽中荔枝曾尝试其风味者 20 余种，自称荔枝小乘。	收于《说郛续》卷 41。
1613	四十一	癸丑	钱塘卢复（不远）撰	芷园臆草覆余 1 卷	原名《病吃》，为平日见闻偶得之语集录，有本年闻启祥序、1616 年缪希雍序。将检校授剞劂之际而为门人复瓿，仅从瓿上得数叶，因名覆余。	见《芷园臆草》，并收于《医种子》。

续表

公元（年）	明纪年	干支	作者	书名	考证内容	版本资料
1613	四十一	癸丑	常熟缪希雍（仲淳，慕台）撰；长兴丁元荐（长孺，慎所，曲肱道人）辑	先醒斋笔记1卷	有本年丁元荐序，综合性医书。缪希雍行医30年，积方无数，丁元荐汇集缪氏谈医议论、临证心得、经效验方辑成此书。后缪氏增益群方及本草常用药、伤寒温病时疫证治，1622年撰为《先醒斋医学广笔记》4卷。	有本年初刻本藏上海中医药大学。
			缪希雍撰	辨脉法不分卷	内容包括《辨脉法》《脉要歌》《宜忌歌》，附于《缪仲淳先生诸药治例》末。	常熟五凤楼抄本藏上海中华医学会，收于《缪仲淳医书全集》。
			王朝相辑	便产痘疹合并方书2种2卷	子目：高懋斋编《便产须知》，朱栋隆撰《痘疹不求人》各1卷。	有本年刻本藏中国中医科学院。
			蕲阳陈治道（贤本，玉台）撰	保产万全书1卷	有自序，始则分难产七因、预免难产、受胎保护、临床斟酌、产后当知、养子要诀6门，次释将产救生手法、横生、倒生及死胎、怪胎处理，碍产、偏产、产后三症治法等。	收于《保产痘症合编》，有本年梁治麟刻本藏上海中医药大学。
			陈治道，泾县吴子扬（居敬，东园）原撰，兰阳令陈氏编辑	保产痘症合编2种2卷	有本年徐如珂序、次年李一桂序。子目：陈治道《保产万全书》1卷，吴东园《小儿痘疹要诀》1卷。《泾县志》载：吴氏精痘科，著《痘症要诀》《蠡子录》《痘症摄要》，其侄曾孙有浩合为《东园痘症全书》7卷，《要诀》有王宇泰序。	有本年梁治麟刻本藏上海中医药大学。
			余杭陶华（尚文，节庵）撰	痘科秘传4卷	无序跋，卷1总论、述天时、调摄、禁忌及择苗、种苗法；卷2述秘传返灵丹、补脾快斑汤、四物快斑汤等治痘疹方；卷3、4救苦汤、吹喉散等杂方。	有本年李存济抄本藏中国中医科学院。
			淮阴刘浴德（肖斋，子新，壶隐子）撰	医林续传1卷	有本年自序。卷首载甘伯宗《三皇圣祖十代名医赞》及刘氏《老师像赞》《三皇十代传》，全集载三皇而下至明历代33名医林人物传略，其中明代医家17人，附《扁鹊被刺辩》《碧云仙使》。	附刊于《壶隐子日用方》，收于《壶隐子医书四种》。
			四明屠本畯（田叔，豳叟，汉陂，憨先生、乖龙丈人）撰	山林经济籍1卷	有1607年王嗣奭、1609年沈泰冲、本年柴士德、李维桢4序。分山、林、经、济、籍5部述隐居生活，以颐性灵而畅山林之趣也。《联目》《大辞典》俱不载。	有万历间刻本藏故宫，收于《故宫珍本丛刊》《北京图书馆古籍珍本丛刊》影印出版。

公元（年）	明纪年	干支	作者	书名	考证内容	版本资料
1614	四十二	甲寅	大庾刘会（希文，中吾）撰	脉法正宗3卷	有本年自序、陈懋升序，分天、地、人三集，祖述《内经》而出入卢扁、叔和之旨，顺文注释，经络症治俱详。	日本内阁文库藏江户医学馆写本题《乐英堂新纂医家脉法正宗》，收于《海外回归中医善本古籍丛书续编》。
			秦邮王三乐（存斋）撰	运气指明2卷	封面题为《医学至要运气指明》，有本年自序及1618年李之藻序。绘图11幅，撰图说11篇、歌诀20首、歌说22篇，阐述运气学说内容及其与疾病相互关系。	有抄本藏上海中医药大学。《中国医籍考》载录"王三杰《运气指明》"，杰当为乐之误。
			原题：元·义乌朱震亨（彦修，丹溪）撰，豫章傅绍章校刻	丹溪秘藏幼科捷径全书4卷	前有傅绍章引，又名《幼科全书》《丹溪活幼全书》。傅绍章剽窃万全《痘疹片玉》而假托丹溪者，刊于1612－1618年间，姑作本年。《中国医籍考》载录，"存"。	有明金陵唐富春堂刻本藏上海图书馆，《古今图书集成·医部全录》收录部分内容。
			晋安徐𤊹（惟起，兴公，三山老叟，天竿山人）撰	荔枝谱2卷	前有自序。卷上记闽中四郡荔枝100种，即福州41种、兴化25种、泉州21种、漳州13种，卷下述荔枝之种、焙（焙火驱寒）、啖、晒、焙（果实焙制）、煎、浆，凡7篇。	收于《说郛续》《山居杂志》《艺圃搜奇》《丛书集成初编》。
			杏溪浣香主人撰辑	紫闺秘书10卷	有杏溪浣香主人3序，以为"善养生者善养欲，欲近情，情近性，性近神，神生气，气生形，形生欲，欲生生，生则谓道，故道常在人之欲中"，秘集各家房中养生术而成此书，取秘而不可废之义。	《联目》《大辞典》俱不载，收于2001年中医古籍出版社《中国古代房中养生秘籍》。
1615	四十三	乙卯	金溪龚廷贤（子才，云林，悟真子）撰	寿世保元10卷	有本年自序及张位序。1587年作者著《万病回春》，随学识经验增长又著此。卷1为诊治理论，卷2－9为内、妇、儿、外各科证治，卷10为医学杂论。	本年经纶堂初刻，至清末有版本70余种，有多种校注排印本，收于《龚廷贤医学全书》。

公元 (年)	明纪年	干支	作者	书名	考证内容	版本资料
1615	四十三	乙卯	原题：余杭陶华（尚文，节庵）撰，会稽朱映璧（玉符）订正，丹徒何爌（仁源）重校	伤寒全生集4卷	自序为《伤寒琐言》序改，有本年薛贞序，为托名陶氏之书。卷1列总论、六经标本、见证治例、治疗宜忌等51篇；卷2辨发热、恶寒、汗后不彻、本热、恶风、潮热、寒热往来等29例；卷3辨呃逆、胸胁满、结胸等27例；卷4辨伤寒阴阳症论、阳症似阴、阴症似阳、阴毒伤寒、胸中冷厥、除中、寒热厥，及辨类伤寒症如痰、食积、虚烦、脚气、内伤瘀血症发热等66例，凡132篇。	本年关中薛贞刻本藏苏州图书馆、成都中医药大学，有版本10余种。后叶天士有《评定陶节庵全生集》，1782年眉寿堂刻。《续修四库全书提要》载录。
			旧题：尹真人弟子述	性命圭旨4卷	又名《性命双修·万神圭旨》，气功专著，有本年余永宁、邹元标序及1669年尤侗、李朴序。分元、亨、利、贞4集，各分图说为75篇，以道家性命双修说发挥内丹理论，旁及儒释妙义。后1793年有续编1卷。	收于《道藏精华录》，后莫熺作《性命圭旨约说》。
			滁州龙遵（皆春居士）撰辑	食色绅言2卷	有自序与杨廷贵跋，子目：饮食绅言1卷，男女绅言1卷。诸本题明皆春居士撰，不著名氏，《四库全书提要》考证，皆春居士即龙遵。《联目》《大辞典》误作者为"龙遵叙"。	收于《丛书集成》。《四库存目丛书》据祁县图书馆藏明万历沈氏宝颜堂秘籍本收录。
			龙遵撰	饮食绅言1卷	撮取老子、陶弘景、苏轼、尹真人等人成语及佛经、道藏诸书，论述饮食养生50余则，勉人戒杀。	为《食色绅言》之一，见上条。
			龙遵撰	男女绅言1卷	引录朱吉普、黄庭坚、李东垣等人成语及佛经、道藏诸书，论述戒色40余条，勉人节欲。	为《食色绅言》之一，见上条。有1922年文明书店石印本。
			新城王象晋（子晋，康侯，荩臣，好生居士）撰	简便验方6卷	《联目》《大辞典》不载，《中国医籍考》载录，"存"。本年初刊，有自序；1629年再刊；1644年增补三刻，为《三补简便验方》。	日本公文书馆藏有江户写本，题《重刻增补简便验方》，作8卷。
1616	四十四	丙辰	钱塘卢复（不远，芷园）辑	神农本经3卷	最早的本经辑佚本，前有本年《医种子刻本经缘起》。辑《证类本草》而成，载药365，以《纲目》所载《本经》目录为序。与《难经》共为《医经种子》，收于《医种子》。	中医科学院藏1624年《医种子》刻本，另有日本宽保三年（1743）泉屋卯兵卫、宽政11年（1799）橘黄堂刻本。

续表

公元（年）	明纪年	干支	作者	书名	考证内容	版本资料
1616	四十四	丙辰	卢复辑	医经种子 2 种 4 卷	本草言草木性情，难经言脉病枢纽，即秘典充栋皆根柢于此，以《本经》与《难经》合为《医经种子》，收于《医种子》。二经各撰刻书缘起。	中医科学院藏 1624 年《医种子》刻本。
			金溪龚廷贤（子才，云林，悟真子）撰，陈直校正	医林状元济世全书 8 卷	有本年自序及吴道南序，有袁世振《云林子传》、张孟男《贺云林龚君荣授鲁府恩赐医林状元序》、张寿明《赠云林龚君荣历诸名公旌扬序》。卷 1 脉法、诊法、辨证、治则，下为各科证治 159 门，卷 8 救荒、膏药、通治、杂方 4 门。	有万历万卷楼存义堂刻残卷藏中医科学院，有日本宽永 13（1636）年重刻本。收于《，北京大学图书馆馆藏善本医书》《海内外珍藏中医珍善孤本选粹》。
			清江聂尚恒（久吾，惟贞）撰	活幼心法 9 卷	又名《活幼心法大全》，儿科学著作，主论痘疹，兼及痧疹与儿科杂症。《续修四库全书提要》载录。另有《活幼心法摘抄》手抄本藏中医科学院。	有万历刻本藏新疆医科大学、安徽图书馆，有版本 50 种，与《奇效医述》合刻本附有治痢全方。
			聂尚恒撰	痘科慈航 1 卷	有康熙张京锤、乾隆顾洵 2 序，上卷首总论，折诸家之衷、辨虚实寒热之异、晰气血盈亏消长之理、精炮制用药之法，次按日先后分节论治法，并列方论；下卷痘兼诸杂证方论，附或问、医案及古今治痘要方，卷末附录治疹及惊风、痢，有尚恒原跋。	有 1737 年刻本藏中山大学医学院，收于《普济全书》，有咸丰同治间刻本藏中国中医科学院。《续修四库全书提要》载录。
			聂尚恒撰，清浏丘生华（书田）摘录	痘门方旨 8 卷	有 1748 年丘生华序，摘录聂氏《医门方旨》痘症门，并载经验麻痢方附于篇末，为《麻疹痢门方旨》。1791 年重刻，有刘天燊序。	有 1748 年刻本藏浙江中医药大学，1791 年刻本藏上海中医药大学。
			聂尚恒撰	奇效医述 2 卷	医案，有本年自序。载 37 则验案，末附经验四时感寒发散方等 6 首经验方及《治瘟疫方法》。有与《活幼心法》合刻本。	日本万治四年（1660）松梅轩翻刻单行本藏中国中医科学院。
			聂尚恒撰辑	奇效医述活幼心法合刻 2 种 10 卷	子目：奇效医述 2 卷，活幼心法大全 9 卷，附感寒疫症治法、治痢全方。	1766 年重刻本藏中国中医科学院。
			聂尚恒撰编	医学汇函 13 卷	有程达序，综合性医书。卷首记历代医家传略及运气、导引法等，卷 1 脉诀，卷 2 难经，卷 3 - 11 各科证治，卷 12 - 13 为本草。	有明福建跃剑山房刻本藏中国医学科学院、上海中医药大学。

公元（年）	明纪年	干支	作者	书名	考证内容	版本资料
1616	四十四	丙辰	聂尚恒撰辑	运气1卷	简述运气学说基本内容与推算方法，阐发运气太过不及与疾病关系及其治法，认为脏腑经络之病、药、治皆运气所主，不可不明。	为《医学汇函》卷首。
			虞山马兆圣（瑞伯，无竞）撰	医林正印10卷	有本年自序、陈禹谟序，次年钱谦益序。卷1"病形相误论"已佚，卷2-5列内科病症70余种，各详病因病机，阐述治例，穷尽病候、治法，卷6专述药性修制法，卷7-10罗列方药。	《联目》《大辞典》不载，1617年初刻，1719年重刻，1987年江苏科技出版社收于《中医古籍小丛书》校注出版。
			张国泰编撰	外科集要3卷	国内无存，笔者未见。	日本内阁文库藏有本年余氏西园堂刊本。
			亡名氏撰	痘疹慈幼津栈2卷	《联目》《大辞典》不载，国内无存，笔者未见。	《中国医籍考》载录，"存"。
			亡名氏撰	历代医学姓氏1卷	无序跋，按医林史传、外传、原医图赞类编，述上古圣贤13人、儒医41人、明医98人、世医44人、仙禅道术19人，凡载录名医215人。	辑于聂久吾《医学汇函》，又有王氏芸心医舍抄本藏上海中医药大学。
1617	四十五	丁巳	鄞县赵献可（养葵，医闾子）撰	医贯6卷	有吕医山人、薛三省序。玄元肤论，主阴阳五行，以命门为一身之主；主客辨疑，论中风、伤寒、温病、郁病；绛霄丹书，论血证；先天要论，论八味丸、六味丸，主阴虚诸证；后天要论，论补中益气汤，主内伤外感诸证。《续修四库全书提要》载录。	本年步月楼刻本藏山东图书馆、南京中医药大学，有版本20余种。石门吕留良为之评注，是书亦被禁毁，收于《四库禁毁书丛刊》。
			赵献可撰，赵贞观（如葵）校	胎产遗论1卷	无序跋、目录。以问答形式阐述妇科经、带、胎、产诸疾，与《邯郸遗稿》并不相同。《联目》《大辞典》不载。	有步月楼藏版刊本附于《医贯》，1979年上海古籍书店影印出版。
			赵献可撰，清·吴趋吴升（元一）校刊	邯郸遗稿4卷	有1796年吴升序，妇产科学著作。以命门说阐述妇女发育生殖功能，妇女病尤关命门水火盛衰及肝脾肾三脏，治重脾肾，善用六味、八味、六君、补中益气为治。	有1796年灵兰阁刻本藏苏州中医院，1982年《浙江中医杂志》据祝怀萱珍藏抄本刊行。

公元（年）	明纪年	干支	作者	书名	考证内容	版本资料
1617	四十五	丁巳	崇川陈实功（毓仁，若虚）撰	外科正宗 4 卷	有本年自序、范凤翼、顾懋贤序，分痈疽、上部痈毒、下部痈毒、杂疮毒 4 门，述 120 证 156 方，补遗 157 方。以列症详论治精见长，并提出五戒十要为外科医生守则。1764 年有徐大椿批注本 12 卷，1785 年张鹭翼重订本亦 12 卷，罗濬重订《外科微义》，曹炳章抄录《外科尺木》，均 4 卷。	有本年刻本藏中国中医科学院及上海、安徽、浙江图书馆，现存 20 种版本。
			钱塘卢复（不远）撰辑	医方种子 4 种	子目：伤寒方，金匮要略方，伤寒金镜录，薛立斋医按方。各篇前有简短引言。	收于《医种子》。
			卢复辑	医按种子 3 种 3 卷	前有本年《医按种子刻〈扁鹊仓公传〉缘起》。子目：《扁鹊仓公传》《薛氏医案》《易思兰医案》各 1 卷	收于《医种子》。
			吴县薛己（新甫，立斋）撰，卢复辑	薛氏医案 1 卷	《薛氏医案》诸书均为丛书，国内未见一卷单行本；书虽非单行本，《中国医籍考》载录。有 1640 年卢氏《按种刻〈薛按〉缘起》，知后附于《医按种子》。	附于《医按种子》，收于《医种子》。
			临川易大艮（思兰）撰，卢复辑	易思兰医案 1 卷	又名《易氏医案》，前有本年《芷园医按种子附〈易按〉序，载易氏 16 案。	附于《医按种子》，收于《医种子》《医林指月》。
			济南王象晋（子晋，康侯，荩臣，好生居士）撰	二如亭群芳谱 30 卷	有自序及陈继儒、毛凤苞、方岳贡 3 序。分元亨利贞 4 部：元部，天谱 3 卷，岁谱 4 卷；亨部，谷谱 1 卷，蔬谱 2 卷，果谱 4 卷；利部，茶竹谱 3 卷，桑麻葛苎谱 1 卷，药谱 3 卷，木谱 3 卷；贞部，花谱 3 卷，卉谱 2 卷，鹤鱼谱 1 卷。略于种植而详于疗治之法与典故艺文，康熙时复为拾遗补阙成《广群芳谱》。	北京大学图书馆藏明末刻本，收于《四库存目丛书》，农业出版社有《群芳谱诠释》。
			王象晋撰	二如亭群芳谱·药谱 3 卷	前有小序，卷首述本草源流，载药 54 种，另附 15 种，述别名、形态、产地、功用、种植、修治、制用、辨讹、疗治、典故。	收于《二如亭群芳谱·利部》，见上条。
			王象晋撰	二如亭群芳谱·谷谱 1 卷	前有小序，首简载农道、稼说、审时、论耕及田事宜忌等；正文载麦、稷、黍、粟、稻、脂麻、蜀黍、薏苡、诸豆、荞麦等谷物。	收于《二如亭群芳谱·亨部》，见上条。

公元（年）	明纪年	干支	作者	书名	考证内容	版本资料
1617	四十五	丁巳	王象晋撰	二如亭群芳谱·茶谱1卷	前有小序，首简引述陆羽茶经，正文先述茶品种、产地，次及收子、种植、采茶、贮茶、烹茶、用茶、拌茶诸事，及其疗治、典故。	收于《二如亭群芳谱·利部》，尚有《蔬谱》2卷、《果谱》4卷，不一一载录。
			关中武之望（叔卿）撰	疹科类编	麻疹专著，有总论、发热、见形、出疹诸论，附方148首。《联目》《大辞典》不载，《中医文献辞典》载录。	有1716年刻本等版本，笔者未见。
			会稽傅懋光等撰	医学疑问1卷	前有本年礼部移文，医话医论。朝鲜国内医院教习御医崔顺立等质疑问难于太医院，御医傅懋光任正教答问，录为是书37条，附蒋良臣撰《种杏仙方》1卷。	有本年刻本藏北京大学，收于《海外回归中医善本古籍丛书》第12册校注出版。
			傅懋光撰	医学集要经验良方8卷	《联目》不载，《大辞典》"佚"，国内无存，《中国医籍考》卷六十二载录，"存"。笔者未见。	日本内阁文库藏明刊本8卷4册，为原江户时代医学馆旧藏。
			钱塘沈大治（愚公，不异）撰辑	生生直指6卷	有本年胡世赏、次年虞淳熙序，载小儿自植胎至齿证诸病。《联目》载嘉靖刻本藏中国科学院，经查未见，就胡、虞二序，其书当成于万历后期，谓嘉靖刻本，或误。	有日本钞本藏国图，2002年收于《国家图书馆藏稀见古代医籍钞（稿）本丛编》。
1618	四十六	戊午	歙县吴崐（山甫，鹤皋，参黄子）撰	针方六集6卷	针灸学著作，六集为：神照，考述明堂经穴；开蒙读《标幽》，揭八法五门，尊经，考古昔针方；旁通，以药明针；纷署，分述经穴主治；兼罗，针灸歌赋13篇。卷各一集，前各有叙。	本年海阳程标刻本藏北京大学、重庆图书馆，有抄本藏中医科学院，1992年安徽科技出版社点校排印。
			佛山翁仲仁（嘉德）原撰，云间陆道充（宾旸）补遗，陆道光（明旸）参补	痘疹金镜录补遗3卷	有本年自序，卷1儿科歌赋以述小儿常见疾病，列方依证加减，卷2、3痘疹诊法证治、用药宜忌、兼证变证，载治痘汤散82方，附图33幅。上海中医药大学藏陆时雍抄本《幼科金针》，有《陆氏家言》自叙，言其"续《金镜》之貂尾，合吾家之症，传其书之旨"。	《中国医籍考》卷77载录，"存"，录本年自序；《联目》不载，《大辞典》载录作4卷。笔者未见。
			陆道充撰	增补麻疹心法1卷	无序跋、目录，分前后2册，前册首麻疹总论，列泻白消毒散、三豆汤、代天宣化丸，分初热、见形、收后、禁忌各述治法，附水痘；后册首麻疹论治，列诸方。	有清刻本藏山东省图书馆。《中国医籍考》《联目》《大辞典》"道充"作"道元"。

续表

公元（年）	明纪年	干支	作者	书名	考证内容	版本资料
1618	四十六	戊午	槜李王路（仲遵，太原是岸生）纂修，潭阳宣猷（驭云子）补	花史左编27卷	有本年自序，内容：花之品、寄、名、辨、候、瑞、妖、宜、情、味、荣、辱、忌、运、梦、事、人、证、妒、兀、药、毒、似、变，各一卷，24卷；卷25花之友，潭阳宣猷驭云子所补《竹谱》，卷26花尘、卷27花之器。	收于《昭代丛书》。
			诸城王化贞（元起，肖乾）撰	产鉴3卷	有本年自序，1706年重刊本有马志光、孟弘宪、陶名世序。以薛己之说为据，有论有治有方。上卷述妊娠及妊娠27证，中卷述临产须知及束胎、忌宜、催生、碍产、坐产、盘肠产等产时异常证治处理，下卷产后21证。	1706年马志光刻本藏河南省图书馆、浙江大学医学图书馆，1982年河南科技出版社有注释排印本。
			秀水殷仲春（方叔，东皋子）编纂	医藏书目不分卷	有本年自序、洪邦基、智舷序。收载医籍500余种，按佛经分无上、正法、法流等20函，各冠小序于前，书目只注书名、卷数、作者，无提要。1656年裔孙殷观国重刻，有跋。	有崇祯刻本藏中医科学院，收于《中国古典医学丛刊》《明代书目题跋丛刊》影印出版。
			殷仲春撰	痧疹心法1卷	又名《秘传疹子心法》，有1632年殷志伊序。论述麻疹病因、证候、顺逆，及发热、烦躁、咳嗽、泄泻、口疳诸证治法、方药宜忌。	有日本宽政十二年（1800）刻本藏中医科学院，有抄本藏上海中医药大学。
1619	四十七	己未	歙县黄俅（毅如）辑注	黄帝内经素问节文注释10卷	前有王冰序、林亿表、马莳《发微》序，有本年自序，又有万历己酉张涛序，"酉"或为"未"之误？选录《素问》65篇部分内容，按原来编次辑录王冰、马氏注。《续修四库全书提要》载录。	本年琼芝室刻本，流传不广，收于《四库未收书辑刊》。
			云间王思义（允明）集	身体图会7卷	无序跋，以绘图、歌诀及注解，阐述人身五脏六腑、经络骨骼、荣卫经穴之形态常变、生理病理，脉象、四诊、针刺等；并及外科疔疮形态、症候、治法。	王圻辑《三才图会》106卷，此为其一部，圻子王思义所续，有万历间刊本。
			会稽黄建中（斧玉，维玄道人）撰	玉笥龙瑞方1卷	有上年黄作立序、本年自序，卷首载用药法则、药性赋、用药捷径赋、用药须知赋、引经报使、十八反十九畏、用药凡例等药性理论，不分门类，统而录之，载方450余。	有本年稿本藏中医科学院，2005年中医古籍出版社收于《中医古籍孤本大全》影印出版。

公元（年）	明纪年	干支	作者	书名	考证内容	版本资料
1619	四十七	己未	亡名氏撰，文川子抄	修真捷径导引术 2 卷	又名《真仙上乘导引术》，是保健按摩向医疗按摩过渡的文献。上卷已佚，下卷录导引 18 势，图文并茂。	有黄竹斋抄本藏中医科学院。
			亡名氏撰	循经考穴编 2 卷	针灸学著作，考证十四经、奇经八脉循行及穴位，附人体内景图。分两册，不著撰人名氏，下册膺腹部穴图后，背部图八髎穴辨及膺腹部穴图辨文后，并有"严振识"三字，疑为严氏所作。	抄本藏汤溪范氏栖芬室，群联出版社有《中国古典医学丛刊》影印本，上海科技出版社有排印本。
			祁门程大中（时卿）撰	太素脉要 2 卷	有李维桢序，卷上载太素原统、五行篇、形气生成篇、五脏六腑之位、之官，五脏之候、之窍、所主、所养，四海八溪一谷，脏腑配经络图及脉论、脉诀、24 脉属五行、四季脉、阴脉、阳脉、阴阳和平脉、清浊贵贱性情荣显诸脉、德福脉；卷下载指南赋、剪金赋、通玄赋、隐微赋、六部总论、八卦定运、阴阳脉主吉凶、克应日期等。	《联目》不载，《大辞典》"佚"，有万历刻本藏中国国家图书馆。
			娄东穆世锡（予叔，云谷）撰	食物辑要 8 卷	食疗本草学著作，有自序、陈继儒序。载数百种食物的功用，还保存有宋代娄居中《食治通说》等书的佚文。	有万历刻本藏中国国家图书馆。
			王宗显（怀阴道人）撰	医方捷径指南全书 4 卷	前后无序跋，又名《医方捷径》，入门参考书。卷 1、2 载 150 种药物的性味功用，十八反、十九畏、妊娠禁忌等歌括；卷 3、4 述证 20 余种，先列歌括，后附方剂，载 100 方。	收于《医理元枢》，1991 年中医古籍出版社收于《珍本医籍丛刊》校正排印。
			元·义乌朱震亨（彦修，丹溪）原撰，明·亡名氏编纂	丹溪摘玄 20 卷	无序跋、目录，未署名氏、年代，丹溪后学集其医论医方而成。分 84 门记载内科疾病病因病机、辨证治疗，附方多，伤寒门分 17 类，内容尤丰富。	天津科技出版社《金元四大家医学全书》载王淑民据栖芬楼影抄本之校点排印本。
			大梁张昶（甲弘，海澄）撰	运气彀不分卷	有本年自序。首言起例歌括 32 首，次及逐年定局，并六气应候、运气主客加临、十干气化、六十年天符岁会，详解天时民病，分年详说五运配五音，司天在泉、南北政令，不应脉状五虫、胎孕不育，暨五运主方治例。	有本年刊本藏中国科学院。

公元（年）	明纪年	干支	作者	书名	考证内容	版本资料
1619	四十七	己未	程乡李一楫（巨川）辑著	月令采奇 4 卷	有本年李光缙、郑维岳、黄文炤 3 序及吴亮朱跋。以月令起义成书，季有总序，月有月令，日有杂记，而又附以五行生旺、调摄、占候诸说，体例颇具特色。《联目》《大辞典》不载，国内不存。程乡，今广东梅县。	有本年刊本藏日本内阁文库，为仅存之孤本，1970 年台北艺文印书馆收于《岁时习俗资料汇编》影印。
			泾川朱一麟（应我，摘星楼主人）撰，清·泾县朱法（遵先）补订	摘星楼治痘全书 18 卷	又名《痘科大成》《痘科大成集》，有本年朱一麟自序、再序，次年朱国用序，又有乾隆间朱安辉、朱遵先序。内容：总论、各期证治、验案、药性、种痘、火攻穴法，后附《蓬庐集》《游戏篇》，末卷为补遗。《续修四库全书提要》载录。	有 1765、1789 年上海耕乐堂刻本藏辽宁中医药大学、白求恩医大、上海交大医学院、四川大学华西医学中心等，另有道、咸、光刻本。
			徐君盛撰	鳌头活幼小儿痘疹全书 5 卷	《联目》不载，《大辞典》"佚"，《中国医籍考》载录，"存"。笔者未见。	日本内阁文库藏有明刊本 5 卷 2 册，为原江户时代医学馆旧藏。
			晋江何乔远（稚孝，匪莪，镜山先生）撰	闽书·南产志 2 卷	《闽书》卷 150、151，参阅诸家本草，尽载闽中所产药物，分谷食、蔬、瓜、果、木、苞、花、草、羽、毛、鳞、咸水虫、淡水虫等类，300 余种，各详言其出处、产地、所用、种类等。	有日本菊屋总兵卫刊本，1999 年福建人民出版社有繁体竖行排印本。
			何乔远撰辑	闽书·方伎志 1 卷，闽书·方外志 1 卷	为《闽书》卷 135、136。无序跋，《方伎志》分诸府县载录自唐至明医学、艺术、工艺人物；《方外志》记释、道、仙人物。《联目》不载。	《闽书》有 1999 年福建人民出版社繁体竖排校注本。
			闽中袁达（德修，佩兰子）述	禽虫述 1 卷	述禽虫名义典故，兼仿《禽经》《埤雅》之体，联络成文，不分门目，亦无注释。	有万历间新安汪氏《山居杂志》本，《四库》收于存目；明抄本藏南京图书馆，收于《续修四库全书》。
			嘉兴姚思仁（善长，罗浮山人）撰	菉竹堂集验方 6 卷	又名《菉竹堂医方考》，或署为罗浮山人，亦即姚思仁，点石斋石印本扉页署姚太傅菉竹堂集验方。分固精、种子、妇人、小儿等 30 门，载方 650 首。1696 年重刊，有颜光敩、盛枫、徐容颢序。	有上海点石斋石印本，收于《中医珍本医籍丛刊》点校排印出版。《中国医籍考》录有朱彝尊《姚氏族谱序》。

续表

公元 (年)	明纪年	干支	作者	书名	考证内容	版本资料
1619	四十七	己未	鄢陵郑二阳（潜庵居士）辑	仁寿堂药镜 10 卷	取诸名家本草精义述药 318 味，分金石、木、谷、菜、果、禽、兽、虫、人、草 10 部，无序例总论，精炼实用，时有新见，辨释疑误，颇具价值。	原佚，从日本引回，收于《海外回归中医善本古籍丛书》。
			周法参撰	医海搜奇不分卷	综合性医书，《联目》《大辞典》载录。笔者未见。	有万历刻本残卷藏天津医学高等专科学校。
1620	泰昌元（或作万历四十八年）	庚申	关中武之望（叔卿，阳纡）撰	济阴纲目 5 卷	有自序，妇产科学著作。以《女科准绳》为基础，广搜博采而编成。本年初刻，次年王棨重刻，1665 年汪淇笺释重订为 14 卷。	有明清刻本 30 余种，流传极广，最早为本年刻 5 卷本。
			原题：江陵汪颖撰，吴县钱允治校订	食物本草 7 卷	汪氏抄袭卢和而为《食物本草》2 卷，钱允治重订为 7 卷，附入吴瑞《日用本草》3 卷，有钱氏序，题《李东垣食物本草》。	有本年刻本藏医学科学院、北京大学、上海图书馆。
			高邑赵南星（梦白，侪鹤）撰	上医本草 4 卷	有自序，以食物养生防病为上医，故名。载《纲目》可食药品 230 种，述其品种、性味、主治、宜忌，并附单方，又有药酒方 13 首。	本年赵悦学刻本，《续修四库全书提要》载录。作者《明史》有传。
			杭城夷白堂主人校刊	食物本草 3 卷	有谷中虚序。夷白堂为杭城书肆，主人杨尔曾，字圣鲁，号雉衡山人、夷白主人。卷上水类 29 味，谷 35，菜 87；卷中果类 57 味，禽 57；卷下兽类 34 味，鱼 59，味 23，凡 431 味。分类同卢和，药味则过之。	日本内阁文库藏江户写本；又收于《美国哈佛大学哈佛燕京图书馆藏中文善本汇刊》影印出版。
			长洲文淑（端容）绘	金石昆虫草木状 27 卷	有赵均、张凤翼、杨廷枢、徐沨 4 序。摹写《本草品汇精要》彩色药物图谱，金石 3 卷、草 9 卷、木 6 卷、虫 2 卷、兽、禽、果、米谷、菜、外草及外木蔓各 1 卷，载药 1070 种，药图 1315 幅。后周祐、周禧仿此绘《本草图谱》。	即《本草品汇精要》转绘本，藏台湾中央图书馆；现有张寿镛约园抄本藏国图，赵、张、杨、徐 4 序及约园识语、目录尚存，无正文。
			唐·华原孙思邈原撰，宋·河阳郭思（得之，小有居士）辑，明·梓州张学懋补	千金宝要补 3 卷	有本年张学懋自序。1124 年郭思辑《千金宝要》6 卷，刻石华州公署。张氏以为门类杂乱，遂加考订，又补《千金方》30 篇。《中国医籍考》卷 42 载录，"存"。	《联目》不载，《大辞典》"佚"。日本全国汉籍データベース载，内阁文库藏有本年序刊本及多纪元简手校江户写本。

公元（年）	明纪年	干支	作者	书名	考证内容	版本资料
1620	泰昌元（或作万历四十八年）	庚申	吉水邹元标（尔瞻，南皋，仁文主人）汇辑，瀛海冯嘉会增订	仁文书院集验方7卷	有本年自引、1622年冯嘉会、张玮序，作者嘉靖进士，官至福建按察使，明史有传。原汇辑四家：剑江李司马亲验方、麻城刘司马彰赐堂集方、焦翰撰墨宝斋集方、贺大学集海上奇方，冯嘉会又增毗陵段生《肘后》。	《联目》《大辞典》不载，日本内阁文库藏1622年刊本7卷7册，收于《海外回归中医善本古籍丛书续编》出版。
			亡名氏撰	外科经验奇方2卷	《联目》载录，笔者查阅未见，《大辞典》亦谓"经查未见"。	有万历间刊本藏中医科学院，经查未见。
			吴县薛己（新甫，立斋）原撰，严陵应廛（石麟，祓父）校刊	内科医案摘要2卷	有本年应廛《校薛立斋先生医案序》、卷首评述1则。分21篇载脏腑元气亏损所致内科诸症医案209则，二卷末各载方药一节。《中国医籍考》《联目》《大辞典》俱不载。	日本内阁文库藏本年刻本，中医古籍出版社收于《中医古籍孤本大全》影印出版。
			钱塘卢复（不远）撰辑	医论种子2种	有《医论种子刻仲景＜伤寒论＞缘起》《刻＜金匮要略＞缘起》2篇缘起，以《伤寒论》《金匮要略》为《医论种子》。	收于《医种子》。
			卢复撰	芷园臆草日记1卷	有本年自序。作者构筑芷园蒲室，坐卧其中，意有所得，辄拈一二语自娱，不觉成帙。《联目》《大辞典》不载。	见《芷园臆草》，并收于《医种子》。
1621	天启元	辛酉	新安程仑（原仲）撰	程原仲医案6卷	又名《寸补医案》，有本年自序及1624年稚绳氏、张延登、程寰序。首载原道、原脉、审证、聆音、辨味、奇正、贵简、博约8篇医论，末附验方1卷。医案以时为序，不分门类，内科为多。	有1625年方道大刻本藏首都图书馆、安徽省图书馆、中医科学院；有抄本藏苏州图书馆。
			建州蔡正言（受轩，默尼子）撰	甦生的镜10卷	有本年自序、史缵烈、江士英、陶宗器等序，陈三谟跋。述伤寒，上部天2卷，论脉及各证；中部地7卷，6卷分述六经诸法，先正义注释，次七言歌括，1卷为痉湿暍证治；下部人1卷，汇聚伤寒113方。有《补遗》1卷，成于1623年。	国内早佚，日本内阁文库藏本年刊本，2002年收于《海外回归中医善本古籍丛书》，人民卫生出版社排印出版。
			原题：元·李杲（东垣，明之）编，蕲州李时珍（东璧，濒湖）参订	食物本草10卷	托名伪作，又有7卷、22卷本。内容丰富，58类2000余条。扉页作"备考食物本草纲目"，附"救急蛊毒良方"；卷首《救荒野谱》及补遗，王西楼、姚可成辑。	初刻于1629年，1638年吴门书林重刻。丹波氏以为"是盖明季姚可成者编辑，托名于时珍耳"。

公元（年）	明纪年	干支	作者	书名	考证内容	版本资料
1621	天启元	辛酉	会稽陶本学（泗源，会稽山人）撰	孕育玄机 3 卷	有本年自序。上卷 10 门，月经病证治，中卷 45 门，妊娠生理、脉象及 40 种妊娠病证治，下卷 58 门，临产事宜，产后 46 病，载 140 余方。	成于本年，未刻；1713 年乾尧抄本藏上海中医药大学，收于《中医古籍珍稀抄本精选》。
			原题：元·义乌朱震亨（彦修，丹溪先生）撰，宛陵吴尚默（以时）订正	丹溪手镜 3 卷	有本年吴尚默、陈乾阳序。首医家源流，载诊法、证治及药性，凡 160 篇。此伪书，系余姚黄济之《本草权度》易名伪托丹溪以求售者。《续修四库全书提要》载录。	有本年吴尚默刻本藏中国科学院、上海图书馆；有抄本藏中医科学院；1982 年人民卫生出版社有校点排印本。
1622	二	壬戌	婺源鲍山（元则，在齐，香林主人）撰	野菜博录 4 卷	有本年自序，载草木可食之品 435 种，录其形态、别名、性味、食用方法，附插图。	收于《四库全书》《四部丛刊》。
			蕲州顾景星（黄公）撰	野菜赞 1 卷	为野菜之赞 44 种，前有引言，后有杨复吉跋。	收于《昭代丛书》。
			常熟缪希雍（仲淳，慕台）撰	先醒斋医学广笔记 4 卷	有本年自序、1642 年李枝序，综合性医书。1613 年丁元荐辑《先醒斋笔记》，缪氏增益方药，伤寒、温病、时疫证治内容而成。前 3 卷论病症，后 1 卷论药物。	本年京口大成堂刊刻，明清间有版本 20 余种，收于《四库全书》。
			缪希雍撰	炮炙大法 1 卷	中药炮炙专著，有庄继先识语。分水、火、草、木等 14 类，述 400 余种药物的炮炙方法，有炮、煨、煅、炼、炒等 17 法，兼及药物产地、采集、鉴别、操作、炮制材料、贮藏、治疗作用，末附用药凡例。	有明末庄继先校刻本藏中国科学院、中医科学院，附于《先醒斋医学广笔记》为卷 4。
			缪希雍撰，长兴丁元荐（长孺，慎所，曲肱道人）辑	缪仲淳先生医案 3 卷	卷端题《先醒斋笔记》，署：常熟缪希雍仲淳著，吴兴丁元荐长孺辑，海虞李枝季虬参订，海虞族裔曾湛重校；书口《先醒斋医案》；附《炮炙大法》，成 4 卷。实即《先醒斋笔记》。	有 1919 年缪曾湛重校常熟承古堂刊本藏上海、长春中医药大学及苏州中医院。
			钱塘卢复（不远，芷园）撰	芷园臆草题药 1 卷	药学读书笔记，有 1619 年自序。论药 43 种，阐发药性机理，附勘方。有上海中华新教育社石印本。	收于《芷园臆草》，附《芷园医种》后，1624 年刻本藏中医科学院。
			卢复撰	芷园臆草勘方 1 卷	有本年卢复自题词，述桂枝汤、四君子汤、清暑益气汤、五苓散、肾气丸等 20 余方，	收于《芷园臆草》。

公元(年)	明纪年	干支	作者	书名	考证内容	版本资料
1622	二	壬戌	金坛王肯堂(宇泰,损庵,念西居士)辑	明医指掌·药性赋·药性解合刻4种21卷	子目:皇甫中《明医指掌》10卷附滑寿《诊家枢要》1卷,李杲《珍珠囊指掌补遗药性赋》4卷,李士材镌补《雷公炮制药性解》6卷。	有古吴汪复初本年刻本藏中国中医科学院。
			仁和皇甫中(云洲)原撰,长洲邵达(从皋,念三)订补	订补明医指掌10卷	有本年邵达自序、许士柔序,凡例。1556年皇甫中著《明医指掌》,邵达重与订补;有谓王肯堂订补,恐托名。卷1病机、经络、药性,卷2-7内科杂病,卷8五官科、外科,卷9、10为妇科、儿科。	本年邵氏订补本为今之通行本,有版本20余种,并见于王肯堂辑《明医指掌·雷公药性赋·药性解合刻》。
			华亭李中梓(士材,念莪)撰,吴县钱允治订补	雷公炮灸药性解6卷	有自序及本年钱序。李氏原撰《药性解》,钱氏增补"雷公云"135条等,载药323种,分金石、果、谷、草、木、菜、人、禽兽、虫鱼9类。或以为托名之作。	有与《珍珠囊指掌补遗药性赋》4卷合刻本。收于《中国医学大成》。
			崇川王大纶(怡冈)撰	婴童类萃3卷	有凡例、本年自跋。上卷述小儿初受气论,颅囟要略等37论,卷中下述儿科33病证治,附指纹、面背、证候等诊法图52幅。	有本年刻本藏上海中医药大学,1983年人民卫生出版社有排印本。
			王大纶撰	痘疹心法2卷	《联目》《大辞典》不载,《中国医籍考》载录,"存"。笔者未见。	日本内阁文库藏1625年序刊本2册。
			王大纶撰	外科纂要经验良方3卷	《联目》《大辞典》不载,《中国医籍考》载录,"存"。笔者未见。	查相关书目,日本亦未见藏书。
			福唐欧士海(浴溟)撰	保婴录1卷	《联目》不载,《大辞典》"佚",日本有与《山谷便方》1卷合刊本,笔者未见。	日本内阁文库藏1636年序刊本2卷1册,为原江户时代医学馆旧藏。
			伍冲虚撰	内炼金丹心法不分卷	气功著作,述道家性命双修、炼精化气、炼气化神、炼神还虚之法。	1989年有北京出版社《金丹集成》排印本。
1623	三	癸亥	钱塘卢复(不远)撰	芷园臆草存案1卷	有本年自题词,以时为序,载案20则,后附《易氏医案》1卷,收于《医林指月》时有王琦跋。《续修四库全书提要》载录。	收于《芷园臆草》《医林指月》。

续表

公元 (年)	明纪年	干支	作者	书名	考证内容	版本资料
1623	三	癸亥	京口沈应旸 (绛斋,霁甫) 撰	明医选要济世 奇方10卷	有上年自序,本年何俭、王政新、张玉果、孙继陞序。卷1病机赋、五运图说等,卷2-8内科为主80余证,卷9药性诗诀,卷10脉诀摘奇歌、清修颐养妙论、延年却病笺诀等。	本年刻本藏中医科学院。日本内阁文库藏沈氏《明医选要万疴必愈》11卷,明詹氏文树堂刊本,国内未著录。
			沈应旸撰	明医选要药性 诗诀1卷	有仇池成序,为《明医选要》卷9,先药性理论,次常用药360种,分草木、果谷蔬菜、珍宝金石、禽兽鱼虫、身体5部,以七言歌赋介绍药性、功效、治疗,补遗30余种草药。	本年刻本藏中国中医科学院,1999年收于《中国本草全书》74卷。
			颍郡张鹤腾 (凤逵)撰, 武原彭期生编	伤暑全书10 卷	有本年自序、张鹤鸣、冯嘉会序。原作2卷,上卷载四气病原、天时、地气、辨寒暑气各异、暑证、暑风、暑疡等10余文,下卷治暑主方。1625年彭期生编为10卷,有彭期生序。	1625年仁寿黄昌初刻本藏上海图书馆,收于《医学研悦》《珍本医书集成》《中国医学大成》。
			建州蔡正言 (受轩,默尼 子)撰	甦生的镜补遗 1卷	有本年自序自跋、上年江挺楫序。《甦生的镜》为伤寒著作;《补遗》载杂病汤丸散膏71方。"前集甚详,后方尤备",同时行世。	国内早佚,日本内阁文库有藏,二书同录于《海外回归中医善本古籍丛书》。
			亡名氏撰,王 钿(天饰,敬 慎)传	王氏痘疹决疑 2卷	有本年岵瞻公序,述其曾祖王钿得书,四代传承诊治痘疹事。卷上痘疹总辨、初病、出痘及痘疹杂症证治;卷下痘疹虚实善恶、王秋鹤经验秘诀、治法及百余方剂。	有本年抄本藏上海中医药大学。
			古杭张文介 (少谷,玉泉 子),古杭张 尚玄(仰谷) 撰辑	医学四要4卷	卷首有题词,无序跋。子目:医书要字音释、救急秘传新方、制药秘传、金闺秘方各1卷。约成书于万历末至崇祯间,明清诸书目俱不载,《联目》《大辞典》亦不载,国内无存,亦不知其书。《中国医籍考》载张氏《玉泉子金闺秘方》1卷、《医要见证秘传》3卷。	日本公文书馆内阁文库藏有江户抄本,2010年人民卫生出版社收于《海外回归中医古籍善本丛书续编》排印出版。
			张尚玄撰辑	医书要字音释 1卷	又名《医书字要》,分身体外门、身体内门、病证门、内经、灵枢经五部,为医书难字要字注音释义。	收于《医学四要》。
			张文介撰辑	救急秘传新方 1卷	载列妇产、小儿及急救方,后附急救针灸方。《中国医籍考》载张氏《医要见证秘传》3卷,未知是否即此。	同上。

公元（年）	明纪年	干支	作者	书名	考证内容	版本资料
1623	三	癸亥	张文介撰辑	制药秘传 1 卷	又名《医家秘法》，为制药法。	同上。
1624	四	甲子	山阴张介宾（景岳，会卿）撰	类经 32 卷	有本年自序、叶秉敬序。将《内经》全书分摄生、阴阳等 12 类 360 条，以类相从，编撰注释成书。	天德堂初刊，有版本十余种，人民卫生出版社有排印本。收于《四库全书》。
			张介宾撰	类经图翼 11 卷	有本年自序，以图解方式补充《类经》注文之不足，卷 1 - 2 为运气，卷 3 - 10 经络俞穴，卷 11 为针灸要览。	附于《类经》。
			张介宾撰	类经附翼 4 卷	有本年自序，补充《类经》之作，内容：医易、律原、求正录、针灸诸赋。	附于《类经》。
			张介宾集	针灸诸赋 1 卷	载天元太一歌、玉龙赋、标幽赋、通玄指要赋、灵光赋、席弘赋、百证赋、长桑君天星秘诀、四总穴歌、千金十一穴、马丹阳天星十二穴等针灸歌赋 12 首。	为《类经图翼》卷 4。
			山阴王应遴（董父，云来）撰	答朝鲜医问不分卷	有本年著者题词，为答朝鲜医官崔顺立、尹知微问作医论 24 条，主要讨论常见病治疗，也涉及经络等理论问题，其问而不能答者十条附后，收于《王应遴杂集》。	日本享保 5 年（1720）刊单行本，收于《海外回归中医善本古籍丛书》第 12 册校注出版。
			钱塘倪朱谟（纯宇）撰	本草汇言 20 卷	有叔祖倪元璐序，登堂访求 148 人，有师资姓氏 12 人、同社姓氏 136 人，载药 607 种，附药 164，分草、木、服器、金、石、谷、果、菜、虫、禽、兽、鳞、介、人部，每卷前有生药图谱。	成于本年，初刊于 1645 年，中医古籍出版社收于《中医古籍善本丛书》影印，2005 年上海科技出版社、人民卫生出版社各有校注本。
			常熟缪希雍（仲淳，慕台）撰；西吴朱汝贤（君亮）订	方药宜忌考 12 卷	子目：续神农本草序例 3 卷，读神农本草经疏 9 卷。首载缪氏《方药宜忌考引》、朱汝贤序，次总目，卷 1 至 3《续序例》之病因论治、阴阳表里虚实、五脏六腑虚实、六淫、杂证、妇人、小儿、外科，卷 4 有缪氏《读神农本草经疏引》，载玉石、草、木三部三品药物，体例同《神农本草经疏》，内容不足其半。	《医藏目录》载为《续神农本草序例》12 卷，《联目》载为《续神农本草经疏》12 卷，均误。《明史》载录是书，本年朱之黯刻本藏国家图书馆，非《神农本草经疏》之续。
			金溪龚居中（应园，如虚子，寿世主人）撰	福寿丹书 6 卷	又名《五福万寿丹书》，有本年敖枯序。子目：一福安养篇、二福延龄篇、三福服食篇、四福采补篇、五福玄修篇、六寿清乐篇。	本年金陵书林周如泉初刻，1630 年重刊，有所增删，更名《万寿丹书》。

续表

公元(年)	明纪年	干支	作者	书名	考证内容	版本资料
1624	四	甲子	龚居中撰	新镌五福万寿丹书玄修篇1卷	又名《五福玄修篇》,前有引言。道家以玄为尚,玄门千万其说,而炼大还、采内药、结婴儿、出神尸解者为真,别取虚白陈仙师《规中指南》附会之,为丹书之第五福。	收于本年金陵书林周如泉刻《福寿丹书》。
			龚居中撰	新镌五福万寿丹书清乐篇1卷	又名《六寿清乐篇》,前有郑之侨引言。神明峻法、体气孤高之仙骨,丰标缥缈、意度清闲之仙风,具此风骨,仙术随之。为《清乐》一篇,自觉风骨珊珊欲仙矣。	收于本年《福寿丹书》。
			钱塘卢复(不远)撰辑	芷园臆草5种5卷	有1620年自引,谓"以三种合帙",并未完成;本年成书,子目5种:芷园臆草覆余、芷园臆草日记、芷园臆草题药、芷园臆草勘方、芷园臆草存案各1卷。《联目》《大辞典》未载,分别载题药、勘方、存案3书。	附于《芷园医种》之后,有本年刻本藏中国中医科学院、四川省图书馆,并有日本抄本藏中国中医科学院。
			卢复撰辑	医种子4种	又名《芷园医种》,有本年张天麟、何白、李流芳序,有卢复义例与自跋。子目:医经种子、医论种子、医方种子、医案种子,附《芷园臆草》。	有本年刻本藏中医科学院、四川图书馆,日本抄本有日本显美序、眉注,并望三英跋。
			原题:晋·高平王熙(叔和)编,明·吴郡沈际飞(天材)重订	人元脉影归指图说2卷	又名《脉影归指图说》,以图配论,述七表八里九道脉、奇经八脉、十六怪脉、阴阳脉绝候等,观形色歌以为脉诊辅助。谓撰此图,于《天元诀》内搜方,辨五行之方色,布六脉之要,文繁者歌之于图,难明者资之于影。末附袁表《脉经序》,有自跋。	附于本年缪希雍刻《脉经》,并有崇祯刻本藏中医科学院,有日本刻本藏医学科学院、上海图书馆及江西、北京中医药大学,收于《中国医学大成续集》。
			海虞赵开美(玄度,如白,清常道人)原辑,钱塘张遂辰(卿子,相期,西农老人)重辑	仲景全书3种16卷	张遂辰重辑,保留赵开美序、严器之序,已非赵氏原本。子目:张卿子《集注伤寒论》10卷,宋云公《伤寒类证》3卷,张机《金匮要略方论》3卷。1894年成都邓少如崇文斋刻本有胡乾元《重刊仲景全书叙》,增曹乐斋《运气掌诀录》1卷,为4种17卷;1896年广东文升阁校刻本又增成无己《伤寒明理论》3卷附《药方论》1卷,共6种21卷。	日本宽文八年(1668)秋田屋总兵卫刻本藏北京大学、天津中医药大学,宝历六年(1756)出云寺和泉刻本藏医学科学院、上海中医药大学。

公元 (年)	明纪年	干支	作者	书名	考证内容	版本资料
1624	四	甲子	赵开美撰	脉望馆书目不分卷	循《文渊阁书目》例，以《千字文》"天"至"调"31字排次自家藏书31橱。"辰"字第13橱医家类，载234种774册，更分医总、本草、素问、脉诀、伤寒、小儿、针灸、外科、养生、女科、眼科、风科、祝由、按摩、医马15小类；"余"字26橱载宋元医书残帙6种12册；"律"字29橱载旧版医书3种29册，共243种800余册。	原书无卷数，收于《涵芬楼秘籍》分四册，又收于《玉简斋丛书》。
			上海秦昌遇（景明，广埜道人，乾乾子）撰，云间夏之升（东步）订，天都陈维坤（子厚）阅	痘疹折衷2卷	有1624年朱国盛序、1669年夏之升序、凡例。载痘原、用药必待以时、宜预防、痘疹与伤寒伤食不同、用药全要活变、不宜汗下不可太执诸论，述察形色、老嫩、善恶及明五运六气；痘起14日每日顺逆险证治。	有1801年经艺堂刻本藏苏州大学炳麟图书馆，另有抄本藏山西、上海、苏州图书馆。
			原题：元·义乌朱震亨（彦修，丹溪）撰	产宝1卷	所载生化汤乃"会稽钱氏世传治妇人者"，可知是书断非丹溪所著。	《联目》不载，《中国医籍考》载录，"存"。
1625	五	乙丑	常熟缪希雍（仲淳，慕台）撰	神农本草经疏30卷	有本年自序、题词，有顾先澄题词。卷1、2为《续序例》；卷3至29分玉石、草、木、人、兽、禽、虫鱼、果、米谷、菜10类载《证类本草》药物，卷30补《证类》未载药33种，合计490余种。	收于《四库全书》《周氏医学丛书》；1980年江苏广陵古籍刻印社有影印本。
			亡名氏原撰，南海陈楚瑜校刻	痘疹秘要1卷	天启乙卯陈楚瑜序：其父官于赣，得吉安萧医痘疹书，多效验，陈乃校订刊行，题为《痘疹秘要》。天启无乙卯，或为乙丑之误。	上海中医药大学藏抄本，日本内阁文库藏明刊本，均署陈楚瑜撰。
			冥了撰辑	经验奇方（附图）3卷	全名《新刊汇集完真妙谛捷径并附经验奇方（附图）》，国内无存，笔者未见。	日本蓬左文库藏本年刊本，为原尾张藩主家旧藏。
			淳安吴鼎铨（六长，逸樵）撰	（逸樵）医案2卷	《联目》不载，《大辞典》"佚"；《中国医籍考》载录，"存"。笔者未见。	可能已佚。

公元（年）	明纪年	干支	作者	书名	考证内容	版本资料
1626	六	丙寅	关中武之望（叔卿）撰	济阳纲目 108卷	有本年自序及道光咸丰间张楠、张应溜、李僎、张岳崧、姚时春、姚恩、张尔炽等序，体例仿《济阴纲目》，载中风、中寒、中暑、感冒、瘟疫、内伤等 84 种内科疾病，破伤风、折伤、面目口齿诸疾 24 种外科、五官科疾病，援引历代著述 130 家，载方 7300 余首。然历代书目未录，方志无载，道光初方行世，疑为后人依托。	《联目》《大辞典》不载录，有 1856 年泾阳姚锡山重刻本，1914 年上海锦章书局石印本，1982 年广陵古籍刻印社据姚氏影印本，1996 年中国中医药出版社有排印本。
			江陵李盛春（日新）辑	医学研悦 6 种 7 卷	有本年自序、崔源之序，子目：张鹤腾《伤暑全书》2 卷，李盛春《脉理原始》附诸症脉、《胤嗣全书》附小儿症方、《病机要旨》《治伤寒全书》《治杂病验方》各 1 卷。日本内阁文库藏上年序刊本《秘传医奥》10 卷 6 册，子目完然相同，或即是书别本。	有天启间初刊本藏山东中医药大学，1997 年中国中医药出版社收于《明清中医临证小丛书》校注排印出版。
			李盛春撰辑	脉理原始全书研悦 1 卷	无序跋，首总论 8 篇，论人禀天地及脉行应天之由、变化考、地支、十二经从变化生，脏腑、三焦、经络、脉行考；脉法 14 篇，论寸关尽及所主脉法、部位，脉分左右、寸口人迎、脉为诸病提纲等；论诊治 5 篇，论望闻问切、论病、施治、调摄、禁忌；附《诸症脉》，论 51 症之脉症。	收于《医学研悦》，为卷之三。
			李盛春撰辑	胤嗣全书研悦 1 卷	无序跋，首论妊娠诸禁忌、胎训，次则妊娠诸症，胎前摄养护胎方，继催生、临产、产后诸症，后求嗣，末则论月经、种子方，附《小儿证方》。	同上，为卷之四。
			李盛春撰辑	病机要旨 1 卷	无序跋，总论病机，以气血痰火为内因之根本；次八节之风考，以风寒暑湿为外应之病因，变生百病。	同上，为卷之五。
			李盛春撰辑	治伤寒全书研悦 1 卷	无序跋，采陶、薛之书，审察运气，经下注证，证下注方，汇集成书。	同上，为卷之六。
			李盛春撰辑	治杂症验方研悦 1 卷	无序跋，载头痛、目症、耳鼻、面、口舌、唇齿等等 30 症验方，及治痰火说、心肾说、肾水说 3 篇论说。	同上，为卷之七。

公元 (年)	明纪年	干支	作者	书名	考证内容	版本资料
1626	六	丙寅	李盛春撰辑	小儿研悦 2 卷，附：小儿推拿 1 卷	无序跋，《小儿形症研悦》述儿科病因、禀赋，重在诊法及儿科诸证治；《小儿研悦方》因症述方；《小儿推拿》述推拿部位、方法及儿科诸症推拿法。	同上，为卷八至十。
			仁和卢万钟（党迟子）撰	医说佛乘 1 卷	有本年自序、刘威序，《联目》《大辞典》不载，《医籍考》载录，"存"，笔者未见。	国内久佚，日本内阁文库藏本年序刊本。
			绩溪唐云龙（玄真子）撰	痘疹奇衡 2 卷	有本年自序，痘疹专著，上卷论小儿，下卷论成人，《大人痘疹奇衡》有小引，后附陈双溪《青囊明辨》。	有 1650 年五松阁刻本藏安徽图书馆，影抄本藏中医科学院。
			古越郑五全（毓恒），洪洞王家璋（用廷）同撰，王昌祉（锡兹）编次	胎产方书 2 卷	有本年王家璋、刘余祐序，1801 年重刻本有六世孙王楷苏序及题志。卷 1 胎前，述调经、带下、保胎及妊娠诸疾 38 篇，卷 2 生产产后，述交骨不开、子死腹中、胎衣不下，及产后腹痛等 56 种产后病。	有天启刻本藏中医科学院，1801 年重刻本藏河南中医药大学。《联目》郑五全作郑五金，误。
			吴国翰撰	痘疹保婴汇粹鉴衡集 2 卷	《联目》不载，《大辞典》"佚"，《中国医籍考》载录，"存"，录自序。笔者未见。	日本公文书馆藏江户写本《家藏秘验痘疹保婴汇粹鉴衡集》3 卷。
			武陵徐大任（寅生）撰	青囊眼科 1 卷	有本年张国荣、韦明杰叙及 1630 年黄图昌序。眼科 72 问，眼有八般热症、八般冷症心诀、八不治论、八卦五轮歌、五脏总论、歌诀、五轮眼图、眼病、用药法、五轮八廓形图、主病诀、八廓病因、用药诀、五脏补泻药味、五轮病症用方主治诀、辩瞳神分形翳膜风毒等症。	《联目》载清初抄本藏苏州图书馆，三番查询未得，后在浙江网络图书馆查到抄本《新选吴山果居徐寅生青囊眼科》，共 35 叶，月桥公抄。
1627	七	丁卯	广陵钱国宾（君颖）撰，京口王应乾（励恒）订	备急良方 1 卷	有本年唐世济序，分疟、痢、禁口、霍乱吐泄、暑、水土不服、水泄、吐血 42 条等，另有急救、解毒、服药反忌、饮食禁忌、妊娠禁忌等内容。《联目》《大辞典》不载。	日本内阁文库藏本年序刻本，收于《珍版海外回归中医古籍丛书》影印出版。

续表

公元（年）	明纪年	干支	作者	书名	考证内容	版本资料
1627	七	丁卯	淮南昭阳匏庵延道人传	李氏家藏奇验秘方4卷	有自序，不明年代，卷末称"丘柳樊《神应心书》家藏已久"，推知成书于明末天启崇祯间。分内外妇儿四科载方500余，多丸散膏丹，详内外科，妇人科有调经种子、血崩、带下、怀娃、难产、产后、乳病等门类，幼科仅列至宝丹、牛珀抱龙丸、三色丸、紫金锭数方。	国内未见收藏，诸书目未见著录，日本内阁文库藏有明刊本，2002年人民卫生出版社收于《海外回归中医善本古籍丛书》出版。
1628	崇祯元	戊辰	秀水陈文治（国章，岳溪）撰	疡科选粹8卷	有本年彭宗孟序，外科学著作。卷1外科总论，卷2内服外用药物应用及调摄，卷3－7外科百病证治，卷8跌扑损伤证治。载外科疾病111篇，列1565方。	本年初刊，有版本十种，流传颇广。《联目》《大辞典》以为彭宗孟另撰《疡科选粹》，另出专条，有误。
			诸城王化贞（元起，肖乾）撰	普门医品48卷	有本年自序、1626年高知序，载临床各科160余证，方多录自《本草纲目》。1694年郎廷模辑《补遗》4卷，与本书合刊。全书辑验方4600余首。《四库全书》收于存目。	有本年自刻本藏故宫，2000年海南出版社收于《故宫珍本丛刊》影印出版。
			王化贞撰	行笈验方8卷	有本年王梦吉序，《普门医品》高知序谓王氏先有《应急验方》诸书，或即是书。笔者未见。	《联目》《大辞典》不载，《中国医籍考》卷61载录，"存"。
			王大德，豫章王绍南（绣谷）撰辑	百病回春要紧真方7卷	又名《是病总览紧要真方》《百发百中万病回春紧要真方》。序及目录残缺，三层楼版式，上栏病根捷览、病原所属、诸症诊治，中栏医家总诀、药性赋、治病总诀、诸科证治，下栏药性歌、诸药性论、诸病主药等。	《联目》《大辞典》不载，日本内阁文库藏万历福建进贤堂刊本，收于《珍版海外回归中医古籍丛书》。
			金溪龚廷贤（子才，云林，悟真子）撰	云林医圣慈航普渡8卷	有本年自序、叶向高序。卷1医论，述诊法、病源、药性、运气；下则分述各科证治130余门。	有本年金阊书林唐廷扬刻本藏浙江省中医药研究院。
			龚廷贤撰，清·和川胡受和（鸣盛，六峰）注	杂病赋注解不分卷	无序跋，无凡例目录，龚信与龚廷贤并无《杂病赋》传世，则是书或胡氏托龚氏名以行。	有抄本藏成都中医药大学。
			龚廷贤撰	刻海上秘授杏林尊生要览11卷	《联目》《大辞典》不载，国内无存，笔者未见。	日本内阁文库藏有明刊本12册。

公元（年）	明纪年	干支	作者	书名	考证内容	版本资料
1628	崇祯元	戊辰	金坛王肯堂（宇泰，损庵，念西居士）撰，庐江殷宅心辑释	医学穷源集6卷	有1623年自序、本年殷宅心凡例及跋，成书未刊，1808年汤世质订校刊行，有序。卷1、2王氏《尺木楼图说》之运气说，载太极图、阴阳升降图、河图等图论28篇；余则以中运为纲，分列1611－1628年间王氏医案百余则，依运气年代分类，以运气盛衰阐述遣方用药之理；末附同门李、顾诸客游淮海时治案。	有1808年刻本藏中国科学院、医学科学院、天津、山西、湖南、重庆、镇江图书馆、上海中华医学会、上海、浙江中医药大学。
			益都翟良（玉华）纂辑	幼儿杂症方论1卷	前有引言，述惊风、吐泻、疳疾、腹痛、发热证治，鉴别惊风与痘疹先身热惊跳之异。	附载于《痘科类编释意》，有朝鲜尹光颜刻本藏中医科学院。
			翟良撰	保赤类编1卷	儿科学著作，《联目》《大辞典》载录1851年、1884年刻本，经查无着，笔者未见。	有1851年务本堂刻本、1884年刻本藏重庆图书馆，经查未见。
			翟良撰	经络汇编1卷	又名《经络汇编释义》，有本年自序。首载原始，次脏腑联络分合详说，载十四经及图，各经诸穴歌、分寸歌、各篇下释义；十二经图、歌、注释，营卫清浊升降论、入式诀、奇经八脉论，内景图、赋。	收于《翟氏医书五种汇刻》；中医古籍出版社与《经络全书》《经络考》合刊，排印出版。
			翟良纂辑	脉诀汇编说统经络汇编合刻2种3卷	《脉诀汇编说统》2卷与《经络汇编》1卷合刻本。	有1667年老二酉堂刻本藏中医科学院及天津图书馆。
			德安王九达（曰逵）编	黄帝内经素问灵枢经合类9卷	有本年自序及钱龙锡、韩敬2序、章台铉跋，作者为太医院御医。分内经原文为摄生、藏象、经度、运气、脉候、色诊、病能、论治、针刺9类。	本年云间石林精舍刻本藏中医科学院、上海中华医学会、黑龙江中医药大学。
			海上间丘煜（芝林，参微子）撰	脉法的要·汤散征奇合刻2种	《脉法的要》为诊断著作，有本年何万化叙、次年自序；《汤散征奇》无序跋、目录，分中风、痛风、头风、眩晕、痫痉厥及口齿、舌、耳、鼻、眼、喉及经候不调、赤白带下等门。	有树德堂抄本藏国图，影抄本藏中医科学院；《脉法的要》收于《国家图书馆藏稀见古代医籍钞（稿）本丛编》。
			沧州朱朝槭（元夫，师韦）撰	医学新知全书11卷	有台山高、陈子壮序及著者著书缘起、凡例。综合性医书，载脉诀、运气、本草药性、各科证治，列方千余。	国内无传，日本内阁文库藏，收于《海外回归中医善本古籍丛书》。

续表

公元（年）	明纪年	干支	作者	书名	考证内容	版本资料
1628	崇祯元	戊辰	原题：山阴张介宾（景岳，会卿）撰	慈幼纲目新书 1 卷	系程云鹏《慈幼新书》，又名《慈幼筏》，姑苏桐石山房刻本误题为张介宾撰。	姑苏桐石山房刻本藏白求恩医大。
			张介宾撰，会稽鲁超（谦庵）订	精选幼科良方 1 卷	首列 1728 年日本长冈氏序，次证治目录，次主治列方目录，系日本植村氏据《景岳全书》辑成。	日本 1728 年平安书铺刻本藏上海中医药大学、日本早稻田大学。
			张介宾撰	景岳痘疮证治不分卷	无序跋，有总论、初辨痘症、辨证歌等 68 则。	有抄本 1 册藏中医科学院。
			常山舒元贵撰，吴从周编	医方启蒙 18 卷	《中国医籍考》卷 62 载录 15 卷，"存"，严绍璗《日藏汉籍善本书录》亦载录。综合性医书，笔者未见。	国内无存，日本内阁文库藏本年吴氏兰桂堂刊本 18 卷 10 册。
			闽县邓庆寀（道协）撰	荔枝谱 6 卷	有本年自序，记闽中荔枝，卷 1 杂论、卷 2 事实、卷 3 文类、卷 4 宋元诗、卷 5、6 明诗。	收于《说郛续》卷 41。
			莆田宋珏（比玉，荔支子，浪道人，国子仙）撰	荔枝谱 1 卷	无序跋。载福业、荔社、术蔡、牒宋、荔酒、纪异、荔奴（即龙眼）、杂纪 8 篇，记荔枝 67 事，深得邓庆寀赞赏。	收于《说郛续》卷 41。
			温陵吴载鳌（大车）撰	记荔枝 1 卷	温陵为今之泉州，是书记述、补充蔡襄《荔枝谱》。荔枝相关著作有林嗣环《荔枝话》1 卷、陈定国《荔谱》1 卷、陈鼎《荔枝谱》1 卷、吴应逵《岭南荔枝谱》6 卷等，不一一具录。	收于《说郛续》卷 41。
1629	二	己巳	钱塘孙志宏（克容，台石）撰	简明医彀 8 卷	有本年自序、沈弘遇、吴仲伟序，次年钟祖保序、施梁跋，综合性医书。前列要言 16 则，论述养生、辨治、用药得失、医德等，后为各科证治。	次年初刊本藏中医科学院、上海图书馆，明清间数度重刻，收于《四库全书》。
			邹平张延登（济美，华东，小黄山居士）撰	悬袖便方 4 卷	有本年自序，分风、寒、暑、湿、气、失血、虚损 23 门，门下分 102 证，录 900 方，附简便药性并药食相反。	有本年飞景堂刻本存医学科学院，收于《中医古籍孤本大全》。
			古蒲宋培（太素）编；王永光删正	太素心法便览 4 卷	有本年王永光序，综合性医书。卷 1－2 述中风、中气、咳嗽、痰火等内科杂病，兼及 10 余种疮疡；余为妇、儿科证治方药。各证以病因病机、主方及变证加减为序，说述其变。	有本年刻本藏中医科学院，1996 年中医古籍出版社收于《中医古籍孤本大全》。
			新城王象晋（子晋，康侯，荩臣，好生居士）编撰	内科正宗 50 卷	《联目》《大辞典》不载，国内无存，笔者未见。	日本内阁文库藏有本年序刊本。

公元（年）	明纪年	干支	作者	书名	考证内容	版本资料
1629	二	己巳	宋·昆山薛辛（将仕，古愚）原撰，郑玉峰增辑	郑氏秘传万金方1卷	无序跋。述妇科调经及胎产诸病及方剂，后有郑氏增辑84方，不著方名。	有抄本存中国国家图书馆。
1630	三	庚午	金溪龚居中（应园，如虚子，寿世主人）撰	痰火点雪4卷	又名《红炉点雪》，有邓志谟序、凡例，治痨专著。卷1-2论主证兼证，卷3治则及杂证补遗、痨损脉候、补泻用药，卷4灸法禁忌及气功；1804年刻本后附延年却病妙诀。	成书于本年，有版本10余种，1899年杭州衢樽书局更名《红炉点雪》，收于《中国医学大成》。
			龚居中撰	外科活人定本4卷	有1661年周亮节序。卷1调治心法、秘授口诀、用药法，卷2-4外科各种病证，末附经验通用方。	1661年醉经堂周亮节刻本藏国图、中医科学院等处。
			龚居中撰	小儿痘疹医镜2卷	无序跋、凡例、目录，卷上列痘疹总要、头面部位之图、论验形察色总要、论用药应期变通之法，及各期证治；卷下载治痘诸方130首，附歌诀及药物。	上海中医药大学藏有明建邑书林萧腾鸿刻本、清刻本。
			原题：龚居中撰	内科百效全书8卷	有喻文子序，卷1载持脉节要、药性纂要、引经报使、病机总略4篇，为全书总论，后7卷载病症69篇，末以养老、求嗣终卷。	日本内阁文库藏明刊本，收于《海外回归中医善本古籍丛书续编》。
			原题：龚居中原撰	外科百效全书4卷	无序跋，卷1外科经验方，痈疽总论，七言歌诀列述外科大法，用药法，卷2-4外科各种病证及图示，附《经验全书》。《中国医籍考》作6卷。	有明刻本藏上海、苏州图书馆，现存版本15种，收于《续修四库全书》。
			龚居中撰	经验良方寿世仙丹12卷	有张运泰序，子目：内科经验良方5卷、女科经验良方1卷、外科经验良方2卷、幼科经验良方2卷，女科为后人补写。与龚氏养生著作《万寿丹书》异。	日本内阁文库藏明刊本10卷6册，收于《海外回归中医善本古籍丛书续编》排印出版。
			龚居中撰	万寿丹书5卷	有本年桂绍龙序、次年郭之祥序及龚廷献序，子目：一福安养篇、二福延龄篇、三福服食篇、四福采补篇、万寿丹书脏腑篇。为《福寿丹书》删《五福玄修篇》《六寿清乐篇》，加《脏腑篇》而成。	本年重刊，中国中医科学院有藏。
			龚居中撰	新镌五福万寿丹书安养篇1卷	又名《一福安养篇》，前有引言。日用饮食之中，适其宜，慎其动，节其用，以求合于至人之修，即为道之所権也。	收于《福寿丹书》《万寿丹书》。

公元（年）	明纪年	干支	作者	书名	考证内容	版本资料
1630	三	庚午	龚居中撰	新镌五福万寿丹书延龄篇 1 卷	又名《二福延龄篇》，前有引言。延龄者，必先却病。淫嗜不节、惑逞不遏、贪得不解、困穷不安为致病之由，取成法图论与方，防之未病之先，却之已病之后，可得延龄	同上。
			龚居中撰	新镌五福万寿丹书服食篇 1 卷	又名《三福服食篇》，前有引言。服食大法，必先去三虫，次服草药，次服木药，次服石药，依此次第乃得遂其药性，庶事安稳，可以延龄。	同上。
			龚居中撰	新镌五福万寿丹书采补篇 1 卷	又名《四福采补篇》，前有引言。采补之功，不知者以为海淫，实则莲池在火坑、朽腐即神奇之意也。特患世人不知，不惜秘文，惟知者用之。	同上。
			龚居中撰	万寿丹书脏腑篇不分卷	有本年周懋文序。首列脏腑十二经图，杂采《灵》《素》之说，分列药品宜忌于下，以脏腑之虚实定应用之药，而以李东垣所论各引经药为主，末言制药诸法，附养生家 5 则。	收于《万寿丹书》。
			龚居中撰	五福全书 6 种 7 卷	有自序、桂绍龙序。子目：修真要图 1 卷、修真至说 1 卷、修真秘诀 1 卷、修真金丹 1 卷、修真种玉 1 卷、食物宜忌 2 卷。	有崇祯刻本藏中国国家图书馆。
			西吴张明（宿明）绘图集说，笠泽周思藻（含初）订	经络图说 1 卷	有本年自序，有图有说，说分经络、穴道、发明、平脉、主病、用药。	本年刻本藏北京大学，1993 年中医古籍出版社收于《中医古籍孤本大全》影印出版。
			吴县顾逢伯（君升，友七散人）撰	分部本草妙用 5 卷	有本年自序、陆康稷、张肇林二序。以归经入脏为纲，药效为目分类，部类下又分温补、寒补、温泻、寒泻、性平 5 性，述药 560 余。	本年刻本藏国图、中医科学院等，收于《中医古籍善本丛书》及《中国本草全书》77 卷。
			顾逢伯撰	脉诀炬灯 2 卷	《分部本草妙用》陆康稷序"吾友顾君升氏，广博儒书，深研医理，著《脉诀炬灯》，业已起人于聋聩"，笔者未见。	有 1924 年抄本藏北京中医药大学。
			江阴周仲荣（荣起）撰解；周祐（淑祐），周禧（淑禧）绘图	本草图谱不分卷	绢本彩绘本草图五册，每册绘药 13 至 15 种，临仿文淑《金石草木昆虫状》，亦即《本草品汇精要》转绘本。	蝴蝶装，中医科学院藏 2 册，国家图书馆藏 3 册。1999 年华夏出版社收于《中国本草全书》20 卷。

公元（年）	明纪年	干支	作者	书名	考证内容	版本资料
1630	三	庚午	豫章龚居中（应园，如虚子，寿世主人）撰	幼科百效全书3卷	无序跋，卷上37篇，首《保幼心传说》，继述按摩推拿手法、穴位；卷中59篇，述儿科病症治疗；卷下诸方总录，列200方。	有1644年刻本藏上海图书馆，收于《中医古籍孤本大全》。
			益都翟良（玉华）纂辑	痘科类编释意3卷	有本年自序及尹光颜序、1714年罗世震序，论述痘疹诊治，上卷言治痘节要之总括，中卷言因病用方之合宜，下卷言药性立方之指归，附《幼儿杂症方论》。翟氏另有《增补痘科保赤类编》，亦为痘疹著作。	本年朝鲜尹光颜刻本藏中医科学院，有20多种版本。《续修四库全书提要》载录，收于《翟氏医书五种汇刻》。
			翟良纂辑	痘科纂要不分卷	为《痘科类编释意》纂要本。	收于《翟氏医书五种汇刻》。
			邯郸马之骐撰，翟良定	疹科纂要1卷	卷端署"邯山马之骐纂，北海翟良定"，后附痘科诸药本药，分气药、血药、解毒药类，卷末有按语，有赵进美跋。《古今图书集成》卷480《痘疹门》亦载录。	有明刻本藏上海中医药大学、天津医学高等专科学校，收于《翟氏医书五种汇刻》。
			大梁王自恭（仁宇）撰	痘疹青囊大全3卷	有上年刘生序，又名《痘疹青囊百问》。卷1有面部、心经、肺经图及痘原、发热等14条；卷2治痘大纲、证治、问答、禁忌等，卷3痘疹百症歌。	有古吴陈长卿刻本藏中国中医科学院。
			亡名氏撰	秘传外科经验良方1卷	国内未见载录，《大辞典》谓已佚，《中国医籍考》载录，"存"。笔者未见。	《中国医籍考》按语谓附刻于徐用和《加减十三方》后。
1631	四	辛未	吴县陈长卿（宁澜）撰，楚黄陈志明（养晦）增补	伤寒五法5卷	有本年陈志明序，称"《五法》一书惜未知创自何人"。设问答53条，治法数门，以门列方，论发表、解肌、和解、攻里、救里五法。卷1总论及五法大旨，卷2五法似证及杂论，卷3五法治例药方，卷4杂纂仲景论证、陶节庵六经用药法，卷5伤寒赋。前三卷为原书，后两卷志明所增。	本年树滋堂刻本藏吉林、上海图书馆；雷芳校刻本题《窥垣秘术》，2卷；1667年有石楷校刻本；收于《十竹斋袖珍本医书十三种》。
			江旭奇（舜升）撰	痘经3卷	有本年敖浤序，又名《痘疹大全》。集前人痘论47家、方书33部，论述原本、预防、痘疹证治及经验良方。	有本年抄本藏上海中医药大学。
			武林钱养庶（小休居士）撰	安胎保产全书1卷	《联目》载1705年吴门金氏刻本藏重庆市图书馆，经查无着，笔者未见。	有抄本藏苏州大学炳麟图书馆。

续表

公元 (年)	明纪年	干支	作者	书名	考证内容	版本资料
1631	四	辛未	武林钱养庶（小休居士）撰，翁与喆（次圣）参订	绣阁宝生书1卷	有本年自序残缺不全及翁汝进《保赤须知》序，有1670年张廷秀重刻序、1785年马巽重刻序。内容：难产七因，受胎保护，临产揣酌，产后当知4篇，附：保产经验良方及翁汝进《保赤须知》，专论新生儿疾病。	有1785年绵山马巽志刻本藏中国科学院、中国医学科学院。
			新城王象晋（子晋，康宁，荩臣，好生居士）撰辑	增补外科正宗5卷	有本年自序，谓"王君秉钺海上，三历寒燠，六经潮汛……间且编辑百药于内科之后，别为外科而统归之《正宗》"。《弘光州乘资·人物》谓"总兵王公扬德尤重之，出其家传《外科正宗》界公"，原作者似为王扬德。	《联目》《大辞典》不载，日本内阁文库藏有王氏《外科正宗》1629年序刊本，为原枫山官库旧藏。
			亡名氏撰	痘疹直指方1卷，痘疹心书1卷	《联目》《大辞典》不载，国内无存，笔者未见。	《中国医籍考》载录，"存"。
1632	五	壬申	海宁陈司成（九韶）撰	霉疮秘录2卷	有本年自序、凡例，梅毒专著。载总说7则，或问24条，治验29则，方法49条，宜忌17条。《续修四库全书提要》载录。	本年刻本藏国图，有16种刊本存世，学苑出版社有文白对照注释本。
			福州童养学（壮吾）撰	伤寒六书纂要辨疑4卷	有本年自序，补正陶节庵《伤寒六书》而作。	本年金陵刻本藏中医科学院，中医古籍出版社据此影印。
			童养学撰	伤寒活人指掌补注辨疑3卷	有上年自序，补正重编吴恕《伤寒活人指掌》而成。	附于《伤寒六书纂要辨疑》。
			童养学注	图注八十一难经定本2卷	前后无序跋，二层楼格式，下层为《八十一难经注解》，上层为图解，有《经脉荣卫度数图》等99图，多取自张世贤《图注八十一难经》。	原书刻本藏中国中医科学院。
			亡名氏撰	陶节庵先生六书辨疑1卷	无序跋、目录，与童养学《伤寒六书纂要辨疑》卷1、2同，少《辨张仲景伤寒论》等数篇，另有若干篇次序有所移动。	有清抄本藏浙江省中医药研究院。
			大鄣胡正心（无所）汇刻	十竹斋刊袖珍本医书十三种23卷	有本年自序，子目：倪维德《原机启微》2卷，薛己《内科摘要》2卷，《原机启微附录》，《痘疹撮要》4卷，《痘疹方论》2卷，《女科撮要》2卷，《外科枢要》4卷，陈长卿《伤寒五法》2卷，《伤寒秘要》2卷，杜本《伤寒金镜录》1卷，董玹《五运六气详解》1卷；另《保婴金镜》《嗣产法论》原缺。	有本年十竹斋刻本藏中国中医科学院，原13种中缺2种，现存11种23卷。

公元（年）	明纪年	干支	作者	书名	考证内容	版本资料
1632	五	壬申	金陵董玹（橘斋）原撰，胡正心参补，胡正言（曰从）校阅	伤寒秘要 2 卷	有次年冒起宗、胡正心序，上卷为概论及六经病症 66 则，下卷述方 102 首，附备用方羌活冲和汤、十神汤、人参败毒散、参苏散、香薷饮等 19 方。	次年胡氏十竹斋刻本藏国图，原为汲古斋所藏；收于《十竹斋刊袖珍本医书十三种》。
			董玹撰	五运六气详解 1 卷	前有引言，阐述司天在泉、天时民病，推加临补泻以施寒热温凉之剂。首论五运主年，次及六气司天，附南政北政。	收于《十竹斋刊袖珍本医书十三种》。
			黄安陈志明（养晦）参阅，安陆雷芳（筠情）校刻	窥垣秘术 2 卷	陈志明上年自序同《伤寒五法》，有本年雷芳序，为《伤寒五法》之又名，内容同。	有明抄本 1 册藏上海图书馆。
			泰州徐尔贞（介石，惟正）撰	医汇 12 卷	有韩爌、傅懋光序，汇集诊断、本草、方剂、临床各科、食疗、救荒内容于一书，故名。	本年崇祯玉禾堂刻本藏国图、浙江图书馆。
			歙县程从周（茂先）撰	程茂先医案 4 卷	有本年自序及吴孔嘉、程嗣基序。不分门类，载内、妇科验案 87 则，其中治应声虫及喉中腐肉案恐有失真。	有崇祯间刻本藏中医科学院、上海中医药大学，收于《新安医籍丛刊》排印出版。
1633	六	癸酉	常熟缪希雍（仲淳，慕台）撰	本草单方 19 卷	谢世十余载后，由康文初、庄敛之整理刊行，有本年钱谦益、吴履中序。以病证为目，归纳为 204 类，但不载伤寒方。	本年华阳堂刻本藏中医科学院，1999 年学苑出版社据此校正排印出版。
			秀水陈文治（国章，岳溪）撰，刘德懋校	伤寒集验 6 卷	有本年刘汉儒、曾栋 2 序，载证 130 则，方近 500 首，后录伤寒杂证诸方。《古今医统》助梓缙绅"分守燕河副总兵陈讳文治，号膺溪，秀水人"，刘序称"为塞外名将军"。	有本年四川布政司刻本藏上海中医药大学，1980 年上海古籍书店据此影印。
			济南王象晋（子晋，康侯，荩臣，好生居士）撰	清寤斋心赏编 1 卷	养生类著作，有本年自序。分葆生要览、淑身懿训、佚老成说、涉世善术、书室清供、林泉乐事诸章。	有崇祯刻本藏中国科学院，收于《四库存目丛书》。
			泰宁江梅（寒谷）授，新城邓景仪（云侣）述	医经会解 8 卷	有本年江愈敏序，又名《医经臆语》。卷 1、2 统论病源、治法及方药，余 6 卷以六淫为主线述内科 200 种杂病，如内风 50 种，咳 30 余种。	国内无传，日本内阁文库藏刻本，收于《海外回归中医善本古籍丛书》。

公元 （年）	明纪年	干支	作者	书名	考证内容	版本资料
1633	六	癸酉	禹航孙光裕（太初，浮碧山人）撰	血症全集不分卷	有著者小引、沈应辰序。首列提要，"尊《内经》宗旨，集先贤论说，述本朝名人格言、运气、脉法"；次则证治，以四大血症为纲，罗列"本草发明附别方、分类主治成方"，尤详药物。	《联目》不载，《大辞典》"佚"，日本内阁文库藏江户抄本，收于《海外回归中医善本古籍丛书》。
			长洲伍大华（承橘）撰，清·东洞庭朱立方抄录	痘疹秘诀1卷	有本年范允临序。内容：看痘总提要略、脏腑十二经五运六气主年痘应何地、四言、五言及七言歌诀、先痧后痘论、先痘后痧论、痧痘并出论、痘后发痧论、风疹、方释。	有清初朱立方抄本藏苏州市图书馆，目录作《伍氏痘疹秘诀》。
1634	七	甲戌	原题：华亭李中梓（士材，念莪）著	本草图解3卷	即本草纲目图，前后无序跋，书商妄题为李中梓撰。	1928年上海中华新教育社石印本。
			南昌喻政（正之）撰	虺后方1卷	有周之夫序，首载四季正脉及收药、制药、煎药、服药；次临床各科用方300首。	收于《三三医书》《历代中医珍本集成》。
			樊如柏（寄庵居士）撰	简易验方10卷	《中国医籍考》载录，"存"，有本年自序，笔者未见。	《联目》《大辞典》不载，日本内阁文库藏明刊本4册。
			会稽孟笨（伯山，福兆，会稽山人）撰辑	养生要括不分卷	有本年朱兆柏、李邦梁2序，分水、火、土、谷、菜、果、鳞、介8部，首载《本草纲目》之论，述250种有关饮食的药物，多取李氏言论，发挥己见不多。	本年刻本藏中国中医科学院。
			广陵钱国宾（君颖）撰	女科百病问答4卷，女科百病补遗1卷	是书即《产宝百问》，据曹炳章氏考证，不仅非丹溪著述，亦非钱氏书。后附《钱君颖催产字字珠》1卷，或即《补遗》。《联目》不载，《中国医籍考》作2条载录，"存"。	国内无存，日本内阁文库藏有1633年序刊本，为原枫山官库旧藏。
			婺源程嘉祥（少岐）撰	家传经验痧麻痘疹秘集5卷	有本年程云樗序及自序。卷1基础理论及痘症始终，卷2痘症顺逆及麻疹、水痘证治，卷3痘症善恶及夹杂证治，卷4列500余方，卷5医案。	有崇祯间刻本藏中国中医科学院，影抄本藏上海中医药大学。
			武林徐亦橄（季儒）撰	运气商2卷	有本年白楹、吴太冲、沈自成序及自跋。首载运气主气、客气2图，有运气医论10篇、运气治验12则，运气征应4则；卷2立论26篇阐述运气学说、六淫气化及其与病机病症、脉象、用药方剂之关系。	有崇祯间刻本藏浙江中医药大学，2009年中医古籍出版社收于《中医古籍孤本大全》影印出版。

公元(年)	明纪年	干支	作者	书名	考证内容	版本资料
1635	八	乙亥	秀水黄承昊（履素，闇斋，乐白道人）撰	折肱漫录7卷	有本年自序、1637年金丽、陆圻序。推崇东垣、立斋之学，力倡温补。卷1-3医药篇，卷4-6养形篇，末为续医药篇。1794年收于《六醴斋医书十种》，有程永培跋。	有本年刻本藏中国科学院、白求恩医科大学、上海中华医学会，有与《医宗撮精》合刻本。
			广川郡吕献策（匡时）撰	痘疹幼幼心书17卷	有本年自序，首卷药性炮制，编次按证治方，逐日顺序，始终本末为条理，详于形色动静寒热虚实之辨，以升发解毒为主，佐以温补。	有1641年刻本藏中国中医科学院。
			靖江邹志夔（鸣韶，丹源）撰	脉理正义6卷	又名《脉辨正义》，有本年陈函辉序，1656年邹隆祚跋，1680年朱澄序，有朱家栻《邹隐君丹源先生传》。分明诊、脉序、类证、萃经、补诊5篇，推崇滑寿《诊家枢要》。	1680年经济堂刻本藏中国中医科学院、上海中医药大学。
			禹航孙光裕（太初，浮碧山人）撰	太初脉辨2卷	《中国医籍考》卷19"存"，录本年自叙，《联目》《大辞典》不载，笔者未见。	日本内阁文库藏有江户时代医学馆旧藏1636年张师省校刊本。
1636	九	丙子	歙县曹士珩（元白，俞俞道人）撰	道元一炁6卷	有自序及郭士豪、张延誉、李之椿3序，芝岳老人、汪瀚2小引。分乾、元、亨3集内篇4卷，利、贞二集为外篇2卷，阐述道家修炼、采补及调和龙虎内容，涉及养生、健身及修养性情的理论和方法。	本年方逢时刊本藏首都图书馆。
			曹士珩撰	保生秘要2卷	有1632年自序。利集载南北规中10则，以导引、运动、验方治46症，妇产科13症等；贞集五岳图说、五岳真形、祖罳煞炁秘诀、便捷符科、减要服食方，和血长生酒15方，避难隐谷丹要16则。	为《道元一炁》外篇，利、贞2集。
			华亭施沛（沛然，笠泽居士）撰	素问逸篇1卷	有本年商梅序、施沛自跋。道家修炼内丹之书，无关《素问》，为"长生诀，神现方"。国内早佚，《联目》《大辞典》不载。	收于《灵兰集》，日本内阁文库藏崇祯末华亭施衙崙斋刊本，2002年收于《海外回归中医善本古籍丛书》。

公元(年)	明纪年	干支	作者	书名	考证内容	版本资料
1636	九	丙子	大梁张昶（甲弘，海澄）撰	小儿诸证补遗1卷	有本年自序，凡28则，首面部五色图歌、病证图歌、虎口三关脉歌及一指脉法，以问答体述小儿胎寒、胎热等20证，后为引经诸药歌及外治诸效方，末署：高都后学梁师孟曰叟甫缮书。	有本年高都梁师孟曰叟读有用书楼抄本藏上海中医药大学，收于《中医古籍珍稀抄本精选》。
			休宁孙文胤（对薇，薇甫，在公）撰	丹台玉案6卷	有本年自序及1638年杨俊卿序，综合性医书。内、外、妇、儿科73类160余门，内服方670，外用方110。《续修四库全书提要》载录。	次年孙氏仁寿堂刻本藏中医科学院、天津、上海图书馆、上海、成都中医药大学。
			萧山王三才（学参）原撰，乌程吴秀（越贤，平山）增补	增补医便续集4卷	有本年吴秀自序、凡例，卷1、2杂症诸论，按症列方与初集同，然不按季列症，诸方已见初集者并不更载；卷3妇科八症，附《胎产护生篇》；卷4外科杂方。	《联目》《大辞典》不载，有与《医便初集》合刊明本藏国图。王三才与王君赏并非一人。
			淮南李长科（小有，广仁居士）撰	胎产护生篇1卷	有本年颜茂猷叙及1798年于泰序、1709年林秀跋。以四明卜氏《产家要诀》益以家藏良方，吸取竹林寺效方编成，有产前经验方、安胎经验方、临产经验方、难产经验方、产后经验方及保婴经验方，并录《产家要诀》原序。《续修四库全书提要》载录，《联目》《大辞典》定成书于1798年，有误。	本年《增补医便续集》卷3所附为最早版本，有道光刻本藏首都、山东、上海图书馆及上海、黑龙江中医药大学，收于《曼陀罗华阁丛书》。
			毗陵胡慎柔（住想）撰，毗陵石震（瑞章）订正	慎柔五书5卷	慎柔从学查了吾、周慎斋，临死传手扎书稿于石震，石订正成书，于顺治初年刊行。有顾元交序、师训题辞、石震《慎柔师小传》、1786年王陈梁跋。论述虚劳病脉证机理并证治规律，多其师查、周之言。卷1师训，卷2医劳历例，卷3虚损，卷4痨瘵，卷5医案。	收于《六醴斋医书》《周氏医学丛书》《中国医学大成》，江苏、上海科技及中国中医药出版社有排印本，《续修四库全书提要》载录。
			胡慎柔撰，清·建德周学海（澄之）评注	慎柔医案1卷	无序跋，分风、痢、脾胃、虚劳、头痛、胃脘痛、眼痛、齿痛、杂症9门，载慎柔医案50余则。	收于《慎柔五书》《六醴斋医书》《周氏医学丛书》《中国医学大成》。

公元（年）	明纪年	干支	作者	书名	考证内容	版本资料
1636	九	丙子	乌程韦编（勤甫，儆台）撰，韦明辅订正	经络笺注不分卷	无序跋，首载巅顶至耳19条，述头面各部位经络走向、交会，次十四经见证，次伤寒六经见证，次分行载穴位，次十四经奇穴歌，次井荥输经合解、井荥输经合配合五行刚柔、十二原解，次十二经六十六穴歌，次六十六穴应病针灸歌，末为藏府井荥输经合主治。	乌程陶集《经络考略》卷3即《纂勤甫经络笺注》，有明抄本藏国图，收于2002年《国家图书馆藏稀见古代医籍钞（稿）本丛编》影印本。
			山阴张介宾（景岳，会卿）撰	景岳全书64卷	子目：传忠录3卷，脉神章3卷，伤寒典2卷，杂证谟29卷，妇人规2卷，小儿则2卷，麻疹诠1卷，痘疹诠3卷，外科钤2卷，本草正2卷，新方八阵2卷，古方八阵9卷，妇人方1卷，小儿方1卷，痘疹方1卷，外科方1卷。1711年鲁超刻，外孙林日蔚纪略，有查嗣琛、范时崇、贾棠序。	有明刻本藏中国科学院、首都、上海、黑龙江图书馆，有版本40余种，通行本为1711年会稽鲁超刻本，上海科技出版社1959年影印出版，收于《四库全书》。
			张介宾撰	宜麟策1卷	为《景岳全书·妇人规》之一章，原有总论、天时、地利、人事、药食、疾病、辨古，吴宁澜录张介宾原书而自续之，为补畜德、培元、布种、胎教四类，以为保婴之根源。《续修四库全书提要·毓芝堂医书四种》载录。	有1780年金陵周品渔刻本藏首都图书馆、苏州大学炳麟图书馆，收于《毓芝堂医书四种》《珍本医书集成》。
			兰陵岳甫嘉（仲仁，心翼）撰	妙一斋医学正印种子篇2卷	有《医学正印编》自序、赵志孟序、《女科》小引、本年岳虞峦跋。分男科、女科各1卷论种子，上卷男，有论10篇，方33首，案8则，以养精为主，多从心肾论治；下卷女，以调经和血为主，兼养胎之法。	有本年绣谷三乐斋刻本藏陕西、河南、长春中医药大学，《续修四库全书提要》载录。
			亡名氏撰	医法明鉴5卷	无序跋，综合性医书，杂病为主载150余证。卷1中风、伤寒，卷2中暑等27症，卷3头痛等25症，卷四为破伤风、疮疡、救急等外科症，卷五妇人、小儿。每论首列河间、东垣、丹溪诸名家精义，后叙辨证、治法、方药。	有日本宽永十三年（1636）村上平乐寺刻本藏北京大学，收于《北京大学图书馆藏善本医书》影印。
			秣陵张继科（元之，如如居士）撰，清江宁汪琦（制西）厘订	三合集2卷	有本年自序、1699年汪琦重订序。医案集，上下卷各载31案，卷下有岚瘴解、六经、内伤、五似等十论。《医籍考》《联目》《大辞典》俱不载。	1699年汪琦重刊本藏故宫博物院，收于《故宫珍本丛刊》医家类精选整理本排印出版。

公元（年）	明纪年	干支	作者	书名	考证内容	版本资料
1636	九	丙子	歙县程衍道（敬通）撰	心法歌诀1卷	有本年自序。以七言歌诀述内科病症54门，详其因、症、脉、治，尤详方药。与程氏《医传心法》相类，《新安医籍考》载录。	有抄本私人收藏，1977年"歙县革命委员会卫生局"据此有铅印本。
1637	十	丁丑	华亭李中梓（士材，念莪）撰	医宗必读10卷	有本年自序及陈继儒、吴肇广、夏允彝序，综合性医书。卷1医论与图说，卷2色脉诊，卷3-4本草征要，论药350种，余为诸病证治36门，附医案。《续修四库全书提要》载录。	本年初刻，有刻本石印本60余种，近年有10余种校注本，收于《中国医学大成续集》。
			李中梓撰	本草征要2卷	前有小引。分10部载药349种，性味归经之后，以对偶联句简述主治功效，加按述用药要点、引经报使、炮制方法。	为《医宗必读》之卷3、4。
			李中梓撰	新著四言脉诀1卷	脉学入门书，主张浮沉迟数四脉为纲。	收于《医宗必读》。
			休宁孙文胤（对薇，薇甫，在公）撰	先天脉镜不分卷	前有自序，载《先天脉镜论》述诊脉要点，及《诊脉捷要歌》《照脉玄窍歌》《照脉口诀》《十八脉形歌》等，末附二陈汤歌诀、脏腑图。	有清抄本藏中国中医科学院，收于《丹台玉案》卷首。
			钱塘吴元溟（澄甫，小川）撰	痘科切要1卷	有本年自序，其父吴道川得芜湖丁氏之传，元溟复加己验之见而成书。载痘轻勿药歌、合用药性宜忌、痘疮证治及疹症方论、初生百验急救良方、临产百验良方等39篇。	有本年抄本藏上海中医药大学，卷端署为"新安吴元溟澄甫父著"。
			倪士奇（复贞）撰	两都医案2卷	有本年方拱乾、1639年吴光义序。载痰厥、痰滞、下痢、难产、中风、阳痿诸疑难症医案70则，卷上南都33案，卷下北都37案。	有巢念修抄本藏上海中医药大学。
			句甬董光宏（君谟）撰	药语杂录·广药语不分卷	有1618年文翔凤、汪辉序及《广药语自跋》，有本年《药语自跋》。录修养格言可为人心之药，寓养生保健之语为药之意。《联目》收于本草部杂著类，《大辞典》收于养生类，俱作清人。	本年刻本藏上海图书馆。
1638	十一	戊寅	桐城方以智（密之，曼公，愚者）撰	医学会通不分卷	全书约3万字，阙前3叶，未见序言。有诊脉辨、伤寒概几、运气论、君火论等医论，讨论诸家之争、气火之论、左肾右命门等。作者为著名学者，此乃28岁时作。	有抄本藏安徽省博物馆。

公元 (年)	明纪年	干支	作者	书名	考证内容	版本资料
1638	十一	戊寅	丹徒何应璧 （次奎，继充） 撰	增编药性赋 3 卷	增编《洁古珍珠囊》，有《诸品药性主治指掌》《药性赋》《药性赋句解》《药性总论》4种，论注例说 20 篇。载药 900余品。	有何时希抄本，1989 年学林出版社影印出版。
			何应璧撰	医方捷径 3 卷	有何时希序。上卷载诊脉至捷歌等诊法、病候、辨证歌括 40首及伤寒、伤风方，中卷寒、暑、湿、疟、痢、咳嗽、霍乱、诸症及妇女、小儿诸方，下卷为药性总论、诸品药性歌。	何时希藏有抄本，1994 年上海科学技术出版社影印出版。
			歙县洪基（九有）撰，云阳张夬鉴定	胞与堂丸散谱4 卷	方书，有本年自序及张夬、林冲霄序，门士登赠词。载《摄生丸散说》，录丸散膏方 80首。张夬更名《摄生秘剖》，收于《摄生总要》，本年刊本扉页题"摄生总要"，书口作"摄生秘剖"。	有本年刻本藏中医科学院、上海图书馆及北京、广州中医药大学，1905年收于《摄生总要四种》。
			歙县洪基（九有）撰	摄生总要 4 种9 卷	子目：胞与堂丸散谱 4 卷，摄生种子秘剖 3 卷，房术奇书 2卷，附：房中炼己捷要。	洪基本年撰《胞与堂丸散谱》，云阳张夬更名《摄生秘剖》，清人辑种子、房术于后而成。
			洪基撰辑	摄生种子秘剖3 卷	无序跋。卷上为养生心法、导引图、坐功图像、祛病延寿六字诀、四季养生歌、保养精神；卷中八卦图、起算胎形、十月受胎图；卷下为房术秘诀及附方。	附《胞与堂丸散谱》后，为《摄生总要》之一部。
			洪基撰辑	种子秘剖 2 卷种子方剖 1 卷	《种子方剖》又名《生育宝鉴》《种子奇方》。《贩书偶记续编》分《摄生种子秘剖》为《种子秘剖》2 卷、《种子方剖》1 卷。	1955 年上海振声译书社石印本卷端题：石渠阁精订摄生秘剖。
			洪基撰辑	摄生种子秘方4 卷	妇产广嗣著作，书商辑录洪氏《摄生种子秘剖》《种子方剖》诸书而成。《联目》载录，《大辞典》不载。	有清光绪间石印本藏四川图书馆，有刻本藏浙江图书馆。
			松柏子辑	祈嗣种子篇 1卷	有跋，又名《继嗣珍宝》，与《金精直指》合为《房术奇书》之卷下。	《房术奇书》收于《摄生总要》。
			古歙吴元溟（澄甫，小川）撰	儿科方要 1 卷	有本年自序，列小儿形症歌、虎口三关纹说、指脉歌，后脐风噤口、夜啼等 28 门证治，末附祖传应验肥儿丸、救世膈噎症屡验仙方、祖传百验临产良方及丹溪产后大补格言。	《联目》《大辞典》不载，收于《海外回归中医善本古籍丛书》第 12 册排印出版。

公元（年）	明纪年	干支	作者	书名	考证内容	版本资料
1638	十一	戊寅	嘉兴谈金章（心揆，黄浮）撰	诚书16卷	又名《幼科诚书》，有王庭言、朱一是序。卷1通论，卷2五运六气，卷3原脉，卷4药理，卷5论胎，卷6、7头部及目耳鼻齿证，卷8－16惊风、吐泻、积、癥瘕、疳癖诸证，载方近千。《续修四库全书提要》载录。	有康熙旌邑刘仲甫刻本藏中医科学院、上海中华医学会及山东、上海中医药大学，收于《珍本医籍丛刊》。
			谈金章撰	诚书痘疹3卷	《联目》《大辞典》不载，《中国医籍考》载录，"存"。谈氏儿科专家，痘证尤精。著《诚书》行世，复著此专论痘疹。	附于1733年刻本《诚书》之后。
			商丘乔珌（善来）撰	幼幼心裁2卷	有本年自序及康熙间谢廷爵、宋生、宋带金序。首载歌赋论儿科调护诊治大法，次论婴幼儿常见疾病28种证治，末载通治小儿秘方验方。	1708年寿康堂刻本藏中医科学院、河南中医药大学、苏州中医院。
1639	十二	己卯	嘉兴黄承昊（履素，闇斋，乐白道人）撰辑	医宗撮精4卷	纂录薛己《内科摘要》及薛注王纶《明医杂著》，并加以评论编纂而成，后改名《医宗摘要》。	有1768年与《折肱漫录》白钟麟合刻本藏上海中医药大学，中医科学院仅存是书一种。
			吴县薛己（新甫，立斋）原撰，黄承昊辑评	汇辑薛氏内科医案7卷	有本年黄承昊自序自跋及1642年李嗣京序。从薛氏《内科摘要》《明医杂著》注文中摘取医案209则，分6卷载于各门，卷7附方132首。	有1642年刻本藏中医科学院、中国医科大学及湖南、四川、安徽图书馆。
			乌程陆岳（养愚），陆桂（肖愚），陆士龙（祖愚）同撰，清·归安李沐（素轩，桑苎园老圃）重订	陆氏三世医验5卷	陆岳为嘉靖后期名医，桂为其子，士龙为其孙。桂和士龙编校岳案66则，为一世；士龙述桂39则，为二世；士龙自撰63则，为三世；末附陆氏自制诸方。书成未刊，李沐于道光得是书钞本，又名《习医铃法》，校正重订，厘为5卷；原书无序，李沐、孙衍庆为之序，1836年刊行。	有道光刻本藏国图、中医科学院、军事医学科学院、上海中华医学会及南京、浙江、福建、安徽图书馆，广州、浙江、上海中医药大学。
			福唐欧士海（浴溟）撰	山谷便方1卷	《中国医籍考》载录，"存"，有本年自序。《联目》不载，《大辞典》《中国医籍通考》"佚"，国内无存。	日本内阁文库藏明唐欧《山谷便方》不分卷，有本年刊本1册，"唐欧"或为"福唐欧士海"之误。

公元 (年)	明纪年	干支	作者	书名	考证内容	版本资料
1639	十二	己卯	华亭施沛（沛然，元元子，笠泽居士）撰	经穴指掌图书1卷	有本年自序，左图右书，图书并列。十二经脉悉照《灵枢》原文编为歌诀，十五别络及脾胃二络歌诀，悉编补各经之后。奇经八脉详任督二脉，余不复图，其经证孔穴悉括为歌诀，分载各经之下。	载施氏《灵兰集》初集，国内久佚，日本内阁文库藏华亭施衙嵩斋本，收于《海外回归中医善本古籍丛书》。
			施沛撰	脉微2卷	又名《脉要精微》，有本年自序、凡例。卷首载闵承诏《脉经脉诀辨误》；卷上为总论，列脏腑经脉、三部诊候等；卷下以浮沉迟数四脉为纲，列为四图，统贯各脉，详注形象证治；丹溪评脉，附《紫虚脉诀经》。	本年刻本藏中国中医科学院，收于日本内阁文库藏《灵兰集》，见于《海外回归中医善本古籍丛书》。
			南昌伍守阳（冲虚子）撰，伍守虚（真阳子）注	仙佛合宗1卷	有万历中自序，载最初还虚、真意、水源清浊真丹幻丹、火足候止火景采大药天机、七日采大药天机、大药过关服食天机、守中、出神景出神收神法、末后还虚，凡九篇，附门人问答、评古类。	收于《伍柳仙宗》，有渝城邓氏养云仙馆刻本、1910年善成堂刻本及上海大成书局石印本，1987年河南人民出版社影印出版。
			伍守阳撰	天仙正理1卷	有本年自序、自跋。首《道原浅说篇》，揭其大纲；后《直论九章》，为先天后天二炁、药物、鼎器、火候、炼己、筑基、炼药、伏气、胎息。	同上。
1640	十三	庚辰	亡名氏原撰，明·四明钱雷（豫斋）纂《附录》，明·衡漳张俊英（钟奇）补辑《续录》	藏府证治图说人镜经8卷；脏腑证治图说人镜经附录2卷；脏腑证治图说人镜经续录2卷	《人镜经》原撰者佚名，述十四经图论、脉证、气运、治法；钱雷纂《附录》，揭气化形化之源，立胎元图说、十二经脉证治等数十论，1606年四明岳洪刻；衡漳张俊英补辑《续录》，述脏腑气血、经络俞穴及证治方药，本年刊刻。	《中国医籍考》卷16载录，有钱雷序；又张俊英《续录》序；1662年张吾瑾序刻本还有刘禧序；1697年江宁陈天玉校梓，易名《寿世内镜经说》，有马如龙序。
			华亭施沛（沛然，元元子，笠泽居士）撰	祖剂4卷	有本年自序，方书。以内经、汤液为宗，仲景方为祖，归类介绍流传名方。共收主方74首，附方787首。	有明刻本藏上海中医药大学，1983年上海古籍书店有影印本。

续表

公元（年）	明纪年	干支	作者	书名	考证内容	版本资料
1640	十三	庚辰	施沛撰	脏腑指掌图书1卷	有自序，根据灵素脏腑学说，以杨介《存真图》及王海藏《大法》等书互相参考，见外知内，观表测里，述脏腑经络、五官百骸、四肢五体，纂为是编。其正误，如或指膈膜为膻中，或谓膻中为父母，或谓喉中有三窍，或谓膀胱无上口，皆误也，乃为之正误改错。	载施氏《灵兰集》，原佚，日本内阁文库藏崇祯末年华亭施衙啬斋刊本，收于《海外回归中医善本古籍丛书》排印出版。
			施沛撰，富元亮抄略	云起堂诊籍1卷	有吴尔成序，载施氏万历间医案29则，门人富元亮整理成书。	有刻本藏上海中医药大学，收于《祖剂》。
			施沛撰	说疗1卷	前有著者题词，载12章：治未病、识先图、祛邪妄、审工拙、详病情、贵尊信、戒自用、谨药饵、慎左右、易心志、守禁忌、杜后患。秦昌遇、李中梓参校。	国内早佚，收于《灵兰集》初集，日本内阁文库藏，收于《海外回归中医善本古籍丛书》。
			施沛撰	医医1卷	前有著者题词，载10章：精习业、持大体、存博济、详诊处、戒偏执、辨药物、处人己、惜生命、慎著述、知果报，附缪仲淳祝医5则。秦昌遇、李中梓参校。	同上。
			亡名氏撰	养生必要活人心诀4卷	有序未署名，卷1述导引法、祛病延年六字法、四季养生歌等养生知识，卷2至卷4载养生及内外妇儿伤各科方剂105首。	有明大有堂刻本藏上海中医药大学，或以为洪基撰。
			乌程卢明铨（绍庵）撰	一万社草12卷	乾隆《湖州府志》载录，《联目》《大辞典》不载；《中国医籍考》载录，"存"，录堵颜序。	查找无着，当佚。
1641	十四	辛巳	福州陈澈（三山，雪潭）撰辑	雪潭居医约8种8卷	有本年自序、徐世荫序、次年周之夔序。子目：格致要论、脉色解微、疾病阐疏、六淫分类、内伤条辨、杂症汇考、女科症录、药症宜各1卷。	有本年刻本藏山东中医药大学。
			陈澈撰	药症忌宜1卷	用药忌宜，首分六淫，次阴阳脏腑虚实各证，再次诸疟、痢、气、痛、杂证，每病略著见证，忌者但举补泻升降、寒温燥润而不著药名，宜者则详著诸药，卷末附诸病所忌药。《续修四库全书提要》《联目》《大辞典》均以陈氏为清人，书成于1870年，误。	为《雪潭居医约》卷8，收于《珍本医书集成》《藏修堂丛书》。

公元 (年)	明纪年	干支	作者	书名	考证内容	版本资料
1641	十四	辛巳	大郫胡正心（无所），胡正言（曰从）合辑	订补简易备验方16卷	又名《万应验方》，有1631与本年2自序。分中风、伤寒、瘟疫、暑证、热燥、火证、湿痹、脾胃等57门，卷首养生篇，卷末畜病。	1631年原辑，有十竹斋刻本藏中医科学院，本年补订刊行。
			上海秦昌遇（景明，广埜道人，乾乾子）撰	脉法颔珠2卷	无序跋，上卷首列脉学理论、经脉、脏腑、六部、寸关尺式、左右手图论、取脉式、时脉、胃脉、平脉、病脉、死脉，次述二十六脉、奇经八脉；下卷首观形、闻声、发问及脉旨统论，后为诊脉法、杂病生死脉、太素脉、运气脉、妇人小儿脉法，各为歌诀。	清抄本藏北京大学，卷端署：云间乾乾子秦昌遇景明父编辑，云鹤道人朱国盛云来父订，西余阴者陈继儒仲醇氏阅，男鼎取新手录，孙之简山公重录。
			秦昌遇撰	伤寒总论不分卷	有总论、验舌、口唇、二便、辨脉及南北发表不同清里相同等28篇，与《症因脉治》卷1《伤寒总论》不同。	有清刻本藏上海中医药大学。
			秦昌遇撰	幼科折衷2卷	无序跋，有凡例，有吴果超按语。卷首记录十四科，载初生护养、入门审候、观面部五色、三关脉纹主病等歌括，小儿杂病证治40余篇，各载七言歌诀及脉法，次诸医家论，后治法，末附五运六气诸图。	上海中医药大学藏远志精舍珍籍秘抄本，上海古籍书店有影印本。
			秦昌遇撰	幼科金针2卷	有民国吴果超、曹元恒、钱铭诠序。卷上载胎儿病、五软五迟、急慢惊风、哮喘50症，卷下疳、痢、泄泻等46症。先歌诀言病因病机，后证治方药，列药方210首，针灸8方。	有1684年陆时雍抄本藏上海图书馆；又有民国间上海中医书局铅印本流传。
			秦昌遇撰，上海秦沆（载明）辑	幼科医验2卷	为临床验案集，前后无序跋。卷上初生杂症、胎病、急慢惊风、疳积、吐泻、外感等症，卷下咳嗽、痰喘、痫症、积聚、痿症等症；症下各列医验，分因论治，用药审慎，凡33症428方。	有稿本和抄本藏上海中医药大学，分别收于《中医古籍孤本大全》和《中医古籍珍稀抄本精选》。
			秦昌遇编	医验大成不分卷	晚年整理医案成书，未刊，1984年浙江中医学院整理旧藏时于原英士大学藏书中发现1函4册精抄本。《联目》不载，《大辞典》另有4卷本，杂症2卷，妇、儿各1卷。	有清抄本4册不分卷藏浙江中医药大学，收于《珍本医籍丛刊》；另有4卷本藏上海中医药大学，笔者未见。

公元（年）	明纪年	干支	作者	书名	考证内容	版本资料
1641	十四	辛巳	金坛王肯堂（宇泰，损庵，念西居士），嘉善蒋仪（仪用）撰	医药镜2种8卷	子目：王氏《医镜》4卷，蒋氏《药镜》4卷。《四库提要》谓蒋仪"正德甲戌进士"，而仪著书明末，距正德130年，盖混同嘉善、天津二蒋仪，民国《天津县志》沿袭其误。	有本年刻本藏中国中医科学院、浙江中医药大学、浙江中医药研究院等处。
			王肯堂撰，蒋仪校订	医镜4卷	有本年柯元芳序，综合性医书，分内外29目，杂门4目，疮疡8目，妇人11目，小儿15目，其内科又附以19目，所载简略，以供穷乡僻壤无书者之需。	本年古吴成裕堂初刊本藏上海中医药大学、上海图书馆、苏州中医医院，收于《医药镜》。
			蒋仪撰	药镜4卷	348药分温热平寒，以类相从，后附拾遗、疏原、滋生3赋。《四库提要》误正德间天津蒋仪撰，民国《天津县新志》因之。	与《医镜》合刊为《医药镜》。
			王肯堂撰；归安岳昌源（鲁山，泗庵）删补	医镜删补6卷	本年王肯堂撰《医镜》，岳氏删补，提要钩玄而成书。江浦陈洙字珠泉，1919年撰序重订并易名《医学津梁》。	现存民国间多种石印本，多为陈洙重订本。
			华亭施沛（沛然，笠泽居士）撰辑	灵兰集2集11种26卷	子目：初集6种施氏自撰：素问逸篇、脏腑指掌图书、经穴指掌图书、医医、说疗各1卷，脉微2卷；二集5种：宋徽宗圣济经10卷，时贤产经2卷附1卷，秦昌遇痘疹折衷2卷，施氏自撰祖剂4卷、云起堂诊籍1卷。《中国医籍考》未载本书，分别载录全部11种子目。	日本内阁文库藏崇祯间刊本20册，为原丰后佐伯藩主毛利高标旧藏；初集6种收于《海外回归中医善本古籍丛书》出版。
			华亭沈时誉（明生）撰	鹤圃堂三录3种	有许缵曾、蔡方炳序。子目：《鹤圃堂药案》《鹤圃堂治验》，附沈智敩《沈朗生治验》。	有抄本藏上海中医药大学。
			檇李金九渊（少游，长鸣，冰蘗老人）撰，檇李吴天泰（谧生），薛珩（楚玉），朱茂晖（子若），姚深（公静）辑	冰蘗老人医案1卷	有本年吴天泰、金丽兼、姚深序。作者嘉兴名医，生1561年，本年卒，年80。其孙金骅聘吴天泰诸人雠校并序，载内、儿、妇、外科医案74则，卷端题：金少游先生医案，后学吴天泰谧生、薛珩楚玉、朱茂晖子若、姚深公静辑。《联目》《大辞典》作"冲蘗老人医案"，殆为笔误。	有崇祯间刻本藏上海中华医学会，2005年中医古籍出版社收于《中医古籍孤本大全》影印出版。

公元 (年)	明纪年	干支	作者	书名	考证内容	版本资料
1642	十五	壬午	姑苏吴有性（又可）撰	温疫论2卷	有本年自序及先著、刘敞序。提出温疫病因为戾气，创邪伏募原说，诊治原则和方法也多创见。内容：杂气论、论气盛衰、气伤不同、标本、温疫初起、急证急攻、注意逐邪勿拘结粪、补泻兼施、疫有九传、解后宜养阴忌投参术等。	有版本80余种，收于《四库全书》《遵生集要》《张氏医参七种》《中国医学大成》等，并有补注、改编、增订本多种。
			华亭李中梓（士材，念莪）撰	李士材医书二种6卷	子目：内经知要2卷，删补颐生微论4卷。	有本年吴门童晋之刻本。
			李中梓撰	内经知要2卷	《内经》节注本，分道生、阴阳、色诊、脉诊、藏象、经络、治则、病能8类。乾隆甲申薛雪撰序重刊，为今流行本。乾隆《上海县志·艺术》《续修四库全书提要》载录。	本年初刊本藏白求恩医大、中山大学医学院、苏州图书馆，有版本20余种。
			李中梓撰，苏州沈颋（朗仲）校订	删补颐生微论4卷	有本年自序及项煜、程峋序，撰于1618年，本年删补成书。卷1三奇论、医宗论、先天根本论、后天根本论等，卷2脏腑论、别症论等，卷3药性论，录药120品，附20品，卷4医方论，录99首，及医案论等，凡24论。	原书有万历间叶仰峰刻本藏北京大学，删补本有本年金阊传万堂刻本等多种，收于《明清中医临证小丛书》排印出版。
			李中梓撰	诊家正眼2卷	有本年自序。卷1载47篇论脉为主，卷2以四言歌诀述28脉，并为脉诀辨误，末附脉法总论。	原刻本已佚，尤乘《增补》为今通行本。
			江宁傅仁宇（允科）撰，傅国栋（维藩）辑	审视瑶函6卷	又名《眼科大全》，有傅国栋序、1644年陈盟、陆彬序。载眼科理论及名医医案，述眼科病证108种，载方300余首，并有图说和歌括。《续修四库全书提要》载录。	1644年焕文堂初刻，有50余种刊本，亦有多种石印、铅印本。
			高邮王磐（鸿渐，西楼）原撰；吴县姚可成（蒿莱野人）续补	救荒野谱及补遗2卷	姚可成改王氏《野菜谱》为《救荒野谱》，续补草类45种，木类15种，附刊于《食物本草》卷首。《食物本草》卷首"救荒辟谷诸方引"有本年姚可成识语。	收于《借月山房汇钞》，有本年虞山张氏刻本藏国图、首都图书馆，1920年上海博古斋有影印本。
1643	十六	癸未	新建喻昌（嘉言，西昌老人）撰	寓意草1卷	医案集，有自序。集疑难治案62则，以内科杂病为主，有较完备的议病格式，附于《医门法律》以行。1878年谢甘澍作《寓意草注释》4卷。	本年初刻，有30余种版本，收于《豫章丛书》《喻氏医书三种》。

公元（年）	明纪年	干支	作者	书名	考证内容	版本资料
1643	十六	癸未	归安凌云（汉章，卧岩）撰	子午流注图说1卷	针灸学著作，绘图集说以述子午流注。	有抄本藏南京中医药大学。
			凌云撰，凌振湖（士麟，成孺）汇编，凌一鹄（序贤）订正	经学会宗不分卷	其正文及小字注文均类同张介宾《类经图翼》，当属清人节录张氏书而托名凌云者，或即为丁平所录？	上海中华医学会藏抄本2册，与双林丁平《天地人三图大旨论》共1函；南京图书馆亦藏有抄本。
			凌云撰	步穴歌1卷	即《针灸聚英》卷4上《十四经步穴歌》，依次介绍十四经腧穴。张志聪《医学要诀·经诀》，十四经各有《步穴分寸歌》，内容亦大体相同。	中医科学院藏《凌门传授铜人指穴》，亦有《十四经步穴歌》，内容亦同。
			凌云撰	经外奇俞绀英歌1卷	有家传抄本存世，笔者未见。	《浙江历代医药著作》载录。
			泾县查万合（了吾）撰	正阳篇选录1卷	有《查了吾先生列传》，首载脉法，次论五脏阴阳气机，后述诸证治法53则。	收于《医学粹精》《医家奥秘》。
			亡名氏辑	医要集览6种6卷	又名《医药辑览》，无序跋。分礼乐射御书数6册，首脉赋，附刘三点脉诀；次用药歌诀，第3药性赋，附珍珠囊，第4册伤寒赋，第5诸病论，第6难经。《中国丛书综录》析为9种；《续修四库全书提要》载录。	有明刻本及1699年文盛堂刻本等多种版本，明内府刻本收于《中国科学院图书馆馆藏善本医书》影印出版。
			亡名氏撰	用药歌诀不分卷	前后无序跋，分风、寒、暑、湿、伤寒等34门，以七言歌词述方246首。《中国医籍考》据《河南通志》载周溥《用药歌括》"未见"，当非是书。	收于《医要集览》。
			祝大年等编辑	医学集览11种29卷	前有总序，并有目次。子目：难经本义2卷，脉诀刊误2卷，伤寒钤法1卷，原机启微3卷，立斋外科发挥8卷，外科心方8卷，外科经验方1卷，痈疽神秘验方1卷，十四经络发挥1卷，敖氏伤寒金镜录1卷，痈疽神秘灸经1卷。	《联目》《大辞典》不载，《日藏汉籍善本书录》载，日本内阁文库藏有明刊本22册，为原枫山官库旧藏。
			古愚公撰，秣陵丁明登（剑虹，侣莲）传	兰阁秘方2卷	无序跋，妇产科学著作，附妇女胎产方。古愚公即江浦丁凤，丁明登为丁凤之孙，1616年进士，衢州知府，著医书《疴言》《小康济》《苏意方》。	学凤楼板丁明登刻本藏国图、浙江大学医学图书馆。

公元（年）	明纪年	干支	作者	书名	考证内容	版本资料
1643	十六	癸未	高邮袁班（体庵）辑	证治心传 1 卷	有本年史可法序，医论 16 篇，有赵观澜评语，并 1858 年跋。	有抄本藏上海中华医学会，收于《三三医书》《国医小丛书》。
			吴郡俞宗本（立庵）撰	种药疏 1 卷	录紫草、红花、兰、椒、茱萸等 22 药种植法，多录自《农桑辑要》。	收于《水边林下》《居家必备》。
			清江邓苑（博望）撰	一草亭目科全书 1 卷	眼科学著作，有 1717 年年希尧序。载目论、目议、外障及治法、内障及治法、小儿痘毒眼、疳积眼、雀目治法等 9 篇，末附薛氏选方 13 首。初刊于 1712 年，《续修四库全书提要》载录。	有与《异授眼科》合刊本，收于《中国医学大成》《丛书集成初编》《艺海珠尘》《经验四种》等。
			亡名氏撰，清·涿鹿李方治传	异授眼科 1 卷	有 1724 年年希尧序。首明载目论，述理论；次以歌诀述药性治疗宜忌，附常用药方，后设 72 答问述 72 症。	有明抄本藏湖南图书馆，版本 10 余种，与《一草亭目科全书》合刊。
			亡名氏撰	接骨手法不分卷	无序跋，以七言歌诀阐述接骨上骱手法。	有巢念修、石筱山抄本藏上海中医药大学。
1644	十七	甲申	华亭冯时可（敏卿，元成）撰	上池杂说 1 卷	无序跋，医论杂说，倡阴常有余阳常不足，论情志病理变化，阐发元气论，善用温热药，后附《经目屡验良方》。《四库》收于存目。	收于《学海类编》《三三医书》《国医小丛书》《四库存目丛书》。
			括苍戚日旲（肇升）撰	药性便览 2 卷	无扉页、序跋，以功效类药，述性味、归经、主治、宜忌诸项。分三科：杂症科分理气、破气、补气、行血、破血、止血、调血、凉血、补血、化痰、清火、开郁等 50 门，妇人科分止崩带、调月水、通经、种子、安胎孕、催产难、下胞衣、堕胎孕 8 门，小儿科分定惊痫、消疳虫 2 门。	抄本 2 册藏中国科学院，目录作"药性考略"，下注：录戚肇升分别症治，应手品味便览，先生名日旲，括苍人，明末隐士也；卷端作"药性便览"，下注：吕石门藏本。
			嘉兴贾所学（九如）原撰，云间李延罡（期叔，辰山）补订，其子李汉征校刊	药品化义 13 卷	前有庚申立秋李延罡序。卷首载本草论、君臣佐使论、药有真伪论、药论 4 篇，卷 1 "药母订例"为总论，归纳药性为体、色、气、味、形、性、能、力八法，载药 163 种，分气、血、肝、心、脾、肺、肾、痰、火、燥、风、湿、寒 13 门。	1678 年李延罡补订，其子李汉征重校刊行，为今通行本；民国上海中华新教育社石印本改题《辨药指南》。

续表

公元（年）	明纪年	干支	作者	书名	考证内容	版本资料
1644	十七	甲申	海阳张懋辰（远文）撰辑	本草便2卷	有自序无纪年。卷1载草部163种，分君、臣、使三类各述性味、功用、主治；卷2木部64种、菜部24、果部19、谷部17、石部54、禽部1、虫鱼部35、人部5种。《联目》作《草木便》，有误。	有明刻本藏浙江图书馆，1999年收于《中国本草全书》57卷，华夏出版社影印出版。
			张懋辰撰辑	脉便2卷	有本年自序。卷1列二十八脉，诸脉先引前人，次述己意，各有体状、相类、主病诗；次《四言举要》；后为考证诸书、脉诀非叔和书、七表八里九道之非、男女脉位。卷2首列奇经八脉总说，次分述八脉及为病，后为气口九道脉及图。	有明刻本2册藏浙江、安徽图书馆。
			钱塘张遂辰（卿子，相期，西农老人）撰	张卿子伤寒论7卷	又名《集注伤寒论》《伤寒论集解》，以辨平脉法为第1卷，以伤寒大例、辨痉湿暍脉证及太阳病脉证并治上为第2卷，余六经脉证并治次第成篇，第7卷为霍乱、阴阳易差后劳复及可不可汗吐下诸篇。《中国医籍考》卷26以为赵氏集注，失考。	有明刻本藏中国医学科学院，收于张氏《仲景全书》《中国医学大成》。
			亡名氏辑	明抄本十四经络图歌诀图不分卷	无序跋，录《督脉阳海之经》等28歌，《通玄指要》等3赋，《仰人尺寸图》等18图，《定取崔氏四花六穴之法》2文。	明手抄善本藏西北大学，1985年西北大学出版社排印出版。
			亡名氏辑	经络穴法2卷	无序跋、目录，首标幽赋、十二经络、流注针经逐日时开合分阴阳注井荥输原经合、任督经穴尺寸歌、八法起例、十四经起止穴位；下为《神应经》，首洪熙乙巳序、梓桑君针灸道传家、梓桑君言传道，次百穴法歌、折量法、用针补泻手法、手足三阴三阳穴法、崔氏灸四花穴法、逐日人神歌；下卷诸公针灸治病，末"神应经终"。	有明抄本藏上海图书馆，大体为陈会、刘瑾《神应经》抄录本，亦参阅经脉针灸诸书。
			原题：明·南安郑芝龙（飞皇，飞虹）撰，潭阳余自荣（维星）校	伤科秘书1卷	有序无署名，不著年代，伤骨科著作，托名郑氏。上海中医药大学尚藏署为郑芝龙撰抄本《金枪跌打接骨秘书》1卷、《接骨药性秘方》不分卷。	有抄本藏上海中医药大学，2007年中医古籍出版社收于《伤科集成续集》排印出版。

续表

公元（年）	明纪年	干支	作者	书名	考证内容	版本资料
1644	十七	甲申	檇李徐谦（仲光，澄观）撰，陈葵删定	仁端录痘疹16卷	有本年自序，原书5卷，首详辨痘之诀，次列条治之款，三辨痘症兼杂症之疑，四勘方药之宜，五采疹家之法，而附以药性宜忌之旨。又名《仁端录》《仁端录痘疹玄珠》，作5卷，一本6卷，收于《四库全书》作16卷。	有1743年石门吴氏黄叶庄刻5卷本藏辽宁、上海中医药大学、上海图书馆、军事医学科学院，有16卷抄本。
			徐谦撰	儿科杂症仁端录4卷	无序跋，封面题《儿科杂症仁端录》，卷端作《杂症仁端录》，或误以为内科杂症书。首指南赋、验病要诀，次初生、夜啼、胎热、惊风、痫、痉，确为儿科书。	有1743年石门吴氏黄叶村庄刻本及抄本藏中国中医科学院。
			宛陵朱巽（虚方）撰，清·靖江朱凤台（慎人）校刻	痘科键2卷	有朱凤台、袁元序，摘录《痘疹金镜录》《保赤全书》，补入家传经验而成。卷上总论及痘疹辨治，卷下分期论治、药性便览，附50余方。1831年朱慎人订，徐缙重补，题为《增补痘疹键》；1839年日本池田独美、池田晋为之补注，有《痘科键删正补注》。	日本享保15年（1730）武叔安刻本藏北京大学、中医科学院、白求恩医大、上海中医药大学及上海、南京图书馆。
			泾县倪元颐（养正）撰，清·倪作贤、倪作宾传，倪向仁（紫山）校订	麻科简要1卷	有1862年胡镛、1869年倪向仁序，述麻疹证治，首痘麻临症辩论，次临症蓬诀、治法列后，增入倪作宾麻症经验方及食忌、日久不治之症、授传幼幼良方，附《稀痘经验良方》。《联目》《大辞典》误作倪元颐《痘科简要》、倪向仁《痘麻临症》。	1869年常德刻本藏安徽图书馆，《联目》《大辞典》误题《痘科简要》；光绪刻本藏四川图书馆，《联目》《大辞典》误为倪向仁《痘麻临症》。
			休宁程鸣元（晨峰，仁甫）撰	经验治痘活法5卷	前后俱有缺失，卷1阙4叶，载痘疹14问；卷2为痘疹治疑；卷3痘科要言，卷4痘科77方，卷5治验神效45案，至第17页下报缺失。	明建邑书林叶氏作德堂刻本藏上海图书馆。
			嘉善袁颢（菊泉，孟常）原著，袁祥（怡杏，瑞甫）增辑，袁仁（良贵，参坡）删订	袁氏痘疹全书5卷	有袁黄序。卷1五运六气；卷2经络经穴、人身图说及痘症诊断、预测、分期、治法；卷3问热听声、鉴形察色，述诊法、辨证、诸痘形图；卷4痘轴论，述阳明轴总诀、痘轴诸图上下；卷5验痘辨痘图、贼疔图论、玄轴奇方，下列惺惺散、升麻拔毒散、回阳丹等73方。	明书林双峰堂刻本藏浙江、上海图书馆，扉页《袁氏世传痘疹全书》，袁黄序则作《痘疹丛书》，目录作《袁氏痘疹全书》，卷端《袁氏痘疹丛书》。

续表

公元（年）	明纪年	干支	作者	书名	考证内容	版本资料
1644	十七	甲申	无忌先生撰	保幼新编不分卷	有乙巳年卢光履序、凡例，儿科著作。首运气、次小儿病源总论，述指纹三关及察声观形诸诊法，新生儿及幼儿常见诸病证治。	有朝鲜刻本藏中国中医科学院，收于《中医古籍孤本大全》《珍本医籍丛刊》。
			武夷袁学渊（晴峰）撰	秘传眼科七十二症全书6卷	又名《秘传眼科全书》，有日本贞享五年（1688）温洛散人序、青木芳庵跋。内容：各家眼科理论及24种内障、50种外障证治，详针拨术，载常用外治方89首。	有多种日本刻本藏国图、中医科学院、上海图书馆，收于《续修四库全书》。
			明·亡名氏撰，清·逐鹿李方治传	异授眼科秘旨1卷	即《异授眼科》，有1724年年希尧序。首载目论，述理论；次以歌诀述药性治疗宜忌，附常用药方，后设72答问述72症。《联目》作李逐鹿撰，有误。	有民国上海千顷堂书局铅印本藏上海、广州中医药大学。收于《启蒙真谛》《感应一草亭眼科全集》《中国医学大成》。
			广陵林长生（士纶）撰，清·锡山林宝山（敬堂）刊行	眼科简便验方1卷	卷首本年林氏《目疾慎戒论》、陆彬《目不专重诊脉说》，次述五轮图、眼症17种、一症一图21方，有内障、流泪、赤眼、眼翳4歌诀，载137方。1893年初刊，有林敬堂、沈鸿斌序，《联目》以此定为1893年著，有误。	有1883年锡山林敬堂刻本藏上海中医药大学、苏州大学炳麟图书馆、中山大学医学院及浙江、广西图书馆。
			卢真人（丹亭）撰	丹亭卢真人广胎息经12卷	无序跋。分博、厚、高、明、悠、久6册4部，却病部卷1-4，述静功、动功、按摩、按推小儿；延年部卷5、6，分大小采补；成真部卷7、8，有成真、调息、闭息、住息、钟息、胎息、无息7篇；了道部卷9-12。	有明抄本藏上海中华医学会。
			卢真人撰，太原傅山（青主，公佗，石道人）录	卢丹亭真人养真秘笈不分卷	前有《丹亭真人传道图》及总论，分数息、调息、闭息、住息、踵息、胎息、无胎息7篇，各篇又有总论1则，述修息养真，养护神炁诸法。	藏台湾中央图书馆，1975年收于萧天石《道藏精华》第12集，台湾自由出版社影印。
			卢真人撰，傅山录	丹亭悟真篇不分卷	为道释双修长生隐诀，内容：直指三家上乘修真心法、周身气血脉络奇经修炼作用诀、炼念调息诚意凝神聚气抽铅添汞大丹秘法、大丹秘要神用心法诀、百家明心诀法、丹房节目诚谴，附四时日用养生秘要条、自定新戒三十六条。	原书藏台湾中央图书馆，1975年收于萧天石《道藏精华》第13集，台湾自由出版社影印。

公元（年）	明纪年	干支	作者	书名	考证内容	版本资料
1644	十七	甲申	卢真人撰，傅山纂	傅青主丹亭真人问答集不分卷	前有天笃老人石舟序、八朝玄民题词，为万卷丹经长生秘要口诀问答指迷录。	同上。
			卢真人撰，傅山录	丹亭真人玄谈集 2 卷	为道功气功静功治病法，总论、瘫痪、虚痨、臌症、膈噎、寒疾、痰症、脾胃、痔疾、种子，下为疟症、痢症、呃逆嗳气、吞酸、嘈杂、怔忡、积聚、疽症、霍乱、呕吐、头痛、耳聋，再下《卢真人广胎息经》卷二，舌病、齿病、目症、咽喉、结核、瘿瘤、肺痈、心痛、腹痛、腰胁痛、臂背痛、骨节痛、脚气痛、癫疝、痿臂、消渴、痉病、疮疡第四十。	同上。
			闽中萧京（万舆，通隐子）著	轩岐救正论 6 种 6 卷	有本年自序、王范、林先春序及萧震跋，综合性医书。各卷分载医论、四诊正法、药性微蕴、伤寒门医案、杂病门医案、医鉴病鉴。	1674 年萧震重刻本藏中医科学院，有影印本、校注本，又收于《福建历代名医著作珍本》《中医珍本丛书》。
			萧京撰	医论 1 卷	载《命门水火图说》《五气图说》等论 12 篇，述阴阳水火虚实真假之原本。	收于《轩岐救正论》，为卷 1。
			萧京撰	四诊正法 1 卷	脉有内经正法，高阳生《脉诀》、王宗显《捷径》俱不可从，而为之述诊法。	同上，为卷 2。
			萧京撰	伤寒门医案 1 卷	前有例言，载伤寒医案 35 则，述事颇详。	同上，为卷 4。
			萧京撰	杂病门医案 1 卷	前有例言，载杂病医案 27 则。	同上，为卷 5。
			萧京撰	医鉴病鉴 1 卷	医鉴 14 则，评说明医、儒医、隐医、德医、世医、流医、僧医、名医、时医即庸医、奸医、淫医、女医、疡医；病鉴 21 则，有知医、试医、荐医、半识、察弊、伪药必辨、制药必亲诸论等。	同上，为卷 6。
			姑苏戈维城（存橘）撰	伤寒补天石 2 卷，续伤寒补天石 2 卷	有 1811 年朱陶性重刊序，正编 97 论，续编 90 论，凡 187 论。包括伤寒统辨、冬温伤寒、寒疫伤寒、时行疫症、食伤寒、黄耳伤寒、赤膈伤寒、肝经证等，补入五积、黄连解毒、普济消毒等方及民间单方。	有 1722 年抄本藏中国中医科学院，1811 年朱陶性经义堂重刊本流传颇广，收于《活人精言》。

公元（年）	明纪年	干支	作者	书名	考证内容	版本资料
1644	十七	甲申	吴县韩籍琬（来鹤）撰	伤寒意珠篇 2 卷	有 1683 年徐乾学序，上卷两感无治法、汗、吐、下、和、温、凉、补法 8 篇，以法系方；下卷三阳合论、六经病证 10 篇。	成于本年，有画锦堂刻本藏苏州市图书馆，抄本藏上海中医药大学。
			云间何汝阈（宗台，玉屏山人）撰	伤寒纂要 2 卷	无序跋，有何炫《行述》，名为伤寒，实述温病，载伤寒赋、十六症论歌等 19 篇。	未刊，1985 年何时希校正，收于《何氏历代医学丛书》排印出版。
			何汝阈撰	伤寒家课不分卷	无序跋，载伤寒原始论、明六经伤邪之浅深、审订三十二坏症等 19 篇。内容浅近简约，为《纂要》之约编以教子课徒。	1989 年何时希校正，学林出版社收于《何氏历代医学丛书》出版。
			吴兴闵芝庆（涵清·松筠馆主人）撰	伤寒阐要编 7 卷	有朱太复序。松筠馆书坊活动于明末 50 年，汪琥称是书"明末时人撰"，朱序无纪年，或已入清，不愿署顺治年号。《联目》《大辞典》不载，国内无存。	日本内阁文库藏明刊本，为江户时代医学馆旧藏，2003 年人民卫生出版社收于《海外回归中医善本古籍丛书》。
			闵芝庆撰	伤寒明理论删补 4 卷	有自序无纪年，为《伤寒明理论》补虚烦、厥两则，余则全同成氏。	同上。
			姑孰阴有澜（九峰，汝本）撰	医贯奇方 1 卷	作者历官太医院吏目，汇编效方成书，前后无序跋。一方一证，述证列药，示炮炙之法。载方 140 余首，涉内、妇、儿、眼诸科，有汤、丸、散、膏、洗诸剂型。阴有澜编著，嫡孙阴元泰伯汇录次。	有明书林张起鹏校刻本藏中医科学院，日本宽文十年（1670）梅村书林刻本藏上海中医药大学。
			亡名氏撰	穷乡便方 2 卷	前后无序跋，分小儿、大人两卷，载方 140 余首。目录首行分别作《穷乡便方目录·小儿类》及《穷乡大人便方目录》，后者各门外又列《妇科》《外科》。	有明书林张起鹏校刻本藏天津医学高等专科学校，清康熙张宾宇毓秀斋刻本藏北京中医药大学。
			武进唐顺之（应德，荆川）辑	医纂 1 卷	无序跋、目录。汇辑阴阳运气、经脉脏腑、诊法病症、病因病机、太仓公诊籍、异法方宜、治法，以《内经》为主；伤寒专论，辨仲景伤寒论、用药大略；脾胃胜衰论、四时六气用药权正之活法、药性赋。内容丰富，凡 264 叶。	有明抄绿格本藏中国国家图书馆，盖有明善堂、安乐堂章，潘伯寅藏书。

公元 (年)	明纪年	干支	作者	书名	考证内容	版本资料
1644	十七	甲申	毘陵徐常吉（徽弘，抱一斋道人）撰辑	古今医家经论汇编5卷	有邵辅忠《镌徐徽弘先生古今心本经论汇编序》，书名稍异。《中国医籍考》载录"徐氏敬弘《医家汇论》二卷"；"徐氏常吉《医家正典》一卷"，均"未见"。	有明刻本藏苏州图书馆。
			盱江吴文炳（绍轩，光甫，沛泉）辑	明医校正参补难经脉诀合编2种8卷	子目：《新刻明医校正订讹八十一难经合编》4卷，《新刻明医参补三合王叔和脉诀合编》4卷。熊宗立、吴文炳分别校订。	有明刻本藏上海中医药大学。
			常熟毛晋（凤苞，子久）辑	津逮秘书（2种）	有胡震亨序，分15集收录笔记杂录139种，医书子目2种：黄帝授三子玄女经、幻真先生注胎息经。	1922年上海博古斋影印本藏故宫博物院图书馆。
			嘉兴施永图（明台，山公）撰	山公医旨食物类5卷	又名《本草医旨》，食物本草类著作，卷1食物要诀，卷2水类蔬草类，卷3果类，卷4兽类，各述产地、形态、性味、主治、功效、宜忌，附论辨症秘旨。	明刻本残卷藏上海中医药大学，日本内阁文库藏有全本，收于《中国本草全书》74卷。
			施永图撰	山公医旨5卷	无序跋、目录，脉诀类包括诊脉诀、取脉法及脉诊七图，妇儿及诸病脉法，附病机赋、辨症秘旨、药性赋、用药秘旨等。	有明刻本藏上海图书馆，钞本藏国图，收于《国家图书馆藏稀见古代医籍钞（稿）本丛编》影印出版。
			江阴庄履严（若旸）撰，二十七世孙庄憩樵录	妇科百辨1卷	无序跋，分杂证、调经、种子、胎前、临产、产后、附志7章，设为问答，述证近百，故名，后附论中引用各方。作者另著《医理发微》《复苏草》，佚。	庄憩樵抄本藏上海中医药大学，收于《中医古籍珍稀抄本精选》。
			新城王象晋（子晋，康侯，荩臣，好生居士）撰辑	保安堂三补简便验方4卷	又名《三补简便验方》，1615年初刊，为《简便验方》；1629年再刊，均无存；本年增补三刻，故名。有自序，共春夏秋冬4集，分延寿、调经、种子、保胎、产后、伤寒、中风等30门辑各科验方1000余首。	有本年自刻本藏中国科学院、中医科学院，1989年中医古籍出版社有排印本；《续修四库全书提要》载录。
			黄翼圣撰，清·虞山钱谦益（受之，牧斋，蒙叟，东涧老人）选	单方抄录不分卷	方书，载方200余首。	有钱谦益抄本存上海图书馆。

续表

公元（年）	明纪年	干支	作者	书名	考证内容	版本资料
1644	十七	甲申	太平芮养仁（六吉）撰	五方宜范不分卷	有1654年史可程序，首载脉论及五方脉，次五方经病治法大略及阴阳五行药提纲论，后附《用药提纲》及《火候》各1卷。	有清抄本藏上海中医药大学。
			遯园居士撰	鱼品1卷	记江南鱼品20种。或以为作者为顾起元。顾字邻初，江宁人，1597年进士，后回宁筑遯园，潜心著述，有《顾氏小史》《金陵古今图考说略》《客座赘语》《遯园漫稿》等。	收于《说郛续》。
			练江程羽文（石室道人）撰	二六功课1卷	前有小引，旨在保健，以一日十二时分课，录自辰至卯凡十二节，各有调摄事宜，为道家炼气导引术也。	收于《水边林下》《学海类编》《四库存目丛书》。
			内江赵台鼎（长玄，丹华洞主）著	脉望8卷	名以脉望，自比于书内蠹虫三食神仙之字。有曹代萧序，龚懋贤、赵台柱跋，杂论三教，尤详悉道教，言性命大旨要在此心湛然晏静，自然照见呼吸之根，从调至微，不觉自相依附。	万历乡水沈氏刻宝颜堂秘籍本藏复旦大学，收于《丛书集成》《四库存目丛书》。
			德州程绍（公业，肖莪）撰	尊生镜2卷	汇辑历代养生家身心修养诸论成编。《联目》《大辞典》著者亡名，《中国古籍善本书目》载为明程绍撰，清卢世漼跋。笔者未见。	明抄本藏山东图书馆，1731年东皋荷夫抄本藏中国科学院。
			涵谷子撰	子午针1卷	原无序跋，1851年重刻本有松青、希真子序。载西江月8首并注，注文后有偈语七言四句，述修身学道，后附《指玄访道篇》。	1851年重刻本卷端署：涵谷子著，明一后学张则黄校阅，得一后学陈醒斋重刊。1990年有排印本。
			亡名氏撰	脉赋不分卷	全赋747字，述寸口脏腑分配、四时五脏平脉、脉象鉴别、主病、妊娠脉、真脏脉等，末附《洁古老人论入式歌》。	收于《医要集览》。
			亡名氏撰	诊家删要不分卷	有引言。乾册，气口诊候、诊脉要义；坎册，平脉、三部九候、持脉总论；艮册，脉病顺逆奇偶、阴阳乘伏；震册，统属诊法、脉法提纲；巽册，不胜脉、胜负扶抑脉；离册，相兼主病；坤册，妇人脉法、杂病68症、脉旨纲领、诸脉体状、相类、主病；兑册，太过不及脉诀。	《联目》不载，有明抄本藏北京大学，按八卦分8册，不分卷，无扉页、目录，无序跋署名。

公元（年）	明纪年	干支	作者	书名	考证内容	版本资料
1644	十七	甲申	祁门李之材（素庵居士）撰	医宗领要2卷	有本年自序、自跋及1689年王世标序、李中任跋。首揭生成原始、摄生调养、脏腑经络、运气加临、辨证要义，后为诸证诊治方药，末则载以结论。	《联目》《大辞典》不载，有1689年刻本藏上海中医药大学。
			望海辟世士撰	医略便视4卷	前后无序跋，述症91种。诸书目不载，《中国医籍考》亦不著录。望海，今宁波市镇海区。	日本内阁文库藏江户写本，收于《珍版海外回归中医古籍丛书》。
明	成书年代不明					
			王禾佳（东皋）撰	万金备急方1卷	《联目》载录，谓后附《徐灵胎先生慎疾刍言》，《中国医籍考》《大辞典》不载，笔者未见。1680年嘉定王翃字翰臣，号东皋，撰《万全备急方》1卷，收方800余首，未知是否同书。	有1819年海上三槐堂刻本藏白求恩医科大学。
			曹弼臣撰	保产全书2卷	产科著作，撰年不详，姑录于此。列求嗣、保妊、临产、产后、养子、痘疹六当知；六戒一防。笔者未见。	《联目》《大辞典》不载，《中医文献辞典》载录，有1809年刻本。
			亡名氏撰	诸病论1卷	前后无序跋，述中风、中寒、中暑中湿、五痹、白虎历节风等50证。	收于《医要集览》。
			仁和张遂辰（卿子，相期，西农）撰；苕上郑日新（三铭）订	杂症纂要不分卷	前后无序跋，目录署：武陵张卿子先生杂症纂要，禾中岳泗庵先生鉴定，苕上秋崖郑日新三铭原订。阐述内伤杂病病机、辨证、治法、处方。	有抄本存上海中医药大学。
			古临陈朝阶（所直，金堪主人）集	妇人产带记1卷	无序言，有1867年森约之跋，收于《奚囊便方》，仅6叶，为其保胎门内容。与《奚囊便方》国内未见著录，陈朝阶亦不知何许人。	日本延宝四年（1676）刻本藏早稻田大学。
			原题：鄞县赵贞观（如葵）撰	绛雪丹书4卷	有引言出《医贯》卷3《绛雪丹书》，抄录单南山《胎产指南》，杂录《妇人大全良方》《邯郸遗稿》《胎产心法》诸书相关句段而成，述胎产临证。与《医贯》原书《绛雪丹书》述吐、衄、便、咳诸失血迥异，当为前人读书笔记，假赵贞观之名以行世，贞观为赵献可子。	有1932年北京开明书局铅印本藏上海中医药大学。

公元（年）	明纪年	干支	作者	书名	考证内容	版本资料
			亡名氏撰，明太医院校正	太医院精选急救小儿良方直旨2种2卷	子目：《新锲太医院精选小儿全婴秘法》1卷，《新锲太医院小儿全科经验秘诀传奇真方》2卷。	日本内阁文库藏有明刊本2卷1册，为原江户时代医学馆旧藏。
			亡名氏撰	慈幼秘诀1卷，慈幼秘传1卷	《大辞典》《联目》不载，国内无存，《中国医籍考》载录《慈幼秘传》，笔者未见。	日本内阁文库藏明刊本，为原江户时代医学馆旧藏。
			云阳冷开泰（玄赞）撰辑	天花谱史3卷	前后无序跋，成书时间不详。为天花病候专书，涉成人与小儿、孕妇之症状、程度及诊疗方法，其中多篇以诗歌体写成。	有明钞本藏美国国会图书馆，收于《域外汉籍珍本文库》第四辑。
			鄞县蔡继周（季愚子）撰	保嗣痘疹灵应仙书2卷	《联目》《大辞典》不载，《中国医籍考》载录，"存"，录自序。笔者未见。	日本内阁文库藏有明刊本1册。
			亡名氏撰辑，北海李亚枝重校，广晋王之士重刻	卫生延年纪不明卷数，残存卷上	《联目》《大辞典》不载，笔者未见。无序跋、目录，首烟萝子五脏论，下册有陈希夷坐功图，钤东方文化事业总委员会所藏图书印。	有明钞本藏台湾中央研究院历史语言研究所傅斯年图书馆。残存卷上，文字有残缺。
			温陵庄应蕙（汝元，隐儿）撰	庄应蕙医案1卷	《联目》不载，《大辞典》"佚"；《中国医籍考》载录，"存"，有按语谓附于萧京《轩岐救正论》后，其末附林应楷《庄隐几先生传》。笔者未见。	《轩岐救正论》后，未见是书。
			江阴黄五辰撰	医经正宗8卷	《联目》《大辞典》不载，笔者未见；《中国医籍考》载录，"存"，并据《江阴县志》载其《医家正旨》6卷，"未见"。	查找无着，当佚。
			宋·昆山郑亭（春敷，荥阳）原本，明·淞南任树仁（晒含，月峤）订	妇科约囊万金方2卷	无序言，有薛纪茂、唐仲贤跋。卷上载妇人科说、分阴阳论、大小产论、滑胎论、瘦胎论、调理精血论等论说，载经候不调、经候不通、崩中、漏下、带下等40证，又载《胎前一十八问奥旨》；卷下首载《产后论》21篇，附《妇人胎前产后补遗妙方》30余首及《产后至捷一撮珍用药目录》。	《联目》《大辞典》不载，有清求志堂抄本存世，又名《求志堂任秘藏妇科约囊万金方》《求志堂任秘藏万金方神书》，2007年收于《中医古籍孤本大全》影印线装出版。

清代医籍年表一

公元 (年)	清纪年	干支	作者	书名	考证内容	版本资料
1644	顺治元	甲申	海盐裴一中（兆期，复庵居士）撰	裴子言医 4 卷	有本年自序、1657 年赵善鸣序，另有毛一骏、张应麟、陈之遵序无纪年。随笔集，随时记其心得，每以亲治例案以证，虽不及分门别类而理则一贯。卷 1 署盐官裴一中著，槜李朱茂晖阅，男裴翰校订，载命门、小心、辨朱丹溪何栢斋两先生君相二火、辨阳虚气虚阴虚血虚等 23 篇；卷 2 同邑吴蕃昌阅，载论何栢斋先生水肿论、世风不同、大补脾丸要旨、发明等 49 篇；卷 3 云间蒋平阶阅，载取效不必专执本草中主治、发明王好古王节斋论人参、似有余实不足难遽用人参、产后用参三则等 64 篇；卷 4 同邑刘宗旭阅，载择医疗病、医家之误人有六、胡孝辕先生痛医道之衰、徐东皋云古医十四科等 15 篇。1851 年王士雄选辑 50 则为《言医选评》1 卷。作者并著《删润原病式》，《中国医籍通考》谓为是书附录，经查对，并未之见。	崇祯刻本藏中医科学院、四川图书馆，康熙自镜堂刻本藏苏州图书馆、上海中华医学会；有清初丁酉抄本 4 册藏浙江省中医药研究院。《言医选评》收于《潜斋医学丛书》。
			芮城张吾仁（春台）撰	伤寒金镜录辨舌世验精法 1 卷	有自序，另序缺页未全，伤寒舌诊专著，又名《伤寒辨舌世验精法》，36 舌图出自《伤寒金镜录》。	有康熙间抄本，1666 年其孙张于乔编录于《撰集伤寒世验精法》。收于《四库未收书辑刊》。
			古雄丹崖赵凤翔（羽伯）撰辑	单方选要	国图藏残卷，存卷 4、5、7，笔者所见为缩微胶卷，前不见序言、目录，后不明总卷数。	《联目》《大辞典》不载，有清初抄本藏国图。
1645	二	乙酉	湖南漫士辑	水边林下（7 种 7 卷）	前有小引，医书子目：程羽文二六功课、陆树声病榻寱言、高濂仙灵卫生歌、野蔌品、服气诀、侯宁极药谱、俞宗本种药疏各 1 卷。《联目》所载子目略异。	本年刻本藏国图，书目文献出版社收于《北京图书馆古籍珍本丛刊》影印出版。
			湖南漫士辑	水边林下养生书二种 2 卷	子目：仙灵卫生歌，二六功课。	有本年刻本藏国图，收于《北京图书馆古籍珍本丛刊》影印。

公元（年）	清纪年	干支	作者	书名	考证内容	版本资料
1645	二	乙酉	汪若谷撰	外科秘集2卷	首论痈疽病名、部位、治法、重十二经辨证；次载痈疽疔疮、痔漏杂症，收方400余首。	有本年汪氏抄本藏中医科学院。
1646	三	丙戌	李栻（二南）撰	伤寒述微3卷	有本年龚懋熙序，卷上论伤寒、切脉、问症、危症6篇，卷中三阴三阳、正变通治及痞、结胸等4病症，卷下述病症13种及传变直中治法、调理丸、决生死3篇。	有本年南益堂刻本藏上海中医药大学。
			少林寺僧著，扬州张总兵录，江阴吴之谦校	少林寺伤科秘方1卷	本年扬州张总兵得之少林寺，1835年吴氏祖上录得，1932年吴之谦照录原书，撰序行世。	《联目》《大辞典》不载，收于《伤科集成》《珍本医籍丛刊》排印出版。
1647	四	丁亥	钱塘卢之颐（子繇、繇生，晋公）撰	本草乘雅半偈11卷	有本年自序及李际期、李玄晖、李绍贤序，凡例则署崇祯辛未，即1631年。增补其父卢复《本草纲目博义》而成，选《本经》222药，补后世143，合为365种，考证药性，记录形态，参以诊治之法。	有清初卢氏月枢阁刻本藏中医科学院、故宫、四川图书馆及天津、浙江、上海中医药大学，收于《四库全书》。
1648	五	戊子	新建喻昌（嘉言，西昌老人）撰	尚论张仲景伤寒论重编三百九十七法8卷	简称《尚论篇》。有本年自序、1650年自跋。分前后篇，前篇原8卷，倡三纲鼎立，批评王叔和、成无己编注之失。1763年黎川陈氏重刻并为4卷，别刻《尚论后篇》4卷，合前仍为8卷。	本年锡环堂刻本藏山东中医药大学、甘肃图书馆、南通大学，康熙、乾隆刻本藏中医科学院、江西图书馆，均无《尚论后篇》。
			喻昌撰	尚论后篇4卷	温病学著作，即《尚论篇》后半，包括春三月温症大意，温症上中下篇，辨两感温症等章节。喻氏生前未刊，后人整理出版时又补小儿附篇、会讲附篇、问答附篇等喻氏其他著作，有周瑞跋。《中国医籍考》载录，"未见"。	1739年两仪堂刻本之后30种版本均包括前后篇，《尚论篇》全书又收于《喻氏医书三种》《四库全书提要》。
1649	六	己丑	云间李中梓（士材）撰	伤寒括要2卷	原撰《伤寒授珠》10卷亡于兵燹，择其精要，仅得其二，故名。有本年自序及许友绪、那谷遗民旻老夫、宋咸、张安苞4序，《括要》载总论，以证为纲述各经证治，有肾虚易犯伤寒、两感诸论；附方则以方列证，述百合、阴阳毒、六经113方及附杂方56首。	有本年及康熙、嘉庆数种清刻本，藏于南通大学、上海中医药大学、中国中医科学院、上海图书馆、上海中华医学会等处，收于《珍本医书集成》。
			钱塘卢之颐（子繇、繇生，晋公）撰	伤寒论疏钞金錍15卷	有1657年郑显序。疏，以内经理论阐述伤寒；钞，详析诸家，以问答阐发仲景旨意。	有刻本藏医学科学院、中医科学院、上海图书馆。

公元（年）	清纪年	干支	作者	书名	考证内容	版本资料
1650	七	庚寅	武林潘楫（硕甫，邓林）撰	证治宝鉴 12 卷	综合性医书，前后无序跋。论治内伤病证，兼及疫疠风痧、瘿瘤瘰疬诸疾。	成于本年，有 1934 年上海中华新教育社铅印本。
			山阴王三重（伯俞）撰，槜李郁宧光（东阳）删补	难经广说 1 卷	有本年自序、王介锡小引。设问作答以阐述医理论说，补充经所未及者，与扁鹊《难经》本身并无关联。	浙江省图书馆藏本年抄本。
			龙游祝登元（茹穹）撰	心医集 6 卷	有本年自序及张学圣、佟国鼎、丁文盛、郑清、朱正源、郑迁槐、顾礽、彭六翻序。子目：纪验，症方，三科，脉论，秘方，静功。	日本内阁文库藏本年序刊本，收于《珍版海外回归中医古籍丛书》；国内藏有卷 6 静功、卷 1 纪验合刊本。
1651	八	辛卯	驷溪云间子集撰，乐山人编修	草木春秋 5 卷	有自序，为药物拟人化章回小说，共 32 回，卷端署为《草木春秋演义》。《联目》《大辞典》俱不载，成于明末清初，姑置于此。	1999 年华夏出版社收于《中国本草全书》401 卷影印出版。
1652	九	壬辰	钱塘潘楫（硕甫，邓林）撰辑	医灯续焰 21 卷	诊法著作，有本年自序及陈朝辅、潘之淇 2 序，蒋苣《潘隐君邓林先生传》、蒋式金跋。潘楫辑录其师王绍隆所教而成书，犹挑灯续焰，故名。首载崔氏四言脉诀，后载 81 篇论脉及诸家诊法，补遗各证四诊要则、医范治法。	本年陆地舟刻本藏国图、中国科学院、中医科学院，天津、上海、南京中医药大学及上海、南京、安徽、浙江图书馆，收于《中国医学大成》。
1653	十	癸巳	海阳程知（扶生）撰	医经理解 10 卷	又名《医解》，有本年自序。首卷为脏腑图等 11 幅，后脏腑解、经络解、穴名解、脉象解、脉理解、望色解、病名解、药名解、运气解，卷各一解。	有清抄本藏国图，又有 1925 年上海元昌印书馆石印本。
			武林陆圻（丽京，讲山）撰	医林新论 2 卷	封面有陈灿题签，有本年李中梓序。载医论 12 篇，卷上补中益气论、暑月调神论、运气论、宗主成方论、阴阳通俗论、用药多寡论，卷下真中风论、广嗣论、鬼神祷世论、脉部异同论、糟味论、初学戒行论。	有抄本藏浙江省中医药研究院。
1654	十一	甲午	滑县王行冲（子固文之）撰	眼科百问 2 卷	有次年夏通引序、1657 年崔胤弘序。增损《葆光道人眼科龙木集》72 问，以问答形式讨论眼科的生病理和临床证治，共 110 条。1939 年上海东方文学社铅印本作《眼科自疗问答》。	1884 年善成堂刻本藏首都、河南、重庆图书馆、中医科学院、苏州大学炳麟图书馆、成都中医药大学，有版本十余种。

续表

公元 （年）	清纪年	干支	作者	书名	考证内容	版本资料
1655	十二	乙未	吴门郭佩兰（章宜）撰	本草汇18卷	有本年李中梓序，1666年自序、自识。首列本草源流47家，卷1-4医药通论，卷5-6各科病机，卷7-8为百病主治药，卷9-18本草药物，末有补遗，载草果、兰草、熏草等14品。	有本年书业堂刻本藏中国科学院、上海交通大学医学院、四川图书馆、上海中医药大学，收于《四库未收书辑刊》。
			华亭李中梓（士材，念莪）撰，吴县尤乘（生洲）增补	本草通玄2卷	前后无序跋。《通玄》后避康熙讳改名《本草通元》，分14部载药346种，及用药机要、引经报使，末附尤乘《食物性鉴赋》。	有1678年吴三桂云南刻本藏中医科学院、苏州中医院，收于《士材三书》。
			湖州费启泰（建中，德韨）撰	救偏琐言10卷	有本年方大猷序、1659年自序，另有5卷、8卷本。载论72篇，首列救偏总论，次原痘论，为总纲，记述痘疹证治，列医案以为验，附备用60方。《续修四库全书提要》载录。	有顺治刻本藏山东图书馆、中国医科大学及陕西、湖南中医药大学。康熙后有版本10余种。
			新安洪正立（参岐）编校	医学入门万病衡要6卷	有自序、上官铉序，原题龚廷贤辑，乃托名之说，实洪氏编撰。《中国医籍考》卷63"洪正立《医衡》"，诚是。撮取各家论述80余病症，内科时病杂病为主，兼及妇科诸疾。	日本延宝五年（1677）、天和三年（1683）刻本，1984年中医古籍出版社据延宝五年影印出版。
1656	十三	丙申	龙游祝登元（茹穹）撰	心医集静功纪验3卷	原题《心医集》，有本年熊文举、石玮序。为卷6静功、卷1纪验合刊，另有《纪验二刻》，载案29则。	康熙刻本藏上海中医药大学。
			祝登元撰，赵巘纂辑	祝茹穹先生医印3卷	有本年郎廷佐、1654年沈朝璧序，赵氏记录纂辑其师祝登元医说，卷2言脉，卷3论医理及伤寒，附：祝茹穹先生医验1卷。	有本年刻本藏中国中医科学院。
			钱塘莫熺（丹子，皋亭）撰	脉会辨1卷	有本年自序、韩诗序，录医论20篇，其论脉及经络仅8篇，如命门考、三焦不当专主于尺辨、又论心包络有经足据、论十二经皆有动脉、论扎脉，余则泛论医事。《续修四库全书提要》载录，谓其名"脉会辨"而名实不尽符。	有顺治刻本藏上海中医药大学，收于《莫氏锦囊十二种》。
1657	十四	丁酉	仁和张遂辰（卿子，相期，西农）编撰	张卿子经验方不分卷	前后无序跋，分头面、口、耳、心、脾胃、痢、中风等38证，载290余方。	收于《汇刊经验方》，民国《杭州府志·艺文》载录为《经验良方》。

公元（年）	清纪年	干支	作者	书名	考证内容	版本资料
1657	十四	丁酉	张遂辰撰辑，钱塘许嗣灿（省晨）参订	简验良方集要2卷	分39类，上卷内科、五官科，述头痛、耳目病症，下卷外、妇、儿科11病症，载简便验方，附食忌、妊娠禁忌诸论。	1662年刊行，有1782年许嗣灿重校刊刻本藏辽宁省图书馆。
			仁和王梦兰（蕙子，醒庵主人）纂，张遂辰鉴定	秘方集验2卷	有自序、1665年张遂辰、薛城序。首列外感诸症歌诀88首，下为药食毒、虫兽伤、暴死、危笃诸急证36门，末附余方拾遗。	1665年醇佑堂刊，日文版名《锦囊妙药秘录》。
			王梦兰，东莞梁宪（绪仲，无闷）纂辑，常熟蒋伊（渭公，莘田）刊订	济人自济经验诸方3卷	有1757年蒋洲序。蒋莘田翁视学中州，延王、梁辑古医方而梓行之，1727年其孙蒋涟重刻，1757年蒋洲三刻于晋阳。	有州历轩刻本藏河南中医药大学，中原农民出版社收于《古医籍珍本集萃丛书》排印出版。
			钱塘卢之颐（子繇，繇生，晋公）撰	痎疟论疏不分卷	疟疾专著，有自引、1764年王琦跋。依据经旨，取法后世各家及个人体验，详述疟疾因证，分析诸疟常变及其证治方药，后附《痎疟疏方》1卷，选方38首，有附方自引。	有1767年宝笏楼刻本藏中国科学院、天津、上海图书馆。收于《四库全书》《医林指月》《当归草堂医学丛书》《中西医学丛书》《中西医学劝读》等。
			天津宋良弼（六一）纂	医方小品不分卷	前后无序跋，无凡例，列49证，载方634首。	清初刻本藏天津图书馆，收于《中医古籍孤本大全》影印出版。
			白云山人编	神方拾锦不分卷	前后无序跋，有目录，汇编单验方274首。	有稿本藏上海中医药大学。
			鲁史刘芳泽（德馨）辑	名医类编不分卷	有本年自序，脉诀部、药性部之后，以五行水火木金土分部述症。鲁史，原称阿鲁司，今属云南省临沧市凤庆县。《联目》《大辞典》不载。	有清刻本藏故宫博物院，2000年海南出版社收于《故宫珍本丛刊》影印出版。
			益都翟良（玉华）纂辑	翟氏医书五种汇刻8卷	子目：痘科汇编释意3卷、方药治症提纲1卷、脉诀汇编说统2卷、经络汇编释义1卷，马之骐疹科纂要1卷。	本年刻本1函7册藏山东中医药大学。
			翟良纂	方药治症提纲1卷	有赵济美序和自跋。以方治病有千变万化、圆通不滞之机，是书之作正以言其机也。	收于《翟氏医书五种汇刻》。

公元（年）	清纪年	干支	作者	书名	考证内容	版本资料
1658	十五	戊戌	新建喻昌（嘉言，西昌老人）撰	医门法律6卷	有本年自序。法为法则，律示禁律，诸病先论病因病机及其演变，次为法，再次为律。其《大气论》《秋燥论》卓有见地。	本年初刻，有刻本40余种，收于《喻氏医书三种》《四库全书》《豫章丛书》。
			钱塘卢之颐（子繇，繇生，晋公）撰	学古诊则4卷	1770年王琦重订撰序。卷1备诊法大纲，卷2言三部九候及《内》《难》异同，卷3言《金匮》寸口及经络终始，卷4言经穴、奇经，兼宋庄季裕别传之灸法，明僧慧融之针法，凡40则。	收于《医林指月》；《续修四库全书提要》著录。
			益都翟良（玉华）纂辑	脉诀汇编说统2卷	有1667年林起龙序，融会古说以论脉理，述脉状、主病、从症、从脉、相类相反相兼脉，学者须明于书、明于心；附录则为四时顺逆脉及《濒湖脉诀》，并有荣卫说、元气先天说、独取寸口说等医论。	有本年初刻本藏上海中医药大学，1667年老二酉堂刻本藏中医科学院等处，收于《翟氏医书五种汇刻》，与《经络汇编》有合刻本。
			亡名氏撰，满洲刘文焞（宪章）参订	痘科醉缘4卷	有序无署名。卷1论述痘症病因病机及分期治疗，兼症变症52种，附辨痘赋6篇、药性赋、治痘律例；卷2列发热、标痘、灌浆、结痂生死诀等；卷3治痘64方；卷4麻疹证治歌诀及91方。	有清抄本藏北京大学，《大辞典》著录，《联目》不载，《续修四库全书提要》载录。
1659	十六	己亥	长山于秉雍（名鹏，友莲居士）撰，长山沈萃（聚九）、于湜（正夫）增广	痘疹庸谈广编10卷	于秉雍本年撰《痘疹庸谈》，有自序、次年李化熙序，未刊；康雍间沈萃、于湜为之增广，1728年刊行，有沈、于序跋及戴璠、何世堪序与沈钦统、于元宗跋。	有1729年宝旭斋刻本及1940年上海吴承书记局铅印本藏上海中医药大学；山东中医药大学藏有抄本。
			益都翟良（玉华）纂辑	医学启蒙汇编6卷	有本年自序、1666年林起龙序。内容：首医略诸论、病症歌括，方药歌括列24剂36方为纲，诸证要方歌括44门248方，补遗诸方歌括193，末则药性歌括，论药性及用法。	有本年刻本藏山东中医药大学，收于《翟氏医书五种汇刻》；《续修四库全书提要》载录。
1660	十七	庚子	毗陵顾元交（焉文）撰	本草汇笺10卷	扉页作《增补图像本草备要汇笺》，有庚子、丙午2自序及李模、钱濱2序。首列药图66幅，集运气及药性论15则，载药381种，分草、木、果、谷、菜、人、禽、兽、虫、鱼、鳞、介、玉、石、水、火、土等部，附图1卷，以介绍临床用药，附有验方。	有本年刻本藏中国中医科学院、上海中医药大学，2015年收于《中国古医籍整理丛书》有校注排印本。

公元 (年)	清纪年	干支	作者	书名	考证内容	版本资料
1660	十七	庚子	明·华亭李中梓（士材，念莪）原撰，吴县尤乘（生洲）增补	增补诊家正眼2卷	尤乘增补李中梓《诊家正眼》，有1642年李士材原序、本年尤乘自序及董廙、秦卿胤2序、凡例。卷1载47篇论脉，卷2以四言歌诀述28脉，并为脉诀辨误，末附脉法总论，为今之通行本。	本年二雅堂刻本藏中国中医科学院、上海中医药大学，收于《士材三书》《续修四库全书》。
1661	十八	辛丑	吴兴沈穆（石匏）撰	本草洞诠20卷	有本年自序、戴京曾、王益朋、翁自涵等序，有凡例。选《纲目》要药800余种，分水、火、金石等16类，末2卷为用药纲领24则。	有本年吴兴沈氏家刻本藏中医科学院、上海图书馆，收于《中国本草全书》88卷。
			华亭沈时誉（时正，明生）撰，梅薰（公燮），顾是（祗若），屠元凯（舜遴）纂辑	医衡4卷	有宋征舆序与本年沈汝械跋。分统论、证论、附论3部述医理、各科证治及养生、嗣育，载39家医论81篇。有人托名叶天士增删而为《叶选医衡》；洪正立《医学入门万病衡要》亦称《医衡》，自是二书。	本年刻本藏上海中医药大学，1985年上海书店据此影印出版；1721年刻本与1910年石印本藏上海图书馆；另有抄本存世。
			沙城周震（慎斋）撰	幼科指南4卷	成于本年，原题《幼科》，初刊于1789年，改题《幼科指南》，有周高煊序。卷1儿科歌赋及杂论30则，卷2儿科杂证10余则，卷3-4从心经主病至肾经类方30则，证治及医案。	又名《幼科医学指南》，收于《幼科大成》。
			周震撰辑	幼科大成4种	又名《幼科四种》。子目：《幼科指南》4卷、《小儿推拿广义》《福幼编》《保婴秘言》。	1926年上海文成书局石印本藏山东图书馆及河南、长春、黑龙江、成都中医药大学。
			如皋丁其誉（蜚公）编	寿世秘典12种18卷	有本年自序及黄机、黄虞序，分12门：月览、调摄、类物（2卷）、集方（4卷）、嗣育、种德、训记、法鉴、佚考、典略、清赏、琐缀，各有小序，法鉴、典略二门有录无书，云嗣刻而未成。所引俱标书名于下，多撮《月令广义》《玉烛宝典》为之。	浙江图书馆藏有稿本，收于《四库存目丛书》；另有颐古堂刻本藏中国中医科学院、上海中医药大学，仅存前四门，1991年中医古籍出版社影印。
			丁其誉辑	集方4卷	前有小序。仿彭用光《简易普济良方》，取历代医书笔记所载简易验方汇编成册。	收于《寿世秘典》。
			丁其誉辑	类物2卷	凡物类之有关于日用饮食者悉为考订，载食物358种，分水、谷、菜、果、鳞、介、禽、兽、味9门。	收于《寿世秘典》。

公元（年）	清纪年	干支	作者	书名	考证内容	版本资料
1661	十八	辛丑	吴江沈自南（留侯）撰	艺林汇考饮食篇7卷	食物本草学著作，前有题记，分饔膳、羹豉、粉饎、脍胾、酒醴、茶茗6类，阐述饮食古义颇详。《艺林汇考》分栋宇、服饰、饮食、称号、植物5篇，是为其一。	顺治刊本藏中医科学院，无酒醴、茶茗2类；为《艺林汇考》五篇之一，收于《四库全书》子部杂家之杂考类。
			太平周之干（慎斋）撰，晋陵陈嘉璲（树玉，友松居士）注	脉法解2卷	又名《周慎斋脉法解》，无序跋，载有关脉形、病机、治法、处方等条文78条。	有抄本藏辽宁中医药大学，载于《医学粹精》。
			新建喻昌（嘉言，西昌老人）撰	喻氏医书三种15卷	子目：医门法律6卷，尚论篇4卷，后尚论篇4卷，寓意草1卷。1763年善成堂刻本有赵宁静序。	本年文锦堂刻本藏湖南中医药大学，有30种版本。
			龙游祝登元（茹穹）原撰，庐陵赵豗（一苍子）纂辑	祝茹穹先生医验1卷	载医案47条，各具籍贯、姓名；后为本年钱谦益2序，下载钱氏记述祝氏医案12则，末案未完，有阙失。	附于《祝茹穹先生医印》，藏中国中医科学院。
1662	康熙元	壬寅	苏州马俶（元仪，卧龙老人）撰	马师津梁3卷	由其门人姜思吾传其抄本，无序跋目录，1732年汪廉夫题序定名。	湖南师范大学藏清抄本，《四库存目丛书》据以收录。
			云间李延罡（期叔，辰山）著	五运六气1卷	前有小序，撮运气之大纲为初学之阶梯，述运气与脉诊关系。	收于《脉诀汇辨》为卷8。
			李延罡著	（李延罡）医案1卷	前有小序，不分类，载数十案，多久治误治而得效者。	收于《脉诀汇辨》为卷9。
			李延罡著	经络藏象1卷	有小序。《脉诀汇辨》已疏解经络藏象之关诊法者，又摹其形状，衡其轻重，折衷前贤之说以释，间附臆见，以为是书。	收于《脉诀汇辨》，为卷10。
			山阴倪宗贤（涵初）撰	痢疾诸方不分卷	痢疾三方：初起煎方，10日加减煎方，月后补理煎方。	收于《五种经验方·济世专门编》。
			倪宗贤撰	疟疾诸方不分卷	无序跋，载疟疾4方。另有《倪涵初疟痢三方》《治疟痢屡验奇方》，并选录于多种经验方、简便方汇辑之中。	收于《五种经验方·济世专门编》。
			倪宗贤撰	倪涵初疟痢三方1卷	有1753年长白重刊序，合编《痢疾诸方》《疟疾诸方》。大同小异者有《痢疟奇方》《倪涵初先生痢症方》《治疟痢屡验奇方》《经验痢疟良方》《经验痢疟肠红良方》《治疟痢屡验奇方》等。	1753年泰州集贤斋刻本藏上海图书馆，有版本十种。

续表

公元 (年)	清纪年	干支	作者	书名	考证内容	版本资料
1662	康熙元	壬寅	歙县江之兰（含征）撰	医津一筏1卷	又名《内经释要》，有自序自跋。以《内经》治则要语为题分12篇阐述治法。	收于《昭代丛书》《三三医书》；《四库》收于存目。
			黄山采药翁辑	农经酌雅2卷	据《神农本草经》至《本草纲目》的29种本草学著作编成，分水、火、土、金石、草、谷等16部，末附《炮炙论序》节文。详于药物别名、异名而略于性味主治。	有秀野草堂抄本藏北京大学，1999年华夏出版社收于《中国本草全书》95卷影印出版。
			颍州李文煌、李郁等辑	建松堂简易痘疹良方6卷	有本年李文煌自序、李郁跋，又名《济幼慈航》。载取闽中郑正吾《痘经》、雍丘侯献之《痘鉴》、嘉禾沈执甫《保赤书》，《十竹斋经验方》及《全婴痘疹金镜录》《格详要论心法》等而成。	有1806年隆阜槐景堂刻本藏上海中医药大学。
1663	二	癸卯	钱塘张志聪（隐庵）撰	伤寒论宗印8卷	有本年自序及沈九如序，按叔和旧本以《内经》理论注释《伤寒论》原文，凡144章635则，方解详于药性药理。	有本年刻本藏上海中医药大学，清末抄本藏医学科学院、湖南中医药大学。
			张志聪撰，钱塘高世栻（士宗）补订	本草崇原3卷	张志聪原撰，未成而殁，高世栻续成未刊，1767年王琦收于《医林指月》，有序。分上中下三品载《本经》233药，附品56种，共289种。	有1898年香南书屋刻本藏南京图书馆、广西桂林图书馆，收于《医林指月》。
			张志聪编	医学要诀不分卷	无序跋，分草诀、药性备考、脉诀、经诀4部。首法象，为药性理论，以七言四句歌诀加注释，述本经上、中、下三品300种；药性备考分14部述诸药性味、功效；《脉诀》注释《四言脉诀》的脉象、病证；《经诀》注释十四经脉歌诀，阐述其循行及相关病证，各经各有《步穴分寸歌》，末为十五大络。	有昆明崇德堂刻本藏云南省图书馆，1999年中国中医药出版社收于《张志聪医学全书》排印出版。
			吴县蒋示吉（仲芳，自了汉）撰	医宗说约6卷	有本年自序，综合性医书。卷首总论，诊法、药性、制方、治要；卷1-2内科杂证，余为伤寒、小儿、妇产、疡科。	有刻本石印本40种，《续修四库全书提要》载录。
			蒋示吉撰，林钟节抄	医宗说约小儿科节抄1卷	有引言，为《医宗说约》儿科内容节录，载医论3篇，列17证治，附沉香末子、加减地黄汤方2首。	有1815年林钟节抄本藏中国中医科学院。
			蒋示吉撰	医疗歌括1卷	综合性医书，笔者未见。	有清抄本藏南京图书馆，经查未见。

公元（年）	清纪年	干支	作者	书名	考证内容	版本资料
1663	二	癸卯	蒋示吉撰	通医外治1卷	有尤乘序，敷熨之法外治，头面手足、九窍皮毛之疾不药而愈。	《联目》《大辞典》不载，《医籍考》谓"存"。
			苕溪朱之黯（用汲）参定	毓麟芝室痘疹玉髓金镜4卷	有本年碧琅山人序，卷1痘原、痘因、诊法；卷2诸经穴部位诸痘；卷3痘药囊赋、药性；卷治痘92方。	有抄本藏上海中医药大学。
			朱之黯原撰，日本吉田祥（仲祯，长达）校刻	毓麟芝室疹科治法纲4卷	有1800年杉本良序、吉田祥跋。卷1辨痧疹；卷2稽古，载洁古、海藏斑论；卷3、4征今，王肯堂疹论、缪仲淳痧疹论。	日本宽政十二年（1800）三卷本无缪氏痧疹论，藏日本早稻田大学，有抄本藏上海中医药大学。
1664	三	甲辰	潜江刘若金（用汝，云密）撰	本草述32卷	有1690年高佑记、吴骥2序；1699年重刻，有陈吁、谭瑄、毛际可3序。不分项目载药501种，取法金元诸家及《纲目》、缪希雍。篇幅颇大，1829年张琦为《本草述录》6卷；1832年杨时泰成《本草述钩玄》32卷；1870年蒋溶又辑《萃金裘本草述录》9卷，为之节录。	本年书成，作者次年殁，1690年初刊，1699年重刻，后有多种刻本。
			吴县陈元功（晏如）撰	本草纂要1卷	有王心一序，载药180余种，言药性及配合用法。《联目》《大辞典》不载，笔者未见。	国内无存，《医籍考》卷14载录，"存"。
			钱塘张志聪（隐庵）注	金匮要略注4卷	有本年自序、凡例、莫瑕跋，考订注释《金匮要略》，会通诸家，论辩精深。23篇后人补辑之方，未加详注；24篇未载全文，选取数方，其宗旨专在发明仲景大义也。《续修四库全书提要》载录。	有本年恒古堂刻本，1683年文瑞堂刻本藏中国科学院、南京图书馆，有清抄本藏医学科学院、上海图书馆。
			江宁王如锡（武工）辑	东坡养生集12卷	有本年自序、丘象升、王思任序。辑录苏东坡有关养生诗词言论，分饮食、方药、居上、游览、服御、翰墨、达观、妙理、调摄、利济、述古、志异为12卷。	康熙间书林陈道生刻本藏中国科学院、上海图书馆，1990年中医古籍出版社有影印本。
			桐城方以智（密之，曼公，愚者）撰	物理小识12卷	有本年自序、方中通、于藻序。卷首总论，正文分天、历、风雷雨旸、地、占候、人身、医药、饮食、衣服、金石、器用、草木、鸟兽、鬼神方术、异事等15类，其涉及人身、疾病、医药、草木者，亦可为方技家他山之助也。	有康熙间刻本藏上海中医药大学，商务印书馆收于《万有文库》。

公元（年）	清纪年	干支	作者	书名	考证内容	版本资料
1664	三	甲辰	云间李延罡（期叔）撰	脉诀汇辨10卷	有本年凡例、自叙、1666年刘光夏序，1722年重刻本有彭孙贻序。汇集70余种脉学文献，辨正高阳生脉诀谬误。卷1治脉六要，卷2-6以四言脉诀为纲阐述二十八脉；卷7望闻问，卷8运气与脉诊，卷9李士材医案，卷10经络藏象诊法辨证。	1666年李氏初刊本藏中国科学院、医学科学院、中医科学院及上海、南京、浙江图书馆等处，上海科技出版社1963年有铅印本，并收于《续修四库全书》。
			原题：新建喻昌（嘉言，西昌老人）撰	伤寒脉证歌2卷	有1751年张超序、吴梦学凡例，以百首七言歌诀述伤寒脉证，原文则小字注于歌下。或为吴氏手著而讬于喻氏大名。	1751年虚白堂张超校刻本藏上海中医药大学，有抄本藏广东中山图书馆。
			喻昌撰	痘疹生民切要2卷	有1772年陆师鉴序。卷上痘疹预防、治法及用药准绳；卷下辨气血两虚及麻疹证治。	有1772年刻本藏上海图书馆及山西医科大学。
			新安程林（云来，静观居士）撰	程氏即得方2卷；程氏续即得方2卷	有本年自序及尤侗、黄周星序。本年辑《即得方》，分54类，1670年辑《续即得方》，各科203症，677方。以病为纲，下列诸方，若病仓卒，可随手即得，故名。	1670年居易斋刻本仅甘肃省图书馆藏；1672年刻本则首都图书馆、军事医学科学院、中医科学院亦有藏。
			江西金溪龚定国撰	云林女科秘方3种3卷	有本年王慎德序，妇科著作，子目3种，《内府秘传经验女科》《女科方脉主意》《杂录秘传女科妙方》各1卷。定国，廷贤之子，授太医院医官，本年其子秉赤付王慎德刊行。	日本内阁文库藏日本元禄二年（1689）洛下书肆堀川植村藤右卫门刊本，2002年收于《海外回归中医善本古籍丛书》出版。
			嘉善浦天球（鸣虞），庐江何涛（松庵）同撰	女科正宗4卷	有本年浦天球、何涛2自序，分凡人、调经、崩漏、带下、种子、胎前、临产、产后、乳病9门，述妇产科常见病证治。	有清康熙间刊本藏上海中华医学会。
			亡名氏撰	按摩经不分卷	按摩专著，理论、手法均独树一帜。载神拿72式，手法从头始，后胁肋肚腹，至腿足，有穴图；另有按摩24势，手法与武术功法相似，为探讨按摩与武术关系提供线索。	1817年传录，有清抄本藏山东中医药大学。
1665	四	乙巳	吴县张璐（路玉，石顽）撰	伤寒缵论2卷	有本年胡周甫序，1667年缵绪二论自序。缵者，祖仲景之义，重编王叔和本，采喻氏诸家注释以成。卷上六经病，卷下藏结胸痞、合并病、温热病、杂病、脉法等。	有本年刻本、1667年思得堂刻本等十余版本，收于《伤寒大成》《张氏医书七种》，有与《伤寒绪论》合刊本。

公元（年）	清纪年	干支	作者	书名	考证内容	版本资料
1665	四	乙巳	张璐撰	伤寒绪论2卷	有李瑾序、张倬跋，绪者，理诸家纷纭而清之，以翼仲景之法。博采前人方论，补充仲景证治。卷上总论48题，论六经、传变、两感、温病、内伤等；卷下证治百种，附杂方148首及针灸法。	有1667年刻本等十余版本，收于《伤寒大成》《张氏医书七种》，《四库》收于存目，有与《伤寒缵论》合刊本。
			明·鄞县张时彻（维静，东沙，芝园主人）原撰，三韩王梅（玉林）增订	新刻摄生总论12卷	1550年张时彻撰辑《摄生众妙方》，王梅为之增订，原书张氏自序及正文11卷同《众妙方》，王梅增补秘授脉诀、诸药性赋、秘传伤寒妙诀等3篇为卷1。有本年王梅序、1680年王希尹后序，1715年魏瑞昌据王梅之子王希尹重修本撰序复刻。	本年王梅初刊本藏中国科学院，1715年魏瑞昌据王梅之子王希尹重修本复刻聚景堂本藏首都图书馆、天津中医药大学。
			山阴祁坤（广生，愧庵生阳子）撰	外科大成4卷	有本年自序自跋、1743年祁宏源序。卷1总论，卷2-3分部位诊治，卷4不分治部，有大毒有小疵，包括内痈、疔疮、流注、瘿瘤，末附炼取诸药法。《续修四库全书提要》载录。	有康熙崇文堂刻本、聚锦堂李氏书林刻本等20种版本，上海科技出版社有铅印本。
			明·关中武之望（叔卿，阳纡）原撰，清·钱塘汪淇（憺漪，右之）笺释删订	济阴纲目14卷	有本年汪淇序，妇产科专著。武氏原著5卷，汪氏删除武氏原序及医论20篇方247首，改变方名归类及次序，增添部分方剂注释，眉批1430余条，重订为14卷。	本年小酉山房初刻，有30余种版本，影响远大于原著5卷本。
			钱塘汪淇（憺漪，右之）撰	保生碎事1卷	有本年查望、叶生序，又名《保婴经验方》《济阴慈幼外编》。述初生儿七日内有关事宜。	附刊于作者笺释重刊的武之望《济阴纲目》之后。收于《四库全书·存目》。
			虞山顾云逵（丹阳子，雪人道人）述	登岸捷径不分卷	有本年自序及悟真释疑自序，内容：玄关一窍、意、活子时、沐浴、火候、行功规则，列九转功法；后附太元子次韵评比、樵林类语、金丹四百字疏义，杂录八段锦、六字诀、修丹大略，后为悟真释疑。	有清钞本藏中国中医科学院。
1666	五	丙午	华亭李中梓（士材，念莪）撰	里中医案1卷	又名《李中梓医案》，有自序未纪年，有1676年四世孙李升庵续记。不分门类，载161案。李延罡选录50余则，收于《脉诀汇辨》为卷9，是年刊行，前有小序。	有抄本藏苏州市图书馆。

公元（年）	清纪年	干支	作者	书名	考证内容	版本资料
1666	五	丙午	芮城张吾仁（春台）撰，其孙张于乔（孟迁）录编	撰集伤寒世验精法 8 卷	有本年张于乔自序自跋及阴润、王者佐 2 序，赵景昱、姚廷凤 2 跋。列述正伤寒、类伤寒、续伤寒诸证 170 余条，前有杂论，后附《伤寒辨舌世验精法》36 舌图。	有本年刻本藏中国科学院、中医科学院，收于《四库未收书辑刊》《明清中医珍善孤本精选十种》。
			天都陈丰（来章）撰	苇航集 14 卷	集古今医书编为：内景图说、四诊括要、药性十剂、杂病证治、方法合解，述药 200，载方 400。	有康熙刻本藏中国国家图书馆。
			桐城方以智（密之，曼公，龙眠愚者）撰辑	脉考 1 卷	述养生治神、运气要义、气血脏腑、三部九候、十二动脉、中部寸口法，辨脉诀之误并述包络三焦、肾命门，述心主、膻中、太渊及脉诊要约之门以言脉。	收于《通雅》为卷 51，本年浮山此藏轩刻本藏安徽省图书馆，《通雅》有 1641 年自序、本年姚文燮序。
			方以智撰辑	古方解 1 卷	前有引言，列论 1 篇，解释汤液 48 首，散方 8 首，丸方 18 首，膏方 6 首，各类前亦有引言以释其义。	同上，收于《通雅》为卷 52。
1667	六	丁未	吴县张璐（路玉，石顽）等撰辑	伤寒大成 5 种 7 卷	张氏父子三人伤寒著作合刊。子目：伤寒缵论 2 卷，伤寒绪论 2 卷，诊宗三昧 1 卷，伤寒舌鉴 1 卷，伤寒兼证析义 1 卷。	子目五种各自收于《张氏医书七种》，有本年同德堂刻本。
			吴县张倬（飞畴）撰	伤寒兼证析义 1 卷	有张倬自记，以问答述述中风、虚劳、肿胀、噎膈等 17 种兼证，附经脉、奇经、运气、方宜 4 杂文。	收于《伤寒大成》《张氏医书七种》《四库全书》《中国医学大成》。
			嘉兴徐彬（忠可）撰	伤寒一百十三方发明 1 卷	又名《伤寒方论》。卷首《名医别录》，正文以《尚论》次序分经述方，论述颇精。	有本年刻本藏南京图书馆、苏州中医院，收于《伤寒尚论篇全书》。
			徐彬撰	徐忠可伤寒图论 1 卷	有陈师锡小引，立伤寒杂证十二经图、呼吸行气应脉随时历于脏腑之图、脏腑本气五行所属与四季相应图、或问图说、伤寒杂证分主阴阳论等 7 篇。	收于《伤寒尚论篇全书》。
			新建喻昌（嘉言，西昌老人），徐彬撰辑	伤寒尚论篇全书 5 种 8 卷	有本年及下年徐彬 2 自序、陈升庵序，子目：喻昌《尚论篇》4 卷、《伤寒尚论编次仲景原文》1 卷，徐氏《伤寒一百十三方发明》《伤寒抉疑》《伤寒图论》各 1 卷。	康熙书林李秀芝宋诚甫刻本藏中医科学院，日本元禄九年（1696）平安城书林博古堂重刻本藏北京大学、上海中华医学会、南京图书馆等处。

续表

公元（年）	清纪年	干支	作者	书名	考证内容	版本资料
1667	六	丁未	新安程林（云来）问，喻昌答，徐彬传	伤寒抉疑1卷	1648年，程林提伤寒发病、病理、临床辨证和论治等多方面疑问16条，喻昌一一作答，成《答问篇》。本年徐彬撰跋，转录刊行。	收于《伤寒尚论篇全书》。
			泗沘施端教撰	伤寒手援2卷	有本年自序，卷上35篇，六经证治及脉象、类症、时气、温病等；卷下17篇，三阳病、合并病及病后四方、双解散等。	有本年刻本藏上海中医药大学。
			渔阳林起龙（北海）撰	本草纲目必读24册	有本年自序、三奇斋主人识语。删节《纲目》，选药647种，分17部，每药仅存气味、主治、发明、附方4项，以为其必读内容。	康熙朱杨武三奇斋补修刻本藏中医科学院。
			明·金溪龚居中（应园，如虚子，寿世主人）辑，清·潭阳刘孔敦（富沙，指月山人）增补	女科百效全书5卷	有本年刘孔敦序，颇为详细介绍经带胎产诸妇科疾病临床证治。近时发现其书新残本2-5卷，卷5卷端署有"指月山人富沙刘孔敦增补，潭阳书林发祥堂订梓"，载产后病症58种，多选自《校注妇人良方》。	有康熙间刻本4卷藏上海中华医学会；《中医文献杂志》2018年第1期《发现女科百效全书新残本摭谈》，所载有卷5产后证治。
			明·华亭李中梓（士材，念莪）撰，清·吴县尤乘（生洲，无求子）增辑	李士材三书4种9卷	有本年尤侗、尤乘2序，子目：医家正眼3卷，本草通玄2卷，病机沙篆2卷，尤乘《寿世青编》2卷。	本年初刻，有版本30余种存世，流传颇广。
			李中梓撰，尤乘增辑	病机沙篆2卷	无序跋，凡29篇，载45证，各证又详列子目，述其含义、病因、病机、症状、分类、鉴别、治法、急救、预防。	收于《士材三书》。
			李中梓原撰，尤乘增辑	寿世青编2卷	又名《寿世编》。上卷论未病摄养之法，搜集儒释道调心、调身、调息养生理论及练功经验；下卷述服药方法、药物制度、煎药要点，饮食宜忌等；附：病后调理服食法1卷，介绍117首食养方。	附于《士材三书》，收于《珍本医书集成》。
			尤乘辑	勿药须知1卷	养生著作，载《疗心法言》《林鉴堂安心诗》等。	收于《小石山房丛书》。

公元（年）	清纪年	干支	作者	书名	考证内容	版本资料
1667	六	丁未	尤乘撰	病后调理服食法1卷	病后将愈，宜安心静养，调和脾胃，防风寒，慎起居，戒恼怒，节饮食，忌房劳，除妄想，是其切要，并述饮食宜忌。尤氏另有《食物性鉴赋》4则：寒凉、温热、平性、诸物有毒解毒各一例，附于李中梓《本草通玄》后。	本年附刊于《寿世青编》，收于《珍本医书集成》。
			新都程济之（赤阳子）撰	客邸调养救急便方不分卷	有本年自序，分随便简易救急诸方、四时起居却病良法、饮食禁忌解散诸毒、胎产瘿幼疾病调养四部，载方73首。	有本年刻本藏上海图书馆。
			南雄张中和（介石，曹洞俗汉）撰	资蒙医径3卷	有本年自引自跋，1669年尹汝豪叙。上中卷赋脉观形，以歌赋述内科诸病证治；下卷本草方剂歌赋，述药性宜忌畏恶、引经药例、汤饮丸散。	2003年人民卫生出版社收于《海外回归中医善本古籍丛书》排印出版。
			亡名氏辑	同仁堂秘授喉科十八证·尤氏秘传喉科真本·喉科全书	三书合编，有唐成之题词2则，乃喉科之丛抄也。	有抄本藏中国中医科学院。
			原题：梁溪尤乘（生洲）撰，常熟吴氏辑《附方》	尤氏喉科秘书1卷，附方1卷	有1670年吴炳篆序、1675年冯岩峰序、1808年陈耕道序，《续修四库全书提要》载录。首载咽喉总论，述咽喉门7病、口牙舌颈面腮门19病，分辨证总论细条、治证用药秘法、制药配药秘法，及煎剂、丸散、吹药诸方。无锡尤存隐著，附方则吴氏所增辑。《中国医学大成》称尤乘撰，《联目》《大辞典》沿袭其说，均误。尤氏喉科书如：《尤氏喉科大法》不分卷、《喉科浅秘》2卷、《尤氏秘传喉科真本》等，均为存隐撰，非尤乘。	有嘉庆刻本藏苏州大学炳麟图书馆，有版本十种，收于《中国医学大成》《丛书集成》《借月山房汇抄》。
			晋江粘本盛（道恒，质公，眉春子）编著	道养全书不分卷	又名《道养初乘忠书》，有本年自序，分前后二编。前编答问，阐述道教内炼养生理法，解答养生问题；后编载学坐要诀、吕祖日用诀、证验说、通玄子杨大师论六通、栖云先生论冲和、图像说、内景赋、求正篇、任、督脉论、奇经考、呼吸说等内炼养生图像。	稿本4册藏福建师范大学。

续表

公元（年）	清纪年	干支	作者	书名	考证内容	版本资料
1668	七	戊申	吴江张登（诞先）撰	伤寒舌鉴1卷	有本年自序，详列伤寒观舌法：白，黄，黑，灰，霉浆色胎，蓝色胎纹舌，红，紫色舌8种舌象，附妊娠伤寒舌，载120舌图。	有本年刻本，收于《伤寒大成》《张氏医书七种》《四库全书》《陈修园医书》40、60种。
			张登原撰，亡名氏抄录	伤寒舌鉴要诀不分卷	根据《伤寒舌鉴》抄录原文而略其图。《联目》《大辞典》不载，笔者未见。	《中医古籍辞典》载录有抄本存世。
			嘉兴贾诠（所学，九如）原撰，吴县尤乘（生洲，无求子）增辑	脏腑性鉴2卷	贾诠以钱雷《人镜经》为本，附《内经》要义，发明脏腑体性以介绍脏腑生理，尤乘补辑，兼采经典及诸家之说及某脏某腑见证，并诊治治法，针灸穴法。	收于《博物知本》，有与《经络全书》合刻本。
			明·吴江沈子禄（承之）原撰，吴江徐师曾（伯鲁）删订，清·吴县尤乘（生洲）增辑	重辑经络全书2卷	有自序，有1688年凡例，1576年徐师鲁原序。沈撰前编《经络分野》，徐续后编《经络枢要》，尤乘为详注藏府经络之正、别、直、支，为脉学之晦正误，注字义之难明，注字音之罕见。	收于《博物知本》，有与《脏腑性鉴》合刻本。1999年中医古籍出版社与张三锡《经络考》、翟良《经络汇编》合刊，名《经络全书》排印出版。
			博山岳含珍（玉也，思莲子）撰	经穴解不分卷，附：针灸阐岐	无序跋，首载内景赋，分十二经络、奇经八脉，各述总论、经穴总计、经筋、诸经穴奇穴解，后附岳氏《针灸阐岐》《幼科阐岐》。《联目》《大辞典》俱不载。	1990年人民卫生出版社有张灿玾、柳长华据清抄本点校繁体竖排本。
			岳含珍撰	幼科阐岐40卷	无序跋，存3卷。卷38针灸类症、小儿疾论、诸症治法、辨症、观形察色诀、面色图歌；卷39识病歌、陈氏经脉辨色歌、辨三关、病症生死歌、脍脉歌、手法、手诀、诸穴治法、手六筋、掐足诀；卷40治小儿诸惊推揉等法、婴童杂症、针灸治法、针灸各赋类症、针灸类症、诸痫、诸症，末为附辨6则。内容完整，似非残卷，其卷次或为岳氏诸书总卷次，则是书当为完帙。	《联目》《大辞典》不载，附于《经穴解》。1990年人民卫生出版社有张灿玾、柳长华据清抄本点校繁体竖排本。

公元（年）	清纪年	干支	作者	书名	考证内容	版本资料
1668	七	戊申	新兴叶广祚（澄泉）撰	采艾编 3 卷	有本年潘毓珦序，卷首汇引、条例、采艾考、十二经俞穴、形图、俞募会络、症候、周身总图；卷 1 经穴，释名、汇治、禁穴、详考、尺寸、四诊等；卷 2 为 85 症灸治；卷 3，儿、妇、外科 17 症灸治，附宁一玉《析骨分经》。	本年刻本藏上海中医药大学。1711 年叶茶山补辑校正作《采艾编翼》3 卷，1805 年刊行。
			靖江朱凤台（慎人）撰	医学集要 9 卷	有本年自序、朱易序。卷 1 诊法 24 则，卷 2 - 5 内科杂病，卷 6 伤寒，卷 7 妇科，卷 8 儿科，卷 9 外科，内容简要。	日本内阁文库藏本年刻本，2005 年中医古籍出版社收于《中医古籍孤本大全》影印出版。
			琴川黄序（六苍）撰	痘科约囊 5 卷	前有本年自序及何诇、卢絃序，先发议论，主张顺天时，度地宜，察人事，审病势顺逆，详药性宜忌；次以歌赋图说，再论证治，附以古方。	有本年琴川宣兰艺圃黄氏刻本藏中医科学院、苏州中医院。
			明·吴县高阳（霁阳）撰，清·长洲徐珊（斗南）纂，吴江陈应亨（嘉甫）录	高霁阳医案不分卷	有本年石震序，无单行本，《联目》《大辞典》俱不载，徐珊于 1842 年收入《八家医案》。	收于《八家医案》，有抄本存世；江苏科技出版社收于《清代吴中珍本医案丛刊》出版。
			武进石震（瑞章）撰辑	石瑞章医案不分卷	无序跋，《联目》《大辞典》不载，徐珊收于《八家医案》。	同上。
1669	八	己酉	慈溪柯琴（韵伯，似峰）撰	伤寒论注 4 卷	有本年自序，1755 年马中骅跋。以证为主，各分篇目，重加编次，再予校正疏注。卷 1、2 伤寒总论、太阳病痉湿暍；卷 3 阳明、少阳；卷 4 三阴病及阴阳易、诸寒热证。	收于《伤寒来苏集》，有 1706 年初刻本藏黑龙江中医药大学；1755 年昆山马氏绥福堂刻本为最早单行本，收于《中国医学大成》《珍本医书集成》。
			柯琴撰	医方论 3 卷	国图藏清抄本《古今名医方论》2 卷，卷上署慈溪柯琴韵伯父、新安罗美澹生父全评，或即柯氏《医方论》。	《联目》《大辞典》载有抄本存四川图书馆，经查未见；收于《医方十种汇编》，亦未见。
			海阳程知（扶生，嵩庵）撰	伤寒经注 13 卷	有本年自序、1671 年梁士溿序。尊喻氏《尚论》，重加编次考订《伤寒论》而成书。	有 1699 年澹远堂刻本有黄允亮序，藏上海图书馆、上海中华医学会、浙江中医药研究院等处。

续表

公元(年)	清纪年	干支	作者	书名	考证内容	版本资料
1669	八	己酉	武林莫熺（丹子，皋亭）撰注	莫氏锦囊十二种	有1672年史大成序，卷首载文9篇：志当益坚、医贯仙宗、素珠说、皋亭山记、品志述、元会运世礼数、素问合考序、经义正目等；正文子目：医门约理、难经直解、脉学入门四言举要、濒湖脉学、脉诀汇辨、脉诀考证、本草纲目摘要、月令考、黄帝阴符经注、黄庭经注、心经悟解、性命圭旨约说。	顺治至康熙间陆续刊行，1741年据顺治康熙间刻本重加每种扉页的汇印本，藏中国科学院、中国中医科学院、军事医学科学院、北京大学医学部、上海中医药大学等处。
			莫熺撰注	月令考1卷	有本年自序2则。以《礼记·月令》《本草纲目》及各家之注，考辨其得失是非，而为月令气候考，以知气化之微机。	收于《莫氏锦囊十二种》。
			蓉湖吕鼎调（燮元，蓉湄）编纂	小儿痘疮八十一论方不分卷	有本年《参校闻胡两先生痘疮八十一论方》自序。子目：《宋胡大卿小儿痘疮八十一论方》，《江湖经验方》，《重刻元传陈氏小儿痘疹一宗方诀》。	有清抄本藏中国医学科学院。
			亡名氏原纂，吕鼎调编纂	江湖经验方不分卷	前有小引，载列大功散，圣功散，神功散，调胃散等13方。	收于《小儿痘疮八十一论方》。
			亡名氏原撰，蕲州王协（恭男，约庵居士）传	眼科全书3卷	有本年卢絃序与王协《抄刻始末述》。卷上总论，卷中眼病160症，卷下眼病方药。	有本年蕲州王氏古香堂刻本藏北京中医药大学、上海图书馆。
			甬上邱克孝（古则，隘村道人）撰	隘村医诀5卷	有本年自序，汇辑医药歌诀，又名《古今医诀》。卷上医方考证治赋、汤散歌等14篇，卷下四言脉诀、内景赋、病机赋等38篇。	有本年刻本藏中国中医科学院、军事医学科学院、辽宁中医药大学。
			朱元育（云阳）撰述	参同契阐幽7卷	作者原名朱由櫻，明宗室，封延宁郡王，明亡，出为道士。书有本年自序，《参同契》以易道明丹道，易道之要在阴阳，丹道之用亦不外阴阳，阴阳合而成易，大道在其中矣。会而通之，其惟《参同契》。	1721年天德堂本，收于《道藏辑要》《丹道养生道家西派集成》。
1670	九	庚戌	钱塘张志聪（隐庵）集注	素问集注9卷	有本年自序。张氏及其门人集体注释《素问》81篇，以经注经，逐句注释原文。与《灵枢集注》合刊为《黄帝内经素问灵枢集注》18卷。	与马莳《注证发微》合刊为《黄帝内经素问合纂》20卷；收于《中国医学大成》。

公元 (年)	清纪年	干支	作者	书名	考证内容	版本资料
1670	九	庚戌	张志聪撰	侣山堂类辨 2 卷	有本年自序，《医林指月》本有王琦序，为张与门人弟子讲学研讨的论文集。卷上 64 篇述医理，辨血、气、脏腑阴阳、亢害承制、邪正虚实，论针经、诊法、中风、消渴等；卷下记药论方，载本草纲领、药性形名、草木不凋、四时逆从 4 论，析药 40 味，辨药性，论方剂。	有本年刻本藏北京中医药大学、天津图书馆、苏州大学炳麟图书馆，1696 年刻本藏山东中医药大学，有版本十余种；收于《医林指月》。
			新安程应旄（郊倩）撰	伤寒论后条辨直解 15 卷	有本年自序及胡文学、李壮序，次年王式钰跋。分礼、乐、射、御、书、数 6 集，礼集首次贬王叔和序例之伪而不录；末附仲景原文及方、喻篇次。	现存次年式好堂、日本宝永元年（1704）博古堂、1744 年致和堂刻本、文明阁刻本等多种刻本，亦有多种校注排印本。
			歙县程玠（文玉，松崖）原撰，程应旄改编	医径句测 2 卷	有本年自序及程林、黄周星序。程应旄改编《松崖医径》脉证六图而成，分别录两手三部 6 图，列证治 4 篇。"句曰"以四言四句述脉象及主方；"测曰"述脉症机理及方义。	有本年刻本藏中国中医科学院及辽宁中医药大学。
			胡之球（登之）撰	幼科入室 1 卷	无序跋、目录，首论变蒸、虎口三关、脉纹捷要，次用药法、用方治病法，附儿科验方与病案。	有本年抄本藏中国中医科学院。
1671	十	辛亥	嘉兴徐彬（忠可）注	金匮要略论注 24 卷	有本年自序、张蓬林序、凡例，有论有注以发明原本蕴奥，"正义疏释备于注，或有剩义及总括诸不可专属者见于论"，故名。	本年初刻，有十余种版本，收于《四库全书》。
			高邑李潆（伯清，禹门，三希道人）撰	身经通考 4 卷	有本年自序自跋、仲弘道序，次年伊辟序、仲弘道跋，针灸学著作，设为问答以阐轩岐奥旨。	有康熙间三希堂刻本藏中国科学院。
			晋陵史树骏（庸庵）撰辑，晋陵俞蒀（卷庵，泯图子）订正	经方衍义 5 卷	有上年史树骏自序、本年俞蒀自序。前 4 卷分 49 门载方，附七言歌赋以衍义，卷 5 为《本草挈要》《医法指要》12 篇，论十二经脉生理证治。	有本年颐贞堂刻本藏中国中医科学院及成都中医药大学。
			史树骏撰，俞蒀订正	本草挈要 1 卷	无序跋。分 8 部载药 280 种，以数句骈语论药。	为《经方衍义》卷五之药物部分。
			甬东庐真人撰	疗疮紧要秘方 1 卷	有庐真人序，记 52 种疗疮图谱、穴位图，各类汤药方 37 首，外敷药物 5 种。	有 1923 年宁波华升局铅印本。

公元（年）	清纪年	干支	作者	书名	考证内容	版本资料
1671	十	辛亥	武林莫熺（丹子，皋亭）撰	黄帝阴符经1卷	有本年自序及次年向功来序。修真之道大旨在秘密修炼纯阳之气，反逆阴阳，转杀为生，则不生之生，是谓长生，附《素珠说》一篇	收于《莫氏锦囊十二种》。
			莫熺撰	黄庭经注1卷	有自序，大旨乃金丹法象之理，黄庭指中宫之戊己，关元次丹田之下穴，幽阙乃性命之根蒂，命门为相火之元神，相须为用，金丹始成。	收于《莫氏锦囊十二种》。《阴符经》向序谓笺注《阴符》《黄庭》成，故成于本年。
			兰溪李渔（笠鸿，谪凡，笠翁）撰	闲情偶寄·颐养部不分卷	有自序。原书16卷，分8部述戏曲、营造、园艺诸事，颐养部专论养生，分行乐、止忧、调饮啜、却病、疗病5篇。	《闲情偶寄》翼圣堂本年初刻为16卷，1710年芥子园主人编为6卷。
1672	十一	壬子	古吴蒋示吉（仲芳，自了汉）撰	望色启微3卷	始于甲申，成于辛亥，前后28年，稿凡七易，本年柳棨刊，有本年自序及周茂兰、殳丹生、柳棨3序，1666年蒋堪旷序，载82论，摘内经望色条文。有后集《医意商》，并附《伤寒翼》。	国内无传，日本内阁文库有藏，2002年人民卫生出版社收于《海外回归中医善本古籍丛书》排印出版。
			蒋示吉撰	医意商不分卷	医案专集，为《望色启微》后集。前后无序跋，载中风、痨瘵、顿咳等案20则。国内无传，《中国医籍考》载录，"存"。	同上。
			蒋示吉述	伤寒翼1卷	有自序，瘟疫医论13则，附于《望色启微》后。	同上。
			钱塘张志聪（隐庵）集注	灵枢经集注9卷	有本年自序。与《素问集注》相仿，张氏及其门人集体注释《灵枢》，以经注经，逐句注释原文。与《素问集注》合刊为《黄帝内经素问灵枢集注》18卷。	有抄本藏湖南图书馆；收于《中国医学大成》。
			新安程应旄（郊倩）撰	伤寒论赘余1卷	有本年题词，门人王式钰收集程氏逸稿，整理成编，附于《后条辨》后，故称为《赘余》，内容杂乱，为读伤寒论心得体会。	《联目》《大辞典》不载，附于《伤寒论后条辨》之后。
			新安胡其重（易庵）辑	急救危症简便验方2卷	有本年自序，次年符执垣序及李忱序、胡文焕跋。分中风中寒中气诸方、中寒伤寒瘟疫诸方、中暑昏冒诸方等22门，汇录各科危重急证用方1500余首，又有针灸方，载19穴。次年有续集2卷，汪锡光增编。	有1729年新安汪氏重校刊行本，附《续集》2卷于后，1842年又有张谦吉重订本。

续表

公元（年）	清纪年	干支	作者	书名	考证内容	版本资料
1672	十一	壬子	陈谟撰	神验单方 1 卷	《联目》不载，《大辞典》"佚"，《中国医籍考》载录，"存"。笔者未见。	日本公文书馆藏文化十一年（1814）春不焕光写本，题《溥仁堂校正神验单方》，作 2 卷。
			长洲汪琥（苓友）辑	痘疹广金镜录 3 卷	有本年自序，订补《痘疹金镜录》，载 50 证 59 方，述 115 药，附证治大法及方药加减法。	有 1800 年刻本藏苏州中医院，1840 年存仁堂刻本藏中医科学院。
			武林莫熺（丹子，皋亭）撰	难经直解 1 卷	又名《详注难经脉诀直解大全》有本年自序及 1675 年钱捷序。多取滑寿《难经本义》意。	收于《莫氏锦囊十二种》。
			莫熺撰	李濒湖脉学 1 卷，脉学入门四言举要 1 卷	有本年自序、朱焘序，参考《濒湖脉学》注释《脉诀》，详考脉形体状、相类主病之义，旁及各家得失。	收于《莫氏锦囊十二种》。
			京江何应时（继元）纂集，何镇（培元）、何金瑄（宗源）校刊	何氏家传集效方 3 卷	又名《何氏类纂集效方》，有 1674 年张金镜序、小引。卷端署"京口何应时继元甫纂集，男何镇培元甫、侄何金瑄宗源甫同校"，诸目录作何镇纂，有误。分 25 门收录常用经验之方。	1674 年毓麟堂刊本藏中国科学院、中医科学院、上海中医药大学。
			京江何镇（培元）撰	本草纲目必读类纂 36 卷	有本年自序。卷首 2 卷，图说 11 卷，各症主治药品 4 卷，药性发明 12 卷，载药 610 种。	毓麟堂刊本藏中国中医科学院。
			何镇纂	何氏济生论 8 卷	综合性医书，有 1816 年汪廷珍序。分证论病，述卒中痿废、诸虚劳怯、诸邪感冒、内因杂证、妇人诸病等 8 类，并附歌诀。	1816 年京江庄孝容静观堂刻本藏中医科学院、浙江中医药研究院及上海、南京中医药大学。
			何镇纂	崇实堂诸症名篇必读不分卷	医学笔记杂著，无序跋、凡例，封面题《济生论诸症名篇必读》，目录作《崇实堂删订济生论诸症目录》，卷端作《崇实堂诸症名篇必读》，各不相同。载中风、中寒、中暑、中湿等 33 症。	有抄本藏上海中医药大学。
			施叔取原撰，娄东顾祖亮（汉明）辑	证治济世编 3 卷	内科学著作。本书乃祖亮师施叔取原稿，以《证治准绳》为主，辅以《广笔记》《必读》，又参以《心传》而成，载列内科病症数十种。原题《证治家珍编》，顾为厘正并改题。	有稿本藏中国科学院。

公元（年）	清纪年	干支	作者	书名	考证内容	版本资料
1672	十一	壬子	常州顾愈（昌黎）撰	伤寒衣钵 1 卷	分内伤外感辨、正伤寒、伤寒见风、伤风见寒、虚损、劳力、夹气、妊娠、产后等各种伤寒证治法，浅显通俗。	《联目》《大辞典》不载，《中医古籍辞典》载有本年初刻本。
1673	十二	癸丑	歙县程林（云来，静观居士）注	金匮要略直解 3 卷	有本年李锦序、凡例。以经证经，参阅唐宋诸家注释，宗旨在"直截简切，文理详明，期于取用，不故作僻语迂论曲解"，故名。	本年初刻本藏医学科学院、中医科学院、故宫、山西图书馆，收于《续修四库全书》。
			阳曲傅山（青主，公佗，石道人）撰	大小诸证方论 1 卷	有本年顾炎武序，《小儿科方论》载儿科诊法及 25 证 38 方，《杂症方论》载 200 余证，240 余方。《联目》《大辞典》不载。	有抄本藏山西图书馆，山西人民出版社、学苑出版社有校订排印本。
			亡名氏撰，王大德（帆川）传	青囊秘诀 2 卷	有王大德序，外科学著作。疑为傅山著，成书于康熙年间，故附著于此。河南怀庆济源庙秘藏，1796 年王大德发现并抄录，抄本长期藏沁阳守拙堂。	1962 年何高民校考山西人民出版社出版。
			钱塘张志聪（隐庵）撰	伤寒论纲目 9 卷	有自序，张氏与门人同道共同研讨《伤寒论》之心得，后附《伤寒论白文》1 卷。	有本年自刻本藏中医科学院，收于《中医古籍孤本大全》出版。
			武林刘默（默生）撰，海盐石楷（临初）校订	证治百问 4 卷	刘默原书成于 1659 年，题《青瑶疑问》；石楷本年校订刊行，更名《证治百问》，有自序、刘元琬序；1689 年唐起哲序，说明始末经过。1753 年林开燧略加补充，改名《林氏活人录汇编》，又有《会篇记略》《活人方汇编》，均系是书复刻本。	有 1673 年顾志堂刻本藏中医科学院、天津、上海图书馆、广州中医药大学。
			新安胡其重（易庵）原撰，新安汪炳（锡光）增续	急救危症简便验方续集 2 卷	有本年胡氏自序、彭士望序及 1729 年许镇序、吴之直跋。补前集之未尽，前集多危急证，兹则缓急兼备；前集诸方简易，兹集续补药品稍繁稍贵者。《联目》不载，《大辞典》《中国医籍通考》"佚"。	1729 年新安汪氏重校刊行《急救危症简便验方》，附《续集》于后，有广易堂刻本藏天津医学高等专科学校。
			如皋丁其誉（蜇公）撰	嗣育不分卷	前有小序，列男女总论、产育、保元、调经、受妊、固胎、广嗣杂纂、妊娠禁忌，载还少丹、七宝益元丹、鱼鳔丸、固精丸及四物汤、正元丹、至凝丹等 18 方。	为《寿世秘典》之 5。

公元（年）	清纪年	干支	作者	书名	考证内容	版本资料
1673	十二	癸丑	钱塘戴笠（曼公，独立性易，天外一闲人）撰	痘疹方函不分卷	明亡，戴氏渡海东瀛为僧，僧名独立性易，号天外一闲人，宣扬佛学，行医利济，擅痘疹。成书年代不详，摘录《活幼心法》《全幼心鉴》《保赤全书》等，按症候分类记述。日人池田正直传其学，有《痘疹唇舌口诀》等。	日本延宝元年（1673）瑞仙抄本藏吉林大学。
			亡名氏撰	青囊全璧7卷	有本年王协序，谓：傅仁宇《审视瑶函》"全窃此书，改头换面，错置冠履，颠倒衣裳，冒为己有，刻成庸陋之书以欺世盗名"。	《联目》《大辞典》不载，《中国医籍考》载录，并谓"存"。
			景陵赵双璧（公瑶）撰，日照李簹（宗周）订，清苑王麟胤（君祥）定	银海精微补4卷	眼科学著作，有本年王麟胤序及次年李澄中、丁泰、杨蕃跋。卷1医论，总述目病病因治法，卷2五轮八廓，列调治脏腑方200余首，卷3眼病22种问答、歌诀23首，卷4简易方100余首。	有康熙安东卫刻本藏中医科学院，2005年中医古籍出版社收于《中医古籍孤本大全》影印线装出版。安东卫，明洪武间置，非安东衞。
			华亭朱世溶（若始）撰	诊籍不分卷	有本年张士甄序，载内科医案23叶，女科医案11叶。	有本年刻本藏中国科学院图书馆。
1674	十三	甲寅	慈溪柯琴（韵伯，似峰）撰	伤寒来苏集8卷	有卫廷璞序，子目：伤寒论注4卷，伤寒论翼2卷，伤寒附翼2卷。全面探讨伤寒论的编次，证治方药，注重理法，密切联系临床。	有1706年初刻本藏黑龙江中医药大学，有版本30余种，收于《中国医学大成》。
			柯琴撰	伤寒论翼2卷	有本年自序及季诺、孙金砺序，1764年冯纶序。卷上全论大法、六经正义、合并启微、风寒辨惑、温暑指旭、痉湿异同、平脉准绳7篇，卷下六经病解6篇及制方大法。	为《伤寒来苏集》三书之一，1716年江都王氏秩斯堂本为最早单行本，收于《中国医学大成》《丛书集成初编》。
			柯琴撰	伤寒附翼2卷	无序跋，为伤寒方论。以六经分类，分列诸方，批驳三纲鼎立说。	为《伤寒来苏集》三书之一，亦有十余种单行本。
			原题：柯琴撰	伤寒方翼1卷	前有叶桂序，另有一跋。按原文次序逐一辨析诸方，六经有论88篇，方110首，各经前有本经方总论，诸方下详方义、主证、宜忌、加减。	有稿本藏国图，2002年收于《国家图书馆藏稀见古代医籍钞稿本丛编》。有1920年赵氏华轩乌丝栏抄本藏上海图书馆。

续表

公元（年）	清纪年	干支	作者	书名	考证内容	版本资料
1674	十三	甲寅	原题：柯琴撰	玉机辨证2卷	无序跋，述内、妇科杂证，上卷载滞下、疟、中风、伤风、疠风等16门，下卷载寒、暑、湿、燥、火、热、痹及经闭、经水不调、血崩、带下、胎产诸症等22门，共38篇。方志书目均未载柯氏此书，当为后人托名了；《联目》著者亡名，有抄本藏苏州图书馆，经查未见。	1992年湖南科学技术出版社《中医古籍临证必读丛书·内科卷》，据北京中医研究院馆藏传抄本校注整理，以柯琴为作者。
			绍兴任越庵辑	伤寒法祖2卷	有1842年陶观永序，体例遵柯氏《伤寒论翼》，去繁从简，细加校正。	稿成未刊，为裘氏读有用书楼得，收于《珍本医书集成》刊行。
			闽县林森（药樵，深山野人）撰	痧疫论3卷	《联目》载录，笔者未见，或即为《痧症全书》？	有1823年刻本藏上海中医药大学，经查未见。
			吴孔昭（丹山）撰	麻痘1卷	述麻疹、痘疮证治，附：宜用、忌用诸药，主方与药性，见标部位、主方等。	有清抄本藏中国中医科学院。
			武林莫熺（丹子，皋亭）撰	心经悟解1卷	有自序及本年蔡琠胤序。取三经而笙释疏注《心经》，列引圣贤经旨以考其义，使心性之学皆知所遵行。	收于《莫氏锦囊十二种》。
1675	十四	乙卯	槜李郭志邃（右陶）撰	痧胀玉衡4卷	本年初成3卷，有自序、王庭序，为痧证发蒙、玉衡要语、脉法、诸证及治验、方药；1678年撰成后卷，为痧证看法、兼证、变证及验案，又有自序。《续修四库提要》载录。	《中国医籍考》载录3卷，或为原刻本；今存4卷本均1678年增补者。收于《中国医学大成》《说疫全书》《疫痧二症合编》。
			常熟朱鸿雪（若瑛，半僧）撰	方便书10卷，补遗1卷，急救须知1卷	有本年自序、1677年钱朝鼎序，称：朱子若瑛，贫士也，心存利济，选古今名医经验单方为《方便书》10卷，《救急须知》1卷。	有1677年抄本藏上海中医药大学，后附《方便书补遗》《急救须知》各1卷。
			新安罗美（澹生，东逸，东美）撰	内经博议4卷	有本年赵汝揆题辞。分天道、人道、脉法、针刺、病能、述病6部，附张子和九气感疾论、缪仲淳阴阳脏腑虚实论治。未刻，仅抄本流传，民国间收于《珍本医书集成》。	收于《珍本医书集成》，撰年不详，据《古今名医方论》成书推断。
			罗美撰，民国钱荣光（性方，道隐）编辑	古今名医汇粹古今名医方论合刊2种12卷	有1922年钱荣光序及《重刊名医汇粹序》。《联目》《大辞典》载本年古怀堂刻本，为《方论》；1801年五柳居、1823年盛新甫刻本，为《汇粹》，非二书合刊。	1924年上海大成书局始合刊二书，有石印本流传。

公元 (年)	清纪年	干支	作者	书名	考证内容	版本资料
1675	十四	乙卯	罗美撰	古今名医方论 4卷	有本年自序，选录常用方剂150余首，方论200余条，附补方药杂论17条。	收于《三朝名医论》；《续修四库全书提要》载录。
			罗美撰	古今名医汇粹 8卷	汇辑元明清名医百余家医论治验，卷1为论集，载论10篇，附先哲格言90余则；卷2为脉要集；卷3以下为病能集，分杂证73门；末卷为妇人治例。	成于本年，有精抄本存世，1801年五柳居初刻；1924年与《古今名医方论》合刊；又收于《珍本医籍丛刊》。
			罗美辑	名医汇编4卷	系《古今名医汇粹》节抄本。	有精钞本存世。
			浙西林澜（观子，莱庵道人）撰	伤寒折衷20卷	有本年自序、1678年邵泰衢序、1679年杨萧序、1680年沈晋垣序。卷1序例，卷1-9六经，卷10差后，卷11汗可下水火篇，卷12脉法，合而为《伤寒折衷》12卷；卷13-16类证，卷17、18杂说，卷19附方，卷20舌法，合而为《伤寒类证》8卷。	有1680年官刻本藏中国医学科学院及上海、江西中医药大学。
			林澜撰	伤寒类证8卷	《中国医籍考》卷34载本书，"未见"。经考证，今本《伤寒折衷》后8卷类证、杂说、附方、舌法，即《伤寒类证》8卷。	同上。
			上虞释传杰（子木）撰	明医诸风疠疡全书指掌6卷	有上年自序、本年成兆彩序，麻风专著。《联目》《大辞典》不载，《中国医籍通考》"佚"。	日本内阁文库有藏，收于《中医古籍孤本大全》。
1676	十五	丙辰	休宁程林（云来，静观居士）撰	医暇卮言2卷	有吴绮、薛珩序及程光礼《静观居士云游疏》。述天地阴阳、形神脏腑、脉证方药，上卷196条，下卷98条，取材《庄子》《吕览》诸书，后附《纳音释义》。《续修四库全书提要》载录。	有清抄本藏中国中医科学院，收于《中国医学大成》。《医籍考》载而未见，由《西塘杂俎》二集录尤侗序。
			西蜀熊应雄（运英）撰辑，清江陈世凯（紫山）重订	小儿推拿广意3卷	又名《推拿广意》《幼科推拿广意》，有自序。上卷总论儿科诊法及推拿作用、穴位、手法；中卷述儿科17证推拿法；下卷载方180首。	1749年金陵四教堂刻本藏河南省图书馆，有30余种版本，收于《续修四库全书》。
			歙县朱本中（泰来，凝阳子）撰	贻善堂四种须知	子目：急救须知，饮食须知，修养须知，格物须知各1卷。本年贻善堂初刻，有自述；1689年刻本有吴兴祚、亡名氏、郎廷极、郎廷栋、李良谏、魏宪等6序。	本年贻善堂初刻本北京中医药大学藏有残卷；1689年古越吴兴祚刻本藏中医科学院及上海图书馆。

续表

公元（年）	清纪年	干支	作者	书名	考证内容	版本资料
1676	十五	丙辰	朱本中纂辑	饮食须知不分卷	食物本草学著作，与元代贾铭所著是二书同名。分水火、谷、菜、兽、禽、果、鱼、味等类，载食物357种。	收于《贻善堂四种须知》《丛书集成初编》。
			朱本中纂辑	急救须知3卷	有本年周陈俶序及亡名氏、韩作栋2序，有凡例。载内科30症，妇儿科18症，外科28症。	收于《贻善堂四种须知》。
			朱本中纂辑	修养须知不分卷	养生著作，有周肇漫序。摘葛玄《至道心传》，次《至真妙道》，及炼丹入室口诀，末为调摄导引方法。	同上。
			朱本中纂辑	格物须知不分卷	养生著作，述道德修养、精神调摄、医药卫生，分格言、格物、格情三门，达观、检身、天时、地理等70类。	同上。
			京江何镇（培元）撰，何金瑄（宗源）参订，李沛校订	（新镌）何氏附方济生论必读18卷	有本年张日浣序及凡例，分卒中、诸伤等14门191证，附方2153首。内容十之七取于《准绳》《医学纲目》，十三取于金元诸家。	康熙毓麟堂刻本藏中医科学院与河南中医药大学，上海中医药大学藏有抄本。
			白岳吴学损（损庵）撰	痘疹百问秘本不分卷	无序跋，以157问概括痘疹病因、种类、病证、辨治、方药、饮食。	收于《痘疹四合全书》。
			吴学损校订	痘疹心法秘本3卷	不署撰者，有原序。卷上论痘源、痘疹分期证治，论用药炮制；卷中述夹斑丹、夹麻、内胀、水疮等17种异症兼症，附12方、11案；卷下麻疹论，附幼儿杂症方论。	有清刻本藏上海中医药大学，收于《痘疹四合全书》。
			吴学损辑校	痘疹集图善本不分卷	不署撰者，无序跋。首察痘之形色，次痘疹诸症，次痘疹玉髓图像，次痘疹图，一图一论一治。	收于《痘疹四合全书》。
			吴学损辑	痘疹四合全书4种10卷	有本年自序，子目：痘疹金镜录真本4卷、痘疹百问秘本不分卷、痘疹心法秘本3卷附麻疹心法、痘疹集图善本不分卷。	有本年三多斋刻本藏中医科学院、上海中医药大学、浙江中医药研究院。
			汪瑜（天潜）增订撰	济世养生方1卷	《联目》《大辞典》于养生门载录，笔者未见。汪瑜增订毛世洪《济世经验集》《便易经验良方》，子目有《济世养生集》《便易经验集》《养生经验补遗》《续刻经验集》，均为方书，是书或其中一种，或编辑毛氏书而成，或自撰，待考。	有1803年刻本藏辽宁中医药大学。

公元（年）	清纪年	干支	作者	书名	考证内容	版本资料
1676	十五	丙辰	余姚黄百家（主一）著	内家拳法1卷	有自序，其师王征南学于单思南而独得真传，述其内家拳六路和十段锦两套拳法及其练法，述内家拳打法、心法、十四禁忌等。	收于《昭代丛书》。
1677	十六	丁巳	亡名氏撰，封丘黄池李承纶续订，王公楷鉴定	伤寒择要敲爻歌不分卷	有上年李承纶序、本年魏敏祺序。李氏得亡名氏《敲爻歌》抄本，辨讹补缺，编成歌括。	《联目》《大辞典》不载，《中国医籍通考》载录有抄本存世。
			会稽姚绍虞（止庵）撰	素问经注节解9卷	有本年自序，又有1679年沈荃、张岱序。节：归于中正之节。内篇3卷48篇，论阴阳治法；外篇6卷31篇，论针灸运气。	有康熙抚松堂本，1963年人民卫生出版社据以校勘排印出版。
			武林莫熺（丹子，皋亭）撰	素问合考，经义正目	《素问合考》仅存本年严沆序，《经义正目》全篇10条，似为《素问合考》凡例。	为《莫氏锦囊十二种》卷首9论之6、7。
			明·钱塘方隅撰，钱塘方谷（龙潭）校正，清·江宁周京（雨郇，向山堂夕惕主人）编辑	医林绳墨大全9卷	有1584年方谷序、本年周京序、1710年赵之弼序、仲山氏题词。方谷、方隅撰《医林绳墨》8卷，论81证；周京重编为9卷，增补大量内容，当视为二书。	本年向山堂本藏中医科学院、天津图书馆，1710年赵之弼廓然堂本藏国图、中医科学院、上海图书馆等处。
			关中张勇（飞熊）撰	方以类聚50卷	有本年自序。以症为类，分诸中、诸伤、寒热、诸气、呕逆、诸血、诸痛、痿痹、诸风、神志、杂证11门，门具总论，载列单验方。《大辞典》《联目》不载，《续修四库全书提要》载录。	国图藏复印件两函18册，有阙。
1678	十七	戊午	三原陈尧道（素中）撰	伤寒辨证4卷	有本年自序，又名《伤寒活人辨证》。宗河间、王履，以八纲辨伤寒温热，详二者异治及疑似难辨之证，熔经、时方于一炉。卷首总论，卷2、3诸证，卷4诸方。《续修四库全书提要》载录。	成于本年，康乾间多次重校刊刻，又与其《痘科辨证》《疹科辨证》合编为《伤寒痘疹辨证》。
			陈尧道撰	疹科辨证1卷	有本年自序，首疹家三忌，次疹将出形证、疹出证治、疹将收证治、疹后证治。	附于《痘科辨证》，与《伤寒辨证》合编为《伤寒痘疹辨证》。
			尹真人原撰；武林莫熺（丹子）删订	性命圭旨约说1卷	气功专著，有本年莫熺自序。乃删简《性命圭旨》而详其内丹功法，故名。	收于《莫氏锦囊十二种》。

续表

公元（年）	清纪年	干支	作者	书名	考证内容	版本资料
1678	十七	戊午	归安徐行（周道，还园）撰	伤寒论遥问 14 卷，	前有自述 1 篇，述患病医治、习医著书事，六经病证治及合并病、坏病、差后病 7 篇，附《仲景伤寒原方遥问》1 卷。	有稿本藏上海中医药大学，抄本藏上海中华医学会、江西图书馆、苏州大学炳麟图书馆。
			徐行撰	伤寒续论遥问 3 卷，伤寒续方遥问 1 卷	二书共一函，《联目》《大辞典》载为《伤寒续论遥问》4 卷。卷 1、2 述诊法、证候、治法 70 余题，卷 3 列论 47 证，卷 4 为《续方》，列汤方 280 首，不乏后世名方。	有咸同间抄本存上海中医药大学。
			江都史以甲（子仁，学圃老人）辑注	伤寒正宗 8 卷	有本年自序，卷 1－3 遵三纲鼎立述六经，卷 4－8 证治方论 229 目，附"伤寒脉法指掌"27 脉。	有本年刻本藏医学科学院，收于《中医古籍孤本大全》影印出版。
			吴门刘古汝（生一，若庵）撰辑	伤寒括义必读 3 卷	有本年自序、彭珑序，遵喻嘉言《尚论》，删述诸家，汇成一书。	本年修吉堂刻本藏苏州图书馆。
			云间陈继儒（仲醇，眉公）撰辑，钟山逸叟重订	致富全书 4 卷	又名《重订增补陶朱公致富全书》，托名"陶朱公原本，陈眉公手订"，有本年钟山逸叟序及引言。卷 1、2 分谷、蔬、木、果、花、药 6 部载植物 195 种，兼及药用价值，并畜牧养殖，附田家历、每月栽种书；卷 3 占候及田园诗；卷 4 四季备考、群芳备考、卫生至要、四时调摄、服令方，为养生要言。	本年文盛堂藏板，1999 年收于《中国本草全书》第 257 卷，华夏出版社影印出版。
1679	十八	己未	苏州周扬俊（禹载）撰	温热暑疫全书 4 卷	有本年自序，4 卷分论温热暑疫，选辑发挥《伤寒论》《温疫论》原文，详释证治，尤于暑病着力，对后世温病学的发展颇具影响。	有本年刻本藏辽宁、上海中医药大学、中国医科大学等处，收于《中国医学大成》。
			歙县蒋居祉（介繁，觉今子）撰	本草择要纲目 2 卷	有杨耀祖、纪映钟、陈启贞 3 序，蒋澣、萧长福 2 跋。择必用要药 356 种，按寒热温平分类，各药先定气味、主治及恶畏、反忌，采诸家论药要语附药品主治之下。	书成未梓而作者殁，其子蒋澣初刊于本年，收于《珍本医书集成》。
			白门丁雄飞（菡生）撰	行医八事图 1 卷	诊断著作，前有引言，八事为地、时、望、闻、问、切、论、订。论其病因病机，订立处方用药。	收于《檀几丛书》二集，为卷 39，1695 年新安张氏霞举堂刻。

公元（年）	清纪年	干支	作者	书名	考证内容	版本资料
1679	十八	己未	新安汪有信（敬然）删补	新刻删补产宝全书4卷	有本年自序，卷1述月经、胎孕、保胎、妊娠、临产，载72方；卷2专论产后49种病证治，69方；卷3首述27方，次论经、带、杂病13种方79首；卷4妇人内科病12种90方。	有康熙樾荫斋刻本藏上海中医药大学，有雍正乾隆间刻本残卷藏中国中医科学院。
			亡名氏撰	济世神验良方1卷	无序跋，分噎膈、翻胃、气症、伤风、伤寒等33门，载各科古方700余首，证后有余论，为简短医论。卷末有外科附录、补遗。	有康熙抄本藏中医科学院，1991年中医古籍出版社收于《珍本医籍丛刊》校正排印出版。
1680	十九	庚申	吴县汪琥（苓友，青谷子）撰	伤寒论辨证广注14卷	有本年自序，以为伤寒皆热病而非寒病，择《伤寒论》热病条文逐条注释而成书。卷1辨伤寒非寒病论等5篇；卷2纂注张仲景伤寒论例，卷3-10六经病8篇，卷11阴阳易差后劳复，卷12误治逆病，卷13温病，卷14针刺，各卷附录昔贤治伤寒诸证方论变法。后附《中寒论辨证广注》论寒证。	本年吴郡汪氏自刻本藏中国中医科学院，还有康熙平阳季东壁刻本、槐荫堂据汪氏自刻本重印本等，2014年中国中医药出版社有排印本。
			汪琥辨注	中寒论辨证广注3卷	有凡例，仿《伤寒论辨证广注》体例，述伤寒"真寒证"。上卷太阳阳明，中卷三阴，下卷后贤论中寒方治。认为三焦火衰，元气大虚，则寒邪直中而为真寒证，以温散、热发为治。	附于《张仲景伤寒论辨证广注》，参见上条。
			嘉定王翃（翰臣，东皋）撰	万全备急方1卷	有本年自序、曹垂璨序、凡例，收录备急用方800余首。另，明王禾佳东皋撰《万金备急方》，并附《徐灵胎先生慎疾刍言》，是否同书，待考。	国内早佚，日本内阁文库有藏，2002年收于《海外回归中医善本古籍丛书》排印出版。
			薛仲甫撰	产宝百问方论不分卷	载种子前后、妊娠、胎孕、调养等十论，灸治妇产疾病法，并于精血、经候、调经、妊娠、胎前、产后、难产、杂病有百问，附妇人门13论140方。	有本年悠然斋抄本藏云南中医学院。
			晋江黄虞稷（俞邰，楮园）撰	千顷堂书目32卷	分四部51类，先列明人著述，后附南宋咸淳以下各朝未著书籍。子部医家类载录477家628种；史部食货类载录食疗、兽医13家14种；政刑类载录法医书7家7种。共497家649种，其中明432家517种，补宋代10家19种，金5家24种，元50家89种。	收于《四库全书》，民国间又收于《适园丛书》。

续表

公元 （年）	清纪年	干支	作者	书名	考证内容	版本资料
1681	二十	辛酉	宋徽宗赵佶敕撰，清·休宁程林（云来）纂辑	圣济总录纂要26卷	有吴山涛、洪琮、江湘3序、凡例。《圣济总录》卷帙庞大，程林乃为删繁撮要，重为纂辑，门类仍按原书。缺卷173至177的小儿方5卷，后由其友项浚补完。	收于《四库全书》《中国医学大成》。
			钱塘莫熿（丹子，皋亭）辑录	本草纲目摘要4卷	有本年自序。摘引《本草纲目》486药，设集解、气味、主治、发明4项，颇为精要。	收于《莫氏锦囊十二种》，1741年有单行本。
			奉新闵钺（晋公，冶庵）撰	本草详节12卷	前有陈奠国序。摘引《本草纲目》750余种常用药，并详载食治品类之性味温凉，为平人补养及病人邪去调理之用。	本年默堂主人刊本藏上海中医药大学，1994年影印出版，收于《历代本草精华丛书》。
			江宁孟河（介石）撰	幼科秘书6卷	又名《著石堂新刻幼科秘书》，有1678年方亨咸序与本年何采、范莱、次钱钱汇序。卷首论脉直言，卷1、2痘症，卷3痧疹证治，卷4、5儿科诊法及小儿生理，儿科杂病44种证治，卷6经验杂方。雍正间《幼科直言》为其重刻本。《联目》无卷数，《大辞典》1卷，《通考》题《著石堂新刻幼科百效》。	有本年康熙宝光阁刻本藏上海中华医学会，中医古籍出版社影印出版；抄本藏上海中医药大学。
			歙县程衍道（敬通）撰	迈种苍生司命4卷	有本年亡名氏序、许怡庭识语。程氏家传，分症述方了然。《联目》《大辞典》不载，《新安医籍考》载录。	有抄本私人收藏，1995年安徽科学技术出版社收于《新安医籍丛刊》排印出版。
			歙县汪启贤（肇开），汪启圣（希贤）撰，汪大年（自培）增补	添油接命金丹大道1卷	养生著作，有本年邓汉仪序。元精元炁元神一亏，即如无油之灯，得补益之道，则无油之灯得添油接命。载28种内养功法之理及方法、要点和养生防病作用，个别配以诗诀图示。	收于《济世全书》。
1682	二十一	壬戌	休宁汪昂（讱庵）撰	医方集解3卷	有本年自序、凡例，分21门录方700余首。后附《急救良方》《勿药元诠》1卷，有作专书视之者。本年三槐堂刻本后，有版本70余种，流传极广。	收于《图注本草医方合编》《医方全书》《瓶花书屋医书》《医方集解本草备要合刻》《脉学本草医方全书》等。
			汪昂撰	勿药元诠1卷	谨疾却病，胜于修药求医，取养生家浅近易行之言以供修持；又将饮食起居之禁忌撮其大要，以为纵恣者之防范。	附于《医方集解》，收于《成方切用》《医抄类编》《颐身集》等。

续表

公元 (年)	清纪年	干支	作者	书名	考证内容	版本资料
1682	二十一	壬戌	江南顾沅（潜石子）摘注	内经要旨不分卷	有本年自序、《潜石子医学本末》、王襄《征言》，有1684年吴弘纶序。按《内经》篇目节录原文，有夹注、按语，其《灵枢精义》节录本神、脉度、荣卫生会、胀论、五癃津液别等篇，附有《血症比象》《脏腑斤两》及《征言》。	《联目》谓1673年刻本藏中国科学院图书馆，恐成书年代有误，以诸序、本末、征言均成于本年及以后。
			东莞梁宪（绪仲，无闷）纂	易简单方5卷	有本年耿文明序，单验方汇编。宪另著《笺补神农食物本草》及《医方杂说》，未见传本。	有本年书林玉兰堂刻本藏上海中医药大学。
			沈丘刘璞（石友，尔琢，平舆隐人）撰	医学集要6卷	有本年自序及刘祖向、唐远任序。前列脏腑、手足经络图，阐述脉诊、药性、症状大略，继论内科70病及少量妇儿科病。	有1838年蛾术斋刊本藏中医科学院，中医古籍出版社收于《中医古籍孤本大全》线装出版。
			钱塘李彣（珥臣）注	金匮要略广注3卷	有本年自序、凡例，每篇列有总论，概言其病因病机辨证之要，原文后有李氏注，引证资料丰富，末列金匮方。	本年初刻本藏齐齐哈尔图书馆、苏州中医院，有抄本藏北京中医药大学，收于《续修四库全书》。
			奉新闵钺（晋公，冶庵）辑著	脉几经脉发挥5卷	《脉几》《经脉发挥删补》二书，各有自序。《脉几》2卷，载脉诀、诊法、脉象提纲、五脏经脉、病脉等27篇，及29脉体状、主病；《经脉发挥删补》3卷，载手足阴阳流注、荣行脉中卫行脉外、十二经穴、奇经八脉。	有本年刻本藏上海交通大学医学院。
1683	二十二	癸亥	钱塘张志聪（隐庵）撰，钱塘高世栻（士宗）补订	伤寒论集注6卷	有自序即《伤寒论纲目》序，本年高世栻序。张氏未遑成书而逝于1680年，门人高世栻重予编撰，补订成书，主张"维护旧论"。	有本年刻本藏南京图书馆，有版本20余种，收于《张志聪医学全书》《伤寒论注十人书》排印出版。
			苏州周扬俊（禹载）撰	伤寒论三注16卷	有本年自序、丁思孔、徐乾学序，在方有执《条辨》、喻嘉言《尚论》二注基础上撰成三注。	成于1677年，梓于本年，后有多种重刻本。
			周扬俊撰	外科安生集4卷	前后无序跋，分元亨利贞四部述外科证治。	有抄本藏浙江省中医药研究院。
			桐乡吕留良（用晦，庄生，东庄，晚村）撰	东庄医案1卷	杨乘六辑评，王汝谦补注，无序言，录临证治验58案，有杨鹿鸣跋。	收于《医宗己任编》为卷5。

续表

公元（年）	清纪年	干支	作者	书名	考证内容	版本资料
1683	二十二	癸亥	歙县吴楚（天士，畹庵）撰	吴氏医验录初集不分卷	医案集，有本年自序、汪舟序及次年许维楫、汪溥序、吴元度跋。以时为序，载伤寒、咳嗽、不寐、血证、疟疾、呕吐、下痢等49病110案。1700年撰医论为二集，阐述温补学说，批评俗医十弊，合而为《吴氏医验录》。	有本年畹香草堂吴元度刻本藏医学科学院、中医科学院、北京、上海中医药大学、吉林、南京图书馆、上海中华医学会、苏州中医院，1800年朱隐洪抄本藏河南中医药大学。
			吴楚撰辑	宝命真诠5种6卷	子目：内经，脉法，本草，症治各1卷，医案上下卷。原名《辅孝盖亲》，成于本年，未梓传之三代，曾孙宗岷欲为刊行，未成而逝，其子弟继父兄志，终于1795年刊行，已过百余年，有汪链序，附前贤医案。	1795年初刻本藏于中国科学院、医学科学院、中医科学院、天津图书馆及上海、广州中医药大学。
			嘉定王翃（东皋，翰臣）撰	握灵本草10卷，补遗1卷	有本年自序及徐秉义、曹垂璨2序，载药400余种，分水、土、金、石、草、谷、菜、果、木、虫鱼、鸟兽、人12部；后又补遗1卷190余种。	本年初刊本藏北京、上海、浙江、广州中医药大学，1740年朱钟勋据此又有补刻本。
			王翃撰	万全备急续方1卷	有本年曹垂璨序、自跋。1680年王撰《万全备急方》，意犹未尽，复集名方400余首而成本书，分乾坤二册。国内早佚，《联目》《大辞典》不载。	日本内阁文库藏本年序刊本，2002年收于《海外回归中医善本古籍丛书》排印出版。
			王翃撰辑	医家四种	子目：《握灵本草》10卷及《补遗》1卷，《万全备急方》1卷及《续方》1卷，《伤寒汇编》《杂证元机》不明卷数。	光绪《嘉定县志·艺文志三》载录《医家四种》，其《伤寒汇编》《杂证元机》已佚。
			三原陈尧道（素中）撰辑	痘科辨证3卷	有本年自序，内容：痘疹病源，大法，辨虚实寒热，病机转化，证治等173篇，附《疹科辨证》。	有本年刻本藏中国科学院、中医科学院、陕西图书馆，收于《伤寒痘疹辨证》。
			石邑崔澹庵撰辑，东垣守拙居士订录	丹经宝筏1卷	前有本年淡庵老人小引、1763年东垣守拙居士按语。大旨以精炁神为三宝，首列《内养要言》，末附《养气还精要诀》。	收于《却病延年全书》，为卷1。
			崔澹庵撰辑，东垣守拙居士订录	运气纪要1卷	前有本年淡庵老人小引，有东垣守拙居士按语。举《内经》五运六气之要分注于六十年之下以认症治病，是谓"运气纪要"。	同上，为卷2。

公元（年）	清纪年	干支	作者	书名	考证内容	版本资料
1683	二十二	癸亥	崔澹庵撰辑，东垣守拙居士订录	经络图解 1 卷	前有本年淡庵老人小引，壬子年痴睡主人序，后有东垣守拙居士、澹庵按。绘形察病，取十二经络主病药味，将本经补泻温凉药味选择附于其后，列其药品以分注之。	同上，为卷 4。
			吴江钮琇（玉樵）撰	亳州牡丹述 1 卷	有本年自序及 1693 年杨复吉跋。著者任职项城，邻亳州，闻其地牡丹奇异，随听随记，积 140 种而成书。此牡丹为观赏植物，非药材也。	收于《山居杂志》《昭代丛书》。
1684	二十三	甲子	橋李萧埙（赓六，慎斋）撰	女科经纶 8 卷	有本年自序，分 7 门载女科 163 证，详于病因病机而略于方剂。《续修四库全书提要》载录。	康熙遗经堂刻本藏上海图书馆，收于《中国医学大成》。
			琅琊臧达德（公三）撰	履霜集 3 卷	医论 37 篇，卷 1 论治虚损之痰喘、咳、吐血、消渴等内科杂病 18 则，卷 2 述妇科经带胎产 10 则，卷 3 儿科痘疹 11 则。清刻本有本年臧氏自序；《珍本医书集成》据抄本刊行，前有 1814 年自序，据考证系后人伪作。故是书当成于本年。	收于《珍本医书集成》，《联目》载有本年洗心斋刻本藏山东中医药大学。
			南徐何学海（虚愚）撰	医林小补不分卷	有本年自序，何学海集其父临床经验而成，载中风、类中、脚气等 40 余证，各证有论有方。	有抄本藏长春中医药大学。南徐州，今江苏镇江。
			石邑崔澹庵撰辑，东垣守拙居士订录	病能口问 1 卷	前有本年澹庵老人小引，有东垣守拙居士按语。取《口问》十二问例扩而充之，为病能 25 论，答问 112 条，备述诸病之由来与主治之原本。	收于《却病延年全书》为卷 5，有乾隆钞本藏国图，收于《国家图书馆藏稀见古代医籍钞稿本丛编》。
			崔澹庵撰辑，东垣守拙居士订录	古今名方 1 卷	有本年澹庵老人小引，取古方之不可磨，今方之辄验者，汇为一帙。	收于《却病延年全书》，为卷 7。
			崔澹庵撰辑，东垣守拙居士订录	百病了然 1 卷	有本年澹庵老人小引、东垣守拙居士按语。就人身自首至足、四肢百骸、五官十二络诸疾痛，分部位取经络之相关者统聚于下，立方疗病。	收于《却病延年全书》，为卷 6。
			云南黄谷编绘	彩绘明堂经穴图	针灸图谱，又名《明堂经络图册》。黄氏为清代著名写真画家，以工笔技法彩绘十四经穴及人体正背面经穴总图共 16 幅。为古代绘制明堂经络图之最善者。有本年徐氏跋。	《联目》《大辞典》俱不载，1987 年北京中国书店彩色影印。

公元（年）	清纪年	干支	作者	书名	考证内容	版本资料
1684	二十三	甲子	南丰甘京（榫斋）撰	心病说1卷	有张潮序跋，无病则当寡欲以养心，有病则当求其放心，不外乎克己复礼之道，此篇欲人之心常惺惺而已。	收于《昭代丛书》。
1685	二十四	乙丑	原题：傅山（青主，公佗，石道人）撰	仙方合编6卷	1886年始刻，当为伪托傅氏大名者。	有1886年刻本藏江西图书馆。
			石邑崔澹庵撰辑，东垣守拙居士订录	分病药性1卷	取常用药味122种，分别脏腑病症，雠校温凉，惟在用之当耳。为《却病延年全书》卷之八。	乾隆间钞本藏国图，收于《国家图书馆藏稀见古代医籍钞稿本丛编》。
1686	二十五	丙寅	武林王逊（子律，墙东圃者）辑录	药性纂要4卷	有稿本破败不堪，封面、扉页、序言俱失，凡例亦残缺不全。选录《纲目》597种药，另增9种，合为606种，按《纲目》顺序分类列述，详于治病之义，为《本草纲目》的节录本，实更多取法《本草备要》。	有本年稿本存中医科学院，残缺不全，目录旁朱笔提示：《本草备要》401种，圈点者《本草备要》所载对同373种。
			宋·南康崔嘉彦（希范，子虚，紫虚真人）撰，明·蕲州李言闻（子郁，月池子）删补，清·仁和朱天璧（子元，蓬庵）注	脉旨四言举要注不分卷	有本年刘鈇序、张讱跋，凡80篇，首7篇论脉理，中28篇论平脉病脉，后45篇为外感内伤诸病脉象特征。成于康熙初年，著者年逾八十，未几弃世，刘鈇勉力捐资以竣，成其未遂之志，本年撰序行世。	有1706年刻本。《古今图书集成·医部全录》卷517《医术名流列传》据《海宁县志》载录朱天璧传。
			闽县林森（药樵，深山野人）传，海宁王凯（伟仙，养吾）编纂	痧症全书3卷	有本年王凯序及1798年何汾序、1823年胡杰序，又名《痧症汇要》《注穴痧症验方》。卷上总论性质13篇，述诊法、治法；卷中证治2篇，列36种痧症36种兼类痧症；卷下，64方分金石丝竹匏土革木8部，部各8方。王士雄谓：王凯窃郭氏《痧胀玉衡》为己有，沈金鳌、何汾失察。	有1798年刻本藏国图、山东、上海图书馆、上海中医药大学。收于《医书四种》《验方续编》。
			林森撰，王凯编纂	痧症要法2卷	《痧症全书》删节本。	1896年吴氏刻本藏中国中医科学院。
			林森撰，王凯编纂	痧书3卷	《痧症全书》别本。	1878年北京慈幼堂刻本藏苏州大学炳麟图书馆、苏州中医院。
			遂安方象瑛（渭仁，霞庄）撰	艮堂十戒1卷	前有引言。十戒为：妄思、多谭、作文、观书、应客、忧贫、久立、强步、拜起、触怒；因病而戒，无病守戒更与养生相宜。	收于《檀几丛书》。

公元（年）	清纪年	干支	作者	书名	考证内容	版本资料
1687	二十六	丁卯	长洲过孟起（绛之）辑	本草经3卷	本草经重辑本，仅残存卷上序录，有药104味，缺上品16味及中下品全部。有序正文阙佚，残存署名：康熙丁卯长洲后学过孟起绛之父谨序于筠谷之起瑞堂。	有本年刻本残卷藏上海中医药大学。
			山阴张介宾（景岳，会卿）撰	质疑录1卷	前有题词，有本年石楷序、黄宗羲《张景岳传》、1764年王琦跋。医论45篇，为摘抄及读书札记，质疑刘张李朱诸家之谬，或疑为刊行者东海石楷所伪托。《续修四库全书提要》载录。	有次年刻本藏国图、军事医学科学院，1896年上海图书集成印书局刻本藏四川大学医学中心，收于《医林指月》《一隅草堂医书四种》。
			山阴陈士铎（敬之，远公，朱华子）撰	石室秘录6卷	有疑为傅山遗著者，卷首3序署为本年岐伯、仲景、吕道人撰，有1689年金以谋序跋。卷1－5，不分病证脉象，统论正反医、内外治、急缓治、正反治等128法，各附方剂。卷6伤寒杂病证治。	现存50余种刻本石印本，最早者为次年经元升刻本，有与《洞天奥旨》合刻本，收于《陈士铎所述医书三种》，今有多种校注排印本。
			陈士铎撰	辨证录14卷	又名《伤寒辨证录》，有本年自序、1725年年希尧序、1747年黄晟序等，综合性医书，托名岐伯、仲景所传。分126门，述760余证。《续修四库全书提要》载录。	1725年初刊，现存20余种刻本抄本石印本，收于《陈士铎所述医书三种》，并有多种校注排印本。
			陈士铎原撰，柏源吴启淮手录	外科辨证奇闻1卷	无序跋，吴启淮手录《辨证奇闻》外科部分，略加增删而成。载背生痈疽、背痈、背疽、背痈不收口、肺痈等外科疾病44种。	有清抄本藏于中国中医科学院。
			陈士铎述，陈善华（在山）重次	医学辨证录12卷	综合性医书。据《辨证录》抄录，内容次序有更动，又题《医书辨证录》。	有1927年辽阳医舍抄本藏中医科学院，内外函各6卷。
			原题：岐伯天师传，陈士铎述	外经微言9卷	清初抄本，陈氏伪托之作。凡81篇，仿《内经》例以黄帝与岐伯、鬼臾区等人问答以述养生、经脉、阴阳五行、四时运气、病因病机、治则治法等。	有1815年静乐堂抄本藏天津医学高等专科学校，1984年中医古籍出版社有影印本。
			原题：鬼真君撰	脉诀阐微1卷	又名《鬼真君脉诀》《洞垣全书脉诀阐微》，陈士铎伪托，有自序。内容：鬼臾区脉诀38脉，以浮沉迟数涩滑辨兼现之脉，三部脉象辨脏腑，决生死脉，妇人小儿脉5篇。	收于《辨证录》为附录。

公元（年）	清纪年	干支	作者	书名	考证内容	版本资料
1687	二十六	丁卯	明·会稽龚太宇撰，山阴陈法昂（肇甫）参订	伤寒心法大成4卷	有1704年艺兰堂主人序，有小引，主论伤寒，兼涉杂证，录伤寒36舌示意图及200余方。	《中国医籍考》《联目》不载，有康熙天盖楼刊本藏中医科学院。
			明·浦江赵以德（良仁，云居）衍义，清·苏州周扬俊（禹载）补注	金匮要略二注22卷	有本年自序，赵氏《金匮方论衍义》为《金匮》最早注本，周氏为之补注而成。本年楚抚丁思孔梓于楚南；1832年元和李春泉重刊，长洲叶万青、钱塘陈文述为序，增附补方及《十药神书》各1卷。	有嘉庆白鹿山房刻本藏陕西中医药研究院、上海图书馆及北京、甘肃、广州中医药大学，有版本十余种，收于《中国医学大成》《续修四库全书》。
			上海李用粹（修之，惺庵）撰	证治汇补8卷	有本年自序、1691年徐秉义序，内科学著作。分提纲、内因、外体、上窍、胸膈、腹胁、腰膝、下窍8门，载82证。引文、方剂均注明出处。	有本年刻本藏上海图书馆、陕西中医药大学；《续修四库全书提要》载录。
			李用粹撰，上海唐玉书（翰文）辑	旧德堂医案1卷	有自序及田元恺、唐廷翊序，俱无纪年。载案64则，多延误治疗的内科重证治验。	抄本藏上海图书馆、上海中华医学会、上海中医药大学，收于《三三医书》。
			金沙李梦龙（君宾）撰辑，兰陵徐人凤（伴梅）补辑	医法指南10卷	上年徐可先序，综合性医书。卷1药性、脉理、病机为医家三要，收录前人歌诀；载内、妇、儿、外科153症诊治，多切实用。《联目》不载，《大辞典》"佚"。	日本内阁文库藏康熙刻本，收于《珍版海外回归中医古籍丛书》。
			三原董凤翀（君灵）撰，三原董汉杰（裴臣，潜斋，诚斋）辑校	痘疮经验良方6卷	有本年自序、1694年董汉杰附言、1695年张健、张曾庆序、1714年陈梦雷序。成于本年，初刻于1714年。首载《治痘大概》《治逆痘要诀》，分预防、发热、见点、起胀、灌浆、收靥及余痘治法6卷。	有1714年刻本藏陕西省图书馆、中国医学科学院。《三原县志》谓：其世业医，于幼科痘疹尤为专门。汉杰为其子，传其术。
			解凤羽辑	痘疹选要1卷	有本年张仲贞序。述痘源、诊法、诸证治及顺逆险症治疗，载加味参苏饮等内服调治方26首，拔毒散等外用调治方9首。《联目》《大辞典》作1792年成书，据张序，当成于本年。	有1792年同志堂刻本藏上海图书馆。
			仁和陈芳生（漱六）撰	洗冤集说8卷	以《洗冤集录》原文为主体，厘订校注，卷1检验整合，卷2-7验伤总论及各种伤情叙述，卷8听断人命法。	有本年薛氏有恒堂序刊本藏中国军事医学科学院及中国社会科学院法学所。

公元 (年)	清纪年	干支	作者	书名	考证内容	版本资料
1687	二十六	丁卯	开原刘德新（裕公）撰	庆余堂十二戒1卷	有自序，十二戒为：妄念、恃才、挟势、怙富、骄傲、残刻、放荡、豪华、轻薄、酗酒、赌博、宿娼。	收于《檀几丛书》。
1688	二十七	戊辰	古吴王宏翰（惠源，浩然子）撰	医学原始9卷	有本年自序，次年沈宗敬序、1692年徐乾学、缪彤二序。首论元神元质说，次受形男女别，脏腑经络、针灸补泻、引经用药，此为医学之原始。	1692年残本4卷藏上海中华医学会，收于《明清中医珍异孤本精选》；日本内阁文库藏江户抄本9卷，收于《海外回归中医善本古籍丛书续编》。
			彭泽刘晓（映藜居士）撰	济人宝笈2卷	有本年自序，分种子、补益、头痛、眼科等55类，末附新增屡验奇方430余首，亦有附胡宗鹤《养生杂录》者。	有清刻本藏中医科学院，上海中医药大学藏乾隆刻本残卷，仅存卷一。
			胡宗鹤（知恬居士）撰	养生杂录1卷	前有小引，辑医、道、儒诸家摄生论，经文、诗诵、箴言、歌诀、铭文各种文体俱全，气功为主，间有按摩。	附于《济人宝笈》，有单行本藏中国中医科学院。
			吴县尤乘（生洲）辑	脏腑性鉴经络全书合刻2种4卷	有自序2篇及1690年尤侗序，子目：尤乘辑纂《脏腑性鉴》2卷，沈子禄、徐师鲁《经络全书》2卷。1691年增《药品辨义》1种，改题《博物知本》3种7卷。	诸序称书名《博物知本》，而应较是书增《药品辨义》，似是后有增刻而前本以《合刻》为名。参阅1691年《博物知本》条。
			钱塘林澜（观子，莱庵道人）撰	灵素合抄15卷	有1677年自序、1681年沈筠序、本年朱大年序。以滑寿《素问抄》分类汰冗而作，分摄生、阴阳、藏象、方治、病机、病能一、二，色脉、气味标本、经络、行针，及运气四篇，附运气纪贯。成于1677年，本年始有刻本。	有本年刻本藏中医科学院、天津医学高等专科学校。《中国医籍考》载录毛奇龄《敕封永德郎云南永昌军府通判林君墓表》。
			西湖陈淏子（扶摇，西湖花隐）撰	花镜6卷	园艺专著，有本年自序及丁澎、张国泰2序。阐述花卉栽培及园林动物养殖。卷1花历新栽，卷2课花十八法，卷3花木类考，卷4藤蔓类考，卷5花草类考，述花木名称、形态、习性、产地、用途及栽培，卷6养禽鸟、兽畜、鳞介、昆虫诸法。	有本年善成堂刻本，1956年中华书局有排印本。

续表

公元（年）	清纪年	干支	作者	书名	考证内容	版本资料
1689	二十八	己巳	休宁汪昂（讱庵）撰	素问灵枢类纂约注 3 卷	又名《黄帝素问灵枢合纂》，有本年自序。分脏象、经络、病机、脉要、诊候、运气、审治、生死、杂论等 9 篇，注多取王冰、张、马、吴鹤皋之说，自注十之三。	次年还读斋刻本藏中医科学院、广西桂林图书馆及上海、湖南、成都中医药大学，有版本 40 余种。
			汪昂撰	痘科宝镜全书 1 卷	有本年蒋汝霖序。释痘源，述证治，以 28 图论吉凶及顺逆险症，后附《痘疹传心录》，载口诀及医案数十则。	有武林学耕堂刻本藏上海中医药大学。
			吴中郑元良（绘章，吴中医隐，松房子）辑传	郑氏家传女科万金方 1 卷	有本年郑元良、郑隆祚序，载诊脉切要歌、薛氏家传女科歌诀，分调经、胎前、产后及杂症四门论述证治方药。	有康熙间抄本，1994 年中医古籍出版社校正排印，收于《珍本医籍丛刊》。
			山阴陈士铎（敬之，远公，朱华子）撰	本草新编 5 卷	分宫商角徵羽 5 集，有本年自序、金以谋跋及伪托岐伯、张机、吕岩 3 序，凡例 18 则、劝医 6 则、七方论、十剂论、辟陶隐居十剂内增入寒热二剂论、辟缪仲醇十剂内增入升降二剂论，列举 270 余味药物，先叙功效，后发尚论。	有稿本残卷藏上海图书馆，日本国立公文书馆内阁文库藏本年本澄堂初刻本，2008 年人民卫生出版社收于《珍版海外回归中医古籍丛书》。
			育宁堂主人编	育宁堂颐世方书不分卷	最早的成方药目，有本年自序、陈汝咸序。述症详而不载药物，却载药价，共 240 余方，分 8 门。	本年初刻，1882 年重刻，中国中医科学院及上海中医药大学有藏。
			长洲张璐（路玉，石顽老人）撰	诊宗三昧 1 卷	本年郭琇序，共 12 篇：第一宗旨、第二医学、三色脉、四脉位、五脉象、六经络，七《师传三十二则》详述 32 种脉象，八《口问十二则》列叙古今辨证论，余则为逆顺、异脉、妇女、婴儿。	本年金阊书业堂初刻，现存清版本 10 余种，又收于《张氏医书七种》《伤寒大成》，《四库》收于存目。
			石邑崔澹庵撰辑，东垣守拙居士订录	却病延年全书 8 种 8 卷，附 3 种 3 卷	有本年澹庵老人自序、东垣守拙居士跋。子目：丹经宝筏、运气纪要、脉理阐微、经络图解、病能口问、百病了然、古今名方、分病药性，附却病延年续录、脉理四言举要、奇经八脉考各 1 卷。《联目》称刘学博编，或即东垣守拙居士。	有乾隆间钞本藏国图，收于《国家图书馆藏稀见古代医籍钞稿本丛编》影印出版；有抄本残卷藏上海中医药大学，缺卷 3《脉理阐微》、卷 5《病能口问》、卷 7《古今名方》。
			东垣守拙居士辑录	却病延年续录 1 卷	录七方十剂、四时用药例、脏腑虚实标本用药式、引经报使等。	为《却病延年全书》附录，参阅上条。

公元 (年)	清纪年	干支	作者	书名	考证内容	版本资料
1689	二十八	己巳	崔澹庵撰辑，东垣守拙居士订录	脉理阐微 1 卷	前有小引。取《内经》之二十七脉诊法，及南北政之应不应，汇为一帙，附录《脉理四言举要》。	收于《却病延年全书》，为卷 3。
1690	二十九	庚午	阳曲傅山（青主，公佗，石道人）撰	傅青主女科 2 卷	分带下、血崩、鬼胎、调经、种子、妊娠、小产、难产、正产、产后 10 门 77 篇 80 症 83 方 2 法。论治方药自出机杼，多所创见。有疑为陈士铎《辨证录·妇人科》的别抄单行本。	版本繁多，并收于《海山仙馆丛书》《丛书集成》，收于《世补斋医书》者，经陆懋修校订，名《重订傅征君女科》。
			傅山撰	女科仙方 3 卷	有道光间祁尔诚、宫思晋、欧阳冈序，实《傅青主女科》别本，又名《女科摘要》《仙方便览》《女科良方》。	有 1835 年淮南宫思晋校刻本藏中医科学院，有版本 20 余种。
			傅山撰	傅氏女科全集 4 卷	《傅青主女科》《产后编》合刊本。产后编 2 卷，列产后总论、方症宜忌，43 症，以生化汤为常规方剂。	陆九芝收于《世补斋医书》，析女科为 8 卷，易名《重订傅征君女科》，《产后编》易名《生化编》，并为 1 卷。
			傅山撰	傅青主男科 2 卷	有 1863 年王道平序，内科学著作。以杂病为主，分伤寒、火症、郁结等 23 门，附杂方、小儿科、女科。女科多《傅青主女科》未载者。或以为抄袭陈士铎《石室秘录》而托名者。	1866 年初刻，有版本 30 余种，《续修四库全书提要》载录。
			傅山撰	傅青主男女科 3 种 6 卷	前有《明生员傅先生山传》，子目：傅青主男科 2 卷，傅青主女科 2 卷，产后编 2 卷。	有 40 余种版本。有疑为陈士铎《辨证录》的缩抄别行本。
1691	三十	辛未	西湖沈李龙（云将）撰	食物本草会纂 8 卷（有 10、12 卷）	本年自序，卷首图谱 367 幅，卷 1－6 载食物 599 种，分水、火、谷、菜、果、鳞、介、禽、兽 9 部，附日用家抄 1 卷，脉诀秘传 1 卷。	本年初刻，有考证：抄录施永图《神方医旨食物本草》，内容相同，行款板式、绘图亦同。
			沈李龙撰	脉诀秘传 1 卷	载诊脉诀，取脉法，脉诊秘旨，诸脉要诀，怪脉类诀等 8 篇，述脉 31 种，怪脉 23 种，有脉图 20 幅，脉歌 5 首，末附 33 病宜忌脉。	附于《食物本草会纂》，收于《国医小丛书》。
			沈李龙撰	诊法集成 3 卷	诊法著作，前后无序跋。	有抄本存南京图书馆。
			嘉兴贾所学（九如）原撰；吴县尤乘（生洲，无求子）增辑	药品辨义 3 卷	有本年尤乘自序。尤氏增广贾氏《药品化义》，增《用药机要》，辑李时珍、缪希雍言，增减药物，改列次序，为《药品辨义》。	有本年林屋之味菜轩刻本藏中医科学院及南京中医药大学，又收于尤辑《博物知本》。

续表

公元（年）	清纪年	干支	作者	书名	考证内容	版本资料
1691	三十	辛未	吴县尤乘（生洲，无求子）辑	博物知本3种7卷	尤氏1688年辑《脏腑性鉴经络全书合刻》，今增辑《药品辨义》而成。脏腑、经络、本草为本，故名。	本年林屋绣刻本藏中医科学院。
			吴县王宏翰（惠源，浩然子）撰	性源广嗣1卷	有本年自序，载求子、怀孕、堕孕、保胎、安胎、胎教、保育、养性、易产及药食禁忌。《吴县志》载王氏著作多种，但未见本书。	有本年刻本藏云南中医学院。
			太平骆如龙（潜庵）撰	幼科推拿秘书5卷	无序跋，卷1保婴赋歌论诀秘旨，卷2-3图象穴道及推拿手法，卷4病证20门推拿治疗，卷5幼科用方，附祝由法。	初刻于1725年，有1772年宝兴堂刻本藏中国中医科学院，版本颇多，有铅印本。
			仁和陈芳生（漱六）撰	疑狱笺4卷	法医著作，有本年自序。增删和凝《疑狱集》成3卷58篇，各附案例3-4则；附和嵘及杜震、李崧原序于卷后，末又辑昔贤论说谳狱成法，别为1卷，统名《疑狱笺》。	有本年初刻本藏南京图书馆。
1692	三十一	壬申	檇李沈明宗（目南，秋湄）撰	金匮要略编注24卷	本年初刊本名《张仲景金匮要略》，有自序、徐乾学、孟亮揆序、凡例，次年改此题，收于《中国医学大成》改题《沈注金匮要略》。卷1首述重编大意，提纲挈领，示人门径。	次年致和堂刻本藏中国科学院、中医科学院、天津中医药大学等，收于《医征》《续收四库全书》。
			明·金坛王肯堂（宇泰，损庵，念西居士）原撰，日本伊东大业纲辑	王宇泰医辨3卷	医论著作，有日本伊东大业纲本年跋、松冈氏正德丙申（1716）序。伊东氏反复精研《证治准绳》并《医论辨》，抄纂其精确详明尤切于治疗者成书。《联目》《大辞典》载录，作王肯堂撰。	有日本元禄五年即本年刻本藏上海、南京图书馆。
1693	三十二	癸酉	檇李沈明宗（目南，秋湄）撰	医征五种53卷	有本年自序、吴人驹序及李蕙、施樊跋。子目：金匮要略编注24卷，伤寒六经纂注24卷，温热病论2卷，虚劳内伤2卷，医征女科附金匮翼，客窗偶谈1卷。	有本年以宁堂刻本藏中国科学院，抄本残卷藏上海中医药大学；《续修四库全书提要》载录。
			沈明宗撰	伤寒六经辨证治法8卷	有员履端序及沈氏《重编伤寒论大意》，编次仿《尚论篇》，将六经篇目合病并病、过经不解、差后劳复等另立篇名，"唯以正治汗、吐、下次之于前；误治变端，次之于后；风寒两伤，误治诸变，逐段拈出"。	有康熙世德堂刻本藏中国中医科学院、苏州中医院，有多种版本，收于《中国医学大成》。收于《医征五种》，名《伤寒六经纂注》，作24卷。

续表

公元 (年)	清纪年	干支	作者	书名	考证内容	版本资料
1693	三十二	癸酉	沈明宗撰	温热病论 2 卷	无序跋，界定温热病概念，分述各类温病。	有康熙刻本藏上海中医药大学，收于《医征》。
			沈明宗撰	虚劳内伤 2 卷	无序跋。《联目》《大辞典》谓《温热病论》"末附《内伤论》二卷，阐述虚劳内伤各症之病机治疗"有误，是书独立成书。	收于《医征》。
			沈明宗撰	女科附翼 1 卷	又名《医征女科》，后附《金匮翼》1 卷。《中国医籍通考》以《医征》李蕙、施樊二跋为是书跋，误。	收于《医征》。
			沈明宗撰	客窗偶谈 1 卷	医学笔记杂录，设为问答 22 则，阐述脏腑经络为治法准绳，天地云雨、阴阳四时、六气标本之理，及伤寒杂病证治心得。	收于《医征》，有门人李蕙、施樊跋，为《医征》全书跋。有抄本藏上海中医药大学。
			瀛津沈镜（微垣，中和主人）纂注	删注脉诀规正 2 卷	有本年自序，删正《脉诀》谬误，补注文义缺略，并增补《濒湖脉学》及奇经八脉内容。	本年初刻，后有刻本 30 余种，多与《图注难经》一同刊行。
			古吴王宏翰（浩然子，惠源）撰	四诊脉鉴大全 9 卷	有本年自序、次年许缵曾序，明脉理之奥，条列望闻问切，立图注释，诊脉有论，聆病有诀，司天运气亦胪列显畅。	有康熙体仁堂刻本藏中国中医科学院，收于《续修四库全书》。
			休宁程履新（德基）撰	程氏易简方论 6 卷	有本年毛际可序及自序，1817 年刻本有石韫玉序。内容：古医书、治则、用药机要、神气精血、先后天根本，内科杂病为主，兼及外、妇、儿、五官各科。	本年刻本藏北京大学医学部、上海图书馆、广东省中山图书馆。
			毗陵李熙和（时育）撰	医经允中 24 卷	有本年李颙序、1696 年方辰序、李柟跋。综合性医书，分医理、脉理、诊治、药物等专题纂辑经典著作而成。《续修四库全书提要》载录。	有康熙刻本藏中国科学院，1729 年克复堂刻本藏中医科学院、上海中华医学会，还有 1831 年松筠阁刻本等。
			长洲吴林（息园）撰	吴蕈谱 1 卷	前有引言，分上、中、下三品，详细描述 26 种可食用的大型真菌。	收于《昭代丛书》丙集。
			古杭玉枢子（王建章，肯堂，区区子）著述	仙术秘库 4 种 4 卷	有本年自序、无霞道人序，1721 年《玉枢真人本末》。子目：卷 1 仙家修品术，卷 2 仙家摄生术，卷 3 仙家炼丹术，卷 4 仙家实验谈，附录：诸山仙迹。	1975 年收于萧天石《道藏精华》第四集，台湾自由出版社出版。

续表

公元（年）	清纪年	干支	作者	书名	考证内容	版本资料
1693	三十二	癸酉	会稽陈士铎（敬之，远公，朱华子）撰，天都王之策（殿扬，慎庵）订定	辨症玉函4卷	有本年王之策序，以《阴症阳症辨》《虚症实症辨》《上症下症辨》《真症假症辨》分卷，各以类症，以太仓公淳于意之语述诸症，末有淳于意跋语。	有本年刊本藏中华医学会上海分会，2004年收于《明清中医珍善孤本精选十种》影印出版。
1694	三十三	甲戌	山阴陈士铎（敬之，远公）撰	洞天奥旨16卷	又名《外科秘录》，有本年自序、1698年陶式玉序，托名岐伯天师所传。卷1－4总论疮疡诊候、用药、调护，卷5－13外伤科、皮肤科150证，卷14－16外科治方280首。《续修四库全书提要》载录。	1698年古越大雅堂刻本藏陕西图书馆，有19种刊本，收于《陈士铎所述医书三种》。或以为傅山著而陈士铎得之而托仙授。
			明·钱塘吴绶（梦斋）原撰，清·休宁吴家震（子威），歙县徐涛编纂	重订伤寒蕴要方脉药性汇要4卷	有本年吴家震、徐涛2序。吴绶《伤寒蕴要》深得仲景之旨，理明义畅，遂复加搜订，益以滑氏《脉诀》，增附方脉症治而成。	有康熙刻本藏北京、上海中医药大学。
			休宁汪昂（讱庵）撰	本草备要8卷	有自序、陈丰序，首列凡例15则，药性总义16条，次分8类，载药478种，附图400余幅。阐述主治之理、取用之宜，言畅意晰，字少义多，通俗易懂。	本年增订本为最早刊本，版本百余种，卷数不一，多为8卷，亦有4卷、2卷、6卷、5卷不等，流传极广。
			汪昂撰	汤头歌诀1卷	有本年自序、凡例，有还读斋识语，录方308，七言歌诀200余。有版本50余种，续补、增注、改编、白话解等本亦甚多。	本年初刻，后有与《经络歌诀》合刊，收于《脉草经络五种汇编》。
			汪昂撰，章纳川补注	汤头钱数抉微1卷	前有小引，言方剂剂量不宜加减，著是篇以复设词辩难者。	1923年上海会文堂石印，收于《中国本草全书》卷244影印出版。
			汪昂撰	经络歌诀1卷	有本年自序，以七言歌诀述《灵枢》经脉循行、主病，补辑《奇经歌诀》四首。经脉所行、病证所发，下为详注。《续修四库全书提要》载录。	有1869年刻本藏上海图书馆，有多种版本，收于《藏修堂丛书》《述古丛抄》《脉草经络五种汇编》。
			汪昂撰	经络穴道歌1卷	无序跋，载十二经脉循行歌、奇经八脉循行歌，内夹注释，附《内景图》及《内景真传说》。	有广陵唐嘉燕抄本藏中国中医科学院。
			汪昂撰辑	本草医方合编2种10卷	子目：本草备要4卷，医方集解6卷。卷数与单行本有异。	有康熙姑苏延禧堂初刻本等70多种版本。

公元 (年)	清纪年	干支	作者	书名	考证内容	版本资料
1694	三十三	甲戌	汪昂原本,沩宁萧赟绪(作周,丰亭)编	方症联珠1卷	方书,以病症与方剂配合运用,编为歌诀。《联目》《大辞典》载录,笔者未见。	有1858年余聚贤刻本藏上海中华医学会、湖南中医药大学,经查未见。
			原题:汪昂撰,歙县吴谦(六吉)审定	本草易读8卷	有序文述本草发展简史,无署名,无纪年,有凡例11则,脉法以浮沉迟数弦为总括。载药462种,卷1-2按病证归类药物,卷3-8药物分论。	1926年大成书局石印,扉页称"徐灵胎、叶天士先生藏本,清御医吴谦先生审定,汪讱庵先生秘本"。
			明·蕲州李时珍(东璧,濒湖)、清·汪昂原撰,黄花馆辑	医方全书五种41卷	子目:李时珍《奇经八脉考》2卷,《脉诀考证》《濒湖脉学》各1卷,汪昂《本草备要》4卷,《医方集解》33卷。卷数与单行本有异。	有清刻本藏中国医学科学院。
			明·太平周之干(慎斋)撰,清·晋陵陈嘉璩(树玉,友松)辑	医学粹精5种8卷	系明代周之干及其弟子著作集成,又名《医学秘奥》。子目:周慎斋先生脉法解2卷,周慎斋先生三书3卷,查了吾先生正阳篇选录1卷,胡慎柔先生五书要语1卷,自撰笔谈1卷。	有1749年道南堂刻本藏中医科学院、北京中医药大学、上海中华医学会、浙江中医药研究院,2007年科技文献出版社、2011年中国中医药出版社校注出版。
			陈嘉璩撰	笔谈1卷	医话医论集,无序跋。载脾胃互补论、土多论、君火以明解、医行难论、脉证不合论、辨手少阴论、五脏六腑衰旺论等篇目。	有本年刻本藏浙江省中医药研究院,收于《医学粹精》。
			广宁郎廷模(贞若)辑	普门医品补遗4卷	有本年自序,补王化贞《普门医品》之不足而著,分延寿、调经、种子、育婴等23门录方。	与《普门医品》合刻,有本年娱晖堂、1702年临桂王珽植槐堂刻本,道光间有单行本。
			丹英撰辑	心身药4卷	首载例言,卷首劝行圣训、太上感应篇,卷1治心之楞,下则载录单验方,有妇婴至宝109方,救急58病方,备要良方219,卷末吕新吾先生闺戒。	为善书,《联目》《大辞典》不载,笔者从浙江网络图书馆查得。

续表

公元（年）	清纪年	干支	作者	书名	考证内容	版本资料
1694	三十三	甲戌	海盐冯兆张（楚瞻）撰辑	冯氏锦囊秘录 8 种 50 卷	有本年及 1702 年二自序、1686 年魏象枢、张士甄、1691 年杜立德、1702 年王缮序。子目：内经纂要 2 卷，杂证大小合参 14 卷，脉诀纂要 1 卷，女科精要 3 卷，外科精要 1 卷，药按 1 卷，痘疹全集 15 卷，杂证痘疹药性主治合参 12 卷。《续修四库全书提要》载录。	有 1702 年刻本藏医学科学院、中医科学院、故宫、天津、河南、上海中医药大学及山东、山西、河南、苏州图书馆，有 10 余种版本。收于《明清中医名著丛刊》《中医古籍整理丛书》校注出版。
			冯兆张撰	内经纂要 2 卷	节选注释《内经》51 篇，为《冯氏锦囊秘录》卷首。顾世澄《疡医大全》录之为卷一。	收于《冯氏锦囊秘录》，为卷首。
			冯兆张撰	杂证痘疹药性主治合参 12 卷	总论辑药论 18 则，载痘疹三治、五法、四因、六淫、八要；各论载药 550 种，其中痘疹主治合参者 207 种，性味主治配伍禁忌外，有"主治痘疹合参"项，详其痘疹应用及禁忌。	收于《冯氏锦囊秘录》。
			冯兆张撰	痘疹药性五赋 1 卷	五赋：节制赋述用药宜忌，权宜赋述药味加减，指南赋述要药功效主治，金镜赋专论痘疹用药，玉髓药性赋则为用药要义。	为《冯氏锦囊秘录·痘疹全集》卷 2。
			冯兆张撰	脉诀纂要 1 卷	有论九篇：脉位法天、脉论、七诊之法、诊五脏动数止脉、论脉紧要诸条、六气分合六部时日诊候之图、锦囊删润脉诀、七绝脉、辨讹。	为《冯氏锦囊秘录》之卷 15。
			冯兆张撰	女科精要 3 卷	无序跋，卷 1 月经、经病、崩漏、带下、女科杂症，卷二嗣育、胎前杂症，卷三胎产、产后，凡 9 门。各列诸证治法，附载医案，汇方 72 首。	收于《冯氏锦囊秘录》，为卷 16 - 18。
			冯兆张撰	外科精要 1 卷	无序跋，首论丹毒，次论痈疽诸毒大小总论合参，次乳痈，次瘰疬瘿瘤大小总论合参，次胎毒诸疮，末为救急诸方。	收于《冯氏锦囊秘录》，作《外科大小合参》，为卷 19。
			冯兆张撰	旃檀保产万全经 1 卷	卷首《旃檀保产显圣传》，述"睡、忍痛、慢临盆"六字为大旨。或以为此书托名冯氏。	有 1830 泰州王联三抄本藏上海中医药大学，1852 年刻本藏中医科学院。
			永嘉李朝贤（首愚）著	瓯江食物志不分卷	述温州沿海水产品 35 则，形容准确生动，为瓯人常用水产食物。	收于陆进《东瓯掌录》卷下，温州博物馆藏稿本。

公元(年)	清纪年	干支	作者	书名	考证内容	版本资料
1695	三十四	乙亥	钱塘高世栻（士宗）撰	黄帝素问直解9卷	有本年自序。高氏从学于张志聪，以张注失于艰晦而更为注。按素问原次序，诠释各篇名目，指出大旨；逐节阐释，要言不繁。	本年侣山堂刻本，1887年浙江书局刻本，北京科技文献出版社1980、1982年排印本。
			长洲张璐（路玉，石顽）撰	张氏医通16卷	有本年自序、1693年张汝瑚序、1699年张大受序、1709年朱彝尊序、1708年张以柔奏章。仿《证治准绳》体例，集历代医籍60余家100余种。前12卷论证16门，每门各分子目，后4卷载方94门。	1709年初刻，有版本10余种，收于《张氏医书七种》《四库全书·存目》。1963年上海科学技术出版社出版繁体竖排校正本，后有多种简体横排校注本。
			张璐撰	本经逢原4卷	有本年自序。仿《纲目》分32部，载药786种。药名下先引本经及诸家论述，继则发明，阐述药理及应用心得。	收于《张氏医书七种》《医学初阶》，《四库》录于存目。
			长洲张璐，张登（诞先），张倬（飞畴）撰	张氏医书七种27卷	张氏父子医书汇编，子目：张璐《张氏医通》16卷，《本经逢原》4卷，《诊宗三昧》1卷，《伤寒绪论》2卷，《伤寒缵论》2卷，张登《伤寒舌鉴》1卷，张倬《伤寒兼证析义》1卷。	有康熙宝翰楼刻本藏陕西、长春、上海、湖南中医药大学及南京、苏州、湖南、辽宁、重庆、泸州、广东中山图书馆等，有十余种版本。
			张璐撰	医通祖方1卷	前有小序，以桂枝汤、麻黄汤、续命汤、升麻汤等36方为方祖，各列相关方剂若干，载方319首。	有江夏猷小云抄本藏上海中医药大学，收于《中医古籍珍稀抄本精选》。
			山左堂邑宋麟祥（钟岳）撰	痘疹正宗2卷	有自序，有本年李序无署名，又有1703年张国英序，研究运用费氏《救偏琐言》20年而得。载痘疹总论、证治45则，附增减费子药性摘要、治痘选要方、疹症诸论、疹症选要方，末附《种子仙方》。	有本年江阴宝文堂刻本藏山东、辽宁中医药大学与上海图书馆，有版本28种。收于《伤寒痘疹辨证》作《疹科辨证》3卷，为卷8-10，卷9又题为《新增痘疹》。
			贵池夏鼎（禹铸）撰	幼科铁镜6卷	有本年梁国标序，卷1为总论及推拿六道图说口诀，卷2-5辨惊、痫、痉、热、疟诸证，下分列疑难40案，卷6药性，列75方。《续修四库全书提要》载录。	康熙三多斋、味经堂、文渊堂刻本至民国石印、铅印本，有50余版本，收于《幼科三种》《贵池刘氏信天堂汇刻医书三种》。

续表

公元（年）	清纪年	干支	作者	书名	考证内容	版本资料
1695	三十四	乙亥	夏鼎撰	幼科铁镜集证2卷	有本年梁国标序、凡例，卷上同《铁镜》卷1-3，卷下同卷4-6，为《铁镜》之别本。	有1926年上海文武书局铅印本藏浙江中医药研究院。
			夏鼎撰	治疹全书4卷	无序跋，卷端署为"江西夏禹铸先生原本，梅里吴复旦先生鉴定，古吴宁新甫吕铭参阅，男耀垣、耀玑同辑"，卷上治疹医论要诀，卷中疹潮16潮，卷下疹后总论，另有"卷尾"，载外编、补遗，及备遗诸方、未录诸方、药味杂考、全书索引。	有1858、1900年刻本及1921年铅印本藏浙江中医药研究院。
			檇李施骏（澹庵）辑注	黄庭内景经统注1卷	气功导引著作，有本年庄鳞、怀应聘序。分36章注释黄庭内景，列诸家见解，附以己见，以阐奥旨。	有1791年抄本藏中国中医科学院。
			长洲褚人获（稼轩，学稼，石农）撰	续蟹谱1卷	前有引言。作蟹卦，复隶蟹事，以备傅肱《蟹谱》之所未备。	收于《昭代丛书》。
			古歙汪启贤（肇开）、汪启圣（希贤）选编，汪大年（自培）增补	悟真指南1卷	有本年汪启贤及陆墅、陈紫虚3序，倡儒佛道三教一家，择取三教修养之精华，以歌诀花开花落载内丹功法，主张形神俱练。	收于《济世全书》。
			汪启贤、汪启圣选编，汪大年增补	汇选方外奇方1卷，汇选增补应验良方1卷	《汇选方外奇方》有自序，载录应验良方。	同上。
			汪启贤、汪启圣撰，汪大年增补	中风瘫痪验方1卷	无序跋，列中风总论、类中风论方、中风论方、诸风治法，附预防中风说，中寒治验；后列64方，并中暑7方、中寒4方、中湿2方。	同上。
			汪启贤、汪启圣撰，汪大年增补	诸虚痨应验良方1卷	无序跋，分四部，虚痨汇选应验良方、虚损痨症吐血咳血良方、痨症咳嗽应验良方、诸虚应验良方，前各有论。	同上。
			汪启贤、汪启圣选编，汪大年增补	蛊膈汇选验方1卷	无序跋，列蛊胀论、翻胃膈噎论、呕吐说等6论，列248方。	同上。
1696	三十五	丙子	婺源李文来（昌期）辑，婺源王世宠（锡三）参订	医鉴10卷，医鉴续补2卷	又名《李氏医鉴》，有本年自序、罗秉伦、甘韦、江宾蓉、李瑶圃序及《续补伤寒并杂方说》。重编《医方集解》《本草备要》而成，并经汪昂鉴定；后又补入杂证及伤寒未备者，为《续补》；附汪昂《三焦命门辨》。	有本年李氏贻安堂刻本藏中国中医科学院、军事医学科学院、浙江图书馆。

公元（年）	清纪年	干支	作者	书名	考证内容	版本资料
1696	三十五	丙子	休宁程履新（德基，白岳云深叟）撰	山居本草6卷	有自跋与孙清序。引言评述历代本草38种，卷1身部，述修身格言、坐功却病、起居饮食及人身须发、便溺、胎盘、乳汁可入药者20种，余5卷分谷、菜、果、竹木花卉、水火土金石5部，载药593种，附品720种，言正名别名、品种形态、采集季节、药用部位、炮制方法、性味功效、主治宜忌，后有附方，末为辨药八法。	本年刻本藏上海图书馆，1996年中医古籍出版社收于《中医古籍孤本大全》线装影印出版。
			登封景日眕（东阳，嵩厓）撰	嵩厓尊生书15卷	有本年自序及1714年吴联序，卷1气机部五运六气，卷2诊视部脉法，卷3药性部，分7部述药256种，卷4论治部，述脏腑四时用药宜忌，卷5病机部，卷6-13分上身中身周身下身4部述病，卷14、15妇人部、幼部。《续修四库全书提要》载录。	本年初刻，现存版本20余种，并有多种校注排印本，《四库全书》收于存目。
			益都马印麟（长公，好生主人）撰	保婴秘诀1卷	首载观面部、指纹与脉诊歌，次论儿科病症21种，列180方，末附痘疹证治。	有本年刊本藏中国医学科学院。
			杭州沈巨源（晓庵）撰	痘科正传6卷	有本年自序，推崇费氏《救偏琐言》，善用清下，兼顾活血。汇集古今痘论，叙痘疹证治方论，录方192首；卷6专论瘰疹，末附聂尚恒麻疹说、缪仲淳疹论。	1744年武林三余堂刻本藏国图、中医科学院、上海中医药大学、山东图书馆等处，1756年刻本藏上海图书馆。
			袁光裕撰	温病集解1卷	《联目》《大辞典》载录，笔者未见。	1846年刻本藏辽宁中医药大学，经查未见。
			古歙汪启贤（肇开）、汪启圣（希贤）选编；汪大年（自培）增补	济世全书19种	子目：中风瘫痪验方、虚劳汇选应验良方、蛊膈汇选验方、外科应验良方、广嗣秘诀验方、幼科汇选应验良方、添油接命金丹大道、医学碎金、脏腑辨论、脉诀金机、汤液须知、食物须知、明医治验、醒世理言、动功按摩秘诀、汇选方外奇方、汇选增补应验良方、悟真指南、女娲氏炼石补天，共19种。	中国中医科学院藏有清刻本及抄本，均残缺不全；中国医学科学院藏康熙刻本存前14种。
			汪启贤、汪启圣选编，汪大年增补	外科应验良方1卷	无序跋，卷首医论8篇，述各种疮痈证治，辑方156，后附痔瘘24症图形。	也是园主人刻本藏上海中医药大学，收于《济世全书》。

公元(年)	清纪年	干支	作者	书名	考证内容	版本资料
1696	三十五	丙子	汪启贤、汪启圣选编，汪大年增补	广嗣秘诀验方1卷	有本年《广嗣微论》及金之俊序。以螽斯衍庆培丹治男子不育九证，胜金丹治女子不孕五证，并种子鱼鳔丸、育麟衍庆丹、加味六子丸等40余首经验种子方。	收于《济世全书》。
			汪启贤、汪启圣选编，汪大年增补	幼科汇选应验良方1卷	无序跋，列小儿受胎成形论、小儿病源微论、生身处论、疳病论、惊风论方，凡5论103方。	同上。
			汪启贤、汪启圣选编，汪大年增补	明医治验2卷	乾集首《别症论》，述辨证论治要义，分19门记述内科杂病治验132则，大体以脾胃、肝肾亏损论治为多；坤集为妇产科专集，首载论1篇，述妇科证治特点，分经候不调、经漏不止、经闭不行、带下、血分水分、热入血室、师尼寡妇、历节痛风暨白虎历节痛风、流注、瘰疬、乳痈乳岩、保胎、小产、保产、子死腹中、胎衣不出、交骨不开阴门不闭子宫不收17门及产后10门，各有论1篇，共载141案。	同上，浙江图书馆藏清刻本残卷，有是书2册，分乾坤2集，卷端题署：《济世全书二集明医治验》，前内阁吏部殷特布捐俸梓行，古歙汪启贤肇开氏同弟希贤选注，新安项宪景园氏、吴陵俞维植圣臣氏校正，晴川门人江镇有岳氏、男大年自培氏增补。
			汪启贤、汪启圣选编，汪大年增补	汤液须知1卷	首明治医论，次宣药汤液须知，下附七方十剂诸说，主要部分为汤液歌括，附：类伤四症汤液歌，以加味导痰汤、加减调中汤、加减续命汤、竹叶石膏汤治痰、食、脚气、虚烦。	同上，浙江图书馆藏《济世全书》清刻本残卷，有《汤液须知》1册1卷。
			汪启贤、汪启圣选编，汪大年增补	食物须知不分卷	无序跋，分诸水、诸酒、诸米、诸菜、诸果、诸劳馔、补遗等类，载食物170余种。	同上。
			汪启贤撰	脏腑辨论1卷	《联目》《大辞典》载录，笔者未见。	同上。
			汪启贤、汪启圣合编	动功按摩秘诀2卷	载瘫痪、劳伤、膨胀、眼目、带下、瘰疬、痔漏等证取穴、按摩、气功等方法。附小儿疾病辨证推拿方法。	同上，1985年中医古籍出版社收于《中医珍本丛书》影印出版。
			汪启贤撰	女科胎产问答1卷	无序跋、目录，载《女科胎产三十二问答》，附：蔡松汀难产方。	有1874年扬州刻本藏长春中医药大学。
			宋·建阳宋慈（惠父）原撰，清·律例馆编辑校正	律例馆校正洗冤录4卷	清律例馆据元刻《洗冤集录》，编辑校正，厘讹删伪，官方颁布全国作为司法检验标准。清代检验书籍《洗冤录》系列著作均以是书为蓝本进行注释与补充。	有附刊于《大清律例》，收于《续修四库全书》。

公元（年）	清纪年	干支	作者	书名	考证内容	版本资料
1697	三十六	丁丑	华亭陈治（三农，泖庄）撰	证治大还 7 种 43 卷	有次年自序、本年石琳、吴正治、沈恺曾、王国泰、张建绩、戴纳、龚鼎孳、张天觉诸序。子目：医学近编 20 卷，伤寒近编前集 5 卷，后集 5 卷，幼幼近编 4 卷，济阴近编 5 卷，诊视近纂 2 卷，药理近考 2 卷。《四库》收于存目 40 卷。	康熙贞白堂刻本藏国图、中医科学院、上海中医药大学、南京图书馆、苏州中医院、浙江中医药研究院；1995 年齐鲁书社有影印本，并收于《四库存目丛书》。
			陈治撰	济阴近编 5 卷	有本年自序，前 4 卷论经带胎产诸病；卷 5 辑李士材《女科纂要》，杨子建《十产论》。	收于《证治大还》。
			陈治撰	济阴近编附纂 1 卷	《中国医籍考》以《济阴近编》卷 5 为《附纂》专条载录，即李士材《女科纂要》，杨子建《十产论》。	同上。
			陈治撰	伤寒近编 10 卷	有本年自序，前集 5 卷，卷 1 总论，卷 2、3 分证类编阐述，卷 4 分 51 门释方；后集 5 卷，卷 6、7 诸家之论及加减方论，卷 8－10 诊法、变证并病、内妇科杂病各 1 卷。	同上。
			陈治撰	药理近考 2 卷	前有自序与小引，卷上八法用药、正反治、脏腑用药、引经报使，卷下七方十剂、五味标本阴阳、升降浮沉、四时用药、禁忌反畏等。	同上。
			陈治撰	诊视近纂 2 卷	前有自序，卷上首望，述脏腑肢体分部、审察神色身形，次闻、问，卷下脉诊。	同上。
			陈治撰	医学近编 20 卷	前有小叙，述内科兼及伤科证治 89 门，汇辑群书精萃，详其病源、脉法、辨证、治方、医案。	同上。
			陈治撰	幼幼近编 4 卷	首自题，卷 1 总论及辨证、辨疑、金镜、节制、权宜、指南诸赋；卷 2 虚实诸变症；卷 3 时热四脏形症及痉疹、惊搐、痘内夹斑、面肿、泄泻 20 余证；卷 4 痘疹切要。	同上。
			沩山陶之典（憺庵，石溪逸叟）撰	伤寒源流 6 卷	有本年自序。源集 2 卷：六经标本传变、合并病、伤寒原方；流集 4 卷：合证经络归属、施治诠注、增补后世 127 方。	有本年初刻本藏中医科学院，1985 年中医古籍出版社有影印本；并收于《湖湘名医典籍精华》。

续表

公元（年）	清纪年	干支	作者	书名	考证内容	版本资料
1697	三十六	丁丑	郑燕山撰	郑氏女科家传秘方1卷	设为问答阐述妇科经带胎产诸疾，饮食药用宜忌，再列诸方，附妇科78案、儿科24案。	有本年嘉庆堂刻本藏辽宁中医药大学，抄本藏上海中医药大学。
			长洲郑钦谕（三山，保御）撰	女科心法2卷	有本年小引，有1900年黄寿南序。收于《黄寿南抄辑医书二十种》作《女科心法纂补》。	有嘉庆堂抄本藏辽宁中医药大学，收于《中医古籍孤本大全》。
			金陵谢文祥（麟生）撰	救产全书1卷	有本年陈廷敬、范是崇序。产科专著，分临产、种子、胎前、产后、种痘。	有沈阳佟国翼刻本藏南京中医药大学。
			扬州石成金（天基，惺庵愚人）撰	长生秘诀1卷	养生类著作，有自序。分心思、色欲、饮食、起居4部阐述长生要诀，后列卫生必读歌，末载清福要旨。	康熙间刻本藏中国中医科学院。
			祁阳劳之成撰辑	全活万世书2卷	有本年自序，儿科痘疹专著，首列丹溪痘疮法，次则痘疹分期诊断证治，载方166首。	有本年刻本藏上海中医药大学。
			古吴浦士贞（介公）编撰	夕庵读本草快编6卷	作者学医于表叔李士材，读《纲目》得其快而著，有1654年李中梓、1664年陈彩序、1684年自序、1697年题诗卷末，谓"病中书竣"，历40余年。分43类，载371药，其立意以濒湖发明为主，群论为佐，附录《本草原始》录本草书籍解题44则。	有据康熙刊本的重抄本藏日本公文书馆内阁文库。收于《海外回归中医善本古籍丛书》。
			云间王宏翰（惠源，浩然子）撰	古今医史9卷	有本年自序，以朝代分卷载列医家454人。卷6末附吕沧州医评，评说16名医，卷8、9又题作"续增古今医史"，为明清医人传，末附王氏医案10则。《医籍考》载其《古今医籍志》，"未见"。	有多种抄本藏医学科学院、军事医学科学院、上海图书馆、上海中医药大学等处；收于《续修四库全书》。
			泰西石铎琭（振铎）传述	本草补1卷	有本年刘凝序。载药13种，香草、臭草、吕宋果、避惊风石、锻树皮、保心石、吸毒石、日精油，8种药物非中国原产，故名"补"。	书藏法国巴黎国家图书馆，收于《海外回归中医善本古籍丛书》。
1698	三十七	戊寅	唐·华原孙思邈原撰，清·吴县张璐（路玉，石顽）衍义	千金方衍义30卷	首列《孙思邈列传》、原序3篇，有本年自序。依原书卷次体例，逐条逐方阐述发挥，收载方剂，分223类，方后衍义《续修四库提要》载录。	有本年刻本及1801年扫叶山房刻本等多种版本，收于《四库未收书辑刊》。

公元（年）	清纪年	干支	作者	书名	考证内容	版本资料
1698	三十七	戊寅	古歙汪启贤（肇开）、汪启圣（希贤）选编；汪大年（自培）增补	女娲氏炼石补天2卷	有本年凌耀序，上卷载长生接命、驻颜延年、返老还童25方，下卷载增补后天23丹丸，详述其制法、服法、功效。	收于《济世全书》。
			钱塘陆圻（丽京，讲山）原撰，嘉兴周笙（古声，指航）编撰	医林口谱六治秘书4卷	有本年自序、陈恂序，周氏以表里虚实寒热谓之"六治"，纂注增补陆氏书《医林口谱》而成，以内科杂病为主，兼及外、妇、儿科。	《联目》《大辞典》不载，有清抄本藏浙江省中医药研究院，为国内孤本。2015年中国中医药出版社有校注排印本。
1699	三十八	己卯	钱塘高世栻（士宗）撰	医学真传1卷	医论医话，前有自述，弟子王嘉嗣整理讲稿而成，有本年王序、小引及1710年姚远序。43篇医论，首明运气、外感内伤、藏府经络、水火阴阳之理，次论诸证，用药辨药本于《本草崇原》，卷末自述习医经历。《续修四库全书提要》载录。	1767年宝笏楼刻本藏中医科学院、上海图书馆、上海中医药大学，收于《医林指月》。
			高世栻撰	高士宗部位说1卷	言"部位者，头面、胸背、胁腹、手足各有所属之部，所主之位也"，分四大部位释身体各部位脏腑经络名称96，并录经脉歌诀。	有抄本藏首都图书馆。有附于陈修园《医学实在易》卷1《脏腑易知》之后，则无经脉歌诀。
			上元谌玮（玉璋，修瑕）撰	伤寒论正误集注10卷	有本年自序自跋、熊一潇、李天馤序，分孝弟忠信礼义廉耻八集编次，采方有执《条辨》之旧。孝集载仲景灵异说、序跋、经气辨、论旨及卷1辨脉法；弟集卷2－4上，平脉法、痉湿暍、太阳上；忠信集卷4中下，太阳中下；礼集卷5、6，阳明、少阳；义集卷7－9，三阴；廉集卷10，霍乱、阴阳易差后劳复及诸可不可病；耻集为伤寒论正误。《联目》误以为"上元谌"撰。	有1814年明彰堂刻本藏上海交通大学医学院图书馆，其《伤寒论正误》就六经病、痉湿暍病、霍乱病等进行正误质疑。
			潜邑畲飞鳞原撰，古舒熊光陛（如天）辑传	秘传推拿捷法1卷	有本年熊光陛序，为歌赋体推拿专著。内容：杂症捷法、病机纂要、病原论、察形色赋、推拿秘诀、马郎诀及小儿诊法辨证歌诀多种，惊症八候、推拿穴位、诸症推拿法、诸惊歌诀、无病歌、看小儿杂症歌。	有抄本藏浙江省中医药研究院，《联目》误作者为余飞鳞。

续表

公元(年)	清纪年	干支	作者	书名	考证内容	版本资料
1699	三十八	己卯	明·崇川陈实功(毓仁,若虚)原撰,清·罗澹(禹功)重订	新刊外科微义4卷	有陈实功序,下署本年罗氏重订,增删改编《外科正宗》4卷,依次列痈疽原委论、痈疽治法总论等157门。	有明刻本藏国图、上海图书馆,《联目》《大辞典》作陈实功撰,然罗氏重订之功不容忽。
1700	三十九	庚辰	陈岐(德求)撰	医学传灯2卷	有本年自序,记述内科杂病33种。	新安程林评本收于《珍本医书集成》。
			云间陈古(石云)撰	药性便蒙2卷	前有自序无纪年。以功效分为17类载述药物,各述性味、归经、主治、宜忌。	有清钞本藏国图,2002年收于《国家图书馆藏稀见古代医籍钞(稿)本丛编》影印出版。
			乌程陈佳园纂	妇科秘方1卷	南浔陈氏家传妇科经验,分制药法、调经论、胎前、论胎前诸症、胎前门主方加减活法、胎前方诀、产后、产后门主方加减、产后方诀、万病回生丹治产后十八症、乌金散治产后十八症、黑虎丹治产后血症垂死者即生,凡12篇。	1999年中医古籍出版社有《妇科书八种》排印本,收于《珍本医籍丛刊》。
			郑氏家传	妇科问答1卷	无序跋,郑氏女科秘传以问答方式阐述经症、胎前、产后诸症方书。	清抄本藏浙江中医药研究院,《妇科秘书八种》之一,收于《珍本医籍丛刊》。
			慈溪张氏家传	张氏妇科1卷	有引言,慈溪白蒲岭张氏家传妇科经验,分广嗣论、胎前论、产后论、妇人月水、种子方、胎前诸症、难产方、产后诸症、安胎逐月主方补、产后衷情论、生化汤论11篇。	曹炳章藏清抄本,《妇科秘书八种》之一,收于《珍本医籍丛刊》。
			亡名氏撰	毓麟验方1卷	无序跋、目录,不著撰人,成书年代不详,卷末署:怡云堂抄书。广集男性不育验方数十首如徐果亭先生试验神方、送蛋药酒方、父时母地种子法、种子红药连城丸等,兼及房中养生。	有清抄本藏浙江中医药大学,《妇科秘书八种》之一,收于《珍本医籍丛刊》。
			杭州允肃氏撰	种痘书1卷	前有本年小序,首种痘说、制药说、药方制法、稀痘神方,载《痘症西江月》《治疹西江月》《疹治症括》等25首,附《玉函金锁赋》《救偏琐言痘论》。	有清抄本藏中医科学院,其序破损严重,难以卒读。
			淄青马化龙(云从)撰	眼科入门1卷	首立言大意,述五轮八廓图说、歌诀、受病、治法大略及脏腑经络论说及阐述眼科基础理论、诊治大略。	有抄本藏浙江省中医药研究院,并收于《孙真人眼科秘诀》附录。

公元 (年)	清纪年	干支	作者	书名	考证内容	版本资料
1700	三十九	庚辰	马化龙撰	眼科阐微4卷	有次年王用汲、王基昌序及1703年张玮敬跋。分元亨利贞4集，卷1医论，卷2老年眼病，孙真人眼科72症秘诀，卷3时行眼病及妇女眼病，卷4小儿眼病，附眼科方剂、外用药制法。	有抄本藏中国科学院、中医科学院、上海、天津、湖北、湖南、福建、广西、广州中医药大学、浙江中医药研究院，收于《孙真人眼科秘诀》附录。
			歙县吴楚（天士，畹庵）撰	医验录二集不分卷	成于1690年，有王绅、胡作梅序；本年初刊，有自序、汪士鈜序；1753年重刊，有汪宽跋。《联目》《大辞典》不分初、二集，载《吴氏医验录》。卷首《医医十病》《破俗十六条》上海科技出版社合为《吴氏医话二则》。	有1753年刊本藏上海中华医学会，1995年上海科技出版社影印《吴氏医话二则》，收于《明清中医珍善孤本精选》。
			吴楚撰	医医十病不分卷	有自序及唐维仁、汪春滋、吴元奎跋。为《医验录二集》卷首，本非独立成书，以各有序跋，且有其单行本，故亦列为专条。	《吴氏医话二则》之一，收于《明清中医珍善孤本精选》。
			吴楚撰	破俗十六条不分卷	有自序及程铨、曹泰云跋。《联目》《大辞典》不载，为《医验录二集》卷首。	同上。
1701	四十	辛巳	燕山孙伟（望林）原撰，濮阳丁靖（南屏）增补	修德堂经验藏书1卷	有本年刘个臣序，内容颇杂，外科方为多，亦有儿科疳、胀、痞积、水肿、惊风、盗汗及妇科产后补益方。	有残卷存上海中医药大学，卷端、书口题作1卷。《中国医籍考》载录作2卷，"未见"。
			原题：唐·华原孙思邈撰，清·淄青马化龙（云从）受，江西王万化（覆万）辑，琅琊昆铁隋平（昆铁）梓	孙真人眼科秘诀2卷，附：眼科入门1卷，眼科阐微4卷。	有本年隋平序及半舫主人、李焕章序。卷端署"孙真人传，云门云从马化龙受，江西覆万王万化辑，琅琊昆铁隋平梓"；刊载注释《孙真人眼科七十二症秘诀》，附方19首；后附眼科入门1卷、眼科阐微4卷。	有本年青州怡翰斋刻本藏安徽医科大学，本年琅琊昆铁隋刻本藏中医科学院、北京中医药大学。《联目》分列马化龙传录、王万化编二种，恐有误。
			明·上饶刘文泰等原辑，清·王道纯等续辑	本草品汇精要续集10卷	明刘文泰撰《本草品汇精要》42卷，载药1815种，药图1371幅。王道纯为《续集》10卷，分10部，每药按名、苗、地、时、收、用、质、色、味、性、气、臭、主、行、助、反、制、治、合、禁、代、忌，解、膺、图等25项论述，后附《脉诀四言举要》2卷。有本年王道纯、江兆元《进本草品汇精要续集表》。	有清抄本存世，民国间商务印书馆数次排版铅印，遂得流传。

公元 (年)	清纪年	干支	作者	书名	考证内容	版本资料
1701	四十	辛巳	宋·南康崔嘉彦（希范，子虚，紫虚真人）撰，清·王道纯注释	脉诀四言举要2卷	正文分节和标题录自潘楫《医灯续焰》而删减病证附方，每节之首括其要义，较原著更精炼。卷上附《脉诀考证》，卷下则望诊、声诊、问诊，附辨舌。附于《本草品汇精要续集》后。	同上。
			明·宁化王景韩（逊魏）撰，王岳生（淑宣）参校	神验医宗舌镜2卷	又名《舌镜》，无序跋。卷1论舌应脏腑，舌面分部，怪舌，死舌，妊娠舌，真假舌及各种舌质苔色100余种；卷2载舌图190种，每图附诗赋1首。	三省堂刻本藏上海中华医学会，2004年收于《明清中医珍善孤本精选十种》影印出版。
			古越李菩（东白，梅山）辑	痘疹要略4卷	又名《治痧要略》，有本年自序。节取王氏《准绳》而成，主张温补为治。	有清雪鸿堂刻本和日本文化六年（1809）刻本。
1702	四十一	壬午	歙县吴人驹（灵稗，非白）撰	医宗承启6卷	伤寒类著作，有本年自序。卷1序例、提纲，卷2发表、渗利，卷3涌吐、攻下，卷4和解、救内，卷5清热、温里、针灸、需待，卷6会通、死证、附翼、答书。	本年兰松堂初刻本藏中医科学院、上海图书馆、上海中医药大学、浙江中医药研究院。
			古越李菩（东白，梅山）撰	杂症要略4卷	有本年自序，内科学著作。卷1-3列87门证治，卷4明医杂论，集先贤治病微论，发人所未发者。	日本内阁文库藏江户抄本，收于《海外回归中医善本古籍丛书》。
			海盐冯兆张（楚瞻）撰	杂症大小合参14卷	有1694年自序及《敬陈纂集大小合参意》。卷首分上下，《内经纂要》2卷，卷1、2载水火立命论、调护水火论、尊生救本篇等45论，卷3胎症，卷4至卷14以论幼科证治为纲，各附方脉诸证合参，后附方剂。	收于《冯氏锦囊秘录》。
			冯兆张等撰	痢疾论丛不分卷	不著纂辑者，前后无序跋，首列治痢格言《内经锦囊痢疾原治》。	有抄本藏上海中医药大学。
			冯兆张撰	痘疹全集15卷	有本年自序及巴海、蒋弘道序。内容详尽，汇集古今要论，补遗发挥，系统论述，为集大成之作，附：杂症痘疹药性主治合参12卷。	本年初刻本藏辽宁、广西、广州中医药大学及吉林、南京、桂林图书馆，收于《冯氏锦囊秘录》。
1703	四十二	癸未	暨阳骆登高（茶饮，恒园）撰	医林一致5卷	有本年自序，受业丁有曾、王启源2序，取一致百虑之义，故名。全书49篇，内科为主。	有本年敬慎堂刻本藏中国中医科学院。

公元（年）	清纪年	干支	作者	书名	考证内容	版本资料
1703	四十二	癸未	海昌李士麟（孝则，静山，六一翁）辑	寿世良方8卷	有本年自序及蒋德昌序、黄龙眉跋，分补益、心腹、中风、头痛、诸气及损伤危症、诸毒诸疮等门类，载内外妇儿伤科方900余首。	有本年敬恕堂刻本藏上海图书馆，1740年曹鸿轩有重刻本。
			东海李岁昌辑	最乐堂应验神方2卷	有本年自序，列88门叙证载方，附急症方药及预防瘟疫十法，末附"续刻内外大小应验诸方"。	有本年刻本藏苏州大学炳麟图书馆。
1704	四十三	甲申	紫琅张叡（仲岩）撰	修事指南医学阶梯合刻2种3卷	合刻二书，分金木水火土5册，《医学阶梯》卷上、下分别为金木、水火，各为"体""用"；《修事指南》则为土。紫琅，今江苏南通。	有康熙间刻本藏国图；1731年文光堂刻本藏中医科学院、上海中华医学会、南京图书馆。
			张叡撰	医学阶梯2卷	有本年自序、胡作梅序，为医学入门而作，载医论48篇。卷上为"体"，载阴阳五脏、魂魄七情、病机证治诸论；卷下为"用"，载业医根柢论及本草药性论说16篇，经络、明堂、脉论、运气、伤寒诸图论。	与《修事指南》合刻，有康熙间刻本藏中国国家图书馆。
			张叡撰	修事指南1卷	药物炮制专著，首列炮炙论，总论炮制方法及功效应用，载药232种，分述炮制方法。	有与《医学阶梯》合刻本。1928年后改题《制药指南》，或《国药制药学》。
			无锡姚球（颐真，勾吴通人）撰	伤寒经解8卷	自序未纪年，有本年张夏序。注《五十八难》《热病论》于卷首，驳正叔和伪语辨平脉法、可不可汗吐下及序例，删世俗所论传本巡经、越经、表里、误下、得度、入阴、入阳之说。	有抄本藏南京中医药大学，2004年收于《中医古籍珍稀抄本精选》，上海科学技术出版社排印出版。
			江夏程云鹏（凤雏，香梦书生）撰	慈幼新书12卷	又名《慈幼筏》，有本年自序及张希良、李骥序。卷1儿科总论、诊法及胎症；卷2杂症；卷3-6痘疹；卷7麻疹、丹毒、惊痫等；卷8-10伤寒、感冒、咳嗽、痰喘、食积、疳积等；卷11疮痍杂症；卷12痘疮药性。	1711年石经楼刻本藏中医科学院，1744年姑苏桐石山房刻本误为张介宾撰。收于《中国医学大成》。
1705	四十四	乙酉	歙县郑重光（在章，在莘，素圃）撰	伤寒论条辨续注12卷	有本年自序，推崇方氏《条辨》，但以为略于三阴，故参以喻昌、柯琴、程郊倩、张璐说而成续注。六经外，其卷11、12辨瘟病、风温、霍乱、痰病、水病、痉湿暍。	本年广陵秩斯堂刻本藏中医科学院及北京、上海中医药大学，收于《郑素圃医书五种》，《四库》收于存目。

公元（年）	清纪年	干支	作者	书名	考证内容	版本资料
1705	四十四	乙酉	金坛冯汉炜（曙云，素园，守和道人）辑；冯熙（晴川）传刊	颐养诠要4卷	养生类著作，有本年自序、1866年冯熙跋。分怡神、保摄、修炼、格言四部。《联目》《大辞典》误以为冯熙辑。	有1898年蒙香室丛书本，1908年重刊本。
			川沙叶其蓁（杏林，困庵）撰	女科指掌5卷	有本年自序、唐声传序及1724年张鹏翮序。诸病以歌、论、脉、方编列，述妇科诸疾、种子求嗣、妊娠病、临产及难产救治、产后证治护理。	成于本年，1725年书业堂初刻本藏山西、上海、浙江图书馆，福建、广西中医药大学等处，收于《中医古籍临证必读丛书》。
			武林莫熺（丹子，皋亭）撰	医门约理不分卷	有本年自序、魏裔介序及1730年袁时中序。卷首品志述，次经义正目，载医论40余篇，述运气、先后天、用药攻补寒热及气、中风、伤寒、痢、疟诸证治。	收于《莫氏锦囊十二种》，有1741年据顺治、康熙间刻本之汇印本藏中国科学院、中医科学院、北京大学医学部等处。
1706	四十五	丙戌	上海秦昌遇（景明，广埜道人，乾乾子）原撰，上海秦之桢（皇士）补辑	症因脉治4卷	有1641年秦昌遇自序、本年秦之桢自序及上年沈宗敬、查慎行序，有1708年顾昌朝跋。首列医论6篇，正文载内科43证，诸证分外感内伤，各述症因脉治。	本年初刊本藏中国科学院、浙江图书馆、辽宁中医药大学；收于《中国医学大成》；中医古籍出版社有排印本。
			京都乐凤鸣（梧冈）撰	同仁堂药目不分卷	有本年自序，介绍堂售成药药目，共17门620方。列主治症，阐病因病机。	咸、同、光间均有刊本。
1707	四十六	丁亥	虞山钱潢（天来，虚白）撰	伤寒溯源集10卷	有自序，次年严虞惇序。以法类证，六经各先正治，后变法重编，溯源《内经》进行注释。附录：三百九十七法一百十三方辨、动气臆说、铢两升合古今不同辨论、权量考、大斗大两、长沙无朱雀汤说。	有1749年虚白室刻本藏首都图书馆、长春中医药大学、浙江中医药研究院及上海、南京图书馆；收于《续修四库全书》。
			顾宪章撰	新纂伤寒溯源集6卷	有自序。辑注解释陶氏《全生集》，采前人医案广其变，考制方之义知其用。《联目》《大辞典》不载，《中国医籍考》谓"存"，笔者未见。	日本公文书馆藏清写本与天保十三年（1842）医学馆写本。

公元（年）	清纪年	干支	作者	书名	考证内容	版本资料
1707	四十六	丁亥	吴兴钱峻（青伦）撰	经验丹方汇编不分卷	有本年自序及徐士璐、沈元瑞序。书凡6篇：贸药辨真假、诸症歌诀、单方摘要、女科纂要、保婴纂要、良方补遗。后俞晓园补遗，周朗增补，陈彦吾续补。	有本年凤联堂刻本藏山西中医研究院。1988年中医古籍出版社收于《珍本医籍丛刊》出版，为俞、周增补本《丹方类编》。
			钱峻纂	济阴纂要1卷，幼科良方1卷，单方摘要1卷	封面三书名并列，无序跋、目录。《济阴纂要》又名《保产良方》，附回生丹方论、仙人传授回生丹方始末，《幼科良方》又名《保婴经验方》，《单方摘要》又名《神效万应膏药方》，末附贸药辨真假。	有刻本存浙江中医药研究院。
			歙县郑重光（在莘，素圃老人）撰	郑素圃医书五种23卷	子目：素圃医案4卷，伤寒论证辨3卷，温疫论补注2卷，伤寒论条辨续注12卷，柯琴《伤寒论翼》2卷，附潘之奭《郑素圃先生传》。	有本年秩斯堂刻本藏中国中医科学院。
			郑重光撰	素圃医案4卷	有本年自序、上年许彪序。卷1伤寒，卷2暑证、疟、痢，卷3诸中、男病，卷4妇科、胎产，载182案。另有亡名氏《郑素圃先生医案集》2卷，上海中医药大学有藏。	本年古歙许氏刻本藏中国科学院、上海中医药大学，收于《郑素圃医书五种》《珍本医书集成》。
			明·吴县吴有性（又可）撰，郑重光补注	温疫论补注2卷	有1710年郑重光序。郑氏补正吴有性《温疫论》共70余则，述温疫辨证论治，调护辨疑，使吴氏之书更趋完善。	有1864年樊川文成堂刻本、光绪及民国20余种版本，收于《郑素圃医书五种》。
			当涂端木缙（义标）撰	医学汇纂指南8卷	1934年《安徽通志稿·艺文考》载录，《联目》《大辞典》俱不载，笔者未见。	《四库》列于存目，《四库存目丛书》亦未列入。
			泉州洪少鹏撰	走街会心录5卷	闽台历来有称为走街仔的医生走街，医学特点有地域局限，理论与临床脱节，此为清初走街仔著作，系秘传手抄本，前有施酒许（可诺）序。分天地人3部，天部论道德医德，地部论风俗地土宜忌，人部论治病。	《联目》《大辞典》俱不载，笔者未见，《中华医史杂志》1995年第1期介绍。
			戎捷等校刻	痘疹合纂1卷	《联目》《大辞典》载录，笔者未见。	有本年刻本藏山东医科大学。

公元（年）	清纪年	干支	作者	书名	考证内容	版本资料
1707	四十六	丁亥	会稽史锡节（晋公）撰	痘科大全3卷	有史端揆、史大成序，卷上总论痘疹24篇，卷中辨痘症之变37门，卷下录治之方303首及熏浴治痘法18种。	有康熙尺木堂等清刻本及抄本藏中医科学院、浙江大学、上海中医药大学、上海图书馆等处。
			锡山刘起堂（羽仪）撰，锡山华允藻（天翼）参订	经验良方2卷	有本年华允藻自序，分41门，载方400余首。	有本年刻本藏苏州大学炳麟图书馆。
1708	四十七	戊子	川沙叶其蓁（困庵，杏林）编辑	幼科指掌5卷	又名《抱乙子幼科指掌遗稿》，有本年自序、1743年李大伦序。卷1育婴，录防病47法；卷2病机，附18图；卷3胎症32病；卷4惊疳诸症；卷5伤中，外感20余病证治。	有1743年初刻本藏中医科学院、医学科学院、上海图书馆、苏州大学炳麟图书馆及上海、南京中医药大学。
			吴县尤乘（生洲，无求子）原撰；扬州石成金（天基，惺斋愚人）修订	食愈方不分卷	1667年尤乘附刊《病后调理服食法》于《寿世青编》，石氏修订并更名，分风、寒、暑、湿、燥、气、血、痰、虚、实10类录饮食方74首。	收于《传家宝全集》《石成金医书六种》及费伯雄《食鉴本草》。
			刘灏、汪灏、张逸少、汪漻、黄龙眉撰辑	佩文斋广群芳谱100卷	有本年刘灏进书表、康熙帝御制序。子目：天时谱6卷，谷谱4卷，桑麻谱2卷，蔬谱5卷，茶谱4卷，花谱32卷，果谱4卷，木谱14卷，竹谱5卷，卉谱6卷，药谱8卷。增广明王象晋《群芳谱》而成，故名。	收于《四库全书》。
			刘灏、汪灏、张逸少、汪漻、黄龙眉撰辑	佩文斋广群芳谱·药谱8卷	删去《群芳谱》原书种植、修治、服食、治疗等项，新增汇考、集藻，汇集文史资料。原《群芳谱》药谱仅54种，照《本草纲目》补入，共720种。	即《广群芳谱》卷93－100，参阅上条。
			四川释月潭撰，湘阴李辅耀（幼梅）辑刊	眼科秘书2卷	前有本年"传流引"1则，谓1705年得之西蜀僧，恐亦虚辞，1851年始刊，有铸海序。上卷首列通治诸丸散膏方，次分证40方；下卷号为千金不传方，以四物汤为主，次分五脏虚实应用各方，次为点洗杂治诸方，共128方，各疏主治及制药之法。《续修四库全书提要》载录。	1851年古滕黄氏刻本藏新疆医科大学，1885年暨阳陈诰积善堂刻本藏黑龙江图书馆、浙江中医药研究院，1896年湘阴李幼梅刻本藏国图、中医科学院、天津图书馆、湖南中医药大学等。

公元（年）	清纪年	干支	作者	书名	考证内容	版本资料
1709	四十八	己丑	扬州石成金（天基，惺斋愚人）撰辑	传家宝全集	又名《家宝全集》《传家宝》，为石氏著述 150 余种汇编，石氏搜辑前哲诗文格言、村俗俚言、谚语童谣，演绎为人处世、修齐治平之道。分 4 集，初集福寿要基、2 集修身齐家、3 集警醒明通，4 集怡情悦性。前有唐绍祖《天基石年翁七十寿序》，后有《本斋未刻嗣出书目》，嗣出书目或未曾刊刻。	有版本十余种，各本内容略有异同。2000 年中州古籍出版社有校正排印本，分为福寿鉴、人事通、警世钟、快乐原，凡 4 集。
			石成金撰	养春奇方 1 卷	辑录历代养生歌诀、家训、杂说而成。	有抄本藏北京中医药大学。
			石成金撰辑	石成金医书六种 6 卷	为养生药膳著作集。子目：举业蓓蕾、长寿谱、救命针、食鉴本草、食愈方、秘传延寿单方。	有清刻本藏上海中医药大学。
			石成金撰辑	食鉴本草 1 卷	前后无序跋。分谷、菜、瓜、果、味、鸟、兽、鳞、甲、虫 10 类，载食物 96 种。	收于《传家宝全集》《石成金医书六种》。
			明·云间董其昌（玄宰，思白，香光居士）传，清·石成金订	举业蓓蕾 1 卷	有石成金序，述虚心观变以养文之候，沉心发机以采时之华，心有悟文窍精通。非医学书，而《联目》载录于养生门，因亦录之。	收于《石成金医书六种》。
			石成金撰，余姚杨瑞葆纂订	养生镜不分卷	1697 年，石成金撰《传家宝》述立身养生治家处世之道；1922 年杨瑞葆取其中专论养生的长生秘诀、真益笺、救命针、快乐原等篇，重订为绪论、心思、房事、饮食、起居、医药、杂录七章，有杨瑞葆、丁福保序。	1922、1933 年上海明德书局铅印，1929 年沈宗元删订为《石天基之养生说》，收于《中国养生说辑览》14 编。
			静海道人编	天医祛病玉函金匮济世全书 4 卷	有静海道人自序，封面题作：祝由科全书，末载一切疮肿灵符、急救产难灵符，后附：三天秘旨、小演妙术、兰谷子化阶发挥天罡大法 3 书，前 2 书各有小序。	有抄本 2 册藏中国国家图书馆。
1710	四十九	庚寅	寿春梁文科（瀛侯）纂；广宁年希尧（允恭，偶斋主人）增辑	集验良方 6 卷	有本年梁文科自序、张圣弼序及 1724 年年希尧增辑自序。计 51 类，1600 余方；1724 年年希尧收于《经验四种》。	1719 年初刻本藏湖南中医药大学；京都宏文阁刻本作 3 卷；有乾隆、道光、咸丰、光绪 10 余种版本。

公元（年）	清纪年	干支	作者	书名	考证内容	版本资料
1710	四十九	庚寅	古青马印麟（长公，好生主人）纂	瘟疫辩论1卷	有本年孙其仁、李敏祜序，辩论瘟疫之原起与传变异于伤寒诸症之处，又为方论于后，使人知所审择而药物不至误投。	本年历下张廷璧刻本藏医学科学院，1859年聚奎堂刻本藏山东中医药大学。
			桐溪王贤（世瞻）撰	脉贯9卷	有本年自序、次年颜福序，19专题论脉学理论，分述四时五脏脉法、司天在泉、经脉循行、10幅内景图、35病证脉象、妇儿特殊脉、27脉，兼及望、闻、问诊。	次年盛德堂刻本藏中国医学科学院、中医科学院及天津、上海、浙江图书馆。
			暨阳钱座书撰	伤寒伐洗十二稿3卷	有本年自序，卷上脉法、六经总纲、传经，及表里、风寒、阴阳证、舌色诸辨，伤寒治法等39篇；卷中六经提纲、标本、诸证63篇；卷下伤寒杂证结胸、脏结、厥、蓄血、坏病、心悸等39证。	有本年抄本藏上海中医药大学。
			吴县郑道煌（春山）撰	内经必读2卷	前后无序跋。分摄生、阴阳、脏象、经络、脉色、疾病、标本、气味、论治、运气10门40篇，从训诂、音韵、医理方面阐发。	中国中医科学院藏顾时田抄本。
			广宁郎廷栋（朴斋）辑，杨朝麟重订	洗冤汇编1卷	有本年自序，慨《洗冤集录》坊刻多讹缺不备，遂广搜博采，以《笺释》《无冤》等书参订雠校，类为此编。	有清笠龛堂抄本藏北京大学。
1711	五十	辛卯	燕山孙伟（望林）撰	良朋汇集5卷	有本年黄公禾、秦宗灿、何廷枫序，分金木水火土5集，132门，载方1600余首。因诸方皆朋友经验手藏，故名。	有康熙刻本藏国图、河南中医药大学，收于《珍本医籍丛刊》《中国古代医方真本秘本全集》。
			罗浮山云中子释	生草药性2卷	前后无序跋，无目录，收载东南各省地方草药316种。《联目》《大辞典》作四卷，误。	日新堂刻本藏苏州中医院，署：罗浮山云中子秘传。
			番禺何克谏（其言，清萝道人）撰	生草药性备要2卷	前有序无署名、纪年，收载粤东地方草药311种，介绍其形态、功效及用法，附《生草应验药方》250余种病民间疗法。	广东中山图书馆藏光绪间守经堂、五桂堂、翰经堂多种线装印本，并收于《岭南本草古籍三种》。
			歙县郑重光（在章，在莘，素圃）撰	伤寒论证辨3卷	有本年自序，卷上辨伤寒传变、阴阳寒热表里虚实、伤寒与风温冬温，卷中辨症状，卷下诸方。	次年许华生广陵至力堂刻本藏中医科学院，收于《郑素圃医书五种》。

续表

公元 （年）	清纪年	干支	作者	书名	考证内容	版本资料
1711	五十	辛卯	锡山谢汉（文祯）辑	舟车经验良方2卷	有本年马遴序，作者游历燕、鲁、秦、晋，收录各地验方，故名。分感冒、疟痢、诸风湿、耳目鼻牙咽喉、心胃肚腹、损伤等11门99证，录300余方。	有本年初刻本藏上海中医药大学，1722年许之瑆重刻，收于《中国医学科学院图书馆馆藏善本医书》。
			新兴叶广祚（澄泉）原撰，岭南叶茶山重辑	采艾编翼3卷	叶广祚1668年撰《采艾编》，叶茶山补辑校正，有1805年叶茶山序。卷1经脉循行、要穴主治、灸法总论；卷2治症综要，各科113症灸治；卷3收简便外科验方，无关针灸，疑后人掺入。	1805年六艺堂刻本藏中国科学院、中医科学院、广州中医药大学，1984年中医古籍出版社收于《中医珍本丛书》影印出版。
			会稽范士浩（其天）撰	推拿针灸仙术活幼良方2卷	有本年自序、引言，述儿科推拿术，汗吐下三法运五经，掐五指节，分和阴阳，推补脾土，调和气血，不得已再施之针灸方药。	《联目》《大辞典》俱不载，有抄本藏上海中华医学会。
			崇川程瑗（绳玉）撰	伤寒论方法正传6卷	又名《发明伤寒论方法正传》，有本年自序，承柯琴之学，按六经重编三百九十七法，先列原文，次列原方，发挥柯氏阐注，详其义蕴，释其精微。	有本年觉后堂刻本藏中国医学科学院；有抄本藏上海中医药大学。
1712	五十一	壬辰	钱塘张锡驹（令韶）撰	伤寒论直解6卷	有本年自序、凡例，师从张卿子，宗旨与张志聪、高世栻同。尊王赞成，重视气化，强调传经，附《伤寒附余》1卷。	本年钱塘张氏三余堂初刻，1885年福州醉经阁重刻。收于《续修四库全书》。
			张锡驹撰	伤寒附余1卷	载杂论若干，辨证三十则。	附于《伤寒论直解》。
			山阴蔡烈先（承候，茧斋）辑	本草万方针线8卷，药品总目1卷	有本年自序，为《本草纲目》方剂索引。辑录全部附方及每药发明项部分处方共15000余首，分通治和外、女、儿科，及上、中、下3部，共7部105门。	1719年武林山寿堂初刻，有版本20余种。后新建曹绳彦改编为《古今名医万方类编》。
			亡名氏撰辑	本草方汇40卷	前后无序跋，无署名，以病症分类，如卷1载诸风、头风、中风、风痹门，卷2载头痛、眩晕、项强、癫痫卒厥门。方剂注释以说明药性特性为主。	有抄本藏中国科学院，40册分装4函，《续修四库全书提要》载录。
			天都潘为缙（云师）撰	血症良方1卷	又名《专治血症经验良方论》，有本年赵光弼、徐树谷、许锡元3序及1714年方嘉宣序。宗阴不足论，以童便治疗血症的专著。	有本年刻本藏中国科学院、中山医学院，1851年如不及斋刻本藏浙江图书馆。

续表

公元（年）	清纪年	干支	作者	书名	考证内容	版本资料
1712	五十一	壬辰	原题：元·义乌朱震亨（彦修，丹溪）撰，紫阳一峰山人校	胎产秘书 3 卷	有本年周衡山序、1790 年邓伯亭序。此托名丹溪之作，产后诸病主用生化汤，当属清代绍兴钱氏妇科经验总结。	有 1742 年扬州象贤堂刻本藏上海中医药大学，1826 年修耕堂刻本藏山东中医药大学。
1713	五十二	癸巳	豫章朱纯嘏（玉堂）撰	痘疹定论 4 卷	有本年自序、秦大岡跋。在聂久吾《活幼心法》的基础上撰成，并介绍人痘预防接种的历史和方法。另著有《种痘全书》4 卷、《麻疹秘传》1 卷；1883 年徐安澜增删补订，易名《痘麻定论》；程永培采为《采痧种痘各法》。	本年聚英堂初刻本藏中国医科大学、浙江大学、广州中医药大学，有 40 多种版本。
			苏州周扬俊（禹载）原撰，刘宏璧（廷实）删补	伤寒三注 17 卷	较周氏《伤寒论三注》原本增疫病篇而成 17 卷，后附《伤寒医方歌括》1 卷。	本年初刻，天津中医药大学有藏，雍正、乾隆、光绪多次重刊。
			苏州沈颐（朗仲）撰，苏州马俶（元仪，卧龙老人）校订	病机汇论 18 卷	有本年马俶序及张大受、姜本位序，有 1708 年宜思恭序，载 60 种内科病证治，先论脉，次论因，次论证，次论治，附《印机草》1 卷。	有吴门马氏校刊本；1899 年田伯良有《增广病机汇论》9 卷；收于《续修四库全书》。
			马俶撰	印机草 1 卷	又名《马氏医案》，有本年自序。载伤寒、疟、痢、喘、痹痛拘挛、郁劳隔塞、妇科 7 类 72 案，附祁正明、王晋三各 1 案。	有本年观成堂刻本藏国图、中国科学院、医学科学院、中医科学院；附于《病机汇论》；收于《周氏医学丛书》。
			海城卢永琰（禹锡）撰	备急类方 12 卷	有本年自序、苏恒序，首五绝百毒，次诸中、卤伤，末怪病、灾荒，凡急症 12 门 151 病。《联目》作 8 卷，误。	有本年顺六堂刻本藏中国医学科学院、中国中医科学院。
1714	五十三	甲午	云间秦之祯（皇士）撰	伤寒大白 4 卷	有本年高钐、陈懋宽、程珦三序，总论 28 篇，诊法四论有验舌色、口唇、二便、辨脉论；治法 23 论，南北发表不同、清里相同、三阴热病、寒病论、阴证似阳、阳证似阴论、发表、清里、和解、吐法、温经、攻下、消导、补虚宜忌，及误下不宜再下论等。	本年其顺堂陈氏初刻，有版本多种，1982 年人民卫生出版社有繁体竖排本，2012 年中国中医药出版社有简体横排校注本。
			淄博蒲松龄（留仙，剑臣，柳泉居士，聊斋先生）纂辑	伤寒药性赋 1 卷	谓"仲景有百十三方，用药总八十九味，能因药而思方，自神理之可会"，以歌赋述《伤寒论》所用药物。	收于《聊斋文集》卷 1，见 1962 年中华书局和 1986 年上海古籍出版社《蒲松龄集》。

公元 (年)	清纪年	干支	作者	书名	考证内容	版本资料
1714	五十三	甲午	蒲松龄纂辑	草木传10卷	前有序无署名、纪年。以拟人笔法阐述药物，编为剧本十回：栀子斗嘴，陀僧戏姑，妖蛇出现，石斛降妖，灵仙平寇，甘府投亲，红娘卖药，金钗遗祸，番鳖造反，甘草和国。	山东淄博蒲松龄纪念馆藏有抄本二种，名《志异外书草木传全集》《草木春秋》，1962年中华书局《蒲松龄集》附录收载。
1715	五十四	乙未	亟斋居士撰	达生篇3卷（或作1卷）	有本年亟斋居士小引。产科专著，尤详难产，六字诀为后人所宗。问答形式通俗易懂，流传极广。《续修四库全书提要》载录。《中华医史杂志》1996年2期有文考证以为作者可能为山阳张弨，字力臣，号亟斋。	本年初刻，现存版本130余种，收于13种丛书，常另命名如《达生全篇》《产科摘要》《胎产辑要》等。
			亟斋居士撰	保生篇1卷	医方汇编，附《遂生篇》。	1824年刻本藏广州、黑龙江中医药大学。
			亟斋居士撰	胎产良方1卷	载生化汤、增损四物汤、华佗愈风散等胎产证治验方40余首。	有上海广益书局石印本藏长春中医药大学。
			亟斋居士撰，亡名氏编纂	达生保婴汇编1卷	辑集《达生篇》原文，论治女科百余病症，保胎、临产、产后宜忌，收百余方；附保婴总论、初生急病如脐风、胎黄等14症证治用方。	1890年兰城同大昌靛行刻本藏浙江中医药研究院；有版本称"悟元子"编。
			亟斋居士撰	集验新方2卷	首列《达生编》，次辑录妇、婴、杂症验方。	有1778年凤头斋美堂刻本藏苏州中医医院。
			余二田辑	达生保赤篇4卷	《达生》《保赤》2篇各2卷合订本。《达生篇》卷上临产、难产，卷下孕期宜忌；《保赤篇》述保胎、初生儿护理、哺乳、牛痘等。	有1841年桃源义经堂刻本藏湖南图书馆。
			王天枢撰	外科验方1卷	无署名，无目录，有俞茂赞题词一则，载外科验方。	有本年积善堂抄本藏浙江中医药研究院，查氏华耕抄本藏兰州大学医学院。
1716	五十五	丙申	上海陈世杰（怀三）辑	起秀堂刊医书二种11卷	子目：《金匮玉函经》8卷，《小儿药证直诀》3卷附《阎氏附方》，《小儿斑疹备急方论》。	1719年刻本藏中国中医科学院。
			京江吴兹（时乘）辑	脉诀荃蹄1卷	有本年自序，以濒湖27脉为宗，兼采叔和脉诀内容，不取七表八里九道说，附望、闻、问诊及小儿色诊。	有清初可继堂刻本藏中国中医科学院、浙江中医药大学。

续表

公元（年）	清纪年	干支	作者	书名	考证内容	版本资料
1716	五十五	丙申	仁和孙子驎（子晋，晴川）辑	晴川蟹录4卷，晴川后蟹录4卷	《晴川蟹录》搜采蟹之诗文故实，有本年沈绎祖序，分谱录、事录、文录、诗录4门；《后录》有自序，分事典、赋咏、食宪、拾遗4门。	《四库》收于存目，《续修四库全书》收录全书。
			旌德王大斌（伯玉）撰	医经提纲5卷	综合性医书，前有本年自序及凡例、总目。王氏博采诸家论说，集要成歌，分药性、经络并运气、脉诀、伤寒、内科、女科、幼科、麻痘、眼门、外科、针灸11集47卷。《联目》《大辞典》《通考》以为内经摘要分类本，有误。	本年宁寿轩刊本藏安徽图书馆，仅其《伤寒》1集5卷，严格说，书名应作《医经提纲·伤寒》；其余10集42卷未见传本，亦未见著录，似未刊刻。
1717	五十六	丁酉	亟斋居士撰	亟斋急应奇方不分卷	前后无序跋，有凡例，分小儿、妇人、外科、疝等24门，载700余方。一症选录一二屡验方，末附备急方。	有抄本藏中医科学院，1999年华夏出版社收于《中国本草全书》第244卷影印出版。
			慈溪韩贻丰（芑斋）撰	太乙神针心法2卷	有邱时敏序，首载神针心法琐言，卷上内科，卷下妇儿外五官诸科太乙神针治疗法，末附神针方药与穴道全图。《续修四库全书提要》载录。	有本年刻本藏中国科学院，别本邱序改作跋，署为1793年。
			太湖孙斐然（淇竹）撰	痘疹一贯10卷	有本年自序。4卷述痘疹，包括辨证、治法、方药、调理及变证、顺逆诸症，卷4为麻疹证治；6卷述幼科，包括儿科理论及诸病证治，儿科推拿及附图、用方。	有本年京都永魁斋刻本藏南京中医药大学。
1718	五十七	戊戌	吴门顾靖远（松园，花洲）撰辑，左国辑校	顾氏医镜16卷	又名《顾松园医镜》，有次年自序及冯勋、徐秉义、程简序、顾元宰跋。礼集《本草必用》2卷，乐集《脉法删繁》及《内景详解》1卷、《灵素摘要》1卷、《格言汇纂》1卷，射、御、书、数4集《症方发明》11卷，内科为主，及妇科等各科证治。	康熙间抄本藏医学科学院；1933年于凤纲钞本藏国图，收于《国家图书馆藏稀见古代医籍钞稿本丛编》；1961年河南人民、2014年中国医药科技出版社有排印本。
			顾靖远撰	本草必用2卷	载常用药物280种，草部128种、木部47种、果部24种、菜部10种、谷部14种、金石部17种、人部6种、兽部13种、禽部4种、虫鱼部17种，论其性味功效等。	收于《顾氏医镜》，为礼集卷1、2。

公元 (年)	清纪年	干支	作者	书名	考证内容	版本资料
1718	五十七	戊戌	顾靖远撰	脉法删繁 1 卷	包括内经要语、先哲名言、持脉真诀、内景详解等。	同上，为乐集卷3。
			顾靖远撰	素灵摘要 1 卷	为《内经》摘要分类本，分摄生、阴阳、藏象、气味、治则、病机等。	同上，为乐集卷4。
			顾靖远撰	格言汇纂 2 卷	须明辨证论治各环节之大纲：论治大纲包括读经，明药性，熟诊视等；辨证大纲则明虚实寒热痰火等。	同上，为乐集卷5。
			顾靖远撰	症方发明 11 卷	论述伤寒、温热、中风、火、中暑、湿、疟、痢、肿胀、嗝、呕吐、霍乱、泄泻、惊悸、痿、痹、厥、疝、癫狂痫、头痛、眩晕、胁痛、小便不通、遗滑、大便秘结等，内、妇科病症证治方药。	同上，为射、御、书、数集卷6–16。
			歙县郑晟（励明，莲亭）纂集	生生录 3 卷	有本年自序、郑圻、郑升序及自跋，上卷胎产诸证、产后十忌，中卷产前十忌及诸证治方，下卷婴孩，附载经验诸方 46 方、急救回生方 55 方、验方杂录 20 方、补相反诸药 36 种。	本年锄经堂刻本藏中国科学院、安徽省图书馆。
			蒲东师成子撰，天都方成培（仰松）订	灵药秘方 2 卷	有本年自序、方成培序，外科方书。载灵药总论、灵药 10 例，五气朝元丹、九转灵砂丹、阳七贤散、阴六贤散等 55 方，及制雄黄、硫黄、汞、砂等制药法。	收于《三三医书》。
			竟陵王远（带存，柘皋渔史）辑	奇疾方 1 卷	有本年自序，选辑数十种医书中治疗奇症怪疾方 127 首，附于《奇方类编》。《联目》《大辞典》据清刻本定 1911 年成书，失考。	有 1911 年单行本藏天津医学高等专科学校。
1719	五十八	己亥	江夏吴世昌（半千）撰	奇方类编 2 卷	有本年孙元龙序，列 26 门病证，730 余方，附《奇疾方》1 卷，《联目》《大辞典》误为《奇效方》。	有本年钱塘孙氏渊藻堂刻本，收于《珍本医籍丛刊》。
			扬州石成金（天基，惺庵愚人）撰	全婴心法 1 卷	前后无序跋，分初生、变患二部述新生儿护理治疗。	有抄本和本年刻本藏南京中医药大学，收于石氏《传家宝全集》。
			石成金撰辑	快活方四集 1 卷	有本年作者引言。四集，1 集道德修养，劝戒莫邪淫、打斗、偷盗、赌博、酗酒、欠俩、浪费，2 集述清心修养以除忧愁烦恼而自得其乐，3 集述守法谨身，第 4 集述急救诸法。	收于《传家宝全集》，2000 年中州古籍出版社有校正排印本。

续表

公元 （年）	清纪年	干支	作者	书名	考证内容	版本资料
1719	五十八	己亥	石成金撰辑	长生法1卷	前后无序跋，分四部述养生法，心思部述常存良善想、和缓想、安乐想、康健想；色欲部述寒暑、雷雨、恼怒、醉饱、衰老、疾病戒房事；饮食部述食宜早些、缓些、少些、淡些、暖些、软些；起居部述每日每夜调养，春时、夏时、秋时、冬时、行旅、酒醉诸调摄。	同上。
			石成金撰辑	卫生必读歌1卷	有引言，为心思、色欲、饮食、调时、起居、修摄、醒悟7则。	同上。
			石成金撰辑	长寿谱1卷	前后无序跋，心思部述常存仁慈心、安静心、正觉心、欢喜心4则；色欲部述风雷、寒暑、虚弱、衰老、醉饱、忧怒戒色欲6则。	同上。
			石成金撰辑	天基神方1卷	前后无序跋，载中风痰厥、膈食翻胃、痰膈、鼓胀等，与痈疽疔背、肿毒痈疽、无名肿毒等内、外科诸症及若干产科、儿科方。《联目》《大辞典》不载。	同上。
			石成金撰辑	种子心法1卷	前后无序跋，内容：要回天、选雌、寡欲、知时、知窍、疗治，其总要秘诀在回天意，尽人力。1821年王实颖有同名书收于《广嗣五种备要》。	同上，收于《传家宝全集》；《联目》《大辞典》又载抄本藏天津中医药大学，经查未见。
			石成金撰辑	种子神效药方1卷	前后无序跋，录太乙种子丹、血余固本丸、广嗣延龄至宝丹、大培衍庆丸、南岳夫人济阴丹、韩飞霞女金丹、七宝丹、西台金丹、煨脐种子膏，凡9方。《联目》《大辞典》不载。	同上。
			石成金撰辑	保产心法1卷	前后无序跋，分怀孕、足月、临产、月内、意外五部，述保产心法。《联目》《大辞典》不载。	同上。
			石成金撰辑	达生法言1卷	前有引言，分保胎、临产、胞衣、验案、药方、产后、乳少、小产等8篇。《联目》《大辞典》不载。	同上。
			石成金撰辑	救命针1卷	医论集，前后无序跋，载仁厚保养、卫生总要、先治心病及养五脏、快乐随缘、饮食居处宜忌、择医、学医、世医、时医、临症议方诸弊等，凡37则。	收于《传家宝全集》及《石成金医书六种》。

公元（年）	清纪年	干支	作者	书名	考证内容	版本资料
1719	五十八	己亥	明·云间董其昌（玄宰，思白，香光居士）原撰，石成金辑传	秘传延寿单方1卷	有引言及何亮功、方享咸2跋。载养生延年益寿方一首，由首乌、杜仲、女贞、牛膝等9药组成，详载诸药及膏方。	同上。
			山阴姚启圣（熙止，忧庵）辑	医方备要2卷	作者福建总督，著有兵书《帷幄全书》14种53卷，是为其中之一。本书偏重外伤尤其战伤之治，录金疮救急、正骨、腹破肠出、脑破骨损、枪炮伤、箭伤、外用麻药及外感、中毒等方230首。	现存民国初瓶居主人摘录《帷幄全书》的抄本。
1720	五十九	庚子	柏乡魏荔彤（念廷）释义	金匮要略方论本义22卷	有本年自序，依原次22篇各为一卷，杂病方以下不载，分节悉仍旧本，其注就仲景原文玩索探讨，间有别标附论，故名"本义"。	本年兼济堂刻本藏辽宁、长春、南京中医药大学、南京图书馆，收于《续修四库全书》。
			邵柏（鹤年，柳溪逸夫）撰辑	脉诀阶梯选要1卷	有本年自序，以歌诀阐述三部脏腑分配脉法、寸关大义、诊法、脉象辨、七绝脉法等，后附四言脉诀歌。	有本年抄本藏江西中医药大学图书馆。
			咸阳刘企向（若政，梧村）撰	痘科药性诗余1卷	有本年自序、李廷荩序、吕大磬序、刘企峻跋，次年萧弘士序。《联目》《大辞典》不载，载药220种，每药一词，上缺药物功效性味，下缺痘疹用药心得并禁忌。	收于《活幼全书》，有道光重刻本藏广东省中山图书馆。
			洗心子编	喉症辨治良方不分卷	前有洗心子引言。咽喉36症最急者喉连、喉闭、锁喉、缠喉风、喉珠、喉癣、乳蛾，初起切忌寒冷，以开提表散解毒为主，开关之后酌服清咽利膈。《联目》《大辞典》不载。长洲文㨂，字宾日，号古香，一号洗心子，文徵明之后，善书画，喜藏书，卒于本年。	国图收于《中国古代医方真本秘本全集·清代卷》73册影印出版。书名下注"附"，起于第二十五叶，当为附编，原书却未见，不知原出处。
1721	六十	辛丑	余远撰	伤寒直指2卷	1961年版《联目》载录，《大辞典》及1991年版《联目》不载，笔者未见。	有康熙间刊本藏上海中华医学会，经查未见。
			歙县余之隽（吁三，抑庵）撰	脉理会参3卷	有1719年金伟序、本年吴菘序、余华瑞跋，以浮沉迟数为纲，详辨28脉形、主病，备录各种脉法。	乾隆刻本藏上海中医药大学、上海中华医学会。

续表

公元（年）	清纪年	干支	作者	书名	考证内容	版本资料
1721	六十	辛丑	咸阳刘企向（若政，梧村）撰	月婴宝筏1卷	有本年自序，载列不啼、断脐、脐突附阴囊浮肿、脐出汁、拭口等小儿月内35症证治良方。《联目》《大辞典》不载。	收于《活幼全书》，有道光重刻本藏广东省立中山图书馆。
			刘企向撰	痘科一得歌诀1卷	又名《痘疹一得》，有本年自序及1723年第五宪文序，将痘症证治作为歌诀，申明病源、病症、治法，释其用方、药性，后附疹科。	收于《活幼全书》，有道光重刻本藏广东省立中山图书馆；《联目》载有清刻本藏陕西中医药研究院。
			海陵王三尊（达士，励斋）撰	医权初编2卷	医案医论，有本年自序、柳彬、缪伟望序，有凡例。卷上医论55篇；卷下医案78例，末附《重梓伤寒论翼序》《古今名医方论序》《拟黜巫状》。	收于《珍本医书集成》。
1722	六十一	壬寅	万氏原撰，清·任城贾弘祚（德修）重编	槐茂堂妇人科经验良方3卷	有本年自序，署：济水王玉卿奎文重刊，长男尚滨君聘、四男尚湄秋水同编，任城贾弘祚德修、沈兆龙见田同校，张所蕴济公合参。	有抄本二册藏中国中医科学院。
			刘思敬（觉岸，碧幢山隐）撰	彻滕八编·内镜2卷	有吴焕然序，为《彻剩八编》之四，余七编佚失不传。内容：敬身格言、四大为身论、头面脏腑形色观、诊候微商、奇经八脉、五运六气标本说、考证、取鉴。	康熙刻本藏中医科学院，署：碧幢山隐刘思敬辑，收于《中医古籍孤本大全》影印出版，成书年代不明。
			黟县卢云乘（鹤轩，在田）撰	医学体用2卷	综合性医书，《联目》《大辞典》载录，笔者未见。	有康熙间刻本存中国医学科学院。
			上元戴天章（麟郊，北山）撰	广瘟疫论4卷	为辨瘟疫伤寒之异，注释、增订、删改《温疫论》，增气、色、舌、神、脉五者于开卷，重表、里鉴别，以汗下清和补为治疫大法。1750年郑奠一改名《瘟疫明辨》，有《郑吴二种合编》，陆九芝易名《广温热论》，收于《世补斋医书》；1909年何廉臣又为《重订广温热论》。	有1778、1783年刻本藏国图、中国科学院、医学科学院、中医科学院、山东中医药大学、浙江中医研究院等处。有版本20余种，收于《活人精言》。后又有改编修订本多种。
			戴天章述	存存书屋摘抄	《广温疫论》的摘录本。	收于《遵生集要》。
			锡山秦望（元宫）撰，锡山冯骥良（韵熙）抄录	医简8卷	有本年冯骥良序，卷1脏腑、脉法，卷2脉药、论内伤，卷3、4内科证治12门及妇人科，卷5-8伤寒，附仓公传注1卷，思通集脏腑五行。《联目》《大辞典》俱不载。	有本年无锡冯骥良抄本藏上海中医药大学。

公元（年）	清纪年	干支	作者	书名	考证内容	版本资料
1722	六十一	壬寅	檇李萧壎（赓六，慎斋）撰	中风证 1 卷	前后无序跋，述中风证治。	有康熙间抄本藏中医科学院。
			杨恢基撰	产科秘书 12 卷	前后无序跋，载种子、堕胎、催生、产后诸证、月经不调等证治，瘦胎辨、新产调护法、安胎总论、俗因种子误用药味论等论，列补母寿子方、加味大造丸等 70 方。	1749 年河东孙维周刻本藏国图，有抄本藏浙江中医药研究院。
			云间王如鉴（粝香）纂辑	本草约编 14 卷	前后无序跋，亦无目录、凡例，卷端署：云间王如鉴粝香氏纂辑，后学马千里若轩氏、男清寰兰舫氏校订。述药 500 种，各药附七言诗赋 1 首，卷末附《本草选余备考》2 卷，汇药 1422 种，附药 450 种。《中国本草全书》第 151 卷另有亡名氏《本草约编》，与此自是二书同名。	《联目》《大辞典》俱不载，有康熙间刻本藏南京图书馆，1999 年收于《中国本草全书》第 106 - 107 卷，华夏出版社影印出版。
			原题：太医院编；刘汉基撰	药性通考 8 卷	原题为太医院编，实刘汉基撰。载药 415 种，附脉诀数则，集录神效单方 200 首，列黄疸、臌胀等证治。卷 7 - 8 阙，有目录尚存。	1849 年京都刊本，收于《续修四库全书》为六卷，存卷 7、8 目录。
			星沙巩文光（射墟，闇斋）撰，巩子固、巩仁榘参校	闇斋姤复遗音 3 卷	为基础理论著作，有巩子固序。姤、复为《易》六十四卦之二，姤，巽下乾上；复，震下坤上。意为医学基础理论源于易。上卷论脉及基础理论，下卷论经络穴道，附《明堂图》。	有民国宏文社铅印本藏中国科学院，又有石印本藏中国医科大学。
			奉贤何炫（嗣宗，令昭，也愚）撰	何氏虚劳心传 1 卷	前后无序跋，内科著作。论虚劳总论，分虚劳、脉法、死候、饮食药物宜忌、选方 5 部分，后附治验。《续修四库全书提要》载录。	有 1832、1876 年抄本，1889 年吴县朱氏行素草堂刻本。收于《槐庐丛书》《中国医学大成》。
			何炫撰，何时希编校	何嗣宗医案 1 卷	作者系南宋以来何氏 19 世名医，积案由其裔孙时希编校刊行。有《赠自宗何子序》《同学何子自宗五十初度小序》《悼何子自宗文》，首载会诊 15 案，继分类载 73 案，尤详于肿胀证治。王霖《磨镜录》有《云间何嗣宗医案》，录何氏治藩宪李公及其子病案颇详。	有抄本藏上海中医药大学，何氏稿本 1982 年由学林出版社排印出版。

续表

公元（年）	清纪年	干支	作者	书名	考证内容	版本资料
1722	六十一	壬寅	吴兴费启泰（建中，德莳）原撰，富平曹秉直（廉叔）述	用中篇不分卷	又名《痘疹用中篇》，无序跋，书口有热、点、胀、浆、痂、余毒诸名目，附《麻疹辨明》。多引述费启泰《救偏琐言》论痘疹。	有清康熙间稿本藏中国医学科学院，有抄本藏陕西中医药研究院。
			武林崔待聘（崑阳）撰	痘疹金镜1卷	又名《痘疹集》，前有王麟标序，述痘疹之症、因、脉、治、方。	有清刻本藏中国国家图书馆、中医科学院。
			揭阳林俊亮（介烈）原撰，揭阳林坤增编	麻疹全书3卷	作者卒于本年，书经裔孙林坤整理，1936年出版，有林坤序、姚梓芳《林处士家传》及《编法大意》。分初起、已出、收靥3期，各述用药治法及杂症用药。	有1936年汕头育新书局铅印本藏上海中医药大学。
			亡名氏原撰，浙江杨陈光传	眼科指掌1卷	前有引言，述眼科基本理论、常见眼病，详拨障手法、内障证治，附80余方。《联目》《大辞典》作"杨陈允撰"，形近致误。	有清初抄本藏中医科学院。
			戴鸣皋辑	本草方药参要9卷	前后无序跋，有凡例。批评《本草备要》删去《纲目》要药不少，遂按《纲目》全文录之，品类增入数百，因药参方，复因方参药，故名"方药参要"。《联目》《大辞典》不载，成书时代不详，凡例称"近人汪讱庵"，或为康熙时人，姑附于康熙之末。	有清抄本藏中国科学院，收于《四库未收书辑刊》《中国本草全书》。
			陈裕（无知子）辑注	伤寒句解释意12卷	前后无序跋，先列方有执阴阳表里图说、闵芝庆传经论，六经证治有内景赋、五脏六腑十二经络论、伤寒总论等。	有乾隆间抄本藏中国中医科学院。
			亡名氏撰	伤寒书稿1卷	前后无序跋，列杂病赋、伤寒六经传变歌及活人指掌、伤寒证治、伤寒五脏受病诸歌赋等9篇。	有本年稿本藏中国中医科学院。
			吴县王式钰（仲坚，翔千）撰	东皋草堂医案1卷	有程郊倩、兴机、冯斑序无纪年，载中风、黄疸、咳嗽、瘟疫、呕吐、心疼痿痹、积聚、下血等病医案70余则。	有康熙刻本藏上海中华医学会，收于《中医古籍孤本大全》影印线装出版。

公元 （年）	清纪年	干支	作者	书名	考证内容	版本资料
1722	六十一	壬寅	亡名氏编纂，纳远山楼抄辑	妇科症治汇编不分卷	无扉页、序跋、目录。首载胎前，次妊娠论解，包括胎忌药歌、食忌、受娠切忌月游胎杀方、日游胎杀方、十二支日游胎杀方等，又为妊娠之病十则，各附方药；下为产后之病及初生小儿洗浴、初产婴儿调护法，末附：疫鬼所游之方。《联目》《大辞典》不载。	有清初抄本藏常熟图书馆，封面手题：《妇科症治汇编》一本，纳远山楼；卷末附言谓：此书得之杭城陈木扇。
			江夏徐道（子有）撰，新安程毓奇续	神仙通鉴 22卷	又名《历代神仙通鉴》《三教同源录》，有本年自序及《说义十则》。《联目》《大辞典》列于临证综合，实为道书，记上古至明代神仙历史，非关医学。	有康熙间刻本存中国医学科学院，收于李一氓《藏外道书》第 32 册，1994 年巴蜀书社影印。
1723	雍正元	癸卯	乌程林之翰（宪百，慎庵，苕东逸老）撰	四诊抉微 8卷，管窥附余 1 卷	有本年自序、柯乔年序，首重望诊、面部气色、五官口齿爪甲虚里，尤重舌诊及妇儿望诊；闻以声音气息为主，问以张氏十问为主，脉遵《濒湖脉学》；末附《管窥附余》1 卷论脉。《续修四库全书提要》载录。	本年初刻本藏医学科学院、陕西中医药研究院、上海中华医学会及浙江、重庆、山西图书馆，有清刻本多种，近年更有影印、排印本多种。
			林之翰撰	温疫萃言 6卷	前后无序跋。卷 1 正名、伤寒例正误、温疫正误、诊脉，卷 2、3 温疫证治，大体同《温疫论》，章节次序有异，卷 4 温热诸病证治，卷 5 温热诸症论治，卷 6 兼证、正方。《联目》《大辞典》不载。	上海张耀卿藏有抄本，1981 年上海科学技术出版社排印出版。
			林之翰撰	嗽证知原不分卷	前后无序跋，目录有题作"喘嗽知原"，论咳嗽病因病机、证候脉象、治法治则，多录自历代著作，收方 200 余，附医案。	有抄本藏中国中医科学院。
			常熟蒋廷锡（扬孙，西谷）辑	历代名医脉诀精华	又名《脉法》《脉法汇考》。分四辑，汇辑《内经》脉学论述及仲景、华佗、王叔和，以至徐春甫、喻嘉、张景岳、彭用光、陈士铎历代名医脉学论著。	收于《古今图书集成·博物汇编·艺术典》，1932 年上海千顷堂书局据此排印出版。
			亡名氏撰，赵廷荣（静居）抄录	外科方论 1 卷	无署名、目录，前后无序跋。首载痈疽所发经论，附图 5，各述不同部位痈疽疔毒发病机理、证治、方药，详介膏丹丸散配制用法，卷末有抄录者赵廷荣本年题辞。	有本年积善堂抄本藏浙江省中医药研究院。

公元（年）	清纪年	干支	作者	书名	考证内容	版本资料
1723	雍正元	癸卯	华亭王鸿绪（季友，俨斋，横云山人）撰	明史稿方技传1卷	作者1673年榜眼，官至户部尚书，工诗善书，兼习医学。任《明史》总裁，因事被贬回籍，私下删润《明史》进呈，又刻为己作，题《横云山人明史稿》。是书载滑寿、葛乾孙、吕复、倪维德、周汉卿、王履、周颠、张中、张三丰、张正常、刘渊然、袁珙、戴思恭、盛寅、吴杰、皇甫仲和、仝寅、凌云、李时珍附缪希雍、周述学等人传记。	《联目》《大辞典》俱不载，为《横云山人明史稿》之列传第176，有康熙敬慎堂刻本藏浙江省中医药研究院。
1724	二	甲辰	无锡姚球（颐真，勾吴通人）撰；古六杨友敬（希洛，城南种竹人）附余	本草经解要4卷，附余1卷	有杨友敬序，载本经为主药物174种，分草、木、竹、果、金石、谷菜、禽兽、虫鱼、人9部，正文载述本草文献内容性味、良毒、功效、主治、注则释药性、归经、药理、制方、配伍。杨友敬撰附余，述考证、音训。本书有伪托叶桂撰者，曹禾《医学读书记》据自序、王海文序、王从龙跋，定为姚撰，然本年刻本并无诸序。	浙江图书馆藏本年刻本，乾隆《无锡县志》、吴德旋《初月楼续闻见录》卷九均载为姚球撰。
			原题：吴县叶桂（天士，香岩）集注	本草经解4卷	内容同上，实姚球《本草经解要》而伪托叶氏。本年王云锦、杨缉祖二序及《郑堂读书记》均以为叶撰。	嘉庆《吴门补乘》卷7作《叶氏本草》。
			广宁年希尧（允恭，偶斋主人）辑	经验四种12卷	子目：梁文科《集验良方》6卷，朱栋隆《新刊经验痘疹不求人方论》1卷，邓苑《一草亭目科全书》1卷附《异授眼科》1卷，吴有性《瘟疫论》2卷附《补遗》1卷。	有本年广宁年氏巾箱本藏医学科学院、中医科学院、山东中医药大学，有1749年黄晓峰重修本藏中医科学院。
			柏乡魏荔彤（念庭，淡庵）撰	伤寒论本义18卷	有本年自撰小引、次年自跋，卷首载《评方有执阴阳表里论》、闵庆芝《传经论》；跋则汇言表里之义、升降之义、寒热虚实之辨，揭阴阳不可偏胜之大纲，分析六经病纲及治法举例。《续修四库全书提要》载录。	有本年刻本藏中国科学院、医学科学院、四川省图书馆及辽宁、浙江中医药大学。
			魏荔彤撰	伤寒论本义金匮要略方本义合刊2种40卷	魏氏康熙辛丑撰《金匮要略方本义》，本年撰《伤寒论本义》，有康熙辛丑《伤寒论金匮要略释义合刊序》。	本年兼济堂刻本藏中国科学院、上海中医药大学。

公元（年）	清纪年	干支	作者	书名	考证内容	版本资料
1724	二	甲辰	济宁马东旭编	太和堂寿世方书不分卷	有本年自序及 1768 年马德刚跋、1787 年马荣恩跋、1812 年马鹏飞跋。成方药目。《联目》作"车旭氏"编，误。	本年济宁州马家药材店刻本藏中国中医科学院。
			亡名氏撰	虚损论 2 卷	首列总论，本经义，溯古今，分气虚、血虚、气血兼虚及五脏劳伤、五损治法为大纲；论证分吐血、咳嗽、遗滑、泄泻、发热、出汗；论治分兼补精气、滋阴降火、引火归原、填补精髓；胪列诸家成方，各附论说。	《大辞典》《联目》俱不载，日本全国汉籍データベース亦未见；《续修四库全书提要》载录山阴周氏藏旧钞本，笔者未见。
			蓬巢子撰，青江子辑	青江修方案证 4 卷	有本年熊应璜序。《联目》《大辞典》并载有《宅谱修方催生》三卷，实属是书之一部。	有本年青江孙氏亲庆堂刻本藏南京中医药大学、温州市图书馆。
			彭山蓬窠子口授，荆乡青江子述编	宅谱修方催生 3 卷	有本年熊应璜序，卷 1 催生本畴、床门合白、子由造命、子各多少、旺妻、催丁等 23 题，卷 2 催生记略、胎占日月、堕胎难产、生而不育、死生有命等 25 题，附篇为救贫、催贵。	有刻本藏安徽省图书馆；国图藏 1773 年《宅谱修方案证》，有催丁、救贫、催贵、却病、散讼内容，其前 3 项即是书。
			荆乡青江子纂订，休宁汪儋爵（荷之）编辑	宅谱修方却病 2 卷	载却病要旨、九畴全盘、疾由地气、瘟疾气化、痢疾气化、鼾喘哮吼至通艮卦象、通兑卦象、天气感疾，附：散讼，共 70 篇。	《联目》《大辞典》俱不载，温州市图书馆有藏。
1725	三	乙巳	常熟蒋廷锡（扬孙，西谷）、闽侯陈梦雷（则霞，省斋）等奉诏撰辑	古今图书集成·医部全录 520 卷	医学类书，纂录 100 余种文献，卷 1－70 为医经注释，卷 71－92 为脉法诊法，卷 93－216 为脏腑身形，卷 217－500 为内外妇儿科疾病证治，卷 501－520 总论列传杂录等。	为《古今图书集成·博物汇编·艺术典》之《医部汇考》，成于康熙末，1884 年上海图书集成印书局有印本，现人民卫生出版社有多种排印本。
			蒋廷锡，陈梦雷等奉诏撰	古今图书集成·人事典 18 卷	医学相关者：卷 6－22 身体部，其卷 6－8 总论，述人身与天地相应，人身之阴阳、形气、气血、精神、魂魄；卷 9－21 分别为头、颈、发、面、眉、目、耳、鼻、口、齿、须、手、足、腹、脏腑部，卷 22 便溺部，为各论，为各部位释名释义，述其形态、功能；卷 23 形神部，述形体与精神、性情；卷 24 形貌部，述形貌同异、类型以及形貌与方域的关系，为人体形态学总汇。	属《古今图书集成·明伦汇编》，收录于《古今图书集成医部续录》，中国医药科技出版社 2002 年排印出版。

公元（年）	清纪年	干支	作者	书名	考证内容	版本资料
1725	三	乙巳	蒋廷锡，陈梦雷等奉诏撰	古今图书集成·寿夭部 1 卷	释寿名义，记述寿数寿夭及长寿记录等。	为《古今图书集成·明伦汇编·人事典》卷 65。
			蒋廷锡，陈梦雷等奉诏撰	古今图书集成·生死部 1 卷	论述死的各种名称，释丧制，论贵生，并及死而复苏事。	为《古今图书集成·明伦汇编·人事典》卷 89。
			蒋廷锡，陈梦雷等奉诏撰	古今图书集成·养生部 3 卷	养生通论，述养生理论、要求、宜忌、方法、注意事项与事迹典故。	《古今图书集成·明伦汇编·人事典》卷 109 – 111。
			蒋廷锡，陈梦雷等奉诏撰	古今图书集成·初生部 1 卷	记述养胎、护胎、胎教、初诞与相儿吉凶等。	为《古今图书集成·明伦汇编·人事典》卷 31。
			蒋廷锡，陈梦雷等奉诏撰	古今图书集成·疾病部 1 卷	记述诸病病名释义与证候，以及各种病证的历史文献，无具体辨证治疗的内容。	为《古今图书集成·明伦汇编·人事典》卷 87，收于《古今图书集成医部续录》2002 年排印出版。
			蒋廷锡，陈梦雷等奉诏撰	古今图书集成·服食部 1 卷	述药物服饵、辟谷、修炼方药及延年却病、健身防老等内容。	属《古今图书集成·博物汇编·神异典》，见《古今图书集成医部续录》。
			蒋廷锡，陈梦雷等奉诏撰	古今图书集成·静功部 1 卷	荟萃气功养生资料，述气功导引、呼吸吐纳、练功理论、方法、要诀及图式等。	为《古今图书集成·博物汇编·神异典》，见《古今图书集成医部续录》。
			蒋廷锡，陈梦雷等奉诏撰	古今图书集成·疫灾部 1 卷	载史书方志有关疫疠流行之年代、地域、发生和流行状况。	为《古今图书集成·历象汇编·庶征典》卷 113，收于《医部续录》。
			蒋廷锡，陈梦雷等奉诏撰	古今图书集成·人异部 1 卷	记述畸形、连体、孪生、多胞胎、侏儒、巨人、性变异常等多种形体及生理之异常。	为《古今图书集成·历象汇编·庶征典》之卷 140。
			蒋廷锡，陈梦雷等奉诏撰	古今图书集成·大傩部 1 卷	述预防疫病的资料和事迹，包括驱疫、逐疫及辟疫等内容。	为《古今图书集成·经济汇编·礼仪典》卷 246。
			蒋廷锡，陈梦雷等奉诏撰	古今图书集成·先医祠典部 1 卷	载录伏羲、神农、黄帝、岐伯、仓公、扁鹊、张机、华佗、王叔和、葛洪、陶弘景、孙思邈、韦慈藏、朱肱及金元四大家等先世医家祠庙及由太医院主祭仪礼典制等内容。	属《古今图书集成·经济汇编·礼仪典》。

公元（年）	清纪年	干支	作者	书名	考证内容	版本资料
1725	三	乙巳	蒋廷锡，陈梦雷等奉诏撰	古今图书集成·医术名流列传20卷	前3卷为总论，次则艺文2卷、杂录、外编1卷，载录医学人物1362人。	为《古今图书集成医部全录》卷501-520。
			蒋廷锡，陈梦雷等奉诏撰	古今图书集成·太医院部1卷	述历代太医院设置、职事、品阶及医官传记资料。	为《古今图书集成·明伦汇编·官常典》卷415，收于《医部续录》。
			蒋廷锡，陈梦雷等奉诏撰	古今图书集成·诸子部1卷	载录历代有关方技、医籍书目，包括多种书目文献的医药与养生书目。	属《古今图书集成·理学汇编·经籍典》。
			董废翁原著，湖州杨乘六（云峰，潜村）编校	西塘感证3卷	有杨蜚鸣跋，专论四时感证，分总论和本病10种、变病27种、兼病14种，4部分。	收于《医宗己任编》。
			杨乘六辑注	医宗己任编4种8卷	子目：四明心法3卷，四明医案1卷，东庄医案1卷，西塘感证3卷。1951年《鄞县通志》作高斗魁撰，误以其中二种为全体也。《续修四库全书提要》载录。	1830年涵古堂初刻，1891年南京李光明庄重刻，有王汝谦序；1959年上海科技出版社有排印本；2011年学苑出版社有校注本。
			明·鄞县高斗魁（旦中，鼓峰）撰	鼓峰心法3卷	又名《医家心法》，有本年胡珏序。学宗薛、赵，力阐六味、八味，推崇滋肾生肝饮、疏肝益肾汤，以25方主五脏病，下卷论25病证治。收于《医宗己任编》名《四明心法》；1767年收于《医林指月》时，曾别为编次，去小注及评语，加入胡珏评语，改名《医家心法》，有王琦跋。《续修四库全书提要》载录。	有本年刻本藏上海中华医学会、上海中医药大学，1766年刻本藏南京、浙江图书馆，收于《医宗己任编》《医林指月》。
			高斗魁撰，杨乘六评	四明医案1卷	载疑难病例28则，以温补为治。	收于嘉兴杨乘六编辑《医宗己任编》。
			高斗魁撰	高鼓峰先生医论秘本1卷	无序跋，封面有"曹炳章珍藏"题签，分诊法、病形、用药，述诸病证治。	有清稿本藏浙江省中医药研究院。
			高斗魁等撰	萃芳集9卷	《医宗己任编》节略抄辑本，前列杨乘六《己任编》引言。春夏集卷1-6，《四明心法》；秋集卷7《鼓峰医案》、卷8《东庄医案》；冬集卷9董废翁《西塘感症》；附万密斋《家藏妇人秘科》3卷、《竹林氏女科》1卷。《联目》归于妇科门，失考。	有嘉庆石竹斋抄本4册藏浙江大学医学图书馆。

续表

公元(年)	清纪年	干支	作者	书名	考证内容	版本资料
1725	三	乙巳	江宁孟河（介石）撰，其子孟东山重刊	幼科直言6卷	有1726年孙嘉淦序，又名《孟氏幼科》《幼科指掌集成》。卷1-2痘疹证治80则，卷3-4痧症证治10余则，卷5-6儿科杂病方治，为论24篇、载方290首，即《幼科秘书》重刻本。《续修四库全书提要》载录。	有本年刻本藏军事医学科学院，1798年刻本藏中国科学院、医学科学院、中医科学院及天津、辽宁、上海、浙江中医药大学，收于《中国医学大成》。
			明·姑苏吴有性（又可）原撰，亡名氏补遗，清·山阴余邦昭（爕庵）传	瘟疫论补遗1卷	有1715年补敬堂主人序、本年余邦昭书后。为《瘟疫论》补疫痢兼证，食复劳复条补安神养血汤，小儿时疫条立小儿太极丸，又增《伤寒论正名》《伤寒例正误》《诸家瘟疫正误》，末附《年希尧验舌辨》，为1卷。	《醒医六书瘟疫论》署为"具区吴有性又可甫著，松陵许永康尔宁校阅"，或出许氏之手？本年余邦昭传稿本于年希尧，收于《爕庵遗书》，1976年台湾联经出版公司影印。
			古清马印麟（长公，好生主人）撰	五运六气瘟疫发源2卷	又名《瘟疫发源》，有本年自序、余东垣小引，上年杨瑄序。据《类经》五运六气要旨，阐述瘟疫时症根源。	有本年刻本藏中国医学科学院、中国中医科学院。
			东吴陆太纯（仲德，贞阳子）撰辑，湖南谭位坤（宁远，淡庵）校写	本草拔萃2卷，附：药性验方合订1卷	前后无序跋，载录406种药物，诸药各述性味、主治、参治、简治、修治。附《药性验方合订》，署：谭氏鉴藏，述326种药物药性、520验方。《中国医籍考》卷14据《有学集》录钱谦益序。	成书于1657年，本年谭位坤抄校本藏中国科学院上海生命科学信息中心馆，上海科技文献出版社收于《中华中医古籍珍稀稿抄本丛刊》影印出版。
			金沙曹祖健（履宝）撰	曹氏痘疹准则1卷	前有自叙，曹氏高祖得金銮老人秘，四代相传至祖健，遂参究诸书奥旨，以家传口授经验增换补续，编成是书。	有本年抄本藏南京中医药大学。
1726	四	丙午	历城方起英（遇春）撰	千秋铎1卷	有本年自序、姚士泫序，是书乃与友人论治伤寒，后附"元敖氏伤寒金镜录"六叶，为所著《三昧集》之一。	《联目》《大辞典》不载，目前发现有抄本1卷32叶存世，笔者未见。
			常熟蒋廷锡（扬孙，西谷）、闽侯陈梦雷（则霞，省斋）等奉诏撰	古今图书集成·草木典320卷	首总论22卷，分草、木、叶、花、果、药、禾、谷、稻、豆、瓜、蔬共697部诸部阐述植物。各种草木列汇考、总论、图表、列传、艺文、选句、纪事、杂录、外编等项。	为《古今图书集成·博物汇编》一部，1884年上海图书集成印书局始有印本，1934年中华书局、1998年上海文艺出版社有影印本。

公元 (年)	清纪年	干支	作者	书名	考证内容	版本资料
1726	四	丙午	蒋廷锡、陈梦雷等奉诏撰	古今图书集成·禽虫典192卷	首禽虫总论，分羽禽、走兽、畜、鱼、异鱼、虫等部，再各分340小部载述动物。各列汇考、总论、图表、列传、艺文、选句、纪事、杂录、外编等项。	同上。
			亡名氏原撰；满洲镶黄旗马齐辑录	陆地仙径1卷	有本年马齐序，原书为五言20句百字歌诀，马齐加注，附治眼九法、茹穹子入道始终。介绍简便易行养生却病术如涂搓自助颜，膝风摩涌泉，熊经免痰涎，猿臂和血脉等。	有本年抄本藏中医科学院，收于《珍本医籍丛刊》；另钞本藏国图，收于《国家图书馆藏稀见古代医籍钞稿本丛编》。
			山阴张日初（旸谷）原撰，山阴张岱宗手录，萧山俞文起校阅	胎产要诀2卷	有田间来按语与周之麟《张旸谷传》，载妇产科经血、经闭、肿胀、产后危急症、血崩等45证115方。	有抄本藏浙江中医药研究院，并附于田间来增辑《灵验良方汇编》后。
			潭阳魏鉴（明远，正斋）撰	幼科汇诀直解6卷	有本年自序、郑双瑞序，述初生养护、推拿法及急慢惊风、疳症、哮吼、语迟、痢疾等60余症，附《痘疹汇诀直解》3卷。	有本年应世堂刻本藏中医科学院、上海中医药大学，另有抄本藏浙江图书馆。
1727	五	丁未	句容俞茂鲲（天池，丽溪，句曲逸士）撰，于人龙（耕烟，孟河畸人）补注	痧痘集解6卷	有本年自序、黄越、王汝骧、王侃序及于人龙附记。俞氏原撰《痘科金镜赋集解》，是早期人痘接种文献；于氏补注整理编成本书，注释原书11首歌赋，并载有痘疹杂说、秘旨、心法条辨、治验、方药等。《联目》载俞氏《痘科全集》本年刻本藏长春中医药大学，或即是书另名。	本年松荫堂刻本藏中医科学院、北京、河南、中医药大学、山西中医研究院、上海图书馆、苏州大学炳麟图书馆，收于《四库未收书辑刊》。
			詹瑞（廷五）撰	活幼指南全书1卷	首载望形色、三关脉毋庸讳言才歌诀，次列六证辨、十察神诀，继论胎毒、变蒸、急慢惊风证治20门，载110余方。	有本年稿本藏上海中医药大学。
			吴江徐大椿（灵胎，洄溪老人）撰	难经经释2卷	有本年自序、凡例，以《内经》释《难经》，故名；不合经旨者引述经文斥驳；经文无可证者引《伤寒》《金匮》《甲乙》《脉经》。日本宽政十二年（1800）聿修堂重刻，有年丹波元简序。	有徐氏洄溪草堂精刻本藏国图、医学科学院、北京大学、中医科学院及上海、浙江、山西图书馆，收于《徐灵胎医学全书》《徐氏医书八种》。

公元（年）	清纪年	干支	作者	书名	考证内容	版本资料
1727	五	丁未	东吴徐赤（五成）集注	伤寒论集注10卷，外篇4卷	有本年自序，重刻本有乾隆壬申薛雪、蒋榘序。集诸家之说注《伤寒》，六经原文悉仍王叔和之旧，脉法列后，序例弁首，附外篇4卷，论部分伤寒病证和杂病，妇人小儿伤寒，春温等。	本年自刻本藏上海中医药大学，1752年瓜泾徐氏家刻本藏中国科学院、中医科学院及湖南、四川图书馆。收于《四库未收书辑刊》。
			亡名氏原撰，潮州范毓鹬（培兰）传	太乙神针1卷	又名《雷火针》，为药卷灸法。有周雍和序。首载太乙神针方，次为用针法、人神禁忌、正面及背面穴道图。后增订穴位及歌赋，略加改编而改易书名者甚多。	有20余种版本，书名亦有变易，收于《曼陀罗华阁丛书医书》及多种《陈修园医书》。
			咸阳刘企向（若政，梧村）撰	痘科一得药方解1卷	有本年自序，集历年应验之方附于痘科诸书之末。《联目》《大辞典》不载。	收于《活幼全书》，有道光重刻本藏广东省中山图书馆。
			亡名氏原撰，济南陈诚寰补方	三缄堂医痘书2卷	又题《邵仙翁痘疹正传》《大隐仙书》《慈幼玄玄秘录》，有本年张廷璧序。卷首原痘，上卷总论，列64证，附44方；下卷见标怪证吉凶，列诸逆证，附49方。《联目》《大辞典》不载，《续修四库全书提要》载录，笔者未见。	上海图书馆藏1610年刻陈应旄《秘传痘疹神书慈幼玄玄》1卷，后附《经验良方》，或即《慈幼玄玄秘录》。
1728	六	戊申	浦江倪枝维（佩玉，凤宾）撰，海宁许琏（叔夏，珊林）校订	产宝1卷	1842年右均楼重刻本有许楗序。首总论产后病，次则分述产后21病，列24方，多以生化汤治产后诸证，后附产后调护法。《续修四库全书提要》载录。	本年初刻，有版本20余种，收于《保赤汇编》《桃坞谢氏汇刻方书九种》《珍本医书集成》等。
			梁山杨旦升（旭东）撰	杨氏提纲医方纂要4卷	又名《杨氏提纲全书》，综合辑录历代医书，阐述阴阳五行、藏象四诊、各科病症及辨证治疗，无多发挥。	本年潞河魏氏博济堂初刻本藏医学科学院，1833年务本堂刻本藏中医科学院、上海、湖南中医药大学。
			秀水郭志邃（右陶）原撰，古越李菩（东白，梅山）编次，长洲朱永思（蓼庄，徂来逸人）参订	治痧要略2卷	有1700年李菩序，本年朱永思、赵国麟序、徐耘跋。李菩得郭氏《痧症》，为之条分缕晰；朱氏复为增损，去其重复而补其阙略，参以己见辑成。《中国医籍考》载为李菩《治痧要略》；现存本均作"蓼庄参订治痧要略"。	有清雪鸿堂刻本藏中国国家图书馆、白求恩医科大学。其目录、卷端均作"蓼庄参订治痧要略"。

公元 (年)	清纪年	干支	作者	书名	考证内容	版本资料
1728	六	戊申	亡名氏撰	眼科秘传 1 卷	无序跋、目录、署名，前有症治诗 1 首，制方天字 25 号，及洗目方、虚眼补方、金刀割膜散等方，又有春、由、芳、草、地、夏字 1 至 7 号方；下为《麻疯秘传》，有《麻疯论》1 篇，下五脏经受病、形色 10 篇，三十六种形象歌、八不治及杀虫清毒解毒饮膏丸。	有清抄本藏中国中医科学院、南京图书馆、广东省立中山图书馆。笔者所读中山图书馆藏抄本，抄录于红色方格纸，撰写、抄录年代不详。
1729	七	己酉	山阴沈铭三原本，山阴田间来（是庵）增辑	灵验良方汇编 4 卷，附：续编 1 卷，胎产要诀 2 卷	有本年自序，分内、外、妇、儿科及急救门，列 140 证，载验方 546 首；续编载卫生歌及孙真人五汁膏等 5 方；附张旸谷《胎产要诀》2 卷，收妇产 45 证 115 方。1814 年朱艺林汇辑二书，混合编纂为《天医汇要》。	有本年山阴朱氏刻本藏中医科学院，1986 年中医古籍出版社据此校正排印出版，收于《珍本医籍丛刊》。
			慈水叶盛（公于）辑	证治合参 18 卷	有本年自序及小引，卷 1-2 运气、脏腑、病机、脉诀、四诊、用药、炮制等，卷 3-17 各科 163 症，卷 18 为食物单方。《续修四库全书提要》载录。	本年刻本藏中医科学院、上海中华医学会、苏州图书馆、苏州中医院、苏州大学及上海、湖南中医药大学。
			叶盛纂辑	古今治验食物单方 1 卷	食疗著作，载日常食品 93 种。	收于《证治合参》为其卷 18。
			桐城张英（敦复，乐圃）撰	饭有十二合 1 卷	分稻、炊、肴、蔬、修、菹、羹、茗、时、器、地、侣 12 部，各部以"合"述饮食之理及注意之事，"颂"则以韵语阐发，有张潮序跋。	收于《昭代丛书》《志古堂丛书》。
			东海周垣综（公鲁）撰	颐生秘旨 8 卷	有本年自序、沈元瑞序。综合性医书，述各科百余病证，兼及脉法运气，158 种药物。	姑苏沈元端裕麟堂刻本藏中医科学院、黑龙江中医科学院、南京图书馆。
			明·会稽张介宾（景岳，会卿，通一子）撰，会稽鲁超（谦庵）订	精选治痢神书 3 卷	有 1729 年日本长冈丹堂序。卷上治痢神书，立经义、论证、论治、述古、附按；卷中泄泻神书，有经义、论证、分别治法、论治；卷下泄痢神书列方，前为新方八阵引，后为诸方。	有日本享保十四年己酉（1729）京师书坊植村玉枝轩刻本。
			张介宾撰，鲁超订	治疟必喻 2 卷	无序跋，卷上经义、论证、论治、论汗、论标、论厌疟、论截疟、论似疟非疟、论温疟、论瘅疟、论瘴疟、述古、辨古；卷下：补阵新古烈方，和、攻、散、寒、热、因阵新烈方。	有日本享保十四年己酉（1729）京师书坊植村玉枝轩刻本藏上海中医药大学、中华医学会上海分会。

续表

公元（年）	清纪年	干支	作者	书名	考证内容	版本资料
1729	七	己酉	亡名氏原撰，蒙溪觉河图道先氏传	产后十八论不分卷	有本年道先氏序。以产后十八方治产后十八病，并述生化汤及其加味运用。	有抄本存浙江中医药研究院。
			长洲尤怡（在泾，拙吾，饲鹤山人）撰	伤寒贯珠集8卷	成于本年，初刊于1810年，朱陶性为之序。按法分证，如太阳分正治、权变、斡旋、救逆、类病；阳明分正治、明辨、杂病；少阳分正治、权变、刺法等。多种治法贯串全帙，故名"贯珠"。	有稿本藏上海中医药大学，有版本十余种，收于《宗圣要旨》《中国医学大成》。近年有多种校注本，收于《尤在泾医学全书》。
			尤怡撰	金匮心典3卷	有本年自序、1732年徐大椿序，删去原书最后3篇，改正传抄之误，删汰后人续增，"以吾心求古人之心而得其典要"，故名，为较好注本。《续修四库全书提要》载录。	1732年遂初堂初刻，有版本20余种，收于《中国医学大成》《尤在泾医学全书》。
			尤怡撰	吴门尤北田在泾氏大方杂证集议4卷	内科学著作，分元亨利贞四集，无序跋。各门先统论，次分证述证治方药。如咳嗽门分冷、热、郁热、饮气、食积、燥、虚寒、肾、咳嗽失音。	有旧抄本藏中国中医科学院。
			尤怡撰	医林玉尺4卷	前后无序跋，卷1载脉有重阴重阳、脱阴脱阳等平脉辨证论说，次十剂，次五欲五宜、五禁五走及五运六气用药式等用药理论方法，卷1末附《运气总论》。分内经、治气等门，共1038方。	《联目》《大辞典》不载，有民国抄本藏苏州图书馆。
			尤怡撰	运气总论不分卷	总述《内经》运气说，合岁气盛衰，更精求脉症，医者由此入门而求其蕴奥。	附于尤氏《医林玉尺》卷1之末。
			尤怡撰	静香楼医案2卷	尤氏《医学读书记》附《静香楼医案》31则，光绪中柳宝诒于故家得抄本，选其精粹者100余则，逐案加评重编，收于《柳选四家医案》，有1900年柳序。上卷内伤杂病、类中、痿痹等12门，下卷伏气、外感、湿病等20门。《续修四库全书提要》载录。	有1904年及民国上海文瑞楼石印本藏四川大学华西医学中心、中医科学院，收于《槐庐丛书》《尤在泾医学全书》《中国医学大成》。
			扬州石成金（天基，惺斋愚人）撰辑	通天乐不分卷	有本年自序，谓人能通达乎性天之乐，则随时随境享极乐于无涯，载长欢悦、快乐心法、莫焦愁、莫愁诗等。	收于《传家宝全集》，2000年中州古籍出版社校正排印。

公元（年）	清纪年	干支	作者	书名	考证内容	版本资料
1730	八	庚戌	宣化阎纯玺（诚斋）撰	胎产心法3卷	有本年自序及1725年龚健扬序。以胎前、临产、产后分卷，卷上优生胎教、逐月养胎，有43论185方，卷中保产、临产13论67方，卷下产后诸病53论204方。《续修四库全书提要》载录。	有本年刻本藏国图、中国科学院、山东中医药大学等处，有版本50余种。
			阎纯玺撰辑	产科四种7卷	子目：阎纯玺《胎产心法》3卷，何杏园《胎产秘书》2卷，亟斋居士《达生篇》1卷，唐千顷《大生要旨》1卷。	1912、1920年上海江东书局石印本。
			明·鄞县赵献可（养葵，医巫闾子）原撰，清·安陵季维翰（宗臣）增订	增订胎产心法2卷	有1789年季炬序。卷上保胎总论、食忌药忌等15篇，妊娠病36种，卷下产后病19种，医论12篇，列方百余首。与阎纯玺撰沈荧增订《增订胎产心法》3卷不同。	有乾隆间刻本藏上海图书馆，有道光间刻本藏中国科学院、医学科学院、山东中医药大学、黑龙江图书馆等。
			丹阳魏祖清（东澜，九峰）辑	村居救急方7卷	有本年自序及1748年魏廷槐、魏廷柏后记。方书，分外感、内伤、杂症、妇人、小儿、外症、五绝，收542方，多民间简便验方，附余录验方若干，为后人补入。	有1748年刻本藏中国科学院，有光绪丹阳魏树蕙堂刻本藏上海中医药大学、苏州中医院，收于《三三医书》。
			古河中朱弘毅、韩从清辑，燕山刘登庸（景峰）校刊	胞与集5卷	方书，有跋不全。以五行分木火土金水五部，共136门，载方1330首。《联目》《大辞典》不载。	有本年宝善堂刻本藏国家图书馆。
			南汇沈瑤（鲁珍）撰	沈氏医案1卷	有庚午年邱松山序，载216案，多豁痰清火之方，附医论5篇，有《沈鲁珍评<医宗必读>论疟疾》、张文英《沈鲁珍批<景岳全书>序》。	有抄本藏上海图书馆、上海中华医学会、上海中医药大学、中医科学院，收于《珍本医书集成》。
			沈瑤撰	沈鲁珍先生医案1卷	前后无序跋，有小传1则，共109案，与《珍本医书集成》本有异。	有抄本藏上海中医药大学。
1731	九	辛亥	古吴王子接（晋三）撰	绛雪园古方选注3卷	又名《十三科选注》，方书，有本年魏荔彤序及次年自序。上卷以法分类，论伤寒113方；余论各科232方；其前半又为《伤寒古方通》。	1737年介景楼刻本等10余种版本，收于《四库全书》《宗圣要旨》。
			王子接撰	伤寒古方通2卷	有自序及魏荔彤序同《绛雪园古方选注》，为其书前半，分和、寒、温、汗、吐、下6类载113方。	光绪间上海乐善堂据本年版《绛雪园古方选注》挖补冠名而为单行本刊行。

续表

公元（年）	清纪年	干支	作者	书名	考证内容	版本资料
1731	九	辛亥	曹国柱（维石）辑	经验良方1卷	有本年自序，汇辑古今经验诸方320余首成书。	有本年乐山堂刻本藏上海中医药大学。
			秀水朱彝尊（锡鬯，竹垞）撰	食宪鸿秘2卷	有本年年希尧序。烹调专书，分饮、饭、粉、粥、汤、饵、酱、香、蔬、果、鱼、禽、蟹、卵、肉等属，附汪拂云抄本，言火腿、鸡、羊肉等。	本年刊本藏中国中医科学院。朱彝尊，《清史稿》有传。
			崇明周南（岐来，召南，慎斋）撰	其慎集5卷	医案集，有本年引言、城门章阳秋、舒仲缓序。周南1725年赴日，本年撰成是集，载奇、久、难病案61则，卷5载答问12条医论。	日本享保21年（1736）平安仰山馆据升屋孙兵卫本藏中医科学院，安永8年（1779）浪华柳河氏仰山馆重刻本藏医学科学院。
			无锡叶大椿（子容）撰	痘学真传8卷	有奚禄诒、郝毓参2序，首载医论40篇述痘疹病机诊法，分顺逆险述各期证治，绘痘疹发病图以说明；述兼证80种，23家73案及108名家哲言，录方90首，释药300味；附疹论痧赋。1782年卫生堂刻本有《痘疹指南医案》。《续修四库全书提要》载录。	有次年金闻巽记书坊初刻本藏上海、浙江、陕西图书馆及上海、南京、辽宁中医药大学，另有乾隆、嘉庆多种清刻本。
			保元堂编	保元堂药目不分卷	成方药目，《联目》《大辞典》载录，经查无着，笔者未见。	有本年刻本藏黑龙江中医药大学，经查未见。
1732	十	壬子	天都程国彭（钟龄，恒阳子）撰	医学心悟5卷	有本年自序及饶兆熊、吴体仁序。卷1论四诊八纲八法的理论与应用，卷2伤寒论治，卷3-5各科证治，附外科十法。《续修四库全书提要》载录。	本年慎德堂初刻，有版本30余种，收于《中国医学大成》。
			古吴王子接（晋三）撰	得宜本草1卷	分3品载药362种。每药之下标明所得、所宜、所治，故名。	附于《绛雪园古方选注》后，1737年王氏再跋刊单行本，收于《四库全书》。
			王子接撰	伤寒方法2卷	前后无序跋。卷上和、寒、温剂，卷下汗、吐、下剂，载方113首。内容大略同《伤寒古方通》，增以注释。	乾隆俞氏刻本藏上海中华医学会、苏州大学，抄本藏上海中医药大学。
			亡名氏撰，汪午桥传抄	伤寒方论不分卷	无序跋，不著撰者，扉页"汪午桥秘藏方书"。以和、寒、温、汗、吐、下剂，分六类论方，大略同徐彬《伤寒一百十三方发明》。	有本年抄本藏中医科学院。

公元（年）	清纪年	干支	作者	书名	考证内容	版本资料
1732	十	壬子	秣陵甘边（雨来）传，云间封文标手录	伤科方论不分卷	前有序无署名。是书为甘家五世秘传，载伤科 8 论，列方 62 首。	有本年抄本藏上海图书馆，1999 年人民卫生出版社收于《伤科集成》出版。
			东汉·上虞魏笃（伯阳）撰，清·三原袁仁林（振千）注	古文周易参同契注 8 卷	有本年袁仁林自序、1746 年王德修跋。《参同契》旧注各自为说，反增障碍，故随文解义，书中借喻之语悉以身所自具者指明之。	收于《惜阴轩丛书》《丛书集成初编》，《四库全书》收于存目。
			太仓萧霆（健恒）撰	痧疹一得 2 卷	有本年自序，编辑痧疹见证、治法、问答、效验，附于《瘟疫论》以补其未备。始于 1720 年，稿成于 1729 年，又反复琢磨。	有 1852 年抄本藏上海中医药大学。
			咸阳刘企向（若政，梧村）撰	活幼全书 5 种 5 卷	有 1721 年杜文焯序、1779 年刘树滋二序、1837 年李晓峰重刻序，及梧村致萧弘士诗、文匡民、萧弘士、萧联芳题词。子目：《月婴宝筏》《痘科药性诗余》《痘科一得药方解》《痘科一得歌诀》《痘科一得证治解（即活幼疹书）》各 1 卷。	《联目》《大辞典》不载，1721 年始刻，本年刻成，1779 年再刻，有道光重刻本藏广东省中山图书馆。
			刘企向撰	活幼疹书 1 卷	有本年萧弘士序及 1727 年萧弘士、萧联芳序，麻疹专著，又名《痘科一得证治解》。载疹科赋、斑疹、治疹歌、麻疹歌诀等，录 44 方，附拾遗方 35 首、石氏良方 12 首。	收于《活幼全书》，广东省中山图书馆藏道光重刻本。《联目》有本年刻本藏天津市医药技术情报站，《大辞典》谓"经查不见"。
			新安汪廉夫撰，黄芹甫抄传	危恶典言 2 卷	有本年自序，采录痘疹危恶之症，不拘一句可为典型，数句可为嘉言，不限数十句可为成法、可为师资者汇辑之，又附 50 方以备按病而用。	《联目》《大辞典》不载，有抄本藏上海中华医学会。
			蒙城张确（介石）撰	观物篇医说 4 卷	医学笔记杂录，有 1721 年自序及本年吴直序、凡例。分元亨利贞 4 集，卷 1 推阴阳五行生克制化升降及脏腑精神血气之故，卷 2 治未病，卷 3 治已病，卷 4 方药。	有稿本藏中国科学院，本年观物堂刻本藏上海中华医学会、苏州中医院，抄本藏上海图书馆、上海中医药大学。
			宛平贾邦秀（升安）撰	思济堂方书 5 卷	有本年 2 自序及马丙、姜国璜序，分 39 类，载方 370 余首，有方论 20 条。	本年宛平贾氏珍泰斋刻本藏国图，收于《中医古籍孤本大全》影印出版。

续表

公元（年）	清纪年	干支	作者	书名	考证内容	版本资料
1733	十一	癸丑	天都程国彭（钟龄，恒阳子）撰	外科十法1卷	十法为：内消、艾灸、神火照、刀针砭石、围药、开口消脓、收口、敷药总论、复论五善七恶、将息。附方110，论症名法治篇。	附于《医学心悟》。
			程国彭撰	外科灰余集1卷	又名《华佗遗书》，有本年自序，分《外科十法》《外科症治方药》二部。	有本年刻本，附于《医学心悟》后为卷6，然无《灰余集》之名。
			锡山糜世俊（天瑞）编，皓山氏增补	是乃仁术医方集不分卷	有本年自序，据病位病症分养生、头疼等85门，内科为主，卷末"治跌打损伤极效方"下，署"皓山得于光绪元年春月"。	光绪间皓山氏多次增补，有稿本藏山东图书馆，收于《中医古籍孤本大全》影印线装出版。
1734	十二	甲寅	嘉定陆廷灿（秩昭）撰	续茶经3卷	以陆羽《茶经》原本冠于前，采撷诸书以续原目。上卷续其源、具、造，中卷续其器，下卷续其煮、饮、事、出、署、图，补历代茶法为末卷。	收于《四库全书》，附录后署：雍正十二年七月既望，陆廷灿识。
			会稽陶承熹（东亭，青山学士）撰	惠直堂经验方4卷	有本年自序，为家传经验方，分47门，附急救救荒怪病3门名《备急方》，共载1000余方。后陈大缙合梓效方为《惠怡堂经验方》。	有本年东璧堂刻本藏上海中医药大学、浙江中医药研究院，收于《珍本医书集成》。
			缪占魁辑	本草便读不分卷	无序跋，有总目录，分类载药587种，山草56种、隰草56种、蔓草36种等，罗列诸药，略述性味功用。《联目》《大辞典》俱不载。	本年刻本藏南京图书馆。扉页署：缪占魁读，共计五百八十七种，一百〇二页。
			黟县汪纯粹（惇士，春圃）撰	孝慈备览伤寒编4卷	有本年自序、傅王露序、凡例，为《孝慈备览》首编。先概论，次设发、解、和、清、救五略论六经，论治法及变证兼证，终按五略选录历代名方99首。	本年杭城并育堂刻本藏中医科学院、上海中医药大学、浙江中医药研究院。国图藏《孝慈备览》4册4卷，未见。
			汪纯粹撰	伤寒心悟4卷	与《孝慈备览伤寒编》同为4卷，雍正十二年、乾隆三年，刊刻时间相一致，或即其另名，待考。	有本年和1738年刻本分别藏重庆图书馆和苏州中医院，未见。
			益都马印麟（长公，好生主人）撰	预防痘疹论1卷	有本年自序，载先天预防痘疹、阴阳配合、行经禁忌、胎成禁忌、胎成饮食禁忌、后天解痘毒法、按痘疹明运气论等11论8方。1696年著《保婴秘诀》，末附痘疹证治。	本年历下张廷璧校刻本藏中国医学科学院。

续表

公元（年）	清纪年	干支	作者	书名	考证内容	版本资料
1734	十二	甲寅	山东孙通（季宽）撰传	卸骨法1卷	雍正间，孙通擅少林七十二艺及点穴、卸骨、擒拿、按导诸术法。卸骨不外捏、卸、推、揉四法，学会卸骨法，即精正骨科。	《联目》《大辞典》俱不载，2007年中医古籍出版社收于《伤科集成续集》排印出版。
1735	十三	乙卯	广宁年希尧（允恭，偶斋主人）撰	本草类方10卷	有本年自序，又名《本草纲目类方》。首载《诸症歌诀》，按十天干序编病证成七言歌诀以为目录，分79门，列万余方，将《本草纲目》附方及宫禁秘方分类。	本年年氏自刻本藏中国中医科学院，雍正、嘉庆间有刻本多种。
			郭大铭（书右）撰	脉诀秘鉴1卷	精研经典及名家脉学论述，分述34脉即王叔和24脉及济门、反关、上鱼、太冲诸脉。	有本年凝和堂刻本藏南京图书馆。
			新安方开述，长白颜伟记	延年九转法1卷	养生类著作，有本年颜伟序。述延年九转导引法姿态、动作要领及保健作用，各法先文后图，互相说明。	收于《汉阳叶氏丛刻医类七种》之《颐身集》，1880年刻本改名《万病回春》。
			锦州陈奇生撰	痘科扼要1卷	乾隆刻本有1755年金文淳序、1762年熊绎祖序。列痘症总论、痘形面图说、辨治、痘疹三赋（节制赋，权宜赋，指南赋）、药品22味、炮制药品119味、主方50首。另有《痘疹秘传》藏成都中医药大学，未知是否同书。	本年初刻本藏天津医药技术情报站，乾隆刻本藏国图、中医科学院、上海、南京、天津图书馆、天津医学高等专科学校，有十余种刻本。
			仁和徐栻（载敷）辑	济人立效不分卷	有本年自序及汪师韩、王文璇、陆龙图3序，外治为主而兼用方剂，载头、面、目、耳鼻口舌诸疾、牙痛、咽喉、失音、咳嗽、哮吼、喘疾、吐血等内外科疾病，及邪祟、五绝暴死急救诸症。	《联目》《大辞典》俱不载，有雍正刻本藏中国国家图书馆，2004年收于《中国古代医方真本秘本全集·清代卷》第76册影印出版。
			桐城张廷玉（衡臣，砚斋）等奉敕撰	明史艺文志4卷	断代史志目录，专录明代各家著述。医书不设专类，子部艺术类附载医术书目68种1066卷。每书冠撰人，载卷数，间附细注。	为《明史》卷96-99，又收于《八史经籍志》《丛书集成初编》。
			江阴陈鼎（定九，鹤沙，铁肩道人）撰	竹谱1卷	晋武昌戴凯之庆预尝撰《竹谱》1卷，陈鼎此书则记竹之异者，考其名目凡60条。有张潮序跋。	《四库全书》收于存目，见于《昭代丛书》。

公元（年）	清纪年	干支	作者	书名	考证内容	版本资料
1736	乾隆元	丙辰	沈昌惠（元善）撰	沈元善先生伤科3卷	有沈扬泰序、大隐卢居士跋。上卷沈氏家传秘本，接骨上骱诀，气血流行诀，诸受伤分别；中卷诸类方药；下卷载伤科用药及刀圭之法。	有抄本藏中医科学院、北京中医药大学，收于《珍本医籍丛刊》排印出版。
			云间丁锦（履中，适庐老人）注	古本难经阐注1卷	有本年自序、1738年严茂源序，有凡例。作者自称获《难经》古本，与通行本编次30余处有异，注文以《内经》阐发《难经》。	有1738年苏州刻本藏中医科学院、成都中医药大学，版本十余种，收于《珍本医书集成》。
			吴江徐大椿（灵胎，洄溪老人）撰	神农本草经百种录1卷	有本年自序、凡例。辑录《神农本草经》100种药物，其中上品63种，中品25种，下品12种，以辨明药性阐发义蕴。	收于《四库全书》《徐灵胎医学全书》《陈修园医书》之48、50、52种等。
			杭州赵瑾叔原撰，钱塘陆文谟（典三）校补	本草诗2卷	赵瑾叔自作自注，载药460余种；陆文谟稍加补葺，载本草诗七律500余首，有本年陆文谟跋。	1896年抄本藏北京大学，收于《中国本草全书》147卷。
			亡名氏纂辑，雪樵抄传	金匮要略纂要不分卷	无序跋，注释《金匮》25篇。	本年丙辰雪樵抄本藏上海中医药大学。
			亡名氏原撰，滇南李言恭（思可）传	医学秘籍2卷	有申赞皇、周庆承序。内容：卷上言太极、八卦、五行、脏腑、经脉，卷下载四诊尤详脉诊，12经用药汇刻，寒暑温瘟论治。1881年慈水杨来青校刊本误题扉页作"薛生白医师秘笈"。	1777年云南顺宁刻本藏云南中医学院，有版本10余种，收于《凤氏医书三种》。
			武进法徽麟（仁源）撰	医学要览不分卷	有桥南老人序。列用药凡例、须知、相得、五脏苦欲补泻、医指、发热外感内伤辨、补肾补脾辨、二十四剂歌诀，及药性、方剂等。	有乾隆间桥南老人抄本藏南京中医药大学。
			崇明周南（岐来，召南，慎斋）撰	脉要纂注2卷	有本年张桐序，取濒湖、士材之书，参考诸家，附以己意，详为之注疏而成书。	有稿本藏中国科学院，收于《四库未收书辑刊》。
			秦郡汤处士原撰，槎溪柯炌（集庵）删补	保产机要1卷	《中国医籍考》载为汤处士撰，"存"，录丙辰柯炌序。是书别本有乾隆丙寅1746年景星序，则丙辰当在此前，故定为本年。《联目》作1779年，未知所据。	有1787年濮川同善堂刻本藏中国国家图书馆。

公元（年）	清纪年	干支	作者	书名	考证内容	版本资料
1736	乾隆元	丙辰	休宁何鼎亨（德嘉，容斋）撰	活法启微3卷	有本年自序，重刻本有1787年赵学刚序、何雍源跋。设《痘学精粹问答》72条，《麻病汇要问答》36条，述痘麻症状及病因病机、兼症、转归等，详辨形色，治重火毒，兼论小儿杂病60余证。	有本年刻本藏军事医学科学院，1787年刻本藏医学科学院、上海中医药大学、安徽、江西图书馆。
			浏阳任贤斗（师韩，瞻山）撰	瞻山医案4卷	同治《浏阳县志·艺文》载其"《任氏医案》5卷藏于家"，1924年周乃金校正，改订为4卷，撰序出版。卷首为按时察病总论，医案以证分60类，末附方76首。	1924年浏阳文昭堂木活字本藏国图、中国科学院、中医科学院、北京、辽宁、上海中医药大学及吉林、内蒙、上海图书馆。
1737	二	丁巳	长白石文鼎（右容）选集	卫生编3卷	有本年王庭序，方书，载历代验方治法150余条。	有本年刻书底稿藏中医科学院，收于《中医古籍孤本大全》。
			惠阳刘渊（圣泉，伏龙山人）撰	医学纂要汤方活法1卷	有本年自序，为《医学纂要》卷6吉集。分补散寒热和攻六阵，载338方，及眼科17方、妇科53方、儿科11方、痘疹41方、外科112方，共载方572方。	有1739年太和堂刻本藏中国中医科学院，并参阅《医学纂要》条。
			亡名氏撰	医病好药书不分卷	彝族医药著作。述内、外、妇、儿、伤、眼科及中毒，意念性疾病119种，载药371种，其中动物117，植物249，矿物5种，载方278首及按摩等法。	有本年抄本，1991年吴祥祖整理此抄本由中国医药科技出版社出版。
			亡名氏撰辑	脉诀合参1卷	不著撰者，笔者未见，据《联目》《大辞典》载录。	有抄本藏广西壮族自治区桂林图书馆。
1738	三	戊午	黟县卢云乘（鹤轩，在田）撰	伤寒医验6卷	有本年自序，上年梁瑛序，分体、用各3卷，发挥、验证《伤寒论》之理。体集214篇，伤寒总论及辨证证治；用集诊法30篇，论方195首，论药182味。	有本年得一堂刻本藏中国中医科学院、上海中医药大学。
			周廷兰编	环秀堂医书丛刻三种3卷	子目：张望《古今医诗大全精要》，亡名氏《铜人新图》，张登《伤寒舌鉴》各1卷。	有清刻本藏云南省图书馆。
			四明姚希周（静夫）撰，东武何大毓（实园）辑	济世经验良方1卷	有本年赵侗教序及1761年汪燮序，方书。分20门载各科近百病证300余方。	有本年刻本藏辽宁中医药大学，1761年鸿文堂汪燮刻本藏中医科学院。

公元 (年)	清纪年	干支	作者	书名	考证内容	版本资料
1738	三	戊午	常熟孙从添（庆增，石芝）撰	活人精论1卷	无序跋、目录，不分章节，汇集前人医论精粹成书，多警世之语。作者侨居苏州，家贫而藏书逾万。	有稿本藏中国中医科学院，收于《吴中医集·临证类》排印出版。
			孙从添撰，侄孙孙森（天桂）辑录	石芝医话1卷	道光《苏州府志·人物》著录《石芝遗话》，《联目》不载，《大辞典》"佚"，《吴医汇讲》卷3节录数则。	见《吴医汇讲》卷3。
			古番何克谏（其言，清萝道人），何景雪（省斋）编辑	增补食物本草备考2卷	又名《增注备载食物本草》《卫生必要食物本草》，删订沈李龙《食物本草会纂》，增补60种岭南药物与13类103首食治方。	有序同沈氏《食物本草会纂序》，有光绪间多种刊本，1894年石印本改名《养生食鉴》。
1739	四	己未	惠阳刘渊（圣泉，伏龙山人）撰辑	医学纂要6卷	有本年王恕序、林其蓁跋。卷1乾集心法灵机、内经撮要、辨症论治歌诀，卷2元集风寒类似，卷3-5为亨、利、贞集，灵机条辨，卷6吉集汤方活法。	有本年翰宝楼初刻本藏广东中山图书馆，咸丰同治多种刻本藏山东、广州、上海中医药大学，中国中医药出版社有排印本。
			刘渊撰	医学纂要灵机条辩1卷	《医学纂要》卷3-5亨、利、贞3集灵机条辩，述各科证治。	有乾隆太和堂刻本存中国中医科学院。
			吴郡朱钥（东樵）撰	本草诗笺10卷	有本年黄鹤鸣序，1745年王锦序，1757年汪由敦序、徐曰琏跋。分30余类载药860余，以七绝或七律论药性，附小注以说明产地、性味、功用、主治、禁忌，介绍命名、应用。	成于本年，初刊于1757年，有刻本藏中医科学院及辽宁、吉林、上海、安徽图书馆，有版本多种。
			进贤舒诏（弛远，慎斋学人）撰	舒氏伤寒集注10卷	有1770年自序自跋、雷鋐序。舒氏为喻昌再传弟子，以《尚论篇》为基础著成，末附六经定法、答门人问、痢门挈领、女科要诀、真阳论、吐血论等。凡例谓：成于己未，刻于庚午，重刻于庚辰，分别为本年、1750、1760年。	1760年著者自刻本藏医学科学院，1770年英德堂刻本扉页、书口作《伤寒集注》，自序、卷端题《再重订伤寒集注》，故《中国医籍考》称《再重订伤寒集注》。
			舒诏撰	舒氏伤寒六经定法1卷	前后无序跋，首列六经见证，各有正治之法，详其阴阳之辨，于厥逆、谵语、烦躁、昏睡、咽痛、打呃、头痛、泄泻、呕吐、留饮诸证，辨之尤详。	附刊于《舒氏伤寒集注》，收于《述古丛钞》《翠琅玕丛书》《藏修堂丛书》《芋园丛书》。
			舒诏撰	伤寒问答1卷	前后无序跋，与门人讨论风疹误治、调胃承气汤证2则病案。	附于《伤寒六经定法》。

公元（年）	清纪年	干支	作者	书名	考证内容	版本资料
1739	四	己未	舒诏撰	舒氏医论 1 卷	前后无序跋，载真阳论、杂病论、论吐血附辨肺痈肺痿、黄芪白术不固表论等 9 篇，附答门人李步千问 1 则。	有清刻本藏上海图书馆、浙江中医药大学。
			舒诏撰	辨脉篇 1 卷	有本年自序，载六气轮年司天总图、叔和分配脏腑胗图二图，及辨讹、人迎气口说二论，述 27 脉体状主病，后附奇经八脉、奇经八脉应诊、妊娠脉诀、离经脉诀、绝脉等。	有本年刻本藏上海、浙江中医药大学，收于《舒氏伤寒集注》为附录。
			明·姑苏吴有性（又可）原撰，舒诏摘录	摘录醒医六书温疫论 1 卷	有舒氏按语。舒诏以仲景法乃万法之祖，治疫法皆从中脱化而来，乃摘录《瘟疫论》附录其大概于伤寒书后。	《联目》《大辞典》不载，浙江中医药大学有藏。
			舒诏撰	痢门絜纲 1 卷	有本年自序，论痢病陷邪、秋燥、时毒、津脱四大纲，后附《痢症治验》。	《联目》载李荣达撰同名书，有 1890 年琴城徐寅生堂刻本藏江西省图书馆。
			舒诏撰	女科要诀 1 卷	前有自识，以六经阴阳之理为妇科之要，附《达生编》《保婴编》。	有 1810 年刻本藏广东省中山图书馆。
			长洲尤怡（在泾，饲鹤山人）撰	医学读书记 3 卷，医学读书续记 1 卷	有自序自跋及本年徐大椿序。凡 86 条，所论基础理论、杂病证治及 20 余方剂方论，后附《静香楼医案》31 条。《续修四库全书提要》载录。	有本年程氏校刻本藏陕西、湖南中医药大学，有版本十余种，收于《尤在泾全集》《槐庐丛书》《中国医学大成》。
			歙县吴澄（鉴泉，师朗）撰	不居集 50 卷	有本年自序，1742 年吴炜序，有凡例及《吴师朗传》。内科著作，主论虚损，上集以五脏内虚立论述嗽热痰血 40 证；下集外损，论六淫致虚损 20 证，为作者创见。	1836 年芸香阁刻本藏中国科学院、中医科学院、辽宁中医药大学、浙江图书馆、上海中华医学会，又有 1935 年中医书局铅印本。
			上海沈德祖（玉修，中华子）编	越人难经真本说约 4 卷	有本年自序、邵士标、凌如焕、乔龙序。每卷后有小结以约说其旨，书后有总论以说全书概要，故名说约，后附《指南集》。	有本年亦政堂刻本藏中国科学院、上海中华医学会、浙江图书馆、广东中山图书馆。
			沈德祖编	金兰指南集 3 卷	有本年自序、汪嘉淳序，另有一跋。卷 1 十二经脉穴位、卷 2 奇经八脉及藏象经络图，卷 3 运气、五色诊视验病图。	附于《越人难经真本说约》。

公元 (年)	清纪年	干支	作者	书名	考证内容	版本资料
1739	四	己未	长溪林开燧（慕我）原撰，林祖成（庆惟）述	会篇纪略 14 卷	有本年林祖成自序，此乃林祖成校刊其父林开燧遗稿，并依《证治百问》改编，次序仍旧。	本年黄岩刻本藏中医科学院，1696 年万卷楼刻本藏北京中医药大学。
			钱塘陆曾禹撰集，仁和倪国琏（子珍，西昆，穗畴）辑录	钦定康济录 4 卷	有本年倪国琏奏章及上谕，1742 年王恕跋。陆曾禹作《救饥谱》，倪国琏检择精要，分四门：前代救援之典，先事之政分子目 6，临事之政分子目 20，事后之政分子目 5，附录四事，皆先引古事，后系论断。	1864 年重刊，日本宽政六年（1794）纪藩含章堂重刻。
			宛平改师立（莲洲）编	医林大观书目不分卷	不分类，以时为次，自古代至清初 670 余种，后分类胪列诸科 500 余种，共 1170 余种，其中重复者数十种。《联目》不载，《大辞典》《通考》"佚"，笔者四处搜寻不着，或已佚失。	《续修四库全书提要》载录。
1740	五	庚申	吴县王维德（洪绪，林屋山人）撰	外科证治全生集 1 卷	有本年自序，为家传四代经验集成。论痈疽诊治要点及分部治疗，外科效方 75 首，各科验方 48 首，药物 200 种，治案，附：金疮铁扇方。	本年初刻，有 85 种刊本，收于《陈修园医书五十种》《中国医学大成》《古今历验良方》等丛书，人民卫生出版社有铅印本。
			王维德原撰，竹攸山人编辑	选方拔萃不分卷	竹攸山人将王氏《外科全生集》与《达生编》各论及家制要方、灵验各方，汇辑成书，有 1892 年竹攸山人跋。	有 1892 年竹攸山人刻本藏云南省图书馆。
			江西尉仲林等著，诸暨万新甫、诸暨杨开泰汇辑	麻科合璧不分卷	有本年杨开泰自序，合编其师沈氏《郁氏遗书》和谢心阳《痧子要领》而成，故名。论麻疹病因病机、证候特点、辨证用药，附麻疹兼喉症说、白喉吹药方。	有 1900 年刻本藏上海图书馆、浙江中医药研究院，有版本十余种，民国铅印本题为《麻疹全书》，后附论文多篇。
			苕溪柴裔（竹蹊）撰	食鉴本草 4 卷	有本年黄彩凤序，1736 年凡例。食疗专著，集日用食品 468 种，分水、谷、菜、草、木、石、果、禽等 14 门，各明性味功治，末附食物金镜 1 卷，论食毒及解毒、饮食宜忌。	有本年翠阴堂刻本藏上海中医药大学。
			亡名氏撰	秘传打损仆跌伤奇方 3 卷	伤科著作。《联目》《大辞典》载录，笔者未见。1527 年有意远和尚辑《秘传打损扑跌药方》3 卷，收于《伤科集成续集》，实即是书。	有本年抄本藏南京中医药大学。

公元（年）	清纪年	干支	作者	书名	考证内容	版本资料
1741	六	辛酉	宁阳张琰（逊玉）撰	种痘新书 12 卷	有本年自序、伍士玉序，述药性、诊痘、治痘法、鼻痘法、痘症各期证治、痘后杂治、麻疹、诸方。	本年元成堂初刻本等 30 多种版本，收于《续修四库全书》。
			金闾雷大升（允上，南山），谢锷（岱为）撰	丸散膏丹方论不分卷	有本年自序、成药目录。载 85 成药功用，有雷、谢按语以释证论治，附雷允上堂炮制药品目录。	有清刻本藏苏州大学炳麟图书馆，卷端题：伤寒杂症女幼痘科丹丸方论。
			吴江徐大椿（灵胎，洄溪老人）撰	医贯砭 2 卷	有本年自序，辨析《医贯》反经背道凡 30 篇，批注 316 处。先是，康熙间江夏程云鹏为正赵氏之失，撰《医贯别裁》，笔者未见。	有乾隆间半松斋刻本等十余种版本，《四库》收于存目；并收于《徐氏医书》诸种。
			原题：徐大椿撰	汤引总义	伪托徐氏，取材吴仪洛《本草从新》的《药性总义》，仅寥寥百字。	收于《徐灵胎医书三十二种》。
1742	七	壬戌	歙县吴谦（六吉）等奉敕纂修	医宗金鉴 15 种 90 卷	前有钱斗保、鄂尔泰、弘昼等奏章。子目：订正仲景全书 25 卷，即订正伤寒论注 17 卷，订正金匮要略注 8 卷，删补名医方论 8 卷，四诊心法要诀 1 卷，运气要诀 1 卷，伤寒心法要诀 3 卷，杂病心法要诀 5 卷，妇科心法要诀 6 卷，幼科杂病心法要诀 6 卷，痘疹心法要诀 6 卷，种痘心法要旨 1 卷，外科心法要诀 16 卷，眼科心法要诀 2 卷，刺灸心法要诀 8 卷，正骨心法要旨 4 卷。	中国中医科学院藏清内府稿本附有工笔精绘图残卷，本年武英殿聚珍版为官方正式版本，后有 40 余种版本，收于《四库全书》。1957 年人民卫生出版社据武英殿聚珍版有影印本，并有多种排印本。
			吴谦等奉敕纂修	订正仲景全书 25 卷	子目：订正伤寒论注 17 卷，订正金匮要略注 8 卷	收于《医宗金鉴》，为卷 1–25。
			吴谦等奉敕纂修	订正金匮要略注 8 卷	前有引言，于《金匮》失次者序之，残缺者补之，博采群书，详加注释。	同上，为卷 18–25。
			吴谦等奉敕纂修	删补名医方论 8 卷	有引言，分补、清、消、汗、下、和等类载历代名方 200 余首。	同上，为卷 26–33。
			吴谦等奉敕纂修	四诊心法要诀 1 卷	有引言，采医经论色诊之文确然可法者，编为四言，合崔嘉彦《四言脉诀》，实该望闻问切之道。	同上，为卷 34。

公元（年）	清纪年	干支	作者	书名	考证内容	版本资料
1742	七	壬戌	吴谦等奉敕纂修	运气要诀1卷	前有引言，将《内经》运气要语编成歌诀29首，列图表24幅于前，注解于后，阐述运气大纲旨要，讨论与脏腑经络、脉象疾病之关系。	同上，为卷35。
			吴谦等奉敕纂修	伤寒心法要诀3卷	有引言，撮其要旨，编为歌诀，为深研全书阶梯而登堂入室。	同上，为卷36－38。
			吴谦等奉敕纂修	杂病心法要诀5卷	分中风、虚劳、黄疸、痨瘵40门，以歌诀论述其辨证、治法、方药，再以按语、注释阐发其理。	同上，为卷39－43。
			吴谦等奉敕纂修	妇科心法要诀6卷	分调经、嗣育、胎前诸证、生育、产后、乳证、前阴诸证、杂证等12门，述妇科疾病之证治。	同上，为卷44－49。
			吴谦等奉敕纂修	幼科杂病心法要诀6卷	述儿科诊法、初生保育及初生儿疾病15种、惊风、痫、疳、吐泻、感冒、疟、痢、疝等儿科杂病。	同上，为卷50－55。
			吴谦等奉敕纂修	痘疹心法要诀4卷	卷1、2痘疹诊法要点证治，卷3、4痘中杂症，凡151论，130余方。	同上，为卷56－59。
			吴谦等奉敕纂修	幼科种痘心法要旨1卷	前有引言。专论鼻苗种痘法，载种痘要旨、选苗、蓄苗、天时、择吉、调摄、禁忌、可种、不可种、水苗、旱苗种法等18篇。	同上，为卷60。
			吴谦等奉敕纂修	外科心法要诀16卷	祁宏源取其祖坤《外科大成》之意而敷扬之。	同上，为卷61至76，光绪后有单行本30余种。
			吴谦等奉敕纂修	眼科心法要诀2卷	首列五轮八廓图，以七言歌诀述腑脏经络部位、眼病病因、内障24症、外障48症，补遗10则。	同上，为卷77－78。
			吴谦等奉敕纂修	刺灸心法要诀8卷	以歌诀加图解，介绍针刺灸治方法、周身名位骨度、14经360穴及针灸禁忌。	同上，为卷79－86。
			吴谦等奉敕纂修	正骨心法要旨4卷	首手法、器具总论及释义，骨度尺寸；次头面、胸背、四肢各部位损伤内外治法，末则内治杂症。有图27幅，方91首。	同上，为卷87－90。
			弘画等抄辑	金鉴外科16卷	即《医宗金鉴》之《外科心法要诀》单行本。	有本年善成堂初刻本藏青岛大学医学院。

公元 （年）	清纪年	干支	作者	书名	考证内容	版本资料
1742	七	壬戌	亡名氏抄辑	外科金鉴札要2卷	无序跋，2册，节抄《金鉴·外科心法要诀》卷61－73分部论治，后杂治，分遗精、腰腿痛、怔忡、消渴等门列方，以内科为主。	有抄本藏浙江省中医药研究院。
			什邡朱音恬（咏清，崶峰）辑注	运气要略1卷	阐述运气学说，要在脏腑先机、形色闻问要诀、用药玄机。	收于《医理元枢》为卷1。
			亡名氏撰	运气2卷	无署名、序跋、目录。以问答述内经运气，摘释干支甲子、主客运气，重在阐发运气之与辨证、证治之关系。	有本年精抄本藏故宫博物院，2000年收于《故宫珍本丛刊》，海南出版社影印出版。
			扬州韦进德（修己，铁镵）撰	医学指南10卷	有本年自序及夏暹、陈齐寏、李锡秦、唐绥祖序。分上下部，5卷论证，分外因、内因、外体、上窍、胸膈、胁腹、腰膝、下窍、外科、妇科、儿科11门；5卷论方，奇正兼收，待人自择。	有1858年刻本藏上海、北京中医药大学。《续修四库全书提要》载录，谓章进德撰，殆形近致误。
			宛平吴谦如（敬公）著	伤寒神秘精粹录不分卷	无序跋、目录，首《引据书名目录》，次《各症主方目录》，次《论伤寒》《伤寒各症条例》，末《伤寒各症要方详解》52首。	有清钞本藏国图，2002年收于《国家图书馆藏稀见古代医籍钞稿本丛编》影印出版。
1743	八	癸亥	苕溪沈懋官（紫亮，怀愚子）纂	医学要则4卷	有本年自序、姚德谦序。取《内经》24则，分24题论医理、药性、诊法、经络、证治等。	本年致远堂刻本藏上海中医药大学。
1744	九	甲子	华亭邵成平（庸济）辑	伤寒正医录10卷	有本年自序，卷1内外伤辨、脉证条辨；卷2－9六经及劳复等；卷10春温、夏热、发斑、疫、火劫、狐惑证治。择诸家之精粹，附以己见辑成。	有本年三当轩刻本藏中国中医科学院、上海中医药大学。
			武林倪大成（焕章，复初居士）撰	伤寒指南解10卷	有本年自序，重编仲景全文，各篇首述传经，次则变证、兼病。	有抄本存上海中医药大学。
			虞镛编撰	伤寒论类编10卷	有其弟虞蓉峰跋，谓"甲子夏钞，兄著《伤寒论类编》成"，将五种伤寒之文分门别类而注之也。	有抄本藏上海中医药大学。
			倪东溟撰	产宝家传2卷	有1767年万绵前序。卷上安胎36门，卷下临产，详述胎产27证，附产后宜戒4种、禁药8种、忌物9种。选方多安胎饮、生化汤化裁，人称较《达生编》更明备。	1767年刻本藏浙江中医药研究院，收于《遵生集要》。

续表

公元（年）	清纪年	干支	作者	书名	考证内容	版本资料
1744	九	甲子	云川道人撰	绛囊撮要 5 卷	有本年自序，方书。分内科、妇人、小儿、外科、通治各门，载丸散膏丹 254 方，末附种子刍言。	1804 年萍翠山房刻本藏中医科学院、吉林图书馆等处，收于《汉阳叶氏丛刻》《珍本医书集成》。
			海阳汪文绮（蕴谷）撰注，汪卿云参订	脉学注释汇参证治 2 卷	有本年自序、次年张嘉德序、1748 年张震序。以浮沉迟数为纲阐注《脉经》《濒湖脉学》，有论脉大纲要法、五要五忌、医门十二辨等医论。道光刻本扉页题：秋香馆弹求集汇参证治，书口题：卫生弹求集。	钞本藏国图，收于《国家图书馆藏稀见古代医籍钞稿本丛编》。
			休宁金硕祢（介石）撰	脉证方治存式 1 卷	有本年自序，综合性医书，以为万病归宗六经，六经归宗阴阳二脉，如此而证审，而治出方成。	未刊，有稿本藏上海中医药大学。
			山阴刘奂（礼门，山阴礼道人）撰辑	卫生纂要 4 种 4 卷	有本年自序。子目：诊家枢要、经络歌诀、汤头歌诀、经验杂方各 1 卷。	有本年稿本藏上海中医药大学。
			刘奂撰	经络歌诀 1 卷	有 1748 年自序，润色东垣《医宗起懦》之《经络歌诀》12 章，增汪讱庵《奇经歌诀》4 章以补缺略，详注经脉所行、病症所发。	收于《卫生纂要》，有本年稿本藏上海中医药大学。
			刘奂撰	汤头歌诀 1 卷	有 1747 年自序，又名《医方歌括》。分补益、发表、攻里等 18 类，载 310 余方，各为歌诀，并加小字注释。	收于《卫生纂要》。
			刘奂撰	经验杂方 1 卷	无题名序跋，无著者署名，字体潦草，方剂杂乱，未经整理缮写，尚属草稿，与同集《诊家枢要》《经络歌诀》《汤头歌诀》迥异。	收于《卫生纂要》之末，《联目》《大辞典》误为《经验集方》。
			安德吴杞（杖仙）撰	吴氏医方汇编 5 卷	外科学著作，有本年自序及 1753 年李基峻序。首总论，载十二经络部位、引经药等歌，并五善七恶、收功万全、秘传口诀、饮食戒忌、阴证收口论等。分 82 证论各种疮疡证治，按托里、清解、发散等法汇录疮疡用方，并述器械、淋洗法、针法、外用方等。后述治疗用方 200 余首，颇多经验之谈。原书 5 册，无明确分卷，《联目》《大辞典》载"不分卷"。	本年晚香堂稿本 5 册藏南京中医药大学，2004 年上海科技出版社收于《中医古籍珍稀抄本精选》校注排印出版。

公元 (年)	清纪年	干支	作者	书名	考证内容	版本资料
1744	九	甲子	京师永安堂主人辑	永安堂丸散药目录不分卷	有本年及1807、1837年自序，成药目录，分风痰伤寒、补益虚损、脾胃泄泻、饮食气滞等11门，录450方主治用法及价格。《联目》《大辞典》不载。	有1837年重修本藏国图，2013年学苑出版社据本年刻本点校出版。
			千芝堂主人杨汇忠撰	千芝堂药目1卷	有本年自序，成药目录。分风痰、伤寒、补益、杂治等15门载成药方400余首，各列主治功效，不言药物组成、炮制方法。	1896年著者自刻本藏国图、黑龙江、上海中医药大学。
			蠡吾李茂实（赍其）撰辑	痘疹大全指掌集8卷	卷1自著，列论痘、论舌、论治痘大法等论；卷2集古，列治痘运掌赋、推广规则录、发热论、开发论等；卷3分期证治；卷4余毒等症；卷5-8兼夹症及痘疹方。	有本年稿本藏中国中医科学院。蠡吾，今河北博野。
1745	十	乙丑	宋·真州许叔微（知可，元同先生）原撰，清·吴县叶桂（天士，香岩）释义	类证普济本事方释义10卷	又名《本事方释义》，有本年叶桂自序、1791年顾文烜序及1814年石韫玉、黄丕烈、吴云、朱昌和、钱开礼序与叶钟跋，《续修四库全书提要》载录。依《本事方》例分10卷28门释方230余，从药物性味、配伍、归经、功用诸方面分析方剂。	1803年叶桂曾孙叶澎安得之顾西畴家，校刊付梓。1814年姑苏扫叶山房刻本及成都藜照书屋刻本，收于《中国医学大成续集》《叶天士医学全书》。
			邓州张泰恒（德一，踽踽子）撰	伤寒类证解惑4卷	有本年廖揆序，1887年邓州刻本有张炳义2序。卷1总论，设为问答，述伤寒大纲10题；次《伤寒类证解惑赋》及注，按证分18门，以门类163证；卷4药方182首，多后世方若如圣散、加味调气饮。	1887年邓州刻本藏中国医学科学院，2011年人民军医出版社排印出版。
			亡名氏撰辑	脉诀总论1卷	增订《四言脉诀》，详述脉之生理、病理、诊断意义，分述27脉及内因、外因、不内外因脉各种脉象及其临床意义。	本年燕德吴氏抄本藏黑龙江中医药大学，经查未见；有竹卿氏抄本藏南京图书馆。
			湖州杨乘六（云峰，潜村）撰，叶劲秋录	临症验舌法2卷	无序跋，有结语，卷上总论舌诊，有验舌四法：分虚实、阴阳、脏腑配主、决列生；卷下载43方结合舌诊加减运用。《续修四库全书提要》载录，称为《临症指南》。	收于《三三医书》《中国医学大成》。
			杨乘六撰	潜村医案2卷	有本年自序，载验案40则，多为内科杂病，附《临症指南》2卷。《续修四库全书提要》载录。	有本年衔三堂刻本及上海古籍书店影印本、1891年南京李光明庄刻本。

续表

公元（年）	清纪年	干支	作者	书名	考证内容	版本资料
1745	十	乙丑	常德汪嘉谟（至言）撰辑	胎产辑萃4卷	有次年吕肃高序、1752年董思恭序。卷1、2胎前46则，卷3、4产后43则，后附食忌、药忌，用方多唐宋古方，约百余首。	1752年安怀堂刻本藏首都、河南、吉林、上海、江西图书馆及北京、山东、上海、南京中医药大学。
1746	十一	丙寅	石阳黄琳（韫兮）撰	脉确1卷	有本年程崟序，诠释诸经脉论，讨论脉名脉法，载23种脉歌。顾世澄《疡医大全》则节录其部分内容。	扬州图书馆藏王文藻精抄本，1981年有影印本；收于《宗圣要旨》，有1876年刻本藏上海中医药大学、四川图书馆。
			都城黄朝遴（廷翁）辑	集验良方不分卷	有本年自序及1750年李纳璧序。分14门40类，载方234首。	有清钞本藏国图，收于《国家图书馆藏稀见古代医籍钞稿本丛编》。
			明·歙县余淙（午亭）原撰，清·歙县余士冕（子敬）校订，余昭令编次	诸症析疑4卷	有本年余士冕、王艮、周其祚序，又名《苍生司命》。汇辑古书古方核于经旨，编为一书，载66症875方，附医案医论若干。	作者明嘉靖万历间人，新安名医，曾孙士冕校订，八世孙昭令编次，本年刊行。
			秦郡汤处士原撰，吴嘭柯炌（集庵）删补，云阳景正文（月相）辑订，云阳景星（庆云）校正	保产机要不分卷	有本年景星、台敏序，有小引即丙辰柯炌序。分保产总要论、难产七因、受胎保护、小产当慎、临产斟酌、产后须知、保产良方论、临产危症、回生至宝丹方论、回生丹方始末等16论，附《痘科秘旨》。	有1787年濮川同善堂刻本藏国图，乾隆周会莱抄本藏中医科学院，1905年扫叶山房刻本博爱学人《生产合纂》，与《达生篇》合刊。
			秣陵甘边（雨来）传，双溪胡宋有手录	伤科秘传1卷	有序略同《伤科方论序》，内容亦大体同《伤科方论》，增补伤科方30余首，当为原书别本。	有本年胡宋有手录抄本藏上海中医药大学。
			古吴叶桂（天士、香岩）撰，顾景文录	温热论1卷	温病名著，创立卫气荣血辨证论治体系。有二传本：华岫云《续选临证指南》本，王孟英《温热经纬》题为《外感温热篇》；《吴医汇讲》的《温症论治》，章虚谷加注收于《医门棒喝》，题《叶天士温热论》。	收于《中西医学劝读》《周氏医学丛书》。

公元 (年)	清纪年	干支	作者	书名	考证内容	版本资料
1746	十一	丙寅	原题：叶桂撰，周学海补注	幼科要略2卷	上卷论伏气、风温、夏热、秋燥至冬寒10则，下卷看三关及痧疹、痘惊、暑热诸证治9则，有华岫云按语。	附于《临证指南医案》者为卷10，收于《周氏医学丛书》《钱塘许嗣灿汇辑医书四种》作2卷。
			原题：叶桂撰	叶氏眼科1卷	又名《眼科良方》《叶天士眼科》。绘图述眼科21症22方，与《临证指南》目疾20余案之论证用药相应，附牙痛神效方1首。始见于道光间，当为后人纂辑，《续修四库全书提要》载录。	有1824年古虞求无过生校刻本藏南京中医药大学，1877年乌程汪曰祯刻本藏中医科学院，有版本十余种。收于《荔墙丛刻》。
			叶桂撰，吴江吴金寿（鸣钧，子音，寄瓢子）编辑	叶氏医案1卷	吴金寿搜罗逾20年，得叶案八九百则，此本出禊湖毛氏、邱氏，乃汇存赴诊之案，颇为精到。吴氏精选106则成书，收于《三家医案合刻》。	有1831年贮春仙馆刻本等20种版本，并见于《中国医学大成》。
			原题：叶桂撰	叶氏医案2卷	《联目》《大辞典》载录，笔者未见。题称叶氏医案的刊本颇多，如抄本《叶案指南》，《中国医学大成》之《叶天士晚年方案真本》，《黄寿南抄辑医书二十种》之《叶香岩先生医案》等。	有道光间抄本藏苏州市图书馆，经查未见。
			原题：叶桂撰	叶氏经验方不分卷	前后无序跋。托名叶氏经验方书颇多，如清末刊本《叶天士经验方》、民国上海世界书店、中央书店分别有《叶天士秘方大全》。	见《汇刊经验方》。
			原题：叶桂撰	叶天士秘方大全1卷	有1929年汪绍达序，出汪氏之手而托名叶氏。	收于汪氏《回澜社医书四种》，名《叶天士家传秘诀》。
			原题：叶桂撰	叶氏女科证治4卷	又名《叶天士女科证治秘方》，有序，一一辨举自调经、种子以及保产、育婴。末有"山阴陈钜堃又笙谨识"题记，陈为同光间医人，著《养性山房验方》1卷。	1897年上海文益书局石印本藏长春中医药大学，为最早版本，民国间有十余种版本。
			原题：叶桂家传	各证集说诸方备用并五脏六腑集论合抄1卷	无序跋、署名，分3部。《各症集说》列中风、类中风、痛风、头风、疠风等，汇集内科杂证70种；《诸方备用》载小续命汤至三和汤186方，多录自《临证指南》；《五脏六腑论》，引经言以述脏腑。本书当为后人伪托叶氏之作。	有抄本2册藏北京大学，封面题：叶天士家传，《各症集说诸方备用并五脏各论》；卷末署：里堂老人读。

公元（年）	清纪年	干支	作者	书名	考证内容	版本资料
1746	十一	丙寅	叶桂撰，吴县郭维浚（闻升）纂	眉寿堂方案选存 2 卷	无序跋，上卷为时症，下卷为妇、儿、外、痘，尤详妇科。	收于《中国医学大成》。
			锡山华岫云（南田）辑	古今医学会通 10 种 17 卷	子目：颅囟经 2 卷，卫济宝书 2 卷，脏腑标本药式、三消论注、诊家枢要、痃疟疏论各 1 卷，金匮钩玄 3 卷，幼科要略 2 卷，温热论注 1 卷，客尘医话 3 卷。	有 1918 年上海大东书局铅印本藏北京、长春、黑龙江、上海、湖北中医药大学，南京、浙江图书馆等处。
1747	十二	丁卯	唐见撰	医学心镜录 12 卷	临床综合，《联目》《大辞典》载录，笔者未见。	《联目》载有本年中和堂刻本藏天津市医药技术情报站，经查未见。
			蜀东平都李崇素（白艳）著辑，黔南古云陈虞宾增补	脉学全书 2 卷	有本年自序、自跋，卷首载《脉学切诀》《历代医学姓氏》《谬增十二经穴歌》，正文卷 1 藏府、奇经，卷 2 望色、闻声、问症、舌诊、切脉，后附《字义音释》。陈虞宾增补《十二经穴歌》，《联目》《大辞典》作陈虞宾撰，失考。	有 1869 年重刻本藏四川省图书馆。
1748	十三	戊辰	昌邑黄元御（坤载，研农）撰	伤寒悬解 14 卷	有自序，1835 年抄本有张琦序。卷首论伤寒温病异气、外感传经、六经与脏腑，卷末伤寒例。尊方喻错简说，以运气释伤寒，六经为纲重编订正。	收于《黄氏医书八种》，1835 年有抄本与长沙燮和精舍刻本，《四库全书》收于存目。
			黄元御撰	金匮悬解 22 卷	有本年自序、1750 年申士秀序，重编《金匮》为 7 类，卷 1 脏腑经络，卷 2 外感五脏风寒积聚，卷 3－6 外感杂病，卷 7 内伤血痹，卷 8－18 内伤杂病，卷 19 外科疮痈，卷 19－22 妇人，末附食疗方。各卷先为概说，分章论述原文。	有 1860 年长沙燮和精舍刻本藏国图、中医科学院、北京、山东、辽宁、长春、黑龙江中医药大学与上海、南京图书馆，收于《黄氏医书八种》，《四库》收于存目。
			李宏文撰，冯尧眉（云瞻）集	应验秘方 4 卷	有本年冯尧眉自序及 1750 年沈钫序。合内外诸症，分 71 门，载列 300 余方。	有乾隆抄本藏上海中医药大学。
			丹阳魏祖清（东澜，九峰）撰	树蕙编 1 卷	有本年自序、王步青序，分修德、调元、药饵、及期、避忌、护养、保婴、置妾、受胎总论、补遗十篇，阐述求嗣广嗣之道。	1879 年丹阳魏树蕙堂刻本藏上海中医药大学。

公元 (年)	清纪年	干支	作者	书名	考证内容	版本资料
1748	十三	戊辰	安成谢玉琼 (昆秀，璞斋) 撰	麻科活人全书 4卷	有本年自序，凡108篇，以歌诀论麻疹辨证治疗、常用药物、各阶段证候及变证，末附舒驰远《麻疹论》、王琦《瘄论》、王耕心《麻疹补论》等。	有本年汉口天元慈善堂刻本藏北京中医学校与辽宁中医药大学，有40余种版本；1959年上海科学技术出版社有排印本。
			华梧栖撰	卫生集3卷	有本年朱朝琛、1874年赵定邦序，述放生戒杀、好生救生并轶事传说，与周宏同名书、魏祖清《卫生编》、石文鼎《卫生编》异，并不关医学。《联目》《大辞典》入养生类，似有误。	有1874年刻本和1932年铅印本藏上海图书馆。
1749	十四	己巳	祁门方肇权 (秉钧)撰	方氏脉症正宗 4卷	又名《医学正宗》，有本年自序及方淳、钱为光、方辅序。卷1论脉，卷4论药与穴，余为各科证治。《续修四库全书提要》载录。	有本年方氏有仁堂刻本藏中医科学院及上海、成都中医药大学，有1799年武林大成斋刻本，收于《新安医籍丛刊》。
			丹阳魏祖清 (东澜，九峰 山人)辑	卫生编3卷	有本年自序、陆桂馨序及顾李坦跋。卷首太极图、坎离图、六关三脉图、内景图、醒世诗；卷上养生微言30则，养五脏各说5篇，及斋说、食忌说、居室安处论、寝室宜忌说、睡诀、养神铭、谨疾箴、四时摄生篇等，凡14篇，述养生之道；卷中导引动功，载内养下手诀、运气法、固精法、定神法、十二段锦诀、十六段锦诀、导引却病等7篇；卷下内养静功，载六字诀、调息法、小周天法、胎息指南、任督二脉秘旨、玄牝论及清心说、坐忘铭、余言三则，凡9篇。	丹阳魏树蕙堂刻本藏常州图书馆，封面墨笔题署：达迷子；扉页作：九峰山人魏东澜辑，每本纸料印订工价制钱叁拾捌文，《卫生编》，板存丹阳文会堂书坊，倘有印送者不取板资，丹阳魏树蕙堂藏板。
			新淦洪金鼎 (玉友，杏园) 撰	医方一盘珠10 卷	初稿成于1735年，又加增补订正而成。有本年自序，卷1总论运气、脏腑经络及外感病，卷2-4内科杂病，卷5外科，卷6、7妇科，卷8、9小儿科，卷10眼科，述345证。	本年初刻，现存版本30余种，并有多种校注排印本。
			洪金鼎撰	妇科一盘珠2 卷	为《盘珠集》女科部分，又名《女科一盘珠集全集》，包括调经、崩带、种子、妊娠等8门。	有细柳山房抄本藏陕西省图书馆，即《医方一盘珠》卷6、7。

公元（年）	清纪年	干支	作者	书名	考证内容	版本资料
1749	十四	己巳	星沙常朝宣（浣枫，妙悟子）著	医学脉灯1卷	有本年自序缺首，自跋无尾，有脉神、五脏脉、二十八脉、各病宜忌脉、脉要歌等19篇论脉理脉法；分述28脉体状主病，末摘录肖京斥《脉诀》之论。	有本年家刻本藏中国中医科学院，2000年湖南科技出版社收于《湖湘名医典籍精华》排印出版。
1750	乾隆十五年	庚午	茂苑毓兰居士编	保婴要旨1卷	又名《种痘法》，无序跋，有识语。首总论，论痘症病因，继分痘苗、天时、择吉、调理、审儿、禁忌、补种、自出、治法等篇介绍种痘法及禁忌、种痘后诸证，末附郑望颐《种痘论》、杨用修《劝孝文》。	有1843年刻本藏中医科学院，收于《妇婴至宝》《陈修园医书》等。1917年拜松居士为之增广。
			徐忕忓（尚慧）辑	妇婴至宝3种6卷	有1796年褚廷璋序，谓徐丈本年编纂是书。子目：亟斋居士《达生篇》，毓兰居士《种痘法》，庄一夔《福幼篇》，附《保命延生戒期》。	有35种版本，最早为1796年，收于《竟成堂医书三种》《桃坞谢氏汇刻方书九种》。
			亟斋居士撰	妇婴至宝续编不分卷	无序，不分卷，首妇女诸症方药，次生产十六歌，次小儿诸症方药。其末《保命延生戒期》，却署为卷五，书口作《妇婴至宝》，有孙念劬、黄日瞻2跋，署为1796年，当为徐氏《妇婴至宝》错简于此者。《联目》定成书1715年，而"续编"早于"正编"，于理不通；述妇婴诸症，却与徐书无关，并非其续。	有刻本藏上海中医药大学。
			罗浮陈复正（飞霞）撰	幼幼集成6卷	有本年自序及裘曰修、梁玉序、刘勷跋。卷1小儿禀赋诊法，初生儿病，卷2-4儿科诸病，附正方验方外治方，卷5-6删订万氏痘麻歌赋170首，附方130则。力驳儿科阳有余阴不足说。1849年宣礼编《幼幼集成枢要经验方》1卷，附种痘万全要法、百方编号、经验百方。《续修四库全书提要》载录。	次年广州登云阁刻本藏首都图书馆、中医科学院、陕西、湖南中医药大学，有50余版本，收于《中国医学大成》《幼科汇编》。
			陈复正撰	惊风辟谬1卷	无序跋、目录，详晰申明惊风之名为误传，指出证候治疗。	有清刻本藏四川省图书馆。
			休宁方允淳（耐庵）撰	广嗣编2卷	有本年自序、王介山序及方栻跋。卷上妊娠门51方、护胎门53方，卷下保产门51方，育婴门29方。	有本年务本轩刻本藏上海图书馆。

公元（年）	清纪年	干支	作者	书名	考证内容	版本资料
1750	乾隆十五年	庚午	原题：歙县郑奠一撰	瘟疫明辨 4 卷	有本年吴文炷、杨瑷、管希宁序、1752 年汪祺序，臧锡麟跋。郑氏剽窃戴天章《广瘟疫论》，改名《瘟疫明辨》而原文并无改窜。	收于《中国医学大成》《吴郑合编二种》《陈修园医书》四十、五十、六十种。
			徐景曾辑	寿世良方 8 卷	有本年自序，8 卷分别为调养、头面、脏腑、诸伤、疮毒、妇科、儿科、救急，凡 1987 方。	有本年龙溪草堂刻本藏上海中医药大学。
			古蜀张守法（师古）撰	三农记 10 卷	有本年自序，卷 3 述谷、蔬属，卷 4 菜属，卷 5 果属，卷 6 服、油、染色叶、植属，卷 7 材、草、药属，卷 8 畜、虫属，与药物、食治相关。各属前有小引，诸品各述其字解、形状、植艺、性味、效方、典故等。	收于《续修四库全书》。
1751	十六	辛未	黎水孔毓礼（以立）撰	痢疾论 4 卷	有本年自序自跋，首补注《内经》及仲景书，又折衷诸家；次统论 5 篇，辨证 7 条，治法 13 则；次诸证 13 门，载 106 方，录 24 案，又要方及诸药。《续修四库全书提要》载录。	有次年刻本藏中国医科大学，收于《医门普渡》《韩氏医书六种》。
			亡名氏原撰，清·顿邱葛骏（集生）传	舌辨要略 1 卷	有本年葛骏序，得天水赵氏舌胎秘本而录之，分别五色，挈领提纲，复条分缕析，指出种种胎色、治法。	有抄本藏上海中医药大学。
			南海何梦瑶（西池，报之）撰	医碥 7 卷	有本年自序及赵林临、辛昌五序，以碥石为习医阶梯，故名。卷 1 前半述脏腑经络运气治则，后半至卷 4 阐内科杂病病因病机、辨证治疗；卷 5 论四诊，卷 6、7 方药。	本年同文堂初刊，收于《何氏医方全书》《乐只堂医书汇函》，有多种校注排印本。
			何梦瑶辑	三科辑要 4 卷	综合性医书，有 1895 年潘湛森序。卷 1 婴科辑要，卷 2 妇科辑要，卷 3 婴科诸方，卷 4 痘科辑要及妇科诸方。	1895 年广州拾芥园刻本，收于《乐只堂医书汇函》。
			何梦瑶撰辑，佛山释互禅增订	乐只堂人子须知 4 卷	有 1862 年王福报、何之蛟、百爽轩主人序。卷 1 四诊韵语，卷 2 乐只堂汤头歌诀，卷 4 药性，其卷 3《诊脉谱》为释互禅所增选。	1862 年百爽轩刻本藏中国中医科学院。
			何梦瑶原撰，民国·两广图书局辑	医方全书 6 种 16 卷	有两广图书局主人《汇刻何梦瑶先生医方全书》序、凡例。子目：神效脚气秘方 4 卷，追痨仙方 2 卷，幼科良方，妇科良方，痘疹良方各 1 卷，医碥 7 卷。	1918 年广东两广图书局铅印本藏中医科学院、成都中医药大学。

公元 (年)	清纪年	干支	作者	书名	考证内容	版本资料
1751	十六	辛未	元·亡名氏原撰，清·何梦瑶补辑	追痨仙方2卷	又名《内科仙方》，卷1首论痨病病因病机，附痨虫图形24幅；卷2为仙传上清紫庭痨仙方30余首，间及针灸及外治。	收于《医方全书》。
			何梦瑶撰	神效脚气秘方4卷	卷1总论及风毒脚气，述脚气缓弱、痹挛、疼痛不仁诸证；卷2脚气冲心烦满诸证；卷3脚气语蹇、惊悸、呕逆、头痛等；卷4二便不通及瘴毒脚气等。载300方。	收于《医方全书》，谓"何先生辑此书成，即归道山，致未刻行于世。今用附全书之内，公诸天下"。
			何梦瑶撰	妇科良方1卷	无序跋，首列经期及经行各症，次经闭、崩漏、带下、瘕癥痃癖疝癖血瘕血蛊，次胎前19症，次临产产难9症，次产后29症，次乳症7，再次则前阴诸证8，末为种子论。	收于《医方全书》，1918年广东两广图书局铅印本藏中医科学院、成都中医药大学、广西图书馆。
			何梦瑶撰	幼科良方1卷	无序跋，分拭口、断脐、藏胎衣、浴儿、生下不啼等四十七门，载录儿科病症方剂，末为保婴总论。	收于《医方全书》，目录、卷端均作"神效小儿科良方"。
			何梦瑶撰	痘疹良方1卷	无序跋，首原痘、出痘，次痘证日期及初热、见点、起胀、灌脓、收靥、落痂证治，再次为痘中诸证，列发热、汗、头痛、腰痛、腹痛、烦躁等50证，后为证治总论，阐述痘与凡疮、疹证不同，论痘证部位、证、脉、药及调养禁忌与种痘法，末为疹证。	收于《医方全书》。
1752	十七	壬申	昌邑黄元御（坤载，研农，玉楸子）撰	四圣悬枢5卷	有本年自序，内容为温病解、疫病解、痘病解、疹病解及伊公答问。	收于《黄氏医书八种》，《四库》收于存目。
			吴县叶桂（天士，香岩）原著，锡山华岫云（南田）编次	种福堂公选良方4卷	有杜玉林序，卷1叶氏温热论、续医案；余为各科经验方。	为《续刻临证指南》之卷2-4。
			吴兴钱峻（青伦）撰，婺源俞焕（文光，晓园），金溪周朗（鹤仙）增补	丹方类编不分卷	有本年俞焕、周朗自序及程兆侯序。1707年钱峻纂《经验丹方汇编》，俞晓园为之补遗，周朗增"生平编集奇方一册"。《中国医籍考》另立专条，《联目》《大辞典》同于《经验丹方汇编》。	有本年怀德堂、余爱堂刻本，1988年中医古籍出版社收于《珍本医籍丛刊》校注排印出版。

公元（年）	清纪年	干支	作者	书名	考证内容	版本资料
1752	十七	壬申	山阴钱氏家传，山阴陈笏庵（敬之）传	胎产秘书 3 卷	有本年张仁寿序、1796 年陈鸿仪序，又名《胎产金针》。载胎前 34 症，临产 4 症，产后 47 症，附《保婴要诀》。《联目》《大辞典》以为成书于 1795 年，失考。	版本甚多，1868 年刘莱重刊有序，易名《胎产金针》，附《胎产续要》《保婴要诀》。
			陈笏庵撰	保婴要诀不分卷	新生儿养护专著，前有小引、立梦生、拭口法、断脐法、米牙、脐风、噤口、哺乳法、夜啼、护儿法 9 则，载稀痘方 5 首、小儿月内出痘神方 1 首，后附在田主人识语。	附于《胎产秘书》后。
			益都唐威原（维德）撰辑	痘科温故集 2 卷	有本年房陆、王廷瑞序，汇编各家痘科言论，述病因证治、痘后余毒，后附《郁症医案》。	有本年绍衣堂刻本藏医学科学院、中医科学院、南京图书馆、上海中医药大学。
			益都房陆（子由）撰	郁症医案不分卷	有本年自序、自跋，以大剂小青龙汤加减治疗疹症之属肌表遏郁、壮热无汗者，所治千有余人。	附于《痘科温故集》。
			罗江李化楠（廷节，石亭，让斋）撰	醒园录 2 卷	饮膳杂著，有李调元序。记饮食、烹调技术，计烹调 39 种，酿造 24 种，糕点小吃 24 种，食品加工 25 种，饮料 4 种，食品保藏 5 种，总凡 121 种 149 法。	有刻本藏中国中医科学院。
			奉贤高赓歌（嗣庭）抄辑	医钞醇粹首集 2 卷	有本年自序，抄辑柯琴《伤寒论翼》附刻《医钞醇粹》。	有本年保艾堂刻本藏上海中医药大学。
1753	十八	癸酉	昌邑黄元御（坤载，研农，玉楸子）撰	四圣心源 10 卷	尊黄、岐、扁、张为四圣，故名，有本年自序。内容主要为天人解、六气解、脉地解、劳伤解、杂病解、七窍解、疮疡解、妇人解。	有咸丰后多种刻本，收于《黄氏医书八种》，《四库》收于存目。
			黄元御撰	长沙药解 4 卷	有本年自序，载《伤寒》《金匮》用药 161 种，兼议汤方 242 首，药名药性为纲，用方用药为目。	收于《黄氏医书八种》，《四库》收于存目。
			南海郭治（元峰）撰	脉如 2 卷	又名《辨脉指南》，有本年自序、庄有信序，述五脏平脉、四时脉体、六经独至脉；以浮沉迟数为纲述 28 脉；介绍七情、六淫、不内外因脉及妊娠、经期、反关等特殊脉，附《望闻问三诊》。	1827 年刻本又名《辨脉指南》，1981 年上海古籍出版社影印，收于《岭南医学丛书》。

公元（年）	清纪年	干支	作者	书名	考证内容	版本资料
1753	十八	癸酉	郭治撰，族侄郭麈标（帜城）编辑	伤寒论1卷	无序，专论68篇，辨析伤寒证治颇详，其谵语郑声以下10篇失传，存58篇，有黄任恒跋。袭长沙所署，不别立书名，则淆乱视听。	有1827年刻本藏广东省中山图书馆、广州中医药大学。
			什邡朱音恬（咏清，蓥峰）辑注，关南史进爵（笠庵）鉴定	医理元枢7种14卷	有本年史进爵序。子目：运气要略1卷，脉法心参1卷，医方捷径4卷，伤寒论注4卷，金匮要略注2卷，妇科辑要1卷，幼科辑要1卷。	有本年刻本藏苏州大学炳麟图书馆、云南中医学院。
			朱音恬辑注	脉法心参1卷	前有引言，以歌诀述人身四海八会、七冲门、三焦、十二经络、奇经八脉，又有平脉赋、古脉切要歌、诊脉八式歌、诸脉体象歌等歌诀，脉象异同辨、四言脉诀、脉法总论等，凡20篇。	收于《医理元枢》，为卷2。
			朱音恬辑注	医方捷径4卷	前有引言，采《医宗必读》《颐生微论》为药性赋，采《医方集解》为分类汤饮歌。	同上，为卷3－6。
			朱音恬辑注，关南史进爵（笠庵）鉴定	伤寒论注4卷	前有引言，遵《医宗金鉴》要旨，取成方喻王、周吴程赵八家注笺，订正旧本而成。	同上，为卷7－10。
			朱音恬辑注，史进爵鉴定	金匮要略注2卷	前有引言，择疑难病症或晦涩之文注释，共释原文291条131方。释文深入浅出，简明易懂。	同上，为卷11、12。
			朱音恬辑	妇科辑要1卷	妇儿科为《医理元枢》之《附余》，分调经、崩带、胎前、产后、达生方诀5篇。	同上，为其《附余》之上卷。
			朱音恬辑	幼科辑要1卷	节录各家幼科论述，分胎病、惊痫、疟痢、疳疾、腹痛、吐泻、发热、杂治8篇，并附治疗方剂。	同上，为其《附余》之下卷。
			宜良李希舜（懔斋）撰	经验良方2卷	有贾纶序。《联目》《大辞典》及民国十年《宜良县志·人物志》载录，笔者未见。	本年敬修斋刻本藏上海、山东中医药大学。
			四明施雯（文澍，淡宁），严洁（青莲，西亭），洪炜（霞城，缉庵）合纂	胎产证治3卷	有本年严洁自序及《胎前论略》《产后论略》2论。上卷载胎前34症，中卷列产后61症，下卷分补、散、攻、涩、热、和、泻七剂及胎前产后备用，载方253首。《续修四库全书提要》载录。	有小眉山馆刻本藏中医科学院、陕西中医药大学、上海图书馆，为三人合纂《盘珠集》之一部，收于《中国医学大成》。

公元（年）	清纪年	干支	作者	书名	考证内容	版本资料
1753	十八	癸酉	洛阳袁句（大宣，双梧主人）撰	天花精言6卷	又名《痘疹精言》，有本年自序。凡93论，论气血、经络、部位、形色、表里、顺逆、温凉、攻补及夹疹、夹痧、夹斑诸兼证，隐发、留浆、倒发、结痂、见疤之次第，大证分24图，小证分10图。卷1-3痘疹证治，卷4痘疹图说，卷5药性，卷6验方11首。《续修四库全书提要》载录。	本年美锦堂刻本藏医学科学院、中医科学院、北京、上海、湖南、辽宁、长春中医药大学、青岛、内蒙古、吉林、河南、甘肃图书馆等处。
			古闽长溪林开燧（慕我）撰，三原张在浚（在亭）重辑	林氏活人录汇编14卷	林氏自序、有本年柴潮生序、张涛跋。石楷校订《证治百问》，林氏增补改名；其子祖成又改编校正，名《会篇记略》。本年张在浚重辑刊行，后附柴潮生《徵曙斋医案举隅》。	本年听涛书屋重刻本藏中医科学院、北京、上海、南京中医药大学及上海、天津、湖南图书馆。
			柴潮生（屺青）撰	徵曙斋医案举隅1卷	有本年吴经序，载吐泻、吐血、中风、暑风、耳鸣、小儿发热、妊娠恶阻等58案，多为时医所误而获救治者，亦详熏、洗、敷诸外治法。	有本年刻本藏浙江省中医药研究院，并见张在浚重订《林氏活人录汇编》附录。
1754	十九	甲戌	吴县薛雪（生白，一瓢）撰	医经原旨6卷	《内经》分类辑注，有本年《绪言》。分摄生、阴阳、藏象、脉色、经络、标本、方治、气味、论治、疾病等类，类编经文，逐条注释，多取景岳之说。有疑为他人伪托者。	有本年薛氏扫叶庄首刻，有版本多种。
			昌邑黄元御（坤载，研农，玉楸子）撰	玉楸药解8卷	有本年自序，载《伤寒》《金匮》未载用之药282种，分草、木、金石、果、禽兽、鳞介鱼虫、人、杂类8部类。	收于《黄氏医书八种》，《四库》收于存目。
			黄元御撰	伤寒说意10卷	有本年自序，因所著《伤寒悬解》文论简奥，故著此阐述仲景深意以为初学之门径。	同上。
			黄元御撰	素灵微蕴4卷	医论26则：卷1胎化、脏象、经脉、营卫、脏候5解，卷2五色、五声、问法、诊法、医方5解，卷3、4吐血、惊悸等病症解16篇。	收于《宛邻书屋丛书》《黄氏医书八种》《张氏医集三种》，《四库》收于存目。

公元（年）	清纪年	干支	作者	书名	考证内容	版本资料
1754	十九	甲戌	西华李溶（千古）原撰，汝南程有为（双清居士）补正	李千古伤寒论不分卷	有程元章序、王鼎镇跋语无纪年，有本年程有为跋，又名《伤寒指南》。首伤寒症名要领赋，次三阴三阳十二经歌及主证，后伤寒表里阴阳论、伤足不伤手传中、入门察症论及头疼、头眩等症49论，论各有方，兼采金元名方以意加减。书成于康雍间，至本年经程有为补正刊行。	本年程有为校补本不存，有1911年石印本藏河南图书馆。《联目》载为1911年；《大辞典》亦然，又谓《伤寒指南》"佚"，失考。
			休宁汪文绮（蕴谷）撰	杂症会心录2卷	有本年自序、程世法序，次年吴以镇、汪存宽序。总论魂魄论、审虚实，知生死3篇，内科37篇，妇科14篇，其法以扶阳抑阴为主。	有本年刻本藏医学科学院、中医科学院及上海、浙江中医药大学，收于《珍本医书集成》。
			介邑李文炳（焕章，竹泉）撰	仙拈集4卷	有本年自序2则，1778年椿荫堂本又名《李氏经验广集良方》，有李友洙序。卷首辨11药真假及48味须炮制可用之药，分143门载1820方，末附《积善录》。	本年初刻，存清刻本十余种。1903年郭有申重刻于兰州，中医古籍出版社以此本点校出版。
1755	二十	乙亥	昌邑黄元御（坤载，研农，玉楸子）撰	素问悬解13卷	成于1754年，有本年自序，摘编原文为养生、藏象、脉法等10类，附冯承熙《校余偶识》。	收于《黄氏医书八种》，《四库》收于存目。
			黄元御撰	痘疹病解2卷	为《四圣悬枢》卷3-4的抽订本，卷首立痘病根源、消长、热吉寒凶等论，按六经分述证治，附伊公问痘7条、问疹4条。	有1860年长沙徐树铭燮和精舍校刻本藏中医科学院，收于《黄氏医书八种》。
			蒋氏父子纂集	蒋氏脉诀真传2卷	有本年自序，名为"脉诀"，实述伤寒、温热及内科杂病。	有抄本藏中医科学院，收于《中医古籍孤本大全》。
			日照丁宜曾（椒圃）撰	农圃便览不分卷	有本年自序，按四季十二月二十四节气分述农事活动，重在农耕、气象、园艺，兼及饮膳。	本年原刻，1957年中华书局有王毓瑚校点排印本。
1756	二十一	丙子	歙县吴玉楷原撰，其子吴迈（大年）校刊	方症会要4卷	有本年吴迈序，综合性医书，述46种病证，内科为主，兼及妇科、五官科。	有本年吴氏家刻本藏中医科学院，中医古籍出版社有影印本。
			昌邑黄元御（坤载，研农）撰	灵枢悬解9卷	有本年自序，重编原文为刺法、经络、荣卫、神气、脉象、外候、病论、贼邪、疾病9类。	收于《黄氏医书八种》，《四库》收于存目。
			黄元御撰	难经悬解2卷	有本年自序，1874年冯承熙叙。诠释《难经》。	同上。

公元（年）	清纪年	干支	作者	书名	考证内容	版本资料
1756	二十一	丙子	清御药房编	御药房医书总档不分卷	书目类著作，前有本年谕旨。记载御药房收藏医书过程，对所藏医书编目。载书目87种，其中英文书1种。	故宫博物院档案馆登记号：簿字四六一八号，有1959年抄本藏中国中医科学院。
			鹤湖黄德兴（惕斋）撰辑	胎产集要3卷	有本年自序，增补《达生篇》而成。以胎前、临产、产后分卷，后附《幼科摘要》《幼科撮要》。	有1782年吴爵并刻本藏南京中医药大学，有版本20余种。
1757	二十二	丁丑	海盐吴仪洛（遵程）撰	本草从新18卷	有本年自序自跋，在《本草备要》基础上，因仍者半，增改者半，分11部52类载药720种。	本年初刻，有版本60余种，收于《瓶花书屋医书》。
			吴江徐大椿（灵胎，洄溪老人）撰	医学源流论2卷	有本年自序。分脏腑经络、脉、病、方药、治法、书论、古今7门99篇，探讨医学源流。	本年半松斋刻本等十余种版本，收于《四库全书》《中国医学大成》《徐灵胎医书》诸种。
			南海何梦瑶（西池，报之）撰	乐只堂医书汇函3种20卷	《联目》载本年南海何氏刻本藏河南图书馆，有子目：医碥7卷，伤寒论近言7卷，三科辑要6卷。经查验，其封套有附注：这部书原无名称，为不便拆散，汇函书，书名乃本馆拟加。故是书并非丛书原辑。	是书不存在，子目诸书存。
			何梦瑶撰	伤寒论近言7卷	有廖景曾识语、凡例，卷1提纲、内经热病论、叔和序例、伤寒论序，卷2—4三阳病篇，阳经合病并病，卷5三阴经篇，卷6为凡例末两条杂论各篇，卷7仲景原方。	1759年乐只堂刻本藏天津医药技术情报站，2012年收于《岭南中医药文库》影印出版。
			清江陈世凯（紫山）订，娄江张世纬（浣初）辑	推拿保幼录3卷	有本年张世纬序，陈世凯重订熊应雄《小儿推拿广意》。《联目》《大辞典》不载。	清钞本藏国图，收于《国家图书馆藏稀见古代医籍钞稿本丛编》。
			松江张宗良（留仙）撰	喉科指掌6卷	又名《治喉指掌》《喉科秘旨》，有本年彭启丰序。卷1总论诊治大纲、分经、针灸图；卷2方药及制法；后分8门论73症证治图说。	有乾隆云间张应时刻本藏中医科学院、中山大学医学院，有版本18种。

公元（年）	清纪年	干支	作者	书名	考证内容	版本资料
1757	二十二	丁丑	明·吴县倪维德（仲贤，敕山老人）原撰，清·兰石施世德（述堂）辑注，兰石施广（博望）歌诀	眼科正宗原机启微 2 卷	有本年施世德自序、施世琦跋，施世德于《原机启微》卷上 18 病症各加按语阐其蕴蓄，复命子施广按病因、病证、病治及方剂编纂七言歌括 100 首。施世德为《医宗金鉴》纂修官，施世琦为校阅官。《大辞典》《联目》俱不载。	有本年施氏明德堂刻本藏中国国家图书馆。
1758	二十三	戊寅	上海强健（顺之，易窗）撰，朱增惠校	痘症宝筏 6 卷	有本年自序，以秦景明《痘疹折衷》为主，兼取聂氏《活幼心法》、朱纯嘏《痘疹定论》撰成。书成未刊，1806 年李笋香校刊梓行；后又经高杏庄、高泰泉重校。	有本年刻本藏湖北医科大学，1862 年醉六堂刻本国内馆藏颇多。
			婺源汪绂（灿人，双池）纂集	医林纂要探原 10 卷	有本年自序，内容包括：医源篇，药性篇，各科证治，录方 630 首。《续修四库全书提要》载录。	有道光后多种刻本，台北新文丰公司有影印本，又收于《新安医学丛刊》。
			汪绂辑	药性 2 卷	分 14 部载药 680 余。	《医林纂要探原》本草部分。
			上海金理（天和，水一道人）著	医原图说 2 卷	有本年自序、次年曹锡宝序、1761 年乔世杰跋。上卷考述命门三焦源流，下卷图书演绎，推本河图洛书、太极之理，演之以图，以明人身脏腑百骸。大致本赵养葵、张景岳诸家之说而推衍之。	成于本年，刻于 1761 年，养怡书屋刻本藏上海中医药大学、浙江大学医学图书馆。
			昌邑黄元御（坤载，研农）撰	黄氏医书八种 77 卷	有咸同间徐树铭、欧阳兆熊、黄济、完颜崇实、顾复初、彭崧毓诸序及杨希闵跋。子目：四圣心源 10 卷，素灵微蕴 4 卷，四圣悬枢 5 卷，伤寒悬解 14 卷，伤寒说意 10 卷。金匮悬解 22 卷，长沙药解 4 卷，玉楸药解 8 卷。本书辑于 1860 年，以黄氏卒于本年，故录于此。	光绪《昌邑县续志》谓其著书 13 种，刊行 8 种，即是书所集。黄氏著作《四库全书》多收录于存目。
			黄元御撰	黄氏医书三种 38 卷	子目：四圣心源 10 卷，四圣悬枢 5 卷，金匮悬解 23 卷。《联目》载录，经查并无其书。	《联目》载有弗学斋抄本藏河南中医药大学图书馆。
			黄元御撰	黄氏遗书三种 25 卷	子目：素问悬解 13 卷附校余偶识 1 卷，灵枢悬解 9 卷，难经悬解 2 卷。	1872 至 1880 年间阳湖冯承熙辑刻。

公元 (年)	清纪年	干支	作者	书名	考证内容	版本资料
1758	二十三	戊寅	照碑山人著	女科医则玄要不分卷	有本年照碑山人自序，分调经、崩漏、带下、种子、胎妊、产后、乳症、前阴、杂症十章，阐述妇科疾病诊治经验，载方600余首。	书系民间传抄之本，成书于本年，2013年中医古籍出版社排印出版。
			铜陵王世隆（麟洲，杏圃）辑	怀少集13卷	儿科著作，有序阙佚，存凡例十条。卷1载录医论，卷2－10为儿科杂病，卷11－13述痘麻科。全书述证200余种而详于惊疳痘麻。	有培元堂初刻本藏中医科学院，1878年重刻本藏上海中医药大学。
			会稽陶承熹（东亭，青山学士）原撰，会稽陈大缙（鲁斋）补辑	惠怡堂经验方4卷	1734年陶承熹撰《惠直堂经验方》4卷，陈大缙以效方合梓，补其未备，按病症分48门，载1000余方。其子陈光耀雨民氏本年重刊于海南，有序。《联目》《大辞典》作陈大缙编，不及陶氏，失考。	有1868年刻本藏军事医学科学院、上海中医药大学、陕西中医药研究院、苏州中医院。
			京师王继揆（圣一）撰	鹤年堂医药目录不分卷	王氏1748年立鹤年堂药店，撰成药目录，有本年自序及谭尚忠、归宣光、钱维城、李清芳等序，分11门载40方。	有本年刻本藏国图、中医科学院、上海中医药大学、苏州中医医院。
1759	二十四	己卯	吴江徐大椿（灵胎，洄溪老人）撰	伤寒类方1卷	有本年自序，分伤寒方为桂枝、麻黄、葛根、栀子、柴胡、承气、白虎、泻心、五苓、四逆、理中、杂方12类，证随方见，不从六经。1865年潘蔚增补为《增辑伤寒类方》4卷。	本年初刻，有版本十余种，收于《四库全书》及《徐氏医书》诸种本。
			徐大椿撰	六经病解不分卷	无序跋，有伤寒总论15篇，讨论六经病因病机、症状、脉象、治法凡85篇，辨温热暑疫4篇。	为《徐灵胎医学全书》之十二。
			徐大椿撰	伤寒约编6卷	无序跋，注解讨论六经病证，增入兼夹证辨治内容，增补温病治疗方药，如羚羊角散、三甲散等，附《舌鉴图像》。或以为托名伪作。	收于《徐灵胎医略六书》《徐灵胎医学全书》。
			原题：徐大椿撰，梅里余楙（啸松）录	洄溪老人二十六秘方不分卷	单验方汇编，前有导言，载顺气化痰丸、通神补血丸、攻积破坚丸、来复固真膏等26方。为光绪间余楙所辑而托名徐氏，后附《余氏牛痘要法》《推拿述略》。	收于《国医小丛书》。参看1879年《洄溪秘方》条。
			原题：徐大椿撰	杂病证治9卷	当为托名伪作，首揭纲领，详注证治。	收于《徐灵胎医略六书》。

续表

公元（年）	清纪年	干支	作者	书名	考证内容	版本资料
1759	二十四	己卯	徐大椿撰	洄溪医案1卷	1855年王士雄据抄本加按编辑刊行，有王序及许楣书札、蒋光煜识语，载中风、周痹、伤寒、瘟疫、肺痈、肠痈、下疳、崩、产后风热等内、外、妇科医案55证91则。《续修四库全书提要》载录。	有版本20余种，亦见《兰台轨范》，收于《医学三书合刻》《啸园医书》《徐灵胎医学全书》等。
			新都杨凤庭（瑞虞，西山）撰	弄丸心法8卷	有1911年陈观浔、熊辅周、汤勋序，综合性医书。首论脉法，继以140余杂论，后述伤寒、伤风、痰饮诸杂症，兼及妇儿病，诸证多附医案以明其理。	1911年成都新顺斋刻本藏中国中医科学院。
			杨凤庭撰	分门辨证不分卷	内科学著作，分述肠澼、泄泻、中风、咳嗽、呕吐、耳证、腹痛、腰痛、二便不通诸病证治。	有1847年抄本藏中国科学院图书馆。
			杨凤庭撰	医门切要1卷	有引言，无序跋、目录，以为诸病内伤为多，系虚邪及不正之异气，主张气虚四君子、血虚四物、饮食平胃二陈，或八味六味，或补中益气合生脉，或真元饮，或大补元煎。以此七方加减，为其心法。	有抄本藏中国中医科学院。
			杨凤庭撰	脾胃总论1卷	无序跋，首载《阴阳纲维论》，次述脾胃总论，引录历代名方，分为饮食、泄泻、呕吐哕、疟症、痢疾、伤风、伤寒、温病、伤暑、中湿、燥、火证治；末附"伤感心法篇"。	有抄本藏中国科学院，收于《近代中医珍本集》。
			杨凤庭撰，刘枳文参订	杨西山失血大法1卷	有自识、刘枳文序，阐述血证病因病机治法，议论颇精而方药未详，故唐容川为撰《血证论》。	有1855年成都惠林堂刻本藏成都中医药大学。
			杨凤庭撰	女科枢1卷	辑录经闭、崩中、癥瘕、带下及妊娠诸症、临产11症、产后杂症等妇产科疾病证治，载方近百首。《大辞典》作《女科枢要》。	有抄本藏中国科学院。
			杨凤庭撰	修真秘旨1卷	养生总论、修药法，以生精、藏精、运精为炼精三法，以调气、伏气、接气为炼气三法，以宁神、观神、浴神为炼神三法。另有《三丰闻道》《脏腑相通》两篇。	有抄本藏中国中医科学院。

公元（年）	清纪年	干支	作者	书名	考证内容	版本资料
1759	二十四	己卯	钱塘赵学敏（恕轩，依吉）撰	串雅内外编 8 卷	有本年自序，内外编各 4 卷。内编分截药、顶药、串药、单方 4 类，每类分总治、内治、外治、杂治、奇证门；外编 27 门，论治者禁药、字禁、术禁、起死、保生、奇药、针法、灸法、熏法、贴法、蒸法、洗法、熨法、吸法、杂法 15 门；论药者伪品、法制、药品、食品、杂品 5 门；余则医禽、医兽、鳞介、虫豸、花木、取虫、药戏 7 门。	本年初刻本藏复旦大学医学院；内编 1768 年刻本藏中医科学院；外编以抄本流传，民国初年始有单行本。后，鲁照有《串雅补》 5 卷，1919 年、1928 年上海扫叶山房石印。
			鲁照（三桥）撰	串雅补 5 卷	鲁照，不知里籍时代，谓方术有四：顶、串、抵、色，《串雅》法不外抵、色，为补未备。	成书时间不明，有 1919 年上海扫叶山房石印本。
			上海强健（顺之，易窗）撰辑	伤寒直指 16 卷	前有 1762 年恭拟进表，本年自序、读法、总论、凡例，1763 年自跋。全书 16 卷：叔和原本 7 卷 21 篇，原方 1 卷；《集注望色舌法》 1 卷；王肯堂、李中梓、林澜之《伤寒类证》 4 卷；《变通方》 1 卷，《名论》 2 卷附后。《联目》《大辞典》不载。	本年稿本藏南京中医药大学，2005 年上海科学技术出版社点校排印出版，收于《中医古籍孤本精选》。
1760	二十五	庚辰	析津王苍撰	伤寒六辨	有本年自序。六辨者，一辨症、二辨经，三辨主治，四辨汗后、吐后、下后、温针后，五辨合病、并病，六辨复病、易病。	《联目》《大辞典》不载，《中国医籍通考》载录有乾隆间刻本，笔者未见。
			昌阳孙能迁（安四）撰	阙待新编 2 卷	有本年自序，儿科学著作。以"阙其颖以待损益"意为名。上卷论斑疹病因病机、治则方药；下卷为诸症验方 107 首及验案。	成于本年，今之存本为光绪、宣统及民国间刻本铅印本。
			芜湖顾世澄（练江，静斋）撰	疡医大全 40 卷	有本年自序、1762 年乔光烈序、1773 年汪立德序。卷 1 内经纂要，卷 2 脉诊，卷 3、4 内景图说，卷 5 运气及治法指南，卷 6 - 9 各种疮疡内外辨证治法，卷 10 - 29 按头面、眼目等部位及内痈、诸疯、癫癣等分类阐述外科疾病诊治，卷 30 - 33 为小儿疮痘，卷 34、35 疔疮，卷 36 跌打损伤，卷 37 - 39 急救及虫兽伤，卷 40 奇病证治。《续修四库全书提要》载录。	有乾隆刻本藏上海图书馆及浙江、黑龙江、上海中医药大学，现存版本 18 种；且有校注排印本多种。
			顾世澄等撰，亡名氏抄录	喉症三书节抄不分卷	节选抄录顾世澄《疡医大全·喉科》《续验方集·喉症诸方》、沈金鳌《杂病源流犀烛·咽喉声音病源流》。	有芥园瓶居抄本藏中国中医科学院。

续表

公元（年）	清纪年	干支	作者	书名	考证内容	版本资料
1761	二十六	辛巳	漱水吴仪洛（遵程）编	成方切用 26 卷	有本年自序，卷首 1 卷《方制总义》《内经方》，分 24 门载方 1300 首，卷末附《勿药元诠》1 卷。本年硖川利济堂刻本作 12 卷。	1847 年瓶花书屋刻本，现有繁体竖排本及多种简体横排校注本。
			余姚严洁（西亭，青莲）、施雯（澹宁，文澍）、洪炜（缉庵，霞城）撰	盘珠集 5 种 18 卷	子目：3 人合撰《得配本草》10 卷，《胎产证治》3 卷，《脉法大成》2 卷，《运气摘要》1 卷，洪炜《虚损启微》2 卷。	小眉山馆刻本藏上海中医药大学。
			严洁，施雯，洪炜撰辑	得配本草 10 卷	有本年魏朝阳、1804 年张焕序，分水、火、土、金、石、草、谷等 18 部，载药 647 种，末附《奇经药考》，列奇经八脉药 43 种。	收于《盘珠集》。
			严洁，施雯，洪炜合撰	脉法大成 2 卷	无序跋，卷上 53 篇，详论诊脉法及诸脉状主病，卷下 36 篇，论阴阳伏脉、察脉虚实宜忌及妇儿脉。	同上。
			严洁，施雯，洪炜合撰	运气摘要 1 卷	内容：五运时行病证、六气运行病治、司天司泉客主相胜之症、司天不迁正症治、司天不退位症治、六气相胜病治、六气之复病治等。	同上。
			洪炜撰	虚损启微 2 卷	有本年自序、张廷枚序，阐述虚损病机脉候，强调养生调摄；次论阴虚、阳虚证治，辨析骨蒸、咳嗽、遗精诸症；再论传变，五劳七伤六极；载方 72 首。《续修四库全书提要》载录。	同上，并收于《中国医学大成》。
			新淦洪金鼎（玉友）撰	增订洪氏小儿一盘珠 2 卷	为《医方一盘珠》卷 8、9，儿科学著作。	有清刻本藏河北中医学院。
			上海王敬义（协中）撰	疫疠溯源 1 卷	有自序，言五运六气之所以成疫疠之故，并附众说诸方。	1845 年思宜堂、虚白斋刻本藏中医科学院、上海中医药大学、上海图书馆等处。
			新安程让光撰	外科秘授著要 1 卷	有本年叶稚一序，首论疡科定法，详述外科病症包括痔、五官科之辨证论治，方药加减。	有梅少庚抄本藏于上海图书馆。

公元 (年)	清纪年	干支	作者	书名	考证内容	版本资料
1762	二十七	壬午	上海唐千顷（桐园）撰	大生要旨5卷	又名《妇婴宝鉴》，有自序及1789年蒋勋序。分种子、胎前、临盆、产后、保婴5篇，篇各1卷，后附居家必用方《急救篇》。1825年马振藩、1839年叶灝、光绪间施衍庆等，各有增订本。《续修四库全书提要》载录。	本年千项堂刻本藏浙江图书馆及长春、黑龙江中医药大学，有60余版本。
			歙县项天瑞（友清）撰	同寿录4卷	有本年自序、梧冈居士序，删节曹氏《经验良方》诸书而成。卷1养生、修养2法，培养、药酒、种子、通治4方，卷2-4各科证治，末附杂录36方，膏药5方。	本年初刊，有版本近20种。
			南陵董之嵩（维岳）撰	痘疹专门秘授2卷	有本年自序。选辑《痘疹金镜录》和《保赤全书》编成，共95则，述痘疹辨治、预后、方药、护理、宜忌。书成未刊，1769年其子董上贲校补，撰序刊行。	1769年董上贲校刻本藏国图、医学科学院、中医科学院及上海中医药大学、山东图书馆、山西医科大学。
			宜章吴德汉（宗海，南溪）辑	医理辑要13卷，卷首1卷	有次年刘宗琪、刘权之序，卷首1卷。于体真、原化、慈幼、达道、正纪、食颐、宁机、卫生、药理、审剂诸法，悉得其要。	本年敬义斋刻本藏国图、中国医学科学院、北京中医药大学。
1763	二十八	癸未	临桂黄元基（澹园）撰	静耘斋集验方5卷	有本年自序、范咸序，《中国医籍考》及《临桂县志》作8卷，6-8卷不见，存5卷。分41门，载内科杂症成方，末附灭虱、治食、辟谷、兽医诸杂方。后德轩氏在此基础上，择录编纂成《普济应验良方》。	有1799年刻本藏中国中医科学院、上海中医药大学。
			山阴陈士铎（敬之，远公，朱华子）原撰，宁乡文守江（南纪）编辑	辨证奇闻15卷	有本年欧阳晟、天留客、刘浩序，综合性医书。汇辑内外妇儿各科证治，大体类同《辨证录》，附《奇效医述》《经验神方》。	有本年积善堂刻本，1843年重刻。1993年中医古籍出版社收于《珍本医籍丛刊》。
			文守江辑	经验神方不分卷	单验方汇编，附于本年文氏校刻《辨证奇闻》积善堂刻本后。	本年《辨证奇闻》积善堂刻本。
			陈廷铨（隐荪）撰	罗遗编3卷	有本年自序、陈鉴叙，次年林学易、丁希文2序，汇集历代针家遗蕴而成。上卷经络、腧穴、刺灸法及禁忌，中卷十四经图及经穴寸数，下卷为病证配穴、五运六气。	有本年刻本藏中国中医科学院，1984年中医古籍出版社影印出版。

续表

公元（年）	清纪年	干支	作者	书名	考证内容	版本资料
1763	二十八	癸未	蜀郡黄成章原著，沙溪张万选重订	资生集不分卷	有本年张氏自序，另序无署名，方书。张氏增订黄氏《寿身切术》而成，分产、幼、头、耳、鼻、口内、腹内、肠内、浑身、急怪、疮毒、外伤、无形 13 门，收秘方 173 首。	有本年沙溪张万选刻本藏中国医学科学院。
			抚州陈当务（惠民）辑	证治要义 10 卷	有本年汤聘序及 1775 年戴第元序、1777 年侯学诗序。综合性医书，卷 1 辨证，卷 2 论治，卷 3 幼科，卷 4 痘疹，卷 5 脉法，卷 6 妇科，卷 7 药方，卷 8 外科，卷 9 杂病，卷 10 急救，卷 8－10 阙。	1775 年刻本藏故宫博物院，1785 年刻本藏辽宁、上海中医药大学，收于《医学四义》。
			亡名氏抄辑	外科或问附方 1 卷	无序跋，列外科问答 141 条，外科秘方 120 首，另有正背穴图、急慢惊风效方等。	有本年抄本藏浙江省中医药研究院。
			大谷卢福尧传，长白明德、仁和沈平（通远居士）辑	金疮铁扇散 1 卷	有 1756 年明德序、本年霖仙序、文绶跋，伤骨科著作。方由象皮、龙骨、老材香、寸柏香、松香、飞矾 6 药组成，因老材香难得而改陈年石灰，附案 13 则。	有抄本藏上海图书馆。1883 年金陵方氏，1908 年扬州务本堂先后重刻。
			余杭沈大润（雨苍）辑	金疮铁扇散医案 1 卷	有跋未署名，金疮铁扇散效验医案 13 则，后附：解救溺缢服毒等方法，附于《金疮铁扇散》。	有抄本藏上海图书馆。
1764	二十九	甲申	古吴叶桂（天士，香岩）撰，锡山华岫云（南田）编次，吴江徐大椿（灵胎，洄溪老人）评	临证指南医案 10 卷	叶氏门人华岫云搜集整理其医案而成，本年初刊，有李治运序及 1766 年邵新甫、李国华、嵇璜、高梅序，有扫叶山房主人跋。以病为纲分 89 门，每病列案若干，后附门人所撰论治，末附方剂。卷十《幼科要略》，后作 2 卷单行本刊行。	桂殁于 1745 年，是书初镌于本年，有吴江徐大椿评点本。现存刻本石印本 50 余种，1958 年至 2014 年间，各出版社有排印本 10 余种。
			苏州薛雪（生白，一瓢）撰	扫叶庄医案 4 卷	未定稿本，辗转传抄。无序跋，载案 23 门 500 余则，附调经种子良方、康方伯海上仙方。后陆士谔又编纂《薛生白医案》。	有抄本藏苏州、镇江图书馆、苏州大学炳麟图书馆、浙江中医药研究院，收于《珍本医书集成》。
			薛雪撰	碎玉篇 2 卷	无序跋，以内科医案为主，上卷载类中风、痿痹、厥逆、痫厥等 19 门，下卷载咳嗽、喘逆、不寐等 11 门，并五官、咽喉、女科、幼科、疡科病症。	《联目》《大辞典》俱不载，1989 年上海科学技术出版社有吴仁山、吴鸿洲点校排印本。

公元（年）	清纪年	干支	作者	书名	考证内容	版本资料
1764	二十九	甲申	薛雪撰，笠泽吴金寿（子音）纂	薛氏医案 1 卷	原系抄本，1831 年吴金寿收集整理刊行，无序跋。载风温、痹症、血证、郁证、厥证、虚劳、咳嗽、哮喘、积聚等内科医案 86 则。	有 1831 年务本堂刻本藏江西省图书馆，收于《三家医案合刻》《中国医学大成》。
			嘉善沈又彭（尧封）撰	医经读 4 卷	有本年自序，分平、病、诊、治 4 集类纂，间附按语，多人所未发，阐明经义。	收于《三三医书》，光绪《嘉善县志·人物志》载录。
			沈又彭撰	女科辑要 2 卷	又名《女科读》《沈氏女科辑要》，1850 年王士雄加按刊行，有王序，为通行本。卷上论经水、崩漏、带下、求子、受胎、辨胎、妊娠诸病，卷下论产及产后诸病、乳证、杂病，末列所集诸方。后张山雷笺注，有《沈氏女科辑要笺疏》。《续修四库全书提要》载录。	1850 年王士雄刻本藏中国科学院、医学科学院、首都图书馆等，收于《潜斋医学丛书》《三三医书》。
			沈又彭撰辑，任企铭（宗文）参订	玄机活法 2 卷	无序跋，有巢念修、任企铭题词。卷上载感冒、瘟疫、霍乱、暑、疟、等 11 门，卷下载传尸痨、虚损、失血、三消、黄病等 22 门，先释经典名家之说，论病机，述治法，后附医案 59 则，收方 180 余首。	《联目》《大辞典》不载，有乾隆间抄本藏上海图书馆。
			元和徐时进（学山）撰	医学蒙引 1 卷	有本年自序，以四言韵语述本草、脉诀、病机，阐述中风、头痛、眩晕、心痛、腹痛等 38 证，末附目、口舌、齿、耳鼻、咽喉及妇产科病。	有本年刻本及衡甫抄本藏上海中医药大学，收于《吴中医集·临证类》。
			婺源江彤撰	仙传麻疹秘要 1 卷	有 1753 年侯爵封序、本年沁园主人序。首列正治总诀，次轻重不治要诀，后证证及变证，妊妇证治，麻痘异治等。	有本年抄本藏中国中医科学院。
			吴江徐大椿（灵胎，洄溪老人）撰	兰台规范 8 卷	有本年自序。卷 1 通治方，卷 2－8 内科杂病、时病、五官、妇儿证治。先病源，次辨证，后立法。足为治疗典范，故名。	本年初刻，有版本 20 余种，收于《徐灵胎医书》诸种及《四库全书》。
			明·崇川陈实功（毓仁，若虚）原撰，徐大椿批注	外科正宗批注 12 卷	有徐大椿序。批注《外科正宗》，指出悖谬以为戒，以为分证列方颇明备。1860 年许楗重订，为通行本。	收于《中国医学大成》，题《徐评外科正宗》。
			原题：徐大椿撰	内经诠释 1 卷	又名《内经要略》，节选《素问》62 篇逐条诠释，颇多发明。疑非徐氏所作。《续修四库全书提要》载录。	为《徐灵胎医学全书十六种》之九，收于《徐灵胎医略六书》。

续表

公元（年）	清纪年	干支	作者	书名	考证内容	版本资料
1764	二十九	甲申	原题：徐大椿撰	女科指要6卷	无序跋，设经候、阴肿、种子、胎前、临产、产后等门，附女科治验数十则。实托名伪作。	收于《徐灵胎医略六书》。
			原题：徐大椿撰	女科医案1卷	有王士雄跋，实托名伪作。载历代妇科验案400余则，分经带胎产列述，后附治则方药。	《徐灵胎医学全书十六种》
			原题：徐大椿撰	药性切用6卷	重编《本草备要》《本草从新》而成，其思想风格迥异徐氏，实属托名伪作。	1903年赵翰香居排印，收于《医略六书》及《徐灵胎医书三十二种》。
			原题：徐灵胎著	舌鉴总论1卷附：舌鉴图不分卷	述白、黄、黑、灰、红、霉酱、紫蓝，妊娠伤寒等舌象病理和治法。实为张诞先《伤寒舌鉴》而伪托徐氏，附有舌鉴图。	收于《徐灵胎医略六书》《徐灵胎医学全书十六种》《三十二种》。
			原题：徐灵胎著	脉诀启悟1卷	无序跋，论28脉，前均列"诊宗脉学"，内容略同《诊宗三昧》，实托名伪作。	收于《徐灵胎医略六书》《徐灵胎医学全书》。
			原题：徐大椿撰	药性诗解1卷	按《本草备要》编次，分8部载药360种，为诗文体裁，故名，后附补遗59种。实徐氏次子徐爔所撰。	收于《徐灵胎医书三十二种》。
			原题：徐大椿撰	中风大法不分卷	述中风证治，系《徐灵胎医略六书》的《杂病证治》"中风"一节立为专书，实托名伪作。	收于《徐灵胎医书三十二种》。
			原题：徐大椿撰	种子要方1卷	育嗣专著。内容：原理，脉法，治法，选方，用药，载方33首，附断产法2则。托名伪作，系《徐灵胎医略六书》的《女科指要》中"种子门"一节立为专书。	收于《徐灵胎医书三十二种》。
			徐大椿撰	管见集4卷	无序跋，二层楼格式，上层方剂，下层医案。首卷妇科诸症，外科内痈、杂症，伤科跌仆损伤，幼科杂症及杂治门；卷2劳瘵、吐血、哮症等22症；卷3痰症、中风、内伤等18症；卷4头痛、大头瘟、面部病、失音、咽喉等27症。	有稿本4册藏上海图书馆。
			徐大椿撰辑	徐氏医书六种16卷	子目：难经经释2卷，神农本草经百种录1卷，医贯砭2卷，医学源流论2卷，伤寒类方1卷，兰台规范8卷。自1727至1764年间陆续撰成刊行。	有半松斋刻本藏国图、北京大学、中医科学院等处，1873年湖北崇文书局本有亡名氏序。

公元 （年）	清纪年	干支	作者	书名	考证内容	版本资料
1764	二十九	甲申	原题：徐大椿撰辑	徐灵胎医略六书附2种共32卷	子目：内经要略1卷，脉诀启悟2卷附经络诊视图，药性切用6卷，伤寒约编8卷附舌鉴图，杂病证治9卷，女科指要6卷附女科治验。实托名伪作，有1741年徐氏自序，剽窃王士雄《徐灵胎医学全书跋》。	1903年上海赵翰香居铅印本为最早版本，或为赵氏所集？
			徐大椿撰辑	徐氏医书八种18卷	徐氏医书六种加《慎疾刍言》1卷，《洄溪医案》1卷，合为8种。	最早为1857年海昌蒋氏衍芬草堂刻本，有20余种版本。
			徐大椿撰辑	徐氏医书十种20卷	《徐氏医书八种》减：神农本草经百种录、伤寒类方，加：洄溪道情、阴符经注、乐府传声、徐注道德经各1卷。	别本为徐氏八种加《评定外科正宗》12卷，《洄溪道情》1卷附《徐评临症指南》，为31卷。
			徐大椿撰辑	徐灵胎十二种全集22卷	《徐氏医书八种》加：洄溪道情、阴符经注、乐府传声、徐注道德经各1卷。	最早为1864年彭树萱善成堂、半松斋刻本，有近十种版本。
			徐大椿撰辑	徐氏十三种医书34卷	《徐氏医书十二种》基础上增：徐评外科正宗12卷。	最早刊本1896年珍艺书局石印本。
			徐大椿撰辑	徐灵胎医学全书16种31卷	分2集，前集同《徐氏医书八种》；后集多非徐撰而托于徐氏者：伤寒约编6卷，内经诠释、脉诀启悟注释、六经病解、舌鉴总论、杂病源、女科医案、洄溪脉学各1卷。有王士雄跋，《续修四库全书提要》载录。	1855年初刻本藏泸州市图书馆，后有多种版本；1999年中国中医药出版社收于《明清名医全书大成》，实为前集8种，与是书不同。
			徐大椿撰辑	徐灵胎医书三十二种	在16种基础上增：证治指南8卷及药性切用、古方集解、种子要方、中风大法、六经脉诊、舌胎图说、经络诊视图、药性诗解、汤引总义、叶案批谬、女科指要、洄溪道情、阴符经注、乐府传声、道德经注，均不分卷，后4种非医。所增诸书均非徐氏所撰。	最早刊本民国间，有上海集成书局铅印本、上海锦文堂书局、锦章书局、鸿宝斋书局等石印本，并载录袁枚《徐灵胎先生传》。
			吴江徐氏亡名撰	指南后论2卷	无序跋，为研读《临证指南》心得，有论88篇，举诸病论治要点及用方思路。卷上自中风至泄泻，凡52论，卷下自痢至虫论，凡36论。	有稿本藏中医科学院，中医古籍出版社收于《中医古籍孤本大全》影印线装出版。

续表

公元（年）	清纪年	干支	作者	书名	考证内容	版本资料
1765	三十	乙酉	钱塘赵学敏（恕轩，依吉）撰	本草纲目拾遗10卷	有本年自序和1864年张应昌跋。载药921种，其中《本草纲目》未收716种，多为民间及外来药，分水、火、土、金、石、草、木、藤、花、果、谷、蔬、器用、禽、兽、鳞、介、虫18类，补充订正《纲目》遗缺和谬误。	本年初稿，又不断补充，1780年撰凡例，1791年撰《正误篇》，1803年最终成书。1864年张应昌整理刊行为最早版本。
			上元李文锦（襄浥，淑景堂主人）撰	思问集4卷	又名《淑景堂改订珍珠囊药性赋》《淑景堂改订注释寒热温平药性赋》，有本年王蘅、孙洙2序及上年自序。增订《珍珠囊药性赋》而成，载药220种，分寒、热、温、平性药四赋。	本年三多斋刻本藏上海中医药大学。
			嘉善沈又彭（尧封）撰	伤寒论读不分卷	前有凡例，推崇程郊倩、程扶生，按其编次注释，详辨传经、病解和误治，书末有"平脉法"原文注疏。本年刻本后附《医经读》。	本年宁俭堂初刻，名《伤寒卒病论读》，收于《三三医书》改题《伤寒论读》。
			吴门邵登瀛（步青）撰，曾孙邵炳扬（杏泉）补辑	四时病机14卷	有1861年邵炳扬序、1866年冯桂芬序。卷1温热论，卷2-5春温，卷6-7湿温，卷8湿病，卷9-14暑、疟、伏暑、冬温。	原书成于本年，1864年收于《邵氏医书三种》始刊，有单行本。
			邵登瀛撰，邵炳扬考订	温毒病论1卷	有1864年邵炳扬、徐锦序，参酌周禹载、吴又可之说，旁集诸书，于温毒、疫病证治穷原竟委。邵炳扬重加考订，再刻行世。	1864年收于《邵氏医书三种》。
			奉新余念（济川）述	正宗幼科4卷	引述喻嘉言辟惊风、重伤寒之论，注释原文。	有本年德星堂刻本藏江西图书馆，笔者查得书号却不见书。
			亡名氏撰辑	得小喉方1卷	有本年自序，述62种喉病证治，载辨证歌、诊脉看症、论证论治法多篇，录60余方。灸法尤有回生功。	有本年抄本藏中国中医科学院。
			昭文黄叔灿（牧村）撰	参谱1卷	有自序无纪年，有1808年黄廷鉴跋。详言人参真伪优劣，规格价值，炮制药用。撰年未详，本年曾献赋乾隆，故定此年。《续修四库全书提要》载录。	1812年收于张海鹏《借月山房汇钞》及《丛书集成初编》。
			武进赵彪诏（豹三，南兰逸民）辑	说蛇1卷	有自序，首蛇谱，录三脚蛇、枳首蛇、戴镜蛇等，凡陈鼎《蛇谱》忆载者皆不录，次蛇事，与蛇有关故事，末为杂记，有杨复吉跋。	收于《昭代丛书》。

续表

公元(年)	清纪年	干支	作者	书名	考证内容	版本资料
1766	三十一	丙戌	澂水吴仪洛（遵程）编	伤寒分经10卷	有本年自序自跋、凡例，推崇喻氏《尚论》，分经论治，卷1-4论六经，卷5-6温病夏热，卷7-8脉法，卷9-10卒病论、秋燥。	有本年硖川利济堂刻本，或以为8卷，不计卒病论、秋燥2卷。
			华亭邵成平（庸济）撰	幼科正医录5卷	儿科综合，卷1-3幼科痘疹正医录，述预防、禁忌、分期证治及兼夹惊搐、吐泻、疼痛证治；卷4幼科痧疹正医录，述发热、嗽喘、咽痛吐泻、汗衄、水痘等证治；卷5幼科杂证正医录，述胎风、撮口、脐风、夜啼、卒惊、遗尿、癫痫等29种杂病证治。《联目》作《幼科痘疹正医录》，无卷数，收于儿科痘疹门。	有本年刻本藏辽宁中医药大学。
1767	三十二	丁亥	吴江徐大椿（灵胎，洄溪老人）撰	慎疾刍言1卷	有本年自序，载补剂、用药、中风、咳嗽、吐血、治法、制剂、延医、秘方、宗传等论20篇，指出医界流弊以期医家谨慎治疾。1850年王士雄参订刊行，因其砭医之通病而名为《医砭》，收于《潜斋医学丛书》。	有本年半松斋刻本等30余种刻本，收于徐氏医书诸种及《灵芝益寿草》《荔墙丛刻》《中国医学大成》《丛书集成初编》等。
			原题：吴江徐大椿（灵胎，洄溪老人）编撰	杂病源1卷	无序跋，载阴阳、命门、君火相火、六要等11篇，论杂病之源及病机辨证。篇目、内容类同《景岳全书·传忠录》，当为窃取景岳而伪托徐氏之作。	有1907年上海六艺书局石印《徐氏十六种》之单行本，1985年江苏科技出版社有排印本。
			海昌沈维基（心斋）撰	沈氏经验方1卷	有本年自序、1801年铁门居士序，载外伤、急救验方46首，附胎产良方40首。	收于《三三医书》。
			歙县吴宏定（文洲，静庵）撰	景岳新方汤头歌括1卷	有本年自序与吴氏跋，编补和、攻、散、寒、热、固、因八阵新方为七言歌诀，附以注释。	本年浣月斋初刻本藏中医科学院及安徽、苏州图书馆。
			翁振基（汉溪）撰	鹡鸰会约2卷	有1851年廖百龄序，综合性入门医书。首为概述，论气血相关之理尤精，诊法附《敖氏金镜录验舌法》36舌图；临床以妇科及伤寒为主。	1855年通善堂刻本藏中医科学院、首都图书馆，上海古籍书店有复印清抄本。
1768	三十三	戊子	吴门尤怡（在泾，拙吾，饲鹤山人）撰	金匮翼8卷	有本年尤世辅、柏雪峰序、1813年徐锦序、尤世楠《大父拙吾府君家传》。是书自辑杂病证治，分48门编录，载统论24篇、方法19篇、病证214种，足补《金匮》未备而为其羽翼，故名。《续修四库全书提要》载录。	1813年吴门徐氏心太平轩刻本藏国图、医学科学院、中医科学院等处，收于《中国医学大成》。

续表

公元（年）	清纪年	干支	作者	书名	考证内容	版本资料
1768	三十三	戊子	莆田林清标（韦亭）辑	寿世简便集不分卷	有本年自序，载23种急症及340种各科病症。	本年武林同心堂初刻本藏中医科学院。
			秦希白（九华老人）撰，王上林（灌园）校刊	痘科秘传4卷	有1843年九华老人自序及本年王上林跋，卷端署：九华老人秦希白著，王上林灌园校。自序年代显然不合理，尚无从考证。卷1头面部位五色图、看耳法、痘疹歌、治痘总论、痘疹证治；卷2痘疹证治；卷3不治及辨证吉凶歌38条、秘传34奇方、备用良方；卷4痧疹方论。	1843年六顺堂刻本藏河南省图书馆及中国国家图书馆、中国中医科学院。
			明·益都翟良（玉华）原撰，武林怀幼学人增纂	治痘十全3卷	有本年怀幼学人自序、伍光远序。卷1痘症病因、诊法，附治痘医案8则，卷2治痘总法与各症证治，卷3古今经验治痘良方151首，附方7首。	有本年刻本藏中国中医科学院、上海图书馆，扉页作"救逆症法治痘十全便读"。
			歙县郑宏纲（纪原，梅涧）撰，子郑承瀚（若溪，枢扶）注	重楼玉钥2卷	原叙无署名、年代，据《歙县志·人物志·文苑》为本年方成培序，有1838年冯相棻、1839年孙学诗序。《续修四库全书提要》载录。上卷胪列36证歌诀及白喉咙，附枢扶氏论说，后列诸方；下卷喉风针诀。	有1839年苏城喜墨斋刻本藏中国科学院、中医科学院及北京、湖南、广州中医药大学、天津、陕西、吉林、南京图书馆等处。
			郑宏纲撰	箑余医语不分卷	医话集，原名《梅涧医麈医语》。有二气相因互为生生之本、小儿先天禀赋、脉学、十二字审证、药贵中病诸论，天头录太乙神书弁言，附余傅山先生医案、脉诀，凡六千余言。	全书以稿本世代传承，郑沛雨仁传长子墨西，传景岐，景岐加标点，刊于安徽卫生编辑委员会《安徽医学》1959年第5期。
			吴中叶锦（若城，杏村，药树道人）辑	古今方案汇编（外伤门）6卷	1756年著成24卷，包括外伤内伤、表证里证、上窍下窍及妇人、小儿、怪病、诈病、救急良方，有自序；1758年抄誊校正外伤门6卷，有凡例；本年刊行，有陈汉阶序。外伤门以风寒湿燥火分类，下各列病病，先总论，次各家论述、次选方，终则医案。内伤门以下并未面世。	《联目》《大辞典》俱不载，有抄本存世，2010年收于《清代吴中珍本医案丛刊》，江苏科技出版社排印出版。
			明·秀水黄承昊（履素，闇斋，乐白道人）撰，清·扬州江瞶（守田老人）校辑	医宗撮精折肱漫录合刊2种11卷	有本年江瞶自序、白钟麟序。子目：医宗撮精4卷，折肱漫录7卷。《医宗撮精》合纂《内科摘要》《明医杂著》，后改名《医宗摘要》。	有本年白钟麟合刻本藏上海中医药大学，中国中医科学院所藏仅有第一种。

续表

公元 (年)	清纪年	干支	作者	书名	考证内容	版本资料
1769	三十四	己丑	南汇朱时进（南珍）撰	一见能医 10 卷	有本年自序及叶凤毛序。卷 1 运气、经脉、四诊，卷 2 医门八法，卷 3－7 外感内伤诸病及发产科证治，卷 8 用药法则及脉诀，卷 9、10 方论。	有 1942 年抄乾隆间本藏上海中医药大学，收于《中医古籍珍稀抄本精选》
			宜黄黄宫绣（锦芳）撰	本草求真 10 卷	有本年王光爕、1774 年秦承恩序。卷首列药图，卷 1－7 分补、涩、散、泻、血、杂剂、食物七类，论药 520 种，卷8－9 脏腑病证、六淫主药，卷 10 总论，卷末有索引。	本年初刊，有 1774 年文奎堂绿圃斋刻本等版本。收于《医学便览》有 4 卷节本。
			黄宫绣撰	脉理求真 3 卷	无序跋，卷 1 新著脉法心要，述 30 种脉象主病，有按语；卷 2 新增四言脉要，有按语；卷 3 汪昂十二经脉歌、奇经八脉歌，末附新增脉要简易便知。	为《本草求真》附录，《四库》收于存目，黄氏 1750 年撰《医学求真录总论》5 卷，未言是书。
			西昌熊立品（圣臣，松园）撰辑	治疫全书 6 卷	有本年族弟某序、夏朝绅序，考订《温疫论》，汇编喻昌、刘奎、郭志邃等人著作而成，附《辩孔琐言》，另有 1775 年自序。	有 1777 年西昌熊氏家塾刻本藏天津、吉林、桂林图书馆，收于《瘟疫传症汇编》。
			李廷筠等编辑	儿科七种	子目：汪林安《医方》，亡名氏《幼科摘要》，李景芳《慈幼玄机》，和轩氏《选抄小儿科医书》，罗周彦《医方粹言》，蒙二子《摘选幼科传旨》，汪靖侯《秘授小儿科心法不传人》。	有抄本藏中国中医科学院。
			海阳汪林安撰辑	医方不分卷	有李廷筠序，稽考药物同名异药、同药异名，尤儿科天行痘疹诸方，功效神奇。	收于李廷筠《儿科七种》。
			亡名氏撰辑	幼科摘要不分卷	无序跋。首儿科诊法，看指纹、认病诀、认指诀、认额脉、认耳筋、认绝症、认握拳；次指南赋、警心赋、服药禁忌、胎毒等多门症治主方；次保婴秘旨，小儿论、小儿脉法、肾主虚无实、治小儿大法。	同上。
			和轩氏撰辑	选抄小儿科医书不分卷	无序跋。抄传《幼幼集成》看指纹法歌，又秘授祖传幼科，首指南赋、警心赋、形色、治法、诸症诸方，与《幼科摘要》有相同处。	同上。
			新安罗周彦（赤诚）撰辑	医方粹言不分卷	无序跋，内容：总论、论变蒸、脉法论、三关图、诸方。	同上。

公元（年）	清纪年	干支	作者	书名	考证内容	版本资料
1769	三十四	己丑	古歙蒙二子撰辑	摘选幼科传旨不分卷	有本年自序，为看三关法及儿科诸方。	同上。
			开邑王氏世传，王靖侯录	秘授小儿科心法不传人不分卷	有王靖侯识语。首凤髓经，相额相年寿、相鼻准、相正口、相承浆、相太阳、面颊等；次小儿脉候、诊小儿脉法及歌死候、惊风脉等；次秘授幼科心法，脐风及总药性；次祖传小儿科杂症神验方，卷末亦署：王靖侯录。	收于李廷筠《儿科七种》，《联目》作汪靖信录，或系笔误。
			河中吕绍先撰辑	保赤金丹4卷	有本年黄邦宁序。卷1、2述痘疹病因病机、吉凶诊断、形状部位、调护及兼夹证治；卷3痘疹分期证治；卷4痘后余毒、疹毒及治痘186方。	有本年中震堂刻本藏中国国家图书馆、河南省图书馆、上海中医药大学等处。
			三楚田之丰（登五）撰	痘疹秘钥4卷	有本年自序、冀生序，首论脉法、四诊、灯火灸；次以歌诀概述病机传变和证治，善用灯火灸法。	有本年稿本藏中国中医科学院。
			亡名氏抄辑	秘传奇方不分卷	子目：良方普济、济生简便方、济世指南群方，三部分收载民间简易单验方及外治方法1300余则。	有抄本存世，中医古籍出版社收于《珍本医籍丛刊》出版。
			古吴叶桂（天士，香岩）撰，古吴周显（仲升，小狂）录，程门雪校刊	未刻本叶氏医案2卷	周仲升侍诊叶天士，汇集方案，积成卷帙，有本年朱周燮序；后为顾氏抄录，久藏私箧，数百年不传于世；1944年程门雪得之，校订定名，为之序跋，刊刻行世。	原抄本藏上海张耀卿医师，经程门雪校订批注，1963年上海科技出版社排印出版，又收于《精选明清医案丛书》。
1770	三十五	庚寅	钱塘赵学敏（恕轩，依吉）撰辑	利济十二种100卷	有本年自序。子目：医林集腋16卷，养素园传信方6卷，祝由录验4卷，囊露集4卷，本草话32卷，串雅8卷，花药小名录4卷，升降秘要2卷，摄生闲览4卷，药性元解4卷，奇药备考6卷，本草纲目拾遗10卷。	现仅存《串雅内外编》《本草纲目拾遗》2种。
			钱塘王琦（载韩，琢崖，胥山老人）辑	医林指月12种22卷	子目：医学真传、质疑录、医家心法、易氏医案、芷园臆草存案、伤寒金镜录、痎疟论疏附痎疟疏方各1卷，学古诊则4卷，扁鹊心书3卷附神方1卷，本草崇原3卷，侣山堂类辨2卷，达生篇2卷。	自1764至本年陆续刊行，为钱塘医派著作之集大成；《联目》《大辞典》定于1722年，有误。

公元（年）	清纪年	干支	作者	书名	考证内容	版本资料
1770	三十五	庚寅	钱塘魏之琇（玉璜，柳洲）辑注	续名医类案36卷	本年成书60卷，作者寻逝未刊；1851年重编为36卷刊行，有王士雄序跋及1777年吴颖芳《柳洲遗稿序》、胡敬《先友记》；编写体例似《名医类案》，分345门，增辑明代以后医案较多。《中国医籍考》"未见"，据《道古堂集录》录杭世骏序。	本年稿本60卷藏中医科学院，1851年初刻本36卷藏长春中医药大学，1863、1886年上海著易堂重刊；收于《四库全书》；人民卫生出版社1957年影印。
			吴门薛雪（生白，一瓢先生）撰	湿热条辨1卷	有1804年徐行序、1829年李清俊跋，成于本年而刊于1831年。全书46条，阐述湿热病因病机，感染途径，临床表现和治疗方法。王孟英加按补订收于《温热经纬》；章虚谷注释，收于《医门棒喝二集》。	收于《医师秘籍》《南病别鉴》《医学蒙求》《陈修园医书》《中西医书劝读十二读》。
			进贤舒诏（弛远，慎斋学人）撰	尚论翼8卷	核对是书与《舒氏伤寒集注》，1770年自序同，六经证治条文同，唯分卷略异，故二者实为同书。	1789年敬直堂刻本藏上海中医药大学。
			舒诏撰	痘疹真诠1卷	无序跋，载发热论、形色论、起胀论、养浆论、收结论、麻疹论等。《联目》作《麻痘真诠》。	附于《新增伤寒集注》；《中国医籍考》载录。
1771	三十六	辛卯	吴中徐鼎（实夫，岵东，雪樵）撰辑	毛诗名物图说9卷	首自序，次发凡，次总目，正文分鸟、兽、虫、鱼、草、木六类，考释《诗经》名物，置图于上，论说于下，共有图295幅。	稿本存国家图书馆，有本年坊刻本，收于《中国本草全书》108卷。
			明·绮石撰，清·古吴柯怀祖（德修）订正	理虚元鉴2卷	虚劳专著，有明末赵何宗田跋、本年柯怀祖、华杰、陈焱序、柯有田跋。卷上首虚劳脉法，次论治虚肺脾肾三本、肺脾二统、虚症六因，后由脏腑论其证治、防护及辨疑诸法；卷下治本22方、治虚药讹18辨。《续修四库全书提要》载录。	成书于明末，本年始由柯怀祖梓刻行世，浙江图书馆、中山大学及广州中医药大学有藏。收于《中国医学大成》《啸园丛书》。
			萧山竹林寺僧传，静光禅师考定	女科秘要8卷	为《竹林寺三禅师妇科三种》之一，总论妇科，列经带胎产174证，阐述病因病机、治法方剂。	收于《珍本医书集成》。
			紫陵仝兆龙（乘六）撰	仝氏家藏幼科指南4卷	有本年自序，作者曾撰《痘疹秘录》《保赤方书》，增订重编而成。分元亨利贞四集，痘疹、麻疹、杂症3门。	有1829年汉皋抄本藏中国中医科学院，收于《中医古籍孤本大全》。

续表

公元（年）	清纪年	干支	作者	书名	考证内容	版本资料
1771	三十六	辛卯	豫章徐文弼（勷右，芨山，鸣峰，超庐居士）编纂；王世芳定	寿世传真8卷	养生类著作，有本年王世芳序。卷1分行外功诀、合行外功诀，卷2内功图诀，卷3护养精气神，卷4十要十忌十八伤，卷5四时调理，卷6饮食调理，卷7防病，卷8护持药物。	本年致盛堂初刻，聚文堂刻本藏中国中医科学院，有与《洗心辑要》合刻本。
			吴中郑树珪（桐山）著	七松岩集2卷	前后无序跋，以问答方式阐述内科杂病67种。成于本年，有1865年抄本藏苏州中医院、1904年抄本藏中医科学院。	未刊行，收于《中国医学大成》，1959、1980年河北人民出版社有排印本。
			定阳宋邦和（际雍）纂辑	痘糠辑要4卷	有本年宋冀魁序，分病因、症状、杂症、治法4部分，附单方和痘疹诸方，卷末专论糠疹。	有本年宋氏家刊本藏中医科学院、陕西中医研究院、苏州中医院。
			梁溪尤存隐撰	喉科浅秘2卷	《联目》《大辞典》载录，笔者未见。	有本年抄本藏南京中医药大学。
			历城张銮（五云）编	幼科诗赋2卷	成书于乾隆间，1850年初刊，有尹式芳序。以诗赋歌诀述幼科诊治，还著有《痘疹诗赋》。	有1850年积善堂初刊本藏中国医学科学院。
			吴江徐大椿（灵胎，洄溪）撰，长洲潘春藻（尊斋）抄传	徐洄溪先生医案不分卷	无序跋，收载医案96则，案皆有题，附注证候，更为醒目。	有抄本存世，2010年收于《清代吴中珍本医案丛刊》，江苏科技出版社排印出版。
			徐大椿撰	征士洄溪府君自序	徐氏自传，79岁时自述家世、生辰、命名、从学经历、行医事迹等，后有其子徐爔识语。	有洄溪草堂家刻本藏中国中医科学院。
1772	三十七	壬辰	郭懋祚撰	仁山秘传历验急救海上奇方3卷	有本年自序，汇编祖传内外科丹方460余首。	本年文华堂刻本藏上海中医药大学。
			顾兰圃辑	救急篇1卷	前后无序跋，急救单验方汇编五绝、卒死、诸毒验方11门110余方，附《养生节欲戒期》。	有1797年何氏刻本藏上海图书馆，收于《寿世编》。
			青浦诸君子同辑，青浦何王模（萍香，北郒山农）传	寿世编3种3卷	有本年何王模序及嘉庆间杨城书序、何世仁、朱骐跋。卷首《劝孝歌》，正文子目：亚斋居士《达生编》，毓兰居士《保婴编》，顾兰圃《救急编》，附刊《戒赌十则》《劝免火葬》。	有本年刻本藏哈尔滨医科大学，其内容"首列胎产保婴诸条，兼内外诸方法，皆酌选古方"，《联目》《大辞典》属诸养生门，误。
			诸城臧应詹（枚吉）辑著	思远堂类方大全15卷	又名《类方大全》，前后无序跋，载病症209门，卷1-9内科，卷10-11五官科、外科，卷12-15妇产科。	《联目》《大辞典》不载，有清钞本藏山东中医药大学。

公元（年）	清纪年	干支	作者	书名	考证内容	版本资料
1772	三十七	壬辰	双林丁平（正则）撰	天地人三图大旨论不分卷	有本年自序。首载天地荣卫总论、子午流注论；次天元、地元、人元之流注图、论、说、解，凡12篇；次天地阴阳各配荣卫总讲、十二经纳支歌、十二经六十六穴歌；下为子午流注图。双林镇，今属湖州。	《联目》《大辞典》不载，有抄本2册藏上海中华医学会，与《经学会宗》2册共1函。《经学会宗》为归安凌云所撰，《双林镇志》载录。
			吴县唐大烈（笠三）纂辑	周身经络总诀不分卷	有自序，以四六骈体按身体部位阐述十二经及任督冲循行。分头上诸脉、在身诸脉、脏腑中诸脉、手经诸脉、足经诸脉五部。	《联目》《大辞典》不载，见《吴医汇讲》卷七，无单行本。
			诸城臧应詹（枚吉）辑著	伤寒论选注10卷	卷首载序例13篇、琐言17篇，卷1－6述六经病；卷7合并病、劳复、阴阳易、坏病；卷8温病、痉湿暍、百合狐惑、阴阳毒、霍乱；卷9汗吐下可与不可；卷10平脉辨脉法。	有本年钞本藏上海图书馆，另有清钞本藏山东图书馆、山东中医药大学。
			历城张銮（五云，积善主人）编	痘疹诗赋2卷	有本年陈在埠、贾振基、次年周永年序及1830年自跋。上年草创，本年刊板，至1830年自跋已一甲子，积善主人张銮真可谓寿翁矣。痘疹主温补发散或主攻下，各有得失，乃以韵语为文，著以补偏救弊。	本年乐善堂张氏刻本藏上海、山东中医药大学，1850年刻本藏南京图书馆、上海中医药大学、苏州中医院。
1773	三十八	癸巳	海虞吴道源（本立）撰	女科切要8卷	有本年自序，采辑前人女科著述，旁录时人临床见解，分调经及妇科杂病、广嗣养胎及妊娠诸疾、顺产及难产救治、产后病。	有本年吴氏家刻本，收于《中国医学大成》，《续修四库全书提要》载录。
			吴道源撰	痢症汇参10卷	有齐秉慧序、凡例，汇集诸家痢疾论述，详分外感、内伤、三阴三阳、寒湿燥火致病及噤口、休息诸痢与各种见证，经王声谷节删评骘成编。《续修四库提要》载录。	有本年敦厚堂、1891年三让堂刻本等多种版本，收于《齐氏医书四种》。
			会稽施诚（我真）辑	医方简能录11卷	有本年自序，单验方汇编，卷1－7内科杂症，卷8妇科，卷9小儿科，卷10外科，卷11骨伤科及外伤诸症，虫兽伤、诸毒、五绝。	本年春和堂刻本藏浙江中医药研究院。

公元（年）	清纪年	干支	作者	书名	考证内容	版本资料
1773	三十八	癸巳	无锡沈金鳌（芊绿，尊生老人）撰	沈氏尊生书7种70卷	有本年自序、1884年奇丰额、俞琨序。子目：脉象统类1卷，诸脉主病诗1卷，杂病源流犀烛30卷，伤寒论纲目16卷，妇科玉尺6卷，幼科释谜6卷，要药分剂10卷，前2种亦为《犀烛》卷首。《续修四库全书提要》载录，《医籍考》载子目7书而未载《尊生书》，录其总自序。	本年始刻本藏北京大学医学部、青岛、陕西图书馆，辽宁、黑龙江中医药大学，有10余种刊本。中国中医药出版社收于《明清中医名著丛刊》1997年校注出版。
			沈金鳌撰	脉象统类1卷	无序跋，以浮沉、迟数、滑涩为提纲，统类27种脉象，附载人迎气口脉法、奇经八脉。	收于《沈氏尊生书》《汉阳叶氏丛刻》。
			沈金鳌撰	诸脉主病诗1卷	无序跋，仿《濒湖脉诀》作27脉主病诗及人迎、气口、奇经八脉，附《运功规法》，有引言。	本年抄本藏中山图书馆，收于《沈氏尊生书》。
			沈金鳌撰	杂病源流犀烛30卷	有本年自序、岵瞻序，分脏腑、奇经八脉、六淫、内伤外感、面部、身形6门，下各分证，各述源流，脉因证治、理法方药俱全。	上海图书馆藏有1784年无锡沈氏师俭堂刻本及1874年湖北崇文书局刻本，收于《沈氏尊生书》。
			沈金鳌撰	要药分剂10卷	按十剂载药420种，小字注性味、七情，正文列主治、归经、前论、禁忌、炮制。	收于《沈氏尊生书》《四库未收书辑刊》。
			沈金鳌撰	沈芊绿医案不分卷	前后无序跋，载寒热、风温、湿温、春温等外感病症与内科杂症及经漏崩带、胎前、产后、幼科、疮疡，共60门，各附医案，共547案。	有润德堂藏抄本藏镇江市图书馆。
			铁岭刘起运（泰来）撰	济阴全生集3卷	有本年自序、王士英、岳琰、苏隆阿序。卷1产科大概、济阴通玄赋、论月经异常、调经大法等16篇；卷2经闭、崩漏、赤白带下、胎前诸病等6篇；卷3半产、当产、临产、产难经验方、产后诸病5篇，附灸产难穴图；卷4《唐桐园保婴全生集》。	有1842年重订本藏浙江大学医学图书馆，后有耐寒逸人跋。
			嘉善曹廷栋（楷人，六圃，慈山）撰	老老恒言4卷	又名《养生随笔》，有自序。卷1—2安寝、晨兴、饮食、昼眠、燕居、省心、消遣，卷3书室、坐榻、衣帽、杂器，卷4卧房、订帐、便器，附《粥谱》1卷。引用书目307种。	本年自刻本藏国图、上海图书馆。

公元（年）	清纪年	干支	作者	书名	考证内容	版本资料
1773	三十八	癸巳	曹廷栋撰	粥谱1卷	载145粥方，分上中下三品。	附于《老老恒言》为第5卷。
1774	三十九	甲午	无锡沈金鳌（芊绿，尊生老人）撰	妇科玉尺6卷	有本年自序，分求嗣、月经、胎前、小产、临产、产后、带下、崩漏、杂病9篇。	有本年刻本等十种版本，收于《沈氏尊生书》。
			沈金鳌撰	伤寒论纲目16卷	有本年自序、凡例，卷首总论，列脉证、六经主闰、阴阳、表里、传变、愈解6篇；卷1-7太阳75篇，卷8-10阳明45篇，卷11-12少阳10篇，卷13-15三阴40篇，卷16伤寒后证11篇。	本年无锡沈氏师俭堂初刻，1874年湖北崇文书局重刻，收于《沈氏尊生书》《四库未收书辑刊》。
			沈金鳌撰	幼科释谜6卷	有本年自序、凡例，分24门论治小儿诸病，以四言韵语述病因病机证候，引诸家之说以证，卷5-6为方剂。	本年上海朱增惠校刻本藏首都、山西、图书馆等，收于《沈氏尊生书》。
			潍川黄庭镜（燕台，不尘子）撰	目经大成3卷	有本年自序、自题诗，1804年黄璧峰、1818年黄香泉、黄子裘、魏定国、李明序及童德敦跋。卷1五轮八廓眼科理论及常用手术；卷2眼病89症，卷3眼方232首，末收点洗擦薰外治19方。1741年初稿，多次修改，四易其稿，本年方成，未刊，1817年裔孙黄璧峰始刻版初刊。	1818年达道堂刻本藏山东图书馆、四川大学华西医学中心；先是，黄氏门人邓学礼增订损益，更名《目科正宗》，于1805年以已名刊行。
			原题：吴江徐大椿（灵胎，洄溪老人）撰	洄溪脉学1卷	无序跋，总论脉理，述大、小、清、浊诸脉，并论冲阳、太溪脉、真脉、孕脉、五脏脉、新病久病、高、章、纲、煤、卑、损、太素脉等。	收于《徐灵胎医学全书十六种》。
			豫章徐文弼（勷右，苨山，鸣峰，超庐居士）编纂	洗心篇4卷	养生著作，有汪涛序。以心为纲，以类系目，卷1原心24论，卷2修养内外功，卷3修养十要十忌18伤，并述172种食物，卷4老年养生方剂。或为《洗心辑要》初稿本。	未刊，超庐居士抄本藏中医科学院；其自序、陆梦熊序及凡例、基本内容与《洗心辑要》大略相同。
			徐文弼编	洗心辑要2卷	养生著作。以心为纲，始于原心，继以蔽心、明心，阐发治心之功唯心为要，凡68题。	有本年刻本藏国图，有与《寿世传真》合刻本藏首都图书馆。
			桂东黄体端（临庭，砚楷）撰	验方汇辑4卷	有本年自序自跋，辑录《钱氏女科秘方》102方，《刘氏女科秘方》76首，《儿科验方》40首，《杂科验方》74首。	本年黄氏自刻本藏中医科学院，2001年收于《桂东中医珍本集》排印出版。

续表

公元（年）	清纪年	干支	作者	书名	考证内容	版本资料
1774	三十九	甲午	黄体端撰	女科秘方1卷	首载《妇人证论》，下分室女、月经、肝气、带下、嗣孕、胎前诸症、临产将护法、产后诸症、初生保治等篇。	有抄本藏南京图书馆、浙江中医药研究院，收于《桂东中医珍本集》出版。
			汾阳韩衍楷（孔木）纂	继志编方书6卷	有本年自序、顾汝修序。首养生，次各科医方50门1161首，附《达生编》于妇人门。	有本年刻本藏上海中医药大学、南京图书馆。
			吴江陆耀（青来，朗夫）撰	烟谱1卷	有本年杨复吉跋。五篇，生产第一、制造第二、器具第三、好尚第四、宜忌第五，后附《烟草歌》《后烟草歌》。	收于《昭代丛书》。
1775	四十	乙未	会稽沈懋发（萍如）撰	服食须知1卷	有本年自序。言饮食服药必求其得当，首载服药禁忌论，列十九畏歌释义、十八反歌、六陈说等篇，详述服药忌食、饮食禁忌、药材流弊、诸肉有毒及解法等内容。	有本年刻本藏中国中医科学院。
			仁和何京（惠川）撰	文堂集验方4卷	有本年自序，为济急而搜辑古籍及民间效方39门900余方。	本年刻本藏中医科学院、上海图书馆，收于《珍本医书集成》。
			吴兴钱守和（靖邦，觉非）撰	慈惠小编3卷	有本年自序及云房山人、一山主人序，急救专书。上卷缢、溺、冻、魇死及自刭、五绝死证等11门，中卷产难、痘症危绝、中毒死绝等9门，下卷为古方神治、食忌急救、奇疾急救3门，凡23门254症。	有本年刻本藏中国中医科学院，中医古籍出版社收于《中医古籍孤本大全》影印线装出版。
			四明余廷勋（瓒黄）撰辑	历验单方不分卷	原名《不药良方》，有本年自序；1848年重刊，有衍秀实夫序。分急救、内、外、妇、幼部，百余症260余方。	有1848年海山仙馆刻本藏山东中医药大学，收于《近代中医珍本集》。
			福增格撰	起疴神验集1卷	有本年自序，方书，载录作者仕宦途中所收集并经试验有效之验方。撰者旗人，里籍未明。《联目》《大辞典》不载，笔者未见。	收于《松岩集》为第2种，有本年家藏稿本藏台湾中央研究院历史语言研究所傅斯年图书馆。
			歙县许豫和（宣治，橡村）撰	小儿诸热辨2卷	有本年自序，卷上热辨，分上中下3篇，上总论热病病因病机，中论热病不可轻用木通，下辨诸症之热；卷下述发搐、疰夏、暖病、火疮等热病证治；附新定日用10方。	收于《许氏幼科七种》，有1785年刻本藏中医科学院、苏州中医院。

续表

公元（年）	清纪年	干支	作者	书名	考证内容	版本资料
1775	四十	乙未	陈梅山（骑鹿道人）撰	医法新编·汤头新咏 2 种 2 卷	有本年张佩兰序。以 89 首歌诀阐述诊法、医理、药理；分 15 门，以 119 首歌诀为汤头新咏。	有本年抄本藏上海中医药大学。
			昆山唐黉（玉峰，芹洲）辑	外科心法 10 卷	有本年张松孙序、自序，摘录《医宗金鉴》，吸取《外科正宗》《大成》《准绳》诸书之简要者而成。	本年刻本藏上海中医药大学，又有次年贻经堂刻本。
			刘仙舟录	时疫结喉经验良方 1 卷	《陈修园医书七十种》之《经验百病内外方》载是书原序及周敬一按语。主张养阴清肺为主治疗白喉。	本年初刊本藏北京医科大学，1888 年大荔县署刊本藏陕西图书馆。
			岳后杨人代（瑞山）撰	岳后杨氏疗喉秘典 1 卷	有自序未著年代，述咽喉经义、疗治大法、咽喉、口部、齿牙、唇部 60 余症证治，收百余方，附医案。	有清抄本藏中国中医科学院。
			岳阳系屯子撰，盱泸卢拱辰（斗文）编校	纂修医学入门 4 卷	有本年自序、卢思孝序，与李梴《医学入门》不同。卷 1 各经穴法、脏腑论、脉论、五脏六腑病根歌，卷 2 诸证论、五脏六腑发病论、伤寒杂病源流论，卷 3 药性赋，载 400 药，卷 4 各科证治。	本年刻本藏上海中医药大学、中国中医科学院。
			苏州缪遵义（方彦，宜亭，松心）撰	温病朗照 8 卷	有 1786 年自序，温病学著作，录喻昌温病论述及诸家评论，缪氏亦有按语。还录有东垣、丹溪、王履及清代医家的温病论述，有案 14 则。	未刊，有缪淞手录抄本藏苏州图书馆，2007 年收于《温病大成》第二部。
			缪遵义撰，嘉禾董寿慈（受芝）重订	松心医案笔记 2 卷	又名《松心医案》。董寿慈得是书抄本于吴门书友，编次校定，分 2 卷付印，有 1913 年张龢芬、董寿慈序。载半术丸、菟丝煎、千金散、伏龙肝饮等治验 40 则。	有 1913 年铅印本藏上海、成都中医药大学，又有 1915 年张存存斋石印本。
			缪遵义撰，笠泽吴金寿（子音）纂	缪氏医案不分卷	缪与叶桂、薛雪齐名，称吴中三家，其案由吴金寿收集整理成书，收于《三家医案合刻》。不分门类，载案 130 余则。	有 1831 年务本堂刻本藏江西省图书馆，收于《三家医案合刻》《中国医学大成》。
			缪遵义撰	松心堂医案经验抄不分卷	缪氏临床经验之总结，汇辑脉案，处方用药颇具特色，善用血肉有情之品。	有 1845 年抄本藏南京中医药大学、甘肃图书馆。

公元（年）	清纪年	干支	作者	书名	考证内容	版本资料
1775	四十	乙未	古吴叶桂（天士，香岩）撰，锡山华岫云（南田）编校	续选临症指南 4 卷	又名《种福堂续选临症指南》，卷 1《温热论》及续选医案 160 余则，即《种福堂公选医案》；卷 2－4 为《种福堂公选良方》200 余首。	有本年刻本藏故宫、天津、山东图书馆、陕西中医药大学，有版本十余种，附于《临症指南医案》。
			吴县顾文烜（雨田，西畴）撰	顾西畴城南诊治 2 卷	有 1909 年黄寿南引言。上卷时症温病案数十则，卷下为内科杂病及妇产科证治 34 种。	收于《黄寿南抄辑医书二十种》，1981 年中医古籍出版社影印出版。
			顾文烜撰	顾西畴方案不分卷	有 1910 年黄寿南识语、《顾公小传》。门人整理辑成书，载外感和内科杂病 22 种 20 余则，末附薛公望治疗痰火纽结、膝痛遗精 2 案。	收于《黄寿南抄辑医书二十种》，1981 年中医古籍出版社影印出版；亦见王霖《磨镜录》。
			顾文烜撰	顾雨田医案 1 卷	无序跋，录内、妇科 28 门 412 案，有医方 540 首。顾氏病案抄本各类颇多，中医科学院、苏州中医院、上海中医药大学均有藏。	石岑抄本藏上海中医药大学，2004 年收于《中医古籍珍稀抄本精选》排印出版。
			原题：元·义乌朱震亨（彦修，丹溪）撰	脉因证治 2 卷	有本年缪遵义序、汤望久小引，分 70 类，每病先言脉，次因，次言证，次言治，即以名书。此为黄济之《本草权度》稍为变动而伪托丹溪盛名者，造假者或即汤望久。《四库全书存目》所收 8 卷本与通行本异，当为二书同名。	有本年合志堂刻本，收于《翠琅玕馆丛书》《芋园丛书》《周氏医学丛书》《中国医学大成》；《续修四库全书提要》载录。
			祁阳刘鼎（相辅），南海何梦瑶（西池，报之）撰	痘疹辑要 3 卷	有本年周元理、黄体端序。卷 1 痘科，述痘中诸症证治总论；卷 2 疹科，述麻疹及其兼症证治；卷 3 痘疹 74 方。1787 年白振斯为《增订痘疹辑要》4 卷。	有本年桂东黄体端刻本藏中国中医科学院、上海中医药大学。
			豫章朱纯嘏（玉堂）撰，三吾王世润（藻亭）删订	删订朱玉堂痘疹定论 4 卷	有 1713 年朱纯嘏自序，有本年自序。删订原本，编辑其门类，补订其讹误缺略，删繁就简，斟酌去取，论症用方参附己见。《联目》《大辞典》不作专条，列于《痘疹定论》。	有 1937 年上海世界书局铅印本，其书多所删订，已非原书面目，故列专条。

公元 (年)	清纪年	干支	作者	书名	考证内容	版本资料
1776	四十一	丙申	会稽俞肇源（根初）撰，何秀山整理，民国·绍兴何炳元（廉臣，印岩）增补，四明曹炳章（赤电）续成	通俗伤寒论12卷	有本年何秀山序、1916年何炳元序。全书12卷，卷1勘伤寒要诀，卷2六经方药，卷3表里寒热，卷4气血虚实，卷5伤寒诊法，卷6伤寒脉舌，卷7伤寒本证，卷8伤寒兼证，卷9伤寒夹证，卷10伤寒坏证，卷11伤寒复证，卷12瘥后调理法。徐荣斋整理为《重订通俗伤寒论》，1956年杭州新医书局出版。	俞氏稿本3卷，何秀山整理加按，本年付梓，初刊本已佚；何炳元增补1927年刊于《绍兴医药月报》，未竟而逝；曹炳章续成，1932年上海六也堂书局铅印出版，遂成完璧。
			北京王廷瑞（辑五，鉴庵）编纂，嵊县舒应龙（协飞）参订	伤寒易简3卷	有上年自序、本年卷首题词。是书编纂法，隶方于前，载法于后，知方义则治法自明，明治法则病情自悉，逆而求之，由显入微。	本年刻本藏中国中医科学院，2009年收于《中医古籍孤本大全》影印出版。
			昆山唐黉（玉峰，芹洲）选辑	外科选要2卷	有本年自序，择《疡科准绳》《外科正宗》《外科大成》之精要编成。上卷总论，述痈疽病因、病机、治则、禁忌；下卷述外科病症证治方药，及十二补泻药品。	本年自刻本藏中国医学科学院及吉林、上海图书馆，收于《中国医学大成》。
			襄城王求正（更生）撰	伤寒论参注不分卷	有本年张炎辰序，王氏参方中行、喻昌、程郊倩、舒驰远四家之注，博采诸家，复参己见成书。	有本年稿本藏中国中医科学院。
			新建熊立品（圣臣，松园）撰辑	瘟疫传症汇编3种20卷	又名《传症汇编》，有本年自序。子目：治疫全书6卷，痢疟纂要8卷，痘麻绀珠6卷。	1777年西昌熊氏刻本藏国图、中国科学院、中医科学院。
			熊立品撰	痢疟纂要8卷	有上年2自序及本年刘芬序，阐析诸痢疟的病因、脉证，总结疟症治疗发表、和中、攻逐、堵截、升提、温补诸法。	收于《瘟疫传症汇编》，参见上条。
			柴得华（丽东）撰	妇科冰鉴8卷	有本年自序，依《金鉴》体例分月经、崩漏、带浊、癥瘕、嗣育、胎产、乳房、前阴等12门。	有抄本藏中医科学院，中医古籍出版社收于《珍本医籍丛刊》。
			亟斋居士原撰，周毓龄（吕筌子，南方恒人）增补	广达生编2卷	有本年周毓龄自序。增补《达生编》，包括求嗣要诀、孕妇食药忌、产难救急、死胎辨法、产后调理、怪症医案等编。	今本《广达生编》实为《达生编》《续广达生编》三书合刻，初刻于道光，今存1897年重刊本。

公元 (年)	清纪年	干支	作者	书名	考证内容	版本资料
1776	四十一	丙申	明·蒲圻周于蕃（岳夫）辑注，清·嘉善钱汝明（俶彰）参订	秘传推拿妙诀2卷	原名《小儿推拿秘诀》，钱汝明增订改名，有本年钱序。上卷为诊法、手法总论，下卷诸病证治推拿、穴位图、手法图，后附钱氏补遗。	有抄本藏北京大学、中国中医科学院、天津图书馆、上海中医药大学。
			海宁王凯（伟仙，养吾）撰，锡山沈金鳌（芊绿，汲门，尊生老人）纂辑	痧胀源流1卷	沈金鳌视王凯为当时详论痧胀者，遂采辑其言最精确者而条贯之，以著斯篇，并于卷首申明，不敢掠人之美云。有引言，述痧胀之病源流、治法，正痧变痧证治，痧胀宜忌诸药及治痧14方。《联目》《大辞典》谓成于1821年，沈氏卒1776年，《尊生书》不收，故定本年。	1841年三省堂刻本藏陕西省图书馆、上海中医药大学；1854年来鹿堂刻本藏天津、河南黑龙江中医药大学。
			吴县吴蒙（正公，砚北）撰	吴正公医案不分卷	无序跋，无单行本，1842年徐珊收于《八家医案》，《联目》《大辞典》不载。另有《砚北吴正功方案》6卷，门人叶孝庆抄辑，有本年抄本存世，笔者未见。	《八家医案》有抄本存世，2010年收于《清代吴中珍本医案丛刊》，江苏科技出版社排印出版。
1777	四十二	丁酉	武进庄一夔（在田）撰	福幼编1卷	儿科学著作，有本年慕豫生、1786年高举序。论述慢惊风的病因病机，临床表现和治疗，流传极为广泛，有31种单行本，有与达生编、遂生编合刊本，收于17种丛书。	有1797年刻本藏上海图书馆，收于《陈修园医书》《济世专门编》《妇婴至宝》等17种丛书。
			亟斋居士，庄一夔撰	达生编·遂生编·福幼编3种3卷	三编合刻，收于《寿世汇编》《幼科汇编》。	有1783年永思堂刻本藏上海中医药大学，有26种版本。
			江宁江涛（亦山）辑	勿药单方1卷	有本年自序。选方不用药，用食物及寻常之品，分60门，后黄钤增辑为《验方增辑》2卷。	有抄本藏天津中医药大学。
			钱塘董西园（魏如）撰	医级宝鉴10卷	有本年自序及李璇、王廷模序，首末各1卷。卷首"必自集"，总论医理诊法，正文为各科证治，卷末无问录、杂论。	有本年文苑堂、六顺堂及1820年道古堂刻本，3种版本出同一版片，仅牌记异。
			董西园撰	无问录1卷	前有自序，载论30篇，论脏腑内景、营卫气会、诸病证治、脉法经穴等。	附于《医级宝鉴》之末。
			董西园撰	治瘄全书不分卷	麻疹专著，不明撰年，附载于此。述麻疹病因、辨证、治疗、方剂。	有1930至1936年上海中医书局铅印本。

公元 (年)	清纪年	干支	作者	书名	考证内容	版本资料
1777	四十二	丁酉	元和徐时进（学山）撰	内科心典5卷	有本年自序、1854年郑灿如序，卷1述外感，卷2-5述内伤杂病56种。	有1854年郑灿如抄本藏上海中医药大学，收于《吴中医集·临证类》。
			会稽沈懋发（萍如）撰	鲙残篇1卷	无序跋，资生丸方下附"乾隆丁酉萍如谨识"。载秘授药方须审察论、养生当以养阴为首务论、集虫说诸论18篇。大体释古方，言病理，论药品，辨伪讹，颇能抒发心得。	有乾隆刻本藏中医科学院、北京中医药大学，收于《三三医书》。
			衡山熊应相（廷良）著	三针并度3卷	有本年自序，载著者经验，医案证详理明，用药颇为峻猛，尊仲景方治危恶险症，每获良效，附《加注医方集解》。	有清钞本藏国图，收于《国家图书馆藏稀见古代医籍钞稿本丛编》，有与《三针并度》合刊本。
			熊应相著	金针三度3卷	以脉、病、方为三度，上卷论三天原本说、三阳明火说等；中卷列述小儿诊病说、诊脉说等；下卷增删《四言脉诀》为《四言脉纲》。	收于《金针三度三针并度》。
			熊应相撰辑	金针三度、三针并度2种6卷	子目：金针三度，附四言脉纲；三针并度，附：加注医方集解，自制方法，医案。《湖湘名医典籍精华》校注本删去附编，合二为一，统名《三针并度》，卷1医论，卷2脉病方，卷3证治，卷4、5医案。	有1914年山邑刘远扬木活字本藏中医科学院，收于《湖湘名医典籍精华》。
			新建熊立品（圣臣，松园）撰辑	痘麻绀珠6卷	有本年安茂远序，儿科著作，复合痘、麻、痢、疟、泄泻，分为各类，引术古方书百十余种，遥稽近考，提要钩玄而为此编。	收于《瘟疫传症汇编》，本年西昌熊氏刻本藏国图、中国科学院、中医科学院。
			吴陵纪桂芳（次荷，中纬）编著	次荷医案2卷	有上年徐昂序、本年林光照序，有缪永煕题辞。分《余庆堂医案》1卷33案及《辛丑年医案及绎出旧案》1卷22案，《联目》《大辞典》不载。	收于《乾隆吴陵纪桂芳医学丛书》，为其卷8、9，有乾隆间稿本藏天津图书馆。
1778	四十三	戊戌	嘉善俞震（东扶，惺斋）辑	古今医案按10卷	有本年自序、凡例，选辑自仓公至叶天士60余家，加按530余条，卷1-8内科，卷9妇科，卷10外科、幼科。《续修四库全书提要》载录。	本年酌古堂刻本藏军事医学科学院、上海图书馆、苏州大学炳麟图书馆。

公元（年）	清纪年	干支	作者	书名	考证内容	版本资料
1778	四十三	戊戌	汉阳叶廷芳辑，汉阳叶志诜（仲寅，东卿，遂翁）刻	五种经验方1卷	有本年叶廷芳识、1848年次孙叶志诜刻自序。子目：倪涵初《痢疾诸方》《疟疾诸方》，吴伟度《疔疮诸方》，汪日铺《喉科诸方》，《金创花蕊石散》，五书汇编增补而成。	1848年广东抚署刻本藏医学科学院、中医科学院及北京、上海中医药大学，收于《汉阳叶氏丛刻》。
			休宁吴伟度撰	疔疮诸方1卷	外科学著作，载治疗疔疮的内服外用方。	收于《五种经验方》。
			休宁汪日铺（松岩）辑	金创花蕊石散方不分卷	无序跋，伤骨科著作，述花蕊石散组成、功效、主治证。	收于《五种经验方》。
			汪日铺辑	喉科诸方不分卷	以七言歌诀论治喉闭、喉蛾、阳珠、阴珠等10种喉科急症。	收于《五种经验方》。
			练水唐秉钧（衡铨）撰	人参考1卷	有日本文政庚寅（1830）石阪圭宗珪宗、石板宗哲跋。载商品分类、产地优劣、采集收藏、真伪辨识等。《续修四库全书提要》载录。	本年嘉定唐氏竹瑛山庄刊，收于《灵鹣阁丛书》，1916年《医药丛书》石印本。
			福州周士祢撰，闽中李子安编次	婴儿论1卷	有本年信伯虎序、日本宽政九年（1797）吉村正隆序、广川獬跋及平安瑶池斋附言。内容有初生儿证治、寒热、发惊、三焦证治，末则儿科护养。	日本1797年平安书铺刻本藏上海中华医学会、北京大学，收于《明清中医珍善孤本精选》。
			休宁汪昂（讱庵）原撰，吴世芳辑刊	草木备要2种	子目：本草备要，医方集解二书合刻，吴氏刊行时易为《草木备要》。	《联目》《大辞典》不载，《中医文献辞典》载录。
			李文培（友章）撰	食物小录2卷	有自序未署年月，有卷末识语谓据本年刻本钞。择宜于养生和饮食之品，上卷分水、谷、菽豆、菜、果5部，下卷分鳞、鱼、介、禽、兽、造酿6部，集诸家之论而成。各部引李时珍言为小序，述其大意。	清刻本藏天津中医药大学，清抄本藏中医科学院，1999年华夏出版社收于《中国本草全书》108卷影印出版。
			曲沃刘一明（悟元子，素朴子，被褐散人）撰	西游原旨2卷	有本年、1798年2自序，有梁联第序及次年杨春和序。元初龙门教祖长春丘真君著《西游记》，阐三教一家之理，传性命双修之道。此摘刻读法45条，注解结尾七言绝句诗100首，分2卷，通部大意皆包括在内，为读《西游》者助一烛之光。	成于本年，1801年收于《指南针》，1812年《指南针》收于《道书十二种》，有嘉道间常郡护国庵本、光绪上海翼化堂本，中国中医药出版社1990年有影印本。

公元 （年）	清纪年	干支	作者	书名	考证内容	版本资料
1778	四十三	戊戌	星江吴建钮（怗庵）选注	卫生要诀不分卷	有本年自序、次年彭启丰序、1812 年鄷承迫重刻序，扉页：嘉庆壬申孟春月，《卫生广嗣达生稀痘合编》，汉皋三隽堂重刊。子目：《卫生要诀》《达生篇》《保婴编》《稀痘编》。《卫生要诀》包括四时调摄法、养生要诀、种子歌章及小儿养护；《保婴编》首《富贵延龄种子妙诀》，末有吴建钮识语；《稀痘编》首《异传稀痘经验良方》，末有彭启耀跋，附格言一则。《联目》《大辞典》作高士钥撰，失考。	有清刻本藏浙江中医药研究院。《中国医籍考》录为《异传稀痘经验良方》1 卷，有江户写本藏公文书馆，与《卫生要诀》《达生卷》《富贵延龄种子妙诀》合为一册，实即是书。
			吴建钮撰	异传稀痘经验良方 1 卷	《联目》不载，《大辞典》"佚"，国内无存，《中国医籍考》载录，"存"。日本有江户写本，与《卫生要诀》《达生卷》《富贵延龄种子妙诀》合 1 册，内容与《卫生要诀》同。	查日本全国汉籍データベース，公文书馆藏有江户写本。
1779	四十四	己亥	晋·吴郡陆玑（元恪）原撰；清·仁和赵佑（启人，鹿泉）校正	草木疏校正 2 卷	有本年自序及 1791 年自跋。赵佑校正陆氏《草木疏》，录动植物 120 余种，末附鲁诗、齐诗、韩诗、毛诗。	有本年刻本藏浙江中医药研究院、上海中华医学会及浙江、长春中医药大学。
			亡名氏原撰，会稽施诚（我真）刊，托名唐·蓝采和注释	轩辕逸典 14 卷	原题《黄帝逸典痘疹秘书》，扉页题蓝采和真人注，内有蓝采和序，不足信。载原痘、格三（治痘三阶段）、脏腑、传经、发热、报痘、点论、胀论 8 篇，载药 68 味、痘方 13 首，种痘方 2 首。	最早刊本为本年会稽施诚刻本，藏中医科学院、陕西中医药研究院，有版本十余种。
			喻念祖撰	痘汇六捷 2 卷	有本年自序及 1818 年姚淳序，述痘原、用药、主治、险症、形势、痘科六证，妇科痘症及兼夹杂症。	有 1818 年姚淳抄本藏上海中医药大学。
1780	四十五	庚子	山阴车宗辂（质中），胡宪丰（骏宁）合撰	伤寒第一书 4 卷，附余 2 卷	有本年胡宪丰序，以八卦图说、河图洛书推衍伤寒证治，分元亨利贞 4 集，入施治则例 110 条，附余 2 卷。	有本年刻本藏辽宁中医药大学、苏州大学炳麟图书馆。
			山阴鲁永斌（宪德）辑	法古录 3 卷	本草学著作，分天地人 3 集。天集序录、引书名录、凡例、用药总义及草类药；地、人集载木、果、菜等 15 类，共载药 547 种，排列次序同汪昂《本草备要》。	有本年稿本 6 册藏上海中医药大学，1984 年上海科技出版社影印出版。

公元（年）	清纪年	干支	作者	书名	考证内容	版本资料
1780	四十五	庚子	休宁汪喆（朴斋）撰	产科心法 2 卷	有本年自序及 1804 年蔡德淳、李超恒序，分种子、胎前、临产及产后 4 门记述产科常见病 70 余种证治方药，列百余方，附 10 案。收于《三三医书》有徐伯英评注，名《评注产科心法》。	有 1804 年嘉郡秀水县王绵文刻本等 30 余种版本，收于《三三医书》。
			古桃韩文博（配坤）撰辑，元孙韩云绮校订	痘疹经验全集 4 卷	书成于本年，有 2 自序及韩宗潞、贾可喜 2 跋，1898 年始刊，有元孙韩云绮跋。卷 1、2 载痘疹辨治经验，列方百首；卷 3、4 韩氏治痘经验，辨吉凶，论治则，附杂症 15 种。《联目》《大辞典》载韩文博《痘疹经验集》，又载孙云绮《痘疹缵验集》，孙云绮，当为韩氏裔孙韩云绮之误；"缵验"或为笔误。	有 1898 年文成堂刻本藏吉林图书馆，1906 年善成堂刻本藏天津医药技术情报站、湖南中医药大学。
			宋·建阳宋慈（惠父）撰，清·惠安曾恒德辑	洗冤录表 4 卷	有 1832 年吴杰序。书分上下栏，上栏校注，下栏原文，将宋慈《洗冤集录》列表归纳要点，附以经验药方。阐述具体，表达清晰，参其个人经验、前人成说，并配图多幅。《联目》《大辞典》不载，《中国医籍通考》载为《洗冤集录》，与宋慈书同名。	本年初刻本藏中国中医科学院，1788 年刻本藏上海图书馆，1832 年会稽吴氏成都刻本藏中医科学院。
			全州俞廷举（介天，石村）撰	金台医话 1 卷	有本年自序及 1784 年沈清任序、碧犀山人题辞。介绍古医经及历代医家传略，评述方书名家，详述脉诊方法。1797 年初刻，俞氏《医地真诠》三种之一，有李桀序。	1784 年叶楚樵抄本藏成都中医药大学，1797 年刻本藏医学科学院，另有抄本藏中医科学院。
1781	四十六	辛丑	四川王玷桂（桂舟）撰	不药良方 2 卷	有本年自序，载急救、头面、耳目、口齿、身体、心腹、手足、杂症损伤、疮毒、妇人、小儿 12 门 590 余方；1786 年撰成续集。	有 1786 年四川藩署育物堂合刻，通行本为 1881 年京都绍衣堂重刻本。
			吴县史大受（春亭）撰	史氏实法寒科 1 卷	有次年自序，伤寒类著作。前列总论，次列热病、冬温、时疫等相关疾病，后辨伤寒诸症，末附温疫解后用药论。	有乾隆间史氏抄本藏中国中医科学院、苏州图书馆，未刊行。
			史大受著	史氏实法妇科 1 卷	《联目》《大辞典》载录清抄本藏南京中医药大学，笔者未见。	经多次查找未见，或已佚。
			奉化虞仲伦（绍南，乐醉翁）撰	医方简易 4 卷	前后无序跋，4 卷为儿、女、内、外 4 科，百余病症 376 方。多古方，用药简，一二味药而效如神。	本年毓英书林刻本藏中国中医科学院。

公元（年）	清纪年	干支	作者	书名	考证内容	版本资料
1781	四十六	辛丑	聂久丹撰	痘症心法1卷	《联目》《大辞典》载聂久丹《痘症心法》无卷数，本年芸生堂刻本藏甘肃中医药大学，笔者查对，甘肃中医药大学并无其书。	明聂尚恒字久吾，著痘疹书《活幼心法》，明万历初刻，有本年芸生堂刻本，或即是书。
			古曋王珠（品泉，慎斋），钱大治（翼清）辑订	资生镜4种8卷	有王珠序、跋各2篇。子目：祈嗣真诠3卷，重订宜麟策2卷，达生编2卷，种痘心法1卷。《联目》作袁黄了凡编，列于妇科门，失考。	有1820年嘉定汪筠斋重刻本藏山西省图书馆。
			长邑霍孔昭撰	损伤科1卷	有本年胡德昂序，列治伤总论、入骱总诀，录理伤方59首。霍孔昭损伤科甲于长邑，杨氏得其传而行于时；黄鹤林得其秘本，因抄录之。	有本年抄本藏中医科学院，收于《续修四库全书》《伤科集成》《珍本医籍丛刊》。
1782	四十七	壬寅	南皮纪昀（晓岚，春帆，石云）等奉敕纂辑	四库全书·医家类97种1816卷	前有医家类序，按时序著录医药书97种，另有存目94种，附录6种。法家、农家、杂家、术数、谱录等部类亦收录有关医学19种，《小儿药证真诀》则《总目》不收而全书著录，共计237种。	成书后抄存7阁，今存4阁，文津阁本藏国图，2005年影印出版；文渊阁本藏台北故宫，1982年影印出版；文溯、文澜阁本分别藏辽宁、浙江图书馆。
			纪昀等奉敕纂修	四库全书总目提要200卷	4部分44类67小类，录《四库》3461种79307卷，存目书6793种93551卷，共11254种。各类有小序，每书各著提要，详为考辨，先列作者爵里，次考本书得失，辨文字增删、篇帙分合，彰人品学术、国纪朝章。卷103－105为子部医家类，卷101法家、卷102农家、卷108－111术数、卷115、116谱录，及杂家类，亦收录涉医书目。	1789年武英殿刊印殿本；1795年杭州据殿本重刻浙本；1868年广东翻刻浙本为粤本；民国万有文库、1965年和1997年中华书局、1999年海南出版社、2000年河北人民出版社有排印本。
			纪昀等奉敕纂修	影抄文溯阁四库全书医家类十二种82卷	子目：本草乘雅半偈10卷，得宜本草，针灸资生经7卷，扁鹊神应针灸玉龙经，伤寒微旨论2卷，伤寒总病论8卷，旅舍备要方，博济方5卷，集验背疽方，妇人大全良方24卷，世医得效方20卷，脚气治法总要2卷。	据文溯阁四库全书医家类影抄本，藏中国中医科学院。

公元（年）	清纪年	干支	作者	书名	考证内容	版本资料
1782	四十七	壬寅	亡名氏撰辑	伤寒证治明条不分卷	无署名，无序跋。卷首论运气，载起病治法要诀、每年交运时日、起五运口诀、五运太过不及主病治法诸论，后分门述证载方。	有清钞本藏国图，收于《国家图书馆藏稀见古代医籍钞稿本丛编》影印出版。
			虞麓西赵仲谦（夔卿）录	伤寒证治明条4卷	卷1运气，附伤寒备览、主客气要备，及伤寒钤法秘奥真诀；卷2伤寒禁忌、调理、证名要领赋、四诊要诀、治法方药；卷3《正伤寒病名一十六种治例》；卷4类伤寒、续伤寒各4证。	有抄本藏浙江图书馆，无封面、扉页，无序跋、凡例、目录，不明成书年代，共131叶，笔者所见为网络版。
			杏林主人撰，思恒居士增订	增订伤寒证治明条8卷	载伤寒证治130条，附伤寒36种舌苔图及赵氏温病方论。	有本年思恒居士手编抄本藏中医科学院。
			明·吴县薛己（新甫，立斋）原著，清·嘉兴叶崧（瞻嵩）疏	莲斋医意·立斋案疏2卷	《联目》《大辞典》不载。分21门类载脏腑元气亏损所致内科诸症，载医案200余则。医案内容大略同薛氏《内科摘要》，次序略异，案后各加疏注"崧疏"。	有抄本藏中医科学院，2009年中医古籍出版社收于《中医古籍孤本大全》影印出版。
			薛己原撰，清·嘉兴钱临（准可，北山）辨疏	薛案辨疏4卷	薛氏原案撰于1529年，按病症分元气亏损、内伤外感、饮食劳倦等21类。钱疏则结合薛氏辨证要点，分析理法方药，尤详于原案方药不明者。原为未刊稿本，1917年严鸿基、徐莲塘序谓疏注者亡名，《国医百家七种提要》据《立斋医案疏》知为梅里钱氏辨疏。	有本年刻本藏中国科学院，收于《国医百家》，有1918年绍兴医药学报社裘氏铅印本。
			薛己原撰，钱临疏，嘉兴钱本瑜（润之，璞斋）笺注	立斋医案疏4卷	薛氏原撰于1529年，钱临1737年为之疏注，其孙钱本瑜又加辑注，本年刊刻，有冯光熊、马俊良序。《联目》载为钱临疏，孙本瑜编，误钱临之孙钱本瑜为孙姓。	本年刻本藏上海、浙江图书馆；浣花室主人抄本藏苏州图书馆。
			歙县汪廷元（瓒禾，赤崖）撰	赤崖医案2卷	有本年自识及程瑶田、金云槐、吴珏序。上卷载新安医案51则，下卷载广陵医案35则，附《伤寒杂病禁食辨》。	有本年刻本藏浙江省中医药研究院。
			麟川姚梅园辑	奇效丹方8卷	有本年自序，丹方专集，卷1-4内科，卷5女科，卷6儿科，卷7外科，卷8救急。	本年节爱堂刻本藏浙江大学医学图书馆。

公元 (年)	清纪年	干支	作者	书名	考证内容	版本资料
1782	四十七	壬寅	原题：明·余杭陶华（尚文，节庵）撰，清·长洲叶桂（天士，香岩）评注	叶评伤寒全生集4卷	前有陶氏自序，系《伤寒琐言》序改，有本年刘大化序，原书凡例之外又有叶桂曾孙叶钟凡例，为托名陶氏、叶氏之书。	叶氏眉寿堂本年及嘉庆刻本，1992年收于《吴中医集》，江苏科技出版社出版。
			李识侯撰	暑症发原1卷	有本年引言，1822年邹澍跋，先述初夏湿温，次论季夏暑病，又及秋之伏暑疟痢。	收于《三三医书》。
			歙县许豫和（宣治，橡村）撰	橡村治验1卷	有自序及本年曹城跋，载许氏儿科医案，末附《用药须知》和《补论初生病》。	收于《许氏幼科七种》，有1785年刻本藏中医科学院。
1783	四十八	癸卯	武宁张望（樱檀，闰栩）纂	古今医诗53卷	有本年自序及王子音序、1793年谭尚忠序、1798年屠述廉序、1802年张度序，编医书之要为七言诗。前6卷，引书目录、本草、脉诊、脏腑、运气、病因；卷8－36各科证治；卷37针灸；后为方剂。	有1803年云南刊巾箱本藏中国医学科学院、中医科学院及天津、南京、四川、河南图书馆，1873年刻本藏江西图书馆。
			张望纂	古今医诗大全摘要1卷	周廷兰编《环秀堂医书丛刻》，收录此书，笔者未见。	有清刻本藏云南省图书馆。
			郑荣彩著	幼科辨证心法1卷	以歌诀论述小儿诊法尤详脉诊及绝症死候，记载急慢惊风等50余病证治。	本年吴敦懋堂抄本藏军事医学科学院。
			石龙刘兼（扩苔）原撰，平阳钟岐峰（南斋）改编	便元集经验奇方不分卷	有本年作者书意，次年钟岐峰序，1801年重刊，有方敬三序。4册，目录、正文均不分卷，与书意"本书80篇，分2卷"异。分48门选方900首。	有1801年方氏重刊本藏中国国家图书馆、安徽省图书馆。
			攸北贺升平（奠邦，鸿磐）辑	脉要图注4卷	有本年自序，扉页题为《脉要图注详解》。卷1总论及五运六气，卷2二十八脉及奇经、灸法，卷3骨度、经脉、经络、经别、经筋，卷4其他诊法，多附图示。	本年思本堂刻本藏中国科学院、北京中医药大学，收于《湖湘名医典籍精华》。
			歙县许豫和（宣治，橡村）撰	橡村痘诀2卷	有本年自序及1778年曹文埴、1781年金云槐序。儿科痘疹专著，共39则，后附治案，麻疹要略等。1796年为补其未及，又撰《痘诀余义》。	收于《许氏幼科七种》又名《幼科七种大全》。
			岳望撰	眼科要方1卷	《联目》《大辞典》载录，笔者未见。	有本年希诚书屋刻本藏南京医科大学。

公元（年）	清纪年	干支	作者	书名	考证内容	版本资料
1783	四十八	癸卯	济南逯南轩辑	咽喉论1卷	有1785年汪镕序。首论咽喉病，因症立名、因名立方十四段及死症诀；次论炼药、合药、制灯草灰法，青、黄、红、紫药方；及喉症五脏用药法。	有本年刻本藏南京中医药大学，收录于《逯南轩谢蓬乔先生医书二种》与蔡鹤《急救方》。
1784	四十九	甲辰	夏邑杨璇（玉衡，栗山）撰	伤寒温疫条辨6卷	有1775年庄存与序，本年自序、武先振序、朱续孜跋，次年孙宏智序、邵骊跋。辨析寒温证脉治91条，首创升降散治温，对温热学说发展颇具影响。《续修四库全书提要》谓全袭三原陈尧道《伤寒辨证》，稍为移易次第，改换篇题，增删字句。	又名《寒温条辨》，本年初刻，有版本30余种，收于《医方辨难大成》。
			杨璇撰，李盛卿（彰五）批	伤寒温疫条辨眉批6卷	李氏于原书书眉加批语，品评是非，诠释疑难，补充阙遗，提示要领，有助阅读理解。	有1889年李氏家塾刻本藏江西中医药大学、云南图书馆。
			山阴陈良佐（三锡，愚山）撰	陪赈散方论不分卷	自制陪赈散方，以僵蚕、蝉蜕、券黄、大黄组成，专治春分后秋分前热疫，述热毒忌用药品，附救荒广济丹、辟瘟万安丸、中风药酒等。	1840年年山阴松溪氏陈杰重刊本藏上海中医药大学。
			陈良佐撰	陪赈散论说1卷	又名《二分晰义》，温病学著作。专治岁饥热疫，讲明热疫根源、症状、忌用药品，陪赈散方及其药性，附治热疫经验神方。	1860年绍兴张文星斋刻本藏中国中医科学院，有1868年寿荣堂刻本。
			明·姑苏吴有性（又可）撰，鸳湖洪天锡（吉人，尚友山人）补注	补注瘟疫论4卷	有友人周人骧序不纪年代，洪天锡萃毕生心力补注吴氏《瘟疫论》，强调毫厘一差，即谬千里。1822年重刻本有朱纮序。	本年晚翠堂初刻本藏中国科学院、中医科学院、山东图书馆等处，有重刻版本十余种。
			吴陵纪桂芳（次荷，中纬）编著	乾隆吴陵纪桂芳医学丛书3种10卷	有本年自序及俞让林、张美序、袁秉义题辞。子目：卷首1卷，河间宣明论方发明3卷，河间保命集发明4卷，次荷医案2卷。《联目》《大辞典》载录其书，不明子目。	天津图书馆藏有本年稿本2函10册。
			金·河间刘完素（守真，通玄处士）原撰，纪桂芳注释	河间宣明论方发明3卷	有本年纪桂芳自序，卷1载人参散、吴茱萸汤、地榆汤、利肾汤、柴胡地骨皮汤等26方证及风门3方；卷2热、寒、积聚、水湿、痰饮、燥、痢、妇人、补养、诸痛10门39方；卷3痔、疟、眼目、小儿、杂病5门35方。	《联目》《大辞典》不载，为《乾隆吴陵纪桂芳医学丛书》卷1-3，乾隆间稿本藏天津图书馆。

公元 (年)	清纪年	干支	作者	书名	考证内容	版本资料
1784	四十九	甲辰	亡名氏编纂，陈晓堂重建集录	选录痘科不分卷	无序跋、目录，末署"乾隆四十九年八月十五日选录痘科论，在道光十八年四月日，陈晓堂重建集录"。录痘科撮要心传秘诀总论。	有抄本藏浙江省中医药研究院。
			东都穆氏亡名撰	保赤金鉴4卷	有本年长白荣柱序，儿科痘疹专著。卷1诊法，辨顺逆吉凶；卷2证治；卷3紧要药性；卷4痘科治方、稀痘神方。	本年长白荣氏春泽堂刻本藏医学科学院、中医科学院、天津图书馆、福建中医药大学。
			暨阳赵鸿洲（文渊）撰，萧山谭廷栋（柱清）参订	麻痧汇补2卷	有本年自序及1794年谭廷栋后序。卷上载麻痧称名异同、痧与痘脏腑气血不同、麻痧混金赋、麻痧要论等37篇，述麻痧证治、验案、预防法等；卷下载痧后调理、痧后补中及痧后发热、口臭牙疼等证治，麻痧选用药性食物十类、麻痧前后选用汤头。《联目》《大辞典》俱不载。	有乾隆理和堂刻本藏浙江图书馆；有凡例、目录；卷端署：暨阳紫岩赵鸿洲文渊氏著，男胜山景湖、玉山宝篆校阅，同学萧邑柏山谭廷栋柱清氏参订。赵氏另有《麻痧集成》2卷。
			岳川赵鸿洲（文渊）撰辑	麻痧集成2卷	无序跋、目录。上册自痧后调理、补中、发热、痧后口臭牙疼，直至临症验舌分虚实阴阳法、验舌决生死，凡39论，下册为麻痧前后应用汤头，载升麻葛要汤等92方。据《麻痧汇补》谭廷栋1794年后序，是书早于《汇补》，不明具体年代，附列于此。	有抄本二册藏浙江省中医药研究院，卷端署岳川赵鸿洲文渊氏著。岳川，不详何地。
			岣嵝张启倬（天章）集	杏林碎锦2卷	有本年自序，方书。载头面、耳、牙齿、目、口舌等85门650余方。	有1917年唐成之抄本藏中医科学院。
			明·张孔昭（横秋）撰；曹焕斗（在东）注	拳经1卷，拳法备要1卷	有张氏原序、本年曹氏序。张孔昭拳法为少林宗派，"拳法藏神在眉尖一线，运气在腰囊一条"，运用之法、变化从心之妙，焕斗述之并绘图。	收于《昭代丛书》，2006年山西科技出版社排印出版。
			无锡嵇璜（尚佐，拙修）撰	续文献通考经籍考58卷，清朝文献通考经籍考28卷	《续文献通考经籍考》分四部53类，补辑宋后文献，子部医家收录医书118部；《清朝文献通考经籍考》医方类载录清朝医书45部。	收于《十通》与《万有文库》，有商务印书馆本。
1785	五十	乙巳	广陵熊寿栻（青选）撰	伤寒论集注4卷	有本年魏元旸序，各条前有熊注，次引诸家之论，编次有所变易，考证较详。	本年奉时堂刻本藏江西图书馆、上海交大医学院图书馆。

公元 (年)	清纪年	干支	作者	书名	考证内容	版本资料
1785	五十	乙巳	歙县许豫和（宣治，橡村）撰	许氏幼科七种 11 卷	有本年汪廷元、张淞序，又名《幼科七种大全》。子目：许氏《橡村痘诀》1 卷、《痘诀余义》1 卷、《怡堂散记》2 卷、《散记续编》1 卷、《小儿诸热辨》1 卷、《橡村治验》1 卷，翁仲仁原著许氏注释《重订幼科痘疹金镜录》3 卷。	本年刻本藏中医科学院、苏州中医院，乾嘉间顾行堂刻本藏国图及天津、河南中医药大学。其中《痘诀余义》成于 1796 年而补入是书。
			许豫和撰	怡堂散记 2 卷	医话集，上下卷各有小序，1797 年刊，有曹文植序。乃读书心得、诊治杂记、治验实录，论制方，解药性。	1797 年刻本藏中医科学院、南京图书馆及北京、山东、上海、湖南中医药大学，收于《许氏幼科七种》。
			许豫和撰	怡堂散记续编 1 卷	医话集，有小序，1801 年附于《散记》刊行，有曹振镛序。载医论 21 篇，述读经，论秋伤于湿，及生气、五行等。	附于《散记》，有 1801 年刻本藏国图、南京中医药大学、南京图书馆，有 1926 年单行抄本藏扬州图书馆。
			明·佛山翁仲仁（嘉德）撰，清·许豫和重订	（重订）幼科金镜录 3 卷	有本年许豫和、张淞、汪廷元序。许氏以是书为其《痘诀》之根源，遂重加注释，订正刊行。	收于许氏《幼科七种大全》。
			白下孙丰年（际康，小田子）撰辑	孙丰年先生幼科三种 6 卷	有本年刘继善跋。子目：《幼儿杂症说要》《治痘汤丸说要》《治痘药性说要》各 2 卷	刘葆初刻本藏中国中医科学院。
			孙丰年撰辑	幼儿杂症说要 2 卷	前有小引，又有补遗引言，载儿科杂症论辨 58 篇，附《撮记说中切要治验》有惊风验 3 则、折腰痘验 2 则、痧验 4 则；补遗有正脉宗、论脉义、论脉位、条晰经言以清脉绪、命门诊辨、三焦诊辨等。	收于《孙丰年先生幼科三种》。
			孙丰年撰辑	治痘汤丸说要 2 卷	前有小引，后有刘继善跋。分报点、起长、灌浆、回靥、余毒五门，门中分诀，阐说痘门成方，并附新方。	同上。
			孙丰年撰辑	治痘药性说要 2 卷	阙卷上草、木、果三部，存卷下谷、菜、虫、鳞介、兽、人、金石水火土部，序跋、引言不见。	同上。
			长洲王昕（菊堂）原撰，长洲徐赓云（撷云）编次	仙芝集 6 卷	有本年自序，综述古方及自制方百余通；1808 年徐赓云编次，有外孙褚通经序。《联目》《大辞典》不载。	收于《味义根斋偶抄》，有 1810 年抄本藏上海交通大学医学院。

公元（年）	清纪年	干支	作者	书名	考证内容	版本资料
1785	五十	乙巳	亡名氏撰	增订本草附方2卷	前后无序跋，上卷以部位，下卷以病证，分70部收载历代本草单验方万余首，末附增订部。	本年和采堂刻本藏医学科学院、中医科学院及北京、上海、湖南中医药大学。
			明·崇川陈实功（毓仁，若虚）原撰，清·古吴张鸞翼（青万，乐山）重订	重订外科正宗12卷	有本年张鸞翼自序，卷端署为古吴张鸞翼青万重订，《联目》《大辞典》误"鸞"为"鹜"，《大辞典》且误张氏"字青州，号万山"。	本年刻本藏国图、安徽图书馆，有清代版本24种。
			尤氏撰，杨氏校纂	喉科金针1卷	有本年张燃犀序。述乳蛾、缠喉风等喉科44症，载内服35方及制药十法、外用77方。	有本年抄本藏上海中医药大学。
			青浦诸君子辑，湘南顾奉璋（左宜，三近居士）增纂	寿世编2卷	方书，又名《寿士编》，本年顾奉璋序称"青浦诸君子所辑"，有1790年朱焕彩、1805年福顺、1837年赵炳惠诸序。首载达生编、保婴篇，下分小儿、妇女、身体、头面等42门博收各科验方。与何王模传本有异，《救急篇》拆散，重为分门别类，原不分卷，此分2卷。	有乾隆刻本藏上海中医药大学，1797年嘉定广济堂刻本藏天津中医药大学，有版本20种，1997年中国中医药出版社收于《珍本医籍丛刊》有校注排印本。
			无锡嵇璜（尚佐，拙修）撰	续通志艺文略8卷，清朝通志艺文略8卷	《续通志艺文略》载录医书136种，截止明末；《清朝通志艺文略》分医书、方书2门，载录医书44部。书目均出自《四库全书》。	二书有商务印书馆《十通》本，拘于《四库全书》而不越，其应用价值无多。
1786	五十一	丙午	盱江曾鼎（亦峦，香田）撰	妇科指归4卷	有本年自序。卷首医论，述审脉、立方、用药；卷1–3述调经胎产诸证，重气血，开肝脾之郁，倡分经逐月养胎说；卷4专论调经不当受害成痨；载方250余首。	1814年忠恕堂刻本藏医学科学院、首都和上海图书馆，收于《竟成堂医书三种》《曾氏医书四种》。
			曾鼎撰	幼科指归2卷	有本年自序，又名《幼科宗旨》。载小儿看养、变蒸、诊法、急慢惊风、发搐、痫等内容。	收于《曾氏医书四种》。
			曾鼎撰	痘疹会通5卷	有本年自序与高学濂序，首论病因诊法治则、斑痘疹鉴别；载面部八卦图、耳纹、手掌、脚心图；分期分专题阐述证治，收方200余首，附取苗种痘法。《续修四库全书提要》载录。	本年忠恕堂刻本藏国图、中国科学院、医学科学院等处，收于《曾氏医书四种》。

公元 (年)	清纪年	干支	作者	书名	考证内容	版本资料
1786	五十一	丙午	四川王玷桂（桂舟）撰	不药良方续集10卷	1783年撰《不药良方》2卷，本年撰续集，分伤寒、中风、类中风、痉、痹等56门，汇录各科单验方，末附《奇症并家常宜知方》。	1786年四川藩署育物堂合刻，通行本为1881年京都绍衣堂重刻本。
			萧山竹林寺僧传，砺堂氏辑	宁坤秘籍3卷	有本年砺堂氏序，妇产科学著作。上卷经、胎、产91症79方，卷中产后生化汤论，卷下经验良方。即《竹林寺女科》暨《经验广育神方》。	有本年刻本藏中医科学院、南京中医药大学、华中科技大学同济医学院。
			竹林寺僧撰	萧山竹林寺妇科1册不分卷	又名《竹林寺秘授女科一百二十症》。载经带胎产120症，后附杭顾宅藏本秘方补遗。	有抄本藏浙江中医药研究院，1932年上海万有书局铅印本。
			竹林寺僧撰	竹林女科4卷	又名《竹林女科证治》，卷1调经110则，据年龄别证分治，详辨经闭21种；卷2安胎120则，述十月胎形、养胎、胎证养胎法；卷3保产100则，卷4求嗣110则。《续修四库全书提要》载录。	1872年刻本藏上海中医药大学，1883年当涂黄氏刻本等10余种版本。
			竹林寺僧撰	小蓬莱馆方钞2卷	又名《竹林寺女科秘授验方》，1890年刻本有顾海洲序。以调经、安胎为主旨，卷上经病40证50余方，胎前36证40余方，产后33证30余方，附乳病方药、断乳法；卷下集方。是书即《竹林寺女科》之节本。	1837年马德音刻本藏山东大学齐鲁医学部及内蒙古、贵州图书馆、浙江中医药研究院，有十余种版本。
			萧山竹林寺僧传，雪岩禅师	女科旨要4卷	为竹林寺三禅师妇科三种之一。卷1逐年经症，述13个不同年龄段经病机治法方剂；卷2妊娠生理病理，胎儿发育及异常情况；卷3卷4产后病31种；附方证补遗十种。	收于《珍本医书集成》。
			明·常熟缪希雍（仲淳，慕台）原撰，清·休宁孙佑（慎修）补述	医学传心4卷	有本年孙佑自序，综合性医书。孙氏集录缪氏医论验案，补述诸家之论及己见而成，内容大略同《先醒斋医学广笔记》。《续修四库全书提要》载录。	有1824年刊本藏北京中医药大学、首都图书馆，2002年学苑出版社收于《缪仲淳医书全集》。
			安福张楷（端书，非旭）撰	医宗辑要10卷	有本年自序及1843年蒋先业、田敏耕序、邓大真跋，卷1本草脉法，卷2伤寒，卷3-6内科诸症，卷7妇科儿科，卷8外科，卷9-10集方。	书成于本年，初刊于1843年，毛焕文刻本藏上海中医药大学、中国医学科学院。
			常州杨炜（紫来，槐占，星园）撰	方义指微不分卷	有本年自序、胡世铨序，诠释《伤寒论》方义、六经经症、时令不同治法各异等。	有本年刻本藏中国科学院图书馆。

公元（年）	清纪年	干支	作者	书名	考证内容	版本资料
1786	五十一	丙午	歙县方成垣（星岩，近微）撰，歙县方观叔（惟九），方文旭（就庵）纂	方星岩见闻录5卷	有本年自序，仿丹溪《金匮钩元》例，录见闻会心而验者，门人惟九、就庵为按类分门而成。述各科辨脉辨证方治，尤详风劳蛊膈。	有清抄本藏四川省图书馆。
			明·吴县吴有性（又可）原撰，清·诸城刘奎（文甫，松峰）评释	温疫论类编5卷	1790年自序、刘嗣宗序。评释《温疫论》，立瘟疫六经治法，分类编纂为诸病、统治、杂证、撮要、正误。有与《松峰说疫》合刻本。	1789年初刻本藏江西图书馆，重刻本十余种包括日本两种。收于《说疫全书》。
			秀水沈源（岷源，抱元子）辑	奇症汇8卷	医案，有本年李簇序。汇集医书医案及笔记小说疑难病症349则，按部位分门，案后常加按语。作者沈源，一作沈江。	有本年刻本藏中医科学院、军事医学科学院；有抄本藏上海中医药大学、浙江图书馆。
			鲁峰（观岱）撰	鲁峰医案3卷	有本年自序，分虚损附吐衄便血、伤寒、瘟疫、诸痛、妇人诸类载录医案。著者里籍未详，寓居北京，行医及于热河、盛京等地，或为直隶人氏；会稽张景焘字鲁峰，撰《碣塘医话》，非此鲁峰。	有清抄本藏山东省图书馆，一函三册。
			杭州朱延瓒原本，山阴胡丹溪手录，临川李方汉重梓	疗蛊集证不分卷	有本年自序，无目录、凡例，首载《粤西猺獞藜蓄蛊事集》，署：南塘傅荣辑；次必用药草蘘荷、扛板归、禁蛊榄、八角金盘；次女字坐法、禁蛊真言二则、解毒真言、灸蛊法；下为各蛊情状疗治方药：金蚕蛊、挑生蛊、蜣螂蛊、定年蛊、相思蛊、三妹蛊、牛皮蛊、剪刀蛊、草蛊、蛇蛊、鱼蛊；下为通治各蛊验方名保灵丹及神应丹、解毒丸、解毒散；末为一切蛊方经验、玉枢丹。	《联目》《大辞典》俱不载，有英秀堂刻本藏浙江中医药研究院，扉页题署：杭州朱延瓒先生原本，山阴胡丹溪先生手录，《疗蛊集证》，英秀堂梓。
1787	五十二	丁未	嘉定沈凤辉（梧冈）撰	伤寒谱8卷，卷首1卷	有本年自序、1802年徐熹序、沈昉跋，成于本年，1802年钱愿南初刻。首言大意，次列原文，后引诸家言，详加注释，间附按语。	1802年刻本藏天津中医药大学，次年大中堂刻本藏南通市图书馆。
			顾沧编辑	伤寒三书合璧3种6卷	有1789年田枌序，分元、亨、利、贞四集，元集陶华《伤寒琐言》2卷，亨集王子接《伤寒方法》2卷，利、贞集申斗垣《伤寒舌辨》2卷。	本年刻本藏中国国家图书馆。

续表

公元（年）	清纪年	干支	作者	书名	考证内容	版本资料
1787	五十二	丁未	金·河间刘完素（守真，通玄处士）原撰，清·吴陵纪桂芳（次荷，中纬）注释	河间保命集方发明4卷	首载《保命集辨》论其为河间所作无疑，发明《保命集》大旨，卷4为中风5方，疬风2方，破伤风17方，伤寒11方，热病7方；卷5为内伤5方，诸疟10方，吐证11方，霍乱3方，泻痢28方；卷6为心痛4方，咳嗽21方，虚损7方，消渴8方，肿胀6方，眼目14方；卷7为疮疡14方，外膏药1方，瘰疬2方，痔疾4方，妇人胎产45方，小儿斑疹3方。	《联目》《大辞典》不载，收于《乾隆吴陵纪桂芳医学丛书》为卷4－7，有乾隆间稿本藏天津图书馆。
			丁瑶宗（石渠）编订	伤寒论一得篇10卷	有丁氏自序、季楚珩序、邵应春跋，以成注本为蓝本，采诸家注文，参合己见附于后，另载治法方药，末附温病逆病、针灸六图。	有本年抄本藏北京中医学校。
			祁阳刘鼎（相辅）、南海何梦瑶（西池，报之）原撰，渔阳白之纪（振斯）增订	增订痘疹辑要4卷	1775年刘鼎、何梦瑶撰《痘疹辑要》3卷，白氏增己之心得治验为4卷。卷1、2产痘疹证治、调养、禁忌、杂症，附备用良方174首；卷3、4痘科心法要略、治痘要法、治验等。	有本年刻本藏天津医学高等专科学校；1810年裕余堂刻本藏国图、中国科学院、医学科学院、中医科学院、北京中医药大学等处。
1788	五十三	戊申	豫省覃怀孟承意撰	伤寒点精2卷	有本年自序、乔树煮序，编次遵柯韵伯之例，注释则汇集名贤之要，校正文义未及透辟者。覃怀，今河南武陟。	本年刻本藏上海中医药大学，又有覃怀董春1874年刻本。
			嘉善屠人杰（俊夫）集解	伤寒论集解10卷	有1786年及本年2自序、1792年何世仁序，卷首1卷，凡例、引证书目、考伤寒所以立法之意；卷1六经大意、太阳病，卷2、3辨传解病误治病脉证方治解，卷4－8阳明少阳及三阴病，卷9辨平脉法。	本年嘉善屠氏稽古斋刻本藏上海图书馆、上海中医药大学、南通大学医学院。
			江宁程家珏（葵百）撰	医林适用2卷	有本年自序、上年雷定源序，择运气、经脉、本草、汤方之精而要者，朝稽夕考，纂辑成书。	《联目》《大辞典》俱不载，有本年刻本藏上海中医药大学。
			惠农酒民辑	洴澼百金方14卷	兵书，有本年自序。14卷为：预备、积贮、选练、制器、清野、险要、方略、号令、禁约、设防、拒御、营阵、水战、制胜14门，无关医学。《联目》作单验方汇编载录，有误。	有本年榕城嘉鱼堂活字本藏首都图书馆。

公元（年）	清纪年	干支	作者	书名	考证内容	版本资料
1788	五十三	戊申	明·婺源黄用卿（闲系）撰，清·新安黄且岩（芯维山人）传	黄氏家传喉科1卷	本年黄且岩序述其书流传颇详。首总论并述针灸、治火大法，继26种喉病证治，录家传秘方歌诀135首，末咽喉72症主方及吹喉、疔痈、治梅毒、口疮等84方。	有本年抄本藏上海中医药大学。
			广川刘松岩撰	目科捷径4卷	前有序，又名《眼科捷径》。卷1目形诸图诸辨，卷2目科分症诸论，卷3目科点药服药方，卷4附绛雪丹。	有1908年上海章福记书局石印本等版本，有与《伤寒舌鉴》合刻本，收于《陈修园医书》。
			亡名氏撰	眼科捷径1卷	前有序同《目科捷径》，简述常见眼病，即刘松岩《目科捷径》。《联目》《大辞典》均作专条另出。	同上。
			亡名氏辑	伤寒舌鉴眼科捷径合刻2种不分卷	子目：张登《伤寒舌鉴》1卷，亡名氏《眼科捷径》不分卷。《眼科捷径》即广川刘松岩《目科捷径》，原4卷，此本不分卷。	有石印本藏上海中医药大学。
			宋·天台张伯端（平叔，紫阳真人）撰，清·会稽董德宁（静远，元真子）注	悟真篇正义3卷	有本年董德宁自序、次年周飞俦序。《悟真篇》畅发金丹之妙，详明内养之机，然后人有妄注而邪说横行者。董氏穷源正本，分章细解，逐句精详，随时破迷启悟，体会真机，历时一纪有余而成稿，又五易寒暑，删补数番，成此正义。	收于《道藏精华录百种》。
1789	五十四	己酉	诸城刘奎（文甫，松峰）撰	松峰说疫6卷	有本年自序及1785年王树孝序、1787年刘嗣宗序，以述古、说疫、杂疫、辨疑、诸方、运气为6卷，前各有小序。	有本年解经书屋刻本及嘉庆刻本，有与《瘟疫论类编》合编本。
			湘乡罗国纲（振召，整斋）撰	罗氏会约医镜20卷	有本年自序，综合性医书。内容：脉法、治法精要、伤寒、瘟疫、杂症、妇科、本草、儿科、痘科。	有本年大成堂刻本，1965年人民卫生出版社有繁体竖排本。
			琉球吴继志（子善）撰	质问本草9卷	有本年吴氏凡例及日本天保五至八年（1834－1837）日人訾原利保、藤原高猷2序及贞丈、曾愿2跋。内外篇各4卷，附录1卷，载琉球群岛内服植物药41种，外用96种，不能移植不明其状22种，附精细绘图。《联目》作成书1782年。	日本天保八年（1837）摩府学刻本藏中国科学院、中医科学院、上海图书馆，1984年中医古籍出版社影印出版。
			李舟虚撰	医铃8卷	综合性医书，本年承勋序谓"受于先辈李舟虚"，则成书远早于本年。扉页作《医铃心镜》。	有乾元堂刻本藏成都中医药大学。

续表

公元（年）	清纪年	干支	作者	书名	考证内容	版本资料
1789	五十四	己酉	古北陈杰（乐天叟）撰	回生集2卷	有本年自序，以民间验方为主，分内症、外症、伤损、杂治、女科、小儿及续补经验单方7门，收方443首。1811年又有续编之作。	本年初刻，有单行本数种，收于《珍本医书集成》，1811年后与续编合刻。
			亡名氏抄录	攒花经验方不分卷	前后无序跋，载内科37方、女科4方、外科93方、十二时辰吹药12方、幼科15方，共161方。	有抄本写于"合兴号"方格纸，藏苏州市图书馆。
			倪瑶璋辑	经验奇方4卷	有本年自序，又名《仙传各种经验奇方》。分29门，载250余方。1795年亡名氏有《续刻经验奇方》。	本年刻本藏军事医学科学院与上海、南京中医药大学。
			亡名氏原撰，吴县蔡璘（勉旃）辑刊	胎产至宝3卷	有本年蔡璘自序。卷上临产门17条，卷中胎前门12条，卷下产后门21条，3门50症，卷末附集中所选之列方8首，集外所采之附方12首。	有乾隆间刻本藏中国科学院，有此本复抄本藏中医科学院。
			古冈任赞（药斋）撰	保赤新编2卷	成于本年，有自序，光绪间方有刊本流传，1884年新会伍氏安怀堂初刻，有伍铨浚序。卷上论述儿科疾病诊法80门，附灯火使用图说为补遗；卷下载240余方。《联目》《大辞典》以为成书于1884年，失考。	有1892年壁经堂、羊城宝经阁、1893年聚奎堂、1901年天宝钮店等刻本；1987年收于《北京大学图书馆馆藏善本医书》影印出版。
			钱塘戴笠（曼公，独立性易，天外一闲人）口授，日本防州池田正直笔记，三世孙戴成美（瑞仙）撰次，斋滕顺绘图	曼公先生痘疹唇舌口诀2卷	无序言、目录，末署：文化十二年乙亥（1815）南吕初日而写，金田鹏为兴写。首论唇口经络，述十一经皆通口唇舌齿；预占患痘吉凶，唇十二候传、候唇图解、部位图解；顺痘舌部、8种舌图诀、阳舌30种、阴舌25种、凶舌17种、阳舌13品图诀、阴舌13品图诀、凶舌7品图诀；黄石峰唇舌18候，曼公先生舌三部九候图，及痘疹各期唇舌口诀。	有日本写本藏中医科学院，日本天明八年（1788）稿本藏上海中医药大学。另，池田正直笔记、戴瑞仙再校写本《痘疹治术传》《痘疹百死形状传》藏中医科学院，笔者查找未见。
1790	五十五	庚戌	侯官林玉友（渠清）撰	本草辑要6卷	有本年自序，卷1为药性总义，余分32部，载药600多种。	1831年寸耕堂刻本藏中医科学院，有与《伤寒辑要》合刊本。
			林玉友撰	伤寒方论辑要16卷	又名《伤寒辑要》。卷1入门总论、藏象要略，卷2-5经络运气，卷6-13伤寒证治，卷14-16后世伤寒，后贤伤寒类论、类方，后附寸耕堂医案全卷。	有1793年、1837年刻本，并收于《本草伤寒辑要合编》。

公元（年）	清纪年	干支	作者	书名	考证内容	版本资料
1790	五十五	庚戌	林玉友撰	寸耕堂医案 1 卷	前后无序跋，录林氏验案 106 则，附于《伤寒方论辑要》。	有 1793 年、1837 年刻本。
			林玉友撰辑	本草伤寒辑要合编 3 种 23 卷	子目：本草辑要 6 卷，伤寒方论辑要 16 卷，医案 1 卷。	有 1831 年刻本藏国图、中医科学院。
			王东庵（和宁堂）撰	治痘宝册 2 卷	成于 1768 年，有本年自序、自跋。首作歌诀，辨析痘症形色气血，归宗一方，随症加减；兼散、补、化毒、针挑诸法并不治之症 61 条，续编成于 1777 年，析各期证治，以顺、险、逆总其大局。	本年作者自刻本藏中国中医科学院，又藏 1830 年济南会文斋重刻本。
			古歙江进（可亭）原撰，歙县江兰（芳国）辑	集古良方 12 卷	有本年江兰自序，分 48 门载方 1017 首，均编为七言歌诀，兼及饮食、衣服、花木。	本年三瑞堂初刻本藏故宫，收于《故宫珍本丛刊》。
			山阴陈士铎（敬之，远公，朱华子）撰	陈士铎所述医书三种	子目：辨证录附胎产秘书、石室秘录、洞天奥旨即外科秘录。或以为此 3 书傅青主作，陈士铎辗转得之而托名仙授。	1884 年善成堂刻本藏中医科学院，并藏有石室秘录、洞天奥旨乾隆校经山房合刻本。
			钱塘赵学敏（恕轩，依吉）撰	凤仙谱 2 卷	有本年自序，分名义、品类、艺种、灌溉、收采、医花、除虫、备药、总论、杂说 10 门以述凤仙花。	收于《昭代丛书》。
			栖霞郝懿行（恂九，兰皋）撰	宝训 8 卷	有本年自序、牟廷相序，以所录农语堪为珍宝，应传之子孙，故名。分杂说、禾稼、蚕桑、蔬菜、果实、木材、药草、孳畜 8 门，以农语为纲，引征古书加以论述。	收于《郝氏遗书》，有嘉庆刻本、1882 年东路厅署刻本。
			郝懿行撰	蜂衙小记 1 卷	有小序及牟廷相跋，养蜂专著，凡 15 则：识君臣、坐衙、分族、课蜜、试花、割蜜、相阴阳、知天时、择地利、恶螫人、祝子、逐妇、野蜂、草蜂、杂蜂。	收于《郝氏遗书》《续修四库全书》。
1791	五十六	辛亥	武林毛世洪（达可，枫山）辑	汇刊经验方 12 种	子目：便易经验集，敬信录经验方，续刊经验方，济世养生集，几希录附方，经验良方，新集良方，叶氏经验方，张卿子经验方，良方拣要，养生至论，汇刊经验方。	1857 年孙兰圃刻本藏中医科学院，1859 年杭州三元集刻本藏上海中医药大学，还有海宁蒋氏别下斋刻本等。

续表

公元（年）	清纪年	干支	作者	书名	考证内容	版本资料
1791	五十六	辛亥	毛世洪辑	养生至论 1 卷	辑录各家养生著作，无序无目，首书养生续刻，养生在养心，载诸家之论，分饮食、居处、睡眠、劳作、七情，述养生宜忌，录食疗食养方 19 首，末则养老、慈幼篇。	收于《汇刊经验方》。
			毛世洪辑	便易经验集 1 卷	按身体部位及妇、儿、伤科、药食、禽兽、奇病等分 19 类，载方 250 余。	同上。
			毛世洪辑	济世养生集 1 卷	有本年自序、1793 年朱文藻序。正集载青龙丸、子龙丸等 50 方，补遗篇载 84 方。	同上。
			毛世洪辑	济世养生经验良方 8 卷	1893 年费梧重刻毛氏书，有序，亦有嘉庆时宋际云序。内容：方脉、女科、儿科、杂症、外科、伤科、急救、眼科，附救食鸦片及戒烟方，共载 540 余首。	同上。
			毛世洪辑	三信编 3 卷	有本年自撰引言及陈德星、钟汾、陈岱、周由厚序，钱枚跋。上卷《医学补遗》，中卷《感证类要》，下卷《中厥条辨》。	1797 年刻本藏上海中医药大学，2007 年中国中医药出版社有校正排印本。
			五世同堂老人纂辑	汇集经验方 1 卷	载各科 180 病证 260 方。作者即海阳汪汲，号古愚老人、海阳竹林人。	收于《古愚山房方书三种》。
			邵阳蒋尧中、蒋藻熊（渭浦）撰	寒热同治、感伤分理合刊 4 卷	有上年蒋藻熊序、本年蒋藻骧序，采仲景、节庵方论，斟酌去取，订为《寒热同治》，可治伤寒，可治热病；采古今内伤、外感方论，别为《感伤分理》，以补仲景之所未及，庶三因全而七事备矣。	有 1811 年经国堂刻本藏中国医学科学院、广州中医药大学，有抄本藏上海中医药大学。
			萧山楼岩（永千）撰	幼科惊搐门	有本年王绍典叙，《绍兴府志》谓其著有《幼科明辨》诸书，已佚，是书或为其中一门。《联目》《大辞典》不载。	有乾隆间抄本藏南京中医药大学，2004 年收于《中医古籍珍稀抄本精选》刊行。
			武林孙复初撰	瘄疹治法要略不分卷	载瘄疹总论、五脏五液论、瘄不收敛、发热成瘄、瘄后走马牙疳、瘄后咳嗽、瘄后马脾风等 7 篇，治瘄疹方 24 首。	收于《痧疹合刻》，有 1887 年怡颜堂铅印本藏上海中医药大学及浙江省图书馆。

公元（年）	清纪年	干支	作者	书名	考证内容	版本资料
1791	五十六	辛亥	孙复初撰	经验集瘄疹选要不分卷	载五脏五液论、瘄不收敛、发热成疮、瘄后马脾风、瘄后走马疳、瘄后咳嗽等7篇，附治瘄疹方20首。	收于《便易经验集》。
			潘奕隽（水云漫士）辑	居易金箴2卷	养生著作。卷上论为人处事道德修养，卷下录养生名言，以惜精神为要。	有1868年刻本藏湖北图书馆。
			亡名氏原撰，会稽董德宁（静远，元真子，四峰山人）注	黄庭经发微2卷	养生著作，本年自序、1794年沈念祖序、1795年张胜荣后序。道家黄庭经经文七言，详加注释发微，论述养生修道之旨。重视纯阳之气，阐述内功的练功理论和方法。内篇36章，外篇24章，后附《黄帝阴符经本义》。	古越集阳楼刊本藏中国中医科学院。
			湖口柳华阳（传庐）撰	金仙证论不分卷	有上年高双景序、本年僧妙悟序。以命为体，以性为用，以药为经，以火为纬，命在一时，性在平日，经在我身，纬在我心，经纬则身心泰，时日修则性命全。又详论小周天之工法，实贯串诸经之骨髓。	收于《伍柳仙宗》，有渝城邓氏养云仙馆刻本、1910年善成堂刻本及上海大成书局石印本，1987年河南人民出版社影印出版。
1792	五十七	壬子	长洲唐大烈（立三，笠山，林磴）编辑	吴医汇讲11卷	有本年自序、识语及缪遵义、蒋梗序。最早医学杂志，本年至1801年唐氏卒后停刊，年各一卷，共载文41家107篇。1814年校经山房重刊，有裔孙唐庆耆跋。《续修四库全书提要》载录。	本年吴门唐氏问心草堂刻本等十余种版本，1983年上海科技出版社有校点排印本。
			桐城博爱学人辑	生产合纂不分卷	有本年博爱学人自序，又名《合纂达生编保产机要》。分原生、保产总论、胎前保养、胎产饮食、试痛、临产等10余论，收方25首，案5则，附宝生歌诀。是书即柯炌《保产机要》与亟斋居士《达生篇》合刊。	1905年扫叶山房刻本藏中医科学院、上海中医药大学、苏州中医院等处。
			钱塘袁枚（子才，简斋，随园老人）撰	随园食单1卷	烹调与食品制作专著，有自序。总论为须知单20则、戒单14则，余则海鲜、江鲜、特牲、杂牲、羽族、水族有鳞、水族无鳞、杂素菜、小菜、点心、饭粥、茶酒等12单，为烹调之法。	本年小仓山房刻本藏湖南中医药大学。
			袁枚撰	蔬汇1卷	《联目》载有抄本藏甘肃图书馆，《大辞典》因之，笔者未见。	多次查对甘肃图书馆无其书，或已佚。

续表

公元 (年)	清纪年	干支	作者	书名	考证内容	版本资料
1792	五十七	壬子	海阳汪汲（古愚，海阳竹林山人）辑	解毒编1卷	有1794年谈泰序、本年陈师灏跋。录《本草纲目》等书解毒单验方，分饮食、水、药、木、金石、果菜、草、虫等类。	收于《古愚老人消夏录》《古愚山房方书三种》。
			戴必诚、俞福勋撰	青囊万选2卷	分中风、伤寒、瘟疫等55门，载660方，多单、验方。	有本年刻本残卷藏上海中医药大学。
			会稽董德宁（静远，元真子，四峰山人）注	黄帝阴符经本义2卷	有本年自序、1793年陈应龙序、郭玉琦后序。分《阴符经》为16章，逐一详注，以畅达其义理。	附于《黄庭经发微》，古越集阳楼刊本藏中国中医科学院。
1793	五十八	癸丑	尊川贺晁（再存），贺大文（藻亭）撰辑	医林棒睡等三种5卷	子目：贺勖医林棒睡3卷，贺大文医论1卷、脉法悟宗1卷。	有本年文秀堂刻本藏北京中医学校。
			萧山竹林寺轮应禅师撰	女科秘旨8卷	为竹林寺三禅师妇科三种之一，专论胎前、临产、产后证治。卷1-4载安胎论、辨胎歌等，述孕期诸证；卷5-8述临产产后诸病辨证论治。	收于《珍本医书集成》。
			萧山竹林寺静光、轮应、雪岩禅师合撰	竹林寺三禅师妇科三种20卷	又名《胎产新书》《竹林寺女科全书》《济刊育麟竹林寺女科全书》，前有本年吴煜序及原序，1886年曹秉纲后序。子目：静光禅师《女科秘要》8卷、轮应禅师《女科秘旨》8卷、雪岩禅师《女科旨要》4卷。	有1886年汉皋成娱堂刻本，收于《珍本医书集成》。
			雉水徐观政（湘浦）撰	痘疹医方2卷	有本年自序，又名《痘鉴新编》。卷上论痘疹形症，重形色吉凶与痈疔；卷下痘疹兼症及痘后诸症。	有本年刻本藏湖南中医药大学。
			明·泾县吴子扬（居敬，东园）原撰，清·余彦（澹庵）传	吴氏痘科秘本5卷	有本年汪钟权序，另序无署名。以日期为纲，述痘疹诊法、治疗，各立主方，随症加减。	有抄本藏上海图书馆。
			钱懷村（玉峰）撰辑	小儿科推拿直录1卷	有小引，以图注歌诀形式阐述儿科疾病病因病机、诊法、穴位、推拿手法，并17种常见病的推拿治法。	本年钱氏稿本藏中国中医科学院，收于《中医珍本丛书》。
			魏·广陵吴普原撰，清·江都焦循（理堂）辑	吴氏本草6卷	《吴普本草》辑佚本，多辑自《太平御览》，共药物168种。又有尚志均辑得231种，不分卷，1987年人民卫生出版社排印。	作者手校稿本藏上海图书馆。

公元 （年）	清纪年	干支	作者	书名	考证内容	版本资料
1793	五十八	癸丑	星沙黄钤（朗垣，隐庭）辑	验方增辑2卷	有本年自序、1777年《勿药单方》原引，有侄孙某跋。在《勿药良方》食治800方基础上，增辑470余方，分64门。	有次年余庆堂刻本藏中医科学院，1850年文林堂刻本藏成都中医药大学。
			亡名氏撰	眼科家传1卷	无序跋、目录，不署撰辑者名氏。首载五轮八廓，次赤脉传睛、肝胆肾三经证治、逆经赤眼等，有图6幅，方64首。	有本年抄本藏中国中医科学院。
			尹真人弟子原述，亡名氏续撰	续性命圭旨1卷	无序跋，载任督二脉图论、决疑，为僧豁然、王全然、了然问答三篇，后署：乾隆癸丑年上元吉日，江苏祝其会然居士发心刻行，末为增注说。	附于本年京都宝仁堂板《性命圭旨》。
1794	五十九	甲寅	桐城余霖（师愚）撰	疫疹一得2卷	有本年自序及蔡曾源、吴贻咏、张若淳三序，松龄跋。上卷论证及治法，下卷诸方及医案。擅重用石膏，创清瘟败毒饮，附11则验案。	乾嘉间抄本流传，至1828年始有延庆堂刻本，藏中国医学科学院、中医科学院。
			明·巴县欧阳调律撰，清·汉邑徐东皋传	秘授治痧要略1卷	又名《痧胀要略》，有本年徐东皋序，徐视《要略》于痧症别经络，于治痧探其兼症，详其刮刺、用药不效之故，遂校刻传布。1844年张惟仪有重刊序。	1852年管颂声与《痧症指微集》合为《痧法备旨》刊行，。
			吴郡程永培（瘦樵）辑	六醴斋医书十种55卷	子目：褚氏遗书1卷，肘后备急方8卷，元和纪用经1卷，苏沈内翰良方10卷，十药神书1卷，加减灵秘十八方1卷，韩氏医通2卷，痘疹传心录19卷，折肱漫录7卷，慎柔五书5卷。	本年敬修堂初刻本藏国图、中医科学院、北京中医药大学、山东图书馆等，有1891年广州儒雅堂重刻本及1925年千顷堂书局石印本。
			程永培辑	程刻秘传医书四种4卷	无序跋、目录。子目：褚澄《褚氏遗书》、严助《相儿经》、甄权《脉经》、孙思邈《玄女房中经》各1卷。	有抄本1函1册藏中国医学科学院。
			唐·华阳孙思邈撰，程永培辑	玄女房中经1卷	载王相日每季一日及月宿日每月十日为房中求子日，大体同《千金方》，程永培辑入《程刻秘传医书四种》。	有清抄本藏中国医学科学院，并收于《中国古代房中养生秘籍》。
			亡名氏原撰，程永培辑校	咽喉经验秘传不分卷	1876年重刻本2册，有龚桂序，有跋。上册：咽喉总论、诊法、治法、用药细条、图形、针药秘传；下册方药。道光间张铁耕辑评本题《丹痧咽喉经验秘传》。	1876年存济书屋重刻本藏中国科学院、苏州中医院、苏州大学炳麟图书馆。

续表

公元（年）	清纪年	干支	作者	书名	考证内容	版本资料
1794	五十九	甲寅	程永培撰	咽喉经验秘药诗不分卷	首咽喉总论，列咽喉方，有新增喉痈吊痰方、新增喉腐丹痧经验方。	收于《名家秘方》，有清抄本藏国图。
			吴县王丙（绳林，朴庄）撰辑	脉诀引方论证不分卷	无扉页，无序跋、目录，首载《李濒湖四言脉诀》，据脉诀原文，先述其理，再出治法，举用药例，述方剂及其组成，并解析其义。	有方山公抄本藏中国国家图书馆，一册共34叶。
			吴县缪遵义（方彦，宜亭，松心居士）辑，吴县管鼎（象黄，凝斋，佛容）节录	伤寒方集注4册	缪氏以《伤寒三注》为主，采古今30余家注，自为辩论，成《伤寒集注》60卷，未梓；管氏取113方之解，各条汇录为一，并以"又按"阐发其义。后有管鼎本年跋。	有稿本藏中国中医科学院。
			南海劳潼（润芝，莪野）辑	救荒备览4卷	有本年自序，卷1王汝南《赈恤纂要》，卷2、3摘蒋伊臣《鉴录在官事实六十条》《鉴录士庶事实二十八条》《鉴录格言二十五条》，卷4录魏禧《救荒策》先事之策8、当事之策28、事后之策3，附录《岁饥赈济邻朋论》《救荒本草》。	收于《丛书集成初编》《岭南遗书》。
			明·三衢杨济时（继洲）原撰，清·会稽章廷珪重修	重修针灸大成10卷	有1601年赵文炳序与《大成》同，各卷篇章亦与之大略相同，卷端署会稽章廷珪重修；篇下并署出处，如《医经小学》、窦氏，于杨氏则署"杨继洲著"或"杨继洲注解"，用全名。章廷珪，曾任兴国知县，秩满请留任九载，迁武昌同知。1936年大文书局《仿宋古本针灸大成》12卷，章氏增2卷，选录各家针灸方法及医案。	《联目》《大辞典》俱不载，有清刻本5册藏国图。
			秫水周冠（甄陶）撰，秫水周冕（南循）增订	痘疹精详10卷	有本年自序，合参《痘疹心法》和《种痘新论》而成，述痘症证治、痘后调养，其卷9专论麻疹，卷10则神议之事。1805年胞弟周冕补辑，有跋。	本年刻本藏广州中医药大学、中山大学医学院；1805年三让堂刻本藏中医科学院、吉林图书馆、中山图书馆、黑龙江、长春中医药大学。
			湖口柳华阳（传庐）撰	慧命经1卷	有本年自序、孙廷璧序，以浅率之言将佛宝流传如《楞严》《华严》《坛经》和盘托出，非实语不足以证真诠，非实语不足以辟虚妄，画图立相，开古佛之秘密。	收于《伍柳仙宗》，有渝城邓氏养云仙馆刻本、1910年善成堂刻本，1987年河南人民出版社影印出版。

公元(年)	清纪年	干支	作者	书名	考证内容	版本资料
1795	六十	乙卯	亡名氏集注	黄帝素问灵枢集注23卷	有乾隆间吴县袁廷梼贞节堂抄本，笔者未见其书。	《中国医籍通考》载录。
			吴江沈彤（冠云，果堂）撰	释骨1卷	无序跋，取《灵》《素》所载人身诸骨，参阅历代文献，自头至足逐一描述人体部位、骨骼名称、形态特征，考查核订，注释说明，纠错正误，命名颇为详明。《四库》谓其"考证皆极精核，非惟正名物之舛，并可以纠针砭之谬"。	附于刘廷桢《中西骨骼辩正》后；收于《果堂全集》《昭代丛书》《汉阳叶氏丛刻医类七种》之《观身集》；《四库全书》收于存目。
			上元随霖（万宁）撰	羊毛温症论2卷	有本年自序、徐世昌序，次年方昂、王金英、陈廷硕三序，论治羊毛瘟的专著。原不分卷，《中国医学大成》分为2卷。	又名《温证羊毛论》《羊毛温论》等，收于《三三医书》《中国医学大成》。
			平湖陆烜（子章，秋阳，梅谷，巢虚子）撰	人参谱4卷	列释名、产地、性味、方疗、故实、诗文诸类，前有图、赞。	收于《梅谷十种书》《昭代丛书》。
			长洲龙柏（佩芳，青霏子）撰	脉药联珠3种8卷	有本年自序2篇及次年谭尚忠、扎拉芬序。子目：脉药联珠古方考3卷附脉诀，脉药联珠药性考4卷，脉药联珠食物考1卷。	有1808年刻本藏中医科学院，1816年醒愚阁刻本藏上海中医药大学，收于《翠琅玕馆丛书》《芋园丛书》。
			龙柏撰	脉药联珠古方考3卷	又名《古方考》，后附《脉诀》。以浮沉迟数四脉为纲，以四言歌诀述方330余。如卷1浮部，载羌活冲和汤等68方。	收于《脉药联珠》。
			龙柏撰	脉药联珠食物考1卷	分水、火、五谷、造食、油、鳞、介、盐等15部，载食物1000余种，以四言歌诀概言功效、主治、宜忌，以眉注述食法、产地、形状。	同上。
			龙柏撰	脉药联珠药性考4卷	分草、藤、木、水等15类，以四言歌诀述药3000余种。	同上。
			亡名氏辑传	凌门传授铜人指穴不分卷	无序跋，载针灸歌经穴图。百症歌、玉龙赋、灵光赋、拦江赋、席弘赋、八法八穴歌、十四经步穴歌、周身歌、十二经脉歌、十五络脉歌，及千金十一穴歌、孙思邈十三鬼穴歌、长桑君天星秘诀歌、秋夫疗鬼十三穴歌、回阳九针歌、奇门经八脉歌等，终于铜人指要赋，后为经脉、穴位图。	有乾隆精抄本藏中国中医科学院，1984年中医古籍出版社收于《中医珍本丛书》影印出版。

公元（年）	清纪年	干支	作者	书名	考证内容	版本资料
1795	六十	乙卯	亡名氏集	续刻经验奇方不分卷	1789年倪瑶璋辑《经验奇方》4卷，载250余方。此续作，前后无序跋，卷端无署名，列通治、药酒、膏药等24门，载170方。	本年仁安堂刻本藏南京图书馆，4册，不分卷。
			亡名氏辑录	经验良方不分卷	无序跋、目录、凡例，无署名。载小儿内钓、男女阴毒、痰气结胸、正水肿病、咽喉肿痛等，乃至石淋破血、小肠疝气、结核脑痹、痈疮不愈、疔疮发背、诸般恶疮等，为内外科杂病奇病危症治疗验方。	有抄本1册藏山西省图书馆；《联目》载蒲江熊家骥《经验良方》抄本藏山西省图书馆，熊氏多治痢治喉方，似非是书。
			长沙郑玉坛（彤园）撰	外科图形脉证4卷	有自序，卷1脉诀总括、痈疽脉证、治法，关子－4按部位上，列图于前。后附《医方便考》2卷，合为6卷，亦称《彤园外科》。	收于《郑氏彤园医书四种》，又收于《湖湘名医典籍精华》排印出版。
			郑玉坛撰	外科医法1卷	无序跋，痈疽治法包括杂忌、内消、内托治法、虚实治法，及灸、砭、针、照、烘、拔、蒸、烙诸法。	有刻本藏中山医学院图书馆。
			范和尚著	女科秘录1卷	论述妇科常见月经病、胎前产后病12种，列治疗方102首。	本年西湖春崖氏刻本藏镇江图书馆。
			萧山竹林寺僧撰	济阴至宝录1卷	又名《妇科秘方》《竹林寺女科秘传》。载月经40症，胎前38症，产后15症。	本年夏晴岚云南刻本藏中国医学科学院。
			竹林寺僧撰	妇科秘方1卷	系《竹林寺女科》节本，前有1866年杜文澜序，与李小有《胎产护生篇》1卷合刊。载月经40症，胎前38症，产后15症，同治间增补调经及气血块10症，血崩并赤白带下8症，产后19症，难产、催生、阴户、乳门等40余症。	1829年古燕兰严氏刻本藏首都、上海图书馆、中医科学院，1866年秀山杜文澜和南京李光明庄刻本等，收于《曼陀罗华阁丛书》。
			萧山竹林寺僧撰	萧山竹林寺女科秘传不分卷	萧山竹林寺建于南齐，后晋始兴医业，僧人善治女科，方书秘而不宣，清初始流传，版本众多，内容体例各异。是书载月经40症，胎前42症，产后39症，以症为纲，随症立方，又有歌诀以便记忆。	浙江中医药研究院藏是书乾隆间抄本，有"竹林寺妇科"各种版本37种，本书选载若干，兹不一一列载。
			金天基辑	保产心法全婴心法2种	附毓兰居士《种痘法》。扬州石成金字天基，其《传家宝》载录二书，金天基当为石成金天基之误。	有乾隆刻本藏江西省图书馆。

公元（年）	清纪年	干支	作者	书名	考证内容	版本资料
1795	六十	乙卯	麻城刘常彦（凛斋）撰	医学全书9卷	有本年自序及陈士凤序，综合性医书。卷1医学全旨要义及药性，卷2汪昂汤头歌诀，卷3运气，卷4四诊，卷5经络，卷6－9分16门阐述各科证治。	有1879年述古堂刻本藏中国科学院、中医科学院、首都图书馆、成都、广州中医药大学。
			蒲江熊家骥（兰亭）撰	寿世灵方不分卷	前有本年熊氏《痢疾特启论》，首论痢证，次《杨氏喉科经验灵方》。1902年刻本有同年杜心鸿序。	1902年樟镇东璧堂刻本藏中国中医科学院。
			熊家骥撰	熊氏痢症1卷	无序跋。痢与六气相关，当以红白分深浅，以脉证分虚实，用人参败毒散加减为治；附《杨氏喉科》。	1862年清江杨观成堂重刻本藏中国中医科学院。
			熊家骥撰	痢疾效方1卷	无序跋。治痢以肝为重，为邪求出路，附汗下和解气血歌、疠风治效歌及医案。	1911年刻本藏上海中医药大学。
			熊家骥，沈君寿编撰	经验方汇不分卷	全书分三：首痢证论，次杨氏喉科，再吞救鸦片烟并诸救服毒良方。	即《寿世灵方》，有1893年江右乙照斋本，同书不同刊本。
			河南屈氏天宁堂药店撰	天宁堂虔修诸门应症丸散总目不分卷	有本年冯敏昌序，分风痰、伤寒、暑湿、燥火、补益、脾胃、痰嗽、气滞、泻痢、眼目、疮科、妇科、小儿、咽喉口齿、杂治15门列成药目录，末附《论杨梅结毒受病之源用药之异》。	有本年屈氏天宁堂药店刻本藏河南省图书馆
			秀水陆耀（朗夫）撰	急救方不分卷	无序跋，分救缢死、救溺死、治刀伤、救中恶、救冻死、解砒毒、解巴豆毒、解蟹毒、治蛇虫伤等26类，载救治方法。	有本年刻本藏山东中医药大学。
			亡名氏撰	积善堂汇选保产论保产方合刊不分卷	无序跋、凡例。分二部，《积善堂汇选保产论》载保产调经、产宝、胎教、胎杀避忌等14篇；《积善堂汇选保产良方》载治妊娠各月胎动不安方、妊娠腹痛方等41方。	有清刊本藏上海中医药大学。
			亡名氏撰	用作盐梅2卷	本书内容系烹炮名目与烹调制法。	有抄本藏中医科学院，收于《中国本草全书》400卷。

续表

公元(年)	清纪年	干支	作者	书名	考证内容	版本资料
1795	六十	乙卯	上元倪灿（闇公，雁园）原撰，仁和卢文弨（绍弓，矶渔，檠斋，抱经先生）订正	宋史艺文志补1卷，补辽金元艺文志1卷	有卢文弨序。倪灿撰《明史艺文志》；卢文弨订正分为二书。《宋史艺文志补》有倪灿自序，著录书目818条12742卷，子部医方类载医书7家17种173卷；《补辽金元艺文志》著录书目1710家2137种22220卷，子部医方类载录金元医书45家105种832卷；史部食货类载《常普兰溪饮膳正要》等食疗兽医书目6种，刑政类载郑克《折狱龟鉴》20卷、王氏《平冤录》3卷。	二书收于《抱经堂丛书》《广雅书局丛书》《史学丛书》《丛书集成初编》《二十五史补编》等。
1796	嘉庆元	丙辰	苕南吴贞（坤安）撰，乌程邵根仙（芝生）评点	伤寒指掌4卷	有本年自序，1807年花映墀序。辨析伤寒、温病证治，认为二者来路不同，治法用药各异，故卷3专论伤寒变证，卷4论伤寒类证。1912年何炳元重订，名《感证宝筏》。《续修四库全书提要》载录。	1807年初刻本藏中国科学院、中医科学院、陕西中医药研究院、吉林图书馆及浙江、江西、成都、山东中医药大学，有版本10余种。
			长沙郑玉坛（彤园）撰	郑氏彤园医书四种22卷	有1855年侄孙郑敦序。子目：伤寒心法集解、杂病心法集解、伤寒杂病医方合编各2卷，为《大方脉》；幼科心法集解4卷，彤园妇科6卷，外科图形脉证4卷附医方便考2卷，为《外科书》；内、幼、妇、外为四种。作者另有《彤园集》4卷、《彤园本草》5卷。	有本年刻本藏湖南省图书馆，1899年星沙述古书局木活字本藏中国中医科学院、上海中医药大学。
			郑玉坛撰	伤寒心法集解2卷	有上年自序，与《杂病心法集解》2卷合为《伤寒杂病心法集解》。	收于《郑氏彤园医书四种》为初集。
			郑玉坛撰	大方脉6卷	有1850年郑敦序，子目：《伤寒心法集解》2卷，《杂病心法集解》2卷，《伤寒杂病医方合编》2卷。	收于《郑氏彤园医书四种》《湖湘名医典籍精华》。
			郑玉坛撰	彤园妇科6卷	有黄孝事序。卷1调经、崩带、积聚、癥瘕诸杂症，卷2嗣育、种子，卷3妊娠伤寒，卷4胎前诸病，卷5临，卷6乳疾、前阴诸症等。	收于《郑氏彤园医书四种》为三集。
			郑玉坛撰	幼科心法集解4卷	前有自序。卷1儿科诊法、推拿灸疗法、初生保育及初生杂病53种证治；卷2-4惊风、痉、水肿、泄泻及麻疹、感冒、咳喘、疟疾等儿科杂病与时病34门。	收于《郑氏彤园医书四种》为其二集。

续表

公元（年）	清纪年	干支	作者	书名	考证内容	版本资料
1796	嘉庆元	丙辰	江阴姜礼（天叙）撰	风劳臌膈四大证治不分卷	本年孔广居《天叙姜公传》，有民国间曹家达、瞿简庄、姜文骏序。全书6篇，中风、虚劳、水肿臌胀、呕吐、噎膈之外，有杂病篇，载霍乱、呃逆、嘈气、嘈杂、咳嗽、梦遗、癃闭。	有1957年江苏人民出版社繁体竖排本。十一世孙姜文骏序谓，姜礼生于1650年，卒年71，则为1721年。
			晋安林霈（雨苍）、陈念祖（修园，良友，慎修）合纂，侯官郑杰（人杰，昌英）订刊	景岳新方诗括注解4卷	1783年张曾敫新方诗括原序、本年郑杰自序及1794年高珣序。卷首八略引，各述补、和、攻、散、寒、热、固、因八阵之方，每方先主治，次方诗正文，下为"本方"即药物组成、剂量，再则加减、注解。	有本年注韩居刻本藏常州图书馆，《联目》并载有1844年宝仕堂刻本藏医学科学院、天津图书馆及天津、成都中医药大学。
			新昌余成（集斋，继良）撰	急救方1卷	本年撰《急救方》，有自序，载自缢、溺水、自刎等14急危证救治；1805年撰《续刻急救方》，有自序，载跌压伤、虫兽伤、巴豆毒等47症；附《便用杂方》，载冻疮、唇燥裂5症。	1838年托钵道人合刻《急救方》《续刻急救方》《便用杂方》，增附验方11首，名《救急便用杂方》，藏中医科学院。
			庐陵萧晓亭撰	疯门全书2卷	麻风病专著，有本年自序及道光间萧桂馨、袁世熙、袁壮舆、敬业堂等序，有易炳晃《刘全石传》。论述麻风病源、症状、发病与地理气候关系、传染性、辨证论治。	1836年初刻本藏江西图书馆，1845年粤东敬业堂、咸同间广州拾芥园重刻，收于《珍本医书集成》。
			宁乡周世教（孔四）撰	周氏经络大全不分卷	有1926年补记之唐成之序、族侄典绪等人《周孔四传》，分71门撰成是书。	有清末唐成之抄本藏中国中医科学院。
			锦江吴灿（云亭）撰	济婴撮要17卷	有本年自序及闻镛、胡鼎蓉序、刘戴跋。卷1、2列指南赋、初诞法、养护法等11篇，卷3推拿诸法及附图，卷4-13载儿科病症88门语法与验案，卷14-16为痘疹、立法疹证治，卷17集方420余首。	有嘉庆刻本藏中国中医科学院、南京图书馆，1807年金陵文村堂刻本藏上海中医药大学。
			歙县许豫和（宣治，橡村）撰	痘诀余义1卷	补充《橡村痘诀》而作，有杂论7则，治痘方药9则。	收于《许氏幼科七种》。
			宋·建阳宋慈（惠父）原撰，清·武林王又槐（荫庭）增辑，山阴李观澜（虚舟）补辑	洗冤录集证5卷	又名《洗冤录集证汇纂》，法医学著作，有本年王又槐、李观澜二自序。王又槐《校正洗冤录》增辑顶栏文字、章末附考；李观澜补辑补遗3则、备考11则。作者有多年幕僚经验，尤详检验之法。	本年初刊，1825年重刻，广东省中山图书馆有藏。

公元（年）	清纪年	干支	作者	书名	考证内容	版本资料
1796	嘉庆元	丙辰	鸿蒙室主人笔记	星烈日记汇要1卷	原附《药症宜忌》之后，今单行。为《星烈日记》卷24，即游艺之二，为医药一部，医学笔记杂录，载日记12则，日期为丙辰9月22日、27日、同日、壬戌4月初5日等。	有本年节抄本藏中国中医科学院。
			南汇吴省兰（泉之）辑	艺海珠尘（医书3种11卷）	全书8集163种，后钱熙辅续辑2集42种，所收包括经学、小学、舆地、掌故、笔记、小说、天文、历法、诗文等，有医书子目：苏沈良方8卷，一草亭目科全书1卷，伤寒论翼2卷。《联目》误吴省兰为吴省三。	有嘉庆南汇吴氏听彝堂刻本藏国图、首都图书馆、中医科学院、北京师范大学等处。
			江宁顾櫰三（秋碧）撰	补后汉书艺文志10卷	《后汉书》无《艺文志》，顾氏按四部析为27类，补撰书目820余条。卷8子部医家类载录医书25种，各详卷数，引文注释。	成书于乾嘉间，民国时收于《金陵丛书》《二十五史补编》。
			顾櫰三撰	补五代史艺文志1卷	全书著录书目733种，无医家医方门类，医书或医学相关书11种143卷分属格令类、技术类、杂家类。	收于《千七百二十九鹤斋丛书》《金陵丛刻》《金陵丛书》《史学丛书》《丛书集成初编》《二十五史补编》。
1797	二	丁巳	嘉兴方本恭（易学，山子）撰	内经述不分卷	附《象数术》3卷。取《灵枢》经俞而列其文，取《素问》运气而实其旨，合运气于经俞，为医之大旨。光绪《嘉兴府志·经籍》载录。	有嘉庆刻本藏中医科学院。
			长乐陈念祖（修园，良友，慎修）撰	伤寒论浅注6卷	有韩鼎晋序、凡例。推崇张隐庵、张锡驹以运气释六经病变、传经、分章节方法，以二张为主注释《伤寒论》。为通俗注本，流传极广。	本年三让堂初刻，有版本40余，收于《南雅堂医书全集》《陈修园医书》诸种。
			歙县郑承瀚（若溪，枢扶）撰	喉白阐微1卷	白喉专著，有本年自序、吴守先序，莲湖居士跋。补《重楼玉钥》所未备，概括阐述白喉辨证论治、用药宜忌、药性、常见验方等，后增补校核为《重楼玉钥续编》。	郑氏家藏，《联目》《大辞典》俱不载，1956年安徽人民出版社有繁体竖排本。
			张氏亡名撰	张氏咽喉总论1卷	无序跋，述咽喉生理、病理、喉症定位分经、喉症脉象穴位图、咽喉凶险症及汤液针灸治法概要等。	有本年刻本藏中国中医科学院。

公元 (年)	清纪年	干支	作者	书名	考证内容	版本资料
1797	二	丁巳	亡名氏撰	证治图注喉科不分卷	无序跋，4 册。前 3 册，首张氏咽喉总论及喉症分经、绝形、针穴，后述咽喉 11 症、喉痹 7 症等，每症一图一论，凡 69 症，末为汤药方，第 4 册《喉症秘集》。	有本年刻本藏中国中医科学院、湖南中医药大学。
			华亭 戴培春（菱舟，退痴野人）编	咽喉证治 4 卷	有本年自序及 1814 年张应时序。卷 1、2 戴氏家藏，述喉科 31 证治，药分 12 类，载方 93 首；卷 3 朱仲如家传喉科针刺 34 症 31 方；卷 4 集古人证治、古方 44 首。	有 1814 年书三味楼刻本藏上海图书馆、浙江省中医药研究院。
			宋·青田陈言（无择）原撰，清·江阴缪问（芳远）编辑注释	三因司天方 1 卷	又名《宋陈无择三因司天方》，以《三因方》卷 5《五运论》为陈言原叙，缪问本年撰自叙、凡例，门人江沅有序，曾苏台跋。节录陈氏天干十方、地支六方，运气太过不及胜复逆从加减用药等内容，重新编辑，本内经生克运化以论病，据本草以议药，详加论述，又绘图以明。	有本年问芝堂刻本、缪之模朱墨抄本，2005 年中国中医药出版社校勘注释，收于《陈无择医学全书》排印出版。
			钱塘张锡驹（令韶）撰，日本平安中山元吉（芸台）编辑	胃气论不分卷	有本年中山元吉序及林以秉题记、魏士俊跋。论胃气之要及伤寒当以胃气为本，附余 49 篇，首寒热虚实论，次辨表寒、表热及辨表虚寒、表虚热等辨证医论 45 篇，末则仁者不为医说、不惑说、杂说 3 篇。	有本年芸台刻本藏上海中华医学会，又有博施堂刻本藏医学科学院、上海中医药大学，另有东都书林刻本和抄本存世。
			吴县缪遵义（方彦，宜亭，松心居士）撰	松心笔记 1 卷	医学笔记杂录，无序言，有徐康跋。卷端题：松心笔记，无署名。首载四五培元粉，为新制方。《联目》载录，《大辞典》不载。	有抄本藏南京图书馆。
			铁岭柏永瑞（鹤亭），古越王天英（鹤鸣），清苑张岍（鹤举）同撰辑	神仙济世良方 2 卷	为柏鹤亭、张鹤举托仙名辑录，前有诸仙序，有诸仙来历并附图、寿仙论子息、吕祖论治病、兰大仙治喉病、董大仙治水痘等 44 类。后有上年张岍、王天英、柏永瑞跋。	有本年晋阳忠恕堂刻本藏中医科学院，收于《中医珍本丛刊》。
			毗陵刘烜（瀛坡）辑	经验简便良方 2 卷	有本年自序、刘遵陆后序，1837 年重刻，有孙曰烈序。分 12 门，载 1000 余方；增补保产慈幼合编、保命延年戒期、戒断鸦片烟引方等。	本年初刊，有 1837 年两广督署重刻本藏上海图书馆、上海中医药大学。

续表

公元 (年)	清纪年	干支	作者	书名	考证内容	版本资料
1797	二	丁巳	沈文龙、周竹田等辑	葆寿集8卷	有本年程思乐序。《寿世编》旧帙首列阴骘文，继以保产、育婴、救急方，复衷集经验成方以补其未备而成是书。	有本年刻本藏上海中医药大学、苏州市图书馆。
			武进庄一夔（在田）撰	遂生编1卷	痘疹专著，又名《痘疹遂生编》，有本年自序及毕沅、次年海庆序，另本有1801年魏时杰、1813年潘澍霖序。述痘症证治15篇，附麻疹篇、麻论、麻疹论等，载方20余首。	有嘉庆刻本藏上海图书馆，收于《寿世汇编》《幼科汇编》《济世专门编》《医要三书》《妇婴至宝》等丛书。
			庄一夔撰	遂生福幼合编2种2卷	有自序、1813年醒未子序，又名《传家至宝》《保赤联珠》《千金至宝》《庄氏慈幼二书》《痘疹慢惊秘诀》《保赤全编》等。为《遂生编》《福幼编》二书合编本。	本年初刻本藏上海、湖北图书馆，有64种刊本，收于《医方易简集》附录、《张氏医集三种》《痧疹合刊》《保赤汇编》。
1798	三	戊午	黄阳杰（乾三，龙塘散人）撰辑	保生集要不分卷	删订《达生编》《幼科保生》，列保胎、保产、产后、保婴4篇。	有本年贵名堂刻本藏中国医学科学院。
			长葛李守先（善述）撰	针灸易学2卷	有本年自序，内容：上卷源流、手法、百症赋、认症定穴治法，下卷寻穴，载经穴图、五输穴图、经外奇穴30位，附七十二翻全图。	本年初刻，有茶亭藏板自刻本藏医学科学院、中医科学院、辽宁中医药大学，后多次重刻。
			夏邑杨璇（玉衡，栗山）原撰，安化黄德濂（惺溪）纂辑	温病医方撮要1卷	无序跋，首温病十五方，附刻治温四方。	收于《中国医学大成》。
			龙虎山张真人藏，江左邓复旦传	医宗宝镜5卷	原题《龙虎山张真人秘本》，有本年邹璞园序，为入门参考书。原作5卷，民初上海蜚英书局石印本、文瑞楼石印本改4卷。卷1药性25篇，卷2医方歌诀260首，卷3医方论治述症及方，卷4经脉辨脉。	本年凌云楼初刊，北京中医药大学、广东省立中山图书馆有藏。
			芜湖韦协梦（静山）著	医论三十篇1卷	有本年王文治序、冯锡宸跋。阐述阴阳之理、气血水火、虚实寒热，与夫用药之缓急轻重、君臣佐使。道光间连自华补校重刊。	本年初刻本藏上海中华医学会、南京中医药大学；道光间连自华重刊本藏中医科学院。
			葆寿集诸同人纂辑	宁寿堂经验济急丹方3卷	有本年葆寿诸同人自序，单验方汇编。卷上载21首古今通治良方，卷中多系新增诸方，下卷选辑诸病应用方100余首。	本年宁寿堂本藏南京中医药大学，1839年苏州三槐堂本藏上海中医药大学。

公元（年）	清纪年	干支	作者	书名	考证内容	版本资料
1798	三	戊午	公善堂同人辑	方便集 1 卷	有本年原序，集《达生编》妇、儿科及诸病验方 25 门 344 首，另载《勿药元诠》十二段锦。	有 1815 年刻本藏上海中医药大学。
			曲沃刘一明（悟元子，素朴子，被褐散人）注	阴符经注 1 卷	有本年自序、王附青跋。《阴符经》三百余字，言深奥，理精微，但沿讹已久，字句差错极多。刘氏取诸家注本，校正字句，细心斟酌，略释数语，述其大意，扫邪救正，以破狂言乱语之弊。	为《指南针》之一，收于《道书十二种》。
			唐·蒲州吕岩（洞宾，纯阳子）原撰，刘一明注	百字碑注 1 卷	有本年自序。《百字碑》字仅一百，句仅二十，丹法有为无为，了命了性，始终全该。刘氏于每句之下注解数语以阐其微。	同上。
			刘一明撰	修真辨难 1 卷，修真后辨 1 卷	有本年自序自跋、梁联第序。辨难者，辨其先后、真假、内外、有无、一二，外著 26 条为《后辨》。闵一得为之参证，为《修真辨难前编参证》《后编参证》各 1 卷。	同上。
			刘一明撰	神室八法 1 卷	有本年自序。道为体，法为用，体用俱备，柔、刚、诚、信、和、静、虚、灵八法乃修建神室之材料，即修道之法。	同上。
			刘一明撰	修真九要 1 卷	有本年自序。九要者，勘破世事、积德修行、尽心穷理、访求真师、炼己筑基、和合阴阳、审明火候、外药了命、内药了性。	同上。
			刘一明撰	黄庭经解 1 卷	前有解。黄者，中央之色，即中之象；庭者，人居之处，即神室之象，以其中虚，故以庭喻之。中藏生机，万物从此出，故以黄庭喻之。经者，径也，道也，黄庭经即演说中之道也。	同上。
1799	四	己未	毗陵周履端（临庄，春台）撰，吴簪（竹坪）辑	验方摘要 4 卷，附补遗 1 卷、续增 1 卷	前后无序跋，卷 1 载内科 47 方，卷 2 外科疮疡 58 方，卷 3 外科损伤 19 方附眼科方，卷 4 应急杂治 64 方，补遗 62 方。	本年清慎堂刻本藏中国医科大学，次年周氏古郪官署刻本藏南京中医药大学。
			魏·广陵吴普等述，阳湖孙星衍（渊如），孙冯翼（凤卿）合辑	神农本草经 3 卷	有孙星衍自序、姚晋涵序无纪年，本年张炯序。为流传最广的《本草经》辑本，《续修四库全书提要》载录。辑佚者《清史稿》有传。	有本年《阳湖孙氏刻问经堂丛书》本、1963 年人民卫生出版社铅印本，收于《周氏医学丛书》《四部备要》《丛书集成初编》《中国医学大成》。

续表

公元（年）	清纪年	干支	作者	书名	考证内容	版本资料
1799	四	己未	蒲城王梦祖（竹坪）撰	伤寒撮要4卷	有本年自序，1839年卢荫溥序，分阴证、两感、郁冒、劳复等124门，录麻黄、凉膈、三黄石膏等264方。	成于本年，1839年瑞鹤堂初刻，陕西科技出版社有校注本。
			歙县罗浩（养斋）撰辑	诊家索隐2卷	有本年自序及1814年江玉麟序，辑古来45种脉书名录，论32脉象、考辨、主病，采录各家脉学论说，自撰扎脉辨、阴搏阳别辨、持脉论、痰症多怪脉及脉无定象诸论，末附《医经余论序》。	1814年郑柿里刻本藏国图、中国科学院、上海图书馆、上海中医药大学等处。《中国医籍通考》详列45种脉书名录。
			歙县王勋（于圣）撰	慈航集4卷	有本年自序及任兆炯序，又名《三元普济方》，温病学著作。以运气推算春温、瘟疫、锁喉瘟、大头瘟、蛤蟆瘟病源及辨证治阐出，并制60方岁各立方遣治。	本年敦行堂刻，1885年、1890年重刊。安徽科技收于《新安医籍丛刊》，题《慈航集三元普济方》。
			诸城刘奎（文甫，松峰）撰	瘟疫论类编·松峰说疫合编2种11卷	子目：刘奎评释《瘟疫论类编》5卷，刘撰《松峰说疫》6卷。均为瘟疫专著，曾收于《说疫全书》。	有本年刻本藏中医科学院及河南、黑龙江中医药大学，有版本7种。
			历城杨润（浣亭）校编，曹施周（沛霖）参定	遵生集要6种	又名《醒医六书》，有本年杨润、曹施周2序。子目：吴有性《温疫论》附补遗，杜清碧《舌镜》（即伤寒金镜录）附舌苔诸方，景冬阳《增补方论》，戴天章《存存书屋摘抄》，亡名氏《咽喉总论》，倪东溟《产宝家传》。	有本年历城杨润刻本藏中医科学院、上海中医药大学、苏州中医院；1807年豫章王奇云刻本藏浙江中医药大学。
			宜黄黄宫绣（锦芳）撰	锦芳医案5卷	又名《锦芳太史医案求真初编》，有本年自序、何致培、黄省吾序，自跋2则。每卷各分上下，卷1之上载医论，余分述160种证治，末附诫予8则。	有本年家刻本藏中国科学院、中医科学院、浙江中医药研究院及江西、湖南图书馆。
			江宁周魁（杓元，静居，澹然子）撰	温证指归4卷	有自序，述温证正名、穷源、病源诊治和方药，温疫诸证，集方111首，末附医案。《续修四库提要》载录。	收于《三三医书》《中国医学大成》。
			金陵德轩氏（容山）辑	普济应验良方8卷	有本年自序，又名《普济良方》。采选《静耘斋集验方》编成，1827年又予增补，共载方700首。	次年客山三鳢堂刻本藏中医科学院，收于《寿世汇编》。
			沁源菩提塔寺僧传	黑神丸仙方1卷	前后无序跋，黑神丸由天麻、阿胶、百草霜、益母草、飞罗面、陈墨等药组成，用治妇科胎产诸病，后附各科验方34首。《联目》《大辞典》不载。	本年慎修堂抄本藏任文印处，中医古籍出版社收于《珍本医籍丛刊》排印出版。

公元（年）	清纪年	干支	作者	书名	考证内容	版本资料
1799	四	己未	曲沃刘一明（悟元子，素朴子，被褐散人）解	参同直指3种8卷	有"张紫阳真人读《参同契》文"及本年自序，子目：参同契经文直指3卷，参同契直指笺注3卷，参同契直指三相类2卷。	收于《道书十二种》。
			东汉·上虞魏笃（伯阳，太素真人）撰，刘一明解	参同契经文直指3卷	有自跋。凡3篇，言修炼金丹大道，内外药物、阴阳符火，精且详，而以天地造化之道为金丹之至象也。	为《参同直指》之一，收于《道书十二种》。
			东汉·青州徐景休原撰，刘一明解	参同契直指笺注3卷	有徐景休原序及刘一明自跋。凡3篇，为《参同契》立注以传后贤，惟晓大象，必得长生，强己益身，为此道者重加意焉。	同上。
			东汉·上虞淳于叔通原撰，刘一明解	参同契直指三相类2卷	有淳于叔通原序及引言、刘一明自跋。三相者，一相大易性情，一相黄老之术，一相炉火之事，三道由一，故名三相类。类者，亦契合之义。	同上。
			宋·天台张伯端（平叔，紫阳真人）撰，刘一明解	悟真直指4卷	有张伯端原序、后序，有本年刘一明自序。愚迷之徒不得《悟真篇》真传，执象泥文，妄猜私议，爰是将一切比喻法象破为粉碎，求真以救其真。	收于《道书十二种》。
			台州戚学标（鹤泉）撰	台州外书20卷	有本年自序，乃台州方志，无关医学。《联目》误列于内科门其他疾病类，有误，故列此以见大略。	有刻本藏浙江省中医药研究院。
1800	五	庚申	新建曹绳彦（鞠庵）辑	古今名医万方类编32卷	有本年自序、朱钰序。删补重编蔡烈先《本草万方针钱》而成，共107门，4379症，11800余方。又名《本草纲目万方类编》。后叶慕樵氏摘录是书，纂《平易方》4卷；同治间景照辑《本草纲目万方类聚》。	本年睦华堂初刻本藏中医科学院、江西图书馆，有1904年南洋中西医学会社刻本等多种版本。
			张对扬编	名医通汇不分卷	此书内容类似《名医汇粹》，因破损不得借阅，未能一见。	有抄本藏中国科学院。
			太仓曹中郜（奕周）撰，男曹贞裕汇编	家传医中求正录16卷	医学笔记杂录，有本年徐献序、曹贞裕跋。曹中郜上参太极、河洛之精，中采本草、内经之义，又纂其师徐德一论，融会贯通，其子曹贞裕汇编成书。	有抄本藏上海中医药大学。

续表

公元（年）	清纪年	干支	作者	书名	考证内容	版本资料
1800	五	庚申	嘉应黄岩（峻寿，耐庵，花溪逸士）撰	医学精要8卷	虽名《医学精要》，而以儿科为主，兼及杂症，本年凡例有著者署名。卷1儿科用药、诊法及63种儿科病证治；卷6、7专论痘症，卷8麻疹，附治验及历代文献。本年初刻，道光间刻本有1830年李光昭、温葆淳序、廖廷桢跋。	本年初刻本藏复旦大学医学院，道光间刻本藏天津医学高等专科学校。
			仪征李炳（振声，西垣）撰辑，江都焦廷琥（虎玉）传	辨疫琐言1卷	有焦循《名医李君炳墓志铭》、焦廷琥跋。辩驳纠正吴又可《温疫论》的立论处方，论为疫邪系地气熏蒸阴浊之气自口鼻入；应以轻清开肺、芳香辟秽，创清气饮为主方。后附《李翁医记》，录其诊籍。	书成于本年，李炳卒于1805年，后收于《珍本医书集成》。
			刘氏亡名原撰，满洲伊精阿（共庵）传	坤中之要1卷	又名《秘传内府经验女科》，有本年印山恭德序、丰绅伊绵跋。介绍113种常见妇科病，76首效方，附产后生化论等医论数篇。序谓"是书得之刘公，逸其名，刘登贤书，弃而学道"，《联目》《大辞典》遂以为刘逸字登贤撰，误。	本年刻本藏中国中医科学院、浙江大学医学图书馆。
			吴县史大受（春亭）撰	史氏实法痘疹1卷	有本年自序，载痘疹症状、辨证、治法、方药20篇，头面歌括1首，汤方16首。	有嘉庆间抄本藏上海中医药大学。
			史大受撰辑	史氏实法8种8卷	《吴县志》载录《史氏实法》8卷；《联目》《大辞典》载现存3种3卷：史氏实法寒科、史氏实法妇科、史氏实法痘疹各1卷。	现仅存《寒科》《痘疹》，《妇科》不见。后传于平江朱廷嘉，补纂而成《朱氏实法》3种10卷。
			朱颜驻（耀廷，熙安）撰	壶中医相论1卷，壶中药方便1卷	有本年卫其襄序及1829年吴嘉宾序。医道通于相道，药店足以相医，药之不善亦足致病者害，撰《医相论》为诫；汇集家藏秘方验方54首，为《药方便》。	有1829年二书合刊，中国医学科学院有藏，中医古籍出版社收于《中医古籍孤本大全》影印出版。
			会稽蒋公愉撰辑	蛊胀良方不分卷	有本年蒋公愉自序、1810年韩兆昌序。蒋氏蛊胀欲死，得祖上19方及紧皮丸、开盐2方而愈，遂刊布诸方及亲历调理宜忌体会，撰《蛊胀良方》。1906年劳守慎增补《脚气良方》而成《蛊胀脚气经验良方》。	收于劳氏《济众录》，有南海劳礼安堂、云泉仙馆刻本等版本。

公元(年)	清纪年	干支	作者	书名	考证内容	版本资料
1800	五	庚申	长乐陈念祖（修园，良有，慎修）撰，汴南钱柏宜、钱珊石传，张光第、杨友芍、严莘亭编次，沪上沈继先刊布	南雅堂医案8卷	有1920年张光第序、王凤跋。分50门载各科医案。据序跋，汴南钱柏宜游于修园门下，传医案于裔孙钱珊石，珊石传沪上群学书社主人沈继先，沈交张光第，张邀杨、严编次，沈为刊布。	收于《陈修园医书四十八种》，有1910年初刊石印本及1920年国粹书局、上海群学书社石印本。
			戴思九撰，日本考古斋传	临证医案不分卷	无序言、目录，载列病案50则，列患者姓氏，详述年龄、病症、诊治及发展、复诊，末有附言1则，谓文政乙酉抄录。或以为戴氏宽政十二年（即本年）于日本唐馆行医，不久即逝，此日本行医验案。《联目》《大辞典》不载。	有日本抄本藏台北故宫博物院，1987年台北新文丰出版公司影印出版，2014年上海科技出版社收于《台北故宫珍藏版中医手抄孤本丛书》校注排印出版。
1801	六	辛酉	虞山陈耕道（继宣）撰	疫痧草3卷	有本年自序，卷1辩论章，总论14则；卷2见象章，疫痧证治46则；卷3汤药章，汤方13首、外用5方。	1834年梓文斋刻本藏吉林图书馆，有26种版本，收于《国医小丛书》。
			海阳竹林人辑	古愚山房方书三种3卷	又名《古愚三种》，子目：解毒编，怪疾奇方，汇集经验方各1卷，附侯宁极《药谱》。辑者"海阳竹林人"即海阳汪汲，古愚亦其自号。	本年古愚山房原镌本藏中医科学院；1907年江陵邓氏刻本藏上海中医药大学及南京、湖北图书馆。
			海阳汪汲（古愚老人，海阳竹林山人）辑	怪疾奇方1卷	有本年杨光衡序，收集汉唐来诸名家44书奇疾怪症145种，经验方160首，注明来源而不注方名。附侯宁极《药谱》，载90种药物别名。	本年古愚山房刻本，收于《古愚老人消夏录》《古愚山房方书三种》。
			泾县左暄撰	医学辨疑1卷	医话医论，有本年自序。于医籍中见有与灵素之旨相抵牾者，特为辨正，用质疑端。有腑脏、脉象、病症辨疑18篇，评论《溯洄集》《尚论篇》《脉经》3篇。	有旗邑汤耀文刻本藏上海中医药大学。
			长乐陈念祖（修园，良有，慎修）撰	时方歌括2卷	有本年自序，以七言歌诀阐述宣、通、补、泄、轻、重、滑、涩、燥、湿、寒、热12类108方。	有版本30余种，收于《陈修园医书》多种版本。

公元（年）	清纪年	干支	作者	书名	考证内容	版本资料
1801	六	辛酉	衡山文起（梦弼）辑	痘科辑要6卷	有本年自序与金方世序。辑诸家之要，卷1痘源、气血、虚实寒热、避气禁忌、种痘等；卷2各期证治，详列顺逆险证、诸痘鉴别；卷3、4杂症与异痘逆症；卷5收230方；卷6《麻科辑要》。1829年本有续集、别集，附庄在田《遂生篇》和《治慢惊风心得神方》，有毛鹏序。	有1829年刻本藏中医科学院、湖南中医药大学，收于《湖湘名医典籍精华》，湖南科技出版社2000年排印出版。
			泾川叶廷荐（凤梧，尧臣）撰辑	救急备用经验汇方10卷	有本年自序、朱理序。分4门，统治门载内外科359病症；分治门载全身各部位病症446种，以外科急症为主；及妇人、小儿2门。	本年乐志堂刻本藏中医科学院、长春、上海中医药大学、南京图书馆
			蒋崇显（伟士）辑	救急应验良方4卷	有本年王克广序、卫淇跋，汇辑《医说》《万病回春》《景岳全书》诸书急救良方。	本年自刻本藏上海中医药大学。
			槎溪柯炌（集庵）撰辑	保产汇编4卷	有本年韩沆序及丙辰柯炌《保产机要》自序。卷1、2妊娠、产后保健及胎孕诸病治法，载30余方；卷3种子要旨，有求嗣方14首；卷4保婴要旨，述新生儿调护。	有本年刻本藏上海图书馆、安徽图书馆及浙江省中医药研究院。
			曲沃刘一明（悟元子，素朴子，被褐散人）撰	指南针11种12卷	有本年悟元子自序，子目：阴符经注，敲爻歌直解，百字碑注，附：黄鹤赋一篇，修真辨难，修真后辨，神室八法，修真九要，无根树解，黄庭经解，金丹四百字解各1卷，西游原旨2卷。	收于《道书十二种》。
			刘一明述	会心集4卷	有本年自序。阴阳之道会悟于一心，知阴阳即性命，性命即阴阳，阴阳性命总无二道，因物书怀，就事写意，会于心而发于言，编吟咏句为内外二集，各2卷，为4卷，名曰《会心集》。	同上。
			唐·蒲州吕岩（洞宾，纯阳子）原撰，刘一明述	黄鹤赋1卷	有本年自跋。此赋乃吕祖在黄鹤楼题书示龙江子之文，世无刻本，字句错讹者甚多，遂校正更换，刊梓传世，附于《百字碑注》后。	为《指南针》之一，收于《道书十二种》。
			吕岩原撰，刘一明述	敲爻歌直解1卷	有本年自序。吕祖修炼成道之后，作此歌备述经历药物火候、真履实践功夫，以引后学，故始终以身体力行者示人。	同上。

公元 (年)	清纪年	干支	作者	书名	考证内容	版本资料
1801	六	辛酉	海阳竹林人辑	古愚山房方书三种3卷	又名《古愚三种》《医方三种》，子目：解毒编，怪疾奇方，汇集经验方各1卷，附侯宁极《药谱》。辑者"海阳竹林人"即海阳汪汲，古愚亦其自号。1907年江陵邓氏重刻本有邓振墀序。	本年古愚山房原镌本藏中医科学院；1907年江陵邓氏刻本藏上海中医药大学及南京、湖北、合肥图书馆。
1802	七	壬戌	鄞县郑昂（轩哉）撰	人参图说1卷	前有郑氏识语、凡例，述人参地道、形体、皮纹、神色、芦蒂、粳糯、空实、坚松、糖卤、镶接、铅沙、真伪，颇中肯綮。光绪《鄞县志·艺文》谓其书"前有董璘序"，未见此序。	成书于1778-1795年间，有旧抄本，有本年狄浦书屋刻本。
			长乐陈念祖（修园，良有，慎修）撰	景岳新方砭4卷	有本年自序，1804年初刻，有许天霖序。逐一阐析辨驳景岳《新方八阵》的自拟方及有关论述。	有版本30余种，收于《啸园丛书》《陈修园医书》多种版本。
			苏州薛承基（性天，公望）撰	伤寒经正附余1卷	有本年阮元序，述冬温、温疟、风温、温毒、寒疫、坏病等，后附《甲子会纪》。书口有"瑞竹堂随笔"，末有秋农默识。	姜秋农精抄本藏中医科学院，2008年收于《温病大成》第三部出版。
			薛承基撰	伤寒直解辨证歌不分卷	无序跋，撰年不详，附此。遵张令韶《直解》体例编辨证32歌，司天、在泉歌，末附方歌。	收于《吴医汇讲》《南病别鉴》《黄寿南抄辑医书二十种》。
			湘乘金位撰辑	温热说2卷	有本年自序。上卷论卒病温热，详其发凡、证治、传变、兼夹、治法、诊法及妇儿卒温，列人参败毒散等14方，附秋燥证治方剂；下卷伏寒温热，详其发凡、传变、别因触动、诸症、诸法，列省头草汤、达原饮等37方，附伏暑温热证治方剂及时疫略谈。	《联目》《大辞典》俱不载，有本年抄本2册藏浙江图书馆，前有金氏弁言，卷端无署名。
			作德主人撰	家学渊源4卷	有本年自序，卷1诸病用药入手便览34则，卷2-3分述内、妇、儿科79种病症之证治，用方无名，用药不标分量，卷4外科，已佚，有医案2则。	有本年稿本藏中医科学院，2007年中医古籍出版社收于《中医古籍孤本大全》影印出版。
			亡名氏原撰，吴宁陈文杰（松山，秀石）参辑	保赤全生录2卷	麻疹专著，有本年陈文杰序与1858年陈玉烛序。上卷辨疑总赋、四热证治、四时用药诗歌、汤散诸方；下卷治疹要诀、饮食用药禁忌、用药主方等。	有1858年松山陈毅堂刻本藏黑龙江中医药大学；1918年刻本藏上海图书馆。

公元（年）	清纪年	干支	作者	书名	考证内容	版本资料
1802	七	壬戌	吴县程永培（瘦樵）传，徐赓云（撷芸）增辑，姚履佳（正帆）校订	喉症机要 2 卷	为《咽喉经验秘传》增订本，有本年徐赓云自序。徐得程氏书，增入秘方若干；姚则加以讨论，附以经验诸方。	收于《味义根斋偶钞》，有 1810 年抄本藏上海交通大学医学院。
			亡名氏撰，谭心田抄辑	咽喉险症丛编 1 卷	封面、扉页有题词，集书多种而成，述喉科诸症甚详，用方亦多，且有熏嗡灯火等法。	有本年谭心田抄本藏中国中医科学院。
			仁和孙振元（东掌，秋水道人）辑	疡科会粹 10 卷	有本年自序，卷 1 孙氏新增，阐述医家伦理及经络、运气、脏象、骨度、解剖、用药、形影图说等内容，治验 256 条，汇集诸家外科理论附个人临证心得；卷 2 - 10 引录《外科准绳》，每证后再行增补。	有抄本藏中国中医科学院，内题《凤鸣堂疡科汇粹》，1987 年人民卫生出版社有校点排印本。
			明·懿州张三丰（君实，仲猷，玄玄，昆阳）撰，清·曲沃刘一明（悟元子，素朴子，被褐散人）解	无根树解 1 卷	有本年刘一明自序及《三丰张真人源流》《永乐皇帝访三丰书》《三丰托孙碧云转奏书词》。人生在世，生老病死，忽在忽亡，百年岁月，石火电光，亦如树之无根也。仙翁 24 词以无根树为名，叫醒世人，使其看破浮生梦幻，早修性命。刘一明细心校阅，订正错讹，释解大义，以彰真人度世之婆心，以助学者入门之炬灯。	为《指南针》之一，收于《道书十二种》。
1803	八	癸亥	绵上范在文（于兹，美中）辑著	卫生要诀 4 卷	有自序及王杰序、凡例。卷 1 专论食物，注意食药宜忌，列食物相忌 58 条，药物相恶 99 条，药食相忌 39 条；卷 2、3 列老年证例 100 余；卷 4 治病要诀 15 则及医案。	本年安怀堂刻本藏中国中医科学院。
			长乐陈念祖（修园，良有，慎修）撰	时方妙用 4 卷	有本年自序、赵在田序。先论四诊，次述内科肿、胀、臌、噎、反胃、痰饮及妇科、外感诸疾。	有版本 20 余种，收于《公余医录》《陈修园医书》多种版本。
			陈念祖撰	长沙方歌括 6 卷	有自序，1819 年陈蔚附识、按语。普及性伤寒著作，以歌诀阐述伤寒方主治、组成、剂量、煮服法等，其长子陈蔚另写方注，附徐灵胎《方药离合论》《古方加减论》《方剂古今论》《古今方剂大小论》《煎药法论》《服药法论》等 6 则。	1808 年天禄阁初刻，有版本近 30 种，收于《公余医录十六种》《韡园医学六种》及《陈修园医书》诸种。

公元 （年）	清纪年	干支	作者	书名	考证内容	版本资料
1803	八	癸亥	陈念祖撰	伤寒医诀串解 6卷	有自序、1856年吕佺孙序。按六经传递次序分6卷，分经审证，各论治法方药。	1856年味根斋初刻，附十药神书，有20余版本，收于《公余医录》《晚余三书》《陈修园医书》诸种。
			陈念祖撰	伤寒真方歌括 6卷	有自跋及1859年林寿萱序，以六经分卷，以歌诀述113方，后附魏念庭《伤寒论跋》，言表里、升降之义、寒热虚实之辨，揭阴阳不可偏胜之大纲。	有版本20余种，收于《公余医录》《陈修园先生晚余三书》《陈修园医书》诸种。
			陈念祖撰	神农本草经读 4卷	有本年蒋庆龄叙、林霍后叙，按三品分类释药165种。	本年初刻，有30余种版本，收于《公余医录五种》《陈修园医书》诸种。
			陈念祖撰	伤寒医约录3卷	无序跋，意在"会群籍之精蕴，约千百言为一二言"，故名。以歌诀形式编撰。	有1859年书林南雅堂刊本藏中医科学院。
			原题：陈念祖撰	医医偶录2卷	有本年自序与陶华《伤寒琐言》自序同，内容与江涵暾《笔花医镜》类同，录常见病证治，末附《平人延年要诀》。当为书估借陈氏之名以求售而妄改者。《联目》载，吉林图书馆藏1874年蜀川蓬莱友善堂刻陈氏《医学偶录》1卷，乃误录书名。	收于《珍本医书集成》。
			陈念祖辑注	灵枢素问节要浅注12卷	有1865年杨浚序。分12类选编《内经》原文，并补注发挥。	收于《南雅堂医书全集》《陈修园医书》诸种。
			陈念祖撰	脉诀真传1卷	有引言，遵古贤考证《内经》脉法，述浮沉迟数16正脉及细动促代11脉，论脉之常变，辨脉证取舍，附四言脉诀、死脉、男女脉位辨等。	收于《家藏心典》为卷首，有1831年文焕堂刻本藏上海中医药大学。
			陈念祖撰	金匮要略浅注 10卷	有1830年林则徐序、凡例、读法，体例略同《伤寒论浅注》，删去林亿整理本中最后3篇，增补妇人阴挺内容。	1830年初刻，有版本30余种，收于《医学初阶》《四部丛刊》《陈修园医书》。
			陈念祖撰，黄子言摘录	金匮要略浅注摘要不分卷	摘要辑录陈念祖《金匮要略浅注》，而省去《金匮》原文。	有抄本藏上海中医药大学。

续表

公元（年）	清纪年	干支	作者	书名	考证内容	版本资料
1803	八	癸亥	元·苏州葛乾孙（可久）撰，陈念祖注	十药神书注解不分卷	葛乾孙撰肺痨专著《十药神书》，陈念祖据临症体验注疏阐发原书证治方论，有序。后咸丰间林寿萱作汤方俚歌，为跋重梓。	有1894年新化三味书局刻本等9种版本，收于《南雅堂医书全集》，《陈修园医书》诸种。
			武林毛世洪（达可，枫山）辑，汪瑜（天潜）增订	济世经验集3卷	有本年程作霖序，1836年方培之序。子目：《济世养生集》《便易经验集》《续刻经验集》各1卷。	道光间谢鉴如等重刊毛氏之书。
			盛景云（非龙）辑	益世经验良方1卷	有本年盛兆龙序。从《本草纲目》选录简便常用方260首，分48类，附《达生篇摘要》10则和产科方药。	本年延庆堂刻本藏中国中医科学院。
			吴江徐大椿（灵胎，洄溪老人）撰，嘉顺堂葛氏抄传	外科秘本2卷	无序跋，首列各症分类目录，附《良方集录图位》《仁寿堂咽喉杂症秘方》。	有本年抄本藏苏州中医医院。
			桐乡程鹏程（通清，南谷，讯叟）撰	急救广生集10卷	又名《得生堂外治秘方》，有本年双口道人序，集外治1500余首。卷1慎疾法语，卷2杂症，卷3急症，卷4奇症，卷5-7妇幼疡科，卷8一切伤痛，卷9外治补遗，卷10防病预诀。	有1805年和1831年得生堂刻本分别藏上海、北京中医药大学，1992年中国中医药出版社有点校排印本。
			徐羽兼传授，仁和黄超校梓	产科秘略不分卷	又名《胎前产后产科秘略》，有1839年黄超序，咸丰间重刊本卷末有乐安氏鹤年甫识语。不知撰人姓氏，载胎前、产中、产后诸症验方。	有1839年刻本藏上海中华医学会，有咸丰间重刊本藏浙江中医药研究院。
			朱端生编辑，薛学孟抄传	名医汇论4卷	有本年薛学孟序，载论77篇，卷一19篇，卷二18篇，卷三21篇，卷四19篇，末附贴叶氏嘉德堂造笺一纸，书庚申郎园识语。《叶选医衡》曾载录朱端生医论4篇。	有本年薛学孟抄本藏中国中医科学院。
			王君日撰	医书记略1卷	医学笔记杂录，笔者于上海图书馆查阅此书，因破损未能读。	有本年刻本藏上海图书馆。
			桐城姚觐闳（寿岩，五祺）撰	诚求一得2卷	有自序及本年姚萧题赠，儿科著作。卷上看指纹法、三关部位说诸篇，又论儿科常见疾病证治；卷下痈疽总论等，末附回生艾火、救急各方。	有本年江宁周克家刻本藏上海中医药大学。
			无锡朱世扬（淇瞻）撰	诚求集1卷	无序跋，列儿科34证治，各附治验。嘉庆《无锡金匮县志》载录，并谓"同里华虞熏学于世扬，亦名于时"。	承志书屋抄本藏上海中医药大学，收于《中医古籍珍稀抄本精选》。

公元（年）	清纪年	干支	作者	书名	考证内容	版本资料
1803	八	癸亥	宋·建阳宋慈（惠父）原撰，清·金匮华希高编辑	洗冤录全纂 5 卷	《联目》《大辞典》不载，《中国医籍通考》载录，笔者未见。	上海图书馆藏有本年经德堂刻本与 1824 年重刻本。
			秀水计楠（寿乔，甘谷外史）辑	菊说 1 卷	有本年自序与小引。计楠爱菊成癖，前半录菊名，载名菊 236 种，后半艺菊臆言，分储土、蓄肥、分苗、灌溉、修葺、扦接、保叶、捕虫、惜花、位置、养秧、通情、细种别法、子出等 14 目。此菊为观赏植物，非药材。	收于《一隅草堂稿》《昭代丛书》。
			长洲黄丕烈（绍武，尧圃，复翁，佞宋主人）撰；山阴姚振宗（海槎）编集	百宋一廛书录 1 卷	有本年自序。黄氏广聚宋版古钞于"百宋一廛"室，录为是书，著录宋版古籍 112 种，有医书《外台秘要》《新雕孙真人千金方》《十便良方》《伤寒要旨药方》《重校正活人书》《产科备要》《儒门事亲》7 种。每书备录卷帙、版式、序跋、收藏印记，亦考究始末。次年顾广圻为作《百宋一廛赋》，黄氏自为注解。	书成未刊，光绪中姚振宗就顾氏赋、黄氏注辑为《百宋一廛书录》，有抄本流传，1913 年张钧衡得劳格抄本，刻入《适园丛书》。
1804	九	甲子	明·绥安宁一玉撰辑，清·秀水计楠（寿齐）校	析骨分经 1 卷	无序跋，述人身各部分属何经。计楠校本改名《按部分经录》，见《一隅草堂医书》《黄寿南抄辑医书二十种》。	附于《采艾编》，收于《说郛续》，又收于《中国针灸荟萃》《中华杂经集成》排印出版。
			会稽陈太初（遂轩）撰	琅嬛青囊要术 4 卷	有本年自序、陈业懋序，述眩晕、怔忡、惊恐、泄泻、风痹、噎膈等 90 种杂症，卷 4 载方 380 余首。原题纯阳道祖定、李白、白居易撰，序则虚托其师所传，故弄玄虚。	本年抱兰轩刻本藏中医科学院、北京、上海、成都、广州中医药大学、上海中华医学会。
			歙县郑承瀚（若溪，枢扶）撰	重楼玉钥续编 1 卷	喉科著作，有本年 2 自序、吴守先叙、莲湖居士跋。父郑宏纲 1768 年撰《重楼玉钥》未毕，承瀚补充成书，撰《喉白阐微》，本年增订为是书，未刊，1838 年初刻。	收于《三三医书》，有章洪均 1 序 2 跋。
			燕山窦氏原撰，云阳朱翔宇嗣辑	喉科紫珍集 2 卷	有朱翔宇序无纪年，载窦太师喉科论，窦太师七世玄孙梦麟公咽喉论，孙真人缠喉风论，陈若虚咽喉虚实论，临症 20 法、72 症、160 方。	有京江尊生堂刻本藏中医科学院及北京、上海中医药大学等，有 23 种版本。
			朱翔宇编辑	梦蕉鹿轩医喉三种	子目：亡名氏《喉科治法要诀》，朱翔宇嗣辑《喉科紫珍集》2 卷，赵溥泉传《治喉指掌》。	有清抄本藏中国中医科学院。

公元（年）	清纪年	干支	作者	书名	考证内容	版本资料
1804	九	甲子	长乐陈念祖（修园，良有，慎修）撰	医学三字经4卷	前有本年小引，有凡例同《医学从众录》。以三字歌诀概述医学发展，历代名医名著，并数十种常见病。《陈修园医书》诸种、《公余医录》均收录是书。	本年南雅堂刻本藏首都、江西图书馆、复旦大学医学院，有版本40种，又收于《医学便览》《三字经合编》。
			武林叶慕樵（香侣）撰	平易方4卷	有本年自序及潘庭筠、杨曰礼序，又名《医学摘要》。首载方药理论，后分110门，载3840方，末附《补遗经验良方》《福幼篇》。《续修四库全书提要》载录。	本年武林大有堂初刻本藏中国科学院、医学科学院、中医科学院及北京、天津、辽宁、上海中医药大学。
			叶慕樵撰	万病治疗指南12卷	有本年自序，卷1医学摘要，卷2经脉图，卷3-7内科，卷8伤科，卷9女科，卷10儿科，卷11补遗，卷12制造。经核对，与《平易方》4卷内容完全一致，只是易名而已。	1929、1932、1934年上海中华新教育社有石印本。
			秀水计楠（寿乔，甘谷外史）撰	客尘医话3卷	有上年自序、本年沈翻跋，分杂症、妇科、产后3部以述，尤长于妇科。《续修四库全书提要》载录。	有本年刻本藏南京图书馆、苏州中医院，收于《一隅草堂医书》《中国医学大成》。
			计楠辑	一隅草堂医书4种7卷	子目：张介宾《质疑录》2卷，宁一玉《按部分经录》1卷，张泰《类伤寒集补》1卷，计楠《客尘医话》3卷。	有1893年秀水王赓虞抄本藏中国中医科学院。
			爱虚老人辑	古方汇精5卷	有本年自序，内、外、儿、妇、奇急5门，各1卷，载408方。	本年京江尊仁堂初刊，收于《珍本医书集成》。
			钱塘许嗣灿（省晨）汇辑	钱塘许嗣灿汇辑医书四种	原题《叶氏四种》。子目：本草翼附续集，刘开脉诀元微，叶氏幼科要略，喉风要略。	有本年敦善堂刻本藏中国军事医学科学院。
			许嗣灿增辑	本草翼续集1卷	吴人王子接撰《本草翼》，门人叶桂参补，其书未见，许嗣灿增辑而成《本草翼续集》。	收于《钱塘许嗣灿汇集医书四种》。
			许嗣灿撰	喉风要略不分卷	本年敦善堂刻本藏军事医学科学院图书馆，笔者未见。	收于《钱塘许嗣灿汇辑医书四种》。
			原题：南城邓学礼（卓山，赞夫）辑撰	目科正宗16卷	有本年自序及王运昌、黄永纶序，首末各1卷。书乃邓氏增订其师黄庭镜《目经大全》而成，诸序言其事亦详，而未署其师名，终难辞剽窃之名。调整《目经大成》体例，增补内障针法而成。	1805年南城邓氏家刻本藏上海图书馆，1811年皮足山人刻本藏中医科学院，1823年刻本藏首都图书馆、上海图书馆。

公元（年）	清纪年	干支	作者	书名	考证内容	版本资料
1804	九	甲子	醴陵黄朝坊（妙山）撰	金匮启钥9种37卷	综合性医书，有本年自序、1860年胡廷槐序。子目：医学举要1卷，杂病8卷，伤寒1卷，温热瘟疫3卷，痢症1卷，妇科5卷，幼科4卷，痘科9卷，眼科6卷。	1860年绍雅堂刻本藏中国中医科学院、上海中医药大学、江西省图书馆。
			德州卢荫长（怡亭）撰辑	信验方1卷	又名《信验方录》，有本年自序，分杂症、外科、妇人、小儿，共选方156首。1823年与《续信验方》合刊流传。	1823年刻本藏中医科学院、故宫，收于《汉阳叶氏丛刻》；1993年山西科技出版社有《信验方正续编》排印本。
			乐云主人撰辑	净缘一助16卷	有本年其弟瑞序。分4科53类汇录成方、偏方，包括内科7卷23类，儿、妇科各1卷1类，外科7卷28类。	有本年钞本，收于《国家图书馆藏稀见古代医籍钞稿本丛编》影印出版。
			慈溪钱澍田（敬修堂主人）撰	敬修堂药说不分集	有本年自序、次年《敬修堂二集》自序，汇编敬修堂丸散膏丹，载经验制方20首，遵古炮制方65首，附《敬修堂二集》，首载《达生篇》，录遵古炮制方16首，为成药介绍。	有本年广东刻本藏故宫博物院，2000年收于《故宫珍本丛刊》，海南出版社影印出版。
			青溪沈其仁（石庵）撰	养生便方不分卷	有本年自序，收集简便验方441首，涉及临床各科及摄生、种子、服药禁忌等。	有本年南村草堂刻本藏上海中医药大学。
			新安程文囿（观泉，杏轩）撰	程杏轩医案3集3卷	有本年自序、次年刘权之、程国仁、1800年鲍桂星序。《杏轩医案》初集有案77则，本年刊刻；1829年，合续录、辑录各1卷为《程杏轩医案》3集3卷，附于《医述》，载各科疑难病案。《续修四库全书提要》载录。	有次年刻本藏中国科学院、南京中医药大学，有十余种版本，附于《医述》，收于《珍本医书集成》《中国医学大成》。
1805	十	乙丑	朱光被（峻明）撰	金匮要略正义2卷	有文化乙丑（1805）丹波元胤跋、天保辛卯（1831）丹波元坚跋、元治甲子（1864）橘诸德宗圭志跋。注释缜密，发明颇多，1936年王一仁收于《仁庵医学丛书》，名《金匮读本》。	有日本抄本及日本跻寿馆铅印本，近年收于《近代中医珍本集》《中国古医籍整理丛书》排印出版。
			长洲徐行（步安，鉴泉）辑	医学蒙求4卷	有本年姜晟序，卷1濒湖脉学，卷2一瓢湿热论，有徐序及痰论、疳辨等，卷3鉴泉三略、舌法考、附医庙记，卷4诸方。	有1809年五柳居刻本藏中国科学院、南京图书馆。

公元 (年)	清纪年	干支	作者	书名	考证内容	版本资料
1805	十	乙丑	凤阳 李 荫圻 （健庵）撰	医学指要 4 卷	有本年自序及张从孚、熊枚序。卷 1《濒湖脉诀》《四言举要》，经脉部位、手足阴阳、五行脏腑、察色、听声、审味等歌诀；卷 2、3 首载论治要略，外感 10 则、内伤杂病 31 则；卷 4 妇科举要、儿科提纲、痘症真诠、外科要旨及马丹阳针灸八法等 5 篇。临症 47 篇，详述辨证论治要则，并附列诸方。《联目》无卷数，作成书 1850 年。	有道光刻本藏军事医学科学院，扉页题：临濠李健庵太守鉴本，《医学指要》；卷端署：临濠李荫圻健庵氏纂著，弟李麟玉书甫同纂，门人张从孚虚舟参订。
			锡山 高秉均 （锦庭）纂辑	疡科心得集 3 种 8 卷	有本年杨润、孙尔准序、次年郭一临序，有例言。子目：疡科临症心得集 3 卷，疡科要录方汇 3 卷、补遗 1 卷，家用膏丹丸散方 1 卷。《续修四库全书提要》载录。	有嘉庆尽心斋刻本、光绪无锡日升山房、文瑞楼石印本等。
			高秉均撰	疡科临症心得集 3 卷	载 104 论，总论 3 篇外，各述痈疽疔疖诸外科证之病因、辨证治法。重其自内出外之旨，主张审部求因、内外兼治。	为《疡科心得集》中心内容。
			高秉均撰	疡科心得集方汇 3 卷，补遗 1 卷	方汇 3 卷，载内外治疗方 151 首，补遗 1 卷，51 首。	收于《疡科心得集》，抄本《疡科要录方汇》藏中医科学院。
			高秉均撰	家用膏丹丸散方 1 卷	载内外科用膏丹丸散、药酒 59 首。	收于《疡科心得集》。
			高秉均撰，江阴杨道南校订	谦益斋外科医案 1 卷	有杨道南序。按人体部位自上而下阐述外科诸证，末附《疡科日用丸散膏丹论》。	民国中医书局铅印本藏国图、中国科学院、首都图书馆等处。
			王肯获撰	产科秘书不分卷	《联目》《大辞典》载有本年刻本，笔者未见。	有本年刻本藏中医科学院，经查无着。
			钱塘吴嘉德（藕汀）纂	保赤辑要 1 卷	有本年自序，述新生儿护养及脐风、游丹、痘毒诸证治。后郁获桥病其太简，复辑名论与验方为《补遗》1 卷。	有道光间刻本藏上海中医药大学。
			江都焦循（理堂）撰辑	李翁医记 2 卷	李翁名炳，字振声，号西垣，乾嘉时淮扬名医。本书载案 30 则，卷上 8 则为治焦氏家人，有 1929 年江宁汪绍达序。	有本年焦理堂遗书本藏故宫，收于《回澜社医书四种》；又附于李氏《辨疫琐言》。
			亡名氏撰	南翔宝籍堂外科秘本 1 卷	以问答形式阐述痈疽病因病机、辨证论治，有图 18 幅，外科常见病 141 种，急救方 11 首。	有本年宝籍堂抄本藏中国中医科学院。

公元（年）	清纪年	干支	作者	书名	考证内容	版本资料
1805	十	乙丑	杭州张同泰号主人撰	张同泰号丸散膏丹集录不分卷	有本年药目总叙及自序2则，又名《丹丸全录》，为药店成药目录。	有本年张同泰号刻本藏上海图书馆。
			奉化周尔皇（文宁）原撰，吴开育（舒斋）删补	痢症秘诀要略不分卷	有自述及本年吴开育跋。康熙间周氏以槐花汤治痢有验而集此编，辨析痢症病因、治疗要点；本年吴氏增补诸家论述。	有本年抄本藏上海中医药大学。
			邗上马怀远原撰，莫林老人辑	马怀远医案6卷	又名《马氏庭训》，有本年胜槐序。6卷80门，仅残存1卷，有中风、眩晕、感冒、大头瘟、斑疹等10门。	上海中医药大学藏抄本残卷1卷。
1806	十一	丙寅	戎州齐秉慧（有堂，德甫，寿世翁）撰	齐氏医书四种20卷	有本年自序。子目：齐氏医案6卷，家传医秘2卷，痢症汇参10卷，痘麻医案2卷。《续修四库全书提要》载录。	有本年聚奎堂刻本藏中国中医科学院。
			齐秉慧撰	齐氏医书三种9卷	子目：医门十劝1卷，齐氏医案6卷，齐氏医秘2卷。	有1874年刻本藏上海中医药大学。
			齐秉慧撰	齐氏医案6卷	有本年自序及罗泽适、杨迦怿序，名为医案，实临床综合。各门先立论，次列方，后附治验。卷首论医德，卷末有病家十戒。	收于《齐氏医书四种》《齐氏医书三种》。
			齐秉慧撰	医门十劝1卷	载医门十劝诗七律10首，附刻李嘉祐题词、杂志俚言、诸诗作及医案崇正辨讹、临证必读、切脉须知、杜执病困之弊诸论。	为《齐氏医案》卷首，收于《齐氏医书三种》。
			齐秉慧撰	家传医秘2卷	有本年自序及道光间聂汝俊、袁文澜序、江国霖诗赞。卷上五行八纲、分经治病、方药合参等，卷下杂症诊治。	有1836年安怀堂刻本，收于《齐氏医书四种》《齐氏医书三种》。
			齐秉慧撰	痘麻医案2卷	有自序与1835年杨迦怿序，儿科学著作，并非医案专著。载痘科必用药性、痘疮证验附医案、痘疹杂论图说，附方80余首。	1836年安怀堂刻本藏苏州中医院、泸州图书馆，1867年尚友堂刻本藏上海中医药大学，收于《齐氏医书四种》。
			阳羡许廷哲（潜修）撰	保产要旨4卷	有本年紫封法辅序、吴莹跋，卷1胎前、受胎保护8条、小产当慎5条、妊娠杂症7条，并妊娠10证证治；卷2临产、难产七因、六字真言、临床宜忌；卷3产后；卷4保婴要则。	有本年迎曦书屋刻本藏上海中医药大学，1898年重刊本藏中医科学院、北京中医药大学。

公元（年）	清纪年	干支	作者	书名	考证内容	版本资料
1806	十一	丙寅	代州冯郱（晋台）撰	妇科采珍1册	有本年自序、冯裕定序，上年陈瑞序。分胎前39则，临产9则，产后28则，胎产备方6则。用方生化汤加减33方，四物加减53方，及保赤摘要4条、针灸图说、杂症十二井穴针法等。《联目》《大辞典》不载。	有杨际春抄本藏长春中医药大学，《吉林中医药》1988年第3期起连载，后山西科技出版。
			青浦何世仁（元长，澹安）撰	治病要言4卷	青浦何氏医学世家，起自宋代，至世仁业医22世。撰年不详，录于著者卒年。载伤寒六法、十六证、六经证治及杂病32种，附方281首。	1985年学林出版社收于《何氏历代医学丛书》出版。
			何世仁撰	伤寒辨类2卷	有刘铁冷序、石韫玉《何君墓志铭》。卷上99篇，述六经证候、脉法、传变、治法及四时伤寒之异、伤寒内伤之别等；卷下88篇，述伤寒证候症状鉴别治疗，全书400方。	有1926年中原书局石印本，1984年学林出版社收于《何氏历代医学丛书》影印出版。
			青浦何世仁（元长，澹安）撰	何元长先生医案2卷	无序跋，载中风、肝风、虚劳、咳嗽、心悸、喘、痿、肿胀8类88案。何世仁另有《福泉山房医案》1卷、《青浦何元长先生医案》2卷、《济世堂医案》2卷、《淡安公医案》1卷，出门弟子汇录，案有多寡，卷数不一。何时希汇辑为《何元长医案》8卷，学林出版社影印。	有道光浣花室杨桂抄本藏上海中华医学会、苏州图书馆，有抄本藏国图、中医科学院、上海、南京中医药大学，上海古籍书店有影印本，又收于《重古三何医案》。
			衡阳魏瑶（次白，雪堂）原撰，衡阳谭意园（介如）编次	雪堂医学真传4卷	有本年自序、1920年谭意园序，有《赃赠文林郎雪堂公传》。原书卷1经络藏府四诊，卷2杂症，卷3汤头，卷4医案；意园补疟病、霍乱、痧症、汗症、虚劳、血症、膈食、肿病、咽喉、小儿病诸条及医案。	本年初刻本藏辽宁中医药大学，民国间有铅印本，又收于《湖湘名医典籍精华》，湖南科技出版社1999年排印出版。
			王文诰辑	唐代丛书（医书3种）	医书子目：侯宁极《药谱》，段成式《异疾志》，释灵泅《大藏治病药》。	有本年弁山堂刻本藏北京师范大学、温州市图书馆。
1807	十二	丁卯	江西龙泉蔡宗玉（象贞，茗庄）撰辑	医书汇参辑成24卷	有本年自序、1802年蔡上翔序。内容：卷1-2内经类要；卷3-6伤寒；卷7温病温疫；卷8-20杂病；卷21-22妇科；卷23幼科，卷24诸血。《续修四库全书提要》载录。	本年次知斋初刻本藏中国科学院、南京、浙江图书馆及湖南、成都、广州中医药大学等处。

公元（年）	清纪年	干支	作者	书名	考证内容	版本资料
1807	十二	丁卯	蔡宗玉纂注	内经类要 2 卷	内经摘要类编，分藏象、经络、运气、审治、脉要、生死、诊候、病机、杂论 9 类，注从王、马、吴、汪四家。	收于《医书汇参辑成》，为卷 1–2。
			蔡宗玉撰辑	伤寒 4 卷，附：瘟病瘟疫 1 卷	次列仲景原文而以柯琴《来苏集》节解而句释之，诸家注释有所发明者节附焉；吴又可《瘟疫论》，法本仲景而发其所未发，更补嘉言《瘟疫篇》所未及，即次于后。	同上，为卷 3–7。
			蔡宗玉撰辑	杂症 13 卷	取诸家大法，尤法《准绳》为准，于分症用方，各列条目，末 2 卷为目疾、咽喉唇舌病。	同上，为卷 8–20。
			蔡宗玉撰辑	妇科 2 卷	以《大全良方》为主，以《产宝》《宝庆》节附。	同上，为卷 21、22。
			蔡宗玉撰辑	幼科 1 卷	以钱氏《直诀》为宗，又取万密斋幼科书及《幼幼》诸书节附焉。	同上，为卷 23。
			筠溪蔡恭（涵真，筠溪逸士）撰	药性歌 8 卷	有本年自序、1810 年叶逢春序、1866 年王承基序、1868 年郭儒栋序。分 14 部载药 326 种，附药 4 种，以歌诀简述性味、功效、主治。	有 1869 年筠溪灌蕙书屋刻本藏上海图书馆。
			栖霞郝懿行（恂九，兰皋）撰	记海错 1 卷	有本年引言、1814 年王善宝序。载胶东海产 40 余种，记其名称形状、产地产时、食法储法，或谈掌故，或加考证。	1879 年东路厅署有刊本。
			宋·天台张伯端（平叔，紫阳真人）撰，清·曲沃刘一明（悟元子，素朴子，被褐散人）注	金丹四百字解 1 卷	有本年自序。《四百字》总撮金丹始终大义，刘氏逐段细释，破其譬象，明其鼎炉、药火、有作、无为，字句分晰辨别，庶乎一目了然不惑，又附以二十四要、二十四诀。	为《指南针》之一，收于《道书十二种》。
1808	十三	戊辰	云间怀远（抱奇）著	古今医彻 4 卷	又名《医彻》，有本年王昶、顾开雍序。卷 1 伤寒宗仲景，卷 2、3 杂病宗东垣丹溪，卷 4 先女科，次五脏大病，末医箴 6 条。	本年云间郑文萃堂刻本藏医学科学院、上海图书馆，收于《珍本图书集成》。
			阳湖孙星衍（渊如）辑	平津馆丛书医类四种 11 卷	《平津馆丛书》分 10 集汇辑古籍 43 种 254 卷，涉兵、政、医、佛、道，及小说家、金石诸多方面。子目：华氏中藏经 3 卷，素女方 1 卷，秘授清宁丸方 1 卷，千金宝要 6 卷。《续修四库全书提要》载录。	本年兰陵孙氏刻本藏北京师范大学、中医科学院、山东图书馆及山东、河南中医药大学，有 1885 年吴县朱氏槐庐家塾重刻本。

续表

公元（年）	清纪年	干支	作者	书名	考证内容	版本资料
1808	十三	戊辰	长乐陈念祖（修园，良有，慎修）撰	医学实在易8卷	有徐又庶序、1844年廖鸿藻序、陈心典识语。卷1脏腑、经络、四诊、运气，卷2-4内科杂证60余种，卷5-7诸证用方200余首，卷8补遗并外备诸方、妇人方50种。	有1844年善成堂刻本等30余种版本，收于《医学便览》《南雅堂医书全集》及多种《陈修园医书》。
			钱塘王学权（秉衡，水北老人）撰	重庆堂随笔2卷	成书未刊而逝，后经其子永嘉辑注，孙大昌校正，曾孙王士雄始刊。有1830年俞世贵序，1857年杨照黎序。卷上论六气、虚劳、治案、方剂，卷下论药性、看法，总评17则。《续修四库全书提要》载录。	有1855年刻本藏青岛图书馆，有1904年绍兴奎照楼石印本及1905年上海书局石印本等版本，收于《潜斋医学丛书》之八种、十四种。
			海盐许裁（培之）撰	古今名方摘要歌1卷	有戊辰年陈惠滋序，分治气、理血、补养、涩固、表散、涌吐、攻下、消导、和解、表里、祛风、祛寒、消渴、祛湿、治燥、痰饮、杀虫、经带、胎产、婴孩、痈疡、眼目23门，载方730有余。	有戊辰年抄本藏浙江图书馆。许裁为吴遵程高弟，吴氏诸书成于乾隆中，抄录是书之戊辰年，当为本年。
			锡山吴辰灿（鹤山）撰	景岳新方歌括1卷	有本年自序，以七言歌诀按《新方八阵》之序编录景岳新方171首。	本年尽心斋初刻，光绪间又有重刻本。
			太谷孟曰寅（东旸，凤山迁叟）辑	养生撷要13卷	有本年自序、1810年黄景淳、许建中2序。元亨利贞4册，元部卷1-4，修养格言188条；亨部卷5-7，疗心95条，保护精气神36条，节欲储精44条，附色欲戒期、房药为害论；利部卷8-11，四时节宣75条，居处衣食44条，按摩导引34条，谨疾慎医31条；贞部卷12、13，宜忌杂录81条，食治良方145首，附药枕方、醒世良方、慈悲度世方。	有本年山陕会馆刻本藏国图、山西图书馆。
			上海钱文彦（秀昌，松溪）撰辑	伤科补要4卷	有本年自序、次年苏昌阿序、1810年陈炳跋。卷1人体穴位图、器具图、周身骨度、伤科脉诀，卷2治伤36则，卷3方歌，卷4名家秘方、急救良方。诸本署钱秀昌，为其字。《续修四库全书提要》载录。	有1818年、1858年等多种刻本，收于《中国医学大成续集》。

公元 (年)	清纪年	干支	作者	书名	考证内容	版本资料
1808	十三	戊辰	亡名氏原撰，清·平江王昕（菊堂）鉴定，平江徐赓云（撷芸）编次	接骨全书2卷	有本年徐赓云序，伤骨科著作。卷上：正背面伤穴全图，跌打损伤穴道要诀、验症吉凶、接骨入骱手法奇秘、刃伤跌压炮打踢伤等症治法；卷下：损伤诸方、经验诸方，录伤科经验方近百首。	有1883年抄本不分卷；收于《味义根斋偶钞》，有1810年抄本藏上海交通大学医学院。
			歙县方补德（虢虢，省庵）撰	喉风论3卷	有1816年秦承业序、王抱灵跋，论喉风咽痛36症证治针诀。嘉道间另有歙人方补德，字悔翁，号绿衣子，善医，著《痘疹本义》2卷等，或为同一人，待考。	有本年刻本藏中国中医科学院。
			张潮青撰	痘疹后编2卷	儿科著作，卷1载56种病证，卷2分8期论治。	本年迪德堂初刻本藏上海中医药大学。
			杭州沈汉澄（复斋，九锁山人）撰	治痢金丹2种10卷	本年朱来鸿序。分2部：《治痢金丹》8卷，卷1运气图说，卷2泄痢泄泻，卷3痢疾，卷4治痢总、热痢，卷5寒、虚、赤等8种痢症，卷6痢挟外感、呕、干呕、腹痛等22症，卷7纯血、五色、冻胶等痢症形色10种及休息痢、久痢、疫痢等6种，卷8胎前、产后、小儿诸痢；《治痢金丹方》2卷，卷1载杨子建万全护命方、藿香正气散、五苓散等130方，卷2载芍药汤、白术黄芩汤、黄芩汤、四顺清凉散等118方。	有本年养心堂刻本藏湖南、广州中医药大学。《联目》《大辞典》作5卷，有误。民国《双林镇志》载沈以澄（芗湛，晓堂）撰《治痢金丹》8卷，姚学埭、徐玉章为之序。笔者查阅湖南中医药大学所藏，字号、籍贯、撰序者均异，当非同书。
			吴江徐大椿（灵胎，洄溪）原撰，吴县徐赓云（撷芸）校正	雕虫集1卷	有本年徐赓云序，为治虫之书。《联目》《大辞典》俱不载。	收于《味义根斋偶钞》，有1810年抄本藏上海交通大学医学院。
			原题：徐大椿撰，徐赓云校正	幼科秘传1卷	有本年徐赓云序，从钱氏《直诀》选出方论，更考他书补入未备之方而成此书。	收于《味义根斋偶钞》，有1810年抄本藏上海交通大学医学院。
			华亭叶向春（完初）撰，六世孙叶锡瑞编辑	痘科红炉点雪2卷	叶氏明末人，著《红炉点雪》，遭兵燹仅存痘科1门，有抄本流传。六世孙叶锡瑞校补，刊行于本年。卷1顺痘8种，逆痘14种，险痘12种，杂痘5种，歌诀13首，杂说22则；卷2头面痘图、诸痘图说、痘毒图说，后附证治方案、古方用法。	本年刻本藏中医科学院、上海图书馆、山东中医药大学，另有活字本、抄本。2004年收于《中国古代医方真本秘本全集·清代卷》第80册影印出版。

公元 (年)	清纪年	干支	作者	书名	考证内容	版本资料
1808	十三	戊辰	朱奕梁撰	种痘心法1卷 种痘指掌1卷	有本年黄廷鉴序,有自序无年代。《心法》述痘源、审时熟苗、选苗、收苗、贮苗、苗力、用苗、种痘宜忌、吉日与避忌日辰、治苗塞苗法;《指掌》述种痘之道、用苗忌类、误种救解、种痘原说、种痘诸法等。	有铅印本藏中医科学院、上海中医药大学,收于《借月山房丛抄》《泽古斋丛抄》《丛书集成初编》。
			阳湖孙星衍(季述,渊如)撰	平津馆鉴藏记3卷,附:补遗1卷,续编1卷	有本年自序。以古籍版本品属分类,载录医书31种,计宋版1种、元版6种、明版8种、诸写本14种、外藩本1种,诸书各详卷数、刊刻年代、人名、前后序跋、收藏行款图印,尤重于考校其版本流传。	收于《丛书集成初编》;《中国历代书目题跋丛书》并收录其《孙氏祠堂书目》7卷,其中载录医书75种。
1809	十四	己巳	海虞吴世铠(怀祖)撰	本草经疏辑要10卷	有本年许宗彦序,删节缪仲淳《本草经疏》。卷1序例,卷2-8分石金土水、草、木、人兽畜、禽虫介鱼、果谷菜六部,载药450种,卷9为朱紫垣《朱氏痘疹秘要》,卷10为吴氏《集效方》。	本年书带草堂初刻本藏中国科学院、医学科学院、中医科学院等处,1999年华夏出版社收于《中国本草全书》第117卷影印出版。
			顺邑张光斗(薇垣)增补	增补药性雷公炮制10卷	有本年自序。卷1-8分金石、草、木、人、兽、禽、虫、介、鱼、果、谷、菜诸部载药964种,药性功效后有七言歌诀,其中160余种有"雷公云"述其炮制。卷9总赋、用药发明、用药须知、主治指掌,卷10药性赋、捷要脉诀。	有本年素位堂刻本藏广东省中山图书馆,春华堂刻本藏江西图书馆、贵阳中医学院,有版本多种,1999年华夏出版社收于《中国本草全书》114卷影印出版。
			桐乡顾锡(养吾,紫槎)撰	银海指南4卷	又名《眼科大成》,有本年朱方增序及《养吾先生小传》、张起麟序与1817年殳芬跋。卷1五轮八廓,运气六淫,卷2腑脏主病与眼病16种辨治,卷3眼科方186首,卷4医案170余则。《续修四库全书提要》载录。	有本年刻本藏上海中医药大学、苏州大学炳麟图书馆,有版本16种,收于《中国医学大成》。
			淞滨陈祖恭(平伯)撰	温热病指南集1卷	详尽论述风温病因病机和证治,后附《湿温条例》,与薛氏《湿热条辨》相似。1876年云间复园重刻本有钱培荪二跋及附注。	本年初刻本藏山东图书馆,《温热经纬》节录本题《陈平伯外感温病篇》。又收于《中国医学大成》。

公元（年）	清纪年	干支	作者	书名	考证内容	版本资料
1809	十四	己巳	绵州罗江李调元（羹堂，雨村、童山老人、童山蠢翁）辑	函海（医书2种4卷）	《函海》集图书163种852卷，医书子目：宋郭稽中《产育保庆集》2卷，亡名氏《颅囟经》2卷。	有1825年李朝夔刻本、1882年乐道斋刻本藏北京师范大学。
			丛桂堂居士编撰	丛桂堂集验良方	有丛桂山房自跋，分通治、急救、解毒、内、女、幼、外7门168证，录289方；《续集验良方》无解毒门，列6门62证67方。	本年常州守悬堂初刻，1812年汪和鼎收于《毓芝堂医书四种》。
			丛桂堂居士原撰，毗陵一真子编	经验百方1卷	有一真子自序，毗陵丛桂堂汪君取便、贱、验之百方，以应男妇、内外、大小、急救之百病，附洗眼方。	有民国北京琉璃厂文馨斋刻本藏中医科学院，收于《珍本医籍丛刊》。
			秀水计楠（寿乔，甘谷外史）辑	牡丹谱1卷	有本年自序、小引、1812年杨复吉跋。著者植牡丹百种，为谱以传，是重花之意。此牡丹为观赏植物，非药材。	收于《昭代丛书》。
1810	十五	庚午	钱塘周鹤群（位西）撰	良方集要1卷	有本年自序、沈允中跋，又名《六科良方》，汇辑方脉、女科、儿科、外科、伤科、急救及解毒，良方216首。1851年凌奂增订补辑，附《续方》1卷，杂录各科验方113首。	有本年刻本藏中山大学医学院，1905年抄本藏广东省立中山图书馆。
			金山沈琏（大来，卿云）撰	医学启悟1卷	详考六气之说，分论风、君相火及暑湿燥寒述六气主时、受病、病形、治法，论四时见证、伏邪晚发、六气标本，详主气而略客气；顾观光评述，附开陵山人杂著，并撰序。沈琏，《分省医籍考》所引方志作"琏"，当属字误。	1820年古槐书屋刻本及金山姚氏怀旧楼影抄本藏上海图书馆。
			新安汪必昌（燕亭）撰辑	聊复集5种15卷	有本年自序、自跋及汪滋畹序。子目：卷1医阶诊脉，卷2医阶辨症，卷3医阶辨药，卷4眼科心法，卷5咽喉科口齿玉钥。	有本年刻本藏军事医学科学院、山西医科大学、四川大学华西医学中心，收于《新安医籍丛刊》排印出版。
			汪必昌纂	医阶辨证1卷	有本年自序，载卒中暴厥辨、暴厥五证辨、中风类中辨等139则，鉴别常见病状，末附《虚证用药法》。	收于《聊复集》及《三三医书》。
			汪必昌纂辑	医阶诊脉1卷	无序跋，述诊脉法、定位及男女脉异同、病脉宜忌、妊娠脉、小儿脉。	收于《聊复集》为第1卷。

续表

公元（年）	清纪年	干支	作者	书名	考证内容	版本资料
1810	十五	庚午	汪必昌撰	眼科心法1卷	首列总论，以虚实为纲；继集前贤名论为治目要诀；辑原机十八论；后五轮八廓，附眼科方歌90首。	收于《聊复集》为第4卷。
			汪必昌撰	喉齿科玉钥全函1卷	又名《咽喉口齿玉钥全函》，前有叙同《重楼玉钥》。总论述咽喉病因、辨证、治则；设图论诀述36症证治；载内服外用16方及针诀，附白喉、走马牙疳证治、禁忌。	有抄本藏上海中医药大学，并收于《聊复集》为第5卷。
			原题：阳曲傅山（青主，公佗，石道人）著，石艾杨觐阳（图南），灵石杨溪传	产科四十三症1卷	有本年杨觐阳自序、次年杨溪序，载血块宜生化汤、血晕、厥证至产后不语等，共43种妇产科症症。生化汤为明代会稽钱氏家传效方，王纶、张景岳曾载，非傅山方。	有京都篆云斋范家刻本藏中国国家图书馆、中国医学科学院及山东、南京中医药大学。
			滕县孔继菼（甫涵，云湄）撰	一见草3卷	又名《医鉴草》，有本年杨黼序、陆维钊跋，载医案90余篇。	有抄本藏上海中医药大学；1932年铅印本题《孔氏医案》，藏北京、山东中医药大学。
			武林毛世洪（达可，枫山）撰，王松泉增订编辑	养生经验合集6种	有本年宋际云序、凡例。子目：王松泉增订《济世养生集》《便易经验集》《养生经验补遗》；鲍国俊撰汪渝增订《续刻经验集》；孙复初撰王松泉增订《续刊经验集》《痘疹选要》。	有1821年平江吴氏刻本藏山西图书馆，1836年刻本藏山东中医药大学，1842年余姚胡氏刻本藏中医科学院、山东图书馆。
			全椒吴蒲（山尊）辑	宋元检验三录3种8卷	法医丛书。子目：宋慈《洗冤录》5卷，无名氏《平冤录》1卷，王与《无冤录》2卷。	1812年全椒吴氏刻本藏北京大学。
			亡名氏原撰，阳湖孙星衍（渊如）重辑	素女方1卷	有本年孙星衍序，又名《素女经四季方》。黄帝与素女，高阳负问答述房中术及养生。初见于《隋书》，后佚；孙氏从《外台秘要》辑出，录方5首。	收于《平津馆丛书》《珍本医书集成》；后叶德辉增辑，另撰序，收于《双梅影闇丛书》。
			曲沃刘一明（悟元子，素朴子，被褐散人）撰	悟道录1卷	有本年及次年2自序、1816年夏复恒序，拈取人所共见共知之物理81条，不叙层次，不列前后，各就一事而分析之；附以《叹道歌》72段。	收于《道书十二种》。

公元（年）	清纪年	干支	作者	书名	考证内容	版本资料
1810	十五	庚午	平江徐赓云（撷芸）辑	味义根斋偶抄8种18卷	总目后署：嘉庆庚午年夏六月望日装订成帙，撷芸漫识。子目：喉症机要2卷、仙芝集6卷、接骨全书2卷，推拿秘旨4卷，幼科秘传、雕虫集、经络歌诀、濒湖脉学各1卷。	有本年抄本藏上海交通大学医学院。
			明·桐庐黄贞甫著，清·平江徐赓云（撷芸）编次	推拿秘旨4卷	有1620年壶天逸叟原序、本年徐赓云序。详述儿科诊法、推拿手法及穴位，附推拿手法图。	收于《味义根斋偶抄》。
1811	十六	辛未	朝歌秦大任（显扬）辑	医贯辑要12卷	有本年自序及张鹿鸣、崔玉振序。融会贯通前贤医著，故名，非关赵养葵《医贯》。卷1脏腑，卷2-7内科杂病87种，卷8、9妇人病18种，卷10小儿病12种，卷11、12外科病54种。有独到的临床经验。	本年金阊书业堂刻本藏中国医学科学院、上海图书馆、上海中华医学会、湖南中医药大学。
			长乐陈元犀（灵石）撰	金匮方歌括6卷	有本年元犀识语、江鸿升序、叶亨会跋。援《长沙方歌括》体例，以诗歌形式述金匮238方的主治、药物、剂量、用法，并附有方解。	本年南雅堂刻本藏河南、甘肃、南京图书馆，收于《公余医录》《陈修园医书》。
			上元叶世倬辑	树桑百益不分卷	有自序。载桑白皮、桑皮白汁、桑椹、桑叶、桑枝、桑柴灰、桑耳、桑花、桑寄生、桑实、桑柴火、桑螵蛸、桑蠹虫、桑蠹虫粪、绿桑蠃、柘、柘耳、奴柘，列诸药修治、气味、主治。	本年刻本藏国家图书馆，2004年收于《中国古代医方真本秘本全集·清代卷》80册。
			古北陈杰（乐天叟）撰	续回生集2卷	1789年著者撰《回生集》，又补其不足而撰续编，凡11门360余症，收方400余首。	与正编合刻，有版本20余种，收于《珍本医籍丛刊》。
			吴县张泰（景东）辑论，秀水计楠（寿桥，甘谷外史）参订	类伤寒集补1卷	有本年计楠序，列类伤寒证冬温、春温、湿温、伤风、秋燥等10余病略，及补冬温论、补春温论，设痉、痢、痹、痿各证治，附高鼓峰《四明心法》。	有本年刻本藏上海中医药大学，收于《一隅草堂医书四种》《黄寿南抄辑医书二十种》。
			怀来席树馨（枝仙）辑编	活人精言2种8卷	子目：戈维城《伤寒补天石》《续伤寒补天石》各2卷；戴天章《广瘟疫论》4卷附《佛崖验方》。	有本年刻本藏四川大学医学中心、陕西中医药研究院。

公元(年)	清纪年	干支	作者	书名	考证内容	版本资料
1811	十六	辛未	夏邑杨璇（玉衡，栗山），山阴陈良佐（三锡，愚山）原撰，新安吕田（心斋，研平）集录	寒温条辨摘要2卷	有本年吕田序，又名《瘟疫条辨摘要》。摘录杨氏《伤寒温疫条辨》与陈氏《陪赈散论说》之要，详辨寒温之异，博采治疫良方，对多种温热病及妇儿温热证治辨析精详。	本年新繁沈氏刻本藏中国中医科学院，有版本20余种。
			武陵杨育英（竹溪）撰	痘疹真传1卷	有本年自序、自跋及张琳序、彭志龙跋。专论痘、麻，书末摘录《遂生编》《福幼篇》。	本年新定本藏中国中医科学院。
			长沙陈宏晓（晖亭）撰	痘疹济世真诠3卷	有本年自序，卷上痘疹证治，有调治论、虚实寒热辨、痘出五脏形症歌、面部吉凶论等；卷中治痘脉要及医案16则；卷下麻科，脏腑论、形色论、正治论，有医案20则；附痘方61首，麻方25首。	有本年刻本藏上海图书馆，2000年湖南科技出版社收于《湖湘名医典籍精华》排印出版。
			清内府传	秘授清宁丸方1卷	前有本年孙星衍叙，又名《秘制大黄清宁丸方》。大黄一味，不同方法炮制15次，分别配伍以治内、妇、儿科140种病。	收于《平津馆丛书》《丛书集成》，1885年朱氏槐庐重刊，收于《珍本医书集成》。
			周赞亭传，王伯舆（遂园，洞庭山人）录	秘授眼科1卷	有本年王伯舆序。首总论，述目疾病因、最急症、论治，次五轮分位、应属、病源、主病及八廓统率歌、眼科七十二症及药方。王氏号洞庭山人，客居乍浦，当为苏州人物。	有本年稿本藏河南中医药大学，2012年收于《古医籍珍本集萃丛书》，中原农民出版社排印出版。
			天都程景耀（介亭，玉泉）撰	玉泉镜1卷	有本年自序、题词及1883年唐成之题词2则，外科学著作，为程氏选辑外科良方。	有稿本藏中国中医科学院。
			阳湖孙星衍（渊如）撰	服盐药法不分卷	述本经戎盐、大盐、卤盐，海盐与井盐诸药法，以治诸心腹病痛。	似是一文而非一书，末署本年五松居士记。
			会稽童岳荐（砚此）撰	调鼎集10卷	有戊辰成多禄序，戊辰或为1808年。分调和作料、铺设戏席、特牲杂牲、羽族、江鲜、衬菜、蔬菜、茶酒、点心、果品10部，介绍扬州菜肴烹调方法。	有抄本藏国图，1986年中国商业出版社有校点注释本。
			曲沃刘一明（悟元子，素朴子，被褐散人）撰	象言破疑2卷	有本年刘一明自序。丹经皆象言，乃有物有则，有指有证，取象演真之言。余取诸家彼此参看，得乎象言之意，绘图画像，细分是非，著是指正道，辩真宗。	收于《道书十二种》。

公元 (年)	清纪年	干支	作者	书名	考证内容	版本资料
1812	十七	壬申	嘉善黄凯钧（南熏，退庵）撰	友渔斋医话6种8卷	有本年自序、潘眉题词及1814年刘嗣绾序。子目：药笼小品、一览延龄、上池涓滴、证治指要各1卷，橘旁杂论、肘后偶钞各2卷。	本年刻本藏中医科学院、中国医科大学、上海图书馆及上海、浙江中医药大学，收于《中国医学大成》。
			黄凯钧撰	药笼小品1卷	前有小引，大体以植物、矿物、动物为序载药206种，以笔记形式记录用药心得。	收于《友渔斋医话》《中国医学大成》。
			黄凯钧撰	一览延龄1卷	养生类著作，有小引，违其性则坚者脆，顺其理则促者长，调摄之术不可忽。	同上。
			黄凯钧撰	上池涓滴1卷	脏象著作，有小引，详述五脏解剖部位、生理病理、病因症候，尤详见证虚实用药之宜。	同上。
			黄凯钧撰	证治指要1卷	前有小引，积40年之经验而成，论内伤杂症、外感伤寒、温疫、斑疹、小儿急慢惊风、疮疡诸证治用方。	同上。
			黄凯钧撰	橘旁杂论2卷	前有小引，载医论55则。	同上。
			黄凯钧撰	肘后偶钞2卷	医案，前有小引，不分门类，多内科杂病及时病重症。	同上。
			楚攸蔡贻绩（乃庵）撰	医学四要4种18卷	有本年自序。子目：医学指要6卷，伤寒瘟疫抉要5卷，内伤集要6卷，医会元要1卷。	有本年翰墨园刻本藏中医科学院及上海、广州中医药大学。
			蔡贻绩撰	医学指要6卷	有本年陈佐、周如冈、贺松龄、顾烺圻、羊拱辰5序。分述十二经脉主病、运气论、二十八脉指要脉仪、证治举要、治疗大法举要等。	收于《医学四要》，又收于《湖湘名医典籍精华》，湖南科技出版社2000年排印出版。
			蔡贻绩撰	内伤集要6卷	又名《虚损失血集要》。专论内伤虚损、失血病证，载100余方。成于本年而道光间方得刊行，有1823年自序。	同上。
			蔡贻绩撰	医会元要1卷	针灸经脉著作，有次年陈新跋、1820年陈佐序、1823年自序。将十二经绘图，注脉证于各经条下，附载药性，复于人身自头至足指明部分系属经脉络筋。	同上。

续表

公元（年）	清纪年	干支	作者	书名	考证内容	版本资料
1812	十七	壬申	新安汪必昌（燕亭）撰	医阶辨药1卷	有自序，以十剂为用药大体，载补剂107种，泻198、宣76、通52、润31、燥36、滑5、涩61、轻6、重7、汤10、丸19，共618种，附《用药等分之旨》《制药之理》。	收于《聊复集》为卷3，1990年安徽科技出版社收于《新安医籍丛刊》排印出版。
			新安罗浩（养斋）撰	医经余论1卷	有本年焦循序、程元吉跋，以通儒治经之法以治医经，开从来医家未有之径，附《医林杂咏》30首。	有本年刻本藏上海图书馆。
			陈氏（云霞道人）辑	面瀑楼墨剩不分卷	又名《抄本医方》，详于眼、喉科。眼科载五轮八廓、眼科七十二症证治、用药经验、证候歌括；喉科看症法、图说、方药。	现存清抄本藏中医科学院。
			山西太平刘常枽（惇五，云溪）撰	济阴宝筏18卷	有上年自序，首载方论上下卷，次卷1调经，卷2–7杂症，卷8求嗣，卷9–11妊娠，卷12产难，卷13–15产后，卷16疮疡，共18卷。多引《薛案》而参以己案，方剂平和。	有本年刻本藏中国科学院。
			阳湖吴宁澜（溶堂）撰，阳湖汪和鼎（味根）刊	保婴易知录2卷，保婴易知录补编1卷	有本年自序、汪和鼎序及1836年《补编》引言与潘钟序。上卷为怡养之说15条，下卷为初生之疾67条。《补编》选平稳简易之方以治初起之候，并具疮疡之大略，而不详其病深传变者。	本年汪和鼎初刻本藏中国科学院、军事医学科学院及上海、青岛图书馆，收于《毓芝堂医书四种》《保赤汇编》。
			山阴张介宾（会卿，景岳，通一子）原撰，吴宁澜续辑	宜麟策续篇1卷	有序。续作内容：大意1则、培原5则、布种3则、胎教11则，附保命延生戒期；《续修四库全书提要·毓芝堂医书四种》载录。	收于《毓芝堂医书四种》《珍本医书集成》。
			汪和鼎辑	毓芝堂医书四种7卷	又名《丛桂堂医书四种》，前有毓芝堂告白。子目：宜麟策及续篇、达生编、丛桂堂集验良方各1卷，保婴易知录2卷及续篇1卷。《续修四库全书提要》载录。	有本年桂林贺广文堂刻本藏中国科学院、中医科学院、山东中医药大学。
			尹龙图撰	痘疹衷要全书4卷	卷1出痘轻重、稀痘辨、顺逆论等；卷2杂证论，痘后目疾、肿胀、余毒诸证治；卷3疹科；卷4诸方。	有本年稿本藏中国中医科学院。

公元 （年）	清纪年	干支	作者	书名	考证内容	版本资料
1812	十七	壬申	歙县江有诰 （晋三，古愚） 撰	素问灵枢韵读 不分卷	为《江氏音学十书·先秦韵读》之一部，从音韵学角度校注内经。	2017 年北京科技出版社《内经韵读》，1993 年中华书局《音学十书》。
			虞山张海鹏 （若云，子瑜） 辑	借月山房汇抄 （医书 5 种 6 卷）	全书汇载 16 集 137 种，其中医书子目：本心斋疏食谱、参谱、种痘心法、种痘指掌、喉科秘本附喉科附各 1 卷，另有附录。	有本年虞山张氏刻本藏国图、首都图书馆，1920 年上海博古斋有影印本。
			曲沃刘一明 （悟元子，素 朴子，被褐散 人）撰	通关文 2 卷	有素朴散人本年自序与秦维岩跋。立孝、悌、诚、信、刚、柔、和、静、虚、灵十道，通关者，过色欲、恩爱、荣贵、财利、穷困、色身、傲气、嫉妒等，凡五十关，末为绝言歌。	收于《道书十二种》。
			刘一明撰辑	道书十二种 21 种 40 卷	子目：周易阐真 4 卷，孔易阐真 2 卷，象言破疑 2 卷，通关文 2 卷，参同直指 3 种 8 卷（参同契经文直指 3 卷，参同契直指笺注 3 卷，参同契直指三相类 2 卷），悟真直指 4 卷，指南针 11 种 12 卷（阴符经注 1 卷，敲爻歌直解 1 卷，百字碑注 1 卷附黄鹤赋一篇，西游原旨 2 卷，修真辨难 1 卷，修真后辨 1 卷，神室八法 1 卷，修真九要 1 卷，无根树解 1 卷，黄庭经解 1 卷，金丹四百字解 1 卷），悟道录 2 卷，会心集 4 卷。	子目诸书先后成书于 1798—1816 年间，有嘉庆道光间常郡护国庵本、光绪上海翼化堂本，中国中医药出版社 1990 年据此二本出版影印本。
1813	十八	癸酉	淮阴吴瑭（鞠 通）撰	温病条辨 6 卷	有自序无纪年，有 1811 年朱彬、1812 年汪廷珍、本年征保 3 序。仿《伤寒论》体例撰成，以三焦为纲，卫气荣血为目而成体系。1798 年始成，本年问心堂初刊；1835 年补秋燥胜气论，1836 年补霹雳散及方论，先后 38 年始臻完善。《续修四库全书提要》载录，误吴瑭为仪征人。	本年问心堂刻本，后有版本 60 余种，收于《医学初阶》《中国医学大成》。
			吴瑭撰	解产难 1 卷	前有题词，又名《胎产要旨》。首产后总论、次产后三大症论及瘀血论、宜补宜泻、六气为病等 16 论。	附于《温病条辨》为卷 5。
			吴瑭撰	解儿难 1 卷	前有题词，列儿科总论、儿科纯阳辩、儿科用药论、风药禁、痘因质疑等 23 论。	附于《温病条辨》为卷 6。

公元（年）	清纪年	干支	作者	书名	考证内容	版本资料
1813	十八	癸酉	桐乡徐肇基（稿堂）纂集	医紫随拈4卷	无序跋、目录，辑录各家医论经验、单验方、读书见闻等，内容广泛杂乱，系随时摘抄记录之稿，卷末记载，"至今嘉庆十八年癸酉交土运，已有二百廿九年矣"。	有稿本藏中国科学院图书馆。
			鄱阳章穆（深远，杏云老人）撰	调疾饮食辨6卷	有本年自序、1823年曹建序。首载饮食宜忌，分总类、谷、菜、果、鸟兽、鱼虫6大类，600余种，训诂名物，考订产地、性味、功用、宜忌，后附诸方针线。	本年书成，1823年经国堂初刻，1999年中医古籍出版社收于《珍本医籍丛刊》排印，2000年海南出版社影印出版。
			亡名氏撰辑，南昌方容斋传	验方录要7卷	载266病证443方，尤详于急救。撰者亡名，家藏本，初刻于本年；1824年南昌方容斋、1847年金湖敦善堂分别重刻。	本年刻本藏天津图书馆，1824年刻本藏山东中医药大学，1847刻年本藏中医科学院。
			芝屿樵客撰	儿科醒12卷	有华阳山人序。载儿科医论12则，有总论、诊治法、辨惊风之误论、不可饿论、治痘论、治疹论等。	有本年刻本藏中医科学院、上海中华医学会，收于《珍本医书集成》。
			丹徒王之政（献廷，九峰）撰，裔孙王硕如（跛道人）辑	王九峰临证医案2卷	有1935年王硕如题诗、1936年焦易堂序、张钟毓《王征君九峰传》。载30余案，以内科为多，妇科约三分之一。	现存抄本多种，有1896年抄本、陈德桂、廓寿山抄本等，有1936年镇江国药公馆铅印本。
			王之政撰，镇江朱方严（敦益，受甫，渔隐）辑	王九峰医案3卷	有1923年朱方严序，分正卷11门，副卷40门，附《补遗》《集方》。以内科杂病为主，载时邪、咳嗽、霍乱等51证百余案例。	有民国和清抄本藏上海中医药大学，2004年收于《中医古籍珍稀抄本精选》刊行。
			王之政撰，赵筑农辑	王九峰医案1卷	有1896年项元序，时邪、风火、湿热、黄疸、咳嗽、霍乱等病症验案。	有抄本藏浙江中医药大学。
			王之政撰	王氏医案存稿不分卷	载类中、肝风、眩晕、呃逆、痫、痰饮等42种病症验案。	有抄本藏中国中医科学院。
1814	十九	甲戌	万全罗本立（兆直）辑	便用良方2卷	有本年自序，分25门载方1000余首。	本年刊本残卷藏上海中医药大学，次年刻本藏天津图书馆。
			福山孙伺（溪南，修安行者）辑	济贫利乡编经验良方6卷	有本年自序，按症证分412门，载1670余方。现存光绪版本，《联目》《大辞典》误以为成书时间。	有1907年上海章福记书局石印本、扫叶山房刻本。

公元 (年)	清纪年	干支	作者	书名	考证内容	版本资料
1814	十九	甲戌	云柯陈宏照撰	儿科家秘宝箴心法要集2卷	前有梅竹居题词，有1853年沈文楼序。卷上以歌诀图说阐述医理，后列胎毒、变蒸、惊吐泄痢等10门；卷下名家心法及咳嗽、疝、黄疸、痦、丹毒等20余门。云柯为地名，《大辞典》作陈宏照字云柯，有误。	有抄本藏上海中医药大学。
			天台曹光熙（克安，彦修）撰	痘疹真传1卷	又名《儿科全生集》，有本年自序。卷上痘疹71条，卷下痘疹253方。	本年稿本藏天津医学高等专科学校；1817年刻本藏黑龙江、上海、南京、浙江、湖南中医药大学。
			山阴田间来（是庵），山阴珊山张日初（旸谷）原撰，刹干朱艺林汇辑	天医汇要2种不分卷	有本年孙藩序，子目：田间来《灵验良方汇编》4卷，张日初《胎产要诀》2卷。混合编纂二书而成，不分卷；与《联目》《大辞典》所载田间来《灵验良方汇编》附《胎产要诀》，同中有异。	《联目》《大辞典》不载，本年刻本藏浙江图书馆、温州图书馆。笔者所读有阙佚。
			南城曾鼎（亦峦，香田）撰辑	曾氏医书四种13卷	子目：医宗备要3卷，幼科指归2卷，痘疹会通4卷，妇科指归4卷。	本年忠恕堂刊本藏国图、中国科学院、中医科学院、南京图书馆。
			曾鼎撰	医宗备要3卷	有自序，卷上论脉诊要义及手法、平人、四时、老少、妇人、胎前产后宜忌脉象16则，卷中四言举要，卷下论伤寒发、解、和、攻、救里五法大旨及适应症、病机，末论经脉运气、五经治疗、五脏五味补泻。	有本年南城忠恕堂刻本，1869年崇文书局刻本有何国琛序。收于《曾氏医书四种》《竟成堂医书三种》。
			亡名氏撰，黄太珬录	起死回生跌打损伤秘授1卷	前有引言，载遍身穴图、伤损神书、诸方秘授、青田刘基先生秘授万验神书、秘传神方、秘授禁方金疮论等篇。述60余种损伤证治，载100余方。《大辞典》作6卷。	有本年黄太珬抄本藏中国中医科学院，1999年人民卫生出版社收于《伤科集成》出版。
			梁溪张景颜（阆宾）撰	外科集腋8卷	有本年自序、颜皋序，述疮疡痈疽及杨梅疮、皮肤诸病，附证治穴图13幅，并针灸、伤科和五绝中毒等经验治法。	有本年鹊印堂刻本藏医学科学院、中医科学院、南京中医药大学、苏州大学。

公元 (年)	清纪年	干支	作者	书名	考证内容	版本资料
1815	二十	乙亥	苏州项元麟（震川，云峤山樵）撰	本草明辨4卷	有本年自序。首载诸药制法，分9部载药311种，辨药材饮片的品等、质地、产地、真伪、修制加工；不载药性主治。《联目》《大辞典》俱不载。	有本年刻本原藏曹炳章先生处，王玉琢、史常永于《中医文献杂志》1999年第2期撰文介绍。
			京口王龙（九峰）撰辑	本草纂要稿不分卷	无序跋、目录，分金石、卤石、草、木、谷、禽兽等部，载药340余，各述性味、主治、功用、归经。	清抄本残卷藏北京大学，收于《中国本草全书》119卷。
			萧山胡廷光（晴川，耀山）撰	伤科汇纂12卷	有本年自序自跋，次年盛唐、俞登渊序，有凡例。卷1、2总论，卷3-6伤科手法及内外诸证，卷7、8方剂340首，卷9-12伤科本草。全书载药220味，载方1340首，治验120例，图42幅。	1818年博施堂抄本藏北京大学，1962年人民卫生出版社出版繁体竖排本，1982年则有简体横排本。
			诸暨张廉（通源，霞溪）撰	麻疹阐注4卷	有本年自序2篇及1822年寿椿、徐渐遂序。补充注解《医宗金鉴·疹门》，采撷诸家麻疹证治经验撰成。卷1、2阐述疹原及诊治大法、各症麻疹证治；卷3疹后证治；卷4附录谢心阳瘄子家传。《联目》另载《麻疹阐微》4卷，重复。	有本年刻本藏上海图书馆，1840年刻本藏浙江中医药研究院，有版本十余种，收于《珍本医书集成》。
			邗东包镇鲁（永泰）撰	喉科灼指4卷	又名《图注喉科指掌》，有本年自序。补充张氏《喉科指掌》，增添牙齿门而成99症。每症1图，详注病因，采用吹、饮、刀、针多种治法，后附急救经验方。	有本年刻本藏中国科学院、医学科学院、军事医学科学院、天津、重庆图书馆及辽宁、长春、上海、成都中医药大学，有版本10余种。
			包镇鲁撰	咽喉大纲论不分卷	无序跋，载咽喉病50种证治、图像，载70方，录王维德咽喉七症治法。	有抄本藏上海中医药大学。
			钱塘茅钟盈（配京，雨人）撰	感证集腋2卷	有自序未署年，有下年周镐序。类伤寒而非伤寒者，名为感证。本书审天时，辨地气，析经脉，葆真阴。1821年吴兴徐熊飞为撰《墓志》。	本年拜石山房刻本藏苏州大学炳麟图书馆、上海中医药大学等处。
			吴县王丙（绳孙，朴庄）撰	考正古方权量说不分卷	有引言。考定古方权量，汉晋宋齐一两，今七分六厘；一升，今六勺七抄。首载《吴医汇讲》卷九。	附于《伤寒例新注》，藏国图，收于《国家图书馆藏稀见古代医籍钞稿本丛编》。

续表

公元(年)	清纪年	干支	作者	书名	考证内容	版本资料
1815	二十	乙亥	青浦陈琮（应坤，爱筠）撰辑	烟草谱8卷	有本年自序、引言。卷首载征引书目及图赞，载录烟草原始、原产、释名、栽培、制作、故实，并相关诗词歌赋，卷末为题辞。	收于《昭代丛书》。
1816	二十一	丙子	萧山陆成本（画邨）撰	经验良方3卷	有自序及1853年邵绶名序，卷上五官科，卷中内伤妇儿杂病，卷下外科，附保命种子戒期。1865年姚俊仿其例作《经验良方全集》。	有1824年刻本藏湖南图书馆，1830年刻本藏黑龙江图书馆，1857年刻本藏辽宁中医药大学。
			慈溪柯琴（韵伯，似峰）原撰，嘉善钱谅臣（逸宣）集注	伤寒晰疑4卷	无序跋，将《伤寒论》归类，辨阴阳、辨虚实、六经提纲、合病、并病、结胸、发黄、桂枝汤脉证等，一一辨析存疑之处，凡109篇。	本年白鹿山房印本藏中医科学院、上海中华医学会、上海中医药大学。
			淮南孙克任（萃臣）辑	应验简便良方2卷	有本年自序，分22门，载方1600余首。	本年由我书屋初刻，有嘉同间多种刻本。
			新安汪必昌（燕亭）撰	伤寒三说辨1卷	有上年自序、本年潘世恩序，辨伤寒立法考、三阴论辨、三病说辨、总评等，批驳王履、刘完素。	本年刻本藏中国医学科学院、浙江省中医药研究院及南京、苏州图书馆。
			山阴宋穆（宾于）撰	万方类纂不分卷	有本年自序、次年吴国柱序，为曹绳彦《本草纲目万方类编》改编本。载内科47门、外科11门、妇科8门、儿科6门，及上、中、下部病42门，凡114门，1万余方。	次年遐德堂刊本藏中医科学院及上海、陕西中医药大学。桂林毓兰书屋1899年重刊，有谢元福叙。
			亡名氏纂辑	至宝藏方不分卷	方书，列证30余种，收西回回膏、马回回鲫鱼膏、徐回回膏、嗽脓拔毒膏等110余首疮疡验方。	有种杏山房清抄本藏中医科学院。
			常熟生生堂主人原撰，慈溪袁溥田编，海虞杨彬卿修订	丸散膏丹花露集录不分卷	有本年自序、袁生生堂启及1877年袁溥田跋。分补益心肾、伤寒诸风、脾胃泄泻、饮食气滞、痰饮咳嗽、诸火暑湿、眼科、妇科、幼科、外科、胶膏露酒11门，各门有小序，载成药252种，记其药性、主治、价格，不载组成、药量。	《联目》《大辞典》不载，有1877年姑苏三槐堂王涌年书坊刻本藏常熟图书馆；国图亦藏，并收于《中国古代医方真本秘本全集·清代卷》85册影印出版。
			无锡黄钟（子瀚，乐亭）撰	外科辨疑4卷	外科学著作，无序跋，辨析外科证治。	有抄本藏南京图书馆。

公元 (年)	清纪年	干支	作者	书名	考证内容	版本资料
1816	二十一	丙子	黄钟撰，范懋勋（志尹）校录	黄乐亭先生外科医案2卷	无序跋，正文卷端作《黄氏医案》，黄钟乐亭著，范懋勋志尹校录。	有范氏抄本藏上海中华医学会图书馆。
			歙县鲍集成（允大）撰，歙县鲍席芬汇编	疮疡经验2卷	有本年自序、上年陈耀堂序。记40余年经验，族弟席芬分类汇集，介绍外科诸方适应症、药物及用法，以阳痈阴疽分别两治。	有抄本藏中国中医科学院，又题《疮疡经验秘本》。
			仲雅氏编纂	窦氏喉科3卷	有本年仲雅氏序。集窦、尤、杨氏及《医宗金鉴》《东医宝鉴》诸家经验，载280余方。	有嘉庆抄本藏苏州大学炳麟图书馆。
			寰宇赘人等撰	医理折衷目科2卷	有本年自序。阐述五轮五脏主病用药，介绍点药、服药法，分述24内障、46外障证治，载方108首。	有游艺堂刻本藏河南中医药大学，来鹿堂刻本藏上海中医药大学。
			庄一夔等撰	体生集4种6卷	有本年自序。子目：宜麟策并续编、福幼编各1卷，遂生编1卷附稀痘良方，达生篇2卷。	有1860年锦城沈清臣丐人抄本藏中国中医科学院。
			林钟撰绘	古代医家画像不分卷	彩绘神农、雷公、张仲景诸人画像6幅，附明堂仰伏脏腑图。神农像题：修心须悟存心妙，炼性当知养性高，终南山士；雷公像题：心藏奥妙先天学，胸布荧煌列宿图，岐山和尚；方书之祖题：大开宇宙云生座，高卷帘笼月满堂，丹书成痼癖，仙术起膏肓，丙子林钟偶录。	有稿本藏中国中医科学院。
			番禺王缵堂纂辑	卫济余编18卷	又名《通天晓》，有本年赵古农、缪良序。分18门述卫生、醒世、捍灾、辟邪、莆体、人事、备荒、稀痘、营造、器用、实玩、文房、冠服、饮馔、树艺、畜牧、制物、戏术，有益身心、陶冶情操。《联目》于方书、临证各科载是书，又载《通天晓》于方书，一书三出。	有本年初刻本藏上海图书馆，多种清刻本藏中国医学科学院及成都、北京、湖南中医药大学，甘肃、镇江图书馆。
1817	二十二	丁丑	丰城徐文弼（勣右，荩山，鸣峰，超庐居士），古北陈杰（乐天叟）撰	新编救急奇方6卷	无序跋，子目：《吏治悬镜》《回生集》各3卷。卷1-3为《吏治悬镜》，载救自缢、溺水、虎犬蜈蚣咬伤、中毒等，妇、儿科诸症及怪异诸症1000余方；卷4-6陈杰《回生集》。	本年滇西程罗氏刻本藏河南图书馆、长春中医药大学，为4卷；1824年刻本藏山西图书馆及上海、广州中医药大学，为6卷，亦有2卷本。

公元 （年）	清纪年	干支	作者	书名	考证内容	版本资料
1817	二十二	丁丑	楚攸蔡贻绩（乃庵）撰	伤寒温疫抉要5卷	有本年自序、彭信序，分伤寒、温疫，辨析正名，各详脉证方治，以吴又可注释温疫方治，而于寒疫、温疫各列提纲，编为歌诀。	本年翰墨园刻本藏中医科学院、吉林图书馆、湖南中医药大学，收于《医学四要》《湖湘名医典籍精华》。
			安义熊庆笏（叔陵）辑注	扁鹊脉书难经6卷	有本年自序、朱锡穀序，次年汪廷珍序、罗允富、熊守训跋。卷1《扁鹊传》及诸家考论，后分81难为脉法、经络、脏腑、病能、针法5篇，总论图说，阐述源流，疏解注释。	本年高桐熊氏抱经堂刻本藏中国科学院、中医科学院、上海图书馆、山东医科大学，收于《四库未收书辑刊》。
			亡名氏原撰，张鹏飞（补山）增补	神效集2卷	原书无序跋，载350余方，附《急救应验良方》《麻疹约要》。1850年张鹏飞增辑历验方，有重刻序；1892年钱青选增补疗疗150余方于甘肃灵武，为《增补神效方》。	本年青村草堂刻本藏国图，1993年中医古籍出版社收于《中医古籍孤本大全》影印出版。
			丹徒戴辉撰辑	山居济世方不分卷	有本年自序，戴氏八世业医，至辉已历250年，积累经验，搜集遗闻，汇纂成书。因症论方，卷上述痈疽、鹤膝风、发背等18症，卷下杂论各科16病症。	有抄本藏辽宁中医药大学，2009年收于《中医古籍孤本大全》影印出版。
			虞山张海鹏（若云，子瑜）辑	墨海金壶（医书4种12卷）	全书收载117种，其中医书4种，子目：伤寒微旨论2卷，博济方5卷，旅舍备要方1卷，全生指迷方4卷。	嘉庆海虞张氏刻本藏山东图书馆，有1921年上海博古斋影印本。
			南海邱熺（浩川）撰	引痘略1卷	又名《引种牛痘法》《引痘新法全书》，有本年自序、温汝适序。种痘法1809年由吕宋传入澳门，邱身试获效，遂专司其事，积十余年经验而成书。后有1840年《牛痘纪要》，1865年《牛痘新法》，王惇甫《牛痘新书济世》，李汝霖《引痘秘书》，1874年孙廷璜《引痘条约合梓》等。	有本年刻本藏中医科学院、长春中医药大学，有版本50余种，流传极广；收于《幼科汇编》《贵池刘氏信天堂汇刻医书三种》及多种《陈修园医书》。
			邱熺撰	绘图引痘心法全书1卷	有1831年吴珍儒、尹作翰、谭思乐序，1833年唐方煦、贺熙龄序。邱氏种痘书还有：西洋点痘论、西洋种痘秘诀、洋痘秘诀、痘法要录等。	有1882年校经山房刻本藏中国中医科学院。
			邱熺撰	引痘题咏1卷	以诗赋述引痘方法，前有阮元题诗、康绍镛、曾燠题字。	有1823年著者自刻本藏中医科学院。

公元（年）	清纪年	干支	作者	书名	考证内容	版本资料
1817	二十二	丁丑	吴县李学川（三源，邓尉山人）撰	针灸逢原6卷	有本年席亮序，卷1-2内经群书荟萃，卷3各家论述、针灸歌赋，卷4经穴361，奇穴96，卷5针灸治疗43病症，附小儿推拿，卷6证治补遗。1822年棣华草堂补刻本有著者《续刻灵素序》。	本年初刻本藏中医科学院，1822年补刻本藏北京、上海中医药大学。1871年李嘉时撰跋补刻，中国书店与上海科技出版社据此影印。
			燕山陈璞（琢之）、陈玠（师古，健庵）同撰	医法青篇8卷	有本年陈璞、陈玠2自序、门人徐绍熙序。卷1脉诀16则、汤头103方，卷2伤寒、瘟疫虚劳传尸，卷3-5杂病63门，卷6妇科8门，幼科9门，卷7外科38门，卷8药性389味。	有本年稿本藏中医科学院，1996年中医古籍出版社收于《中医古籍孤本大全》影印线装。
			崇明王承业（顾东）撰述	接骨入骱全书不分卷	有自序，署为"大明至元"，有误。以正骨手法为主，兼验吉凶，辨顺逆，察生死诸诊断法，录理伤医方87首。书末署"嘉庆丁丑岁桂月上浣录"。	本年抄本藏中国中医科学院，2007年中医古籍出版社收于《伤科集成续集》排印出版。
			曲沃刘一明（悟元子，素朴子，被褐散人）撰	眼科启蒙4卷	有本年自序，录外障72症，内障36症，述其症论，内外药方则本《审视瑶函》。	有本年榆中栖云山刻本藏甘肃、安徽图书馆、成都中医药大学。
			香山麦清堂传，番禺方秉哲（蕴圃）述，子方恒泰（象平）校刊	飞鸿集1卷	前有引言，卷首五轮之图、八廓之图、眼目主病歌，后为外障七十二症及附方，次则内障并附方，有方恒泰本年后序。《联目》《大辞典》《通考》俱不载录。	有本年方恒泰刻本藏广州中医药大学及香港中文大学，《中医文献杂志》2018年第1期介绍。
1818	二十三	戊寅	吴县黄丕烈（绍武，荛圃、复翁）辑	士礼居黄氏丛书医家类二种12卷	子目：庞安时《伤寒总病论》6卷附《札记》1卷，洪遵《洪氏集验方》5卷。	本年吴县黄氏刻本藏国图、中医科学院及首都、山东图书馆。
			黄丕烈撰	伤寒总病论札记1卷	有题识，翻刻庞安时《伤寒总病论》，不改原文，摘取别本义长者疏为《札记》附后。	附于1823年《士礼居黄氏丛书》之《伤寒总病论》后。
			海盐钱一桂（东堂）撰	医略4卷	有本年自序、钱仪吉序、沈宗度跋、上年吴璥序。卷1医理杂论，阐评君相火论、阴阳有余不足论等，卷2证治，卷3脏腑经脉考，卷4良方。与蒋宝素《医略》不同。	有本年慎余堂刻本藏中医科学院、天津图书馆、上海中医药大学、浙江大学，收于《中医珍本丛书》。
			冠县赵酉樵（青城山老人）撰辑	撷芳录要4卷	有本年自序。卷首天运岁序部，正文分药性方书、花卉水草、木桑苎葛三部，载药334种。	抄本藏上海中医药大学。

续表

公元（年）	清纪年	干支	作者	书名	考证内容	版本资料
1818	二十三	戊寅	云南太和李文庭撰，贵筑王名声（熙和）补注	医法征验录 2 卷	有本年高廷瑶序，卷上以浮沉迟数为纲论脉，卷下辨舌，发挥《伤寒金镜录》36 舌为 75 舌，并附图。1849 年王名声重刊时增补内容、医案，加序言、按语；1894 年四川资州刊本卷末附有《百病根源赋》《病门赋》，有宝砚斋居士注。	1849 年王名声重刊本藏中国医学科学院；1894 年四川资州刊本藏中国中医科学院、四川省图书馆、重庆图书馆。
			金山钱树堂（憇南）辑	醉经楼经验良方 1 卷	有本年自序、孙星衍、袁体乾序。1812 年得内府秘授青麟丸而效，遂与家传验方合刊，载方 20 首。	醉经楼刻本藏上海中医药大学、浙江省中医药研究院。
			嘉兴顾仲（咸山，松壑，中村，浙西饕士）撰	养小录 3 卷	饮膳杂著，有自序及杨宫建序、朱昆田跋。分饮、酱、饵、蔬之属，与餐芳谱、果之属、嘉肴篇七部，记载饮料、调料、蔬菜、糕点菜肴 190 多种，以浙江风味为主，兼收中原及北方风味。	收于《学海类编》《丛书集成初编》，有上海涵芬楼据《学海类编》本影印本藏中医科学院及南京、浙江、南通图书馆。
			亡名氏撰	二懒心话 1 卷	有本年小艮序，分《萍逢》《善问》《善疑》三篇，论炼阴还阳之道，不外乎忘形以养气，忘气以养神，忘神以养虚。	2001 年收于《中国古代房中养生秘籍》。
			绵上范在文（于兹，美中）辑著	医经津渡 4 卷	有 1812 年阎泰和、张敦颐序，1814 年自序、朱瑈序。卷 1 经络图及经络周流、起止、十四经图穴及注释，内景图及营卫图解，脏腑肢节色见面部图；卷 2 五脏六腑及双手三关脉，八卦与形体精气血肉；卷 3 五运六气，四时节气及导引养生；卷 4 脉诀。	本年安怀堂刻本藏南京中医药大学。
			竹林寺僧传，武林章月波刊	产科秘方不分卷	有章月波《竹林寺产科序》，名为产科，列妇科病症 130 门，治法 72 方，首调经，次胎前，次产后，末附：治乌烟上瘾极验良方。	有本年安雅堂刻本藏上海图书馆。
			会稽谢照（炳南）撰辑	胎产备要不分卷	有本年自序，前有引言。首论生育根本在清心寡欲、滋培气血；次则备述胎前诸般要论，产时小产、难产，产后一切调护，药食宜忌。	有本年刻本藏浙江省中医药研究院。
			秉迁道人辑	胎产经验良方不分卷	载调经种玉汤、千金保孕汤、安胎神应汤等方，附保胎法、产科心法安胎饮等，末有秉迁道人跋。《联目》《大辞典》不载。	有清刊本藏国图，收于《中国古代医方真本秘本全集·清代卷》2 册。

公元（年）	清纪年	干支	作者	书名	考证内容	版本资料
1818	二十三	戊寅	秉迁道人辑	兰桂集不分卷	前有引言，征引立命有权、食报不爽诸事 20 则，以歌劝世行善；后附胎产诸方并各类验方。	《联目》《大辞典》不载，有清刊本。
			大兴翁方纲（正三，覃溪，苏斋）撰	栖霞小稿 1 卷	《联目》载录于医学笔记杂录，《大辞典》谓"为医话笔记与医事杂录，书中不乏经验之谈与趣闻轶事"。经核查，是乃诗集，载栖霞道中示蕴山、后湖、望摄山等五律、七律、长篇排律 28 首，与医学全然无关。	收于《苏斋丛书》，中国国家图书馆有藏，与医学全然无关，载此以正。
1819	二十四	己卯	海昌梅洽（伴梅）撰	树惠不癋儿科 6 卷	有本年安怀信序。卷首述养护诸法，书分婴儿、孩儿、小儿、龆龀、童子、稚子 6 门，述初生胎疾、惊痫忤吊、喘咳黄疸、肿胀淋疝、前后阴疾、瘰癣邪痉各科诸证治。道光《海昌备志》谓洛溪许氏分类编辑儿科方书也，依托乩仙所授，并伪撰序文一篇弁于首。	本年刻本藏上海、南京、广州中医药大学、苏州中医院。
			亡名氏原撰，芝荪氏抄辑	四言药赋不分卷	本草著作，前为《药性总义》，后《四言药性》，分治风、热、湿、燥 9 门，载药 460 种，各以四言歌诀述其性用。	有本年芝荪氏精抄本藏中国中医科学院。
			明·歙县方有执（中行）原撰，北园主人删订	仲景伤寒论注解不分卷	辨析伤寒病因病机、主症主脉、表里寒热、处方用药诸方面，附庐山刘复真《脉诀捷要》等。	现存本年拱辰堂抄本藏中国中医科学院。
			嘉应州黄岩（峻寿，耐庵，花溪逸士）撰	秘传眼科纂要 2 卷	有序署为"屠维单阏窒臬之月"，以歌诀述眼科药要、五轮八廓、认症治要、经义述论、目疾证治、载案一百五十余则，验方百余首。1879 年九经堂刻本作 8 卷，内容无异。	1879 年九经堂 8 卷本藏广东中山图书馆，有 1925 年上海千顷堂书局石印本。黄岩号花溪逸士，著《岭南逸史》。
1820	二十五	庚辰	浭阳孙德润（慎之，笠山）撰	痘疹传薪 7 卷	《联目》《大辞典》载录，笔者未见。	有抄本藏河北中医学院、陕西中医药大学。
			孙德润撰	医学汇海 36 卷	有本年自序、次年王鋆、1822 年白明义、1824 年魏元煜、1826 年达三诸序、魏元烺跋，有凡例。卷 1－2 总论及辨治大法、药性，卷 3－34 为临床各科，卷 35 补论温疫，卷 36 脉法统宗。《续修四库全书提要》载录。	有 1926 年汉阳萧氏刻本藏国图、中医科学院、北京、上海、天津中医药大学及南京、天津图书馆等处；1879 年扬州董秋甫刻本藏河南中医药大学。

公元（年）	清纪年	干支	作者	书名	考证内容	版本资料
1820	二十五	庚辰	处州沈元凯（苍舒，少微山人）辑	伤寒大乘7卷	无序跋，卷1杂证、霍乱、论望、论切、论治等，卷2-6六经论治，卷7析伤寒诸宜忌、瘥后诸证。	有稿本藏中国中医科学院。
			曲沃刘一明（悟元子，素朴子，被褐散人）撰	杂疫证治2卷	有原序及1876年潜斋居士序。据《松峰说疫》论温疫72证，有乌鸦挣等"挣"，狼搯翻、白眼翻等"翻"，及斑痧、葡萄疫、乌痧瘴、大头瘟、抱心疔等；列刮痧、放痧法等10则；并中暑、喉症、疯狗咬、吞烟毒、解砒毒等急救方；附白喉咙看法、治法、方剂等。	本年刻本藏甘肃图书馆，有1859年西安党氏、1876年刻本与罗礼堂铅印本等。笔者所读为浙江中医药研究院藏抄本与国图藏铅印本，无署名，不分卷。
			江上外史辑传	针灸内篇不分卷	有自序，首列凌氏口秘针法及炼针法，次列十四经、图、内丹诀、禁针禁灸歌，且以凌氏针法比对内难补泻。为凌氏家传之秘。作者为凌云之子声臣再传弟子。	清稿本藏中国中医科学院，1984年中医古籍出版社收于《中医珍本丛书》影印出版。
			青浦何其伟（庆曾，韦人，书田，竹簳山人）撰	杂证总诀3卷	又名《杂症歌诀》，有1836年姚椿《竹簳山人传》，何时希序。载61种病证，以七言歌诀述总括、死候、病因、辨似、脉法、治法，收方386首。咸丰兵燹中散佚，嘉定陈松考订辑补，1893年重刊，改题《医学妙谛》。	有1897年陈晋泰抄本藏山西图书馆，1981年上海古籍书店影印。收于《三三医书》《医药丛书》。
			何其伟撰，何时希校辑	竹簳山人医案6卷	卷1-4载60余种病症1000余医案，其子平子定，程门雪校；卷5医话19则，朱绶、姚椿摘录；卷6诊断4则，门人所记。何时希整理，有后记。	《联目》不载，何时希校辑整理，1985年学林出版社影印出版。
			何其伟撰	簳山草堂医案3卷	无序跋，列65门载录医案，内科为主，兼及外、妇、喉科。《联目》不载，《大辞典》"佚"，嘉庆《松江府志》载录16卷。	有家藏抄本，1989年上海中医学院出版社据此校正排印出版。
			何其伟撰，何时希校辑	何书田医案1卷	有何时希前言。系何其伟子何鸿舫门人苏州陆方石所钞，载269案。又题《世济堂医案》，却与《重古三何医案》所收《世济堂医案》异。	有清末兰泉镜涵氏钞本《世济堂医案》藏国图，收于《国家图书馆藏稀见古代医籍钞稿本丛编》。

续表

公元（年）	清纪年	干支	作者	书名	考证内容	版本资料
1820	二十五	庚辰	何其伟撰	世济堂医案不分卷	又名《何氏医案》，载瘟疫、疟疾、痛厥、湿热、瘰疬、怔忡、耳、鼻、咽喉、舌症、泄泻、诸痛、痰饮、痈漏等20余案。	有金山朱继璋桔泉抄本藏上海中医药大学，收于《重古三何医案》，学林出版社影印本。
			明·亡名氏撰，清·珊城傅金铨（鼎云，济一子，醉花道人）传	金丹节要1卷	前有序，后有傅金铨跋诗《采真机要》，或以为张三丰撰。凡16篇，踵息炼气、积气开关、玉液炼己、择财助道、择地立基、择侣同修、筑立丹台、抱元养虚、选择鼎器、试鼎真否、炼己筑基、积气开关、玉液接命、金水铸剑、金液还丹、周天定时。	收于《三丰丹诀》，民国间上海江左书林与《玄微心印》合编，有石印本藏广州中医药大学；巴蜀书社收于《藏外道书》第11册影印出版。
			唐·蒲州吕岩（洞宾，纯阳子）原撰，傅金铨注	吕祖五篇注4卷	子目：《黄鹤赋》《百句章》《真经歌》《鼎器歌》《采金歌》。	收于《中国古代房中养生秘籍》，中医古籍出版社出版。
			吕岩原撰，傅金铨重订	樵阳经女功修炼箴言1卷	述女子修功之法，其法大体与《女金丹》之"斩赤龙"同。	收于《女丹合编》《中国古代房中养生秘籍》。
			吕岩原撰，傅金铨录	女丹要言1卷	前后无序跋，述女子修功之法。	收于《女丹合编》。
			西池金母少女太真王夫人撰，孚祐帝君回春子注，傅金铨录	西池集1卷	女子修炼书，有重阳子序、灵阳子跋，载咏性功十八首及注解。	收于《女丹合编》，有1905年二仙庵刻本藏中医科学院。
			傅金铨撰	性天正鹄1卷	修养登道论著，以性天为题，纵论情欲之源，演绎交合之法。	收于《中国古代房中养生秘籍》。
			傅金铨编著	抄本炼丹书四种	其一《炉火心笺》2卷，有本年自序，选铅、选砂、池鼎制度、配金斤两、阳池采炼；其二《梦觉法黄白破愚九转金丹诀新书》，首列百字吟，述丹诀；其三《丹房捷法》，淮安刘老人传，述采水金成戊土法、取金花法、坐癸分胎法；其四为《我度法藏问答二十三章》。	有抄本藏中国中医科学院。
			娄县姚椿（春木，子寿，樗寮生）辑	养生余论不分卷	无序跋，抄录诸名家论述及医书序跋、目录等，凡60余则。	有稿本藏上海图书馆。

公元（年）	清纪年	干支	作者	书名	考证内容	版本资料
1820	二十五	庚辰	历城李敷荣（春晖）撰	痘科救劫论不分卷	有本年自序、1846 年张式谷序、陈燮勋跋，以发、透、托为治痘大法、救劫总纲，载治痘、治疹经验随笔，述治痘药性 100 余味、内服外用方 50 余首，有医案数则。	有 1846 年刻本藏上海、山东中医药大学，并有民国间天津华新印刷局铅印本。
			李敷荣撰	治痘经验随笔 1 卷	有本年自序。作者集生平试验之方辑成，宣统《山东通志》、民国《历城县志》作专书载录。	为著者《痘科救劫论》之一部。
			武宁方略（南薰）撰	幼科集要 2 卷	有本年李逢时序称《幼科痘疹集要》，1838 年自序题为《幼科发微》，《武宁县志》载《幼科辑要》卷末集 5 家题词名《幼科集要》，与书口同，则为最终定名。载小儿总论及初生急救、调养、小儿推拿、灸疗、外治等法，脐风、惊风、慢脾、发热、咳嗽、吐泻、疟痢、痛风诸证治。	有抄本藏上海图书馆，作 1 卷；有 1844 年刻本藏江西省图书馆。
			亡名氏撰	经验要方二十种 1 卷	前后无序跋，卷端无署名，载诸病验方 20 首。	收于《陈修园医书七十种》。
			亡名氏撰	经验要方十九种 1 卷	载头风疼痛、雀斑、双目不明、鼻衄、疔、疳等 20 病方。	收于《陈修园医书七十二种》。
			亡名氏撰辑	经验百病内外方 1 卷	有《时疫结喉经验良方》《续刊喉症秘方》《普济散方》等书原序按语。光绪间书商杂辑喉症疫痧、刀伤接骨、固齿疗痔、喘泻疟痢、疥癣结核等症而成。	收于《陈修园医书》五十、七十种。
			山阴何应豫（立先）撰	妇科备考 4 卷	阙卷 1 前半，故扉页、总序、目录俱阙，自 73 叶《妊娠麻疹论》始，为胎前、临产、产后诸疾，卷 2《经产圆机》有引言，卷 3《妇科说约》有序，卷 4《说约论列诸方》。	有本年刻本藏南京图书馆，次年商城四本堂刻本藏上海中医药大学。笔者所读为南京图书馆藏本。
			长乐陈念祖（修园，良有，慎修）撰，陈元犀（灵石）韵注	女科要旨 4 卷	有 1841 年林鸿年、陈心典序及陈芝城、陈学恭、叶亨会、王长龄、吕凤仪跋。以问答体裁述妇科经、带、胎、产及杂病，末附外科诸症。	成于本年而 1840 年南雅堂初刊，有版本 30 余种，收于《公余医录》及《陈修园医书》诸种。
			陈念祖撰	医学精义 4 卷	有自序。载六郁说、内伤外感辨、六气分六合六部、时日诊疾之图、内经分配藏府、李濒湖分配藏府等，以脉诊短论为主，又抄辑《医学三字经》《伤寒舌诊》《瘟疫论》《医林改错》，并载诸症七言歌诀。	有稿本藏中国医学科学院，1994 年中国科学技术出版社据此影印出版，与张延登《悬袖便方》合为一册。

公元（年）	清纪年	干支	作者	书名	考证内容	版本资料
1820	二十五	庚辰	陈念祖撰	医学从众录 8 卷	有自序及 1845 年魏敬中、林振荣序、郑学檢跋、陈心典识语。卷 1-7 内科杂病证治 38 门，卷 8 妇人杂病方 41 首，以歌诀述四时伤寒诊治法。	有 1845 年聚元堂刻本等 30 余种版本，收于《南雅堂医书全集》及多种《陈修园医书》。
			陈念祖编辑，刘藩校	喉科四种	子目：《咽喉脉证通论》，耐修子《白喉治法抉微》，曹心怡《喉痧正的》，《急救喉痧要法》。	有 1936 年上海大文书局铅印本藏上海、成都中医药大学，有清抄本藏中医科学院。
			梅竹居士编	救急经验良方 1 卷	喉科学著作，无序跋，首载觉因道人《急救异痧奇方》，后为《时疫经验良方》《续刊喉证秘方》等，大略同《经验百病内外方》。	收于《陈修园医书》六十、七十二种。
			亡名氏撰，范心田录	急救喉痧要法 1 卷	前有引言，录《王氏医案》王孟英言为《录论》，取保痘喉神妙三方三案，与《白喉忌表》专主清降气火、败灭血毒三方，汇辑成书，末附《劝少吸纸卷诸烟说》。	有 1901 年铅印本、1903 年刻本、1935 年上海三星书局石印本藏上海图书馆，收于多种《陈修园医书》。
			山左何贵孚撰	专治疳疮便毒杨梅简便方论 不分卷	有庚辰自序，择简明易效之法，参以平日治验，详述病源，绘图分经，始疳疮，次便毒，次杨梅，终结毒，用药醇良，分两适均。何氏《伤寒论大方图解》有 1833 年自序，则庚辰当为本年。	《联目》《大辞典》不载，有本年刻本藏中国中医科学院。
			慈溪盛朝杨辑，古越王万清参，义乌何圣辉阅，慈溪郑开勋校	痧胀玉衡摘要 1 卷	有自序无署名、纪年。摘录郭右陶《痧胀玉衡》，采辑各书良方，编为辨是痧非痧法、治痧简便方、治钩肢痧、绞肠痧等 27 篇。《联目》《大辞典》俱不载。	有冯肇伟木活字印本藏浙江图书馆，卷端署：宁慈盛朝杨辑，古越王万清参，金义何圣辉阅，宁慈郑开勋校，金义后学冯肇伟录印。
			汉阳张模（瑞式，云庭）撰	云庭医省 4 卷	有 1812 年自序、本年陈廷杰、1823 年何其杰序。首《内经》，次四诊，次伤寒，次杂症及入门诀，皆简约而精要。	《联目》《大辞典》不载，《中国医籍通考》载录，有本年韵涛氏刻本。
			黄岩李诚（师林，静轩）撰	医学指迷 1 卷	医论 17 条，首论医学贵博贵精，次论医家升降源流以及方脉诸书，大抵专尊内经、仲景，而不取张景岳之温补。	有嘉庆刻本藏国图、上海中华医学会。

公元（年）	清纪年	干支	作者	书名	考证内容	版本资料
1820	二十五	庚辰	安东程得龄（与九，湘舟）撰	人寿金鉴22卷	有本年自序及顾广圻、程元吉、张颉云3序、邓立诚后序，凡例署为1817年。摘录史子方志、稗传文集，以人之年龄为经，以人事为纬载录历代楷模，其中杂有养生内容。	有本年刻本藏中国医学科学院和四川泸州市图书馆、浙江温州市图书馆。
			仪征阮元（伯元，芸台）辑	宛委别藏（医书13种63卷）	阮元搜访《四库》未收之书175种纂集而成。涉医书13种，子目：膳夫经1卷，广成先生玉函经解3卷，广黄帝本行记1卷，轩辕黄帝传1卷，五行大义5卷，严氏明理论4卷，千金宝要6卷，史载之方2卷，难经集注3卷，华氏中藏经8卷，脉经10卷，类编朱氏集验医方15卷，陈氏小儿病源方论4卷。	书成，仅有抄本藏宫中，有1935年商务印书馆影印本藏国图、北京师范大学、中医科学院、故宫、大连、安徽、湖北、福建图书馆及上海、河南中医药大学。

清代医籍年表二

公元（年）	清纪年	干支	作者	书名	考证内容	版本资料
1821	道光元	辛巳	亡名氏撰，孟壎传抄	诊脉不分卷	前有弁言，次脉象第一、脉典第二、脉变第三、五脏平脉病脉解第四、五脏互见脉主病第五，以下无序次，为奇经八脉、奇经部位、五脏主病脉、脉证宜忌、妊娠脉诀歌、妊娠临产脉诀、小儿脉诀、内难关格病脉二条，附《难经病脉》，后有1891年孟壎跋。	《联目》《大辞典》作《诊脉弁言》，有误。1891年孟壎抄本藏中国中医科学院。
			松江何世仁（元长，澹安）撰	何氏秘本伤寒辨类2卷	有甲子年刘铁冷序及何元长考略、传、墓志铭及何时希跋。以症分194类，以阴阳虚实表里寒热比对辨类，为临床鉴别诊断之助。	1984年学林出版社影印出版。
			秀水郭志邃（右陶）原撰，余姚高杲（亭午）增补	治痧全编2卷	有本年高杲自序、陈启贤跋。1675年郭志邃撰《痧胀玉衡》，李菩、朱永思增辑为《治痧要略》；高氏采痧疫经验良方，详论证候，补其未备，并具铜人痧穴图于后。	有稿本附于杨泄峰《普济内外全书》，藏上海中医药大学；又有本年慈余堂活字本藏中医科学院。
			海宁王凯（伟仙，养吾）撰，沈金鳌（芊绿，尊生老人）纂辑，天彭冯敬修（蒙滨）汇纂	痧症燃犀照2卷	王氏《痧症全书》康熙间行世，沈金鳌条贯而传之，冯氏汇纂王沈二书，有本年序。介绍痧胀源流、辨证治法、脉法及宜忌诸药；详述正痧、变痧各36种，载防风散痧汤、薄荷汤、紫苏厚朴汤等治痧方剂。	1855年乐安堂刻本有何氏序，藏上海、成都中医药大学；1906年丛芝轩刻本藏中国科学院、中国中医科学院。
			太仓孙玘（鹤隄）撰	痧症汇要4卷	有本年何其伟序、孙玘自跋。辑《痧胀玉衡》《痧症全书》之要，首言刮放之法，次言痧症及宜忌，卷4为备用药方及药性便览，附《痧症指微》。	次年太仓振古斋刻本藏天津、上海、黑龙江中医药大学及上海、南京、河南图书馆；有1879年承恩堂刻本、1922年石印本。
			天台释普净传撰	痧症指微1卷	有序无署名、纪年，有次年孙玘识语。分部位记述痧症的症状及针刺、温灸、括痧、方药等简易疗法。收于《痧症汇要》。	有道光钞本藏国图，2002年收于《国家图书馆藏稀见古代医籍钞稿本丛编》影印出版；有1871年常郡文玉斋刻本等版本十种。

公元（年）	清纪年	干支	作者	书名	考证内容	版本资料
1821	道光元	辛巳	亡名氏撰，会稽车林一传	痧症发微2卷	有抄本原序及本年马骧序、车伟人跋，有1859年马百祥重刻跋。卷上30篇，论痧症辨证治法，针刮用药要义，附经验良方及张氏医通番痧；卷下33篇，论治15种痧症及诸治法、禁忌，列痧症汤药神方与丸散神方。	本年初刻，1845年会稽马氏刻本藏国图、中医科学院，1869年马玉燕堂重刻本藏浙江图书馆。
			暨阳陈氏亡名秘藏，陈汝銈传	治痧症穴法要诀2卷	有本年蔡凤岐序，有目录。载头风痧、大头痧、缩脚痈痧等44种痧症，各述其症候治法，有图示针刺穴法。后有《痧惊合璧》四卷，与惊风38证合刊。《联目》《大辞典》俱不载。	有本年暨阳木活字本藏浙江图书馆，扉页题词：道光元年岁次辛巳付梓，扶急延生，暨阳吴君宾、蔡凤茂全镌藏板。
			天津寇兰皋（露滋）撰	痧症传信方2卷	有本年自序、1832年梅成栋鲁楷序。采择古今传方，并刮痧放痧诸法，详为集解，录医案数十条，名论十余条成书，附洪吉人《补注瘟疫论》杂气29种及针灸图说。	1832年津门寇氏纯香堂刻本藏中国医学科学院、天津图书馆、上海中医药大学。
			安义熊笏（叔陵）撰	中风论1卷	有本年自序、1884年林庆祺序，1920年上海文瑞楼重刻石印本，有吴锡璜序、吴树萱郑子德跋。详辨中风因、证、脉、治及用药法，鉴别入经、入脏不同见症，后附案数则。	1884年醉经阁校刻本藏医学科学院、中医科学院、上海中医药大学及首都、福建图书馆。收于《三三医书》《续修四库全书》。
			崇川王实颖（西成，耘苗主人）撰辑	广嗣五种备要5卷	有本年金照序、自跋。子目：种子心法、保胎方论、达生真诀、新产证治、全婴须知各1卷。	有本年耕苗主人刻本藏国图、中国科学院、中医科学院、北京中医药大学、陕西中医药研究院。
			王实颖撰	种子心法不分卷	内容：要回天、选雌、寡俗、知时、知窍、疗治等6要，后附种子方。1719年石成金有同名书收于《传家宝全集》。	收于《广嗣五种备要》。
			王实颖撰	保胎方论1卷	胎前诸病专著，述30余症，载50余方。	同上。
			王实颖撰	达生真诀1卷	产科著作，有临产、十二产难论、既产调护、产难生死歌、产图等20则。	同上。
			王实颖撰	新产证治不分卷	述产后常见病证治50则。	同上。

续表

公元（年）	清纪年	干支	作者	书名	考证内容	版本资料
1821	道光元	辛巳	王实颖撰	全婴须知不分卷	主论初生儿急救、护理、种痘，后附小儿语，续小儿语。	同上。
			松下居士辑	群方便览2卷	自序署为1899年，而郭懋筠《群方便览续编》有本年刻本，则是书当成于此前，《联目》《大辞典》均作成于道光元年。载各科方剂，外科尤详，末附严真人经验方60首。	有1899年江山广川与善轩刻本藏上海中医药大学。
			郭懋筠辑	群方便览续编2卷	有本年维新主人序。前有目录，有总论、衣服、饮食、器用、杂著5篇，后列病症733种，各附验方。	本年刻本藏上海、天津中医药大学，有1826年聚贤堂刻本等6种版本。
			会稽顾淳庆（古生）撰	学医随笔1卷	医话医论，1829年刊行，有陆士谔序。载伤寒、温病、痢疾、霍乱、咽喉附咽喉杂症、胎产6篇。	有1929年金佳石好楼铅印《顾氏家集》本。
			平陵李绪瀛（蓬洲，东山居士）著	医学临证举隅1卷	有本年自序、1899年何枢序，载医药之难不可不知论第一、望闻问切论第二及治病当先以胃气为主、舍证从脉舍时从证、汗吐下三法宜忌、处方用药须知诸论，附：人宜慎医医宜慎疾论第十八，论后有孙男荣震按语。	1899年山西广文斋刊本藏中国科学院。
			吴县郑祥微（继善，少遇，念山，敦复老人）撰	郑氏女科集义1卷	有本年自序。《吴县志》：郑氏世传女科医，撰《灵兰集义》若干卷。此书即其一部。	有本年抄本藏上海中医药大学。
			王兆瑞（伯龙）纂辑	养儿宝3卷	妇产之书，前有引言。卷1调经种子论，卷2护孕安胎，以断欲为第一，以微劳为妙，卷3理损顺产，疗治产后各证。	有本年刻本藏上海、山东中医药大学。
			天台曹光熙（克安，彦修）纂辑	幼科要览4卷	有本年自序，卷1载拭口、浴儿、乳哺、脉法14论，后载不乳食、发热、急慢惊、脱肛等85证；卷4方剂，载315方；末附虎口三关纹图15幅。	有本年敬艺堂刻本藏上海、湖南中医药大学。
			三吾邓观汝（晓亭）撰	六治阐要5卷	有本年自序及萧思咏、石笏《三书总叙》，综合性医书，其《启蒙补遗》《两种秘录》为读《易》察风水之作。卷首总论，列六治总论、六淫伤中总论、精气神生死论、手足经络总论、六经表里总论、六经症治总论，分表里虚实阴阳6章叙述。	有本年刻本藏中国中医科学院、北京中医药大学等处。

续表

公元（年）	清纪年	干支	作者	书名	考证内容	版本资料
1821	道光元	辛巳	蜀中陈清淳（菊园）撰	蜀中医纂5卷	有自序无纪年。卷首载习医规格、学脉指述，卷1论脉歌诀42篇，附十问望色、药性反畏歌等，卷2外感病证42条，卷3内伤病证38条，卷4女科34条，卷5外科54条。	有1923、1931年铅印本藏中国中医科学院及北京、上海、黑龙江、南京中医药大学等处。
			蛟川江维一撰，刘元晖（易门）订定	方脉权衡不分卷	有本年刘元晖序及题诗。先列内景赋、十二经脉歌、脉理精要、诊法，为基础理论；次述五脏杂病60余证；再录伤寒六经提纲证治。	有抄本藏中国中医科学院，2009年收于《中医孤本大全》影印出版。
			亡名氏原撰，张桢（萼楼）传	明医要诀2卷	有本年自序。以七言歌诀述中风、中寒、瘟疫、伤寒、中暑、湿症、火症、内伤等62门病证。	有本年抄本藏中医科学院，2009年收于《中医孤本大全》影印出版。
			鹿芝馆主人撰	鹿芝馆丸散膏丹目录不分卷	有本年自序、卷末识语，载成药264首，列主治、功效、服法，不载组成、制法。	有本年刻本藏上海图书馆。
1822	二	壬午	湘乡罗福至（自知）辑	延龄纂要2卷	有本年自序、自跋及周修文序。初卷论补肾之阴阳水火与四脏法、用药、验方及饮食起居、四时调养；终卷导引功法如内静功、调息诀、修心吟等，附插图、口诀。	本年琳琅堂刊本藏北京大学，1993年中医古籍出版社收于《中医古籍孤本大全》影印出版。
			如皋顾金寿（晓澜，雉皋逸叟）撰	吴门治验录4卷	又名《顾晓澜先生医案》，有上年戴联奎序、本年俞恒润跋。内科为主，载医案102则。《续修四库全书提要》载录。	本年苏州黄鹤刻本藏医学科学院，有1825年澄怀堂刻本及其1829年重刻本等。
			天台曹光熙（克安，彦修）撰辑	医书类腋10卷	有本年自序，综合性医书。前6卷列内伤、疮疡及妇、儿、五官科133门病证，卷7药性赋，述130药，余为方剂，录1110方。	1825年敬艺堂本藏中国中医科学院、故宫博物院，扉页作《医学类腋》，海南出版社收于《故宫珍本丛刊》影印出版。
			明·姑苏吴有性（又可）原撰，清·油溪王嘉谟（梅园）补辑	瘟疫合璧2卷	有本年王氏自序、孙熺光序。王氏认为《温疫论》义理虽明，字句却醇疵互见，故为之删繁补缺，调畅文理，而为此编。	有1824年蔚文堂刻本藏广州、河南中医药大学、重庆图书馆，并有光绪间多种刻本。
			苏州劳松寿堂主人编	劳松寿堂虔制丸散膏丹胶露目录不分卷	有本年自序、自跋、自记。书口作《丸散集录》，载329方主治、功效、价格，不载药物组成。	有本年刻本藏中国中医科学院。

续表

公元（年）	清纪年	干支	作者	书名	考证内容	版本资料
1823	三	癸未	会稽陈士铎（敬之，远公，朱华子）原撰，会稽钱松（镜湖）删定	辨证奇闻 10卷	有本年钱松序，钱氏为太医院使。陈士铎撰《辨证录》14卷，钱松删其 8、10 两卷，他卷略事移易，为是书 10 卷。传抄中又题为《辨证冰鉴》。《续修四库全书提要》载录。	本年钱松刊行，现存 20 余种刻本抄本石印铅印本，并有多种校注排印本。
			陈士铎撰，钱松删定	辨证冰鉴 12卷	传抄中，《辨证奇闻》为《辨证冰鉴》，1894 年刊行，有潘骏德、沈树德序。后陈善华抄录为《医学辨证录》12 卷，皆为同书，出自《辨证录》。	1894 年刻本藏中国中医科学院，有 1909 年北京龙文阁石印本。
			原题：长乐陈念祖（修园，良友，慎修）撰	三指禅脉诀度针不分卷	有陈念祖自序。首诊脉大纲，次论脉象主病，末则诸病脉象及治疗，附先天后天论、经验方、补脏腑说。当为托名以售其书	有清刻本藏北京中医药大学。
			德州卢荫长（怡亭）撰辑	续信验方 1 卷	有本年自序。1804 年撰《信验方》，本年续作，载内外妇儿 131 方。与《信验方》合刊流传。	本年刻本藏中医科学院、故宫，收于《汉阳叶氏丛刻》；1993 年山西科技出版社有《信验方正续编》排印本。
			会稽孙桢（松涛，均文）编注	伤寒杂病论正义 16 卷	有次年自序及本年王文澜、沈传泗序。卷 1 病机、时令、脉色、救逆；卷 2－7 伤寒六经诸证；卷 8 痉湿暍、痰、突食、动气、霍乱；卷 9 脉法；卷10－14 百合病、狐惑等杂病；卷 15、16 妇人杂证及妊娠、产后。	有抄本 16 卷藏上海中华医学会。
			如皋胡杰（云溪）撰辑	绘图注穴痧症验方 2 卷，附：华佗危急漫痧法不分卷	有 1798 年何汾序及本年自序。实林森、王凯《痧症全书》之别本，经胡杰校正豕亥，补拾遗脱，编次付梓，附《华佗危急漫痧法》。	收于《注穴痧症验方等四种》，有 1893 年上海玉海楼铅印本。
			山阴周纪常（卓人）撰辑	女科辑要 8 卷	有本年自序、张久照、李可琼序。辑历代各家对妇科经、孕、产、乳、杂病论述之要，收载《竹林寺女科》《达生编》，附：单养贤《胎产全书》。与沈尧封书同名而非同书。	有本年山阴后马村刻本藏天津图书馆，有 1830 年二西堂刻本藏浙江中医药大学，有上海千项堂书局等多种刻本。
			周鼎（杏泉，守愚山人）编撰	抚幼合编 2 卷	有本年自序，合聂尚恒《活幼心法·痘疹论》、庄一夔《遂生编》为 2 卷而成书。	有本年刻本藏上海中医药大学。

公元 (年)	清纪年	干支	作者	书名	考证内容	版本资料
1823	三	癸未	锡山无心道人编	心眼指要1卷	有本年自序、方受一跋。为堪舆书，非医学，《联目》《大辞典》望题生义，载录于眼科门，大误。	有锡山章氏可久堂刻本藏上海图书馆。
			海昌郭诚勋（子诚，云台）撰	证治针经4卷	有本年自序、凡例，综合性医书。以歌赋阐述伤寒内伤摘要、杂证、女科、幼科要旨及75种证治，末附方34类。民国《海宁州志稿·艺文》称其为"郭沈勋"，并载王士雄《重校证治针经》十卷。	有本年刻本藏医学科学院，1828年得且堂刻本藏中医科学院及北京、天津、上海中医药大学。
			郭诚勋撰	证治歌诀4卷	1935年徐继达撰序重梓《证治针经》，题为《证治歌诀》，内容相同。	有1937年中医书局铅印本藏中医科学院、上海中医药大学。
			郭诚勋撰	杂证要旨总赋1卷	无序，《证治针经》序所述内容实为是书。首载杂证总赋，次列风温热，诸症之后，为女科、幼科，末附董西园《医级便读》。	有稿本藏上海中医药大学。
			融县路顺德（应侯）撰，江阴缪福照（介夫，澄江渔者）重订	治蛊新方1卷	路氏原撰，抄本流传，本年缪氏得之，1835年校订刊刻，有自序自跋。蛊毒并非尽在南粤山谷，都市亦多见，分述各种蛊症及治法。缪氏又附入《鸦片四耗论》，耗神、耗气、耗精、耗血，其毒不异于蛊。	有本年广西刻本藏中国科学院、中医科学院、成都中医药大学，有版本多种，收于《艺海珠尘》《丛书集成初编》。
			谷远张映汉（云衢）撰	尊生导养编2卷	有本年黄桐荪序。介绍导引、按摩、养生诸法，详述人体穴位及搓、捏80法。	有1846年心正堂刻本藏北京中医药大学、南京图书馆。
			旧题：西竺达摩祖师著，唐·般刺密谛译，清·珊城傅金铨（济一子）注，李来章辑	易筋经2卷	有托名李靖、牛皋及海岱游人、傅金铨等序。大旨言内功养精气，外功强筋骨，练筋、炼膜、练气，始为全功。下卷附录，为李来章所辑，附大力丸等方。《续修四库全书提要》载录。潘霨整理为《易筋经十二图》，录于《卫生要术》。	有本年市隐斋刻本藏上海中华医学会，扉页：道光三年新刊，《易筋经》，校勘精详，翻刻必究，市隐斋藏版；卷端署：济一子珊城傅金铨校正。《卫生要术》有1872年范明山抄本藏山东中医药大学。
			旧题：西竺达摩祖师著，唐·般刺密谛译，清·傅金铨校订	洗髓经1卷	五言偈颂体十篇，首意序，次总义，无始钟气篇第一、四大假合、凡圣同归、物我一致、行住立坐卧睡、洗髓还原、传临济正念，后有跋，末为八段锦导引法。	有本衙藏版刻本附于《易筋经》后，有2010年严蔚冰校注整理，上海古籍出版社有简体横排本。

公元（年）	清纪年	干支	作者	书名	考证内容	版本资料
1824	四	甲申	寿春梁文科（瀛侯），广宁年希尧（允恭，偶斋主人）原纂，析津侯宸（枫坪）增辑，析津张少绪（柳村，大石山人）校梓	集验良方6卷	有本年侯宸自序及张少绪题、跋，凡例后有年希尧、雍正余邦昭、康熙梁文科序。遵梁、年辑著《集验良方》原本，重加考订而成书，载养生、中风、感冒、瘟疫、遗精、消渴、黄疸、疝气、妇人、小儿、疮毒诸证，列1000余方。	本年侯氏半亩园刻本藏上海图书馆、吉林省图书馆。
			徐春江撰	简易良方不分卷	安徽图书馆藏本年刻本，经查对，为1827年长白德丰《简易良方》4卷，并非徐春江另有撰辑。	《联目》《大辞典》载本年刻本藏安徽图书馆。
			萧福庵（学正道人）撰	同人针灸2卷	有1831年释本圆序。述十四经分寸歌及图，按部位载数十种病证治。1831年锦城文殊院僧人释本圆易名《针灸全生》刊行，1869年刊本书名作《针灸全生》而书口题《同人灸法》。	有1831年《针灸全生》刻本藏中医科学院、泸州图书馆；1869年贵文堂刻本藏中医科学院及成都、河南中医药大学。
			荫德堂抄撰	脉理图1卷	无序跋、目录，为脏腑经络及脉法脉图之合抄，似是习医笔记。	有清抄本藏上海图书馆，扉页署：道光四年吉抄，荫德堂。
			金溪郑昭（旋宫）辑，米家骅参订	医学寻源2卷	有本年自序，医学理论入门书。卷1脏腑经络、腧穴、脉法；卷2阴阳、运气、脉症用药。	有本年家刻本藏中国中医科学院、北京中医药大学。
			归安江涵暾（禹门，笔花）撰	笔花医镜4卷	有本年自序、1834年钟承露序，综合性入门医书，有凡例。内容：四诊八纲、内外伤辨、脏腑证治、儿科妇科。《续修四库全书提要》载录。	有本年刻本藏首都、上海图书馆及山东、南京中医药大学，有版本70余种；另有《江笔花撮要》抄本藏黑龙江中医药大学。
			江涵暾原撰，冯世澂（邻孙）增补，汪克让续增	笔花医镜增补1卷	入门医书，内容：四诊八纲、内外伤辨、脏腑证治、儿科妇科。	有稿本藏北京大学图书馆。
			晋陵庄大椿（书年）编辑	保生编5种6卷	子目：《保生编》《慈幼编》《遂生编》《福幼编》各1卷，《医方汇编》2卷。《保生编》即亟斋居士《达生编》。《联目》载于妇产科，附《遂生编》《医方汇编》，作者亟斋居士，《大辞典》因之，有误。	有本年刻本藏黑龙江省图书馆与广州中医药大学。

公元（年）	清纪年	干支	作者	书名	考证内容	版本资料
1824	四	甲申	庄大椿编撰	慈幼编1卷	前有自引，首集要，次乳哺、洗浴宜忌等育儿常识，次脐风、撮口、噤风风噤口噤、口糜七星疮等小儿杂病证治药方，变蒸考、痘宜种不宜出论附紫府稀痘仙方等12论。	收于《保生编》。
			庄大椿编撰	医方汇编2卷	儿科著作。卷1《保赤类编》，前有引言，分保赤、慢惊、理幼、保产4类，保赤列抱龙丸、凉惊丸、胃苓丸等12方，慢惊列慢惊论、辨证等14则及逐寒荡惊汤、加味理中地黄汤2方，理幼首回生救急方、验虎口法、三朝浴儿，及初生血皮、不乳、吐乳等24症，肥儿丸、苏藿丸2方，保产列佛手散等26方、法；卷2《经验杂方》，列儿科诊治57条。	收于《保生编》。
			临潼刘文雅（温堂）撰，刘可举（献廷）传，泾阳张楠（荫斋）编校	痘疹捷要2卷	有本年张楠序，扉页作：关中刘温堂先生编辑，《痘疹捷要》，芝瑞堂藏板，凡有刷印者问三原县北门外西住村回春堂药铺；卷端署：临潼刘温堂先生编辑，次男刘可举献廷校，泾阳张楠荫斋校。卷1痘科，卷2疹科，附痘疹医方130首，痘疹药性90味。	有本年洛阳张楠芝瑞堂刻本藏陕西省中医药研究院。
			江西尉仲林原撰，杨朝右校刊	瘄子要领2卷	江西尉氏等著《麻科合璧》，乾隆间诸暨万新甫、杨开泰辑，本年杨氏重刊，有自序。卷1麻疹知源，述95症诊治；卷2瘄疹总纲；后附医案1则及倪氏疟痢3方、牙疳吹药方、治肾经疳方及天医临月诀。	有本年刻本藏上海图书馆，1877年王铠撰跋再次重刊，有刻本藏中国中医科学院。
			宛宁朱楚芬（莒滨）撰辑	麻疹集成2卷	有本年自序、梁中孚序，1826年叶镶祥跋。集录前人著作，有总论、分期论治、各种兼证等50余篇。	有本年刻本藏上海图书馆、上海中医药大学，并附于《痘疹集成》。
			震泽沈阁（师闳）注，震泽张步阶（驾六）评	黄帝逸典评注14卷	有本年邱孙梧、陈赓飏序，张在田《述略》。书载14论，卷各1论，为卷1原痘论，卷2脏腑论，卷3格三论，4传经，5发热，6报痘，7点8胀，9浆10靥，11余症，12方，13药性，卷14麻疹论，附痘后余毒。《联目》《大辞典》载亡名氏《黄帝逸典》14卷，不载是书。	有道光刻本藏浙江图书馆。扉页作：道光甲申春镌，痘症要书，《黄帝逸典评注》；卷端署：震泽沈阁师闳注，张步阶驾六评。

公元（年）	清纪年	干支	作者	书名	考证内容	版本资料
1824	四	甲申	原题：吴县叶桂（天士，香岩）撰	眼科良方1卷	又名《叶天士眼科方》，重刊本有1858年王廉泉、1867年俞嘉仪、1878年梅启照等序。以图注形式，上图下注，载21症，20余方，论症用药基本与《临症指南医案·目疾》20案相应。《续修四库全书提要》载录。	本年古虞求无过生校刻本藏南京中医药大学，有1858年广同济堂、1867年金陵一得斋善书坊、1879年江西会文堂等版本17种，收于《荔墙丛书》，附于《梅氏验方新编》。
			乌镇张履成（阔寰）撰，昆山潘道根（确潜，晚香，徐村老农）增辑	张履成先生医案不分卷	前有1845年潘道根引言。载内、妇、儿科案百余则，附《疟问》，昆山张序均字礼庠问，潘道根字确潜答。	1845年潘道根抄本藏中国中医科学院，卷端作乌镇张履成先生医案，署：道光甲申，名西□，号阔寰。
1825	五	乙酉	山阴吴燝（小珊）编撰	医学辑要4卷	诊法著作，有1854年其外孙陈照序、陈晔跋。卷1论神色声气，望、闻之法；卷2、3详论脉理，切脉法，有诸病宜忌脉、趺阳少阴脉说；卷4方祖、医学要领、杂录名言说论。	本年海陵刻本藏医学科学院，1868年山阴陈氏刻本藏国图、北京、上海中医药大学及南京、苏州图书馆，收于《三三医书》。
			会稽章楠（虚谷）撰	医门棒喝初集4卷	有本年自序、次年田鼎祚、1827年田晋元、1829年自题、纪树馥、韩凤修、史善长诸序及孙廷铊跋。载论26篇，大旨以叶氏《临证指南》为宗。原题《医门棒喝》，后与《伤寒论本旨》合刊，为初集、二集。	有1829年刻本藏山东、上海、广州中医药大学、甘肃图书馆，题为《医门棒喝》；1835年与《伤寒论本旨》合刊，为《医门棒喝初集》。
			章楠辑	温病大旨不分卷	子目：叶天士温热论释、薛生白湿热条辨释，前有《温病大旨》1篇，为二书合抄本。	有抄本藏浙江省中医药研究院。
			吴县叶桂（天士）撰，章楠释	叶天士温热论不分卷	以叶天士辨析寒热源流，明其变化，补仲景之阙，厥功甚大，爰为释其义，以便省览。为《温热论》传本源头之一。	收于《温热经纬》《中西医学劝读》。
			袁于江（道叟）撰	生生宝录3卷	妇产科学著作，前有自序无纪年，有1840年罗渠序，及伪托孙思邈、吕道人序。上卷胎前，中卷临产，下卷产后，末附胡瀛国《生生外录》。	有本年信友堂刻本藏广州中医药大学、四川大学华西医学中心；1840年铜梁罗氏刻本藏北京、山东、成都中医药大学。

公元 (年)	清纪年	干支	作者	书名	考证内容	版本资料
1825	五	乙酉	上海唐千顷（桐园）原撰，长安马振蕃增补	增补大生要旨 4 卷	1762 年唐氏撰《大生要旨》，又名《妇婴宝鉴》，有自序及乔光烈序。马振蕃增补《竹林寺女科》相关内容，后附《经验各种秘方辑要》。	有本年慎德堂刻本藏甘肃图书馆，1881 年刻本藏首都图书馆，有版本十余种。
			永福氏辑	求嗣指源 2 卷	初集介绍调经、求嗣大法及方药；二集种子法及药物调理。	1896 年吉林三利泉记刻本藏中医科学院，有抄本藏山东中医药大学。
			黄济聪（固斋）辑	医方便览 2 卷	有本年自序、李超元序。首卷补、和、攻、散、寒、热、固、因八限，卷下伤寒，录方 148 首。	有本年刻本藏上海中医药大学。
			安浦游光斗（紫垣）撰	简便良方 6 卷	有本年自序、杨懋恬序及 1827 年刘荫棠序，卷 1 救急诸方，卷 2 女科，卷 3 幼科，后有续编，卷 4 补养诸方，卷 5 疮科，后有补遗，卷 6 眼科。或作 8 卷，以卷 3、5 为续编、补遗。	有道光安浦游氏刊本藏中国科学院。
			古任许大炘（经延）辑刊	普济应验良方 8 卷	有本年自序。辑录良方，凡男妇大小内外诸门等症具备，末附《补遗杂症》，署古任松圃氏纂辑，即其王松圃《医方集验》。	有本年济宁文宝斋刻本藏北京中医药大学。
			洞庭姜镛（松崖）撰	松崖医论 1 卷	又名《医论》，有本年自序及郭麐、毛鼎亨序。载临床心得 31 篇，附经验要方。	有本年洞庭山馆刻本藏上海中医药大学、南京图书馆。
			姜镛撰	经验要方 1 卷	有序无署名纪年。分中风、伤寒、瘟疫、暑、霍乱等 52 门，录各科效验方 154 首。	附于《松崖医论》。
			亡名氏原撰，金匮华文械（倬云，葫芦道人）、华文桂（子同，竹里闲人）增辑	华佗师喉科灰余集 1 卷	有 1820 年华文械跋，总论喉痹，分述 10 种喉病证治，录 7 方。华文械《喉科秘书补要》有 1821 年华文桂跋，载杨龙九 6 方、单方 6 首、医案 10 则，及烂喉痧论；华文桂《续录》有本年 2 跋，载吹药选用药品、古方及养阴降火、回阳救急丹、敷药古方、枣灰散方、骨鲠祝由法等。	有道光刻本藏中国科学院图书馆。
			宋僧原本，清·海宁许楗（叔夏，珊林）校定	咽喉脉证通论 1 卷	有本年许楗序及 1841 年姚晏、姚衡序。分咽喉总论、通治用药、用药禁忌、丸散方药 4 则，论 18 证。民国《浙江通志稿·人物志》《续修四库全书提要》载录。	有版本十余种，收于《陈修园医书》《连自华医书十五种》《汉阳叶氏丛刻医类》《中国医学大成》《喉科四种》等。

续表

公元（年）	清纪年	干支	作者	书名	考证内容	版本资料
1825	五	乙酉	邗江周春山撰，王一飞抄传	喉科秘要1卷	封面署：丁巳岁，王一飞藏。无序跋、目录，分喉症总论、辨证细条、用药秘法、制药秘法四章，论治36种喉症，末署：民国陆年丁巳岁夏季日抄。	有抄本藏苏州大学炳麟图书馆；又有1913年金国礼抄本藏上海中医药大学。
			沩宁张九思（兰亭）撰	审病定经3卷	综合性医书，卷1诸病口诀、审病定经、四诊、六经定法、七方十剂；卷2妇产科病证及医案；卷3陶氏伤寒审病口诀，摘录《诊方备要》《药性总义》《达生编》等。	次年刻本2卷藏陕西中医药大学，1834年集贤堂刻本藏中医科学院。
			原题：阳曲傅山（青主，公佗，石道人）著，平定孙毓芝，罗硕庵，仙坞刘朴庵传	临产须知全集3卷	有本年刘朴庵、罗硕庵序，原名《傅青主先生秘传产门方论》。初集载产后总论、临产须知方论；二集载产后诸症治法方论；附录杂方三集，载保产仙方、久病不寐方、小儿口疮牙疳方等37方。	《联目》《大辞典》不载，有抄本流传山西平定，2012年学苑出版社影印出版。仙坞，在今湖南常德桃源县。
			戴思九撰	戴思九临证医案1卷	无序跋、目录，不分类，详述年龄、病证、诊治、发展，末附考古斋题记1则。《联目》《大辞典》不载。	有抄本藏台北故宫博物院，1987年台湾新文丰出版公司影印出版。
			芬余氏原著，仪征萧衡先传，仪征卢育和录	医源1卷	芬余氏著之，萧氏藏之，卢氏刊之，有卢育和、时逸人2序。详疟痢两证，如疟论大纲、疟脉辨、治疟大法、瘴疟论、论内经金匮温疟治法、疟母论、疟母问答、痢疾大纲、治痢大法、痢疾不可利小便辨、痢疾不可发汗辨等，各立专论。余如痰饮、虚劳、咳嗽，亦多发明。	收于《三三医书》。
			吴江陈希恕（养吾，梦琴）撰	哭柳儿痘疡文不分卷	有上年小序、张澹、沈垣题词及本年杨瀣题词。	附于《文学孝行陈府君传记铭诔杂记合编》后。
1826	六	丙戌	明·会稽张介宾（景岳，会卿，通一子）原撰，清·遂昌周长有（邦桢）编订	内经翼注12卷	又名《重订内经类注》，前有本年自序。本张氏《类经》前28卷编订增注而成，末附《图翼运气经络》1卷。光绪《处州府志》有周氏传，《遂昌县志》载录其书。	有本年种德堂刊活字本藏北京中医药大学。

公元（年）	清纪年	干支	作者	书名	考证内容	版本资料
1826	六	丙戌	会稽王苏门（兰亭）辑，古吴缪芳年订	伤寒辨舌秘录 1 卷	有王苏门自序及朱树序无纪年，卷端署：会稽王苏门兰亭氏辑，古吴缪芳年氏参订。载伤寒辨舌法、三十六舌图形歌诀、附方，其三十六舌证候医方悉宗敖氏《金镜录》。1921 年，江斌源补烂边至莲花诸舌诀，为《三十六舌歌诀及图解》，有抄本藏浙江省中医药研究院。	有聚奎堂刻本藏浙江中医药研究院，扉页作：道光丙戌新镌，会稽王苏门先生辑，古吴缪芳年先生订，《伤寒辨舌秘录》，附舌胎图形歌诀，聚奎堂藏板。
			歙县程文囿（观泉，杏轩）撰辑	医述 16 卷	有本年自序及次年朱锺、朱濂序，1833 年自跋，有凡例。子目：医学溯源 2 卷、伤寒提钩 1 卷、伤寒析疑 1 卷、杂症汇参 8 卷、女科原旨 1 卷、幼科集要 1 卷、痘疹精华 1 卷、方药备考 1 卷，附《医案》初集、续录、辑录。据自跋，是书始于 1792 年，成于本年，1830 付印，1833 年刻成。全书辑医书 320 余家，经史子集 40 余种，述经义 650 余条，名论 5000 余款，案 284 首，方 191 道，图 5，凡 130 门，570 类。	《联目》载本年及 1833 年两刻本，实为同一版本，陕西、辽宁、成都中医药大学及南京、辽宁、浙江图书馆有藏；1891 年汉上重刻本有朱钦成、诸淦序。1981 年安徽科技出版社据道光、光绪二版本校订排印出版。
			程文囿撰	医学溯源 2 卷	卷 1 述养生、稽古、阴阳、水火、生克、运气、脏腑、经络；卷 2 述望色、聆音、辨脉、审证、治法、医则、病箴。引述经义哲言、各家见解，提要钩玄，阐述医学基本理论与诊法。	为《医述》卷 1、2。
			程文囿撰	伤寒提钩 1 卷	引述经义及各家见解，提要钩玄，阐述伤寒要义，附感病善后法及名家医案 6 则。	为《医述》卷 3，并有 1934 年抄本藏陕西中医药大学。
			程文囿撰	伤寒析疑 1 卷	分倒序、传误、衍文、注辨、会通、阙疑、错简、脱佚、字讹、方考、问难 11 篇，辨析伤寒疑义。	为《医述》卷 4，并有 1934 年抄本藏陕西中医药大学。
			程文囿撰	杂证汇参 8 卷	卷 5 伤风、暑、湿、燥、温热等外感 8 证，卷 6 - 10 中风、类中、虚劳、血证、吐咳血等内伤杂病 46 证，卷 11、12 头面四肢为主、包括诸痛等 29 证，诸证引述各家阐发经义、哲言、脉候、选案。	收于《医述》，为卷 5 - 12。

续表

公元（年）	清纪年	干支	作者	书名	考证内容	版本资料
1826	六	丙戌	程文囿撰辑	女科原旨1卷	分月经、求嗣、带下、崩漏、胎前、堕胎半产、临产、产后、杂病9门，引述经义及各家见解，论证、论治，注重脉候，并选案以证。	收于《医述》，为卷13。
			程文囿撰辑	幼科集要1卷	首纲领，经义、总论及小儿诊治、护养、乳哺；分初生、胎证、杂病述儿科诸病。武宁方略字南薰，1820年撰有同名书，与此自异。	收于《医述》，为卷14。
			程文囿撰辑	痘疹精华1卷	载痘疹纲领20则、因期施治20则、证治要略10余则、余义5则及疹证名言、医案。	收于《医述》，为卷15。
			程文囿撰辑	方药备考1卷	分方论、药略2部。首经义、总论，次内经、伤寒、杂证方论3章，选百首，引述诸家；药略亦列经义、总论于首，次解人参、黄芪、附子50余药，引述各家炮制、煎服诸法。	即《医述》卷16。
			武进胡嗣超（鹤生）编注	伤寒杂病论16卷	有本年自序。前3卷胡氏原撰《辨惑论》30则及诊要论、经症汤方歌诀，其余4–16卷乃伤寒六经病症、霍乱病脉证篇，以及诸方、平脉法，为仲景书原文编注。	有1847年海隐书屋初刻本藏医学科学院、首都、天津图书馆、中医科学院、故宫、北京、天津中医药大学等处。
			山阴茅松龄（云涛）撰	易范医疏4卷	有本年马世禄序。卷1言经络、河图分配藏府、十干化气五行、图书卦象合参等；卷2言八卦脉证、八卦与藏府经脉、六气六经、奇经等；卷3为十二重卦藏府脉证药象；卷4则六重卦藏府药证象、四分六重卦藏府药证象。	有本年刻本藏中医科学院、上海中华医学会、上海中医药大学等处。
			南汇徐镛（叶壋，玉台）撰	医学举要6卷	有本年自序，《联目》《大辞典》载有1879年稿本，似有误。先六经，次时邪，次杂证，次治法合论，卷5、6为古今方补注、玉台医案。与戴绪安《注礼堂医学举要》4卷自是二书。《续修四库全书提要》载录。	《联目》《大辞典》载有1879年稿本藏上海交通大学医学院，收于《中国医学大成》。
			蒲圻贺大文（藻亭）编	方脉指迷4卷	综合性医书，有本年自序、贺斐观序及自述诗。以先贤经典之精华为后人临证指迷，卷1列述用药不遵《内经》之迷，治疗拘泥古方之迷，处方心无定见之迷等14论；余为诸证古法治疗及验案。	本年贺氏醉百堂刻本藏中国中医科学院及首都图书馆。

公元（年）	清纪年	干支	作者	书名	考证内容	版本资料
1826	六	丙戌	湖南杨朝杰（万才）编	医理折衷 2 卷	综合性医书，收于《三理折衷》。《联目》《大辞典》载录，笔者未见。	有本年文光堂刻本藏中医科学院，经查未见；山西医科大学亦有藏。
			森荫主人撰辑	仁寿镜中方 2 卷	有森荫主人弁言。录清宁丸方，及与各科诸症配伍为引的《治症汤引》135 方，次回春丹、塘西痧药 2 方；后为《痧症辨惑》及乳症方。《联目》归于妇科门，有误。	有本年刻本藏安徽省图书馆，扉页作：道光丙戌冬，森荫堂藏板。
			萧山竹林寺僧原撰，涿邑王德峻（遵六）校订	妇科秘传不分卷	有本年王德峻序，卷端作《妇科秘传神方》。首月经 40 症、经疾并血块气痛 28 症，次种子门、胎前 38 症、增补胎前诸症 26 症 30 方，次产后 15 症及增补产后诸症 19 症方，又有治产后一切诸症理产回生丹 23 症、难产 13 症、催生 14 症，后为阴户 8 症 9 方，乳门 18 症 19 方。	有 1886 年时忍堂刻本藏陕西省图书馆。
			睢阳袁恕（中行，推夫）撰辑	生生理言 4 卷	有本年自序、陈日忠、史懋勋序及上年王桢序，妇产科学著作，分元亨利贞 4 卷。卷首张隐居求嗣真诀、莲池大师放生文、张又贞公格言、保身立命诀；卷 1、2 种子；卷 3 达生编、增广达生编、临产代参方、保婴心法、断乳方、止乳方、慈幼编、延生第一方；卷 4 痘疹杂集等。	有本年睢阳袁氏存诚堂刻本藏河南省图书馆。
			积善堂童人订	医箴俚言、妇病要诀 1 卷	有本年《医箴俚言》自序。《医箴俚言》列立意、度材、精一、端品、自克、除病、戒贪、尽心、老成 9 则；与《妇病要诀》合为一册。	有抄本藏浙江省中医药研究院。
			亟斋居士原撰，周毓龄（吕笙子，南方恒人）增补，浏阳周登庸（金门）续辑	续广达生编 5 卷	前有本年周登庸小引。卷首录周毓龄《广达生编》，卷 1 调经、带下、血崩、血枯、受孕种子，卷 2 护胎保胎妊娠证治，卷 3 产要、临产，卷 4 产后，卷 5 初生救护、调燮、证治。	初刻于道光间，1876 年有与《达生编》合刻本藏中医科学院、湖南图书馆、中山大学医学院及陕西、湖南中医药大学，有 1898 年蔚大文刻本。
			武进恽熊（亨时，西园）撰	恽西园痧麻痘三科定论 1 卷	述痧、麻、痘三种疾病临床表现及诊治法，附水痘辨看法 5 种。	有抄本藏南京中医药大学。

公元（年）	清纪年	干支	作者	书名	考证内容	版本资料
1826	六	丙戌	任申彪撰	麻疹约要1卷	无序跋，首麻疹解略，次麻疹证治。疹毒起于脾，流于心，伤于肺；病在腠理当发散，结秘肠胃应疏通，载升麻葛根散、消毒饮、牛黄散、白虎解毒汤、四物汤等方，末附胎产杂忌。	有本年常恒益斋刻本藏陕西中医研究院，1859年积庆堂重刻本藏上海图书馆；附于1893年《增补神效集》，中医科学院藏，收于《中医珍本丛刊》。
			会稽钱松（镜湖）撰	痧胀名考4卷	又名《痧胀原由》《痧胀源流》，有本年自序、庆氏序。《联目》《大辞典》眼科门有钱氏《痧眼原由》本年刻本藏上海图书馆，经查即为是书，殆由胀、眼形近致误。	本年庆氏金华刻本藏中国医学科学院、上海图书馆。
			鹤山吴应逵（鸿来，雁山）撰	岭南荔枝谱6卷	有本年自序、谭莹跋及庚戌年伍崇曜跋。首总论，次分种植、节候、品类、杂事，记述岭南荔枝。	收于《岭南遗书》《丛书集成初编》。
			胡桐鹤堂编	桐鹤堂膏丹丸散集录不分卷	《联目》《大辞典》载录，笔者未见。	有1826年王涌言书坊刻本藏苏州图书馆，经查未见。
1827	七	丁亥	长白德丰（怀庭）撰，古闽莫树蕃（琴冈）校订	草药图经1卷	又名《简易本草》，有本年莫树蕃序。为南方草药图说，载药60种，先图，后述别名、产地、形状、种类、功效等，附刊于《集验简易良方》为卷3。	有本年乐只堂本藏中医科学院，1840年重刊本藏于扬州市图书馆。
			德丰辑	集验简易良方4卷	有本年自序2篇与莫树蕃跋。在罗天鹏《奇秘良方》基础上增辑而成，又名《罗军门集验简易良方》，《草药图经》为其卷3。后附聂蓉峰家传秘方数十首。《续修四库全书提要》载录。	有本年乐只堂刻本藏中国科学院、中医科学院、故宫、山东、大连图书馆，有版本十余种。
			休宁汪广期撰辑	审证传方不分卷	方书，载湿热、风热、受风、受寒等40余病症用方，后辑倪涵初《痢疟奇方》，末附集成至圣丹、三仙丹等。	有1898年刻本藏吉林省图书馆、长春中医药大学。
			汪广期撰辑	汪广期先生拟方1卷	又名《济世良方》，有尚友堂序。载40余方，述其组成、剂量。	有本年刻本、尚友堂刻本藏上海中医药大学、中医科学院等处。

公元（年）	清纪年	干支	作者	书名	考证内容	版本资料
1827	七	丁亥	汪广期撰辑	汪广期医方 1 卷	前有题辞。录汪氏保婴拟方、胎产拟方、治呕验案 2 则，其后有序同《汪广期先生拟方》尚友堂序，末附霍乱吐泻疟痢杂方 44 首。似《汪广期先生拟方》略为增补而成。	有抄本藏浙江中医药研究院。
			武宁翁藻（稼江）撰	六经定法不分卷	辨别六经诸证之疑似，阐述治疗大法、选方用药。	为所著《医学类编》卷 2 之伤寒部分。
			翁藻撰	伤寒总略不分卷	载录李士材、陶节庵十法、伤寒证治等内容，以述伤寒脉证、治法、预后。	为所著《医学类编》卷 2 之伤寒部分。
			扬州叶霖（子雨，石林旧隐）撰	金匮要略阙疑 2 卷	前有种德堂主人序，选录原文 22 篇，或作文字考证，或作医理阐发，将伤寒及后世效方附于各证之后。	有抄本藏中医科学院、浙江中医药研究院、贵阳中医学院。
			邵阳周学霆（荆威，梦觉道人）撰	三指禅 3 卷	有方伯畴、欧阳聘侯、欧阳辑瑞、余正焕、贺长龄、陈岱霖等序。凡 81 篇，以浮沉迟数为纲比对 22 脉阐述，介绍临床各科病症脉象及疑病诈病脉、死生脉等。	本年星沙换鹅堂刻本藏中医科学院，有版本 30 余种，1956 年人民卫生出版社有铅印本。
			吴钢（诚斋）撰	类经证治本草 4 册	有本年自序、凡例，按归经分类，又按补泻温凉分小类，列载 1800 种药物。末列经外药总类，按来源分草、木、果、兽。	有抄本藏中医科学院，1999 年华夏出版社收于《中国本草全书》119 卷，影印出版。
			南海郭治（元峰）撰，郭麖标编辑	辨脉指南 2 卷	原名《脉如》，诊法入门书，有郭麖标、洗沂 2 序。其中四塞、六甲、六气、六经独至脉值得参考；附《望闻问三诊》，问诊较"十问"更多发挥。	有本年刻本及 1981 年上海古籍出版社影印本，有 1931 年上海中医书局石印本。
			华州王志沂（鲁泉）撰	医学摘要 1 卷	有自序及 1894 年阎廼珽序。首脉学举要，次药性歌括，末则脏腑虚实标本宜用之药。《续修四库全书提要》载录。	有 1903 年固斋刻本藏上海中医药大学。
			宋·建阳宋慈（惠父）原撰，清·嘉定瞿中溶（木夫，木居士）辨正	洗冤录辨正 1 卷	有本年瞿中溶自序，以元本《洗冤集录》为据，参校其他版本，引用 20 余种著作以辨正考略。1892 年李璋煜为《续增洗冤录辨正参考》。	收于《增补本补注洗冤录集证》。
			襄平姚德丰（稔斋）撰辑	增补洗冤录急救方不分卷	又名《增补急救方》，有本年胡兆楠序，分 15 门，载 79 条急救方法，末附《总按》，述预防轻生之法。	有 1831 年苏州姚寿春堂刻本藏安徽省图书馆。

续表

公元（年）	清纪年	干支	作者	书名	考证内容	版本资料
1827	七	丁亥	原题：阳曲傅山（青主，公佗，石道人）著	女科良方3卷	分带下、血崩、调经、种子、鬼胎、妊娠、小产、难产、正产及产后10类，共130条230证；附《产后编》。	为《傅青主女科》改编本，1831年初刊。
1828	八	戊子	钱塘陆言（心兰），李鹿苹，吴熙（春谷）同撰辑	经验方抄4卷	有本年自序及1843年张心渊序，有凡例。按部位及病症分64门，载1000余方，尤详外科、损伤、解毒，兼录针灸、薰洗。	成于1812年，删订后本年保康堂刻本藏中医科学院、上海中医药大学，1843年嘉善张心渊重刊。
			鄞县张德裕（钜标，目达子，术仙）撰	本草正义2卷	有本年自序。载药361种，按药性分：甘温、甘凉、发散、气品、血品、苦凉、苦温等12类。与1920年张山雷书自是二书同名。	有本年刻本藏中医科学院。
			嘉兴沈志裕（怡莽）撰	片石居疡科治法辑要2卷	又名《片石居疡科遗编》，有本年沈正楷及1893年张宪和序。上卷载痈疽、疗疮、流注、肠痈、百会疽等外科证治，附98方；卷下144方。	本年志古堂刻本藏中医科学院、上海图书馆、南京、河南中医药大学等处，有5种版本。
			歙县鲍泰圻辑	鲍氏汇校医书四种18卷	子目：杨士瀛《伤寒类书活人总括》7卷，吴彦夔《传信适用方》4卷，亡名氏《产宝诸方》1卷，《急救仙方》6卷。	本年歙县棠樾鲍氏活字印本藏中医科学院、南京图书馆，中国医学科学院所藏则为残卷。
			醴陵李宾门撰辑	瘟疫辑略3卷	有本年自序。上卷立法，中卷论变，下卷解方，以吴又可序冠首，证治以蔡乃庵居先。	有本年蟠根别墅刻本藏中国中医科学院。
			旌阳汪期莲（梅轩）汇辑	瘟疫汇编16卷	有本年自序。汇辑诸家，分述古、统论、论治、辨治、治法、表证、里证、兼证、遗症、正误、诸方、八法、六经、杂瘟、良方、通古16篇为16卷。	本年汪培芝堂刻本藏医学科学院、中医科学院，北京有1883年永川万氏两仪书院刻本等版本。
			鄞县袁氏撰	原瘄要论1卷	有本年东农主人序。作者佚名，嘉庆间人。载麻疹干渴发热论、论腹痛、看疹诸色论等24论，述麻疹诊断、治疗、合并症及药味禁忌、安胎、胎产、产后痘疹等，附虞氏麻疹治法。	有本年宁城东璧斋刊本，收于《中国医学大成》。
			罗叔宝著	佛崖验方抄1卷	无序跋，收载温病验方84首，附载于《广瘟疫论》，名《佛崖验方》。经查对，席树馨《活人精言》卷4《广瘟疫论》所附《佛崖验方》，无署名、无序跋、目录，录外科44方，似与此书异。	有本年刻本藏北京大学及四川大学华西医学中心。

公元（年）	清纪年	干支	作者	书名	考证内容	版本资料
1828	八	戊子	平度于溥泽（皆霖，芥林）撰	要略厘辞 8 卷	金匮类著作。首载仲景原序，次列溥泽识语，次自序，正文有补亡、勘误、祛疑、致用等项，概论有题语、阴阳论、药方集录。	有旧抄本藏中医科学院。
			培兰社同人辑	诚斋六集济世奇方 16 卷	以《医宗金鉴》为主，收集各科病证方剂 1000 余，另有急救、救饥、延年方。《大辞典》作潘华国辑。	有本年刻本藏军事医学科学院。
			天保堂主人编	天保堂诸门应病药目不分卷	本年自序有阙叶，分 21 门，载 260 余方，方下标价，列功效主治，无药物剂量，末有跋多破损。	有道光间著者自刻本藏上海中医药大学。
			浙江王上全堂编	王上全堂丹丸全录 1 卷	有本年自序，载列丸散膏丹二百数十种，分别门类，摘叙治功，旁及龟鹿诸胶、各种花露，详开目录，酌定售价。《联目》《大辞典》不载。	有道光刻本藏国图，收于《中国古代医方真本秘本全集·清代卷》第61 册。
			济宁马兆鳌（冠山）撰	富春堂经验方书不分卷	有本年自序及陈贻楷、张荣泰序。为山东济宁富春堂药店成药目录，前列制药、煎药、服药、用药斟酌诸论，仿同仁堂例将丸散分补益、脾胃、饮食及跌打癥痞、中风、整容等 18 门，门各有小序，载 349 方。	有本年富春堂刻本藏山东省图书馆、白求恩医科大学。
			吴兴沈汉澄（芎湛，晓堂，九锁山人）撰，门人张晋（锡蕃）校订	咳嗽治法 1 卷	有本年沈雨棠序。卷端署九锁山人沈汉澄晓堂述，门人张晋锡蕃校；其书首述《内经》，次脉因证治，次附以叶天士案，按语则引己案以为说明。	有本年刻本藏苏州大学炳麟图书馆，前有破损缺失，雨棠序缺前半。民国《双林镇志·人物》载录。
1829	九	己丑	阳湖张琦（翰风，宛邻）撰	素问释义 10 卷	有本年自序，以王注为主释《素问》各篇。《中国医籍考》收载道光后医籍唯此，《续修四库全书提要》载录。	1832 年收于《张氏医集三种》，亦见《四库未收书辑刊》。
			潜江刘若金（用汝，云密）原撰，张琦节录	本草述录 6 卷	节录刘若金《本草述》，按水、火、土、五金、石、卤石、草、谷、菜、果、木、虫、鳞、介、禽、兽、人 17 部述药 400 余种，各药先述性味、主治，间及药理宜忌。1870 年蒋溶增《补集》，添野山参、东洋参等，为《萃金裘本草述录》8 卷。	收于《宛邻丛书》，中国中医科学院、北京中医药大学有藏；1999 年华夏出版社收于《中国本草全书》114 卷影印出版。
			平湖邵澍（作霖，子雨）辑	外科辑要 4 卷	有本年周如春序。辑录外科方剂，包括内服、外用，尤多《金鉴》方。无明确分类。	有本年上海锦章书局、千顷堂书局石印本。

公元 （年）	清纪年	干支	作者	书名	考证内容	版本资料
1829	九	己丑	邵澍撰辑	成方辑要4卷	有本年周如春序与凡例。取法《医宗金鉴》，载199方，选方效验、简便、经济。外科方论甚少，另见于《外科辑要》。	有本年修竹庐刻本藏上海中医药大学，1857年宜稼堂刻本与民国王建元抄本藏上海图书馆。
			南邑傅嘉猷（践庵）辑	方便录2卷	有本年自序，又名《普济方便录》。将陈杰之《回生集》与徐襄右《救急奇方》，删补分类附上亲验之方而成。分平时调养、上、中、下部诸症、全身、全身内外、妇女、保产歌、小儿、外症、急救、咬毒、杂治、补遗、经验等门载方1260。	有江西省城甲戌坊藜照堂刻本藏吉林省图书馆
			海宁吕立诚（邦孚，鱼吉）撰	鱼吉方歌大全4卷	有本年自序及1827年朱炳蔚、明安、徐善迁序，有凡例。分补、攻、寒、热、和等51门，载正方1519首，附方1294首，共2800有余。民国《海宁州志稿·艺文》曾载录。	有稿本4册藏上海中华医学会，有道光素行堂刻本藏上海图书馆。
			交河王华文（云溪）撰	伤寒节录1卷	有本年达三松崖、王鉴序及王丹枫跋。按六经编次，节录伤寒原文200余条，加以注释，附以按语，方剂仅载其名不载药物。	有本年沈阳达三松崖氏刻本藏中医科学院、上海中医药大学、浙江中医药研究院。
			南汇徐镛（叶壎，玉台）撰	儒门游艺3卷	又名《儒门游艺歌诀》，有本年自序及1874年张翼、叶湛汪序、王雅驯、倪金报跋。卷上为运气、脏腑经络、诊法、辨证、证治；卷中336方，卷下346药。	有本年学圃山庄刻本藏上海中医药大学。
			苏州文祥（绮园）撰，李乘衔辑，周达夫续增	医方择要2卷，医方择要续集2卷	有本年文祥自序及1836年《续集》自序。原书载内、妇、儿科120症与外科110症，共230余方；1836年，未刻诸方与周达夫《应验丹方》汇编为《续集》2卷，载23类，尤详于急救。	正集有本年六艺斋刻本，1836年六艺斋、广东芸香堂刻本则正续集合刻，中国科学院、中医科学院、上海、天津、江西、广西中医药大学等处有藏。
			雁门郎锦琪（静谷）辑	检验集证检验合参合刻2种2卷	法医学著作，为作者任桂林知府时所辑，有本年自序及1835年周缙序。《集证》述法医重要问题和案例150余则；《合参》镂刻人体骨骼木偶2具，标识名称，仰面54款，合面36款，为法医检验参考。	有1835年竹庵周氏刻本，1836年罗氏重刻本等；二书并有单行本藏上海图书馆；《检验合参》有1929年抄本藏中山大学医学院。

续表

公元（年）	清纪年	干支	作者	书名	考证内容	版本资料
1829	九	己丑	亡名氏撰辑	检验便览 1 卷	法医学著作，笔者未见。	有 1833 年刊本藏军事医学科学院。
			亡名氏编撰	东山妇人科 2 卷	有原叙与《薛氏济阴万金书》相似。首妇人总论，次东山妇人科胎前产后诸证汤方，后为东山陈氏妇人科，秘传妇人科问答凡十六篇，末附《秘传妇人科杂病奇方》。	有本年济南活字本藏浙江大学医学图书馆、南通市图书馆。
			亡名氏编撰	女科秘传不分卷	封面署□□□道人，因破损无法辨认，前后无序跋，亦无目录。	有抄本藏苏州大学炳麟图书馆。
			梅安德撰	妇科秘方 4 卷	抄辑竹林寺僧妇科著作而成，分 15 门论述经带胎产乳病 220 余证，载 200 余方，附《胎产护生方》，有次年梅安德跋。	本年山西乐善堂刻本藏中医科学院等处，笔者所读为苏州大学炳麟图书馆藏本。
			朝坂李岁泌撰，朝坂刘肇储（竹溪，续卢）辑	痘疹经验易简成方 1 卷	有本年刘肇储自序及梁勗、王有道序。载痘疹原委、痘义解、痘前预治三豆汤、预解痘毒兔血丸、玄兔丸、临时解毒方及逐日治法。朝坂，又名华原山，在今陕西华阴。	有本年刻本藏中国中医科学院。
			唐·崔希范（至一真人）撰，清·珊城傅金铨（济一子）注	入药镜 1 卷	前有引言，又名《金丹真诀》。崔氏《入药镜》三言 82 句，修炼内丹要典。傅金铨以先补足先天至精，令脏腑骨髓充盈，气血完固，乃炼精化氯，乃可炼已还丹为注释。	收于《悟真四注篇》，有民国元年石印本；又收于《道书丛编》，有扫叶山房石印本。
			宋·河南邵雍（尧夫，康节）撰，傅金铨注	康节邵子诗注 1 卷	前有引言，邵雍原诗曰：耳目聪明男子身，鸿钧赋与不为贫。因控月窟方知物，未蹑天根岂识人？乾遇巽时观月窟，地逢雷复见天根。天根月窟间来往，三十六宫都是春。傅金铨为之注。	同上。
			傅金铨撰	试金石 1 卷	无序跋、引言，分长生、师恩、二十四问 3 章。二十四问为：一问简易，二问眼前，以下依次为可笑、心肾、家中、双修、危险、黄婆、侣伴、有作、朝市、筑基、炉鼎、铅汞、火药、呼吸、日月、法天、花月、子时、潮信、卯酉、沐浴、二十四问顺逆。	同上。

续表

公元(年)	清纪年	干支	作者	书名	考证内容	版本资料
1829	九	己丑	曲沃刘一明（悟元子，素朴子，被褐散人）撰，吴兴闵一得（金盖山人）参证	修真辨难前编参证1卷，修真辨难后编参证1卷	有1798年悟元子序跋、1811年崔教淳原序及本年闵一得序。悟元子著《修真辨难》，闵一得为之参证。	1989年收于《道教五派丹法精选》第五集，中医古籍出版社影印出版。
			明·陶太定（石庵）辑，清·闵一得疏解	吕祖师三尼医世说述1卷	有引语及闵一得跋。本《易》象以明功法，分六步各以卦爻分说阴阳之道，晦涩难明。	《道藏》不收，中医古籍出版社收于《中国古代房中养生秘笈》排印出版。
			闵一得撰	吕祖三尼医世说管窥1卷	无序跋，分其一至其七7部，以阐析医世说，所载为1811至1816年间事。	2001年中医古籍出版社收于《中国古代房中养生秘笈》排印出版。
			蒋元庭辑，闵一得疏解	金华宗旨1卷	有闵一得序，分天心、元神识神、回光守中、回光调息、回光差谬、回光证验、回光活法、逍遥诀、百日立基、性光识光、坎离交媾、周天、劝世歌13章，解说道家丹法及修炼术语，阐述修炼丹功步骤。	2001年中医古籍出版社收于《中国古代房中养生秘笈》排印出版。
			冯伯贤撰	医案辑录2卷	《联目》《大辞典》载录，笔者寻求未得。	本年刻本藏浙江省中医药研究院，经查未见。
1830	十	庚寅	玉田王清任（勋臣）撰	医林改错2卷	有自序无纪年，有1848年刘必荣、1853年张润坡、知非子序。上卷以脏腑记叙、脑骨水说等脏腑解剖为主，下卷以瘀血证治为主。《续修四库全书提要》载录。	本年京都隆福寺三槐堂初刻，有版本50余种，收于《中国医学大成》。
			华亭顾以琰（丽中）撰	药达2卷	残存卷下，卷端署：华亭顾以琰丽中氏纂，男古椿大年氏、后学王泗虬润山氏同校。载药126种，分涩精固胎、明目止嗽、消导开郁、杀虫燥湿、散疡解毒、利水消瘀6类。	有清抄本残卷藏上海图书馆，1999年华夏出版社收于《中国本草全书》119卷影印出版。
			叶氏亡名原撰，其子叶鉴传	伤寒玉液辨舌色法不分卷	有本年叶鉴跋。上篇《伤寒玉液》，载35舌图，各附七言歌括1首；下篇《伤寒第一捷看舌胎法秘术神验》，载137舌图，附说明并歌括。	有道光间稿本藏上海中医药大学。
			青浦朱费元（怀刚，杏村）撰	临证一得方4卷	又名《朱杏村外科医案》，有本年自序、道光间朱士辉、倪皋序、陆我嵩传及同治间诸跋。按部位分述外科疾病证治，附《疡医探源论》《论疔疮对口发背治法》《外科应用经验要方》。	有清抄本藏上海中医药大学，2004年收于《中医古籍珍稀抄本精选》出版。

续表

公元（年）	清纪年	干支	作者	书名	考证内容	版本资料
1830	十	庚寅	阳湖张曜孙（仲远）撰	产孕集2卷	有本年自序及1837年史丙荣、1871年吴大彬、潘志厚跋。上卷内篇：辨孕、养孕、孕宜、孕忌、孕疾；下卷外篇：辨产、产戒、用药、应变、调摄、怀婴、拯危、去疾共13篇。1868年包兴言增《补遗》1卷，名《重订产孕集》。	有本年刻本藏浙江中医药研究院，次年京师养闲草堂刻本藏国图、中医科学院及辽宁、长春中医药大学，有版本十余种，收于收于《珍本医书集成》《中国医学大成》。
			张曜孙撰	产孕须知生育指南2卷	经核对，内容与《产孕集》完全一致，是为其书另本。《联目》专条载录，《大辞典》不载。	1927年上海千项堂书局石印本藏南京、浙江中医药大学。
			武宁翁藻（稼江）编撰	医钞类编24卷	有本年自序及许振祎序，有凡例。子目：卷1运气要诀、经穴图考、奇经八脉；卷2上脉要、名医杂著、尚论篇、药性方剂、医门八法、六经定法、伤寒总略，卷2下名医方论、四言脉诀、各证医诗；卷3－14内科杂证，卷15瘟疫，卷16、17妇科，卷18儿科，卷19痘疹，卷20怪病祟病，卷21、22外科，卷23、24本草。《续修四库全书提要》载录。	本年奉新许氏刻本藏上海中医药大学，1895年奉新许氏重刊本藏中国科学院、医学科学院、中医科学院、首都、天津、上海、南京图书馆及北京、上海、成都中医药大学等处。
			翁藻编撰	医钞类编·运气要诀1卷	有本年自跋。将《内经》运气要语编为24首歌诀，列图表18幅，阐述运气大纲。	收于《医钞类编》。
			翁藻编辑	医钞类编·名医杂著不分卷，医钞类编·尚论篇不分卷	《名医杂著》取裁先贤切要之说为五论；《尚论篇》论四时主病、四大家之说，及先天后天之本源。	同上。
			武宁张望（樱檀）原撰，翁藻编辑	医钞类编·各证医诗不分卷	据张氏《古今医诗》删繁就简，得七字韵语350首，以诗赋述伤寒、咳嗽、痰喘、五官、妇人等19门病证。	同上。
			翁藻编撰	医钞类编·奇经八脉不分卷	述各经经文、诊法、主治、经穴图。与《经脉图考》《运气要诀》收于《医钞类编》共1卷。	同上。
			翁藻编撰	医钞类编·经脉图考不分卷	为骨度穴名入门，述各部经穴620，有图14幅。与《奇经八脉》《运气要诀》收于《医钞类编》共1卷。	同上。
			翁藻编订	医钞类编·瘟疫不分卷	增订刘松峰《瘟疫论类编》，采择其《松峰说疫》紧要者于后。	同上。

续表

公元 (年)	清纪年	干支	作者	书名	考证内容	版本资料
1830	十	庚寅	翁藻编订	医钞类编·怪病祟病不分卷	采录《方便集》《夏子益奇病》诸书屡经试验相传已久者成书，附《勿药元诠》。	同上。
			翁藻编订	医钞类编·外科2卷	阐述痈疽、瘰疬、瘿瘤、疔疮、杨梅疮、金刃伤、汤火伤等外科证治，载方417首。	同上。
			翁藻编订	医钞类编·妇科2卷	于经带、崩漏、胎产、癥瘕数证分门别类，折衷群书，论证用方。	同上。
			翁藻编订	医钞类编·幼科1卷	首幼科四诊，次初生证治，次则胎病、脐病、惊搐、杂病、肢体病等门，后调养之法及疏表、清里、解烦、开闭、引痰等儿科外治9法。	同上。
			翁藻编订	医钞类编·痘疹1卷	以朱纯嘏《痘疹定论》为宗，间采幼幼诸书而成。	同上。
			翁藻编撰	医钞类编·本草2卷	集摘《本草求真》之要，考明药品气味、形质、功能，各经绘图，详于用药治病。载药872种。	同上。
			湘潭周诒观（湘门，孚若）撰	秘珍济阴3卷	有本年自序、陶鸿响、张启瀚序。卷1调经、求嗣、胎前，卷2胎产诸论及《达生编》，卷3产后病及妇科杂病，辑验案单复方，间附歌诀以便记诵。	有本年两西堂自刊本藏中医科学院、上海中医药大学，2000年湖南科技出版社收于《湖湘名医典籍精华》排印出版。
			亡名氏撰	妇科摘抄要诀不分卷	引绵景岳以述月经不调、安胎，录36方；产后论则分述血崩、气喘、妄言妄见等33种产后杂病证治。	本年海邑城万育堂刻本藏医学科学院、北京中医药大学。
			开阳李宗源（一亭）撰	医纲提要8卷	有本年自序及刘衡、杨宜之序。以阴阳、内外、表里、寒热、虚实、燥湿、升降、通塞为纲选辑历代医书，末附八法补遗与延年术。1897年南京李光明书庄本改题《医学提纲》，有王汝谦跋。	有本年状元阁刻本藏上海中医药大学，1897年南京李光明书庄刻本则藏中医科学院、北京中医药大学、天津高等医学专科学校、甘肃图书馆等处。
			李宗源辑	延年各术1卷	又名《百寿图》，无序跋。辑各家养生名言37条。	附于《医纲提要》。
			梁嵩辑	仁端录2卷	儿科学著作，与明徐谦之书同名，然非痘疹专著，非同书。	有卷石山房刻本藏河北中医学院。

公元 (年)	清纪年	干支	作者	书名	考证内容	版本资料
1830	十	庚寅	歙县方补德（悔翁，绿衣子）撰，旌德汪期莲（商彝）参订撰	痘疹本义 2卷，附：医略、痘科灯火、针痘法、种牛痘法	有本年邵恒序，有汪期莲《痘疹本义医略序》。列载钱乙、朱济川、聂久吾论说，收录换痘丹、托里化毒汤、解毒汤等治痘诸方，末附《医略》等。另有歙人方补德字觥觥，号省庵，1808 年著《喉风论》3卷，或为同一人，待考。《联目》据此定是书成于 1808 年，有误。	有 1830 年刻本藏吉林省图书馆。
			必良斋主人编，顾振璜，钟承训同校	痘疹心法歌诀 1卷	无序言。为二层楼格式，下层正文，改编聂尚恒《活幼心法》为韵语，以歌诀体阐述痘疹证治，并逐句加以注解，后附《麻疹》，上层为看痘法及用方。	有本年刻本藏医学科学院、扬州图书馆，1867 年扬州会文堂钟承露刻本藏中医科学院，并附于《麻疹秘传》。
			海阳朱希镐（松坪）编撰	究心编痘科 2卷	朱氏籍贯未明，海阳吴振与朱氏父子交好，本年为序，或为海阳人。卷上分初、中、末三候论痘症，卷下治痘方 30 余首及方解。	有本年刻本藏上海中医药大学、苏州大学炳麟图书馆。
			安成谢玉琼（昆秀，璞斋）原撰，鄞县郑启寿（卜年）增补	郑氏瘄略 1卷	有本年程璋序，增益补订谢玉琼《麻科活人全书》而成，又名《郑氏瘄科保赤金丹》。载辨论、药性、升降法等 16 论，录治瘄 9 方，后附杂说。1870 重刻本有二铭居士序。	本年刻本藏中国科学院、中医科学院、陕西中医药大学、上海图书馆；并有十余种版本，收于《麻瘄必读》。
			葛桂（轮香）撰	医略管窥 1卷	医学笔记杂录，有本年自序及顾佐尧序。载论医书、奇经八脉、论舌苔等 81 篇医论，所论疾病及于内、妇、儿科。	有本年仁聚堂刻本藏上海中医药大学。
			甘泉谢堃（佩禾，春草词人）撰	花木小志 1卷	前有自序，作者性嗜花木，借花木以自娱，亦养生之一助。	收于《春草堂集》，有本年刻本。
			吴兴沈一炳（太虚翁）述，吴兴闵一得（金盖山人）重订	女功指南 1卷	有本年闵一得跋，又名《泥丸李祖师女宗双修宝筏》，述女子修功之法凡九则。	2001 年中医古籍出版社收于《中国古代房中养生秘笈》排印出版。
1831	十一	辛卯	杨泄峰（桂林主人）纂辑	普济内外全书 8卷	有本年自序。主要讨论外感、内伤、五官、头面诸症，卷 8 胎产、种子、乳痈等妇儿科证治，附高杲增补郭志邃撰《治痧全编》2卷。	有稿本藏上海中医药大学。

公元（年）	清纪年	干支	作者	书名	考证内容	版本资料
1831	十一	辛卯	原题：长乐陈念祖（修园，良有，慎修）撰	家藏心典 16 卷	修园卒于 1823 年，而有本年自序；潘世恩序称"今圣天子御极之二十四年"，却署为道光十年，书出伪托显然。卷 1 总论脉学、脏腑、方剂、服药及补益方，卷 2－14 为伤寒、内、五官、妇、儿、外科疾病证治、针灸，末 2 卷为本草。	有本年文焕堂刻本藏上海中医药大学。
			西蜀文殊院僧本圆超撰辑	汇集金鉴 2 卷	方书，本年成书 1 册，有自序，1842 年分门增订为 2 卷，有自后序。首六经定法，分初治、感冒、寒证、斑疹、咳嗽等 38 门，载 600 余方。	1842 年西蜀文殊院初刻本藏国图、中医科学院、成都中医药大学、四川图书馆等处，有版本 5 种。
			山阴沈翊亭辑	经验良方不分卷	有本年自序。载各科 30 余症，列 30 余方，为其目见耳闻，屡施屡验者。	有本年刻本藏中国中医科学院。
			璩晶辑	急救良方不分卷	载急救方、常备方 170 首；宜、忌、慎、毒饮食 115 条。	有 1833 年刻本藏云南省图书馆。
			亡名氏撰	简易良方 2 卷	有本年自序、1848 年重刻序均无署名。分救毙命、救咬伤毒伤、救杂症、增补杂用方、补遗经验方及妇女、小儿、怪异诸症等门类，录 400 余方。	1851 年小西山房刻本藏中国中医科学院。
			和州许克昌（伦声），毕法（苍霖）合撰	外科证治全书 5 卷	有本年自序、程怀璟序。卷 1－3 总论外科证治及诸病证治，卷 4 发无定处，内景证治，外因杂伤及奇证、蛊证、中毒，卷 5 治法附方剂。1867 年重刻时附王洪绪医案及外科丹药方 1 卷。《续修四库全书提要》载录。	有本年刻本藏辽宁、黑龙江中医药大学，同光间有版本十余种，1987 年人民卫生出版社收于《中医古籍整理丛书》校正出版。
			太仓时世瑞（静山）纂	疡科捷径 3 卷	有本年自序。以十首歌诀总论痈疽病源、治法、预后，分部位各述常见痈疽疔疮，并及癣、丹毒、虫蛇咬、中毒。	有本年刻本藏中医科学院、上海、天津中医药大学、南京图书馆等。
			萧福庵（学正道人）原撰，锦城释本圆校辑刊行	针灸全生 2 卷	1824 年萧福庵撰《铜人针灸》2 卷，本年锦城文殊院僧人释本圆重校刊刻，易此名，并撰序。述十四经分寸歌及图，按部位载数十种病证治。	有本年刻本藏中医科学院、成都中医药大学、泸州图书馆等处，1992 年收于《吴中医集》排印出版。

公元（年）	清纪年	干支	作者	书名	考证内容	版本资料
1831	十一	辛卯	淮阴吴瑭（配珩，鞠通）撰	医医病书2卷	有本年吴氏自题词及胡沅序、朱士彦《吴鞠通传》，有凡例，载医论76则，为批评医界流俗而作。抄本流传，1915年曹炳章增补重编，分为学医总论、病理各论、证治要论、用药统论，名《增订医医病书》，有曹氏及黄寿宬序。	有1915年绍兴育新书局石印本，收于《医药丛书五十六种》。
			吴江吴金寿（鸣钧，子音，寄瓢子）撰辑	温热赘言1卷	与陈平伯《温热病指南集》大同小异，列温热病大意、风温症条例、湿温症条例、察舌、辨脉诸篇。收于张文睿校辑《温症论治》及《三家医案合刻》《陈修园医书》	本年吴氏贮春仙馆刻，有多种石印本，有清钞本藏国图，2002年收于《国家图书馆藏稀见古代医籍钞稿本丛编》影印出版。
			原题：吴县叶桂（天士，香岩）撰，吴金寿汇刻	医效秘传3卷	有本年吴金寿、张文燮序。辨析伤寒温病，论述阴阳升降，并切脉审证之要，末附80方。或以为托名叶氏之作。	本年吴氏贮春仙馆初刻，收于《叶薛缪三家医案》。1963年上海科技出版社有铅印本。
			吴金寿辑刻	叶薛缪三家医案3卷，附2种4卷	有本年吴金寿例言、陆长春序、凌铭跋及1821年姚文田序。子目：叶桂《叶氏医案》、缪遵义《缪氏医案》、薛雪《薛氏医案》各1卷，附《医效秘传》3卷、《温热赘言》1卷。《续修四库全书提要》载录。	本年吴氏贮春仙馆初刻本藏国图、中国科学院、医学科学院、首都图书馆、中医科学院等处，有版本20种，收于《中国医学大成》。
			嘉兴曹溶（洁躬，鉴躬，秋岳）辑	学海类编（15种）	书分经翼、史参、子类、集余4部选辑唐至清代著作431种810卷，集余部分行谊、事功、文词、记述、考据、艺能、保摄、游览8类。医书子目：医学随笔、上池杂说、延寿第一绅言、炉火鉴戒录、摄生消息论、饮食须知、四时宜忌、馔史、修龄要旨、二六功课、摄生要语、养生肤语、摄生三要、养小录、怡情小录。	其书编定，迄未刊印，1831年杭州知府张允垂得汲古阁毛氏抄本，授之六安晁氏木活字排印，国图与福建图书馆有藏；上海涵芬楼1920年影印晁本，藏国图、北京师范大学、中医科学院、首都、天津、陕西图书馆等，收于《丛书集成》。
			曹溶辑	保生摄生全书3卷	曹氏汇辑保生摄生内容而成，《联目》《大辞典》载录，笔者未见。	有大雅堂刻本藏四川省图书馆。
			亡名氏撰	飞鸿集眼科七十二症1卷	前有引言，谓黄帝岐伯论眼目病状72症，各辨虚实内外病症。	有道光凌云堂刻本藏中医科学院、四川图书馆。

公元（年）	清纪年	干支	作者	书名	考证内容	版本资料
1831	十一	辛卯	襄平姚德豫（立斋）撰	洗冤录解1卷	有本年自序。元后洗冤书籍迭出，间有异同，易于误解，遂作解数十篇阐述体会，正误补阙。	有1870年吴县孙氏杭州刻本，《续修四库全书提要》载录。
			宋·建阳宋慈（惠父）原撰，清·武林王又槐（荫庭）增辑，山阴李观澜（虚舟）补辑，会稽阮其新（春畲）补注	洗冤录补注全纂6卷	法医学著作。在宋慈《洗冤录》基础上，复补纂《补遗三则》《备考十一则》《检验杂说》《急救方》等，增补清代验尸检骨案例。	1835年刻本藏中国国家图书馆，后附《洗冤录集证》2卷。
			李照莲（晴川）撰	痘疹壶中天7卷，附1卷	有本年罗光国、胡华霖序。述痘疹预防、辨证要旨及痘疹各阶段证候证治、变症诊治。	有民国间据本年刻本翻刻之石印本藏北京中医药大学。
			亡名氏原撰，吴兴闵一得（金盖山人）订正	尹真人东华正脉皇极阖辟证道仙经1卷	气功著作，有本年自跋。吸取道、佛、儒诸家气功之精华，阐述有为、无为2种大法，添油接命、凝神入窍、神息相依、聚火开关、采药归壶、卯酉周天、长养圣胎、乳哺婴儿、移神内院、炼虚合道，凡十章。	2001年中医古籍出版社收于《中国古代房中养生秘笈》排印出版。
			亡名氏原撰，闵一得订正	尹真人寥阳殿问答编1卷	前有序，分升座篇、吸提篇、始基篇、神室篇、河车篇、秘授篇，凡6篇。	2001年中医古籍出版社收于《中国古代房中养生秘笈》排印出版。
			闵一得撰	古法养生十三则阐微1卷	13则为：两手握固闭目冥心、舌抵上腭一意调心、神游水府双擦腰肾、心注尾闾频耸双肩、目视顶门叩齿搅口、静运两目频频咽气、澄神摩腹手攀两足、俯身鸣鼓数息凝神、摆腰洒腿两手托天、左右开弓平心静气、无我无人心如止水、遍体常暖昼夜冲和、动静不二和光同尘。	2001年中医古籍出版社收于《中国古代房中养生秘笈》排印出版。
			吴兴沈一炳（太虚翁）口授，闵一得述	琐言续1卷	无序跋，述修炼三要则：端直其体、空洞其心、真实其念；功法要旨：行贵得中，炼须合时。	2001年中医古籍出版社收于《中国古代房中养生秘笈》排印出版。
			李德洽（衡阳道人）撰，闵一得续	上品丹法节次1卷	无序跋，分12章阐述丹法：炼己存诚、筑基培药、坎离交媾、采药归鼎、周天火候、乾坤交媾、十月养胎、移神换鼎、泥丸养慧、炼神还虚、炼虚合道、与道合真。	2001年中医古籍出版社收于《中国古代房中养生秘笈》排印出版。

公元（年）	清纪年	干支	作者	书名	考证内容	版本资料
1831	十一	辛卯	乌程周中孚（信之，郑堂）撰	郑堂读书记71卷，补逸30卷	分4部40余类载录书目2612种，《补逸》1408种。子部医家类载录152种，史部政书类载《救荒野谱》等2种，子部法家类载《折狱龟鉴》等3种，谱录类载药谱食谱书目3种，合计160种；《补逸》子部医家类载35种，共195种。每书各详卷数、版本，其《提要》详撰人名氏、里籍、官爵，考究版本流传。	有1926年商务印书馆铅印本，1993年中华书局收于《清人书目题跋丛刊》缩印，2007年国家图书馆出版社又有排印本。
1832	十二	壬辰	临淄崔昌龄（锡武）撰	保赤摘录6卷	有本年自序、王汉渡序。首论五运六气，卷2、3痘疹证治百篇，卷4痘中杂症70余种，后载方170余首，分类述儿科常用药93种。	有本年四宝堂、次年安愚堂刻本藏中医科学院、首都图书馆及北京、上海、山东、甘肃、成都、黑龙江中医药大学。
			崔昌龄撰	五运六气1卷	论例结合简述运气要点，主要内容有：客气加主气论例、六气论例、运气合脏腑经络论例、五运六气之客气太过主病论例等，末附大运论，专论运气于痘疹证治之应用。	为《保赤摘录》卷1。
			贵阳黄安泰（兑楣）撰	寿身小补9卷	综合性医书，有本年自序。卷1内景、骨度、五脏等23篇，卷2论脉，卷3辨寒温，卷4内伤56病，卷5、6妇儿科诸病，卷7痘疹，卷8痘疹药性宜忌，卷9类方总用、痘疹宜忌药物，附经验良方25则。	有1833抄本藏北京大学，有1888年佛山镇字林书局铅印本；1987年中医古籍出版社收于《北京大学图书馆馆藏善本医书》影印出版。
			陈元辑	医门普度二种6卷	子目：吴有性撰孔毓礼评《瘟疫论》2卷，孔毓礼撰《痢疾论》4卷。	本年刻本藏医学科学院、中医科学院、江西图书馆及上海、长春中医药大学。
			明·姑苏吴有性（又可）原撰，清·黎水孔毓礼（以立），龚绍林（育和）评	重订医门普度瘟疫论2卷	有凡例，论温疫与治伤寒不同，上卷有原病及辨明伤寒时疫数条，下卷有杂气论及正名伤寒正误、诸家温疫论正误，又刘宏璧集补方及各家治案。	本年长沙曾郁文刻本藏中医科学院、上海、长春中医药大学，收于《医门普度》《中国医学大成》。
			江西吴城镇救灾人士辑	经验方药1卷	江西吴城镇阊镇绅商行店所辑救灾方书，有本年公记、引言。载灵宝如意丸、太乙救苦丹、菩提万应丸、秘传除瘟救苦丹、辟瘟丹等70方。	有道光本年忠厚堂刻本藏上海中医药大学。

公元 (年)	清纪年	干支	作者	书名	考证内容	版本资料
1832	十二	壬辰	丰宁赖光德（照堂），赖福邦（辅廷）辑	百毒解不分卷	有本年自序、凡例。搜索古今医书中解毒之方汇萃成书，以解仓卒危急	本年刻本藏陕西中医药研究院，2009年收于《中医孤本大全》影印出版。
			万邑王正朋辑	传家必读不分卷，附：应验良方、海上仙方	有本年自序、姚薰南序、次年刘用仪序及1863年章寅重刻序，载平安葆真丸、保产无忧散、加味芎归汤、衣胞不下、化生汤、华佗愈风散，小儿初服方等，共159方。	淮安市图书馆藏本年刻本；1896年北京永盛斋刻本藏北京中医药大学、国图，收于《中国古代医方真本秘本全集·清代卷》第110册。
			亡名氏撰	喉科金丹1卷	无序跋、目录、署名，载喉科诸症41图论及治验，咽喉主治87方。	有抄本藏黑龙江中医药大学。
			阳湖张琦（翰风，宛邻）撰	张氏医集三种16卷	又名《张氏丛书三种》。子目：庄一夔《庄氏慈幼二书》、张琦《素问释义》10卷，黄元御《素灵微蕴》4卷。3书各有张序。	有本年宛邻书屋刊本藏中国中医科学院、白求恩医科大学。
			娄东钱襄（叔云）撰	侍疾要语1卷	中医护理学专著，《联目》《大辞典》俱不载。首条即言养志为先，体察病人，俾欢心日生，则病魔自退矣。卷末有本年著者按语。	有精抄本藏中国中医科学院，收于《娄东杂著》，即《棣香斋丛书》。
			吴兴沈一炳（太虚翁）授，吴兴闵一得（金盖山人）注	西王母女修正途十则1卷	有原序及孙贞一序，为女子导引气功、养生修炼之作。凡10则：九戒、本命、性原、修经、复还、乳房、玉液、胎息、南元、慎终。其九戒曰：孝敬柔和，慎言不妒，贞静持身，离诸秽行；惜诸物命，慈悯不杀；礼诵勤慎，断绝荤酒；衣具质素，不事华饰；调摄性情，不生烦恼；不得数赴斋会，不得虐使奴仆，不得隐善扬恶。	2001年中医古籍出版社收于《中国古代房中养生秘笈》排印出版。
1833	十三	癸巳	潜江刘若金（用汝，云密）原撰，武进杨时泰（贞颐，穆如）编辑	本草述钩玄32卷	有本年自序及1842年邹澍序。整理刘若金《本草述》，删繁就简，汰其冗而达其理，故称"钩玄"。载499药，附265种。《续修四库全书提要》载录。	书成未梓而卒，门人伍惕刊刻于1842年，有毗陵涵雅堂初刻本，1959年上海科技出版社有排印本，收于《四库未收书辑刊》。
			山左何贵孚撰	伤寒论大方图解2卷，附：金匮要略大方图解不分卷	经方方论，大方即伤寒所常用、众所共知必不可少之方。上卷注23方，绘23图，附舌苔6图；下卷注伤寒17方，附金匮要略大方图解11方，共28图。	有本年刻本藏中国中医科学院，有清抄本藏成都中医药大学。

公元 (年)	清纪年	干支	作者	书名	考证内容	版本资料
1833	十三	癸巳	吴邑俞锡禧（友竹）撰	痓书备览1卷	有本年自序、1884年窳翁跋。采集经典原文及各家言论医案，论痓之因外感、内伤，因汗出过多、邪火肝风者，采择效用诸方，以治背强拘挛，颤振瘛疭，筋惕肉瞤等类。《联目》《大辞典》俱不载。	有清钞本藏国图，2002年收于《国家图书馆藏稀见古代医籍钞稿本丛编》影印出版。
			昆山潘道根（确潜，晚香，徐村老农，梅心老农）摘编	外台方染指1卷	有本年自跋，有1852年自题词。摘《外台》360余方，分伤寒、温病、黄疸、疟、霍乱等30门，分析与仲景方之异同。	有抄本藏南京图书馆，卷端署饭香老人潘确潜偶钞于娱拙斋。
			虚白主人编纂鉴定	救生集4卷	有朱仁圃序，方书。分意外急救，感冒瘟疫、伤寒中风、风湿痿痹、中暑霍乱、气痛泄泻、痢疾疟疾、齿牙口舌、耳鼻眼目、咽喉头痛等及妇人小儿临床各科，通府诸病、疮毒伤损等35门述症论方，集方2000余条。	有本年太极轩刻本藏中国中医科学院，1994年中医古籍出版社收于《珍本医籍丛刊》排印出版。
			甘山主人传	经验良方1卷	有本年甘山主人自序。辑录诸病应用效方288首。	有本年学道堂刻本藏上海中医药大学。
			杨逢辰辑，思齐轩订	经验急救良方1卷	辑录《洗冤录》救缢死、刃伤、自刎冻死等急救方，新增救命良方，共114方。末附袁了凡劝葬文及邵嗣尧禁绝艳词小说例。	有次年李文富堂刻本藏苏州大学炳麟图书馆。
			青浦何其伟（庆曾，韦人，书田，竹簳山人）撰	救迷良方1卷	有本年自序、1850年钱培名张文虎序及潘曾沂、钱培名跋。为戒除鸦片烟瘾而作，戒烟方以鹊丹为主。	有1887年重古庐何氏刻本藏中医科学院、陕西中医药大学，收于《陈修园医书》多种版本。
			彭门黄元吉（济川）编撰	医理发明8卷	综合性医书，有自序及张怀泗、周鸣岐、郑心侨序。卷1-2为脉法、医理及内科杂病，卷3-5为内、外、眼科及医案，卷6-7药性验方，卷8伤科。	有本年刻本藏上海中医药大学，春林堂刻本扉页为《医理不求人》，藏中医科学院、北京、广州中医药大学、重庆图书馆。
			常熟曹存心（仁伯，乐山）撰	琉球百问1卷	医论，答琉球吕凤仪问，包括各科疑难杂症及经穴药性等，前有《曹君乐山家传》，后附：琉球原问辨宿痰、琉球吕公札问、答琉球吕凤仪札问、琉球问答奇病论等。所附后改题《过继堂语录》刊行。	1859年初刻本藏南京、浙江、上海中医药大学与上海交大医学院，1881年刻本藏陕西中医药大学，有同年杨泗孙序。收于《黄寿南抄辑医书二十种》。

公元（年）	清纪年	干支	作者	书名	考证内容	版本资料
1833	十三	癸巳	韦光黻（君绣，洞虚子）撰	蕊珠居集论2卷	有本年自序、朱紫贵序，无目录。卷1载理与数并行于天地、医道通仙、大丹当于城市求之、火郁久而后发、今人不明仙佛真宗、望闻问切缺一不可等37则，卷2载吴又可论阴症世间罕有、医者上圣之事、金匮百合病、以钱代蓍非揲蓍法等52则。全书89则，论医、养生、医与仙佛道关系等。	《联目》《大辞典》不载，有道光刻本藏常熟图书馆。封面手题：《韦光黻集论》壹本；卷端题：《蕊珠居集论》，署：洞虚子著。
			亡名氏原撰	少林寺伤科3卷	有上年匡海山、仙人毂序，1883年跋。卷1穴道损伤证治、方药、预后，录58方、绘39图，末署1889年"四明胡春山司务抄本临出"；卷2跌打损伤与穴道秘诀；卷3四明王瑞伯"精理秘授跌打损伤集验良方"20首。	有抄本藏浙江省中医药研究院。
			淮阴吴瑭（鞠通）撰，民国·杭州金月笙（谨斋）编次	吴鞠通医案4卷	吴氏验案旧从手稿传抄，金氏按病分类编次，卷1温病伤寒，卷4妇、儿科，余为杂病，于1916年刊行。有高德僧、吴庆坻序。《续修四库全书提要》载录。	有1916年绍兴木活字本、杭州有益山房铅印本、上海世界书局石印本等版本，收于《医药丛书十二种》《中国医学大成》。
			亡名氏撰	养心小圃喉科1卷	无序跋、目录。内容：咽喉大纲论、喉舌分经说、咽喉看法总要、十六绝症又四绝症、双手图、针灸穴图、咽喉七十二症急方、制药法、应用诸药方；下为喉科证治，咽喉门11症；喉痹7症；第三阙；喉风12症；喉痈11症；大舌13症；小舌5症；杂症门第八，末署皇清乾隆元年，童郭亚老医以圣君喉痛而愈，封为妙老仙生。	有抄本藏中国中医科学院。封面题：东乡寻药小医所抄出，为童氏得之，系收原本；扉页题：此即张宗良留仙所纂之《治喉指掌》也，唐君未察，别题一签，反使观者迷惑；卷端题：道光十三年春月三周抄。
			宋·建阳宋慈（惠父）原撰，清·武林王又槐（荫庭）增辑，山阴李观澜（虚舟）补辑，会稽阮其新（春甫）补注	补注洗冤录集证5卷	有阮其新1807年、1832年2序与上年祁竹轩序。为《洗冤录集证》增订本，为王氏顶批加注，于章末添加附记，各条后补经验成案，增《宝鉴篇》《急救方》。1837年张锡蕃重订，附《石香秘录》；1843年文晟有重刊本；1847年增刊六卷本，增瞿中溶《洗冤录辨正》、郎忽祺《检验合参》、姚德豫《洗冤录解》。	本年会稽阮氏诚本堂初刊本藏中国军事医学科学院，又有1835年李彦章序刊本。

公元（年）	清纪年	干支	作者	书名	考证内容	版本资料
1833	十三	癸巳	泥丸李翁口授，吴兴闵一得（金盖山人）撰	泄天机 1 卷	有本年闵一得识语，凡六章：金液大还直指、筑基全凭囊龠、炼己须用真铅金水铸剑采先天、得药方施烹炼抽添火候不忒方为陆地神仙、再求大药证金仙火候修持九转，末则归结为"九年面壁绝尘缘始合神仙本愿"。	2001 年中医古籍出版社收于《中国古代房中养生秘笈》排印出版。
			亡名氏授，闵一得重订	如是我闻 1 卷	有本年自序，载录金丹说、开关说法、金丹要旨，凡 3 篇。	收于《中国古代房中养生秘笈》排印出版。
			宋·石泰（得之）撰，闵一得授，闵阳林（龙门宗子）述	还源篇阐微 1 卷	有石泰前后 2 序及闵一得序。石泰作《还源篇》五言四句 81 章，主张聚积精气，合先天真元之气以成内丹的清修功法。	原载《修真十书》卷 2，2001 年中医古籍出版社收于《中国古代房中养生秘笈》排印出版。
1834	十四	甲午	会稽章楠（虚谷）撰	灵素节注类编 10 卷	有本年自序、例言，分裹赋溯源、摄养为本、阴阳脏腑、荣卫经络、四诊合参、外感内伤、治法准则、运气要略 8 门类，首列总论，继摘录原文数十至百余节段，复加详尽注解。《联目》《大辞典》俱不载。	原书稿本藏绍兴世医杨森茂处，1986 年浙江科技出版社校点出版，为《医门棒喝》第 3 集。
			华亭高文晋（梅溪）撰	外科图说 4 卷	有本年自序。载疮名赋、刀剪形图、治疮提纲、窦汉卿论、灸疮法、围药贴诸论，载百余种疮疡证治图说及 164 方。	有本年刻本藏上海、辽宁图书馆、苏州大学炳麟图书馆、上海中医药大学，有十余种版本。
			原题：扁鹊撰；唐永杰传刊	医门总诀 2 卷	亡名氏托扁鹊所撰，有邓忠孝年希尧 2 序无纪年，有本年唐永杰序。卷上以歌诀加夹注形式阐述医学，三因、脏腑、六淫、瘟疫；卷下载五脏内景真传图、五脏包络六腑经图法、子宫图法、膻中即膈膜图法，并附 73 方。	1883 年茂州源茂堂刻本藏吉林图书馆、四川大学华西医学中心。
			亡名氏撰	藏府经络指掌 3 卷	无署名、序跋、目录、凡例。分上下两部及补遗：上部述十二经脉、各脏、经脉循行图及相关经文、经穴图、是动所生病、补泻温凉药、引经报使、饮食宜忌；下部为奇经八脉，亦有经脉循行图及相关经文，无药物；补遗有本年弁言，述营气、经脉、本输、九针十二原、经别经筋、脉度、卫气行。	有抄本藏上海中医药大学。

公元（年）	清纪年	干支	作者	书名	考证内容	版本资料
1834	十四	甲午	古越陈廷瑞（君祥）著	汇生集要 34 卷	无序跋，卷端署为古越陈廷瑞君祥著，卷首"至宝良方目录"，卷 1、2 脉诀、用药歌，卷 3 风症，卷 4 劳怯，至卷 34 针灸，各卷 4、5 叶不等，最少 3 叶，最多 10 余叶。	有本年山邑湖塘星聚书屋刻本四册藏上海图书馆。
			吴县徐荣撰辑	敬信录 4 卷	卷 1 摄生，卷二妇幼，汇辑达生、慈幼、遂生、福幼诸编，卷 3 杂症良方，卷 4 孙真人海上方、风药论。1864 年董儁翰辑为《百试百验神效奇方》2 卷；1905 年增订，为《增订敬信录》。	有 1876 养怡居刻本藏湖南中医药大学，有 1905 武昌宏道善堂刻本藏江西中医药大学。
			清溪武溱（霁苍）编	本草随录征实 4 册不分卷	有本年自序，分人、兽、禽、鳞、介虫诸部抄录诸家本草，缀以韵语。	有本年稿本藏中国中医科学院。
			长白正白旗文通（通正，梦香）撰	百一三方解 3 卷	有本年自序、1838 年周庆序、金铠跋。以十二经分十二症归三焦分卷，如上焦 4 经记桂枝、麻黄、黄连、石膏诸症；附陈修园方歌。	原稿本 4 卷藏上海中华医学会；本年及 1838 年刻本 3 卷藏医学科学院、中医科学院、北京中医药大学、天津图书馆。
			金山朱鈖（朗山）增订，朱锟（棠溪）参校	增订达生编 1 卷	有本年朱鈖、朱锟 2 自序，与《保产育婴》《育婴常语》合刊。内容：求子、验胎、胎前调摄、胎前诸证、临月、临产、难产、产后调摄、小产、产后诸证附乳证、前阴诸证。《联目》《大辞典》题：《保产育婴》附《增订达生编》《育婴常语》，应以是书为主而附育婴二书。	有本年刻本藏长春中医药大学。扉页作：道光甲午春镌，《保产育婴》，《增订达生编》，《育婴常语》，素行堂藏板。以《增订达生编》居中。
			平湖戈恩（少怀，镜庐）撰，朱鈖增订	育婴常语 3 卷	1805 年初刊，本年增订重刊，有朱鈖、徐楠序及朱锟跋。卷上初生，卷中证治 117 种，卷下抚养及饮食宜忌。	有刻本藏苏州中医院，卷端署：平湖戈恩少怀原编，金山朱鈖朗山增订；亦有附于《增订达生编》。
			亡名氏原撰，奚少能抄录	幼科心法 1 卷	无序跋，扉页署：道光十五年乙未岁菊月中浣抄于南村馆舍，奚少能。内容：望诊歌括、阳掌诀、运八卦、手法，述推拿，小儿无患歌诀、将危断候，下列方剂。	有抄本藏上海中医药大学。

续表

公元（年）	清纪年	干支	作者	书名	考证内容	版本资料
1834	十四	甲午	婺源余含棻（芬亭，梦塘，杏林子）撰	保赤存真10卷	有本年自序及1876年许瑶光、余丽元序。卷1总论医道源流、小儿生病理及治法大要；卷2护胎保产，卷3临症要诀，卷4专论惊风，卷5胎病，余则内伤杂病，宗薛己，从按、论、症、治、方多方面述儿科病证，附《脉理存真》。	1876年慎德堂初刻，有多种光绪间刻本。
			邵武邓旒（乐天，冠群，遵伊）撰，邓避非增补	保赤指南车10卷	作者曾从邱熺学种痘，擅于疹、痘、惊风证治。书成未梓，1880年曾孙邓避非刊行。卷1－5《临症麻痘集验》附种牛痘，有李绍垣、王十玉序，专论麻疹、痘科；卷6分上下，《内外科杂症》附女科杂症”，有李佩琚序，内容分别为妇科、内科及急救、外科、眼科诸症；卷7－10《幼科秘诀》，有葛汝器序，述儿科杂症。	有1880年祖述堂刻本藏广东省中山图书馆及福建中医药大学、福建中医药研究所；1992年福建科技出版社有邓启源、杨家茂校注排印本。
			连平颜尔梧（凤甫，筱园）撰	眼科约编1卷	有本年自序、1839年曾日新序。以五轮定位图归纳各经病症，以虚实为纲分72症，各述方药。颜氏并撰《眼科备览》，有抄本藏广东省中山图书馆，经查未见。	有1880年刻本藏桂林图书馆，有1929年兴宁书店、1933年广州东城同记铅印本藏广东省中山图书馆。
1835	十五	乙未	许立陛（仲廉）撰	语珍切要2卷	有本年赵锡彤序。采儒家修身治家格言，卷上敦伦、立身、治家，卷下处世、积德、读书、教子、训女、婚嫁、丧葬、祭礼、俚语、劝世、戒淫十八律等，后为《慈幼编》、积福歌、三十六不得知足歌、不知足歌、百孝篇等，附《达生编》。	1848年雍邱赵锡彤刻本藏上海中医药大学。
			慈邱王育仁（涵万，烟霞散人）撰辑，王多圻（子培）校订	王氏汇参八种8卷	有本年自序、1900年王多圻及李瑞卿序。子目：卷1四诊心法、卷2四言脉诀、卷3伤寒敲爻歌、卷4瘟疫敲爻歌、卷5痧胀敲爻歌、卷6杂翻敲爻歌、卷7伤寒验舌法附六经杂症、卷8药性摘要赋。	本年成书，至1900年玄孙王多圻方为校正刊刻，有刻本藏湖北省图书馆。慈邱，今河南省泌阳县，以县有山古名慈丘，隋开皇初因置慈丘县。

公元 （年）	清纪年	干支	作者	书名	考证内容	版本资料
1835	十五	乙未	王育仁撰辑，王多圻校订	四诊心法要诀2卷	以四言歌诀阐述诊法，加按语说明。卷1四诊心法，述望、闻、问三诊，尤详色诊；卷2四言脉诀，合而成书。前列《正素问脉位图》，后附：诊脉捷要诀、诊脉谱、27字诊法、辨脉形、寒热、有根无根两法、一岁之中脉象不可先见、从症不从脉、从脉不从症、薛立斋妊娠脉歌、张景岳脉法、真辨、从舍辨、逆顺、常变、真藏脉、福气存亡、先天后天诸论，附沈金鳌邪祟脉。	与《医宗金鉴》之《四诊心法要诀》同名，内容相异。收于《王氏汇参八种》为卷1、2。
			王育仁撰辑，王多圻校订	伤寒敲爻歌1卷	无序跋，六经各有证治歌，后列方剂均属时方，如太阳升麻发表汤、疏邪实表汤、羌活冲和汤等，却无伤寒原方。后为类伤寒，述食积、痰症、脚气；切脉法、探病法、表症论、肌肉论、半表半里论、里症论、直冲伤寒论、入门察症论、察目论、察胸论、察小腹论、提症不拘日数论、经腑论、合病并病论等。	收于《王氏汇参八种》为卷3。
			王育仁撰辑，王多圻校订	瘟疫敲爻歌1卷	原题《瘟疫便读》，有序；首瘟疫十传敲爻歌，次入门避忌歌、审症须知歌、统治歌以为总论，后以方剂为主，编为歌诀以述其证治。	收于《王氏汇参八种》为卷4。
			王育仁撰辑，王多圻校订	痧胀敲爻歌1卷	有本年自序，首载痧胀原因、分表里阴阳、治痧规则、服药法、放痧十则，痧后禁忌、脉法、生死等；次痧胀十二经敲爻歌、痧胀敲爻歌，论风、暑、阴、阳、红、紫斑、乌、红斑、吐、泻、紧、慢痧等数十种痧症；述痧胀兼夹症及妇幼痧胀；后为痧症64方及名家名方。	收于《王氏汇参八种》为卷5。
			王育仁撰辑，王多圻校订	杂翻敲爻歌1卷	有本年自序，列羊羔翻、马翻、乌蛇翻、龟翻等121翻症，编为杂翻敲爻歌，后为方剂，以噙化丸总治百翻，有火龙丹、元灵定痛丹、清心保命散、观音救苦丹等及治翻小方、痧胀救急小方等简易效方。	收于《王氏汇参八种》为卷6。

公元(年)	清纪年	干支	作者	书名	考证内容	版本资料
1835	十五	乙未	王育仁撰辑,王多圻校订	伤寒验舌法1卷,附:六经杂症不分卷	无序跋,载伤寒验舌36图、陈远公相舌秘法;六经杂症,各列伤寒变症,太阳经结胸、腹中雷鸣、虚痞、咳嗽、喘等,三阳后,入缪希雍《三阳治法总要》以为归纳。	收于《王氏汇参八种》为卷7。
			王育仁撰辑,王多圻校订	药性摘要赋1卷	前后无序跋,亦无目录,亦不分类,载录诸药药性歌爻。	收于《王氏汇参八种》为卷8。
			金山吕绍元(玉峰)撰辑,同邑张厚成(止山)、陈经国(南庐)订补	四诊集成8卷	有本年自序及陈经国、张厚成、金锟友序,有凡例。卷1-3望诊,卷4兼及闻、问诊,卷5-8脉诊,强调诊脉须详四诊,审真伪,知常变。	有1841年双遂堂刻本藏上海中医药大学。
			金山钱熙祚(雪枝,锡之)辑	珠丛别录(4种12卷)	原书28种82卷,医书子目:伤寒微旨论2卷,旅舍备要方1卷,全生指迷方4卷,博济方5卷。	1922年上海博古斋影印本藏上海中医药大学、温州市图书馆。
			会稽章楠(虚谷)撰	伤寒论本旨9卷	有本年自序、次年吴国梁1839年吴永和序。前半论伤寒,卷5-7论误治变证、温热暑病源流证治,卷8脉证合参,卷9汇集诸方,注释温热论、湿热条辨。又名《活人新书》,承《医门棒喝》之后,又名为《医门棒喝二集》。	有次年偶山书屋刻本藏医学科学院、陕西、上海、湖北、广州中医药大学、甘肃图书馆,收于《医门棒喝》。
			章楠撰辑	医门棒喝2种13卷	子目:初集《医论》4卷,二集《伤寒论本旨》9卷。章氏1825年撰医论26篇,题《医门棒喝》,1829年刻;1835年撰《伤寒论本旨》,偶山书屋刻。二书合刊,题为《医门棒喝》,分别为初集、二集。《续修四库全书提要》载录。	初集1829年刻,题为《医门棒喝》;《伤寒论本旨》本年刊,为《医门棒喝二集》。合刊本有1851年吟香书屋、1867年聚文堂刻本,1909年蠡城三友斋、民国间绍兴石印本等。
			山东宋若昂撰	胎产珍庆集6卷	有自序、本年张文翰序。卷1、2述种子、胎前保养及胎前病,卷3临产难产27门,卷4-6产后73证,附16方。	有抄本藏上海中医药大学。
			姑苏赵璧撰	顺天易生篇2卷	有本年自序。难产专著,分临产、试痛、保胎、胎前饮食、小产、产后、胎死腹中、胞衣不下等篇。	有本年沈氏刻本藏山东中医药大学,有1876年苏城得见斋刻本。

公元（年）	清纪年	干支	作者	书名	考证内容	版本资料
1835	十五	乙未	宛平陈启运（翼之）撰辑	痘科摘要 4 卷	有本年自序、赵腾蛟序。以原痘、气血、治痘药性摘要冠首，以辨痘、辨善恶、辨色为次，载痘科常用方 51 首，申明贯珠攒簇怪痘 16 图、身面部位 18 图，末附补遗药性。	有本年绿竹轩刻本藏中医科学院、医学科学院、首都、吉林图书馆及湖南、上海中医药大学，有继善堂本题《痘疹摘要》。
			龙泉梅占春撰辑	国术点穴秘诀伤穴治法合刊	伤骨科著作，有本年曹仁伯序。列点穴篇、点穴图谱、治法篇三部，列方 52 首，附正骨止血法。	1934 年上海务本书社铅印本藏中医科学院、上海中医药大学，收于《近代中医珍本集》。
			武遂重（厚堂）辑	简便应验奇方 1 卷	有本年自序。从《静耘斋集验方》《普济良方》中采择效验简方，分 223 病症录 223 方。	有本年晋文斋刻本藏国家图书馆、天津图书馆。
			丹徒李文荣（冠仙，如眉老人）撰	仿寓意草 2 卷	医案类著作，有本年自序、陶澍序及光绪间陆懋修、李恩绶序、李士林跋。收录医案以内科杂病为主，兼及妇科、五官科。	有 1887 年刻本藏医学科学院及北京、长春、上海、浙江中医药大学，收于《三三医书》。
			李文荣撰	李冠仙医案 1 卷	前后无序跋，载案 27 则，多见于《仿寓意草》。	有清抄本藏上海中医药大学，2004 年收于《中医古籍珍稀抄本精选》。
			丹阳林珮琴（云和，羲桐）原撰，金山朱继璋（橘泉）抄传	林佩琴医案不分卷	封面题署：丹阳林珮琴先生医案，金山后学朱继璋橘泉氏抄录。辑于《类证治裁》，后有菡香馆主跋，以为"便于翻阅外无甚特点"。	有抄本藏上海中医药大学。
			仰山氏撰	内府秘传眼科全书 1 卷	有本年自序。先论五轮八廓治法总要、辨证用药，次目疾七十二问述证治方药，列 92 方，附内府治目七十歌诀。	有本年抄本藏上海中医药大学。
			亡名氏撰辑	秘传眼科七十二症不分卷	前有序，无目录。设为问答以述目疾七十二症病因证治，后附药性，列 85 味药。卷末署：秘传眼科七十二症药性照方增减终，道光乙未岁桃月望后一日抄录。	有本年抄本藏中国中医科学院。

公元 (年)	清纪年	干支	作者	书名	考证内容	版本资料
1835	十五	乙未	古槎秦世奎（东庐，犨如），古槎周式湜（雨樵）撰辑	格言集要 2 卷，附：经验易治良方、经验易治续方各 1 卷	有本年盛铺、次年张家荣序及 1817 年程序钧《经验易治良方序》、1857 年姚元滋《经验易治续方跋》。录历代醒世铭言，教人行善远恶；《经验易治良方》摘录效验易用良方，分内症、外症、小儿、妇人、损伤、急救、难症 7 类 158 目 170 余方；《续方》分急救、小儿、外症、女科、杂症、诸伤、奇病、不药 8 类 70 方。	成于本年，有 1857 年上海城隍庙园内益化堂善书坊刻本藏长春中医药大学。
			西藏辛玛尔·丹增彭措撰	晶珠本草 2 部	藏族医药学著作，上为歌诀部，下为解释部，三分之一为藏医专用，三分之一仅产于青藏高原。分 13 类：珍宝类 166 种，宝石类 594 种，土类 31 种，汁液精华类 150 种，树类 182 种，湿生草类 142 种，旱生草类 266 种，盐碱类 59 种，动物类 448 种，作物类 42 种，水类 121 种，火类 11 种，炮制类 82 种，共 2294 种。	1982 年罗达尚据四川甘孜州德格藏历火羊年即 1847 年闰正月刻本汉译，1986 年上海科学技术出版社出版。
			宋·天台张伯端（平叔，紫阳真人）撰，明·西陵彭好古（一壑居士）注解，清·西浙闵阳林（龙门宗子）释义	金丹四百字注释 1 卷	张伯端自序之外，有闵一得自序注及本年跋，又有 1832 年闵阳林释义序。原书五言八十句四百字，彭好古、闵阳林为之注释，句下先列彭氏注，继列闵氏释。述七返九还金液大丹内丹之法。	2001 年中医古籍出版社收于《中国古代房中养生秘笈》排印出版。
			宋·陈楠（陈泥丸真人）撰，清·闵阳林注	翠虚吟 1 卷	前有闵阳林序，七言长篇 136 韵，阐明金液大还丹诀，宜与《还源篇》合参，主张聚积精气，合先天真元之气以成内丹的清修功法。	2001 年中医古籍出版社收于《中国古代房中养生秘笈》排印出版。
1836	十六	丙申	如皋吴篪（简庵，渭泉）撰	临证医案笔记 6 卷	有本年自序及胡调元、沈岐序。前 4 卷为风、寒、温及杂病证治，后 2 卷为妇、儿科，各门后附简易方，共 924 案，附种痘法、人参真伪辨。	有本年手稿本藏镇江市图书馆，有本年树滋堂、1929 年上海集古阁石印本。

续表

公元 （年）	清纪年	干支	作者	书名	考证内容	版本资料
1836	十六	丙申	古吴叶桂（天士，香岩）撰，裔孙叶万青（讷人）校正	叶天士医案存真3卷	有1832年叶万青及本年石韫玉、胡国英3序，有凡例。不分门类，3卷分别为杂病、温热病、经方验案，末附马元仪《印机草》1卷，祁正明、王晋三案数则。1893年周学海重分门类并加评点，更名《评点叶案存真类编》。	有本年叶氏家刻本藏国图、中医科学院、福建中医药大学、中山大学医学院及吉林、苏州图书馆，有版本十余种。
			桐乡张千里（子方，梦庐）撰，徐国琛编辑	珠村草堂医案3卷	录张氏医案350余则，包括时病、内科、妇科，尤多水肿、下痢、疟疾、血症、痰饮、咳喘、虚损、中风。光绪《桐乡县志·撰述志》载有臧寿恭《张梦庐先生别传》。	有本年徐国琛手抄稿本藏中国中医科学院，休宁程麟书抄本藏上海中华医学会。
			张千里撰，金山姚景垣（光祖）录存	张千里医案5卷	医案遗稿未刊行，辗转传抄，有1920年凌咏跋，1924年由姚景垣整理加按撰序，交付裘庆元出版。载案135则，以内科为主，而外科尤为独到。	本年邵庆槐抄本藏成都中医药大学，邱鸿翼抄本藏上海中医药大学，收于《三三医书》刊行。
			楚中虚白子、吴下七宝生校刻	太乙离火感应神针1卷	有本年自序、石麓跋。介绍太乙神针即药艾条组成、施术部位、主治。	有本年刻本藏上海中医药大学。
			古歙吴香铃（文杕，尺木，攀龙）撰辑	证治撮要不分卷	有辛丑年金应玗序、壬寅孙维舟总评、己未张鹤立跋。诊法4篇、炼药1篇；补法第6、攻法第7而下，消、守、因、防、转、让、退、追、胜、慎、纵、成、护、诱、舍、逆、排、留、隐诸法，至柔法第27；及辟谬、立案、制方，四时之治而至冬治第34；症治3篇后，五脏备方、五脏总论，治腑玲珑篇第44，因创方法第45，为诸方，末署"道光十有六年岁次丙申仲冬上浣"。	有抄本藏上海中医药大学。《联目》《大辞典》载1901年成书，据其书"因创方法第四十五"末署"道光十有六年岁次丙申仲冬上浣"，应成书于本年，诸序跋时间应为1841、1842、1859年。
			广济杨际泰（平阶）撰	医学述要36卷	综合性医书，卷首1卷。列述四诊八法、形体骨度、脏腑经络、各科证治3500余论、3000余方。	有本年刻本藏湖北省图书馆，阙卷24、25两卷。
			岳池王世钟（小溪）撰辑	家藏蒙筌16卷	有本年及1843年自序2则、1842年周元章、1843年陈应聘、文青选、1844年郭先本序。综合性医书，卷1脉学，卷2伤寒，卷3-13为内伤杂病及各科50证，后3卷为药物。	有1844年文盛堂刻本藏中国中医科学院。

公元（年）	清纪年	干支	作者	书名	考证内容	版本资料
1836	十六	丙申	莫琇（蕴辉）抄辑	莫氏抄录验方五种	子目：济阴纂要方，保婴经验良方，痈疽诸方，杨梅结毒等方，房中诸方。诸书均无目录，《济阴纂要》有小引，余均无序跋，《保婴经验良方》封面题：此册抄自《经验丹方汇编》。	有本年敬乐堂抄本藏中国中医科学院。
			东乡罗思举（天鹏）撰	急治良方1卷	有本年自序、周鸣鸾序。载对口搭背、中药箭毒、蛇咬、骨错位等急重病方，前半一症一图一治法，后半汇集外伤科验方单方。	有本年刻本藏浙江中医药研究院，自序题《急治良方》，书口作《急效良方》。
			原题：宋·琼瑶真人撰（亦有题太师刘真人撰）	琼瑶神书4卷	有本年詹景炎序，卷1–3分天地人3部，以歌赋体论述针法、灸法、诸疾治疗213法及针灸问答65条，卷4系后人所增附方穴图。是书与明人伪本《琼瑶发明神书》迥异。	1848年信元堂刻本藏国图、中医科学院，1871年重刻本作《针灸神书大成》，杨继洲撰，亦藏中医科学院。
			亡名氏撰	伤科杂方4卷	载接骨论、刘伯温秘诀仙方、秘授禁方、全身穴道图等，列230余方。	有本年抄本藏中国中医科学院。
			明·异远真人撰，清·高邮孙应科（彦之）校	（秘传）跌打损伤妙方1卷	有本年自序、自寿说、刘宝楠赠诗与胡泉跋。分全身、头面、身中、脊背、腿足、金疮、通用，论损伤治法，载方118首。	有本年刻本藏中医科学院，通行本为1852年与赵廷海《救伤秘旨》合刊本。
			武进庄一夔（在田）撰	小儿夺命丹2种2卷	子目：《遂生编》《福幼编》各1卷。有1867年迁拙山人跋；收于《张氏医集三种》名《庄氏慈幼二书》，另有张琦序。	有本年临安田氏六安写本及民国铅印本藏上海、成都中医药大学及四川省图书馆。
1837	十七	丁酉	武进邹澍（润安）撰	本经疏证12卷	有本年自序及1849年洪上庠序、汤用中跋，周仪颢《邹润安先生传》，分上中下三品载药173种，附《本经续疏》6卷、《本经序疏要》8卷。《续修四库全书提要》载录。《联目》成于1832年，有误，始于1832年而成于本年。	有1849年常州长年医局汤用中刻本。
			邹澍撰	本经续疏6卷	有自序无纪年，当成于本年之后。分上中下三品载药142种，体例同《本经疏证》。	附于《本经疏证》，有1849年常州长年医局汤用中刻本。

续表

公元 (年)	清纪年	干支	作者	书名	考证内容	版本资料
1837	十七	丁酉	海安陆儋辰（笕泉，耳乡，六一老人）撰	运气辨 1 卷	有本年自序。著七辨、二说、二论、十四图、三表以阐发五运六气。书成未刊，钞本流传至 1920 年韩国钧撰跋，收于《海陵丛刊》出版，有陈盛修《陆管泉先生传》。	同治十三年《扬州府志·艺文一》载录，收于《海陵丛书》。《联目》作成书于 1911，失考。
			陆儋辰撰	痧病辨 1 卷	载辨痧病生于营卫、辨痧症辨惑之偏申明时行泄注吐逆、辨世所呼之痧不同，共 3 篇，末附治痧诸方。	收于《海陵丛书》《陆笕泉医书十六种》。
			陆儋辰编撰	陆笕泉医书 6 卷	有 1923 年韩国钧跋、《证治赋总叙》。卷 1、2《伤寒证治赋》及《伤寒医方歌括》17 方，卷 3－5 中风、暑湿、瘟疫、燥火、风温、温热、秋时晚发、肿胀、咳嗽、痰饮、虚劳等 11 种证治赋及《虚劳医方歌括》17 方，卷 6《医方歌括》，录 135 方，化裁 75 方，共 210 首。	收于《海陵丛书》，有 1923、1935 年铅印本藏南京图书馆、南京中医药大学、苏州图书馆、苏州大学。另有《陆笕泉医书十六种》7 卷，实是书加《痧辨》而成。
			宝坻白明远辑刊	经验救急良方不分卷	首乌金丸方及本年白明远按语，并胎前产后 65 论、催生兔脑丸方；后《续附》16 则、误伤急救 4 则，中毒救急 9 则，预防疾病、保身立命要诀、食物诸毒；末跌打损伤方、无名肿毒方、治风眩烂眼方。	国家图书馆藏白明远辑刊《经验救急良方》，另有寄湘渔父同名书兰田县署 1876 年刻本藏河南图书馆。
			会稽马二泉（德音）撰	小蓬莱山馆女科方抄 2 卷	又名《竹林女科秘授验方》，据会稽钱、陆二家及己之所验者辑成。上卷载经带胎产 110 症 130 方；下卷载胎产乳疾 90 方。	有本年刻本藏陕西中医药研究院，1852 年成都刻本藏四川图书馆，有 1873 年广州瑞元堂等刻本。
			万邑文永周（卜庵，豁然子）撰辑	一草亭眼科全集 4 种 4 卷	又名：感应一草亭眼科全集，有本年自序。子目：感应眼科古今药方，感应眼科录要药性，一草亭眼科全集书，异授眼科病症问答。明清江邓苑字博望撰《一草亭目科全书》，为二书同名。	有本年万邑永征祥刻本藏重庆图书馆、浙江中医药研究院及河南、辽宁中医药大学，光绪间有刻本 4 种，民国上海千顷堂书局有石印本。

公元（年）	清纪年	干支	作者	书名	考证内容	版本资料
1837	十七	丁酉	青浦何其伟（书田）撰	医学妙谛3卷	原名《杂证总诀》，又名《杂症歌诀》，咸丰中散佚，光绪中嘉定陈松考订辑补，改题重刊，有1892年王文韶、杨文斌序。全书76章，每病1章，述内科杂症76种，部分编为歌诀。	有1893年桂香书屋刻本藏上海图书馆，收于《三三医书》《医药丛书》；著者另有3卷抄本《何氏杂症》藏苏州中医院，分56门述证，笔者未见。
			陈元凯（士兰）撰，昆山潘道根（确潜，晚香，徐村老农，梅心老农）抄传	陈士兰先生医案1卷	壬子年前记谓，此陆行桥前贤潘晚香先生手抄本，于道光十七年丁酉十一月十五日抄至十八日毕。载内科肝风、咳嗽、温病、胸痹、痧症等62门、妇科经病、淋带、崩漏3门验案。	有抄本藏上海中医药大学。
			宛宁朱楚芬（莅滨）撰	痘疹集成4卷	有本年自序。凡103则，论痘疹证治，附恶形恶像30图，卷4治痘药性、种痘要旨，附《麻疹集成》2卷。	有本年破愚斋家刻本藏国图、中国科学院、医学科学院、中医科学院、上海图书馆等处。
			宋·建阳宋慈（惠父）原撰，清·武林王又槐（荫庭）增辑，山阴李观澜（虚舟）补辑，会稽阮其新（春甫）补注，元和张锡蕃（鹤生）重订	补注洗冤录集证5卷	有本年张锡蕃序。据《律例馆校正洗冤录》4卷，王、李、阮、张又以集证、补注、续辑及句读、眉批方式分别重订；又附以《检骨图格》《洗冤录补遗》《备考》《宝鉴篇》《急救方》《石香秘录》增为5卷。	本年浙江书局三色套印广州刊本藏中国中医科学院、广东省中山图书馆；1841年刘体重序刊本藏上海中华医学会。
			亡名氏原撰，吴县高培元（问梅主人）传	经验小儿月内出痘神方1卷	有本年紫阳山人序。以桃红四物去川芎加银花、荆芥为小儿月内出痘神方，附《痘源篇》。光绪间刻本有1889年高培元序。	有本年刻本藏广西桂林图书馆，1889年刻本藏中医科学院、上海中医药大学。
1838	十八	戊戌	海宁王士雄（孟英，梦隐，随息居士）撰	霍乱论2卷	有本年自序、诸葛令序、谢家柱跋。分病情、治法、医案、药方4部分论霍乱病证治。1862年重订，更名《随息居重订霍乱论》。	次年杭州湖墅长胜纸行初刻，有版本40余种，收于《潜斋医书》三种、五种及《陈修园医书》《中国医学大成》。
			王士雄撰	吊脚痧症1卷	为《霍乱论》之别本。	收于《陈修园医书》48、72种。
			王士雄撰	绞肠痧症1卷	为《霍乱论》之别本。	收于《陈修园医书》48种。

续表

公元（年）	清纪年	干支	作者	书名	考证内容	版本资料
1838	十八	戊戌	王士雄撰	女科简效方1卷	分妇科通治、胎前、临产、产后诸证及乳疾、癥瘕、阴疾7门，述95种妇科病症治疗方药。	《四科简效方》之一，收于《陈修园医书六十种》。
			扬州史典（揖臣）原撰，海宁俞世贵（桂庭）参补，王士雄校刊	愿体医话1卷	又名《愿体医话良方》，载医话12则，解毒急救、咽喉急证、牙疳、霍乱等20种急证简易疗法。1851年王孟英校订，撰序刊行。	收于《潜斋医学丛书十四种》《三家医话》。
			高凉王学渊（若昏）撰	暑证指南1卷	有本年自序、凡例。持暑无分阴阳说，阐述证治，集载诸家医案，列方140首。	有1843年刻本藏北京中医药大学。
			甬上江锡（小屿，雨湄）撰	湿热举要1卷	有本年自序、范桂龄、成份序。分述古、病源、发热、苔脉、二便等，阐述湿热诸症，附载验案6则。	与《时病救急》《诸症撮要》合编，有抄本藏中医科学院，收于《温病大成》第3部排印出版。
			江锡撰	时病救急1卷	有本年自序，分病形、病源、辨证、医案、预防5篇，列备急活命饮、四逆汤、华佗救阳脱方、八珍去芎加附汤，述脚筋钓即霍乱证治。	同上。
			吴县周孝垓（平叔）集解	金匮要略集解3卷	有本年自序、1847年张邦瑜序。取《张氏医通》释义，辅以徐忠可《金匮论注》，并采各家注释，以"案曰"附注己意。	有道光刻本藏上海中医药大学、南京图书馆。
			武阳曹乐斋撰	运气掌诀录1卷	有本年自序。录《素问》运气之源，详考逐年司天在泉、太过不及、主运客运、天时民病，尤加意于伤寒六经脉证、传变、吉凶、用药规律与运气学说。	有1892年成都邓氏崇文斋刻本藏上海图书馆、四川大学华西医学中心，收于胡乾元重刊《仲景全书》。
			盱江邹岳（五峰，东山）撰	外科真诠2卷	有本年自序。上卷疮疡总论、治疮疡要诀，发有定位疮疡，下卷发无定位及小儿疮疡，末附《脉学提要》、医案。《续修四库全书提要》载录。同治重刊本有竹溪主人序。	有本年刻本藏上海、成都中医药大学，同治刻本藏上海、北京中医药大学、医学科学院、浙江中医药研究院等处。
			湘潭陈惠畴（寿田）撰	经络图考4卷	有本年自序及1878年黎培敬、马传卿序。详述内景骨度，经络循行，穴位主病，又以部位为目细考局部，经脉经穴插图亦颇细致。	1878年贵州黎培敬初刻本藏中医科学院、山东中医药大学等，有版本9种，收于《续修四库全书》。

续表

公元（年）	清纪年	干支	作者	书名	考证内容	版本资料
1838	十八	戊戌	亡名氏撰，山阴陈廷沄（仲卿）刊	寿世医窍2卷	本草学著作，光绪抄本有1876年陈廷沄序。言十二经脉起止，附人形简图，按经录药，列主病、药名、功效、宜忌，凡数百味，后附荣气药、卫气药。	有本年锡羨堂刻本藏中国科学院、中医科学院，光绪抄本藏南京、山东图书馆、上海中医药大学。
			万邑王锡鑫（亚拙，文选，席珍子）撰	寿世医鉴3卷	有王氏自序、贺正筜序，又名《活人心法》，综合性医书。卷上四诊、伤寒，卷中伤寒舌鉴药性炮制歌，卷下误作卷四，为方剂。	成于本年，重刻于1859年，有光绪间三义公刻本藏河南省图书馆。
			王锡鑫撰	活人心法3卷	《联目》《大辞典》《通考》均作4卷，刘以仁撰、王锡鑫辑。考查其书，卷上四诊、伤寒，卷端为：敦伦仁寿续集，活人心法上集，继吕张永镇、永萱姚大椿同校，四诊条下署"刘以仁著"，实四诊条辑自刘氏。卷中伤寒舌鉴、药性炮制歌，卷下方剂误作卷四，故为3卷。	有本年刻本藏山西、浙江中医药研究院及上海、成都中医药大学，1859年三义公刻本藏首都图书馆及山东、湖北、福建中医药大学。
			亡名氏原撰，淞南长柄壶芦园叟传刻	验所验1卷	妇科著作，前有原序及有本年长柄壶芦园叟序。列120证述妇科杂病，胎产证治，附《回生丹方法》1卷。	有本年长柄壶芦园叟刻本藏浙江中医药研究院、上海中医药大学及上海、南京图书馆。
			山阴孙德钟（退甫）撰辑	活人一术1卷	有本年自序、例言，载各科效方450余首。另有民国钞本同名书藏国图，载76方，后收于《国家图书馆藏稀见古代医籍钞稿本丛编》。	有本年汤阴刻本藏中医科学院，扉页题《活人一术》，例言、目录均题《活人一术初编》。
			宁羌张恒宝（山左）撰	摘录千金宝要17卷	方书，体例卷次同《千金宝要》，每门摘录若干方，得272首。	有与《海上方》合刊本。
			新昌余成（集斋，继良）撰，托钵道人增辑	救急便用杂方1卷	嘉庆间余成先后撰《急救方》及《续刻》，载自缢、溺水、自刎、跌压伤、虫兽伤、巴豆毒等61症；《便用杂方》载冻疮、唇燥裂5症。本年托钵道人合刻3书，续增8种病症11首验方而成，有著书《缘起》。	有本年刻本藏中医科学院，1846年康州王某重刻，又附董云鹏《补辑方》于后，为《救急便用杂方合刻》。
			四明余廷勋（瓚黄）撰辑，铁岑衍秀实夫重订	历验单方不分卷	1775年余氏辑《不药良方》，分急救及内外妇幼5门463症列方；衍秀实夫本年重订，为之分门别类，细列目录，撰序并列原序于前。《联目》《大辞典》记载1848年成书刊行，有差错。	有1848年海山仙馆刻本藏山东中医药大学，浙江科学技术出版社收于《近代中医珍本集》排印出版。

续表

公元 (年)	清纪年	干支	作者	书名	考证内容	版本资料
1838	十八	戊戌	宁昌宋翊臣撰	痘疹穷源不分卷	有上年自序、张文祥、孙如珊序，扉页署为：鹿川孙如珊先生选，文锦堂藏板。择诸名家之最要者，调治立方，不拘寒热攻补。	有本年文锦堂刻本藏北京中医药大学及河南、吉林图书馆等处。
			原题：吴县叶桂（天士，香岩）撰，江宁汪绍达传	叶天士家传秘诀不分卷	有己巳年汪绍达序。载录胀病、腹痛、呕吐、泻泄、疝、喘嗽等儿科病案50余则。或以为托名之作。	本年初刊本藏苏州中医院，1929年回澜社影印本藏首都图书馆，收于《回澜社医书四种》。
			原题：南昌喻昌（嘉言，西昌老人）选辑，钱塘王兆杏（第花）试验	喻选古方试验4卷	有本年王兆杏序。王氏在汪竹隐家见有圈点注释《本草纲目》，以为喻氏所为，遂抄录整理而成书，当属伪托喻氏者。是书分类编辑《本草纲目》附方，共92症，近2000方。	有本年汉上梅春华家刻本藏中医科学院、军事医学科学院及长春、上海、浙江中医药大学，收于《珍本医书集成》。
1839	十九	己亥	明·上海刘全德（完甫，一仁）撰，钱乐天藏	医学传心录1卷	民间医生钱乐天所藏抄本，封面署"上海刘一仁"，无序跋，以歌赋述诊脉、汤头、本草及内科、妇产科证治，凡87章。与刘氏《传心诀》类同，《联目》《大辞典》不载。	1954年河北省卫生工作者协会改名《中医捷径》内部出版；1958年河北省中医研究所筹备处据抄本校订排印。
			海阳汪汝麟（石来）撰	证因方论集要4卷	有本年自序。载50种病证，以内科杂病为主，载方110首。	有次年无止境斋刻本藏中医科学院、上海中华医学会，中医古籍出版社收于《中医珍本丛书》影印。
			懿斋居士撰辑	活人息事方1卷	有本年自序、次年杨尚文跋。汇录自缢、溺水、自刎、刀杖伤、跌仆、箭伤等斗殴急症救治方，后附《续命胶续编》。可免伤亡，收"活人息事"之效，故名。	本年北京文奎斋刻本藏国图及山东、上海、北京中医药大学。
			嘉兴胡金城（德凝，澹香）撰，其子胡春田校	医要便读汤头歌诀2卷	有本年陈抡英、1842年朱其镇序、胡春田跋。金城原撰方书《医要便读》，又仿汪昂《汤头歌诀》录入歌诀，计19门正方300首，附方近百，附《珍珠囊指掌药性赋》《用药歌》《用药论》。	有本年同心书屋刻本藏医学科学院、军事医学科学院、上海图书馆；1842年刻本藏国图。
			昆山潘道根（确潜，晚香，徐村老农，梅心老农）撰	娱拙斋医案2册	载内、妇科医案280余例，诊治温热病颇有效验。	原书稿本，不分卷，存苏州大学炳麟图书馆。

公元（年）	清纪年	干支	作者	书名	考证内容	版本资料
1839	十九	己亥	桐乡张千里（子方，梦庐）撰	四时感证制治1卷	《浙江历代医药著作》载录，并谓成于道光间，抄本流传于桐乡。所辑皆张氏四时感证验案，以吴叶诸法化裁，立方遣药又不尽同。	《联目》《大辞典》俱不载，笔者未见。
			丹阳林珮琴（云和，羲桐）撰	类证治裁8卷	有本年自序及1847年桂超万、1851年吉钟颖序、林植本跋，综合性医书。以内科杂病为主，兼及妇外科，附部分林氏验案。	1851年丹阳林氏研经堂初刻，1867年谢希昉、1874年蒋启勋分别撰序重刻，有版本十余种。
			高凉吴云间（虎峰）撰	都春堂熊罴梦4卷	有本年自序。卷1种子及转女成男42则；卷2八卦九宫、相宅方位36则；卷3养胎、胎教、饮食宜忌69则；卷4家庭夫妇之道30则。高凉，今广东阳江，《联目》《大辞典》误为著者之字。	有本年都春堂刻本藏上海中医药大学和广东省中山图书馆。
			上海唐千顷（桐园）原撰，娄县叶灝（雅卿）增广	增广大生要旨5卷	1762年唐氏撰《大生要旨》，以方为目，方下列症；叶氏则列症为目，依症选方，又采汪喆《产科心法》及家藏胎产诸方附列。《续修四库全书提要》载录。	有本年邦都高氏刻本藏重庆图书馆，1849年西安刻本藏甘肃图书馆，1858年扫叶山房刻本有江驾鹏序，有版本20余种。
			亡名氏原撰，上邑孙师善抄传	喉症全书2卷	无序跋，卷上阐述喉科37症，附27方、吹药21种；卷下分述咽喉杂症22种，附56方。卷末署：自道光十有九年冬月，余偶访松坪，大哥出示喉科一卷，读之甚善，即分录是卷，日后不特利生，并济世也。上邑孙师善谨志。	有本年孙师善抄本藏上海中医药大学。
			祁门程凤图（淑斋）撰	启蒙医案6卷	有本年及1844年自序、谢昌言、汪盛孚序，载200案，内科为主，兼及外、妇、儿科。封面题：启蒙医案，正文作：淑斋医案，二集题：三省园镜斋医案，四集题：镜斋医案，五集题：金谷医案，各不相同；卷端署名，卷1作程凤图淑斋道伯，卷2程阳凤图退思氏，卷3望圣程凤图时行，卷4、5程阳凤图，卷6鉴垣程凤图，亦各不相同。	有抄本藏中国中医科学院，6卷，分5集，卷2、3为第二集，馀皆一卷一集。

续表

公元（年）	清纪年	干支	作者	书名	考证内容	版本资料
1839	十九	己亥	吴县薛福（瘦吟）撰	瘦吟医赘2卷	有本年自序。医论述伤寒、温热、风、伏气、疟痢、暑热、杂症证治体会，并医林十四考、九流考，后附著者诗作12首。卷端《瘦吟医赘》下注：查瘦吟先生姓薛名福，《联目》因误作"查瘦吟"撰。	有抄本藏浙江省中医药研究院，2002年中国中医药出版社收于《清代秘本医书四种》出版。
			吴中薛阳桂（心香）述，上海谢来仪（海音）编纂	梅华问答编1卷	本年薛阳桂自序、次年李文沉序、谢来仪跋。薛氏承其师闵一得口授，总括心传为40章，以明德为本，修身为用，慎独为入手，尽性至命为究竟，将致知格物操存于庸言庸行之中，以证其为物不贰之则。其书专以无念为宗，而以"虚寂恒诚"四字为彻始彻终之体要。	收于《中国古代房中养生秘籍》，《联目》《大辞典》俱不载。
1840	二十	庚子	山阴姚澜（涴云，维摩和尚）撰	本草分经4卷	有本年方秉序及凡例。首内景经络图15幅，次总类便览，分草木虫鱼14类备载药名，注以经络；正文以经络为纲，药性为目，分类叙述804药；末附同名附考，考述名同实异药物之属性、别名、异名。	本年姚氏初刻，有版本十余种，1888年梅雨田撰序重刊，改题《本草分经审治》，一书而二名。
			归安吴芹（古年）撰	本草分队发明不分卷	无序跋、凡例，以五脏分五部药队，各设补脏猛将、次将，泻脏猛将、次将。其徒凌奂补订为《本草害利》。	有民国抄本《本草分队》藏中医科学院，不分卷，佚其著者姓名，即《本草分队发明》。
			武进邹澍（润安，闰庵）撰	本经序疏要8卷	有本年自序，作者认为孙思邈、王焘与张仲景尚未承接，所以为之探究古今沿革。以92种病症为纲取诸家本草随类附入，列治疗药物，各详性味、功效、主治；后列解百药及金石等毒、服药食忌、凡药不入汤酒3篇。	附于《本经疏证》，有1849年常州长年医局汤用中刻本。
			泾县包诚（兴言）撰	十剂表1卷	本草学著作，有本年自序。就其师张琦《本草述录》，以徐之才十剂说为表以明。首论十剂，载77种药物别名俗名，以十二经络为经，十剂说为纬编为表格，记述药物1000余种。	1866年刻本藏北京大学，《联目》《大辞典》定其成于是年，据其自序，当成于本年。
			三原李锡龄（孟熙）辑	惜阴轩丛书（2种27卷）	原书40种316卷，医书2种27卷。子目：卫生宝鉴24卷，小儿药证直诀3卷。	有1846年宏道书院刻本及1896年长沙刻本。

公元 (年)	清纪年	干支	作者	书名	考证内容	版本资料
1840	二十	庚子	京口蒋宝素（问斋，帝书）撰	医略十三篇13卷	有本年自序及道光间潘世恩、李承霖、阮元、周之琦、卓秉恬诸人5序，殷寿彭跋。为所著《医略》六淫门，末附人迎辨、关格考2文并方剂1卷。每证先引其父椿田医话，后录其师九峰医案。	有1848年镇江快志堂刻本藏北京大学、中医科学院、北京、天津、山东、上海中医药大学及上海、南京、河南图书馆等处，收于《珍本医书集成》。
			新化邹汉璜（仲辰，稼江）撰辑	邹氏纯懿庐集8种	子目：素灵杂解，难经解，伤寒卒病论笺，伤寒翼，金匮要略解，寒疫论，千金方摘抄，疮疡。	有稿本藏中国中医科学院。
			邹汉璜撰	素灵杂解3卷，难经解1卷	前后无序跋、目录、凡例，各杂取若干章节为之注解。	有1902年新化邹氏刻本，收于《邹氏纯懿庐集》。
			邹汉璜撰辑	伤寒卒病论笺25卷	前录张仲景伤寒论序、林亿序，有医林二传载张机、王叔和，前23卷笺注《伤寒论》，下有《题自著伤寒卒病论笺二十三卷后》；卷24《素问·热论》，卷25诸方汇解。	收于《邹氏纯懿庐集》，有本年稿本藏中医科学院；湖南科技出版社1999年收于《湖湘名医典籍精华》排印出版。
			邹汉璜撰辑	伤寒翼12卷	前后无序跋，辑录《外台》《千金》《病源》诸论，以述伤寒杂病。	同上。
			邹汉璜撰辑	金匮要略解	稿本残缺不全，无序跋、目录、凡例，存第一至第四、十二至十四及十六、十八、十九共10篇，采用前人注释，间附己见以解《金匮》。	同上。
			邹汉璜撰	寒疫论1卷	有本年自序。暑时寒邪侵袭，为痢为疟，遵阳明、少阴、厥阴中承气、桃花、白头翁汤治疗。阐述寒疫病因病机、传变、治法、方药。	有1902年新化邹氏刻单行本，收于《邹氏纯懿庐集》；又收于《湖湘名医典籍精华》排印出版。
			唐华原孙思邈原撰，邹汉璜抄辑	千金方摘抄1卷	无序跋、目录、凡例，摘录积聚、诸风、脚气、心腹痛、胸痹、风癫、狂病、热痢等16种杂病证治，方论兼取，提要摘粹。	收于《邹氏纯懿庐集》，有本年稿本藏中医科学院；又收于《湖湘名医典籍精华》排印出版。
			邹汉璜撰	疮疡不分卷	无序跋、目录、凡例，仅3400余字，略述疮疡分类、成泡、化虫、化脓过程，湿疥、沙疥、虫疥、脓窠疮、坐板疮治疗，载6方。	同上。

续表

公元（年）	清纪年	干支	作者	书名	考证内容	版本资料
1840	二十	庚子	邹汉璜撰	刺热篇解1卷	未见于《邹氏纯懿庐集》，湖北省图书馆因其属善本不得借阅，笔者未见其书。	有本年抄本藏湖北省图书馆。
			广陵耿世珍（廷瑾，光奇）撰	本草纲目别名录1卷	摘录《纲目》有别名药物1086种，按原次序分列，详列异名于药下，有别名者录之，无别名者不录。	湖南电子音像出版社有《中华医典》电子版。
			戚保三主人撰	诸药异名1卷	封面题：辛酉年亲选，戚保三主人。首载阴寒症腹痛不已方等效方，次分30部载药659种，末有伤力药酒方、水火还原丸等，首末诸方字迹潦草，与正文大不类。	有本年抄本藏上海中医药大学。
			亡名氏撰	药队补遗1卷	前后无序跋，亦无目录、凡例，卷端题署：凡一切应用之品而为十一队所未收者，备录于后。无明确分类，简述药物性味、功效。	有本年抄本藏上海中医药大学。
			亡名氏撰辑	本草观止3卷	卷上草部，山草56种、芳草35、隰草47、毒草26、蔓草24、水草石草苔草9种；卷中木部，香木23、乔木23、灌木苞木寓木32，五果47，菜部21，谷酿部29种；卷下金石部44，禽部19，兽部35，虫鱼鳞介部54，人部13种，各类前有目录。	河南中医药大学藏有抄本。《联目》载"张对扬撰，二卷"，有稿本藏上海中医药大学，抄本藏于苏州大学，多次查找无着，笔者未见此本。
			隋城范在文（于兹，美中）撰，长沙余苹皋音释	药性赋音释1卷	范氏参阅张石顽《本经逢源》、汪讱庵《本草备要》，裁对成篇，叶以韵语，摘其最关于医家日用者258种为药性赋，名《药性备要赋》，药性赋序，为《卫生要诀》卷3，长沙余苹皋为之音释。	有明辨斋刻本藏南京图书馆，1999年华夏出版社收于《中国本草全书》122卷影印出版。
			宝应刘宝楠（楚桢，念楼）撰	释谷4卷	有本年自序。乾隆间歙县程瑶田撰《通艺·九谷考》，辨别禾、黍、稷精悉而于麦、豆、麻多阙略，遂本程说，广引群书，旁推交通为是书，尤详于稻之考证。	《联目》《大辞典》俱不载，有1855年刻本，1999年华夏出版社收于《中国本草全书》265卷影印出版。
			辛廷钥撰	三十六舌歌不分卷	前半述杜清碧验舌法及36种舌图，一图一歌；后为时气论，设问答以述时气及其辨证治疗；附《药性要考》。	有抄本藏云南省图书馆。
			亡名氏撰	仙传神针不分卷	无序跋，介绍太乙神针即药艾条处方、用法、禁忌、主治病症，为《太乙神针》之别本。	有本年彝铭堂抄本藏上海中华医学会。

公元（年）	清纪年	干支	作者	书名	考证内容	版本资料
1840	二十	庚子	诸城刘秉锦（濯西）纂辑	说疫全书3种15卷	有吴有性、刘嗣宗序，系后人所伪托，有1844年陈象谦序，又名《疫痧二症合编》。子目：吴有性《瘟疫论类编》5卷，刘奎《松峰说疫》6卷，郭志邃《痧胀玉衡》4卷。	有本年刻本藏陕西省中医药研究院。
			毗陵谢应材（蘧乔）辑	逯南轩谢蘧乔先生医书二种3卷	又名《治咽喉、发背、对口、外科医书》。子目：逯南轩《咽喉论》1卷，谢应材《谢氏医书》2卷，包括《发背对口治诀论》《外科秘法》各1卷，附《扬州存济堂药局膏药方》，诸书各有序跋。	辑于本年，1882年状元第庄重刊本藏河南省图书馆。
			谢应材撰辑	发背对口治诀1卷，外科秘法1卷	有本年谢翼序，附谢氏《外科秘法》1卷。治疗要义：辨位、色、脉，审窍穴，定淫郁燥湿，参天时，相地宜，以通其变。后附《扬州存济堂药局膏药方》，为吴尚先所撰。	二书合为《谢氏医书》，收于《逯南轩谢蘧乔先生医书二种》，又收于《国医小丛书》《三三医书》。
			桂林龙启鹏撰辑	方验集成不分卷	分急救、中风、咳嗽等12门载153方，另附效方6首。	有本年桂林龙敬业堂刻本藏广西桂林图书馆。
			武进曹禾（畸庵）撰	痈疽外篇4卷	有本年自序，载金疮、丁恶疮、诸瘰瘿瘤、大风恶疾癫癣、阳窍、阴窍、妇人乳、杨梅疮、内痈、杂疗。	收于《痈疽蛾术录》为卷3-6，有抄本藏南京中医药大学。
			曹禾撰	痈疽经方录2卷	有本年自序，载痈疽内方、外方、内痈方、丁恶疮方、诸瘰瘿瘤方、丹矗方、大风恶疾癫癣方、阳窍方、阴窍方、妇人乳方。	收于《痈疽蛾术录》为卷7-8，有抄本藏南京中医药大学。
			婺源江考卿（国兴，瑞屏）撰，休宁金山农（履升）录存	江氏伤科学1卷	又名《伤科方书》，无序，末有按语一则，知书成于道光庚子前，附金履升《验方四则》，后有按语署为：升寄居余杭同和典录，中华民国十三年岁次甲子孟秋月。	收于《三三医书》《珍本医书集成》《国医小丛书》。
1840	二十	庚子	吴县徐锦（炳南，澹安）撰	奇病录3卷	医学杂著，有1822年自序及1836年石蕴玉、陆珣序，1838年王之佐、吴金寿、本年徐珊、徐翙跋。卷上载14种奇病怪症，附疫疹、喉痧；卷中奇治十二法；卷下附纪，有麻叶毒、辨假首乌、解鸦片烟毒等杂记7则。	有本年心太平轩刻本藏南京图书馆，1992年江苏科学技术出版社收于《吴中医集·临证类》排印出版。

续表

公元（年）	清纪年	干支	作者	书名	考证内容	版本资料
1840	二十	庚子	潘世思撰	医略1卷	医论23篇，前11篇述诊法，后12篇载化源论、知机论、明治论、广嗣论、妇科论等，并述虚劳、邪祟、伤寒诸证，末附杂病验案十余则。	有本年初刻本藏陕西中医药大学。
			万邑王锡鑫（亚拙，文选，席珍子）撰	痘科切要1卷	有1847年自序、李属官序。载古人治痘大法、正面图、痘宜种论、常见证治、顺险逆五善七恶证。	有本年天德堂刻本藏青岛医学院，收于《医学切要全集》三种、六种。
			原题：孔繁灏撰	胎产辑要2卷	《联目》载孔繁灏撰《胎产辑要》，经查对，有孔繁灏本年刻讴斋居士《达生编》，无《胎产辑要》。	有道光刻本《达生编》藏中国中医科学院。
			亡名氏撰，会稽董子良刊传	喉科要诀1卷	有1908年董子良序。载喉药缓急砭药不同解、咽喉十八症歌论、喉痹看法、十要秘诀等论，绘缠喉风、急喉丹等喉症36图，述单乳蛾、梅核等47种喉症证治，收汤、散、丸、吹、箍、角、熏诸药方70余首。	有1908年芸香书室刻本藏中国中医科学院。
			李文盛，周元瑜原撰，安成刘集福（祐堂）传	眼科开光易简秘本3卷	有本年刘集福序。卷1李文盛原述，外障36症证治方附图；卷2周元瑜原述，内障证治11条；卷3眼科医案12则，腰痛、吐泻、痘疹案10则；附诸方便览，载方70首。	有1875年庐陵段述继堂刻本藏上海中医药大学、上海中华医学会。
1841	二十一	辛丑	恬素辑	集验良方拔萃2卷，集验良方拔萃续补1卷	又名《拔萃良方》，有本年自跋与夏世堂序，1850年重刊有陆增祥序。以外科为主，分12类，载方200首，后附《补遗经验良方》31首。	本年刻本藏中医科学院、南京、上海图书馆，有版本十余种，收于《桃坞谢氏汇刻方书九种》。
			裕德堂、树护室辑，吴县金忆祥抄录	拔萃良方录要不分卷	为《集验良方拔萃》节录本，首恬素氏《拔萃良方原叙》，加署：咸丰辛酉清和月，吴县金忆祥手书于江右丰城之篠塘客舍。	有抄本藏中医科学院，封面署：裕德堂、树护室同辑，宗景慕思书屋录。
			姑苏叶桂（小峰）撰，临桂白从瀍（冠仙）校刊	本草再新12卷	有本年白从瀍序，自序署"小峰叶桂"，有"小峰"阳文篆章。删改吴仪洛《本草从新》而成，故名。列炮制论、药性总义，载药600余种，唯多杂部。撰者叶桂字小峰，名同而晚叶天士百余年，自是二人，民国上海群学书社伪托改署"叶天士著，陈修园评"。	本年清介堂刻本藏中医科学院，收于《中国本草全书》138卷。

公元 (年)	清纪年	干支	作者	书名	考证内容	版本资料
1841	二十一	辛丑	夏邑杨璿（栗山）原撰，楚南黄德濂（惺溪）纂	温病条辨医方撮要 2 卷	杨氏原撰《寒温条辨》，黄氏撮要编纂，辨析寒、温、疫之异，介绍多种温热病证治，附温病常用 15 方，参考方 30 余首及《遂生福幼合编》。《中国医学大成》采其温病 15 方，附于《增补评注温病条辨》。	有本年刻本藏广州中医药大学，1875 年刻本藏中医科学院。
			甬上江锡（小屿，雨湄）撰	湿热举要、时病救急、诸证撮要 3 种 3 卷	三书合编，各有序跋。	有抄本藏中国中医科学院。
			江锡撰	诸证撮要 1 卷	有本年自序 2 篇、自跋 1 篇，载录临床经验，言诸证之大略。	与《湿热举要》《时病救急》合编，参阅上条。
			休宁汪时泰（春溥，惟诚子）撰	伤寒经晰疑正误 12 卷	有本年自序、1843 年高学文、周元圭、汪鸿仪序，汇集各家之注，辨别错讹，汇成三阴三阳诸篇，以正其误。	安徽省图书馆藏本年梯云书屋珍抄本。
			武进曹禾（畸庵）撰	痈疽药性录 3 卷	有本年自序。列治疡药品性味，别其治疗，分为 11 类：疗痈通用、寒热、脓血、内痈、诸疮、诸瘘、疥癣风瘙、九窍、妇人乳、金疮、杂疮，各系以论。	收于《痈疽蜕术录》为卷 9 – 11，有抄本藏南京中医药大学。
			曹禾撰	痈疽禁方录 1 卷	有本年自序。内容：薄药方、贴药方、丹药方、丸药方、散剂、僧奎光喉痹方。	收于《痈疽蜕术录》为卷 12，有抄本藏南京中医药大学。
			曹禾撰辑	痈疽蜕术录 5 种 12 卷	子目：痈疽内篇 2 卷，痈疽外篇 4 卷，痈疽经方录 2 卷，痈疽药性录 3 卷，痈疽禁方录 1 卷。	有抄本藏南京中医药大学，阙卷 1、2《痈疽内篇》，各卷端题：痈疽蜕术录。
			亡名氏撰辑	古今医论 1 卷	前后无序跋，载《张刘李朱四子论》《医宜通变论》等医论 8 篇。	收于《陈修园医书》48、50、70、72 种。
			长乐陈念祖（修园，良有，慎修）撰	公余医录 2 种 6 卷	有赵在田序，为《时方妙用》4 卷、《时方歌括》2 卷之合订本。陈氏另有《公余医录五种》《公余医录六种》。	有 1889 年流芳百世书林刻《公余医录五种》本藏中医科学院。
			陈念祖撰	公余医录五种 18 卷	子目：神农本草经读 4 卷，医学三字经 4 卷，时方妙用 4 卷，时方歌括 2 卷，女科要旨 4 卷。	1889 年江左书林刻本藏首都、上海图书馆、辽宁中医药大学，有版本多种。

公元（年）	清纪年	干支	作者	书名	考证内容	版本资料
1841	二十一	辛丑	陈念祖撰辑	公余医录六种22卷	又名《陈修园医书六种》。子目：公余医录五种，景岳新方砭4卷。	1860年经纶堂刻本藏故宫、桂林图书馆，有版本12种。
			陈念祖撰辑	陈修园先生晚余三书13卷	子目：伤寒真方歌括6卷，伤寒医诀串解6卷，十药神书注解1卷。	有1859年三山林氏校刻本藏河南中医药大学、重庆图书馆等处，有6种版本。
			陈念祖撰辑	南雅堂医学全集16种93卷	此为陈氏自著书，又名《公馀十六种》。子目：灵素节要浅注12卷，金匮要略浅注10卷，金匮方歌括6卷，伤寒论浅注6卷，长沙方歌括6卷，医学实在易8卷，医学从众录8卷，女科要旨4卷，神农本草经读4卷，医学三字经4卷，时方妙用4卷，时方歌括2卷，景岳新方砭4卷，伤寒真方歌括6卷，伤寒医诀串解6卷，十药神书注解1卷。《续修四库全书提要》载录。	1865年文奎堂初刊本藏中医科学院、河南图书馆、辽宁中医药大学，有28种刊刻本。
			陈念祖等撰，亡名氏辑	陈修园医书十二种76卷	子目：较《南雅堂医学全集》增竹梅居士《急救经验良方》1卷，减《妇科要旨》4卷，《神农本草经读》4卷，《医学三字经》4卷，《时方妙用》4卷，《时方歌括》2卷，共5种18卷。	有清刻敦厚堂本。
			陈念祖撰，亡名氏辑	陈修园医书十四种86卷	子目：较《南雅堂医学全集》减《伤寒医诀串解》6卷，《十药神书注解》1卷。	有1905年肖氏趣园刻本。
			陈念祖撰，亡名氏辑	陈修园医书十五种89卷	子目：较《南雅堂医学全集》少《景岳新方砭》4卷。	有1866年维经堂刻本藏广西中医药大学，连元阁刻本藏医学科学院。
			陈念祖等撰，亡名氏辑	陈修园医书十八种94卷	子目：较《南雅堂医学全集》增竹梅居士《急救经验良方》1卷，王士雄《霍乱论》2卷，共2种3卷。	有1862年务本书局刻本藏广州中医药大学，1888年扫叶山房刻本藏贵阳中医学院。

公元（年）	清纪年	干支	作者	书名	考证内容	版本资料
1841	二十一	辛丑	陈念祖等撰，亡名氏辑	陈修园医书二十一种98卷	又名《南雅堂医书全集》。子目：较《南雅堂医学全集》增陈氏《急救异痧奇方》1卷，亡名氏《经验百病内外方》1卷，王士雄《霍乱转筋》1卷，《绞肠痧证》1卷，《吊脚痧证》1卷即《霍乱论》，5种5卷。	1889年初刻，1892年敦厚堂刻本藏医学科学院、云南中医学院，图书集成印书局铅印本藏北京师大、中医科学院、天津图书馆等处，有10种刊刻本。
			陈念祖等撰，亡名氏辑	陈修园医书二十三种100卷	子目：较《陈修园医书二十一种》增：《时疫证治》《喉科急证》各1卷。	有1862年经纶堂刻本藏山东图书馆，1895年学库山房刻本藏河南、云南图书馆。
			陈念祖等撰，吴县朱记荣（懋之，槐庐）辑校	陈修园医书二十五种103卷	有1893年朱记荣序。子目：《南雅堂医学全集》十六种，增：《瘟疫明辨》4卷，《急救经验良方》《急救异痧奇方》《经验百病内外方》《咽喉脉证通论》《白喉治法忌表抉微》《太乙神针方》《救迷良方》《福幼篇》各1卷。	有1885年江左书林校刻本藏河南省图书馆，1893年校经堂刊本藏上海中医药大学。
			陈念祖等撰，亡名氏辑	陈修园医书二十八种103卷	子目：较《陈修园医书二十一种》增：《咽喉脉证通论》、耐修子《白喉治法忌表抉微》、《急治喉痧要法》、曹心怡《喉痧正的》、《太乙神针》、何其伟《救迷良方》、庄一夔《福幼篇》各1卷。	1903年锦章书局石印本藏南京中医药大学，1904年日新书局石印本藏扬州市图书馆、广东省中山图书馆。
			陈念祖等撰，亡名氏辑	陈修园医书三十种105卷	子目：较《陈修园医书二十八种》增：《修园心案》、高士宗《医学真传》各1卷。	1892年上海图书集成印书局石印本藏云南图书馆，1903年上海书局石印本藏黑龙江、湖南中医药大学。
			陈念祖等撰，亡名氏辑	陈修园医书三十二种109卷	子目：较《陈修园医书二十八种》增：韩善征《疟疾论》3卷，唐容川《痢疾三字诀》、张子培《春温三字诀》、陆乐山《养生镜》各1卷。	1895年宏道堂刻本藏云南中医学院、重庆图书馆，1905年上海醉六堂书局石印本藏浙江中医药大学、四川大学华西医学中心。
			陈念祖等撰，亡名氏辑	陈修园医书三十六种113卷	子目：较《陈修园医书三十二种》增：张登《伤寒舌鉴》、亟斋居士《大生要旨》、毓兰居士《保婴要旨》、王惟德《外科证治全生集》各1卷。	1906年上海经香书阁石印本。

续表

公元 (年)	清纪年	干支	作者	书名	考证内容	版本资料
1841	二十一	辛丑	陈念祖等撰，亡名氏辑	陈修园医书四十种118卷	子目：较《陈修园医书三十六种》减：《大生要旨》；并：《霍乱转筋》《绞肠痧证》《吊脚痧证》合为《霍乱论》，共减3种；增：郑奠一《温疫明辨》4卷，徐子默《吊脚痧方论》、金德鉴《烂喉丹痧辑要》、亡名氏《眼科捷径》、亟斋居士《达生编》、邱熺《引痘略》、薛雪《湿热条辨》各1卷。	1904年商务印书馆铅印本。
			陈念祖等撰，亡名氏辑	陈修园医书四十八种125卷	子目：较《陈修园医书三十二种》减：《养生镜》1种1卷，增：杜本《伤寒舌诊》、寄瓢子《温热赘言》、文晟《妇科杂证》、亡名氏《眼科捷径》、亟斋居士《达生编》、邱熺《引痘略》、薛雪《湿热条辨》、徐大椿《本草经百种录注解》、亡名氏《增补食物秘书》、黄钰《平辨脉法歌诀》、《本经便读》、《名医别录》、朱震亨《局方发挥》、王好古《医垒元戎》、程芝田《医法心传》、亡名氏《古今医论》、张镜《刺疗捷法》各1卷，共增17种17卷。	1905年上海文盛堂书局石印本藏国图、首都、河南图书馆、广州中医药大学，1906年吴闽医学书会石印本藏山东、河南、湖南、福建中医药大学院、辽宁、江西图书馆等处，有13种印本。
			陈念祖等撰，亡名氏辑	陈修园医书五十种128卷	子目：较《陈修园医书四十八种》删：《大生要旨》；并：《霍乱转筋》《绞肠痧证》《吊脚痧证》并为《霍乱论》，共减3种；增：郑奠一《温疫明辨》4卷，徐子默《吊脚痧方论》、金德鉴《烂喉丹痧辑要》、毓兰居士《保婴要旨》、王惟德《外科证治全生集》各1卷，共增5种8卷。	1905年上海商务印书馆铅印本藏首都、山东、河南图书馆、北京、天津、山东、河南、陕西、辽宁中医药大学、陕西中医药研究院等处，1915年上海广益书局石印本藏云南中医学院、苏州中医院。
			陈念祖等撰，亡名氏辑	陈修园医书六十种139卷	子目：较《陈修园医书五十种》增：《颅囟经》2卷，陈根儒《喉症要旨》、王士雄《内科简效方》、《女科简效方》、《外科简效方》、《幼科简效方》、《古今医论》、张镜《刺疗捷法》、《医学论十种》、竹梅居士《救急经验良方》各1卷，共增10种11卷。	1919年上海鸿宝斋书局石印本藏浙江中医药研究院、广东省中山图书馆、成都中医药大学，有1935年上海扫叶山房石印本。

公元 (年)	清纪年	干支	作者	书名	考证内容	版本资料
1841	二十一	辛丑	陈念祖等撰,亡名氏辑	陈修园医书七十种 125 卷	子目:较《陈修园医书四十八种》,《霍乱转筋》《绞肠痧证》《吊脚痧证》并为《霍乱论》;增:《养生镜》1 卷,附亡名氏《医学方论二十种》1 卷,实 48 种,似以书名中的 20 种为实有书目 20 种。	1907 年上海广雅启新书局石印本藏齐齐哈尔市图书馆,1916 年上海广益书局石印本藏国图、首都图书馆、中医科学院、北京中医药大学等处。
			陈念祖等撰,亡名氏辑	陈修园医书七十二种 126 卷	又名《南雅堂医书全集》。子目:原缺 1 种,较《陈修园医书七十种》增亡名氏《眼科验方》1 种 1 卷。但各本并不一致,或 52,或 54,或 55 种不等。	有 1915 年中西书局铅印本藏重庆图书馆,民国间有石印本、铅印本 9 种版本。
1842	二十二	壬寅	吴县谢元庆(肇亨,蕙庭)编辑	良方集腋 2 卷	有上年顾承、潘曾沂序,本年陈际昌序、陈组授、王庆霄跋,有凡例。分 32 门集方 435 首,其急救法非常简便实用,流传甚广;后人续附 2 卷,载 200 余方,共载方 630 余首。1852 年王秋樵增补部分内容,名《良方集腋合璧》。1824 年广陵湘滨氏有同名书 7 卷,述眼、喉、外、伤科 135 方;汪氏《良方汇录》道光间俞大文刊本亦更名《良方集腋》,并非同书。	有本年留耕堂刻本藏中医科学院、河南、陕西、甘肃、辽宁、黑龙江、上海、南京中医药大学、吉林图书馆、浙江大学医学图书馆等处,还有 1848 年、1853 年等版本十余种,收于《谢元庆医书三种》《桃坞谢氏汇刻方书九种》。
			檇李严焯(春渊)撰	医学圭指 3 卷	有本年自序,署:檇李春渊严焯识,《联目》《大辞典》因误为李春渊撰。综合性医书,卷 1 医源、医医、定志、救师、访友、知宗等 12 论,卷 2 慎疾刍言,卷 3 救急方药。	有本年严馨德堂刻本藏浙江省中医药研究院。
			山阳邹承禧(杏园)撰	辨证求是 5 卷	综合性医书,有本年自序及李宗昉、安振业序。卷 1 妇儿例 18 证;卷 2 真字例 38 说,伏字例 16 说,毒字例 6 说附案;卷 3 风暑例 12 说,着字例 16 说,掣手例 11 说;卷 4 古人转手例愚转手例 12 说,古方药窍 44 方;卷 5 为考订药味机窍。	1851 年、1859 年春回堂刻本分别藏南京图书馆、苏州中医院。
			长白奎瑛(瑞庭,素仙)撰辑	素仙简要 4 卷	有本年自序、贵麟序及 1844 年崔永安、1845 年陈庆镛序,有凡例。入门医书,包括药性、脉诀。以寒热温平分类结合升降浮沉配伍论药性;简述各脉,介绍四诊。	有 1844 年明道堂刻本藏中国科学院、医学科学院、中医科学院等处,还有 1914 年年上海石竹山房石印本。

公元（年）	清纪年	干支	作者	书名	考证内容	版本资料
1842	二十二	壬寅	蓉江夏翼增（益能）撰	引经便览1卷	一名《引经药诀》，有本年自序、吴鼎奎序。书前绘十二经络图，次以七言诗述各药分际、归经及用药诀，及督脉附带脉图，任脉附冲脉图，未详介性味功治。	本年仁心斋刻本藏中国科学院。
			倪汉梁（石泉）撰	易简集增删四言脉诀不分卷	校订补注崔氏《四言脉诀》，内容：藏象、脉义、诊们、原脉、平脉、诊法、部位、脉象、五脏本脉、主病、喜忌、绝脉、妇人脉，附太素摘要。	有1846年恒春堂刻本藏成都中医药大学。
			谢济安（治庵）撰	忠恕集2卷	有本年自序，又名《脉理药物忠恕集》。上卷概述五行、运气、十二经、药物补泻、三十脉；下卷载伤寒六经证治、内外因论、热论、病机赋、辨证赋、用药法等。	《联目》《大辞典》俱不载，有本年佛山丹桂堂刻本。
			诸城刘秉锦（灌西）辑	医方秘要6卷	有本年刘奎序。辑录己之经验及其父刘奎口授心传者成书，卷首保养要言，卷1诸中统治，卷2杂疫杂病，卷3四肢百骸，卷4妇儿用方，卷5诸毒救治，卷6五绝外伤。	有本年五柳堂刻本藏上海中医药大学。
			邱映堂撰	跌打大全1卷	载录简易急救方法与药物，据图取穴，按症选方，便于运用。	有道光间寿世堂刻本藏云南省图书馆。
			剑邑杨静山撰	胎产拣要1卷	有本年自序。载胎前用药三禁、十四病症，临产坐草法、催生法及产后门汇方，末附《疡医大全救急良方》。	有本年深柳山房刻本藏浙江中医药研究院。
			田九如撰	治麻新书3卷	无序跋、目录。分三编，麻科审证初编，卷端署旌德汪丽金校字；麻科集腋二编，前有小引；麻科撮要三编，附药方1卷、经验方1卷。	有本年静寄轩初刻本藏医学科学院，扉页署：田九如先生原本，静寄轩藏板，道光壬寅秋镌，有抄本藏中医科学院。
			长洲徐珊（斗南）编著，吴江陈应亨（嘉甫）抄录	八家医案不分卷	原名《九家医案》，无序跋，分元亨利贞4册，不分卷，抄录高霁阳、石瑞章、何嗣宗、叶天士、薛一瓢、吴正公、顾西畴、徐澹安8家医案，并非9家，故改题。《联目》《大辞典》俱不载。	有本年陈应亨精抄本，封面题：《九家医案》，道光壬寅年录，灵兰精舍藏；2009年收于《清代吴中珍本医案丛刊》排印出版，改题《八家医案》。

公元（年）	清纪年	干支	作者	书名	考证内容	版本资料
1842	二十二	壬寅	歙县郑复光（元甫，浣香）撰	费隐与知录不分卷	亦作《费隐与知》，有本年包世臣序。郑氏与客问答以论天文地理、四时气候、物理生物、医理养生等方面，凡225题。费隐，"用广体微"意，《中庸》"君之道费而隐，夫妇之愚可以与知矣"。	有本年活字本藏苏州大学炳麟图书馆，抄本藏中医科学院，1985年上海科技出版社有影印本。
1843	二十三	癸卯	兰陵岳昶（晋昌）撰	药性集要便读6卷	有本年自序，一名《药性集要便览》，一作3卷。汇集诸家之要，编成歌括以便读，载药280余种。其歌先标药名，次气味、形色、经络，总以发明主治功用。	有道光陶氏嵩阳书屋活字本及1851年艺海堂刻本。
			东黄周松龄（仙渠）撰	小儿推拿辑要3卷	有本年自序、自后序、次年赵有悟序。卷上认症法，卷中诸病并治，卷下辨穴道指法并图，推拿手法等。	1933年安东诚文信书局铅印本藏中医科学院，有刘祝三、郭浮然、无怀子诸序。
			无锡高鼎汾（上池）撰，无锡王泰林（旭高）注	医学课儿策1卷	又名《医学问对》《医学策问》，有本年自序。以问答形式论述温热、痉病、湿温、湿病、燥病、疟疾、痢疾、中风、虚劳、喉痧、妇人、胎前、肺病15个命题，辨析温湿、痉瘰痫厥特详。	书成未刊，1924年周小农抄录撰序，收于《三三医书》出版。
			昭文徐蕙钰（春泉）撰，瞿銮等校梓	外科选要6卷	有本年王振声、陶贵鉴、上年杨希镛序。选录《内经》及历代医家外科疮疡论述，间附个人临床经验，持论公允。	有本年刻本藏国图、上海中医药大学、上海中华医学会、中国医科大学。
			王质斋辑	福济全珍4种	子目：庄一夔《慈生编》、《福幼编》；周鹤群《良方集要》，李嘉祥《经验良方》。	有本年魁位堂刻本藏北京中医药大学，1855年重刻本藏中医科学院。
			亡名氏撰，宽夫抄传	痘科百问1卷	设为问答，阐述痘症特征、病因、治法及选方用药。	有本年宽夫抄本藏广西图书馆。
			衡阳唐守璞（琢堂）纂辑，庐陵旷开本（肇基）评定	痘疹种拔新法1卷	又名《痘疹新法》，有本年唐守璞、旷开本及万嗣绅序。述吹鼻种痘，天井穴拔毒治痘，继以按日用药，辨证用方，谓为种拔新法。	有本年文光堂刻本藏广东省立中山图书馆。

续表

公元（年）	清纪年	干支	作者	书名	考证内容	版本资料
1843	二十三	癸卯	原题：叶桂（天士，香岩）撰，吴郡程永培（瘦樵）原本，张铁耕辑评	丹痧咽喉经验秘传不分卷	首"丹痧经验秘传"，载烂喉痧证治及透邪煎、托里举斑汤等17方；"咽喉经验秘传"载咽喉总论、诊法、治法、用药细条、图形，详论其证治，附喉煎方、舌煎方等50余方；"制药秘法"记述喉症膏、散剂调制方法；附喉症十二字药方、喉痈吊痰方。	有本年种德堂刻本藏南京图书馆，道光刻本藏国图，1957年商务印书馆有铅印本。
			歙县程正通（松崖）撰	眼科秘方1卷	有本年江鼎臣序、夏莺翔跋。首列目分部归属脏腑，继上图下方，列眼科17症22方，图文并茂。	有本年初刻本藏首都图书馆，1882年积善书舍刻本藏安徽、江西图书馆。
			原题：祁门程玠（文玉，松崖）撰	眼科秘方1卷	即《眼科应验良方》。上图下方，列眼科17症22方，图文并茂。署为程玠的眼科著作还有：歙西槐塘松崖先生眼科家传秘本、程松崖眼科、经验眼科秘书等。笔者以为均系程正通（字松崖）所著而误归于玠名下。理由：这些著作的最早刊本是1867年，距玠生活年代约400年；地方志程玠无眼科经历和著作；《四库全书》《医籍考》等目录学著作均不载；二人同字而玠名声远大于正通；正通有同名书载1796年条，可参阅。	又名《程松崖先生眼科》《松崖眼科》《眼科良方》，有1869年浔江林植棠、1874年陕西西安老川心店竹林堂萧家、1886年姑苏来青阁等多种刻本。
			万邑王锡鑫（亚拙，文选，席珍子）撰辑	眼科切要1卷	有本年李属官序、颜毓兰跋。首列眼科全图，述五轮八廓，载金玉赋、眼病歌、药性光明赋；后录外障、内障治法并症方及眼科95方、杂治47方，述点眼药药性、炮炼、识别、加减诸法。	有1847年渝州刻本藏中医科学院、浙江、重庆图书馆及广州、湖北中医药大学，收于《医学切要全集》。
			宋·建阳宋慈（惠父）原撰，清·武林王又槐（荫庭）增辑，山阴李观澜（虚舟）补辑，会稽阮其新（春甫）补注，元和张锡蕃（鹤生）重订，萍乡文晟（叔来）校补	重刊补注洗冤录集证5卷	1845年瑞宝序、次年刘开域、文晟跋。文晟重刊张锡蕃《补注洗冤录集证》，就平昔闻见所及与斯集可相发明者，散列于录中各条之末，添加"续辑"；亦间有列入顶批者，则加套板黄字；于《急救方》后增《续筋法》；列李璋煜《续增洗冤录辨正参考》为第6卷，包括瞿中溶《续增洗冤录辨正》、郎锦琪《检验合参》及姚德豫《洗冤录解》。	有本年广州翰墨园五色套印本、1858年萃精英阁四色套印本、1872年四色套印本等多种套印本，及光绪间上海时通书局、上海书局、文盛书局，民国间上海锦章书局、广益书局、文瑞楼书局等多种石印本，有十余种版本。

公元（年）	清纪年	干支	作者	书名	考证内容	版本资料
1843	二十三	癸卯	宋慈原撰，童濂补注	补注洗冤录集证4卷	《洗冤录》乾隆间有武林王又槐（荫庭）增辑，山阴李观澜（虚舟）补辑，会稽阮其新（春畲）补注，元和张锡蕃（鹤生）重订，萍乡文晟（叔来）校补等诸多注本，童氏一并删去，重与考证注解，附叶玉屏《作吏要言》，刑部题定《检骨图格》，并记检骨应用工具数十种。有本年童氏序。	有本年江都钟氏许氏刻本。
			西竺达摩祖师著，唐·西竺圣僧般剌密谛译义，南洲白衣海岱游人订正，山左齐河马一贞（竹君）校刊	易筋洗髓经3卷	有本年马一贞序，有紫凝道人跋。二经皆达摩祖师传道之书，《易筋》主外，强身健骨，《洗髓》主内，修身练气。	有壬申年友竹山房刻本，1999年人民卫生出版社收于《伤科集成》排印出版。
1844	二十四	甲辰	武进曹禾（畸庵）撰	豆疹索隐1卷	有本年自序，谓：辑录诸家精言，理繁归易，务准实际。列述痘源、痘形、部位、发热、标痘、起肥、行浆、收痂、落痂、方解、杂疗、麻疹瘾疹。	收于《双梧书屋医书四种》，有本年自刻本藏中国中医科学院与北京中医药大学。
			曹禾撰	豆医蠡酌录3卷	扉页作《痘法述原》，有本年自序。述痘源、形、位及经脉，分期证治，附方剂方解。《武进县志》《医书读书志》载《豆疹索隐》而未及是书，亦不收于《双梧书屋医书》。	有本年木活字本藏医学科学院、中医科学院、北京、河南、南京中医药大学及上海、天津图书馆。
			什邡罗绍芳（林一）编纂，方问经（史臣）校订	医学考辨12卷	有本年自序，就最多最要之症，考证群书，辨别得失，录其精当，去其矛盾，补其缺略而成，故名。分伤寒、温热、瘟疫、痢、疟、失血等12门，考辨寒热、虚实、标本、浅深，颇具识见。为综合性医书，《联目》收于医史门，有误，《大辞典》不载。	有1852年初刻本藏山东中医药大学，1855年方亭罗氏粹白斋刻本藏医学科学院、吉林、四川图书馆、上海、成都中医药大学，隆文堂刻本藏中医科学院。
			中邑廖云溪撰辑	医学五则5种5卷	子目：医门初步、药性简要、汤头歌括、切总伤寒、增补脉诀各1卷，各有自序。中邑，四川中江县，民国《中江县志·人物三·著述表》载录。	有1870年文魁堂刻本藏成都中医药大学，1871年会元堂刻本藏辽宁中医药大学，同治、光绪间有版本10种。

公元（年）	清纪年	干支	作者	书名	考证内容	版本资料
1844	二十四	甲辰	廖云溪撰辑	医门初步1卷	本草著作，有自序。摘胡公淡遗作《医方捷径珍珠囊》之要而成，汇集药性赋、引经报使、六陈、十八反、十九畏等22种药性歌括。	收于《医学五则》。
			廖云溪撰	药性简要1卷	有自序，以七言歌括300首简述药性，以补《本草备要》句读长短不一之不足。	同上。
			廖云溪撰	汤头歌括1卷	前有补过斋主人小识，按汪昂体例补加天王补心丹、地黄补心汤、解肌四磨汤等百余方，编辑歌括注释。	同上。
			汪百川传，廖云溪增订	切总伤寒1卷	前有自序。其师汪百川传《伤寒四字经》，为之纠错辨讹，又采诸书而为补伤寒汤方，摘入《说约歌括》40余首。	同上。
			廖云溪撰	增补脉诀1卷	有本年自序，《脉诀规正》为本，将《士材三书》体象兼疾诸脉编为歌括增入，又补入《医通》大小清浊4脉。	同上。
			原题：吴县叶桂（天士，香岩）撰	景岳全书发挥4卷	有本年褚逢椿、张肇辰、程翔霄序，叶林跋。批评张景岳温补学说。实无锡姚球字顺真撰，球并著《本草解要》；1887年黄誉邨又著《景岳发挥订误》。	有本年眉寿堂刻本藏中国科学院、山西、重庆图书馆及辽宁、黑龙江、成都中医药大学、苏州大学炳麟图书馆。
			新会陈定泰（弼臣）撰	医谈传真4卷	中西汇通基础理论著作，有本年自序、1846年黄培芳序及汤铭等跋，有光绪间陈相静序及伪托张三丰序。原书2卷，引用西医解剖图谱以论脏腑经络；其子相静辑《良方便用》2卷附后，为4卷。	有1875年绿云洞天刻本藏中国中医科学院。
			金山顾观光（尚之，漱泉，武陵山人）辑佚	神农本草经4卷	辑佚本，有本年自序及书后记，《续修四库全书提要》载录。除本书及1616年卢复、1799年孙星衍本外，《本经》尚有1885年湘潭王闿运（纫秋），1892年岷阳姜国伊（尹人），1893年甘泉黄奭，1854年日本森立之等辑本。	有1883年独山莫祥芝刻武陵山人遗书本，1955年人民卫生出版社有影印本。
			清江何本立（务中）撰	务中药性18卷	有本年自序，载药560余。卷首药性通论，脏腑标本用药式，引经报使；卷末脉诀及五运六气。	有次年何怀仁堂刻本藏中医科学院；湖南科技出版社收于《湖湘名医典籍精华》排印出版。

公元（年）	清纪年	干支	作者	书名	考证内容	版本资料
1844	二十四	甲辰	岳池王世钟（小溪）撰	家藏蒙筌·本草3卷	为自纂《家藏蒙筌》卷14至16，载药359种。	有本年文盛堂刻本藏中国中医科学院。
			青浦何其伟（庆曾，韦人，书田，竹簳山人）撰	何氏药性赋1卷	前后无序跋，分温、热、平、寒四药性赋及孕妇禁服歌。另，何岩字鸿芳有同名书，1912年青浦何氏抄本藏上海中医药大学。	学林出版社排印本，与《何氏四言脉诀》《汤方简歌》《救迷良方》合为《何书田医书四种》。
			何其伟撰，青浦何长治（鸿舫，补之，横泖病鸿）注	何氏四言脉诀1卷	前后无序跋，以四言歌括编为脉诀，阐述脉象形体主病，附《体象相类》《阴绝阳绝》2篇。	1984年学林出版社有何时希整理排印本，与《何氏药性赋》《汤方简歌》《救迷良方》合为《何书田医书四种》。
			何其伟撰	汤方简歌1卷	无序跋，附六陈歌、十八反歌、十九畏歌、孕妇禁服歌、诸经泻火药品歌、引经报使药例。	1984年学林出版社有何时希整理排印本，收于《何书田医书四种》。
			杭州汪质庵撰	戒鸦片烟第一真验良方1卷	前有序无署名纪年。载何其伟《救迷良方》，后注云：原本缺姓氏。何长治案云：一本云杭州汪质庵著，冗杂，经先君子删节者。	《联目》载《忌酸丸方论》，有殿臣氏抄本藏中医科学院。
			吴兴钱峻（青伦）撰辑，婺源俞焕（晓园）增补，长沙陈本淦（彦吾）续补	观心书屋经验良方4卷	有观心书屋主人序。1707年钱氏撰《经验丹方汇编》，俞、陈续增成书。分61门，济急为主，详于治标，如杨梅疔毒、疯犬伤人；略于治本，不涉内伤方。	有本年观心书屋刻本藏中医科学院，2003年浙江科技出版社收于《近代中医珍本集》排印出版。
			萧然居士撰辑	葆元录经验良方1卷	有本年自序，载录内外妇儿各科经验良方560余首。	本年越城同善堂刻本藏江西、湖南中医药大学。
			崇明祝勤（修来，补斋，西溪外史）撰辑	卫生鸿宝6卷	方书，有本年林端序及凡例。署为"古瀛西溪外史编辑"，载内、外、幼、痘、女、伤6科84类900余方。	有本年刻本藏上海、安徽图书馆、浙江中医药研究院，有版本十余种。
			金山钱熙祚（雪枝，锡之）辑	守山阁丛书（2种15卷）	医书子目：明王九思《难经集注》5卷，王叔和《脉经》10卷。	本年金山钱氏刻本藏国图、北京师大、首都图书馆、中医科学院。
			阎观察撰	胎产新法3卷	《联目》载录，《大辞典》不载，笔者未见。	广东省城古香楼刻本藏黑龙江祖国医学研究所。

续表

公元（年）	清纪年	干支	作者	书名	考证内容	版本资料
1844	二十四	甲辰	亡名氏撰，江苏张吟香录传	张吟香堂医喉秘诀1卷	封面有民国唐成之题语，无序跋，有目录。列喉科秘论及各方偶录凡96条症方，后附神验草药方，载诸花以硝制过入药。	有抄本藏中医科学院，末署：道光廿四年岁次甲辰立秋后录，江苏张吟香录传。
			上元胡大猷（新侪）撰	约退斋医说2卷	医话医论，有本年自序及王凤藻、温葆淳序，李镇元、刘日嘉、温应懷跋。载医话医论36篇。光绪《江宁府志·艺文》载录。	有本年刻本藏浙江中医药大学，《联目》《大辞典》误以为稿本。
			崇川孙采邻（竹亭，亮揆）撰	竹亭医案9卷	一名《缀珠编》，有本年顾大田、1878年孙凤生、1894年李梦蓉序及1911年题记。伤寒、时病、痧痘、杂症471案，为前6卷；后3卷载女科283案。	有稿本藏上海中医药大学，2004年收于《中医古籍珍稀抄本精选》排印出版。
			乐山李西月（涵虚，团阳，长乙山人）撰	道窍谈1卷	内丹著作，有陈撄宁、张日章2序。李涵虚为道家养生西派祖师，是书详论西派丹法要妙，有箴诸友书、开关问答、后天集解、筑基炼己、养己炼己、后天次序、内外二药、药物相类、三品互养、炼功五关等40章。	福建毛复初家藏是书抄本，后携至沪上，1937年陈撄宁校勘出版，2010年中国时代经济出版社收于《丹道养生道家西派集成》排印出版，亦载《道藏精华》第2集。
			李西月撰	三车秘旨1卷	载陈撄宁《读者须知》、李道山《李涵虚真人小传》，有引言。三车即三件河车，第一运气，小周天子午运火；第二运精，玉液河车运水溫养；第三运精气，大周天运先天金汞、七返还丹、九还大丹。三车以真神真意斡乎其中，知三车则精气神三品圆全，天地人三仙成就。	1937年陈撄宁校勘出版，2010年中国时代经济出版社收于《丹道养生道家西派集成》排印出版。
			明·懿州张三丰（君实，仲猷，玄玄，昆阳）撰，清·曲沃刘一明（悟元子，素朴子，被褐散人）注，李西月解	无根树词注解1卷	何西复序，人生倏忽百年，如树之无根，三丰以无根树为名作词24篇，唤醒世人，使看破浮生梦幻，早修性命。李偏重内丹，解为气生于虚无之境即无根，先天后天皆自无中生有，无根乃有根之原。	2010年中国时代经济出版社收于《丹道养生道家西派集成》排印出版。

公元（年）	清纪年	干支	作者	书名	考证内容	版本资料
1844	二十四	甲辰	李西月撰	太上十三经注解1卷	有自序、纯阳先生序及本年蜀山三隐者序。所注13经为：道德经、阴符经、李祖阴符经、清静经、玉枢经、护命经、日用经、大通经、赤文洞古经、定观经、五厨经、明镜匣经、金谷经，末附后天串述文终经、人元大道九层练心文终经、循途录。	2010年中国时代经济出版社收于《丹道养生道家西派集成》排印出版。
1845	二十五	乙巳	嘉兴徐子默撰	吊脚痧方论1卷	有1867年寄湄散人序，温病著作。专论吊脚痧，详其症状、病因病机、治法、预防调护及禁忌。主以温经通阳为治，并鉴别与霍乱异同。	本年鄞县董氏重刻本为现存最早版本，国图有藏。收于张和棻《急治汇编》及《陈修园医书》。
			亡名氏辑	慈恩玉历良方汇录5种5卷	丛书，又名《慈恩玉历汇录》《玉历良方汇录》《良方汇录》。现存2种2卷：卷4为丛桂堂汪君《经验百方》，卷5俞大文《良方续录》。	有1863年奎光斋刻本藏南京图书馆、中医科学院，现存版本8种。
			毗陵丛桂堂汪君撰	经验百方1卷	有一真子序。择方标准便、贱、验，录保产万应方、加味芎归汤、佛手散、生化汤等验方103首，原撰人佚名，收于《慈恩玉历汇录》为卷4。	1993年中医古籍出版社收于《珍本医籍丛刊》，为《百病经验一味良方》之一部。
			常熟俞大文（荔峰）撰辑	良方续录1卷	有本年自跋，分内科外感、内伤、外科统治、专治及妇、幼、伤、急救诸门，载方452首，1866年重刊时续补验方15首。	为《慈恩玉历汇录》卷5。
			俞大文撰	慈恩玉历外科统治外科专治门1卷	有本年《良方续录小引》、1869年俞钟诒跋。《良方续录》分内、外科各2门及妇、幼、伤、急救门，是为其外科统治门、外科专治门。	有刻本藏成都中医药大学。
			程沆（小堂）辑	经验良方1卷	有本年武秉衡序。载历来风方、牙痛方、怀孕方、保产稀痘方89首。	有本年刻本藏上海中医药大学。
			顺邑周其芬（桂山）原辑，金陵莹轩氏补辑	济世良方合编6卷，济世良方合编补遗4卷	有本年莹轩氏自序。周氏原辑载75种病证，收方1405首；莹轩氏取《仙方秘要》撰《补遗》4卷，增急症、中毒及正编缺遗，收方500首，使全书门类齐全。	有1851年张氏思勤堂藏国图、医学科学院，有版本8种。
			亡名氏撰	医津指迷3卷	综合性医书，以内科为主，卷3介绍9种疑难病证经验丸散膏丹方。	有抄本藏中国科学院。

公元（年）	清纪年	干支	作者	书名	考证内容	版本资料
1845	二十五	乙巳	京江包松溪、包美东、包子璈等辑，武林武蝶生校	瓶花书屋医书5种79卷	子目：医方集解21卷，本草备要8卷，本草从新18卷，成方切用26卷，外科证治全生集5卷。本年童濂序谓，先刊汪昂医方本草，附《救急良方》《勿药元诠》，次刊吴氏《从新》《切用》。	刻于1845至1847年间，瓶花书屋校刻本藏上海、福建图书馆、中国科学院、中医科学院、中国医科大学。
1846	二十六	丙午	汉镇黄鹤龄（晴川，九峰）撰	痧症全生1卷	有本年自序，载拿、刮、砭及钅刂药诸法救治痧症之急者，详其操作方法及适应症，简明易了。	有本年刻本藏上海中医药大学。
			天休子（乾一先生）撰	修昆仑证验不分卷	气功按摩著作，有本年自序、自跋及次年侯桐序。昆仑至高以喻头，述揉、晒二法按摩头面以祛百病。	有本年汴城文峰斋刻本及清抄本藏中医科学院，收于《珍本医籍丛刊》。
			灵武陆士虔（思济斋）撰	脉法增注释疑不分卷	有本年自序，列平脉及浮沉、迟数、大小、滑涩等30脉之形体、主病、兼脉、脉理。	有本年抄本藏上海中医药大学。
			张鹤年撰	治癫狗咬伤经验救急神效方不分卷	治癫狗咬伤经验，详述方剂来源、组成、剂量、煎服、内服、外敷方法。	有铅印本藏中国中医科学院。
			新化王者瑞（玉山）撰	居家远行随身备急方10卷	无序跋，撰年不详，作者1835年64岁举于乡，主立诚书院11年归里，故定本年。卷首药目，简述诸药功能主治，分上中下3部及通治、妇、幼、外、诸奇方8门，门下分症，以症类方，载列简易验方2315首。	有清刻本藏中国中医科学院。《联目》《大辞典》均以王者瑞为明人，误。
			洵阳孟文瑞（荇州）撰辑	春脚集4卷	方书，有本年自序、凡例。卷1-3分17部位，卷4分内、妇、幼、外，共载方480首。	本年潞河谢金声刻本藏首都图书馆、中医科学院等，1890年善成堂刻本，收于《珍本医书集成》。
			古吴张大燨（仲华，爱庐）撰	临证经验方1卷	医案集，又名《张氏治病记效》，有自序无纪年，1882年刻本有陈兆翔序。载湿温、蓐劳等76病百余案，柳宝诒选24案入《柳选四家医案》，名《爱庐医案》。	梁溪邹兰谷家藏黄寿南抄本，收于1994年中国中医药出版社《吴中珍本医籍四种》，然未见于《黄寿南抄辑医书二十种》。
			张大燨撰	张仲华医案1卷	有1896年自序同凤实夫《临证经验方》自序，有自跋同所著《临证经验方》自序，故是书与《临证经验方》为一书二名，颇为可疑。附有《钱子裕先生医案》十余则。	有1896年抄本藏上海中医药大学。

公元（年）	清纪年	干支	作者	书名	考证内容	版本资料
1846	二十六	丙午	武宁方略（南薰）撰	尚友堂医案 2 卷	有本年自序及喻煌序。卷上伤寒、瘟疫、咳喘、不孕等 53 案，卷下狎风、耳聋、痴呆、脱颏等 90 案，共载 143 案，附奉邑余向晨 10 案。	有本年尚友堂刻本藏上海、浙江中医药大学，1979 年上海古籍书店据此刻本有复印本。
			安怀堂主人编	青囊辑便 1 卷	方书。论述各科常见急症危症，介绍急救方法方药。	有本年刻本藏甘肃省图书馆。
			新昌余成（集斋，继良）原撰，托钵道人增辑，会稽董元鹏（云翔）补辑	救急便用杂方合刻	有本年董元鹏序，内容包括《急救方》《续刻急救方》《便用杂方》《续增方》《补辑方》。	有本年刻本藏中国中医科学院。
			善化鲍相璈（云韶）撰	验方新编 8 卷	有本年自序及 1849 年潘仕成、1864 年冯桂芬序，有凡例。载各科证治 99 门 6000 余条，明主症，列方药，详治法，有论有方。流传很广，有 9 卷、16 卷、24 卷等刊本，《续修四库全书提要》载录为 16 卷本。	有 1849 年广州海山仙馆刻本藏首都、南京、广东中山图书馆、广州中医药大学，有版本 70 余种；后又有选录、删订、增辑、续编等多种版本。
			周子椿编撰	种子金丹全集不分卷	有本年徐士珩序。首载文昌帝君降鸾传种子方并劝人改过文，介绍补元益肾丸、调经种子丸；倡言十戒，寡欲广嗣，慎种子方药。	有 1943 年刻本藏上海中医药大学、湖南图书馆。
			周复初撰	产科秘要 2 卷	有本年顾培芝序，其论述产科，方论精详，病理明晰，附《达生编方》。	有姑苏杭钱会馆刻本藏苏州中医院、广西图书馆。
			新都程从美（志阳子）辑	胎产大法 2 卷	有本年自序。卷上胎前，卷下临产、催生、治逆产、下死胎等，载方百余首。《联目》《大辞典》作"程徒美"撰，当属形近致误。	有本年文星堂刻本藏上海图书馆。
			文水罗豹成撰	疠疯秘方 1 卷	有本年陶荣章序，有周京、王赠芳、亡名氏 3 序无纪年。记述疠疯先兆、五不治、饮食宜忌、服药、认药、制诸法，载录秘方 35 首。	有 1883 年强恕斋刻本藏上海中医药大学。
			新化陈东岭（兰溪）撰订	种痘奇书不分卷	封面作《陈氏种痘书》，卷端作《刘神医先生种痘书》，有本年自序、罗绕典序。载种痘论、看痘法、惊风论、急惊方、慢惊神效方、家传稀痘方、孩童忌物、痘科要药等。	有本年竹阮草堂刻本藏中医科学院、河南图书馆。

续表

公元 （年）	清纪年	干支	作者	书名	考证内容	版本资料
1846	二十六	丙午	樊琪（开春）撰	痘科会要便览6卷	卷1总论，附顺逆面部图十余幅，卷2痘症各期证治，卷3痘症部位图20幅并各证预后，卷4痘中杂病36种证治，卷5痘方125首，卷6通用方38首、膏散方26首及挑痘疗法。	有本年刻本藏中国军事医学科学院。
			亡名氏原撰，罗泾川传	鹿英山房喉科秘传1卷	封面题：此书灸法医喉甚效，附治眼疾亦以灸法，他书所未有也。无序跋、目录。载喉症总论、观形辨症、取针法、喉症方、开针法、用灯火法、秘传万应紫金膏、眼科灸法、治诸病灸法，以及其他非喉症、小儿诸症、乳痈治法。	有鹿英山房抄本藏中国中医科学院，署：鹿英山房丙午蒲月中旬钞，从学于罗泾川先生秘传，道光二十六年岁次丙午夏月谷旦之辰。
			郫县李庆辉（朗斋，识丁老人）撰辑	髎疹方药新拾1卷	有本年自序。取材《醒医六书》，详论瘟毒喉痹治法。《联目》《大辞典》俱不载。	《中国医籍通考》著录。
			冯存仁堂主人编	丸散集录不分卷	有本年自序，载五脏、六腑2方论，分补益虚损、伤寒诸风、饮食气滞、脾胃泄泻、痰饮咳嗽、诸火暑湿、眼科诸疾、妇科诸疾、幼科百病、外科损伤十门及胶膏露油酒，载446方。	成于本年，有1862年重刻本藏上海图书馆，1922年有增订本，题《丸散全集》，有铅印本藏上海图书馆。
1847	二十七	丁未	万邑王锡鑫（亚拙，文选，席珍子）撰辑	医学切要全集六种6卷	有本年自序及白蓝田、熊栐、谢恩序。子目：医学切要、幼科切要、痘科切要、外科切要、眼科切要、奇方纂要各1卷，附：黄为良《医学一统》1卷。	有本年古渝饶氏刻本藏中医科学院、山西中医药研究院、长春、浙江、广州中医药大学及四川、重庆、云南图书馆。
			王锡鑫撰辑	医学切要全集三种3卷	子目：医学切要、痘科切要、外科切要各1卷，为《医学切要全集》之另本。	有1882年古渝蔚文山房刻本藏北京、成都中医药大学及浙江、重庆、云南图书馆、中医科学院。
			王锡鑫撰	医学切要1卷	入门读物。以歌诀形式介绍中医基本知识，有经络脉诀、药性弹词、看病歌诀、汤头诸歌等，并辑录张景岳《新方八略》，程国彭《医门八法》。	收于《医学切要全集》。
			王锡鑫撰	药性弹词不分卷	分寒、热、温、平载药209味，依韵编成长短句。为《医学切要》之一部。	同上。

公元 （年）	清纪年	干支	作者	书名	考证内容	版本资料
1847	二十七	丁未	王锡鑫撰	外科切要1卷	有本年欧阳步云、郑炳序。以歌诀阐述痈疽总论、辨证、各种治法，绘制图像，载方182首。	同上。
			王锡鑫撰	幼科切要1卷	有本年自序、杜价禄序。首小儿诊法，次初生门，述保育、防病，末脐风、惊风、伤寒、咳血、吐呕儿科病症证治23门，列方173首。	有本年重庆刻本藏北京、成都中医药大学及山西、重庆图书馆，收于《医学切要全集六种》。
			王锡鑫撰	奇方纂要1卷	有本年自序，分30门，选方200余，附合阳黄为良编辑《医学一统》。	收于《医学切要全集六种》。
			合阳黄为良（特生）撰；王锡鑫校订	医学一统1卷	论述医学要义，论述阴阳、脏腑、经脉、病因病机，阐述七表八里九道脉象，文字简略而解释透彻。	附于王锡鑫《奇方纂要》，收于王氏《医学切要全集六种》。
			王锡鑫撰辑	应验良方1卷	《联目》《大辞典》载录，笔者未见。	光绪间南京李光明庄刻本藏中医科学院，因破损未能借阅。
			王锡鑫撰辑	日月眼科1卷	首总论，列看眼歌、千金识症歌、古方新方汤头歌等；后述时行火眼、眼痛生翳、黄膜上冲等眼病48症之证治方药，并五轮、五行目图。	收于《存存汇集医学易读》，又名《光明眼科》，有1867年万邑王同仁刻本藏上海中医药大学。
			寿春梁文科（瀛侯）纂，广宁年希尧（允恭，偶斋主人）增辑，楚北杨瑞山重刊	集验良方6卷	有本年赵炳言跋。为年希尧《集验良方》重刻本，卷6外科疮毒瘰疬缺佚，唯存5卷。《联目》作杨瑞山编，5卷，刻本；《大辞典》作亡名氏撰，6卷而卷6缺佚，抄本。俱有疏漏。	有本年刻本藏浙江省中医药研究院。《联目》另载晓峰氏同名书不分卷，本年刻本藏辽宁中医药大学，晓峰是否即瑞山？待考。
			亡名氏撰辑	医方杂录不分卷	无署名，无序跋，所录方剂载药物、剂量，却无功效、主治，末署：道光二十七年六月吉旦抄。《大辞典》作"吉旦抄录"，误为人名。	有本年抄本藏上海中医药大学。
			张银祥，张国陞（起家）辑抄	协镇都督府赵良方2卷	方书。辑录道光间广西悟州协镇都督赵凌垣府所藏各科验方525首，多戒洋烟，治杨梅疮方。	有1851年抄本2册藏中医科学院，封面题道光二十七年三月初二日立。

续表

公元(年)	清纪年	干支	作者	书名	考证内容	版本资料
1847	二十七	丁未	鹅湖华菊吟（卧云野史）辑	痧疹合刻1卷	有本年自序。子目：顾仪卿《秘传烂喉痧治法经验》，孙复初《瘄疹治法要略》，庄一夔《福幼编》《遂生编》，华菊吟《痧疹三家要论》。	有1887年怡颜堂铅印本藏上海中医药大学、浙江省图书馆。
			华菊吟辑	痧疹三家要论不分卷	辑孙一奎《赤水玄珠》、缪仲淳《先醒斋医学广笔记》、叶大椿《痘学真传》三书痧疹要论而成书。	收于《痧疹合刻》。
			华菊吟撰辑	痧疹秘要不分卷	《联目》《大辞典》载录，笔者未见。	本年刻本藏中医科学院，经查未见。
			无锡顾仪卿（文山）撰，华菊吟校	秘传烂喉痧治法经验1卷	有引言、孙复初识语。烂喉痧症壮热、烦渴、斑密、肌红、咽喉疼痛肿烂，火热内炽，以寒凉强遏，多至不救，初起速进解肌散表，温毒外达，多有生者。	有1847年苏州王兰坡刻本藏苏州中医院，收于《痧疹合刻》。
			明·曹珣编，善化刘衡（午峰）校订	医痘金丹2卷	有本年刘衡自序及讷尔经额序。曹珣编《治痘锦囊新书》2卷，载论75篇，录翁仲仁《金镜赋》，万全《痘疹心法》部分医论歌诀，附《麻症论》。刘衡易名《医痘金丹》校订重刊。	有本年善化刘氏刻本藏中国医学科学院、中国中医科学院、上海中医药大学等处。
			晋阳王廷魁（伯伟）撰	天花八阵编3卷	有本年自序、罗映麒序。以辟门、摘伏、救陷、脱壳、平孽、夺隘、背水、火攻为天花八阵，并收130余方。	有本年及1850年德记刻本藏中国科学院、医学科学院、中医科学院、湖南中医药大学等处。
			蕴真子辑	赛金丹2卷	综合性医书，前有小引。杂论养生、四诊、脏腑精神、用药、病证等，列27类病症，以正方、简便方、不药奇术3法治疗，载540方，后有徐半峰跋。	本年初刻本藏中医科学院、云南、安徽图书馆，后又有版本十余种。
			秀水周万清（沛霖，春园）撰辑，秀水周闲（存伯）辑录	咽喉指掌不分卷	有道光周闲、应宝时、缪梓、陈韬、汪士襄诸跋及施朝幹《武功将军周公家传》。以图示述咽喉病病因、症状、治法、方药，有图10幅，载方14首。	有稿本藏浙江省图书馆。
			桐乡沈善兼（达三，吉斋）撰	喉科心法2卷	前有例言。载喉风命名，源流三因论，各症原委论及咽喉证治方药，末附《白喉发明正误》。	有1878年扬州翰雅堂刻本藏南京中医药大学，有1904、1926年石印本等。

公元(年)	清纪年	干支	作者	书名	考证内容	版本资料
1847	二十七	丁未	明·云间董其昌（玄宰，思白，香光居士）辑，门人萧文瑞记，清·山阴钱涛（云砜）传	延寿丹方1卷	前有引言，后有何亮功、方享咸跋，载养生延年益寿方1首，由首乌、杜仲、女贞、牛膝等九药组成，详载诸药及膏方，末附《保婴方》。	有1895年李光明庄刻本藏中医科学院，石成金收于《传家宝全集》，题为《重刻大宗伯董玄宰先生秘传延寿丹方》。
			亡名氏编辑	调燮类编4卷	无序跋，不著撰者，内容广泛，卷1总纲、乾栋、坤维、时令、宫室，卷2身体、器用、衣服、宝玩、文苑、秘方，卷3粒食、清饮、蔬供、荤馔、果品，卷4花竹、草木、鸟兽、鱼虫、杂著。辑录大量元明清书籍，故出于清人，《丛书集成》误以为宋代赵希鹄，《联目》《大辞典》因袭亦误。	最早版本为本年潘氏刻《海山仙馆丛书》，是书非宋人著作，出于清人，或以为即潘仕成辑。
			陈仅撰	济荒必备3卷	有本年自序，署为安康县知县陈仅。卷1辟谷神方45则，卷2代匮易知73则，卷3艺蓣集证32则。	《联目》《大辞典》俱不载，收于《中国本草全书》124卷影印出版。
			南海李冀北（元元堂主人）撰	元元堂药说1卷	有本年自序，为广州元元堂药房成药目录。载录藿香正气丸、清心牛黄丸等常用丸散膏丹成药73种，有夷人万病消灵散、夷人红毛膏，似为西药。	有本年刻本藏中国中医科学院。
1848	二十八	戊申	固始吴其濬（瀹斋，雩娄农）撰，蒙自陆应谷校刊	植物名实图考38卷	植物学专著，有本年陆应谷序。分谷蔬、山草、隰草、石草、水草、蔓草、芳草、毒草、群芳、果木12类，载1714种植物1805幅图谱。详于记述植物形态、产地、环境及鉴别，绘图基于写生，尤为逼真。	《续修四库全书提要》载录，有1880年陆应谷校刊本，1957年商务印书馆有铅印本。
			吴其濬撰	植物名实图考长编22卷	植物学专著，载838种植物及图谱。摘录历代本草、农书、方志、文集凡800余种，述植物形态、产地、名称、品种、栽培、药用。	《续修四库全书提要》载录，有1880年陆应谷校刊本，1957年商务印书馆有铅印本。
			川东冉敬简（慕竹）撰	医诗必读12卷	有本年自序及黄钟音、耿目检叙，卷1要论、脉诀，卷2伤寒，卷3诸外感证及内伤杂证，卷4、5内科杂证，卷6女科，卷7儿科，卷8外科，卷9药性，卷10八法，卷11集古医案，卷12诸方备考。	综合性歌括体入门医书，有宏道堂刻本藏天津中医药大学，现存卷1-8，卷9-12阙佚不见。

公元(年)	清纪年	干支	作者	书名	考证内容	版本资料
1848	二十八	戊申	冈州赵其光（寅谷）撰辑	本草求原27卷	有本年自序及凡例，又名《增补四家本草原义》，四家为《本草述》《本草经解要》《本草经读》《神农本草经百种录》。载900余药，附《奇病症治》1卷，录奇病怪症138则，大体节选于沈源《奇症汇》。	本年远安堂刊本藏中国科学院、四川图书馆、广东省中山图书馆及上海、广州中医药大学。
			高邮赵术堂（观澜，双湖）撰	医学指归2卷	有本年自序及梁园棣、吴棠、宋晋、蔡春泉、郑銮、李福祚、刘春宜诸序与姚武宽跋。以十二经脉为纲，引述《灵枢》，各述经络解、诸穴歌、分寸歌、病证解、治法解，阐发经穴、病证、治法、本草。《续修四库全书提要》载录。	本年初刻，有1851年刻本藏国图、洛阳博物馆、上海中医药大学、中山大学医学院及扬州、湖北图书馆，还有1862年高邮赵氏旌孝堂刻本、1928年上海中一书局石印本等版本。
			嘉定赵观澜（伯琴）撰	超心录3卷	外科学著作，无序跋、目录。卷1发病预知、脉诀、舌苔、病因及外科专论；卷2咽喉总论、咽喉诸病、肠痈、肺痈、乳痈等；卷3汤头歌诀。《联目》《大辞典》误为高邮赵术堂字观澜，号双湖著。	有抄本藏上海中医药大学，扉页署沈鼎安诊所，卷端署嘉定后学赵观澜伯琴著。
			万春赵廷儒（纯臣）、万春李环山（玉峰）合撰	赵李合璧8卷	有本年李环山自序及黄国诏、李环江序，又有1908年陈观浔、白尚质序。赵氏读《景岳全书》有得而著书，李氏修订，初名《全赵读本》，改称《合璧》。卷1八略，附药品、药性；卷2、3新方、古方歌括；卷4至7各科证治；卷8论脉。	有1908年新都张氏刻本藏国图、中国科学院、河南图书馆、四川大学华西医学中心及上海、成都中医药大学。万春有二，陈观浔序"壬寅，蜀中瘟疫流行"，则为今四川温江。
			毗陵一真子辑，艺芳斋增辑刊刻	续增经验急救良方不分卷	首载汪氏《经验百方》，有毗陵一真子识语与艺芳斋叙，次《续增经验急救良方》230方，附《石天基先生事亲歌》70首，署：道光二十八年岁在戊申季秋月，铭心居士谨识，《友于歌》30首。	有道光艺芳斋刻本藏国图，2004年收于《中国古代医方真本秘本全集·清代卷》第80册出版。

公元（年）	清纪年	干支	作者	书名	考证内容	版本资料
1848	二十八	戊申	萧山蔡鹤（松汀）撰辑	急救方不分卷	子目：急救方、急救方续刻、咽喉论、良方、续增备要方。《急救方》《急救方续刻》载缢死、溺水、汤火伤、刃伤方81首，并干血痨方、万应丹；《咽喉论》独立成书，有序及目次；《良方》载回应丹、神胜丹、乾元丹、失血方等内科、女科、儿科方；《续增备要方》，有铁瓢老人序及续增书目。	1848年刻本藏山东中医药大学，卷末署为"萧山松汀氏蔡鹤自识"，《联目》《大辞典》作萧山松撰，误。
			李嗣卿，汤湘南（铁瓢老人）辑	续增备要方不分卷	有本年铁瓢老人序。为《崇训录》续增：疟疾7方、洗眼偈、癫疝、五淋、临产偈、瘰疬、疟神、头眩、头风、种子方、拔疔2方、对口2方、移毒神方、发背熏药方、外胬发背方、回生再造丸、寸白虫痛、治发背诸法、人参回生至宝丹治急产。	有1848年刻本藏中国国家图书馆；收于《急救方》，藏山东中医药大学。
			朱铁山原撰，钱塘袁光裕（坦斋）增辑	痧喉论1卷	有本年袁光裕序。朱氏阐述痧喉证治证治宜忌，列验方11首；袁氏校正，并增辑唐迎川、李纯修、祖鸿范三家方论，亦附验方11首。	有本年谢凝禧堂、1849年观心堂刻本藏上海图书馆，1877年慎余堂刻本藏上海中医药大学。
			江右崔秉铣（建庵）撰	妇科宗主4卷	有1834年王鼎《医宗汇要》序，本年重编，有自序。采录竹林寺妇科秘方，亦有脱发、狐臭方，少许医案，附《续增胎产心法》。	有本年存诚堂刻本藏湖北中医药大学，上海中医药大学所藏为残卷，缺卷3、4。
			亟斋居士原撰，郁载瑛（伯尊，荻桥）增订	增订达生编2卷	有本年自序、凡例。增订汪氏《达生编集要》8条、严氏《达生编增校》本2条、杨子建1条、张景岳1条。《联目》《大辞典》俱不载。	收于《达生保赤合编》，次年平湖余香草堂刻本藏上海图书馆。
			武进庄一夔（在田）原撰，石门方廷炯（饯珊），古吴潘炜（惺香）辑校	痘症慢惊合编2种2卷	子目：《遂生编》1卷，《福幼编》1卷。有本年方廷炯跋、1850年潘炜跋。	有本年刻本藏故宫博物院，2000年海南出版社收于《故宫珍本丛刊》影印出版。
			何霖（梦岩）编，安岳补编，萧纲纪校刊	痘疹集验2卷	载面部吉凶图、痘义解、痘疹证候、转归、治疗，附痘科3条、异痘4种、肾经吉凶辨、痘疹五陷，并补编痘疹补方、麻疹辨。	有本年会元堂刻本藏四川大学。

续表

公元（年）	清纪年	干支	作者	书名	考证内容	版本资料
1848	二十八	戊申	亡名氏撰	服气祛病图说2卷	又名《服气图说》，前有凡例。载吞气、行功20式64图，为气功动功功法式。	有抄本藏中医科学院，1889年与《易筋经义》合刊。
			方回春堂编	丸丹全录1卷	方回春堂药铺成药目录。	本年方回春堂刻本藏兰州大学。
			元和沈焘（安伯，平舟）撰，侣机氏手录	沈平舟先生方案不分卷	有本年侣机氏题辞、顾莹跋。无序言、目录，不分门类，医案述症简略，处方不著方名，不列剂量，有按语，末附民国时期张诵清介绍沈安伯医案一例。民国《吴县志》载其《紫兰堂医案》。	有王霖抄本藏上海中医药大学，收于《清代吴中珍本医案丛刊》出版。
			蒼香馆主人抄传，种术山房恭伯校	历代名医姓氏考不分卷	收录介绍自五帝至明代医家273人。	有抄本藏上海中医药大学医史博物馆，然经查未见。
1849	二十九	己酉	丹徒李文荣（冠仙，如眉老人）撰	知医必辨1卷	医论集，有本年自序2篇。载医论13篇32条，论古今医学源流，诸家得失。收于《续修四库全书提要》。	有1918年绍兴铅印本，收于《中国医学大成》《医药丛书十一种》。
			亡名氏撰，缪云亭抄辑	脏腑经络图注1卷	录五脏六腑十二经络论、三焦三中四穴论、内景赋、经络图说等，末附《针灸大成》诸穴异名录、王清任《脏腑改错图记》。	有抄本藏中国科学院。
			燕山文海（镜涵）撰	益寿俚言不分卷	劝人节欲保生、起居修养之法，《续修四库全书提要》载录，附于傅伯辰《戒淫宝训》。	收于《卫生汇录》，藏故宫，2002年收于《故宫珍本丛刊》医家类出版。
			扬州石成金（天基，惺斋愚人）原撰，亡名氏辑	卫生汇录不分卷	子目：食鉴本草、食愈方、经验良方、起居饮食各法、长寿谱、救命针、居家应世养生调摄各法、养生延年要法、保元益寿秘诀、居家必知。公私诸书目及《联目》《大辞典》俱不载。	有清宫秘藏抄本，为海内孤本，2001年海南出版社收于《故宫珍本丛刊》，又收于《故宫珍本丛刊精选整理本丛书》与《三合集》共一册排印出版。
			亡名氏撰，云间朱传声（燮卿）抄传	推拿书一指阳春1卷	《中国医籍通考》载录，包括权衡运气、认症作用、次第治法、症镜、症衡、手面手背各穴主治、手胫六筋应脏掐法、全身面穴背穴主治图、补泻温凉秘旨、各穴治赋、取吐取泻法、验症歌诀，及治惊风诸法等。	《联目》《大辞典》均不载，查上海中医药大学图书馆未见其书，笔者未见。

公元 (年)	清纪年	干支	作者	书名	考证内容	版本资料
1849	二十九	己酉	汉阳叶志诜(仲寅，东卿，遂翁) 撰辑	月令七十二候赞 1 卷	有本年自序。由二十四节气分七十二候，每候各为一赞，以纪天时，序人事，调气物。	附于《神农本草经赞》，收于《珍本医书集成》《汉阳叶氏丛刻医类七种》。
			有庵老人撰辑	医林神宝书不分卷	有本年自序。取八家之言：喻昌《杂气论》、沈辑王养吾《痧症书》、水邱紫霞《治劳瘵神方》、薛立斋中恶及五尸劳瘵方、齐秉慧治劳瘵神方及《痧症医案》、蔡宗玉治痨瘵瘵虫中恶五尸等神方、葛可久《十药神书》等，手录成书。	有本年有庵老人抄本藏中国中医科学院。自序自称"年"者三，"年思其故矣"，"年雅尚方书"，"年每见鄙吝之徒"，则有庵老人名"年"。
			罗浮陈复正(飞霞) 原著，平江宣礼(松亭) 摘录	幼幼集成枢要经验方 1 卷	宣氏择陈氏《幼幼集成》之要而成，有托名陈飞霞序及本年宣礼自序。首为幼科应用丸药 7 方，次载脐风、胎病、惊风辟妄、柔痉、刚痉、血虚寒袭太阳病痉等 54 篇，后附种痘万全要法、百方编号、经验百方。	有本年平江宣氏刻本藏中医科学院，1850 年山西省城晋魁斋刻本藏国图、中医科学院、故宫博物院、北京、长春中医药大学。
			武进庄一夔(在田) 撰，奉新廖积性(寄游居士) 辑	慈幼新书 3 种 3 卷	子目：《遂生编》《福幼编》《广生编》各 1 卷，后附：保婴出痘第一经验简易良方、昆布化积丸、跌打损伤接骨膏等 3 则。有 1854 年李煊《遂生编序》、本年廖积性《广生编序》。	有 1854 年重刊本藏中国国家图书馆。《联目》《大辞典》不载，《续修四库全书提要》载录。
			廖积性辑	广生编 1 卷	有本年廖积性序。载种子方、救脐风法各一。《联目》《大辞典》俱不载，《中国医籍通考》载录。包诚有《广生编》2 卷，系妇产科书，与之不同。	有 1867 年则古昔斋重刊本，收于《慈幼新书》。
			历城侯功震(百里) 撰	痘疹大成 4 卷	有本年自序、吴廷献序，日照许印林校勘，未印行；1861 年遭兵燹，1871 年经许氏甥郑淑詹详校刊行，有郑跋；1876 年重刻，有其子侯澋序。痘疹证治 153，并种痘步骤，卷 4 为痘疹读书摘要。	1871 年会心阁刻本藏中医科学院、天津医学高等专科学校及山东、浙江中医药大学；1876 年忠恕堂刻本藏山东、吉林图书馆、上海中医药大学。
			万邑王锡鑫(文选，亚拙，席珍子) 编	存存汇集医学易读 3 种 4 卷	有王和序无纪年，子目：存存汇集 2 卷，日月眼科 1 卷，针灸便览 1 卷。	咸丰间宏道堂刻巾箱本藏军事医学科学院与上海中医药大学。

公元（年）	清纪年	干支	作者	书名	考证内容	版本资料
1849	二十九	己酉	王锡鑫撰	存存汇集2卷	以歌诀形式述医学基本知识，为入门读物。	有清刻本藏天津中医药大学，收于《存存汇集医学易读》。
			王锡鑫编撰	针灸便览1卷	有本年自序及次年贺正筏序。集《铜人》《大成》诸书，仿《铜人图式》，辑经络分寸歌诀、名目次序，分类合编为针灸入门读物。	本年魏良久收于《存存汇集医学易读》刊行。
			东莞陈焕堂（福斋）纂辑，王贤佐注	伤寒论归真7卷	原名《仲景归真》，有自序无纪年，书成未梓而殁；后数十年，蒋慎存编次付梓，有本年序。包括伤寒醒俗、觉悟、引正、伤寒问症知方歌和问方知症歌等内容。	有本年五云楼刻本藏中医科学院，有1907粤东莞邑四美堂刊本题为《仲景归真》。
			诸鸣皋辑	锄心斋却病锦囊2卷	无序跋，卷上载紫金锭、化滞丸等18方，有截疟符、哽符咒；卷下为自缢、水溺等急救法，附刻经验各方。	有本年刻本藏上海中医药大学、重庆图书馆。扉页署：趣园主人识，卷端署：诸鸣皋编。
			金邑济阳氏（静亭）辑	博采经验良方便览不分卷	有本年自序、魏玉序，海屋老人集《便验良方》，济阳氏增补奇效诸丹为《博采良方》；魏玉重刊为《博采经验良方便览》。	有道光刻本藏成都中医药大学。
			亡名氏抄辑	诸方汇抄不分卷	无署名，无序跋、目录，载方417首。	有清抄本藏中国中医科学院。
			曳卓堂撰	妇人病论3卷	《联目》《大辞典》载录。述妇科经带胎产诸疾证治方药。	1850年蠖屈舍刻本藏浙江省中医药研究院。
			亡名氏撰	医门弌助1卷	产科著作。"弌"即"一"，述产前益母安胎，产后通补兼施的基本治法方药，末附小儿治法数例。	《联目》《大辞典》俱不载，《中医文献辞典》载录。
			俞玉梁（竹丞）辑刊	达生保赤合编3种4卷	子目：增订达生编2卷，保赤辑要1卷，保赤辑要补遗1卷。	有本年平湖余香草堂刻本藏上海图书馆。
			钱塘吴嘉德（藕汀）原纂，郁载瑛（伯尊，荻桥）补遗	保赤辑要补遗1卷	吴氏1805年纂《保赤辑要》，述新生儿护养及脐风、游丹、痘毒诸证治。郁荻桥病其太简，复辑名论与验方为《补遗》，有本年俞玉梁序。	《联目》《大辞典》俱不载，收于《达生保赤合编》。
			余煜古撰	眼科神应方1卷	述眼匡周围诸病，载眼科方百余首，附《经验百方》。	有本年胡鳌刻本藏中国中医科学院。

公元 （年）	清纪年	干支	作者	书名	考证内容	版本资料
1850	三十	庚戌	钱塘吕震名（建勋，茶邨）撰	伤寒寻源 3 卷	有本年自序、1854 年潘遵祁序及《钱塘吕搽村司马传》。上卷辨明风、寒、湿、温、热源流和六经辨证法，中卷辨析伤寒证，下卷析仲景立方精义。《续修四库全书提要》载录。	有 1854 年吴门潘氏刻本藏国图、南京图书馆、浙江中医药研究院、贵阳中医学院，收于《珍本医书集成》。
			吕震名撰；元和管庆祺抄	内经要论 1 卷	《内经》分类选编本，无序，有目录，有 1855 年管庆祺跋。载天地阴阳大论、其气三论、六节五制生五论等 33 篇。	管庆祺抄本藏上海图书馆。
			德清俞樾（荫甫，曲园）撰	内经辨言 1 卷	校勘之作，为《读书余录》之一，《第一楼丛书》第 7 种，共 48 条。1923 年俞潘为之定名撰序。	收于《三三医书》，有《三三医书提要》。
			宜黄黄秩模（正伯，立生）辑	逊敏堂丛书（11 种）	原书 106 种，医书 11 种，子目：瞿佑《居家宜忌》，瞿中溶《洗冤录辨正》，段成式《异疾志》，侯宁极《药谱》，释灵彻《大藏治病药》，姚莹《心说》，韦巨源《食谱》，杨守敬《本草经解要附余》，郑志昀《麻疹证治要略》，赵学敏《本草纲目正误》，黄秩模《奇证秘录》。有版本以亡名氏《习医五事》替侯宁极《药谱》者。	道光咸丰间宜黄黄氏木活字本藏中国国家图书馆、中国科学院、北京大学、北京师范大学、上海图书馆。
			临汾郭汝聪（小陶）集注，钱塘袁枚（子才，简斋，随园老人）阅定，李佐尧校勘	神农本草经三家合注 6 卷	有陈用光、陆峨序，卷首《本草古今论》《徐灵胎传》，三品载药 291 种，依《本草崇原》为序，诸药列本经原文，载《本草崇原》《本草经解要》《本草经读》为注，末附《神农本草经百种录》。	有道光取经阁、两仪堂刻本，版本 20 余种。
			汉阳叶志诜（仲寅，东卿，遂翁）辑	汉阳叶氏丛刻医类七种 15 卷	子目：神农本草经赞附月令七十二候赞，观身集 4 种 4 卷，颐身集 5 种，绛囊撮要 2 卷，信验方录 8 卷，五种经验方（原缺），咽喉脉证通论 1 卷。	有道光、咸丰间两广督署刻本藏中国中医科学院，上海中医药大学残存第 2 种。
			叶志诜辑	观身集 4 种 4 卷	子目：陈会《全身百穴歌》，沈绂《十二经脉络》，沈金鳌《脉象统类》，沈彤《释骨》各 1 卷。	收于《汉阳叶氏丛刻医类七种》。

续表

公元（年）	清纪年	干支	作者	书名	考证内容	版本资料
1850	三十	庚戌	叶志诜撰辑	神农本草经赞3卷	有本年王楚材序，按三品释药365种，先列原文，后作言赞文，下有注解。末附《月令七十二候赞》，以类相从，考古今节候之异同沿革。《续修四库全书提要》载录。	收于《汉阳叶氏汇刻医类》及《珍本医书集成》。
			高邮欣基福（用五，种斋，笑园，种五）撰	增订伤寒秘要便读不分卷	前后有序跋，以歌诀15篇及其注释述伤寒脉候、分经、阴证、阳证、正法、变法、正伤寒证、初证、杂证、结胸痞总论、遗证、死证、绝证总括、类伤寒证、妇人伤寒等。	著者为江苏高邮欣氏医学世家第四代传人，成书于道光间，以抄本传承，2013年学苑出版社排印出版。高邮，今金湖。
			昆山潘道根（确潜，晚香，徐村老农，梅心老农）撰	读伤寒论2卷	集诸家之注，以尤氏、张氏为主，阐发幽隐，参以己见。《联目》《大辞典》俱不载。	原书稿本藏苏州大学炳麟图书馆。
			潘道根撰	医学正脉不分卷	综合性医书。集诸家高论，列内儿科31证治。《联目》《大辞典》俱不载。	同上。
			黟县俞正燮（理初）撰辑	持素编3卷	脉学著作，卷端署：黟俞正燮理初，有序居卷末。汇编《内经》脉诊条文，分脉篇、持篇、证篇3篇45部，述经脉为本，述诊脉为法，脉证则决别疑似以广神智。《联目》《大辞典》俱不载，《浙江历代医药著作》载录。	为《癸巳类稿》卷4－6，有本年求日益斋刻本藏国图，《续修四库全书》据此本影印；1957年商务印书馆有繁体竖排本，2001年辽宁教育出版社有简体横排本。
			桐乡陆紫簀撰	分经察纹法1卷	录载陆氏运用分经察纹法于儿科辨证之经验。《联目》《大辞典》俱不载。	成书于清道光间，有抄本传世，详细内容载于1964年《浙江中医杂志》。
			番禺潘仕成（德畲）辑	海山仙馆丛书（3种8卷）	原书59种485卷，医书3种8卷，医书子目：调燮类编4卷，傅青主女科2卷，产后编2卷。	有道咸间番禺潘氏刊光绪补刻本藏国图、中国科学院、北京大学、北京师大、中医科学院、天津、上海、山东图书馆等处。

公元（年）	清纪年	干支	作者	书名	考证内容	版本资料
1850	三十	庚戌	吴郡俞锡熙（友竹）辑	医方集类 3 卷	有 1882 年陆懋修识语，卷上中风、伤风、破伤风、疠风、中寒伤寒等 30 门 815 方，卷中发斑、发疹、眩晕、头痛等 48 门 818 方，卷下诸痹、体痛、麻木、腰痛、痿躄等及痈疽、外疡、金疮跌扑和妇人、小儿 33 门 837 方，3 卷共 111 门 2470 方。	《联目》《大辞典》不载，有刻本藏国图，2004 年收于《中国古代医方真本秘本全集·清代卷》第 84 册影印出版。
			唐·华原孙思邈原撰，清·殷彬抄辑	千金方摘抄不分卷	《联目》《大辞典》载录，笔者未见。	有清抄本藏中国中医科学院，经查未见。
			苍溪贾山亭辑	仙方合集 2 卷	有谢铁仙序无纪年，有凡例及羌活道人《叹仙方》。上卷种子、保胎、临产、育婴及遂生、福幼，经验良方 393 首；下卷吴又可辨伤寒论、伤寒三十六舌、采录杂方 563 首。	有本年蜀北竹桥斋刊本藏中国中医科学院、军事医学科学院。
			亡名氏辑	医方选要 6 卷	无序跋，卷 1 目录"补遗经验奇方"，辨伤寒感冒论 14 条 11 方，正伤寒论 13 条 8 方，补益论 1 条 8 方，药酒 3 方，内外科 81 方，续增内外科 88 方，上共 204 方；卷 2 妇、儿科；卷 3、4"醉元痘疹记录"；卷 5、6 外科上下。	有清抄本 6 册藏中国中医科学院，无撰辑者署名。明弘治八年周文采撰有同名书 10 卷。
			黄梦菊（漱庄）辑	急用要方不分卷	《联目》《大辞典》载录，笔者未见。	有本年武林朱勋刻本藏中医科学院，经查未见。
			潜川莫理庵选录	医方秘录不分卷	封面署：道光三十年三月初十日，潜川莫理庵选录。分痢疾奇方、种子仙方、疟疾奇方等 28 门。	有抄本藏中国中医科学院。
			亡名氏撰	医范不分卷	有自序无纪年。按人体部位分形体、头、面、目眉、耳、鼻、口唇舌、齿牙、咽喉、颈项、肩背四肢十一部，各部分别集经、集论、集方，末附长生诠。	有抄本藏中国中医科学院。
			归安潘旭（东阳）撰	疡医歌诀 1 卷	成书于道光间，以歌赋辨析疡症，以经络脏腑气血为总纲简明论述，为潘氏授学课徒之作。	《浙江历代医药著作》载录，有抄本流传。
			新昌徐肇康（越江）撰	疡科求是 4 册	有论 17 篇，论述疡科大旨，评述前贤得失。	《浙江历代医药著作》载录，书稿大半散失，唯存第 3 卷。

公元（年）	清纪年	干支	作者	书名	考证内容	版本资料
1850	三十	庚戌	云间费养庄（云间医隐）原撰，如皋顾金寿（晓澜）重订	重订幼科金鉴评1卷	有本年自序、1852年顾金寿叙言。评述《医宗金鉴》初生门拭口、断脐、浴儿、不乳、不啼、吐不止等24门病症，撰补良方要诀。	有1919年绍兴医药学社铅印国医百家本藏上海、苏州图书馆，收于《国医百家》。
			当湖杨念慈（菱洲）撰	医说简略1卷	有自序无纪年。首载张子和汗吐下三法，次识语一则，署当湖后学菱洲杨念慈识；下《治病初起慎用人参熟地等补药》《七分调养三分医药》《看病用药不可存势利之见》等医论14篇。《联目》归医史类，不确；《大辞典》作《医说简说》，当为笔误。	有道光培桂山房刻本藏上海中医药大学。
			亡名氏撰	修残集不分卷	前后无序跋，内容以脏腑、诊法、标本、论治、脏腑用药及药性理论为主。目录"问症"下注：以上抄录《医学入门》，其笔迹不同。	有1848年抄本藏上海中医药大学。
			婺源余国佩（振行，春山）撰	痘疹辨正2卷	有本年吴存义序。载痘疹辨源论、痘疹证治辨误、论疹、论用药宜忌、幼科杂论等医论20篇，附医案10则，列方6首，录药110余种。	有本年金陵文英堂刻本藏北京、长春中医药大学，有抄本藏中医科学院、上海中医药大学。
			上饶郑志昀（容轩）撰	麻疹证治要略1卷	有1852年黄秩模序。分形色、杂证、五气3篇，载麻疹方17首，卷末附"续论引牛痘法"以补《引痘略》之未备。	有1852年铅印本藏浙江中医药研究院，1879年泠然阁刻本藏中医科学院、山东图书馆、上海中医药大学，收于《逊敏堂丛书》。
			刘廷柱撰	痘疹慈航1卷	《联目》《大辞典》载录，笔者未见。	有本年刻本藏四川大学华西医学中心。
			王荣清撰辑	痘症秘书2卷	无序跋、目录、凡例，卷上：脉要、避秽气、五脏胎毒所发、五禁疮、总论痘要歌、诚求心法、治痘触变歌括，以及各痘症治法、疑似辨治、险症当治、逆症不治、部位，又有察形观色吉凶图、经穴部位、异痘四十四种等；卷下治痘诸方。	有道光刻本藏河北中医学院，1869年刻本藏吉林省图书馆。

公元（年）	清纪年	干支	作者	书名	考证内容	版本资料
1850	三十	庚戌	萍乡文晟（叔来）撰辑	六种新编 24 卷	又名《萍乡文氏所刻医书六种》，有本年自序及 1864 年文星瑞、汪鼎序。子目：内科摘录 4 卷附卷首，外科摘录 2 卷附急救便方，慈幼便览 1 卷附痘疹摘录，增订达生篇 2 卷附妇科杂症，偏方补遗 7 卷，药性摘录 1 卷附食物 1 卷，常用药物 1 卷。	有本年刻本藏上海图书馆，1864 年刻本藏辽宁、成都中医药大学，1872 年萍乡文氏延庆堂刻本藏国图、中医科学院、长春、上海、广州中医药大学等处。
			文晟撰辑	医方十种汇编 24 卷	有 1864 年费伯雄序、1872 年汪鼎序。子目：大体同《六种新编》而附录书籍有所调整，其实为《六种新编》之又名。	有 1872 年维扬述古堂书坊刻本藏中医科学院、上海、黑龙江中医药大学，又有上海千顷堂刊本。
			文晟撰	本草饮食谱 1 卷	药膳学专著。录本草中可食之品 317 种，分 10 部。	有 1938 年单行本，收于《费氏食养三种》《中国本草全书》123 卷。
			文晟撰	内科摘录 4 卷，卷首 1 卷	有本年自序、1864 年费伯雄、1872 年汪鼎序。综合性医书，卷首为胗脉歌，虽名"内科"而实综合外科、妇科、幼科、五官、口腔各科，以方剂为主，据人体部位分上身、中身、遍身、下身四部各 1 卷述证，用方有正、奇、偏之分。	1875 年萍乡文氏延庆堂刻本藏国图、中医科学院、吉林、上海图书馆及南京中医药大学等处，还有光绪间京畿文成堂、太原诚槐堂等刻本，收于《六种新编》《医方十种汇编》。
			文晟撰	外科摘录 2 卷	卷 1 外科十法、证治方药、总治大疮 45 则；卷 2 外科杂症麻风、杨梅疮、结毒、疔疮诸疾；补遗有龙泉疽发在人中之间、虎须毒生于地角之上、茧唇、羊须疮 4 则。	收于《六种新编》《医方十种汇编》。
			文晟撰辑	急救便方不分卷	无序跋，载自缢、溺死、冻死、五绝、诸伤、诸毒急救方，附于《外科摘录》。	收于《六种新编》，1994 年湖南科技出版社收于《中医古籍临证必读丛书·外科卷》排印出版。
			文晟撰辑	慈幼便览 1 卷	无序跋，首列小儿诊法，次初生幼儿调护，述 40 余种儿科病症诊治，载儿科外治十法及简便方，附《痘疹摘录》。	收于文晟《六种新编》《医方十种汇编》。

续表

公元（年）	清纪年	干支	作者	书名	考证内容	版本资料
1850	三十	庚戌	文晟撰辑	痘疹摘录1卷	无序跋，首种痘法，次论痘症各期诊治，附：疹子、癍疹、瘾疹、天行发癍、水痘、发泡简易治法，及保婴出痘经验第一良方、稀痘方。	附于《慈幼便览》，收于文晟《六种新编》《医方十种汇编》。
			文晟编	偏方补遗7卷	无序跋，目录题为《偏方补遗》，内科分上身、中身、周身、下身，及外科、急救、妇科、慈幼、痘疹，载各科病症170余类400余方。以症列偏单方，为《内科摘录》补遗。	收于《六种新编》《医方十种汇编》，又名《便方补遗》。
			文晟编辑	妇科杂证1卷	前后无序跋。据《傅青主女科》《寿世集验》诸书，述经候22条，带下7条，血崩11条，杂证45条，凡4篇85条。	收于《六种新编》《医方十种汇编》及《陈修园医书》50、72种。
			文晟撰	药性摘录1卷	前后无序跋，载药456种，按功效分31类，后附食物214种。	收于《六种新编》《医方十种汇编》。
			文晟撰	常用药物1卷	前后无序跋，分五脏六腑，各列补泻猛将、次将，注以功效。	收于《六种新编》《医方十种汇编》。
			文晟撰辑	文晟氏医方五方不分卷	《联目》《大辞典》载录，笔者未见。	有1865年萍乡文延庆堂刻本藏长春中医药大学。
			吴县顾德华（鬘云）撰，吴县张元瑞（玉田）校正	花韵楼医案1卷	作者为吴中女名医，本书载案29则，除妇科经带胎产外，尚收录呕吐、心悸、泻痢等内科验案。原为抄本，1921年张元瑞整理，撰序付梓。	有抄本藏中医科学院、上海中医药大学、苏州中医院，收于《珍本医书集成》。
			海宁王士雄（孟英，梦隐，半痴山人，息居隐士）撰，同郡周燦（光远），山左张鸿（柳吟）编辑	王氏医案正编2卷，王氏医案续编8卷	《正编》原名《回春录》成于1843年，有周镳序；《续编》原名《仁术志》，成于本年，有张鸿、赵梦龄、庄仲方序及王燦跋。以时为序，不分门类，各有例言。正编载王孟英医案91则，杂病为多；续编载300余则，温热病为多，附《霍乱论》。后1854年又有三编之作。	有本年浙江宝晋斋刻本藏山东、内蒙古、泸州图书馆与湖南、福建中医药大学、浙江中医药研究院，有版本近20种，收于《潜斋医书》和《潜斋医学丛书》，1989年上海科技出版社有校点排印本。
			王士雄撰	潜斋医书三种14卷	子目：王撰周燦辑《王氏医案》2卷，张鸿辑《王氏医案续编》8卷，王撰《霍乱论》4卷。最早刊本为1839年浙江湖墅长盛纸行刻本，但医案正编载案至1844年，续编至1850年，显然有误；有本年刻本，似以成书于本年较为合理。	本年刻本藏国图、中国科学院、湖南中医药大学、四川省图书馆，次年又有吟香书屋刻本藏国图、中医科学院、上海、南京图书馆等处。

公元 (年)	清纪年	干支	作者	书名	考证内容	版本资料
1850	三十	庚戌	王士雄撰	潜斋医书五种 27 卷	子目：较《潜斋医书三种》增：《温热经纬》5 卷，《饮食谱》8 卷，共 27 卷。《续修四库全书提要》载录。	有纬文堂刻本等13 种刊刻本。
			吴县徐大椿（灵胎，洄溪）原撰，海丰张鸿（柳吟，信堂）补辑，王士雄参订	医砭 1 卷	徐大椿撰《慎疾刍言》，王氏参订刊行，因其砭医之通病而更名。有 1767 年徐氏原序及本年王士雄序。载补剂、用药、中风、咳嗽、吐血、治法、制剂、延医、秘方、宗传等论 20 篇。	收于《潜斋医学丛书八种》《十四种》。
			嘉善沈又彭（尧封）原撰，王士雄参订	女科辑要 2 卷	原名《女科读》、沈又彭撰于1764 年；王氏加按刊行，题《沈氏女科辑要》，有本年自序。卷上论经水、崩漏、带下、求子、受胎、辨胎、妊娠诸病，卷下论产及产后诸病、乳证、杂病，末列所集诸方。后张山雷笺正用于教学，题《沈氏女科辑要笺疏》。《续修四库全书提要》载录。	本年王士雄刻本藏中国科学院、医学科学院、首都图书馆、镇江图书馆、苏州大学炳麟图书馆等，收于《潜斋医学丛书》《三三医书》。
			汉川田宗汉（瀛峤，云槎）撰	痰饮治效方 2卷	书前及序言署名吴有性者，托名；卷端则署汉川田宗汉云槎。立 99 法，选 83 方，论痰饮的病因证治。	1902 年汉川田氏刻本藏中医科学院、四川、湖南图书馆。
			京口蒋宝素（问斋，帝书）撰	问斋医案 5 卷	有自序缺后半，有蒋安吉、李承霖、韩弼元 3 序。以五脏合五行分五部，各自成卷，凡 43门。《续修四库全书提要》载录。	有本年镇江快志堂刻本及民国上海石竹山房、上海铸造记书局石印本等多种版本。
			蒋宝素撰，李天福参订	医略稿 67 卷	有本年自序。蒋氏撰《医略》81 卷，1840 年刻《十三篇》13 卷，专论六淫为病；余则"各病证门"，论杂病 76 种，包括内、妇、五官、外科。	有 1850 年镇江快志堂刻本、道光赵云生刻本等。
			镜川程资（尔资）撰辑	程尔资抄辑医书八种	子目：伤寒摘粹秘览，秘传哑科症治，经验治蛊奇方，女科，幼科，痘疮切要总说（邵懋臣撰），治痘真诀，痘疮解惑论。	有道光间抄本藏中国中医科学院。
			程尔资撰辑	伤寒摘粹秘览不分卷	无署名、序跋、目录。载伤寒识脉、运气、辨证及诸症状歌诀，温病、热病、合病、两感、类伤寒歌诀共 129 首，附伤寒数方、灰熨法、葱熨法、灸法等 8 方法，后《伤寒秘要歌括》152 句，附注：此歌括如不专习医者不读可也。末为认伤寒捷法、制药法。	收于《程尔资抄辑医书八种》，与《秘传哑科症治》共一册。

续表

公元（年）	清纪年	干支	作者	书名	考证内容	版本资料
1850	三十	庚戌	程尔资撰辑	秘传哑科症治不分卷	无序跋，载指南赋、形色、脉法、治法，及胎疾、惊风、呕吐泻泄、吐泻、痢、疟，直至诸疳证治。	收于《程尔资抄辑医书八种》，与《伤寒摘粹秘览》共一册。
			程尔资撰辑	幼科不分卷	无序跋，后附小儿妙方、痘科用药、痘科药性用法。	收于《程尔资抄辑医书八种》。
			程尔资撰辑	痘疮解惑论不分卷	无序跋，述痘疹病因证治，后附痘疮切要治方、痈疽切要治方，末注：此痘科之极简明切要好用者，世宜宗之。	同上。
			程尔资撰辑	治痘真诀不分卷	无序跋，述辨治痘疹大法。	同上。
			新安邵懋臣撰，程尔资辑	痘疮切要总说不分卷	无序跋，卷端署为：新安邵懋臣著，后学程资辑。	同上。
			江浦石文华传方，程尔资抄辑	经验治蛊奇方不分卷	有自序，载水肿奇方内消金不换木香丸、实脾沉香快气丸治疗9种蛊症：阴、阳、气、食、黳油、虾蟆、肾、脾、胃蛊。	同上。
			程尔资抄辑	女科不分卷	无撰者署名，前后无序跋，汇编前人经带胎产证治经验。	同上。
			沈绂撰	十二经脉络1卷	又名《撮纪铜人图大略》，就十二经脉原文加以注释。	有《汉阳叶氏丛刻医书七种》之《观身集》本。
			南海邱熺（浩川）原撰，丹徒王惇甫（新吾）增补	牛痘新书1卷	有王惇甫1831年前牛痘序、1847年后牛痘序及1859年附记，本年吴钟骏序题为《姑苏沧浪亭种善堂牛痘书序》。诸序述种牛痘法自粤而湘而楚，再传于江浙之传布径路颇详。	有刻本藏中国中医科学院。
			云间张宗良（留仙），吴氏阙名原撰，海山仙馆编刊	咽喉秘集1卷	又名《喉科秘旨》《喉科要旨》《急救喉症全集》，有1883年张绍棠序。首列总论、咽喉分经、咽喉治法要论；次述脉式、针穴及咽喉诸病证治并附插图，附列喉科常用方药。《续修四库全书提要》载录。	有1862年海山仙馆刻本藏中医科学院、大连、广东中山图书馆及上海、南京、湖南、广州中医药大学，有版本20余种，收于《增广验方新编》。

公元 （年）	清纪年	干支	作者	书名	考证内容	版本资料
1850	三十	庚戌	张必禄（宕渠）撰辑，托名文昌帝君降著	医方辨难大成3集207卷	有本年自序及伪托七曲老人飞鸾、关圣帝君、灵官大帝、孚佑帝君、朱衣夫子、仲景先生、药王孙真人降序7篇。子目：上集杂证106卷，中集妇科16卷，幼科47卷；下集眼科6卷，外科31卷，脉帖1卷。1867年重刻本扉页作：医方辨难会纂大成。	有本年巴州飞鸾亭新刻本藏国图、中医科学院、天津图书馆、苏州中医院及上海、南京中医药大学，有版本5种，2006年上海中医药大学出版社有标点排印本。
			亡名氏撰辑	灵兰社稿2种8卷	无署名，前后无序跋、目录。子目：杂症6卷，锦囊药性赋2卷。《杂症》分风门、虚劳、诸痛、寒暑、大小便、诸气6门，以证为目，述内科病症；《锦囊药性赋》以四言韵语为赋述药。	有稿本藏中国中医科学院，2009年收于《中医孤本大全》影印线装出版。
			亡名氏撰辑	锦囊药性赋2卷	前后无序跋，为《灵兰社稿》之卷7、8，载药物286种，按药性主治分行气、补气、利痰、清凉等14类，一药一赋。	同上，1999年华夏出版社又收于《中国本草全书》126卷影印出版。
			亡名氏撰辑	女科三种	子目：女科，女科方，产宝新书。不分卷，无撰者辑署名，前后无序跋，亦无目录。	有抄本一册藏中国中医科学院。
			亡名氏撰	食物秘书1卷	无序跋、目录，以米豆菜果禽兽鱼为序，简略载录食物300种，言其性味功效。	收于《陈修园医书》诸种本。
			抱灵居士撰	脉诀汇参2册	前后无序跋，本李中梓《新著四言举要》，采各家脉书杂录而成，内容杂乱。	有抄本藏中医科学院，署为道光庚戌年抄，目录题《医学脉诀汇参》。
			抱灵居士撰	李氏医案5卷	分仁、义、礼、智、信5部，记录"成荣公祖医案"中风、伤寒、伤暑、时疫、咳嗽、水肿、疟疾等146门各科医案。	有本年德良氏抄本藏中国中医科学院。
			长洲徐龙翔（召南）撰，嘤西金鼎（蔼庭）编辑，长洲徐鉴（子明）校录	蓬莱轩医案不分卷	龙翔为徐锦之子，其临证医案有旧抄本存世，楷书精抄，每面9行，行20字，收载风寒、冬温、黄疸、疟疾、泄泻、痢疾等病症50余种，无序跋。《联目》《大辞典》不载。	2010年江苏科技出版社收于《清代吴中珍本医案丛刊》排印出版。
			歙县程有功（思敏）撰，歙县叶熙锟编纂，歙县叶孟陶校订	冯塘医案1卷	程有功为嘉道间歙县冯塘人，有医案留存，弟子叶馨谷之后叶熙锟编纂，曾孙叶孟陶校订，1908年成书，有1918年叶孟陶按语。《联目》《大辞典》不载，《新安医籍考》载录。	有抄本藏于民间刘申之先生处，1995年安徽科学技术出版社收于《新安医籍丛刊》排印出版。

公元（年）	清纪年	干支	作者	书名	考证内容	版本资料
1850	三十	庚戌	嘉善俞震（东扶，惺斋）、沈又彭（尧封）原撰，嘉善王文镕（怡云）辑	沈俞医案合抄4卷	有题词，有本年王文镕自序及1921年巢元瑞序。选录沈、俞氏内、妇、儿科19种病症医案，每症各取数案或十数案，辨证论治，颇具标格，俞氏医案尤属少见。	有抄本藏上海中医药大学，2004年上海科技出版社收于《中医古籍珍稀抄本精选》排印出版。
			历城孙起舜撰	孙氏医案68卷	著者嘉庆、道光间医家，事迹不详。《联目》《大辞典》俱不载，据余瀛鳌、盛维忠论文著录。	有清抄本20册68卷藏山东省图书馆。
			山阴傅伯辰（青野）撰，长白文海（镜涵）附录	戒淫宝训2卷，附：益寿里言不分卷	上卷题多为《同善录》前言往事；下卷题色戒录，列蒙养、正心、养生、伉俪、肃闺、功名、嗣续、官吏、遇难、婢妾附婢仆、远嫌、妓童附尼僧、口德附艳词、补过、福善、祸淫16条，以为劝戒。益寿里言乃劝人节欲保生，起居修养法。	《联目》《大辞典》俱不载，有宣统庚戌刻本；《益寿里言》又收于《卫生汇录》，原藏故宫博物院，2002年收于《故宫珍本丛刊》排印刊行。
1851	咸丰元	辛亥	长沙周振武撰，宁乡唐楚田（执镇）校刊	人身通考8卷	有1882年唐家圭序。分外体、五官、内体、脏腑、经络、穴道、运用、杂论8部，考订脏腑、经络、经穴、骨度，论述要旨。	有1882年宁乡唐氏慎馀山房刊本藏中医科学院，卷端署：长沙周振武著，宁乡唐楚田执镇甫校刊，男凤年、鹤年同校。
			慈溪王上英传，释彻尘选注	石云选秘2卷	内科学著作，有本年释彻尘自序、柯汝霖序。释彻尘为王上英孙，朝夕侍从，录方成帙，年十九出家，参悟佛法，贯串心学、医学。分丹丸、眼科、妇科、杂症、伤科等门类载方240余首。	有本年绍源堂刻本藏上海中医药大学。
			孝感屠道和（燮臣）撰	本草汇纂3卷	有本年自序、贺寿慈序、凡例，及1863年自跋。载药500余，按功效分：温补、平补、补火、滋水、温肾、温涩等30余类，附日食菜物及脏腑主治药品。《续修四库全书提要》载录。	收于《医学六种》，有1863年育德堂刊本。
			阳湖周懋祺（邛溪生）撰辑	食禁谱1卷	有本年自序，无目录，卷端署邛溪生辑。采辑饮食之所禁忌者成编。	《联目》《大辞典》俱不载，有本年刻本藏浙江省中医药研究院。

公元 （年）	清纪年	干支	作者	书名	考证内容	版本资料
1851	咸丰元	辛亥	海宁王士雄（孟英，梦隐，半痴山人，息居隐士）抄辑	圣济方选2卷	有本年小引。选程林《圣济总录纂要》中简易诸方200余首编成。分29门，卷上诸风、暑证、泻痢等21门，卷下外科金疮、伤科、中毒、咬螫、急救、妇女、婴儿、服饵补益8门，卷末题签：黄寿南七十五岁癸亥葭月长至后五日抄毕。	有抄本藏中国中医科学院。
			王士雄辑评	三家医话3种3卷	子目：史典《愿体医话》，魏之琇撰王孟英评《柳洲医话》，王孟英《潜斋医话》各1卷。	有本年重庆堂刻本藏中医科学院及辽宁、南京、广州中医药大学。
			钱塘魏之琇（玉璜，柳洲）撰，王士雄辑评	柳洲医话1卷	魏之琇1770年辑《续名医类案》，王孟英摘录按语85则，方剂103首，附以评注，编辑成书，有本年王士雄序。《续修四库全书提要》载录。	收于《三家医话》《潜斋医学丛书》《中国医学大成》。
			王士雄撰	潜斋医话1卷	医话医案合编，有1853年自序及赵梦龄序。载头风、肺痈、痰哮、肝胃腹痛等病症简便证治30余则；劝医论、寡欲说、成方弊、辨指南十六条等医话杂说十余则。	收于《潜斋医学丛书八种》《十四种》及《三家医话》《中国医学大成》。
			明·海盐裴一中（兆期，复庵居士）原撰，王士雄选评	言医选评1卷	1644年裴一中撰《裴子言医》4卷，王士雄选辑50则，摘录精要，评述得失，前有本年王士雄小引。《续修四库全书提要》载录。	收于《潜斋医学丛书十四种》。
			原题：凤城黄统（伯垂）撰辑，王士雄续编	内外十三科验方五千种10卷	有1894年唐宗海序，书口作《经验良方大全》。实龚月璋、黄统合撰《增订医方简易》改题，窃王孟英之名；唐宗海序则《医方易简新编》罗惇衍序改编伪托者。	有1921年上海文明书局石印本，扉页又作上海进步书局，国图、北京师大、首都图书馆、中医科学院等处有藏。
			仁和龚自璋（月川）、黄统合撰	医方易简新编6卷	又题《家用良方》，有本年黄统自序及季芝昌、罗惇衍、黄经、罗叶祥诸序。黄统录简方验方700余首，与龚氏所纂合为一编，25类2700余方。卷1头面咽喉、七窍、诸虫，卷2、3妇儿科，卷4痧疫诸中，卷5外伤科，卷6补遗，末《附刻灵验仙方》。1861年周茂五扩充为124门2880方，名《易简方便医书》；1883年吴辉模增订而为《增订医方易简》。	有本年北京会文斋刻本藏国科、医学科学院、中医科学院、故宫、首都、山西、福建江图书馆及辽宁、黑龙江、江西中医药大学等处，有版本15种。

续表

公元（年）	清纪年	干支	作者	书名	考证内容	版本资料
1851	咸丰元	辛亥	亡名氏原撰，长乐陈念祖（修园，良有，慎修）评，觉因道人校刊	急救异痧奇方1卷	又名《急救经验良方》《异痧杂症经验良方》，有本年觉因道人序。载乌鸦痧、蛇痧、虾蟆痧等54种痧症，火疗、发斑等6种急症，喉科急症23类，急救用方52首。	有本年刻本藏中医科学院、重庆图书馆，有版本20余种，收于《陈修园医书》21、23、40、48、70、72种等。
			歙县吴亦鼎（步蟾，定之，砚丞）撰	神灸经纶4卷	有本年自序及1853年吴建纲序，灸疗专著。述蓄艾、用艾、灸法宜忌、经络穴位并有插图；诸证灸法附医愿。	1853年古歙吴氏刻本，1983年中医古籍出版社影印出版，又收于《续修四库全书》。
			侯官陈恭溥（退翁）撰	伤寒论章句4卷，伤寒论方解2卷	成于1846年，有当年王有树、1848年何广嘉序，刊于本年，有自序。依张锡驹《直解》分章句，从张隐庵《集注》作注释，卷5、6为方解，后载铢两分升考，末附伤寒刺灸心法，有1855年刘孝春跋。	有本年刻本藏医学科学院、福建省图书馆。
			天都程国彭（钟龄，恒阳子）原撰，武进费伯雄（晋卿，砚云子）批注	费批医学心悟6卷	1732年程国彭撰《医学心悟》5卷，述各科证治；费伯雄复加批注，阐发其义，言简而能切中其要。	有1939年人文印书馆铅印本藏兰州大学医学院、上海交通大学医学院。
			冲一子（山人）撰	便中集12卷	综合性医书。卷1至4分述头面及五脏病症，卷5、6四肢及前后阴，余为伤寒、妇人、小儿、痘疹及外科。	《联目》《大辞典》俱不载，《中医文献辞典》载录。
			武进曹禾（畸庵）撰	医学读书志2卷，医学读书附志1卷	前有本年自序，后有门生刘汝航跋。录名医99家，医书480种，5000余卷。介绍医家生平学术，考订著作源流传本。《附志》录考证6篇，与门人论医，介绍伤寒为主。	有清刻本藏中医科学院、上海中华医学会、上海中医药大学，2015年中国中医药出版社有校点排印本；收于《双梧书屋医书》。
			宜兴任道源（步园）撰辑	保贻堂信验良方1卷	又名《宜兴任保贻堂信验良方》，有本年自序。载方124首，多丸散膏丹。《联目》《大辞典》均作任锡芳字道源撰。	有本年上海时中书局石印本藏长春、上海中医药大学、苏州大学、苏州中医院等处。

公元（年）	清纪年	干支	作者	书名	考证内容	版本资料
1851	咸丰元	辛亥	长洲徐锦（炳南，澹安）撰，徐元亮（子瑜）传	心太平轩医案1卷	有曾孙徐元亮本年序及1911年钱宝镕序。载内科杂症医案202则，元亮整理。前此，1842年其子徐珊纂辑《八家医案》，收录《徐澹安医案》。	有黄寿南抄本藏中医科学院，有1912年刻本藏国图、首都图书馆、中医科学院及北京、上海、南京、湖南中医药大学。
			吴门赵琪（东闾）纂	医学指迷贯革集2卷	内科学著作。卷1为虚损专篇，卷2风、暑、湿、燥、火热、外感诸病。	有精抄本藏军事医学科学院。
			天台赵廷海（开泰，兰亭）撰	救伤秘旨1卷	有本年黄鏕序。作者为武林拳击家兼伤科医生，载治伤总论、通用方、36穴图说，收录《少林寺秘传内外损伤主方》《王瑞伯损伤用药论》《青城山仙传接骨方》等武林理伤方。	管颂声刻是书，并有与异远真人《跌打损伤妙方》合刻本。
			赵廷海辑	救伤秘旨合璧1卷	伤骨科著作，为《救伤秘旨》之别本。	有抄本藏上海中医药大学。
			醒道人辑	妇科集说2卷	有本年自序、凡例。卷上求嗣、胎前、半产、临产、产后、下胎、断产7门95种病症，卷下月经、崩漏、带下、淋浊等10门66种病症，每门首统论，不录《内经》《玉函》，采辑数十书，以景岳、石顽为多。	有抄本藏中国中医科学院，分乾坤二册。
			上元吴仪（竹坡）撰	痘疹金针图说9卷	有邓廷祯序。首列《金鉴·痘疹心法要诀》；卷1总图说引、针式、针法、面部吉凶图等；卷2-5预兆24、顺痘12症、险痘72症、逆64症、怪痘28症图说；卷6-8看痘大略辨、痘症出靥、痘形、痘色、痘顶、痘根、气虚气滞、药方加减诸辨20余论；卷9治痘方29首及加减法。	有本年刻本藏军事医学科学院、苏州大学炳麟图书馆及陕西、上海中医药大学。
			亡名氏撰	痘麻科全书1卷	无序跋、目录，首指南赋及节制、权宜、金镜、痘源诸赋，次治痘总论、初热变症赋、见点辨症赋、初热三日治法、论部位、五脏定症法，次痘症面部部位诸图，次痘症各期及兼挟诸症辨症治法。	有抄本藏中国中医科学院，无撰者署名，为唐成之旧藏。
			亡名氏撰	简便方不分卷	汇集120种病症的简便验方800首。中医科学院藏1862年《经验简便良方》，亦称《简便方》，载方120首，自不相同。	有刻本藏山东中医药大学。

续表

公元（年）	清纪年	干支	作者	书名	考证内容	版本资料
1851	咸丰元	辛亥	莒邑庄瑶（琪园）撰辑	便方备用 2 卷	无序跋，有目录，卷端署：莒邑庄瑶琪园辑，凡 31 门，列 800 余方，另附成方数则。	有本年刻本藏上海中医药大学。
			余姚周钺（左黄）撰	香远居医学举要 1 卷	医话医论，有本年自序及 1873 年寿如山序。阐述五运六气、阴阳五行、精神气血津液、躯体经络脏腑、标本表里上下、虚实寒热真假及脉证药品等医论 14 篇，末附太乙神针及急救良方。	有 1923 年周缉熙铅印本藏上海中医药大学和中国中医科学院。
			会稽张景焘（鲁峰）撰	馤塘医话 1 卷，补编 2 卷	有自序无纪年，医论以内科杂病证治心得为主；曹炳章以《鲁峰医谈录》附于卷末为《补编》，卷上 28 条，卷下 7 条。	收于《中国医学大成》。
			婺源余国佩（振行，春山）撰	婺源余先生医案 1 卷	有本年自序及引言。载录余氏医案 76 则，涉及外感、内伤及妇儿科多种病症。以燥论治，颇具创见，燥邪干致燥，且多变症如疼痛、肿胀、泻泄、堕胎等，治之以润、以滑、以膏，重用甘润，常用血肉有情。	有刘祉纯抄本藏安徽中医药大学，2007 年中医古籍出版社收于《中医古籍孤本大全》影印线装出版。
			余国佩撰	医理 1 卷	有本年自序。述三世家传医法，附案百余种，卷末署"宣统二年巧月吉日，皋邑蒋希原抄录珍藏"。	有 1910 年蒋希原抄本，1987 年中国古籍出版社收于《珍本医籍丛刊》排印出版。
			古播陈国笃（厚溪）撰	眼科六要 2 卷	有本年自序、胡霖澍序。六要为风、火、血、水虚、火败、神劳，以此归纳眼病 42 症 39 方及外用 5 方。	本年贵州胡霖澍刻本藏医学科学院，收于《近代中医珍本集》排印出版。
			封一愚撰	咽喉秘传 1 卷	有本年自序。分述咽喉 72 症，录 32 方及外用 22 方；载秘传明训、咽喉十要 2 文；以豁心赋归纳 72 症 18 方。	有咸丰抄本藏上海中医药大学，收于《近代中医珍本集》排印出版。
1852	二	壬子	海宁王士雄（孟英，梦隐，半痴山人，随息居士）纂	温热经纬 5 卷	有本年自序、赵梦龄、杨照藜序，1855 年汪曰桢、唐文溶跋。载经典著作之温热条文以为经，录叶、薛、陈、余诸家书为纬，并收录 113 方。	本年初刻，有版本 30 余种，收于《潜斋医书五种》《荔墙丛刻》。
			王士雄撰（署：海昌野云氏抄）	鸡鸣录 2 卷	原书 2 卷，仅存上卷，分妇、儿、养生至内外各症虚劳、哮喘、反胃、噎膈等 17 门录方 600 余首，复经汪曰桢评按；下卷已佚，为尤氏治例、杨氏咽喉十八证及《蓬窗录验方》。有本年周在恩跋。	有抄本藏中国科学院，收于《珍本医书集成》。

公元 (年)	清纪年	干支	作者	书名	考证内容	版本资料
1852	二	壬子	新城杨希闵（铁佣，卧云居士）撰	伤寒论百十三方解略 6 卷	前有本年题识。前列 113 方大旨及目录，中则以类列方，后为方解，末孙奇校正原本方目。	有本年稿本藏医学科学院，有清抄本藏中医科学院。
			杨希闵撰	金匮百七十五方解略 6 卷	收载《金匮》175 方，录其出处、组成、剂量、方义，末附孙奇校正《金匮》原本 35 方。	有本年稿本藏中国医学科学院。
			娄县姚椿（讔楗）、沈曰富等撰	文学孝行陈府君传记铭诔杂记合编 1 卷	医家传记，陈希恕资料。有姚椿《陈梦琴墓志铭》、顾广誉《家传》、董梦熊《文学诔》、沈曰富《治疾记》、袁嵩龄《行略》、沈曰富《陈嘉甫传》，附陈梦琴《哭柳儿痘疡文》。	有清刻本藏中国中医科学院。
			武进曹禾（畸庵）撰辑	双梧书屋医书 4 种 17 卷	子目：疡医雅言 13 卷，痘疹索隐 1 卷，医学读书志 2 卷，医学读书附志 1 卷。有 1921 年唐成之题跋。	有本年自刻本藏中国中医科学院与北京中医药大学。
			曹禾撰辑	疡医雅言 13 卷	有本年自序。分载述古 57 候、释义 7 章为痈疽上篇，集古 29 方、附药 10 类，为痈疽下篇；又内痈、金疮折伤、丁恶疮黡瘭疿疱、瘰疬瘤、丹肿疖疬、阳窍、阴窍、杨梅疮、妇人阴乳、杂疗、禁方丹法 11 篇。凡此十三篇皆疡医日用之切要。	收于《双梧书屋医书四种》，有本年自刻本藏中国中医科学院与北京中医药大学。
			新化罗世瑶（虚白生）撰辑	行军方便便方 3 卷	有本年自序。卷上备豫、杜防，辟谷充粮及防病防伤；卷中疗伤、愈疾，卷下救解、遗余，救治暴死及内外杂症，疗治军马。	有本年刻本藏中国科学院、中医科学院、北京中医药大学、河南图书馆，收于《三三医书》。
			山东李九华传，陇西法法山人撰辑	调气圭臬图说 1 卷	有本年延陵天游子序、法法山人跋。述吐纳导引功法 46 式，配 32 图，功式颇类《服气祛病图说》。	有抄本藏上海中医药大学。
			甘泉汪晟辑	寿人经 1 卷	养生著作，前后无序跋，载理五藏诀及坐功诀、长揖诀、导引诀，介绍以导引术疏通五脏、流通气血的方法。	收于《汉阳叶氏丛刻医类七种》之《颐身集》。
			汉阳叶志诜（仲寅，东卿，遂翁）辑	颐身集 5 种 5 卷	子目：丘处机《摄生消息论》，冷谦《修龄要旨》，汪昂《勿药元诠》，汪晟《寿人经》，方开述《延年九转法》各 1 卷。	收于《汉阳叶氏丛刻医类七种》，1982 年人民卫生出版社有排印本出版。
			仁和王晋夫撰，王鹏寿（云程）续增	医方易简集 9 卷	有本年自序。分上、中、下、四肢、杂症、伤损、疮毒、妇、儿，附：《遂生福幼合编》《外科大症形图》，载方 2412 首。	有本年杭州自刻本藏中国中医科学院。

续表

公元（年）	清纪年	干支	作者	书名	考证内容	版本资料
1852	二	壬子	黄岩管颂声（庚堂）辑	痧法备旨2种2卷	有本年管颂声自序。子目：欧阳调律《痧胀要略》，管颂声《痧症指微集》。删订二书，合针灸方药二法而行。	有本年苍溪管氏刻本藏中医科学院、上海中医药大学、南京图书馆、苏州中医院。
			三原陈尧道（素中），山左堂邑宋麟祥（钟岳）原撰，亡名氏辑	伤寒痘疹辨证3种10卷	无序跋，子目：陈尧道《伤寒辨证》4卷、《痘科辨证》3卷，宋钟岳《疹科辨证》3卷。	有1852年聚奎堂刻本藏中国中医科学院、浙江中医药研究院，流传甚少。
			宁邑李镜春（曙邨）辑	医要三书	有本年李镜春序，书后有附言。子目：第1种：伤寒六经定法、瘟疫论、痢门絜纲、论吐血、论虫证；第2种：胎前产后证治；第3种：福幼编慢惊证治，遂生编痘疹证治。《联目》作李耕春，当属字误。	宁邑集贤堂刻本藏天津中医药大学。宁邑有二，一河南获嘉县，属冀州；一江西修水，属楚。李为江西修水人。
			吴县谢元庆（肇亨，蕙庭）辑，王庆宵（秋樵，蘅香）纂校	良方集腋合璧2卷	有本年王庆宵及1855年潘曾莹、冯桂芬序。谢氏《良方集腋》刊布，风行一时，续辑经验良方而成《合璧》。凡16门，卷上内科方205首，卷下外科妇儿、跌仆急救方264首。	本年刻本藏陕西中医药研究院，有1855年苏州扫叶山房刻本等版本，收于《谢元庆医书三种》《桃坞谢氏汇刻方书九种》。
			亡名氏撰辑	丸药成方配本不分卷	无序跋，有目录，载藿香正气丸、六味地黄丸、清温解毒丸、小活络丹等丸药67种，详注其药物、分量。	有本年钞本藏国图，2002年收于《国家图书馆藏稀见古代医籍钞稿本丛编》影印出版。
			天台赵廷海（开泰，兰亭）、异远真人撰，黄岩管颂声（庚堂）辑刊	救伤秘旨跌损妙方2种2卷	有本年管颂声自序。子目：救伤秘旨、跌打损伤妙方各1卷。	有本年刻本藏中山大学医学院。
			亡名氏撰辑	红线女博识摘腋2卷	无序跋、目录，卷端题：新录妇人胎前产后伤寒血崩经常；载录杂症歌、妇人并胎前产后杂病歌等，下卷全为方剂。	有抄本藏中国中医科学院。
			亟斋居士原撰，沪城毛祥麟（瑞文，对山）增注	增注达生篇	有本年毛祥麟自序。取《达生编》原文，增入数条，揣摩详注而重刊之。	《联目》《大辞典》俱不载，有1909年刻本藏上海中医药大学。

续表

公元（年）	清纪年	干支	作者	书名	考证内容	版本资料
1852	二	壬子	亡名氏撰辑	慈幼秘诀图像秘要 1 卷	首列五位十二宫、五脏三关、流珠、鱼骨及病症图像 30 幅，次述妊娠、初诞、回气、浴儿、养护诸事，并及儿科诊法、推拿点穴诸法。	有本年抄本藏上海中华医学会。
			魏士芬（芝汀）、徐荣达（竹畦）同撰	癍疹必读 1 卷	有本年自序。分癍、疹两门，癍门论病因、治法，及温病、时疫、温毒、阳毒、伤寒、阴症发癍治法方药，方 21 首；疹门论麻疹病原、治法及未出、见形、没收各期与 15 种兼症证治，附方 33 首。	有 1885 年奚松如抄本藏上海中医药大学。
1853	三	癸丑	海宁王士雄（孟英，梦隐，半痴山人，息居隐士）撰辑	潜斋简效方 1 卷	有本年自序、赵梦龄序。以魏之琇《续名医类案》中单方及自采简效方合编成书，参校者同郡连自华书樵，即抄辑医书七种者。46 类，100 余方，后附潘志裘《急救良方》。	收于《潜斋医学丛书八种》《十四种》，1999 年中国中医药出版社收于《王孟英医学全书》排印出版。
			嘉善俞震（东扶，惺斋）原撰，王士雄选评	古今医案按选 4 卷	有本年及 1857 年王士雄自序 2 则、1904 年董金鉴叙例。选俞震《古今医案按》部分内容，分 80 门加按注校。	有 1904 年会稽董氏刻本藏中医科学院及南京、成都、上海中医药大学，收于《珍本医书集成》《潜斋医学丛书十四种》。
			昆山王德森（严士，鞠坪）撰	市隐庐医学杂著 1 卷	医论，有本年自序及赵永年序、谢逢源题诗。载苦口婆心语、急慢惊风辨、阴证忌用寒凉说、血症不尽属火论、暑证有宜用参论等 14 篇。《续修四库全书提要》载录。	有本年著者自刻本藏医学科学院及陕西、南京、湖南、广西中医药大学，收于《病镜》《医药丛书》《中国医学大成》。
			昆山潘道根（确潜，晚香，徐村老农，梅心老农）撰	临证度针 5 卷	前后无序跋，述杂病证治近 200 种。《联目》《大辞典》俱不载。	有稿本存世，1992 年江苏科技出版社收于《吴中医集·临证类》排印出版。
			吴江徐娱庭撰，徐文清（少娱）编辑	医案集存 1 卷	洄溪曾孙娱庭方案，其子文清编于本年，有自序及徐筠序、娱庭门人陆某跋。载各科 66 门病症医案，列 200 余方	有稿本藏中国中医科学院。

公元（年）	清纪年	干支	作者	书名	考证内容	版本资料
1853	三	癸丑	亡名氏辑录	方案汇辑不分卷	前无序言，后有短跋，载姚孟川先生治牙痛三方、治蕴辉大解方、治羊癫风、治痛风止疼方、治腿痛方等方剂，末有怨老词2首；另有70余叶，载咸同光间医案以证诸方"无不应效，千金难易"之珍。	有抄本藏上海图书馆，收于台中文听阁图书有限公司2013年影印出版《晚清四部丛刊》第9编第86册。
			歙县吴亦鼎（步蟾，定之，砚丞）辑	麻疹备要方论1卷	有本年吴与九序。首载元始论，次则疹脉、辨症、初热、诊治合时、见形论治、收没论治、分论始终杂证、禁忌，凡8篇，简述25种兼夹症，末则麻疹备用诸方70首。	收于《中国医学大成》。
			董进材撰	痘花启蒙1卷	有本年自序。首列总论，次载蛇皮、铁叶、蚊迹、麸皮等64症形色论，末则不治及痘疹歌诀、诊治诸法、王宇泰痧疹论、麻疹论等。	有本年抄本藏上海中医药大学，其扉页署：董进材先生辑，《痘花启蒙》，存仁堂选撰，癸丑春月。
			上海王森澍（沛寰，云舟）撰	医方切韵2卷	有本年自序及1858年朱书序、王焕崧跋。宗《医方集解》体例，以五七言歌诀分20类述方200首，音韵协调。	有1858年刻本藏中国科学院、苏州中医医院、上海中医药大学。
			武林关梓（向春）辑	精选集验良方2卷	有本年张燮承序、1888年八杉斋主人识语。整理汇编吴中某名医所藏良方传本而成，350余方，多效而简，卷上内科，卷下外科、伤科。	有本年刻本光绪十四年重印本藏上海图书馆。
			邵绶名辑	经验良方3卷	《联目》《大辞典》载录，笔者未见。	有本年北京恭寿堂刻本藏苏州大学，经查未见。
			古越耶溪散人辑	验方传信3卷	有本年自序。首急救，次外伤科，次内科，30类1800余方，并有生生、幼幼、养生余俎、诊余等。	有本年山阴金瑞五堂刻本藏浙江中医药研究院、长春中医药大学，绍兴朱增耀刻字店刻本藏上海中华医学会。
			亡名氏辑	扫花仙馆抄方2卷	原为莲舫叶姓家藏抄本，录方226首，后杭州吴述安整理抄录。	有抄本藏苏州大学炳麟图书馆。
			槜李詹作周撰辑	救世良方类编3卷	有本年自序。分头面、伤科、眼目、疮毒等16类，后附痦疹要诀总论。	有本年荣林斋刻字铺刻本藏山东中医药大学。

公元 (年)	清纪年	干支	作者	书名	考证内容	版本资料
1853	三	癸丑	沩宁刘序鸳（梧冈）撰辑，善化潘诚（葆真）增订	增删喉科心法1卷	有潘诚本年序、1847年跋。按阴阳分述喉痹、缠喉风、走马喉风、紧喉风等32种喉病证治，载喉病常用方。与沈善谦《喉科心法》并非同书。	本年鼎元堂初刻本藏中医科学院，有版本7种，1999年湖南科技出版社收于《湖湘名医典籍精华》排印出版。
			亡名氏辑	尤叶窦三氏喉科不分卷	无序跋，分尤氏喉科、摘选叶氏秘书、窦太师咽喉科三部，《叶氏秘书》前有小引，列咽喉看治法总要14条等内容；窦氏书分口、唇、舌、咽喉、牙齿，各述脉证、治法、方药。《联目》《大辞典》俱不载。	有清钞本藏国图，2002年收于《国家图书馆藏稀见古代医籍钞稿本丛编》影印出版。
			陆受诗（篆云）撰	医学便读不分卷	综合性医书。论药性脉诀为主，载270药及156种荤素瓜果食品，药性补遗122种；录李士材《四言脉诀》，附内景、脏腑经脉、骨度30图。	有抄本藏军事医学科学院。
			平乡李之和（节之，漱芳）撰	漱芳六述24卷	有自序无纪年，有自题自咏3诗。全书6篇，运气、经络、脏腑、脉理、证治统论，篇各一卷；证治类纂19卷，包括诸方类2卷；附《六述本草补遗》，按功效分类述药。	《联目》不载，《大辞典》已佚，1986年发现手稿本24卷，1987年邢台卫生局、中医学会排印出版。
			仁和胡珽（心耘）辑	琳琅秘室丛书（1种1卷）	原书29种91卷，有医书1种1卷，医书子目：许叔微《伤寒九十论》1卷。	有本年仁和胡氏木活字本、1887年会稽董氏云瑞楼木活字本等版本。
			南昌潘家仁（李慎堂主人）撰	治症节略不分卷	为南昌李慎堂药店成药目录，有本年自序、张芾序。载73方，丸、散、膏、丹、锭、茶俱全。	有本年刻本藏上海中医药大学。
1854	四	甲寅	亡名氏撰辑，钮文鳌（仙洲）抄传	本草明览11卷	无序，有钮文鳌跋。载药332种，末附引经报使、六陈、十八反、十九畏、妊娠禁药、膨胀忌服。	有本年钮文鳌抄本藏上海图书馆，1999年华夏出版社收于《中国本草全书》139卷。
			钱经纶（业巨，彦曜）撰	脉法须知3卷	上卷以《诊家枢要》为主，分《脉名三十种》《主病类推》两篇；中下卷诸病宜忌、脉法体状、脉象相类、问法要略等10篇；末附伤寒平脉法、辨脉法两篇。	本年襄城计光炘刻本藏中国医学科学院、上海中华医学会。
			睢阳田绵淮（伯沺，寒劲子）撰	护身宝镜1卷	有本年田惶源序，首载养生至言，次遏欲至言，次摄生之法，多编成歌诀，并附导引图。	收于《援生四书》，有1873年刻本藏中国中医科学院。

公元（年）	清纪年	干支	作者	书名	考证内容	版本资料
1854	四	甲寅	遵义陈国笃（厚溪）撰	伤寒剖绪2卷	有本年自序。上卷载中风有汗伤寒无汗解、阳邪不能传阴论等12论，下卷则六经证辨、邪在胸膈证辨、水饮证辨3篇及古方27首。	有本年贵州省城陈氏刊本藏浙江中医药大学。
			元和陆懋修（九芝，勉旃，江左下工，林屋山人）汇录	仲景方汇录1卷	封面署为林屋丹房，甲寅年；汇录仲景方，分《古方集录·伤寒论》《古方集录·金匮要略》两部，各有引言。	有稿本藏中国国家图书馆，不收于《世补斋医书》。
			陆懋修辑	金匮伤寒论方1卷	前后无序跋，《联目》《大辞典》俱不载。与《仲景方汇录》不同，自为二书。	有清钞本藏国图，收于《国家图书馆藏稀见古代医籍钞稿本丛编》。
			海宁王士雄（孟英，梦隐，半痴山人，息居隐士）撰，仁和徐然石（亚枝）辑	王氏医案三编3卷	有本年庄仲方、朱崒生序，继正、续编后，载王孟英1851－1854年间医案145则。正、续、三编均以年为序。后1917年石念祖作《王氏医案绎注》，正续合刊，三编为附录；1921年陆士谔分类编辑，为《王孟英医案》2卷，又名《分类王孟英医案》。	有本年刻本藏中医科学院、浙江中医药研究院、广州中医药大学，有抄本藏浙江图书馆与上海中医药大学，收于《潜斋医书丛书十四种》。
			王士雄撰	四科简效方4卷	有本年自序、凡例、1885年徐树兰跋。内、外、女、幼4科编为甲、乙、丙、丁4集，诸科先列通治，再分门列方，凡内科319证、外科154证、女科81证、幼科58证，共610余证、610余方。	有本年刻本藏辽宁、江西中医药大学及南通大学医学院，1885年会稽徐树兰重刻，收于《潜斋医学丛书十四种》。
			王士雄撰辑评注	潜斋医学丛书八种11卷	有本年赵梦龄序。子目：言医选评、愿体医话良方、慎疾刍言、潜斋简效方附医话、柳洲医话各1卷，霍乱论、女科辑要、重庆堂随笔各2卷。	有本年潜斋初刻本藏山东图书馆，1912年上海李钟珏铅印本藏国图、中医科学院及北京、上海、浙江、辽宁、黑龙江、湖南中医药大学等处。
			王士雄撰辑	幼科简效方1卷	无序跋，为《四科简效方》之一，首总论，次常见病症35种证治，后痘疹证治。	有1935年上海扫叶山房石印本，又收于《陈修园医书六十种》。
			陈文灏撰	医学提要2卷	有本年自序。上下二卷分载内科病证38、43种，载方141首。	有稿本及1885年康雪香抄本藏上海中医药大学。

续表

公元 (年)	清纪年	干支	作者	书名	考证内容	版本资料
1854	四	甲寅	清远太和洞坛庙编纂，太和洞弟子陈绍修募刊	博济仙方不分卷	有黎琦修序、求方十则。是为与吕祖信仰相关的仙方善书，列"吕帝灵签"百签，"吕帝仙方"男、妇、幼、外科各百方，眼科五十三方，分男、妇性别各自用方。	1919 年广州守经堂刻本藏广东省立中山图书馆。
			海宁许梿（叔夏，栅林）撰	洗冤录详义 4 卷	有本年许梿自序及 1877 年潘霨重刻序、潘介、潘康保跋。《洗冤》《无冤》《平冤》三录互校辑录，书分二层，下层直录原文，标题顺序依旧；上层详义，间有批注，直抒己见；后附《摭遗》2 卷、《摭遗补》1 卷。	有 1856 年刻本、1877 年湖北藩署刻本、1883 年贵州臬署刊本等多种版本。
			许梿撰	检骨补遗考证 1 卷	有 1896 年鞠捷昌序。为读刑律者入门书，内容与《刑名图说》近似，载全身骨骼图形 19 幅。骨殖人形全图、周身骨殖分图、骷髅仰面合面分图、仰面合面辨、周身骨辨、羞秘骨论存参，与现代描述相近。	有 1896 年刊本藏中国国家图书馆、中国医学科学院。
			许梿撰，柏仙录	全身骨图考正 1 卷	前有小引。不著撰者，小引言"梿历官山左、江南"，此"梿"即为许梿。附：全身骸骨名异同考、伤科经验方。《大辞典》作"梿历撰，柏仙录"，误。	有抄本藏中国中医科学院，2007 年中医古籍出版社收于《伤科集成续集》排印出版。
			新昌庄肇麟（木生）辑	长恩书室丛书（3 种 7 卷）	原书 20 种 69 卷，甲集有宋医书 3 种 7 卷，子目：董汲《旅舍备要方》1 卷，韩祗和《伤寒微旨论》2 卷，王贶《全生指迷方》4 卷。	本年新昌庄氏过客轩刻本藏中医科学院、北京师范大学及山东、湖北、福建图书馆。
			南丰李铎（省斋）撰	医案偶存 12 卷	有本年自序及 1865 年黄恩浩、闵芳言、李国英、黄春魁、刘昌衢、李梅、吴熙、王徽典诸序、傅霖跋，有凡例。分 80 门收录医案。	《联目》《大辞典》俱不载，有 1865 年琴城小安山房刻本藏中国中医科学院。
			金玉相（勉夫，双榆村人）撰	锡麟宝训 4 卷	有本年自序。取古人嘉言懿行以述种子必先种德之理，卷 1 种子格言，卷 2 积德篇，卷 3 惩恶补过篇，卷 4 蒙养篇，述若干古训家规学规。	收于《保赤汇编》，有 1879 年苏州刻本藏上海中医药大学。

公元（年）	清纪年	干支	作者	书名	考证内容	版本资料
1855	五	乙卯	明·张氏亡名原撰，张觉人考订	外科十三方考不分卷	前有张氏嘱言 2 则。上编为总论及辨证歌诀 11 首，中编处方制药，列中九丸、金蚣丸、三香丸、代肉膏、药线、千槌纸等十三方，下编 18 问答及诸证治，末有十三方总结。张觉人据此及其他 12 种抄本考订为《外科十三方考》。	有 1947 年重庆中西医药图书社铅印本藏中医科学院、上海中医药大学。
			诸城管先登撰，诸城王肖舫增按	管氏外科十三方不分卷	有 1920 年王肖舫序。列中九丸、金蚣丸、三香丸、化腐膏、药线、麻凉膏、千槌纸、紫霞膏、太岁墨熏洗汤、解毒膏、天然散、代针膏等十三方，增附收功石黄散、车甘散、四妙汤，述外科 18 问答。	为绍兴医药学报汇编第 14 种，有铅印本藏上海中医药大学、苏州中医院。
			顺德周其芬（桂山）原辑，顺德梁玉成（恕堂）增刊，顺德梁思淇（次留）重刊	经验良方 2 卷	周其芬辑《经验良方》，有原序；1829 年梁玉成订为《增刊经验良方》，有增刊序；后毁于兵燹，1855 年梁思淇增订，名《重刊经验良方》，又名《校正经验良方》，分 31 部，载 800 余方，亦有序。	有本年刻本藏山东图书馆、广州中医药大学，有版本十种。
			鸳水宓吴觷（启生）撰辑	女科宝藏神书 3 卷，附录 2 卷	全名《家传秘集女科宝藏神书》，卷端署为：鸳水名贤六十三世孙太医院后学启生父宓吴觷秘集密藏。无序跋、目录，不明确分卷，然胎前门、产后门、附录门后均署名如前，故可视为 3 卷；另附《昆山郑氏校定薛医胎产女科经验方》1 卷，《秘录广陵季氏参补女科简便良方》30 首，亦署名如前。故全书 3 卷，附录 2 卷。其附录门载：母姨夫沈华封家传数方法则、备用药名等。	有乙卯抄本藏浙江省图书馆。乙卯岁未明，或为乾隆六十年，或为咸丰五年。
			赵必达（溥泉）撰	治喉指掌 1 卷	首载《喉证秘集》述病因证治大法；次《吴氏丹药编目》，颇多经验效方；附载张宗良《咽喉总论》。	1860 年善化易存仁堂刻本藏中医科学院，收于《梦蕉鹿轩医喉三种》。
1856	六	丙辰	沔西蔡玉美（阳和）纂辑	指迷医碥 20 卷	有自序及刘泰吕、何平尤、杨蔚起序。卷 1、2 伤寒证方歌括 140 余首，卷 3－15 各科证治，载方 700 首，卷 16 医论 6 篇，卷 17 脉诀 18 则、运气 14 则，卷 18 七方十剂及奇症 94 种，卷 19 针灸要诀，卷 20 内外科单方 51 证 200 方。	1865 年恒盛堂刻本藏中国科学院、上海中华医学会；友杜山房刻本藏河南中医药大学、吉林省图书馆。

公元 (年)	清纪年	干支	作者	书名	考证内容	版本资料
1856	六	丙辰	亡名氏撰	本草别名1卷	封面、扉页、序跋、目录、署名及抄录年代俱无。首抄药性歌诀一叶，后为《本草别名》，列甘草、人参、沙参等药别名。	有抄本藏山东省图书馆，《联目》载为朱春柳撰，有本年抄本藏上海图书馆、长春中医药大学。
			张希纯述，中水苏元箴（右铭）记	针灸便用图考1卷	有本年苏元箴序，又名《针灸便用》。记录30余种病症针灸治疗法，各附穴位图，故名；末附《本草说约》，介绍常用药物。中水，今河北献县。	有本年永怡堂刻本藏上海中医药大学。
			清源李雨村（万春，鹤龄，清源居士）辑	医易引端1卷	有本年自序。分性理、易引、医引、自述4部，论阴阳五行、诊脉与药学、尤其医学与易学、理学关系。	有清抄本藏中国科学院。
			滇西徐文弼（勳右，荩山，鸣峰，超庐居士）原本，歙县吴章侯（端甫，晼清，攒花）编纂	攒花易简良方4卷	有本年吴章侯自序、潘曾绶序，单验方汇编，分急救、救各种毒、杂症、周身内外全部、各种灵方5门	《联目》《大辞典》不载，有咸丰刻本藏国图，收于《中国古代医方真本秘本全集·清代卷》第64册影印出版。
			道州何绍京撰	何氏经验良方6卷	有本年自序、1901年何庆涪跋。卷端题《何氏经验十六方》，附《林文忠公刊传忌吸鸦片烟经验秘方》《胎产择要良方》。	有1901年刻本藏浙江中医药研究院，1999年湖南科技出版社收于《湖湘名医典籍精华》排印出版。
			何绍京辑	胎产择要良方不分卷	前有引言，采录《胎产心法》《达生编》各症治及切要方药编成。《联目》《大辞典》俱不载。	附于《何氏经验良方》，有1901年刻本藏浙江省中医药研究院。
			山阴单养贤（南山）原撰，天台陈彩钟（鸣山）增辑	胎产指南8卷	有本年陈彩钟、周丹忱序，1877年丁宝堂刻本有丁维庚跋。卷首总论，卷1胎前诸症，卷2辨病小产弱症，卷3临产，余为产后证治。胎前从朱丹溪法，产后以生化汤为主方。《续修四库全书提要》载录。	次年四明欧立三堂刻本藏医学科学院、贵阳中医学院及上海、广西中医药大学等处。收于《国医百家》和《中国医学大成》。
			单养贤原撰，绍兴丁兰谷增辑	胎产症治录2卷	有兰谷氏跋。卷上种子、崩漏，卷下产后80症。1879年重刻本有张文纯序。	有本年抄本、刻本及1879年倚山庐刻本藏浙江中医药研究院。

公元（年）	清纪年	干支	作者	书名	考证内容	版本资料
1856	六	丙辰	单养贤撰	明易产科6卷	卷1、2述胎前病症10门，卷3临产辨，卷4为24种新产危急症，卷5产后事宜及32症，卷6阴蚀五痔、痔虫食下部及五脏治法等，共载134方。附《广嗣真诠》1卷，分述聚精、养气、知时、成胎等。	有抄本藏上海中医药大学。
			亡名氏撰辑，祖霞鑫抄传	急慢惊风1卷	扉页注：此书咸丰陆年三月中，祖霞鑫抄录。无序跋、目录，1述推拿治疗小儿急慢惊风之理与法，并附验案六则。	有抄本藏苏州大学炳麟图书馆，1册，共39叶。
			定海王海旸撰，周安贫抄录	痘疹醉玄3卷	前有序无署名，2册3卷，上卷16叶，中卷23叶，共一册，下卷25叶。载杂论、证治及方剂49首，末附头面部位之各症；书末：咸丰岁次丙辰七月二十八日，周安贫抄录，是年大旱，赤地千里。	有本年抄本藏长春中医药大学，《联目》作刻本，非，为抄本。
			王海旸撰	痘疹秘旨2卷	无序跋、目录，分乾、坤二集，首则《痘犯拨髓论》，附六龙痘诀。	有抄本藏苏州中医院，卷端署：定海王海旸著。
			王海旸撰	王海旸痘书3卷	前后无序跋，有目录。卷上卷中为痘科诸症，卷下为集方。《大辞典》作"王道衡，字海旸，号海旸道人"，书又名《海旸痘记》。	有抄本藏中国中医科学院，与《痘疹醉玄》《痘疹秘旨》疑为同书异名，未能对照阅读，待考。
			明·姑苏吴有性（又可）原撰，清·长沙杨尧章（芝樵）辨义	温疫论辨义4卷	有本年杨氏自序、1854年瞿元钧叙。卷1－3辨析评注吴氏《温疫论》，卷4撰《胃气论》阐述胃气升降之理，《寒疫论》辨温寒之疫，各附方案。	有本年刻本藏国图、医学科学院、中医科学院、上海中医药大学等处，收于《湖湘名医典籍精华》排印出版。
			慈溪俞彰信（成甫）撰	时症方论不分卷	有本年自序，卷端又署《霍乱转筋经验丸方》，书口作《经验方论》。载霍乱转筋经验丸方、汤方、感应灵丹方，附有验案。1886年印行，有冯允骙跋。	有富祥印刷所铅印本藏浙江中医药研究院，收于张和菜《急治汇编》，题《慈溪俞成甫吊脚痧方论》，又名《霍乱新论》。
			俞彰信撰	急救时症经验良方不分卷	有冯允骙序、张和菜按。载霍乱转筋病因及经验用方、验案。实上书之另本，收于《急治汇编》，《联目》《大辞典》分属方书、温病，《大辞典》且以彰信、成甫为二人，失考。	有本年刻本藏上海图书馆，有1886年冯氏刻本藏中医科学院，姑苏得见斋刻本藏南京图书馆。

公元（年）	清纪年	干支	作者	书名	考证内容	版本资料
1856	六	丙辰	南邑胡启万撰，南邑胡位卿重订，胡青崑（阆风）传	跌打损伤回生集3卷	有本年胡青崑序。卷1小引、有治不治论、秘传下手口诀、治周身口诀、损伤证治、验案，载108方；卷2总论、正、背、左、右穴图，及各穴损伤证治要方；卷3跌打水药歌、雷火针、麻药方、紫金丹、灵验丹等76首，附经验杂方63首。	有本年南昌李仰奎堂刻本，1999年人民卫生出版社收于《伤科集成》，2000年中医古籍出版社收于《珍本医籍丛刊》排印出版。
			张横秋撰辑，姚三乐传	伤科方1卷	前有自序，卷末署"咸丰六年岁次丙辰端阳节前抄秘本，姚三乐家藏"。提出伤科"运、熏、灸、倒"四大法，阐述20个穴道损伤治疗、预后，载接骨丹等丸散汤方。	有抄本藏浙江省中医药研究院，1999年人民卫生出版社收于《伤科集成》排印出版。
			吴县谢元庆（肇亨，蕙庭）撰辑	谢元庆医书三种12卷	子目：良方集腋2卷附1卷，良方集腋合璧2卷附1卷，妇婴至宝6卷。其《妇婴至宝》包括《达生篇》《种痘法》《福幼篇》3种，故全书实有6种。	有本年刻本及1882年望炊楼谢氏刻本藏南京中医药大学。
1857	七	丁巳	暨阳吴士瑛（甫恬，壶芦山人，子虚子）撰	痢疾明辨1卷	又名《折肱心悟明辨》，有本年自序、1922年吴文涵序，有凡例。辨痢疾分六经、列四纲，自初症以至坏症及老人虚痢、休息痢、产后痢、胎前痢、噤口痢，详论古今方法之得失，间附治验各案。	收于《三三医书》。
			山阴倪宗贤（涵初）撰，浈川王习九撰，荆南李光寅辑	疟痢吐血三证指南方论	有本年李光寅序。倪涵初立疟痢三方，理法精详，捷效不爽；王习九吐血论，法本古人，方悉心悟，无因血成痨之患。李氏备录方论，共付剞劂而为是书。	《联目》《大辞典》俱不载。
			丹徒蔡熙和撰	治证撮要不分卷	有本年唐金简、包国琪序。载时气、疟痢、喉疾验方16首。1905年纪芳桂撰序重刊，附入朱铁山《痧喉论》、陈望三《时证论》、知味轩《霍乱证论》及治瘟痧神效诸方。	有1905年醉墨轩刻本藏上海中医药大学。《联目》《大辞典》作《蔡氏治证撮要》《证治撮要》2书，分属临证综合、方书，失考。

续表

公元 (年)	清纪年	干支	作者	书名	考证内容	版本资料
1857	七	丁巳	鄞江郑绍宗纂辑，男郑汝恭（希颜）抄传	活人慈航8种12卷	有本年、1881年郑汝恭2序及1867年郑道谦2序，另有同治、光绪间郑汝恭及康咏、马存舆、程象贤、汤友仁、张杏南、谢松涛、谢鸿遽、荡绍森、廖辉光、郑爷愚、郑克明等共12序，有凡例。子目：杂症集腋4卷，外因贯串1卷，女科细目1卷，幼科审治1卷，痘科集腋2卷，眼科选方1卷，外科要诀1卷，附：祖方原本1卷。	《联目》《大辞典》俱不载，有清刻本藏中国中医科学院，2007年中医古籍出版社收于《中医古籍孤本大全》影印线装出版。
			三吴华岳（芳伯）撰辑	华氏医方汇编8卷	有本年江承桂、周国桢序，子目：祝勤《卫生鸿宝》6卷，《急救腹痛暴卒病解》《急症治法》各1卷。	有1885年上海务本书局刻本藏北京、南京、成都中医药大学。
			华岳原撰，元和金德鉴（保三，㪉释老人）增删	急救腹痛暴卒病解1卷	有江驾鹏序。论霍乱病因病机，分为寒、湿、转筋、暑、干霍乱5种，前3种虚则补之，后2种实则泻之，因病立方。又名《急救霍乱方》，《联目》《大辞典》以为二书，分属方书、温病，失考。	有本年刻本藏北京中医药大学、苏州中医院，收于《华氏医方汇编》《险症择尤》《小耕石斋医书四种》。
			李恭山撰，陈洪春校正	新刊经效妇科1卷	列经候诸证60条，胎前65条，产后54条；下卷为常用方歌，附新刊经验奇方70首。	有晚清刻本藏成都中医药大学。
			元和陆毓元（乾始，杞菊居士）撰辑	杞菊居集古验方不分卷	有自序，分头面、咽喉、心肝脾胃、肺肾、肚腹、大小便、疝痢、血证、劳损、补益、风痰、寒暑湿、疮疡、诸伤、妇人、小儿、解毒共18门，载录验方，末附《治药须知》。	有本年长洲陆氏开益斋刻本藏苏州中医院。卷端署：元和陆毓元乾始辑，长洲陆凤梁仪卿刊。
			元·苏州葛乾孙（可久）原撰，清·长乐陈念祖（修园，良有，慎修）注解，林寿萱歌括	十药神书注解1卷	有陈念祖原序，本年林寿萱跋。元葛乾孙撰肺痨专著《十药神书》，载十灰散、花蕊石散、独参汤、保和汤、润肺膏、补髓丹等10方；陈念祖据临症体验注疏阐发原书证治方论；本年林寿萱作汤方俚歌，重梓。	收于《南雅堂医书全集》、《陈修园医书》之十六、二十一、七十二种。
			青浦张仁锡（希白）撰；嘉善吴炳（云峰）参订	药性蒙求2卷	又名《药性便读》《四言药性》，有本年张心渊序。为补《明医指掌·药性诀》所未备而成，分13部载药439种。仁锡迁居嘉善魏塘，县志有传，吴炳为其弟子。	有抄本藏上海中医药大学。

公元（年）	清纪年	干支	作者	书名	考证内容	版本资料
1857	七	丁巳	海宁王士雄（孟英，梦隐，半痴山人，息居隐士）撰	归砚录4卷	医话医论集。王孟英携砚历游大江南北，1855年归籍，录心得体会而作，故名。有本年与1862年自序2篇，1858年彭兰媛序。《续修四库全书提要》载录。	有1859年、1862年归砚草堂刻本藏中医科学院、上海中医药大学及天津、南京、上海图书馆，收于《潜斋医学丛书十四种》。
			刘玺撰	痘痧全书2卷	述痘痧原因、先期调治、预防方法、注意事项、鉴别诊断及痘痧前后表现过程、治法方药，录名方99首。	有本年文耀堂刻本藏广西图书馆。
			海门凌仁轩撰	痘疹保赤类编释意不分卷	有本年《保赤类编小引治案叙》及欧阳晌序。载录痘疹治法、用药、顺逆诸症、强弱外感、忌清解、辨痘症、痘前惊风等，以便读歌述其症状、治法、方药。	有本年富荣堂刻本藏北京中医药大学。
			亡名氏撰	眼科秘方1卷	前有引言，辑录眼科秘方，后附《口齿类要》。以风热血少、神劳肾虚为主要病因，以近起者除风散热、久害者养血安神为治疗大法。	本年抄本藏上海图书馆，1908年刻本藏天津中医药大学，清抄本藏南京、云南图书馆、苏州大学。
			陆嵩（希孙，方山）编	易卢孙三家医案不分卷	陆嵩从岳父王丙处得易大艮、卢远、孙一奎医案，校正编纂，有自序，有王朴庄评文、眉批。	有稿本藏苏州市图书馆，书口则作《卫生宝鉴》。
			槜李王逢辰（苣亭）撰	槜李谱不分卷	有本年黄燮清序。槜李为嘉兴古名，亦其特产。是书详记其品种、性味、栽植、移接、虫害、采摘、收贮、食用等30条。	《联目》《大辞典》俱不载，1999年华夏出版社收于《中国本草全书》271卷影印出版。
1858	八	戊午	亡名氏原撰，剡西钱沛（锦江）增补	增补治疹全书3卷	有本年赵月航序及凡例。卷上误失调治论、似疹非疹论、内外治总诀等20篇；卷中正潮、巽潮、陷潮、孕潮等20潮，述疹证候、诊断、治法；卷下疹后总论、权宜、变症等，附外编补遗全书载182方。	本年婺东赵月航刻本藏中医科学院、天津、河南、上海图书馆及上海、南京、浙江、湖南、山东中医药大学，又有1921年古大化里刻本。

续表

公元 (年)	清纪年	干支	作者	书名	考证内容	版本资料
1858	八	戊午	桐乡陆以湉（敬安，定圃）撰	冷庐医话 5卷，补编 1 卷	有本年自序及 1897 年庞元澂跋。卷1述医范、保生、医鉴、慎疾、慎药、诊法，卷 2 评述医书、医家、医案，以下则分论病证。1936 年曹炳章采摭其《冷庐杂识》心得实录，为别类摘辑，附注发明，为《补编》1 卷，并撰弁言。《续修四库全书提要》载录。	有本年乌程庞氏刻本藏山东中医药大学、陕西图书馆、浙江中医药研究院等，有 1897 年刻本、民国上海千顷堂书局石印本等十余种版本，收于《中国医学大成》。
			吴江潘霨（伟然，韡园）撰	卫生要术不分卷	气功专著，又名《易筋经图说》，有本年自序。潘氏增删徐鸣峰《寿世传真》，以歌诀、图说阐述外功、内功、导引、按摩等体育疗法。1881 年王祖源重校易名《内功图说》。	又名《易筋经八段锦合刻》，1999 年人民卫生出版社收于《伤科集成》排印出版。
			宋·南康崔嘉彦（希范，子虚，紫虚真人）撰，明·蕲州李言闻（子郁，月池子）删补，清·玄庵山人辑注	脉学类编 1 卷	有本年自序与小引。举《崔紫虚脉诀》《李濒湖脉学》之要而汇其类，述病脉二十七脉体状诗、相类诗、主病诗、妇儿脉象、奇经脉、真脏脉等，末附难字释音。	有抄本藏南京中医药大学，2004 年上海科技出版社收于《中医古籍珍稀抄本精选》排印出版。
			古循李炳芬（瑜石）辑	医林集传 1 卷	有本年自序、李鹏远序。采子史百家文献 113 种，载传 380篇，分上古圣贤 16 人，周 7、秦 3、汉 25、魏 4、吴 3、晋 21人，南北朝32人，隋14人，唐65 人，梁、蜀各 1 人，南唐 3人，宋 979 人，辽 4 人，金 9人，元 18 人，明 35 人，国朝20 人，至王世盈、蔡宗玉而止。	有本年抄本藏上海中医药大学和上海图书馆。"古循"，当即循州，隋置，时又改称龙川郡、海丰郡，今广东惠阳。
			青浦何昌福（平子，泉卿）撰	温疫摘要编诀 1 卷	原无序，卷首署"壶春丹房平子编，弟鸿舫校注"，1987 年何时希整理出版时撰有 2 跋。《大辞典》题为《瘟疫编要》，误作何其伟编。	1987 年与《温热暑疫节要》合为《温热暑疫两种》学林出版社出版。
			何昌福撰	壶春丹房医案 5 卷	昌福为何元长孙、何其伟子，积有医案，裔孙何时希编校成书。前后无序跋，内科为主，兼及妇科，卷 4 末附《壶春丹房记》，卷 5 为王少侣重症 9诊、补遗 58 诊。	1987 年学林出版社影印出版。

公元 (年)	清纪年	干支	作者	书名	考证内容	版本资料
1858	八	戊午	吴县周扬俊（禹载）原撰，何昌福节录	温热暑疫节要1卷	无序跋，有顾观光《平子何君小传》，节录周扬俊《温热暑疫全书》，分论温、热、暑、疫，故名。	1987年与《温疫摘要编诀》合为《温热暑疫两种》学林出版社出版。
			萍川蒋锡荣（杏桥）撰辑	稿本医书五种	无序跋。子目：金册扉页：《救急》，附痰饮、咳嗽、喘急、血症并虫兽诸伤，又神效急救、时行痧疫、立刻回生药酒；木册：《便易》附《良方举要》；水册：《诸痛》，头、咽喉、目、口舌唇齿、耳、心、胃、腕、腹、腰、肩、脚气、小腹、诸淋、茎物、臂膊、背脊、两腿、两足等症；火册：《妇女》附《保儿举要》；土册《痘症》，附麻疹。	有本年稿本藏浙江中医药大学，分金木水火土5册。
			蒋锡荣撰	辨证良方4卷	有孟璜、俞树风、王景澄3序，首述蒋氏生平。编《证治准绳》之简要方为五言歌诀。内容：《便易方》《急救方》《诸痛方》《外科方》《损伤方》，前3种同《稿本医书五种》金、木、水册。	《联目》不载，《大辞典》载录，有1860年刻本及1891年晓风杨柳馆刻本。
			亡名氏编传	法门寺妇科胎前产后良方不分卷	有本年原序，以问答形式载妇科61病之证治方药，载方63，多他书所未见者。《联目》《大辞典》不载。	为陕西扶风法门寺医方碑之传抄本，1986年陕西科技出版社排印出版。
			巩县田氏净意子撰，曹德泽、王云锦合编	育婴集12卷	有上年自序、王元章序，本年张杞、王书芳、南极老人、卢云瑞、王熙淳、王廷传序，王清太、曹德润跋。卷1-5儿科诊法及杂症；卷6-10痘疹；卷11、12药性。	书成于1846年，刊于本年，有刻本藏河南省图书馆。
1859	九	己未	零陵陈德懋（树之）撰注	陈氏注解伤寒论3卷	有本年自序及1863年张修行序。责成无己注解之非，遵方有执三纲之法，以注解伤寒论。《联目》《大辞典》俱不载。	1999年湖南科技出版社收于《湖湘名医典籍精华》排印出版。
			常熟曹存心（仁伯，乐山）撰	琉球问答奇病论1卷	医论，无序跋。答琉球吕凤仪问疑难病证如脾湿、肝气内郁、水饮挟热等29则。	收于《三三医书》。
			曹存心撰	曹仁伯先生医说1卷	曹氏医论著录48则，有江阴柳宝诒详阅，曾由常熟福山王性柏抄藏，未刊，《联目》《大辞典》俱不载。	经褚玄仁整理，2006年学苑出版社收于《曹存心医学全书》出版。
			曹存心撰，弟子刘哲明录	过庭录存1卷	医案，弟子临证抄录整理而成，载案15则，以地名姓氏为题，多疑难复杂病症。	收于《黄寿南抄辑医书二十种》《三三医书》。

续表

公元 (年)	清纪年	干支	作者	书名	考证内容	版本资料
1859	九	己未	曹存心撰，苏州吴元善（秋山）录	延陵弟子纪略1卷	医案，有本年曹文澜序。载内科案50则，包括泄泻、久痢、癫、疟、咳等，以地名姓氏为题。《三三医书》题为《延陵弟子纪要》。	有咸丰家刻本藏中医科学院，收于《黄寿南抄辑医书二十种》《三三医书》。
			曹存心撰	曹仁伯医案论1卷	载时疫、昏厥、血证、呃逆、发疹、振颤、湿热等症医案26例，中有数次复诊者。	有抄本藏上海图书馆，收于《三三医书》。
			盱眙刘金方（白衣大士，淮山儒士）撰	临症经应录4卷	有本年自序及凡例。分外感时病、内伤杂病、儿科、妇科4类，卷各一类，载122案；附痧胀专著《晰微补化全书》，列汤丸64方、验案80余则。	收于徐舜基《宝应徐氏医书六种》，有抄本藏上海中医药大学，2004年收于《中医古籍珍稀抄本精选》出版。
			明·泾县倪元颐（养正）辑，清·泾县倪向仁（紫山）传	痘麻临症辩论1卷	有1852年胡镛序及本年自序。主痘宜温补气血以利行浆，麻宜清凉解毒以透疹点，载经验诸方及饮食之禁20余篇，后附《授传幼幼良方》。	有1878年刻本藏四川图书馆，《联目》《大辞典》作《痘麻临症》，倪向仁编于1878年，有出入。
			柳香，履亨撰	胎产指南续成集不分卷	有本年履亨自序及《女科补遗语略》。载医学入门法、女科总论、胎产脉候、保安胎论、胎症名目辨、妇人受胎月令等40论方；增补女科调经种子崩漏赤白带方论、女科补遗语略；附：妇人之症有一百十三治法七十二方，有36论，论胎产诸症为主，兼室女经闭、好食异物、不思饮食等；产后无乳、产后乳吹、临产至要诀，及调气养血汤等方剂、歌诀。	有清抄本藏甘肃省图书馆。
			日本吉利禅师传，歙县方义堂抄录	日本吉利禅师伤科秘本不分卷	有本年方义堂序。原题《伤科要略》，卷首题曰："《伤科要略》，日本吉利禅师编撰，甲子孟秋令三儿雍煊照高氏抄本录之，子缄手记"。分仁义礼智各上中下3部，凡12部，末注："此部伤书是日本国吉利授张紫阳、俞锦明，以后王士奎传予正明，又授姚其能所用。方义堂抄本"。后"信"字部为药方，题"吉利师傅信字在外"。伤科书称传自日本人者颇多，且有常用方名吉利散，或源出于此。	有本年方义堂抄本藏上海中医药大学，2007年中医古籍出版社收于《伤科集成续集》排印出版。上海中医药大学另藏《伤科秘要》孙明甫抄本，署："日本国人海和老僧传，鹅湖朱邦怀校正，长洲殷鸣岗藏本，孙明甫抄录"，亦见于《伤科集成续集》，附录于此，不另立专条。

公元 （年）	清纪年	干支	作者	书名	考证内容	版本资料
1860	十	庚申	武宁翁藻（稼江）撰	分经本草1卷	有本年自序，1910年陶斯咏序。为《医钞类编》一部，各经绘图，于用药治病为尤详。成于1830年，本年撰序单行；1910年问心斋重刻。	本年博古斋初刻、1910年问心斋重刻，1999年华夏出版社收于《中国本草全书》120卷影印出版。
			仪征汪近垣撰辑	金匮要略阐义25卷	有本年自序、李祖望序。逐条阐述《金匮》，联系临床揭其奥义。	有本年抄本藏南京图书馆。
			吴门郭鑅（祥伯，太原）撰，蒲骚王魁仑（昆臣）传	晰微补化全书2卷	温病著作，有本年王魁仑序。论治痧症，审脉证，明经络表里，设痧症妙谛、人像图、十六证大痧等篇。或以为康熙间王凯养吾撰。	本年汉镇张刻本藏中医科学院、湖北图书馆及山东、上海、北京、南京中医药大学。
			湘西黄晚香纂辑	医学会纂4卷	无序跋，封面题：咸丰九年十年抄本。卷1李士材新著脉诀，述诊法，并各证用方；卷2珍珠囊药性赋、用药诸歌诀、陈修园医录四种、手录时方妙用；卷3陈念祖时方歌括；卷4运气，录自《医学汇参》。	有抄本藏中国中医科学院。
			李临安（玉峰闲士，真一子）辑	医学枢要6卷	综合性医书，《联目》《大辞典》载录，笔者未见。	有本年抄本藏中国科学院。
			吴门王毓衔（吉安）撰辑	证治明辨6卷	原书成于本年，兵燹中被毁，重辑于1887年，有自序。分礼、乐、书、御、射、数6卷，前4卷分述内伤外感病证59门，尤详外感温热；后2卷辑录妇科病证；末录常用方150余首。	有抄本藏苏州大学炳麟图书馆。卷端署：古吴后学王毓衔吉安氏编辑，门人俞毓桂、男清藻、孙钟杰、小门人顾国治、孙明德同校。
			亡名氏辑	普济全书4种7卷	无署名，无序跋。子目：亟斋居士《达生篇》2卷附刘九思《经验良方》1卷，聂尚恒《痘科慈航》3卷附《幼儿杂症方论》1卷。《经验良方》署为常宁后学刘九思氏编集，载7方。	有咸丰同治间刻本藏中国中医科学院。
			谢希祯（小湘，种香山人）辑	梦草亭医书三种3卷	子目：亟斋居士《达生编》、庄一夔《福幼编》《遂生编》各1卷。	有本年种香山人刻本藏南京中医药大学。

续表

公元（年）	清纪年	干支	作者	书名	考证内容	版本资料
1860	十	庚申	延川李宗沆辑	一枝轩经验方1卷	无序跋，无署名，载七液丹、雄香散、保急丹、七厘散、回天再造丸等20余方。有《记再造丸真方》1篇，因知系李宗沆作于本年。《联目》《大辞典》作何其伟撰，或因何氏《救迷良方》，附是书残叶。	有1887年刻本藏中医科学院、湖南中医药大学及上海、苏州图书馆。
			明·崇川陈实功（毓仁，若虚）撰，清·吴县徐大椿（灵胎，洄溪）评，海宁许楣（辛木）重订	重订外科正宗12卷	有徐大椿原序及本年许楣序。1617年陈实功撰《外科正宗》4卷，分痈疽、上部痈毒、下部痈毒、杂疮毒4门，述120证156方，补遗157方；1764年徐大椿批注，作12卷；许楣与兄桦得批本，重为编次，附以己说，皆就徐说以推阐之。《续修四库全书提要》载录。	收于《中国医学大成》，题《徐评外科正宗》，民国《浙江通志稿·人物志》载录许氏《校正徐评外科正宗》。
			古渝江州张宝孟（熙樵）撰	生育辑要16卷	妇产广嗣著作，有本年自序。卷1原生，卷2、3调经、五带证治，卷4、5妊娠14篇及安胎堕胎论，卷6、7临产7篇及胞衣不下，卷8、9产后及乳症，卷10初生儿杂症，卷11惊痫发搐，卷12-16儿科诸症36则65方。	有1862年晓园刻本藏浙江省中医药研究院。自序署为古渝江州，而卷首署名为江州张宝孟熙樵，查无渝江州之名，而渝州为今之重庆，江州为今之九江，相去甚远，未知孰是。
			亡名氏撰辑	胎产秘书3卷	有本年德裕氏问樵、孙溁荣序，卷首载《龚云林调经医案》，卷上胎前，卷中临产，卷下产后，附《保婴要诀》《胎产保全方》。	有1911年成都蒋氏刻本藏成都中医药大学。
			歙县程正通（松崖）撰	经验眼科秘书不分卷	扉页：咸丰十年仲冬重刊，古歙槐塘程松崖正通先生眼科家传秘书，遵照原本，板存汉镇夹街广东会馆上陈明德大房书局。《联目》作程玠撰于1484年，有1886年刻本藏山东中医药大学，误程正通为程玠。	有本年刻本藏浙江省图书馆，1920年山东诸城王桂林肖舫、浙江馀姚康维恂蘷忱，增订是书为《简明眼科学》。
			归安吴芹（瘦生，古年）撰，吴兴凌奂（晓五，折肱老人）辑	吴古年先生方案不分卷	前后无序跋，凌奂编纂校正其师吴芹内、妇科医案而成，载案百二十则。	有抄本藏中国中医科学院，2003年浙江科技出版社收于《近代中医珍本集》排印出版。

公元 (年)	清纪年	干支	作者	书名	考证内容	版本资料
1860	十	庚申	青浦张仁锡（希白）撰，嘉善叶劲秋（秋渔）录	临证碎玉不分卷	张仁锡，吴云峰之业师，原青浦籍，后迁嘉善。叶劲秋整理张氏医案成书，录27案，题为《临证碎玉》，非原有篇名。有叶劲秋前言。	上海中医学会《中医杂志》1922年春月第2期笔记栏刊载；2000年《浙江中医杂志》刊行校注本。
			万龄堂药店编	万龄堂虔修诸门应症丸散总目不分卷	有本年自序，为药店成药目录，分风痰、伤寒、暑湿、燥火、补益、脾胃、痰嗽、气滞、泻痢、眼目、疮科、妇科、小儿、咽喉口齿、杂治，共15门，末附《论杨梅结毒受病之源用药之异》。	有本年刻本藏河南省图书馆。
1861	十一	辛酉	安东石寿棠（芾南）撰	医原2卷	有本年自序及张星亘、吴昆田序、周秉奎跋。载医论20篇，注重燥湿，以为辨证论治之大纲。《续修四库全书提要》载录。	有本年留耕书屋刻本及1891年铅印本，1983年江苏科技出版社有排印本，收于《中国医学大成》。
			亡名氏原撰，贲隅彭尚志（大墟）述传	医宗铁纲2卷	有1859年自序、凡例，以十二为纲，述60余方。卷上十二主方、方歌、十二脉络，唯29味歌、药性；卷下十二病、十二类详解、十二主方提要、类伤寒十二、铁纲一贯。	有本年刻本藏北京中医药大学，卷端署贲隅彭尚志大墟氏述。
			陈蔚山撰辑	诸证灵犀2卷	仿《金匮》体例，分脏腑经络、气鼓肿胀等25篇，整理其师治疗45种病证经验。	有本年抄本藏中国军事医学科学院。
			退莽主人辑	大生要旨、急救良方、痧喉论、福幼编合刻4种8卷	有本年退莽主人自序。子目：《大生要旨》5卷，《急救方》、朱铁山《痧喉论》、庄在田《福幼编》各1卷。	有本年退莽主人刻本藏中医科学院。
			徽郡江敏书（达侯，蕊泉）撰	本草便读6卷，补遗1卷，续遗1卷	有1936年其孙江仁纯序。以歌赋述723药，卷1至3草部，卷4木，卷5果、谷菜、卷6金石水火、禽兽、鳞介鱼虫、人4部，《补遗》又草部106种，《续遗》备要80种，末附药反、药逆、妊娠药忌、药性要义。	有1936年山东省政府印刷局铅印本藏国图、医学科学院、山东、安徽图书馆及河南、上海中医药大学。
			海宁王士雄（孟英梦隐，半痴山人，随息居士）撰	随息居饮食谱1卷	有本年自序2则及董耀、吕大纲2跋，分水饮、谷食、调和、蔬食、果实、毛羽、鳞介7类，载食疗药物330种。	本年初刻，有版本十余种，收于《潜斋医书五种》。

公元 (年)	清纪年	干支	作者	书名	考证内容	版本资料
1861	十一	辛酉	新城杨希闵（铁佣，卧云居士）撰	盱客医谈4卷	医话医论，有本年自序。系作者客居盱江时与人论医之作，故名。卷1－2分35专题评论医学理论、医林人物逸事、病证论治，卷3评论医案、医论，卷4为基础理论。	有1878年抄本藏中国医学科学院。
			绍兴张畹香撰	医病简要1卷	医话医论，有1913年包越瑚序。载舌苔、伤寒、温邪、风温、热入血室、痢、暑伏暑、瘄子8篇。原书附《张畹香医案》2卷，曹炳章另收于《中国医学大成》。	成于本年，收于《三三医书》。
			江城谢星焕（斗文，映庐）撰，谢甘澍（杏园）纂辑	得心集医案6卷	原名《心得集》，又名《谢映庐医案》，有本年姜演、赵承恩、黄春魁、李霖、王敬遵、王禹绪6序，刘绍基、汪士珩、谢甘霖、谢甘澍、谢甘棠5跋。甘澍整理其父遗著，分21门160类载250余案，附《一得集》及与门人问答、述治、书信15篇。内容、体例类《寓意草》。	有本年浒湾延寿堂刻本、1899年佛山镇天宝楼刻本、光绪旧学山房刻本等版本，收于《珍本医书集成》，1962年上海科技出版社易名《谢映庐医案》出版。
			介休王埛（蓉塘，润园）撰	醉花窗医案不分卷	有本年自序，记录己之临症医案，间附心得，亦录他人良方。《联目》《大辞典》俱不载。	有原稿本藏上海中医药大学，又有1977年山西中医研究所校刊本。
			滇南刘徵纪、刘徵桂撰	无医方便2卷	方书，有本年葛之镛序。上卷载内、外、妇科320方，下卷载内、儿、伤科240方。	有本年善化葛之镛刻本藏中医科学院、苏州中医院。
			云间费养庄（云间医隐）选辑，如皋顾金寿（晓澜）重订	痧疫指迷不分卷	有本年顾金寿附志。记闭痧辨证救治，首急救溯源，次辨证要诀，三急救闭症方，四治时行霍乱简便章程，五摘录《霍乱论》守险预防要法及用方19首，第六为霍乱转筋外治法。	收于《三三医书》。归安费涵字养庄，光绪间著《虚邪论》《温热论》，晚于顾金寿，与云间费养庄当为二人。
			明·姑苏吴有性（又可）原撰，清·昆山潘道根（确潜，晚香，徐村老农，梅心老农）摘编	吴又可温疫论节要1卷	有本年潘道根自跋。节取吴又可《温疫论》之要，区别瘟温，疏通澄明。《联目》《大辞典》俱不载。	有稿本藏上海图书馆，封面署为徐村老农抄，卷端署徐村老农潘道根删润。

公元（年）	清纪年	干支	作者	书名	考证内容	版本资料
1861	十一	辛酉	岷阳姜国伊（尹人）撰	伤寒方经解不分卷	以《内经》《本草》《别录》医理药性详解伤寒诸方，附《内经脉学部位考》，有本年自跋。《续修四库全书提要》载录。	有1882年刻本藏医学科学院、中医科学院，收于《姜氏医学丛书》，1892年成都茹古书局有刻本。
			姜国伊撰辑	内经脉学部位考不分卷	为《姜氏医学六种》之一，内容：寸口、寸口脉式图、人迎、五脏动脉、三部九候、宗气脉、标本、运气、奇正、活法、脉象等。	收于《姜氏医学丛书》，有1892年成都茹古书局刻本。
			仁和龚自璋（月川），凤城黄统（伯垂）合撰，庐陵周茂五（青亭）增订	易简方便医书6卷	有本年自序、李本梅、姚绵庆序。1851年龚自璋、黄统合撰《医方易简新编》。周氏增辑扩充为是书124门22880余方。卷1-3内科杂病、五官七窍及痧疫外感，卷4外科疮疡创伤，卷5儿科痘疹，卷6妇科及中毒、急救。	有本年石阳周日新堂刻本藏中国科学院、中医科学院、陕西、辽宁、长春、南京、广州中医药大学及上海、甘肃图书馆，有版本十余种。
			秀水王藻墀（振之）撰	今古良方4卷	有本年自序。取近时所刻验方及古人书中所载良方1300余首，为《今古良方》。书署陆宣公编，显然托名。	有本年稿本藏上海中医药大学。
			亡名氏撰，高要梁以任藏，粤东冯铁华传	催生安胎良方1卷	有本年自序及1864年钟世桢序。首列各种神符，为催生神符三道服法次序、安胎、催生诸神符；次述胎前产后证治，有催生诸方论、简便方、临产祛邪各法、临产证等，重在难产救治、护理及经验诸方；后附《达生篇》及保婴稀痘神方。	有1861年初刻本藏中国中医科学院，有《安胎催生符及胎前产后各验方目录》。
			元·赵德麟原撰，高要梁以任传	验方侯鲭1卷	有本年梁以任序。列安胎催生符，得自茶商颜某，又附胎前、产后数方于后。或为上书之别本。	有1890年刻本藏上海中医药大学、军事医学科学院。
			亡名氏原撰，元和陆懋修（九芝，勉旃，江左下工，林屋山人）编订	幼科杂病心得2卷	有上年陆懋修序。1835年陆氏得书于禹航，惜其章法有未善，而为之删削其繁芜，编排其先后，以归于简明。《联目》《大辞典》俱不载。	有清钞本藏国图，2002年收于《国家图书馆藏稀见古代医籍钞稿本丛编》影印出版。
			亡名氏撰辑	拯婴汇编不分卷	《联目》《大辞典》载录，笔者访书重庆，经查未见其书。	有本年刻本藏重庆市图书馆而寻访无着。

续表

公元 (年)	清纪年	干支	作者	书名	考证内容	版本资料
1861	十一	辛酉	善化鲍相敖（云韶）编撰	新订小儿脐风惊风合编 1 卷	有 1873 年林肇元序。介绍防治脐风诸法及鼠肾仙丹、醋汤活命仙丹等方；分述急慢惊风证治，载庄氏辨证治验 8 则，末附《幼幼集成》脐风论之用火口诀、集成神火歌 6 篇。	有 1871 年刻本藏成都中医药大学、桂林图书馆，1872 年刻本藏中医科学院、浙江中医药研究院，有十余种版本。
			亡名氏撰辑	沈氏痦疹摘要 1 卷	无序跋、目录。首《痦疹大论》，下注：《辨疑赋》见《金镜录》；次《见形论》，下注：详见《金镜录》；次治痦药性、忌药性食物、升降药主方加减、肺虚咳嗽方、逐日发热方、三日前后升降药歌；次麻疹、水痘证治用药；次痦科心传要录；附洗风火疹疥方、治阳绝方。	有本年浙宁保安局刻本藏中国中医科学院、山东中医药大学。
1862	同治元	壬戌	海宁王士雄（孟英，梦隐，半痴山人，随息居士）撰	重订霍乱论 2 卷	有本年自序、次年汪曰桢序、陈亨跋。重订《霍乱论》，后附《霍乱括要》，以七绝六首并加注释以述其证治。	有次年上海陈氏崇本堂刻本藏国图、河南中医药大学、山西中医药研究院、吉林图书馆等处。
			王士雄撰	乘桴医影 1 卷	医案，有本年自序。载内、儿科医案 28 则，作者避兵上海时撰。	有同治抄本藏苏州图书馆，1999 年收于《王孟英医学全书》出版。
			彭门王光旬（春田，半憨山人）撰	寒疫合编 4 卷	有本年自序、计恬静序。据王梦祖竹坪《伤寒撮要》之精要，兼一己之得，逐条为歌，并吴又可《醒世六书》编为韵语。《联目》又有王春田成都正右堂刻本，同书重出。	有次年四川乐善公所刻本、1896 年崇善堂刻本、1937 年正古堂刻本。
			归安凌奂（晓五，折肱老人）撰	本草害利不分卷	有本年自序，载 380 余药，增订其师吴芹《本草分队发明》而成。论药首言其害，次言利，后言修治之法。按五脏六腑分队，以补泻凉温为序设猛将、次将分类。	有稿本藏上海中医药大学。
			元和邵炳扬（杏泉）原撰，鸿城退士辑	邵氏三折肱 6 卷	医案集，有本年鸿城退士序。载医案 600 则。王霖《磨镜录》载《三折肱邵氏原稿》2 卷，或为其原稿。	有抄本藏上海中医药大学。
			邵炳扬撰	邵氏方案 6 卷	无序跋，6 卷各以礼、乐、御、射、书、数为名，分 70 余门，录案千余。	有抄本藏上海中医药大学，2004 年收于《中医古籍珍稀抄本精选》出版。

公元 (年)	清纪年	干支	作者	书名	考证内容	版本资料
1862	同治元	壬戌	邵炳扬撰	三折肱医案2卷	载虚劳、不寐、怔忡、中风、咳嗽、痛证等内科及妇科医案25种。	有俞寿田抄本藏上海中医药大学。
			海虞刘晓山撰	刘晓山医案1卷	有本年袁湘飙序2篇及伏凤序，载案370余则，不分门类。	有本年抄本藏长春中医药大学。
			刘晓山撰，虞山徐居仁（省安）抄传	刘氏医案1卷	扉页署：光绪壬辰岁后学徐居仁省安氏录，原名同熙；卷端署：西黄家桥刘晓山先生著，门下士辑。无序跋，分面、口、咽喉等14部，载外科案250余则，末为拾遗杂症部。	有光绪间徐居仁抄本藏南京图书馆，封面有阳文篆章：虞山徐氏省安珍藏。
			汉昌湛德芳（辛彝）撰辑	医宗会要4卷	有自序无纪年，有本年易棠序。卷1-3载医论45则，为人身总论、脉法、四诊、药性、汤头、治法及外内因病证，卷4各科证治。后扩充为8卷，增补24篇医论、经典引语与本草。	1865年昌江北乡洞口魏谦吉堂刻4卷本藏中国中医科学院、浙江图书馆，1911年昌城黄多文堂重刻8卷本藏中医科学院。
			亡名氏撰	医宗三法百证图3卷	载363图，述363证。各详风、寒、温、热、湿、水、怒、气、血、痰、劳、食等因，竖排；概述症状，附列治方，横排。编排新颖独到，医书所仅见。	有国子监祭酒盛昱收藏抄本藏中国中医科学院，有残缺。
			无锡王泰林（旭高，退思居士）撰	医学刍言1卷	为入门综合读物，无序跋。分33章，首辨证概述，2、3章为六淫、七情治法，第4章为劳倦、饮食、色欲伤，余为内科诸证，末为妇人门。	有抄本藏北京中医药大学，1960年整理刊行，改名《中医临证指要》。
			吴县薛雪（生白，一瓢）原撰，王泰林编歌	薛氏湿热论歌诀不分卷	薛氏撰《湿热条辨》，王氏按原书篇目将35条编为歌诀，另撰总诀以撮论中大旨，下附简要注释。	收于《王旭高医书六种》。
			王泰林撰	医门要诀1卷	有1938年李应昌序。载医诀132条，述温病及内科、妇科杂证辨证要点、治法方药。	有1938年上海千顷堂书局铅印本藏中国科学院、中医科学院、上海图书馆及上海、成都中医药大学。
			苍溪沈香笙口授，黄岩徐佩华（晓玄，了缘）辑录	沈氏伤科秘传1卷	有本年徐了缘序。载明伤总方、暗伤总方、接骨方法、药弹伤、八宝丹、调敷法、还魂丹、围药方、汤火伤围药方9首方药。	徐氏收于《小云巢丛刊》，2003年浙江科技出版社据此校勘排印，收于《近代中医珍本集》。

公元（年）	清纪年	干支	作者	书名	考证内容	版本资料
1862	同治元	壬戌	泾阳姚俊（菊吾主人）撰辑	痘疹易知 1 卷	为《经验良方全集》卷 4，革、木 2 册，封面：革册题《痘疹易知》，木册《杂症、疹门、医方、药性》。革册：出痘形证、痘主部位、预决轻重、决痘疏密、看痘生意、表里虚实等，治痘大法、用药大略等 72 项，共 127 条；木册：麻疹解略、麻疹证治心法、始终验轻重、痘疹医方、痘疹药性，载升麻葛根汤、加味葛根汤等 113 方。	《经验良方全集》有 1865 年刻本藏中国中医科学院、江西省图书馆，分金、石、丝、竹、匏、土、革、木八册。
			新建吴坤修（石厚，竹庄）辑	半亩园丛书（4 种 11 卷）	原书 52 种，有医书 4 种 11 卷，子目：宋董煟《救荒活民书》3 卷拾遗 1 卷，韩祗和《伤寒微旨论》2 卷，董汲《旅舍备要方》1 卷，王貺《全生指迷方》4 卷。	同治吴氏皖城刻本藏首都图书馆、中国科学院及山东、辽宁、南京、重庆图书馆。
			醉六堂校刊	妇婴三书 18 卷	子目：沈金鳌《妇科玉尺》6 卷，《幼科释谜》6 卷，强健《痘症宝筏》6 卷。	本年华亭浦南高杏庄泰泉醉六堂藏板。
			古越姚文田（秋农）传，姚江邵灿（又村）刊	难产第一神验良方 1 卷	有 1858 年邵灿序与本年冯泽夫序。姚氏原书《难产神验良方》，载方乃四物加参、芪、茯神、枸杞、龟板、甘草，即蔡松汀难产方。	有邵氏刊本藏福建图书馆，题《难产第一神验良方》，封面题签《百发百中》。
			新安永思堂主人辑	胎产合璧 3 卷	有本年自序。汇集《产科心法》《产宝》诸书而成，附《种子心法》3 卷。	永思堂刻本藏国图、中医科学院、上海图书馆，又有江阴庄氏刻本等。
			亡名氏撰辑	幼科撮要 1 卷	有本年重刊序无署名，亦无目录、凡例。载小儿面部图、指纹三关及寸关尺图、面部形色赋，录儿科病症 30 余门，列 120 余方。	有本年刻本藏上海图书馆、陕西省中医药研究院及湖北、上海中医药大学。
			南陵董之嵩（维岳）撰，番禺陈玉泉、陈玉池刻	痘疹专门 2 卷	有 1762 年董之嵩、董上贲 2 序，1840 年梁前腾、1869 年何广源序，1881 年廖锡恩后序。封面署"同治庚午南海易芹生书"，《大辞典》载易芹生 1862 年《痘疹专门》抄本，误封面题署为著者；《联目》作何广源撰，误序作者为著者。	有 1881 年刻本藏浙江省中医药研究院。
			亡名氏原辑，绍兴王丙炜（子槐）选辑	经验简便良方不分卷	有本年王丙炜序。载偏正头风、中风、霍乱、痈疽疮肿等多种疑难杂症用方 120 首，简称《简便方》。	有本年刻本藏中医科学院、苏州中医院，封面作《敬送简便良方》，书口作《简便方》。

公元（年）	清纪年	干支	作者	书名	考证内容	版本资料
1862	同治元	壬戌	胡求是撰	丸散求是1卷	方书，无序跋、目录，收固精种子丸、河车大造丸、卫生膏等400余丸散膏丹。	有抄本藏中医科学院，封面署：同治元年，广陵守素斋绩甫先生抄本，陈氏一沤吟馆藏。
			亡名氏撰辑	急救新编5卷	方书，汇辑胎前、临产、小儿、喉病、血晕、破伤风、霍乱、吐血、药毒等100类急症救治验方103首。	有本年刻本藏中国中医科学院。
1863	二	癸亥	孝感屠道和（燮臣）撰	医学六种11卷附2种	子目：本草汇纂3卷，脉诀汇纂2卷，药性主治1卷，分类主治1卷，杂症良方2卷，妇婴良方2卷，附日食菜物、脏腑主治药品。	有本年湖北育德堂刻本藏医学科学院、中医科学院、上海中医药大学、湖南图书馆。
			屠道和撰	脉诀汇纂2卷	有本年自序、朱泽楠序，载新著脉法心要、脉法心参、四言脉诀、廿八脉纪要歌、新增脉要易知、廿八脉体象主病、辨论太素脉等。	有本年育德堂刻本藏浙江大学医学图书馆，有曹炳章抄本藏浙江中医药研究院，收于《医学六种》。
			屠道和撰	药性主治1卷	前后无序跋，分头眩头痛、水肿、杨梅疮等30余种病症，下则各列治疗药物。如消肿下列吴萸、滑石、蝼蛄等37种药物。	收于《医学六种》。
			屠道和撰	分类主治1卷	前后无序跋，分药性为温中、平补、补火、滋水等31类，先述涵义，下列药名、功用、主治、配伍等。	收于《医学六种》。
			屠道和撰辑	杂症良方2卷	卷1杂证各方，67证102方，及外治8法，附延年益寿方6首；卷2疮毒各方，载外科106证内服验方127首，多附外治法，另附杂症方50首。	与《妇婴良方》合为《普济良方》4卷，收于《医学六种》。
			屠道和撰辑	妇婴良方2卷	载妇科140症30余方，另有内、妇、儿、外、五官各科64方。与《杂病良方》合为《普济良方》4卷。	有抄本藏浙江省中医药研究院；又收于《医学六种》。
			屠道和撰辑	普济良方4卷	即屠氏《杂病良方》2卷与《妇婴良方》2卷之合刊。	有本年湖北育德堂刊刻单行本藏苏州中医院、湖南中医药大学。

公元（年）	清纪年	干支	作者	书名	考证内容	版本资料
1863	二	癸亥	屠道和撰	喉科秘旨1卷	无序跋，首总论喉症分经、治法、脉式及针刺穴位；载录吴氏喉症歌诀22首、张氏72症图说、张氏汤药、吴氏丹药，收37方。	有本年刻本藏北京医科大学，1874年红杏山房刻本藏湖北中医药大学、陕西中医药研究院。
			亡名氏撰辑	妇婴良方2卷	无序跋、目录，列妇科各方，有治小儿门，杂治门中列倪涵初治疟、治痢良方，及应验良方内外等症，续附经验救急方、增广达生编等。	有抄本藏浙江省中医药研究院，与屠道和同名书有异。
			武进费伯雄（晋卿，砚云子）撰	内经摘要1卷	前后无序跋，首三阳三阴轮司天在泉指明，附间气，次脏腑诸真脉穴位，次四诊心法要诀，末太阴、少阴、太阳、少阳、阴阳平和之人性状。费氏入《清史稿列传第289》。	1905年鹅溪菊轩氏抄本藏中国中医科学院。
			费伯雄撰	医醇賸义4卷	有本年自序、李小湖题辞，原撰《医醇》24卷，毁于兵燹，晚年追忆仅得十之二三，故名。分证成篇，先论病证，随载自制方，后附成方。《续修四库全书提要》载录。	有本年耕心堂刻本等十余种版本，收于《费氏全集》《费伯雄医书二种》《续收四库全书》。
			费伯雄撰	费伯雄医案不分卷	费氏医案民间颇有流传，1985年张元凯搜集4种抄本，相互对勘，删繁去复而成。前后无序跋，分内、外、皮肤、眼、喉、妇、儿7门78症，500余案。	1985年江苏科技出版社收于《孟河四家医集》排印出版；《联目》《大辞典》另载1863年刻本藏长春中医药大学。
			费承祖（绳甫）撰	费绳甫先生医案1卷	与《孟河费氏祖孙医案》所载异，前后无序跋，凡25门，列173案，剔除重复为110案，附《女科要略》。	有抄本藏上海、南京中医药大学，2004年收于《中医古籍珍稀抄本精选》出版。
			费伯雄，费承祖撰	孟河费氏祖孙医案2卷	《孟河费伯雄先生医案》1卷，有1913年费承祖序，署：孙费承祖绳甫集，曾孙婿徐相任校，再门人朱祖怡注，载内科14门及妇、儿、外科、瘀伤、眼耳、喉科，凡20门；《孟河费绳甫先生医案》1卷，署：子婿徐相任校，门人朱祖怡注，载外感及内科诸病，并妇、儿、喉科，凡38门，有徐相任跋。	1964年上海科技出版社排印出版，题为《孟河费氏医案》。

公元（年）	清纪年	干支	作者	书名	考证内容	版本资料
1863	二	癸亥	青浦何昌龄（端叔）撰	何端叔医案1卷	无序跋，不分类，载内科53证118案，卷末有何时希题记：此从弟维雄手抄本，端叔先生乃其高祖也。甲子春，时希记之。	作者为南宋何氏24世名医，积案原有抄本，1985年何时希编校，学林出版社出版。
			明·会稽张介宾（会卿，景岳，通一子）原撰，清·清江尹乐渠（濒泾）编辑	医学捷要5种	有萧大润序。卷1新方八阵及古方妇人、外科、小儿、痘疹，共200方；卷2古方八阵及耳病、面鼻、口舌齿牙、咽喉方共296方，编为歌诀；卷3《本草正》402味，卷4《脉神章》6则，附古方汤饮歌等。	有本年泉文堂刊本藏北京、上海中医药大学，1871年刻本藏中国中医科学院、天津中医药大学。
			尹乐渠编纂	本草正论1卷	前有小引，题下注：张景岳、李中梓、汪讱庵、李东垣。不分类，载药402种，辑录四家本草而成者。	收于《医学捷要》为卷3。
			湘潭郭传铃（楚贤）撰	颠狂条辨1卷	最早中医精神病学专著，有本年周崇第序。总论审脉、色、症以辨虚实、深浅、经络，主方有独活汤，分脏腑病证载7法23方。判断预后，预防复发，重视巩固治疗，有独到之处。	收于《颠狂喉症条辨》。
			郭传铃，夏邦佐（镜湖）合撰	颠狂喉症条辨2卷	郭撰《颠狂条辨》，夏撰《喉症条辨》，分别有本年周崇第序与夏邦佐自序。	1909年成都复真堂合刻本藏上海中医药大学，题《重刊颠狂喉症条辨》。
			新安程鉴（芝田）撰，柯城龚时瑞（香圃）补略	医约4卷	原名《医学津梁》，有本年程鉴自序，1925年龚时瑞刊于《六一草堂医学丛书》，易名《医约》，有序及叶心柏、王厚琯、郑旷等序与陈照跋。卷1-3述中风、类中、虚劳、吐血等内科36门；卷4述妇科证治12门，以"圃按"为之补略。	1930年衢县六一草堂铅印本藏中医科学院、浙江中医药研究院、四川图书馆及上海、陕西中医药大学。
			原题：紫尘真人撰辑，李守永删定	司命秘籍3种	子目：龙宫三十禁方，华祖外症十方，枕中秘要。《枕中秘要》为医案。	1865年扬州穆近文堂刻本藏上海中医药大学、苏州中医院。
			亡名氏辑	龙宫三十禁方1卷	谬称孙思邈尝得之，有华阳隐者陶弘景序、紫尘孙氏降笔，自不足信。所列方治皆简易之品，或采自相传验方，或得于前贤医籍，有可参考处。	收于《司命秘籍》。《联目》《大辞典》以是书名《司命秘籍》，而以《华祖外症十方》《枕中秘要》为附录，可参考。

续表

公元（年）	清纪年	干支	作者	书名	考证内容	版本资料
1863	二	癸亥	紫尘先生撰，李守永辑	枕中秘要不分卷	有释道济序无纪年。医案集，紫尘先生于平日救治痊愈者，书纸置于枕，故名。	收于《司命秘籍》。
			浏阳张绍修（善吾）撰	时疫白喉捷要1卷	又名《治喉捷要》。述白喉与经络脏腑关系及其诊断、鉴别、证情传变，阐明证治，详列方药针法。拟除瘟化毒散、神功辟邪散8方与吹药方1首。附外治法、针刺法及西瓜霜、苦瓜霜炮制法、外治丹散方10首、预防方1首。	有1868年经纶堂刻本藏国图，1869年方良卿刻本藏湖北图书馆，有版本20余种，收于《正谊堂医书》《寿世汇编》《平江贺氏汇编医书》《国医小丛书》。
			张氏亡名撰，程鉴湖抄传	张氏简明要言1卷	无序跋。有审病之图、治法之原2图示及看脉法、看病法，其次诸病证治，次补养调理兼论四季用药，后为女科、小儿。	有本年程鉴湖抄本藏上海中医药大学。封面署：鉴湖纂要；封二：同治二年真师承秘本袖珍，行道心法，缪月成敬录。
			亡名氏撰	名家衣本1卷	无序跋、目录，卷端题：一片慈心尽其在我，百年志报而由乎人。首载《重楼玉钥》，喉科总论、诸风秘论，下有同治二年五月抄革薢分清饮、疏风解表饮等20余方。	有清钞本藏国图，2002年收于《国家图书馆藏稀见古代医籍钞稿本丛编》影印出版。
			长白尚宗康（霁堂）撰辑	万金至宝3卷	方书，有自序及戴裕麟、尚宗奎、罗湘俊、李应乾诸序，俱无纪年。首喉科，次杂料，继小儿科，分门别类，载验方270首。	有本年肥阳宝荫堂刻本藏中医科学院，1993年中医古籍出版社收于《珍本医籍丛刊》排印出版。
			衡山龙道生（鲁臣）编撰	易简救急方3卷	有本年自序，首载《学医大纲》。卷上内科66门、妇科3门；卷中妇产科5门及小儿8门、外科24门；卷下外科13门及救急、解毒等急症29门，中风、瘫痪等外感27门。撷取鲍相璈《验方新编》简便验方500余首以治各科病证。	本年刊本3册藏湖南省图书馆，扉页作：同治癸亥岁镌，《易简救急方》，衡山龙道生鲁臣甫集。
			泾阳姚俊（菊吾主人）撰辑	经验良方全集4卷	有本年自序。仿陆成本《经验良方》，金、石、丝、竹、匏、土、革、木8册，分80类，载方2000余首，附《痘疹易知》。	有1865年刻本藏中国中医科学院、江西省图书馆。
			崇川徐可（载熙，且庵）撰	活命新书1卷	温病学著作，有本年徐毓海序。述痧症霍乱证治。	有本年福建抚署刻本藏浙江省图书馆。

公元（年）	清纪年	干支	作者	书名	考证内容	版本资料
1863	二	癸亥	武进庄一夔（在田）等原撰，亡名氏辑	保赤三书3卷	子目：遂生篇、福幼编、寿婴编各1卷。《寿婴编》未见单行刊本。	有本年刻本藏四川大学。
			南海邱熺（浩川）原撰，丹徒王惇甫（新吾）辑	牛痘诚求1卷	有本年王惇甫自序、陈恩藩序。先载牛痘穴分图、刀尺牙籫式与执刀式图，次述牛痘原起、传浆、刺种、取浆，后载牛痘起落、辨真伪、时宜、出痘须知、食忌、方药等。	有本年刻本藏上海中医药大学。
1864	三	甲子	钱塘吴师机（尚先，杖仙，又名安业）撰	理瀹骈文2卷	一名《外治医说》，有本年许楣、高桥散人、吴官业等序及自跋3则。外治法专著，论伤寒、中风、痹等多种病证的外治法，如敷、洗、熨、熏、浸、擦、刮痧、火罐、推拿、按摩等，末附常用膏药配方和用法。《续修四库全书提要》载录。	本年初刻，有版本十余种。
			元和邵登瀛（步青）原撰，曾孙邵炳扬（杏泉）编辑，玄孙邵景尧（少泉）校刊	邵氏医书三种22卷	有1864年邵炳扬、1866年冯桂芬序及光绪初绍诚、裕禄、觉罗成允、文龙、傅庆贻诸序及邵景尧跋。子目：《四时病机》14卷、《温毒病论》1卷附《经验方》1卷、《女科歌诀》6卷。	本年初刊本藏上海中医药大学，1880年吴门邵氏刻本藏中医科学院、甘肃图书馆及河南、黑龙江中医药大学，1909年又有江南医学公会石印本。
			邵登瀛原撰，邵炳扬编辑，邵景尧校刊	女科歌诀6卷	前后无序跋，附《经验方》1卷，载烂喉痧3方、转筋霍乱5方。	收于《邵氏医书三种》。
			武林严燮（兼三，武林遁叟）撰	医灯集焰2卷	医学入门著作，有本年自序及1881年刘书瑞、潘煦序。以韵文歌诀记述医理、诊法。	有1881年潘煦刻本藏医学科学院、中医科学院、上海中华医学会、上海中医药大学。
			善化鲍相璈（云韶）原撰，合肥张绍棠（又棠）增订	增广验方新编18卷	又名《中国名医验方集成》《增辑验方新编》。将鲍氏《验方新编》与续集《痧症全书》《咽喉秘集》整理为18卷，合刻成书。	有本年文贵堂刻本藏甘肃中医药大学、福建图书馆，有京都善成堂、1875年信立德堂、1881年合肥味古斋刻本等版本60余种。
			澄海杜茂英（俊园）撰，普宁蓝相（阳隆）传	不内外因家藏妙方6卷	有本年杜茂英自序及亡名氏序无纪年。独重不内外因之疾如金疮金疡折疡、湿疮等方。	有抄本残卷藏广东省立中山图书馆。

公元（年）	清纪年	干支	作者	书名	考证内容	版本资料
1864	三	甲子	乐成臧孙鹏（滇南）辑	醒世良方2卷	卷上佚失，存卷下。有目录，内容：急救方、救服毒中毒方、治蛊毒及金蚕蛊、辟秽方、解诸毒方案、救五绝良方等急救解毒方及妇、儿、喉各科效方，附《补摘救急经验良方》。乐成，即温州乐清。	《联目》《大辞典》不载，有民国初年温州务本书局石印本藏温州图书馆，封面署：甲子孟春立，王登槐；卷端署：乐成臧孙鹏滇南敬辑。
			余姚胡杰人（芝麓，指六异人）撰	霍乱转筋医商1卷	有本年序言无署名。述霍乱转筋证治、条辨、验案、挑痧穴图及诸穴分寸、或问篇10则，末附解鸦片方。	有本年行恕堂刻本藏浙江省中医药研究院。
			浏阳张绍修（善吾）撰	白喉辑要不分卷	有本年黄昌凤、常麟序、韩俊跋及1880年远清凤鼎跋。内容与《时疫白喉捷要》类似。	1880年山西省城北岳庙巷宝翰斋重刻本藏浙江中医药研究院。
			张绍修撰	喉症神效方1卷	又名《治喉症神效方》，有本年常麟、陈世荣及1872年王崧辰序，有张铭泉跋。讨论时疫白喉，治疗用方银花四君子汤、除瘟化毒散等。	本年青岛同文印书局铅印本藏中医科学院，1901年重刻本藏上海中医药大学、中医科学院、山东图书馆。
			张绍修撰	白喉症论1卷	论述白喉病因病机、临床表现、治疗宜忌，附解毒丸、马勃消毒饮2方及其加减法。	有宝庆经纶堂刻本藏南京、重庆图书馆，并见于《痢疾论》附录。
			张绍修撰	治时疫白喉丹痧经验良方1卷	为《时疫白喉捷要》节编本，节录养阴清肺汤、神仙活命汤、除瘟化毒汤3方，附白喉一切禁忌之药22味，及外治、善后用药。	徐崑亭原刻本藏国图，据此抄本藏中医科学院，扉页署：淮川张善吾先生著，烟台沿海防军后营徐崑亭刊送。
			古歙许廷佐（乐泉）撰	经验喉科不分卷	有本年自序、自跋，2册。1册载喉症分经、治法、喉症24大症证治；2册载张氏咽喉总论、绝形绝症、脉图针穴，及咽喉11症、乳蛾7症、喉痹7症、喉风12症、喉痈11症、舌13症、小舌5症、杂症门8症，许氏增《白缠喉风论》并治验4症。	有本年兴化西鸿文堂刻本藏湖南中医药大学。
			吴中周赞鸿（伯颜）纂	养新堂医论读本8卷	医话医论，有本年自序。前6卷载中风、伤寒、霍乱、疟、痢、咳嗽、喘、诸痛等内科杂症39种，后2卷分论妇科、小儿科。	有本年稿本藏上海中医药大学。

公元（年）	清纪年	干支	作者	书名	考证内容	版本资料
1864	三	甲子	吴县徐荣原纂，董儁翰重辑	百试百验神效奇方2卷	首载董儁翰识语。汇集偏风散、七针丹眼药方、玉钥匙等各科验方84首，有急救缢死4法、温病忌用柴胡论等内容，末附食忌44条。	有本年刻本藏上海中医药大学、中国科学院、云南图书馆；中医科学院藏清刻本不著撰人，收于《珍本医籍丛刊》出版。
			亡名氏辑	医方切要不分卷	前后无序跋，为善书，卷末署：龙迁二乡公所刊刻奉送，大清同治三年甲子八月吉日刊。	有清刻本藏国图，收于《中国古代医方真本秘本全集·清代卷》105册。
			元和陆懋修（九芝，勉旃，江左下工，林屋山人）撰	世补斋医论不分卷	有本年自序、自识及次年袁兰升、费延釐跋，有1884年蘩侧崦翁题记。原名《医学辨误》，首列《补后汉书方术传》，六气火司天说、伤寒辨误诸论，后为诸书序跋，戴北山温热论序、书秦皇士伤寒大白后、傅征君女科序、慎疾刍言跋、理虚元鉴序、徐刻遂生福幼编序等。	有稿本藏国图，2002年收于《国家图书馆藏稀见古代医籍钞稿本丛编》影印出版。
			阳曲傅山（青主，公佗）原撰，陆懋修重订	重订傅征君女科8卷	有本年陆懋修自序。据《海山仙馆丛书》本《傅青主女科》，移易增删，改定体例，以女科分为8卷，以产后为《生化编》附后。	收于《世补斋医书后集》。
			李鸿飞撰，朱思九抄传	李鸿飞先生医案不分卷	封面署：甲子季夏上浣，朱九思抄录；其看症专条后注：咸丰三年正月日立。载案80余则，以喉科验案为主；末附痘疹传心录、死症、女科用药、药物发挥、禁用刀针论及成方6则。	有抄本藏上海中医药大学。
			亡名氏编	长春堂丸散膏丹配本不分卷	有本年题词、凡例。分风痰、伤寒、暑湿燥火、补虚损、脾胃泻泄、饮食气滞、痰饮咳嗽、眼目口齿、妇人、小儿、外科、补遗12门，载391方，各述组成、剂量、剂型。	有本年抄本藏北京中医药大学。
			於陵李叔鄴原辑，高赤城（灌蔬园主人，即霞氏）编	半积堂丸散撮要不分卷	又名《丸散撮要》，有本年自序、刘家麟序。分卒中暴厥、风痰、风寒、暑湿、燥火、调气、理血、滋补、脾胃等28门，载365方。丸散膏丹各述功效、主治、价格，不言组成。於陵、长邑，今山东长山。	有本年半积堂药室初刻本藏中国中医科学院。

公元 (年)	清纪年	干支	作者	书名	考证内容	版本资料
1865	四	乙丑	番禺潘名熊（兰坪）撰	评琴书屋医略3卷	有本年自序、李光廷序。首四时外感及温暑湿热痢疟，次杂病，载33症，间附医案，详加按语，末附《寄冯蕙庭君调养脾胃论》及所用77方。《续修四库全书提要》载录。	有本年刻本藏军事医学科学院、广东省医学科学情报研究院，收于《三三医书》。
			元和陆懋修（九芝，勉旃，江左下工，林屋山人）撰	灵素约囊6卷	有本年自序、次年袁兰升序。以各病分为百门，不赘一解而探病之原、求治之要，名为约囊。	有稿本藏浙江中医药大学。
			陆懋修撰	世补斋文集16卷	医论122篇，列《世补斋医书》之首，有1886年陆崇保序、1883年濮贤慈跋。内容：医家传记、诸家得失评论、序文书评、医药理论、伤寒辨证方药、各科证治笔记、个人医案。	有稿本、抄本藏国图，有1930、1940年中医书局铅印本藏天津、山东医科大学及山西、陕西中医药研究院、青岛大学医学院，收于《世补斋医书》。
			陆懋修撰	世补斋医书续集不分卷	无序跋、目录，不分卷，杂乱写就，涂抹删改，比比皆是，多读书笔记、临证心得之类。《联目》不载，《大辞典》以《世补斋医书后集》为《续集》。	有著者稿本藏国图，2002年收于《国家图书馆藏稀见古代医籍钞稿本丛编》影印出版。
			武进费伯雄（晋卿，砚云子）撰辑	医方论4卷	有本年自序、凡例。录方355首，按《医方集解》次序删去主治和注文，逐一评论。	有本年刻本藏北京、辽宁中医药大学，收于《费伯雄医书二种》《费氏全集》《续收四库全书》。
			费伯雄辑	古今千家名医万方类编32卷	《联目》《大辞典》载录上海六艺书局刻本藏泸州市图书馆。笔者查对，乃以曹绳彦《古今名医万方类编》误为费氏书。	泸州图书馆藏巾箱本、民国大东书局石印本残卷，署：新建曹绳彦鞠庵手集。
			费伯雄辑	怪疾奇方1卷	有1884年众宝室主人序。载蛇瘕、米瘕嗜米、口内肉球、舌上出血等148怪疾之治。《联目》《大辞典》俱未载录。	有1884年众宝室刻本，2003年浙江科技出版社收于《近代中医珍本集》校点排印出版。
			长白马佳·奇克唐阿（慎修）辑	厚德堂集验方萃编4卷	有本年自序。卷1以身体部位分类，卷2杂列诸证，卷3妇、儿，又以中暑、霍乱、痢、疟霍入，卷4外科痈疽、折伤、癣疥，共35类，载方1400余首。《续修四库全书提要》载录。	有本年刻本藏上海、辽宁中医药大学，并有1883年刻本及1896年上海珍艺书局石印本，各有序跋。

公元 (年)	清纪年	干支	作者	书名	考证内容	版本资料
1865	四	乙丑	江陵沈氏枕善居主人撰辑	柞溪沈氏应验良方不分卷	无序言，前列历代名方28首，后列小儿清里、通脉、定痛等十法，法各一方，有本年青溪老人跋。柞溪，水名，今湖北江陵北；青镇，属桐乡，则柞溪当为沈氏祖籍，而迁居、活动于浙。	有本年青镇王春林刻字店刻本藏上海图书馆。
			天津高璞真（高六先生）编	救世宝镜不分卷	无序言，载单验方近百首，有黄绪德跋。	收于《高璞真医学集成》，有1925年北京永盛斋刻本。
			蜀都知医悯人居士辑	普救回生草2卷	有本年自序。前卷载四诊辨证16则，后卷论中风、眼目、疗疮诸病证治方药52则，载方200余首。	有同治刻本藏上海中医药大学。
			西昌辑五氏撰辑	经验简便良方4卷	有本年自序，卷首养生录。卷1保养、调经、种子，卷2、3分述内外科，卷4咽喉、口舌、眼目、头风、黄疸、二便等，凡36证200余方。	有本年刻本藏中国中医科学院、苏州中医医院、南京图书馆。
			江宁司马湘（晴江）辑，慈溪朱炳钦（涣珊）补方	一效集不分卷	无序跋，卷端署：江宁司马湘晴江编辑，胞弟涛啸山全校；卷末署：慈溪朱炳钦涣珊氏补方。载各科经验秘方44首，后附市肆所卖丸散膏丹各方。	有清刻本藏中国中医科学院。
			亡名氏撰辑	医门养正录初编不分卷	方书。载却病延年杂诫、保身育子秘要、养病诀及洋烟断瘾法，次述自缢、溺水、中恶、自刎、汤火、尸厥等急救法及妇、儿、外伤救治80则。	《联目》《中国医籍大辞典》俱不载，《中医文献辞典》载录。
			吴江徐大椿（灵胎，洄溪老人）等原撰，吴县潘霨（伟如）增辑	增辑伤寒类方4卷	有本年沈丙莹序。潘氏增辑徐氏《伤寒论类方》，并参照陈氏《长沙方歌括》而成，分12类，后附《六经脉证》《伤寒附法》，有跋。	收于《韡园医学六种》。
			山阴单养贤（南山）撰	胎产全书1卷	专论产后诸疾，共40论，以调补气血、健脾益元、去瘀生新为要。	附于本年奎照楼重刊周纪常辑《女科辑要》后。
			安福王启魁（瘦梅）撰	脐风悟源1卷	有本年自序。首载脐风悟源论，次脐风证治，述望形色、审苗窍诊法及内外治法，附验方10首、治验1例。	有1927年绍兴医药学报社铅印本藏上海中医药大学，收于《医药丛书五十六种》。

续表

公元（年）	清纪年	干支	作者	书名	考证内容	版本资料
1865	四	乙丑	原题：明·巴县欧阳调律撰，清·郭士珩（昆山）编，资阳李洞书辑	痘证慈航1卷	有本年李洞书序。自发热至齐苗、灌浆、收结，从形色、声气、脉息之间，辨其症候顺逆，审其寒热虚实，宜其治法，以方药、医案附后。《联目》载本年李洞枝编《痘疹慈航》刻本藏陕西中医药大学，笔者未见，有待考证。	附于1874年湖南宏堂刻本《验方新编》，为其《补遗》，中国中医科学院、安徽、贵州、镇江图书馆有藏。
			南海邱熺（浩川）原撰，丹徒王惇甫（新吾）辑	牛痘新书济世1卷	1850年王氏辑《牛痘新书》，本年增补删订，据《引痘略》，载刺种牛痘、度苗、出痘须知等十余篇，录种痘方20余首。有本年黄家驹、涂宗瀛、查祥考《重刻牛痘新书》。	有同治、光绪间多种刻本藏中国中医科学院、上海中医药大学等处。
1866	五	丙寅	赣榆周维埭（崇如）撰	喉症论治1卷，治喉续论1卷	有本年杨益豫弁言。主论喉痹证治，实则煎、吹、吐、敷、搐鼻，虚则煎、吐、敷，载实证方2首、虚证方2首，孕妇喉痹方3首，末附《治喉续论》。	有本年刻本藏南京图书馆。
			长洲陈标（少霞）撰	陈氏幼科医案1卷	无序跋，有目录，载录痧、痘、胎毒、疳、痢、便血等数十种病症，症各列数案，幼科为主，兼有内、妇科。诸案各详症状、辨证及施治方药。	抄本藏上海中医药大学。封面题陈少霞先生幼科医案，丙寅春日徐三行签；卷端署吴门少霞甫撰。
			双泰（子然）编撰	痘疹简明编4卷	8册，第1册载双泰原序与目录，第2册又有双泰自序，与原序异，述痘疹。书叶中缝俱作子然手订，子然、双泰当为同一人。《联目》《大辞典》俱作子然，又以子然、双泰为二人。全书载16论4图36歌诀，述痘疹证治26种，附治痘药183味。	有抄本8册藏中国中医科学院。
			安吉凌德（嘉六，蛰庵）原撰，上海秦之济（伯未）删订	温热类编6卷	有本年自序。卷1-4分别为温病、热病、暑病、湿温通论证治；卷5诊断、卷6附翼，论治温热诸证及类伤寒解。1926年秦伯未删订，裘吉生校勘出版，有秦、裘及沈仲圭序、凌咏跋。	凌氏原本尚有抄本藏浙江中医药研究院，通行本为秦氏删订本，1926年杭州三三医社铅印。
			秦光勋（禹功，相台）撰	伤寒集注辨证篇10卷	有本年自序。卷首列伤寒113方，太阳3卷述140条，阳明3卷述73条，余则卷各1经，先为串讲，后为析义。	有抄本藏成都中医药大学。

公元 (年)	清纪年	干支	作者	书名	考证内容	版本资料
1866	五	丙寅	古濮怀德氏蓬莱编辑	仲景存真集 2 卷	前有小引，大略同陈修园《长沙方歌括序》。卷首列长沙方小引及劝读十则，卷上据柯琴之说作歌诀以阐述《伤寒论方》，卷下论运气、脉法、方剂，卷末附六经汤方歌及考 2 则。《联目》《大辞典》作"吴蓬莱编"，有误。	《联目》载本年合州怀德堂、1882 年合州文星堂、1911 年文裕堂等多种版本。笔者所读为国图所藏 1931 年上海锦章书局石印本，扉页、卷端署名：古濮蓬莱怀德氏辑。
			吴县王丙（绳林，朴庄）撰，元和陆懋修（九芝，勉斿，江左下工，林屋山人）校订	校正王朴庄伤寒论注 6 卷	以《千金翼方》为蓝本作此书，附：伤寒论附余、伤寒序例新注、读伤寒论心法、回澜说、时节气候决病法各 1 卷。陆懋修为王氏曾外孙，考证精详。《续修四库全书提要》载录。	有 1910 年刻本藏上海图书馆，收于《世补斋医书后集》。
			王丙撰，陆懋修校正	伤寒论附余 2 卷	前后无序跋，注释阐述与伤寒相似诸病，卷 1 冬温、温疟、风温、温毒、湿温，卷 2 寒疫、坏病。陆氏加按校正。	附于《伤寒论注》，收于《世补斋医书后集》；亦见《国家图书馆藏稀见古代医籍钞稿本丛编》。
			王丙撰，陆懋修校正	伤寒序例新注 1 卷	卷首有王丙、陆懋修识语，卷末有陆氏按语。谓《伤寒例》不可妄删，按序引诸家言为注，附陆按。	同上。
			王丙撰，陆懋修校订	读伤寒论心法 1 卷	前后无序跋，对《伤寒论》的命名、存疑、病证等 21 个问题详加说明，后附陆氏按语。	同上。
			王丙撰，陆懋修校订	回澜说 1 卷	前有引言，篇末有自跋及懋修按语。专为辟方、喻等三纲异说以推崇叔和，其《伤寒序例新注》已述，复引申其说而为此。	同上。
			王丙撰，陆懋修校订	时节气候决病法 1 卷	发明古义，阐述二十四节气与干支、五方、五行、六气、脏腑相配，阐述运气与疾病关系、时节气候与疾病诊治之法。	同上。
			陆懋修撰	内经难字音义 1 卷	前有 1884 年王颂蔚弁言。训诂《内经》难字，反切注音，标注出处，探究通假古今字。	收于《世补斋医书》。

续表

公元（年）	清纪年	干支	作者	书名	考证内容	版本资料
1866	五	丙寅	陆懋修撰，桐乡冯汝玖（叔莹）（改名冯水，字若海）抄传	本草二十四品24卷	桐乡冯汝玖字叔莹，著《惊风辨误三篇》，是书有1910年冯汝玖抄录跋，民国后汝玖改名冯水，字若海，1931年重抄有序。分元、亨、利、贞4集，药按功效分24类，以类相从载药297种，未入《世补斋医书》。	有1910年冯汝玖抄本藏中医科学院，1999年华夏出版社收于《中国本草全书》150卷影印出版。
			陆懋修撰	二十四品再易稿2卷	无序跋，首载急病急治、中风方，及火刺缠喉风法；卷上载消散风寒第一、辟除温暑第二、分经解表第三、存阴复阳第四、彻热清中第五，至化食杀虫第十；卷下自润燥泄秘第十一至聪耳明目第二十一、健骨强筋第二十二、气血并补第二十三、阴阳两调第二十四，凡二十四品，各列和药、次药及方剂。	中国国家图书馆藏稿本，2002年收于《国家图书馆藏稀见古代医籍钞稿本丛编》影印出版。
			陆懋修撰	世补斋不谢方1卷	前有小引，载病证30种，选方30首。病可速愈，病家不必言谢，故名。	有稿本藏国图，有版本十余种，收于《世补斋医书》《灵芝益寿草》《桃坞谢氏汇刻方书九种》。
			陆懋修撰	新增不谢方释义2卷	《联目》《大辞典》载录，笔者未见。	有泸县普明石印局石印本藏泸州市图书馆。
			陆懋修撰	伤寒论阳明病释4卷	前有小引，倡阳明乃成温之薮，力诋温病说。分经病、腑病、注释、集释4部分凡165条，后有1884年方延轸跋。	有1884年刻本藏镇江市图书馆，收于《世补斋医书》。
			陆懋修撰	太阳寒水病方说不分卷	《世补斋医书·文三》卷3首条即是，并有《阳明燥金病方说》等六经病方说，或即以为独立成书。	有抄本藏中国国家图书馆。
			陆懋修撰	宏维新编1卷	孙思邈之论伤寒曰：方虽是旧，弘之维新，书取其意而名。无序跋，目录作《金鉴伤寒论方次序》，分太阳上、中、下，共8篇分列方剂，后附平川吴氏摘本、随息居霍乱用药。又名《金鉴方论》，《联目》另作一条列出，实一书二名。	不收于《世补斋医书》。有稿本藏中国国家图书馆。

公元（年）	清纪年	干支	作者	书名	考证内容	版本资料
1866	五	丙寅	陆懋修撰	陆九芝先生遗稿七种不分卷	无序跋，又名《内经音义稿》。子目：内经音义初易稿，内经音义再易稿，内经音义三易稿，内经音义四易稿，素问难字略，慧琳大藏经音义稿、杂文，均不分卷。	有稿本 7 册藏国图，有缩微胶卷藏中医科学院。
			陆懋修撰	医林琐语不分卷	无序跋、目录，字体与陆氏其他稿本抄本相同，扉页后注：○者已入《下工语屑》，△者拟再作《陆氏家训》。首证治、方药心得，次汇刻书目、续汇刻书目，后医家小传。	有稿本藏中国国家图书馆。
			亡名氏撰	陆九芝采药第三图	医史类著作，医家事迹绘图，笔者未见。	有抄绘本藏国图，属特藏类古籍，不得借阅。
			亡名氏撰，甘泉詹恩（巨龄，少卿）校刊	舌鉴新书不分卷	有本年詹恩序。以歌诀形式述舌象、机理、治法，鉴别伤寒、瘟疫舌苔，尤详绛紫、黑、淡而无色，附舌图 68 幅。	有抄本藏上海中医药大学。
			武进费伯雄（晋卿，砚云子）撰	费伯雄医书二种 8 卷	子目：医醇賸义 4 卷，医方论 4 卷。	有 1866 年耕心堂刻本藏中医科学院、上海中医药大学等处，有 6 种刊本。
			费伯雄撰辑	费氏全集 5 种 13 卷	子目：医醇賸义 4 卷，医方论 4 卷，诗文集《留云山馆文抄》2 卷，《留云山馆诗抄》2 卷附《诗余》1 卷。《文抄》有俞樾、王先谦序与钱镠跋，《诗抄》有《轶事记》1 篇及祝誉彬、谢炳元、徐寿祺 3 序，费承祖跋。另本无《文抄》《诗抄》，有《医方十种》，文晟氏书。	有 1912 年中秋孟河费氏耕心堂、上海商务印书馆铅印本，中医科学院及上海、广州、山东、辽宁、长春、南京、湖南、福建中医药大学有藏。
			崇仁谢希轼辑	鉴轩医书二种 20 卷	子目：江涵暾《笔花医镜》4 卷，鲍相璈《验方新编》16 卷。	有本年江西谢氏鉴轩刻本藏中国国家图书馆。
			璧山徐朝宦（炳章，半峰），徐祝三（正华），徐星五（正奎）纂辑	一囊春 3 卷	有自序无纪年、有本年陈祥凤序、慈云孙真人序。卷 1 天年论、摄养论、卫生必读歌、十二经络歌、用药歌括；卷 2 伤寒、血证等内科杂病、五官科病证；卷 3 妇、儿、外科，附杂治补遗、蓄养证治。	有本年刻本藏中国中医科学院，卷端署为：璧山半峰徐朝宦炳章甫，同侄祝三正华、星五正奎纂辑编次。

续表

公元（年）	清纪年	干支	作者	书名	考证内容	版本资料
1866	五	丙寅	娄东郑兆芬（子愚）撰	医学集要 3 卷	有本年自序。金册卷 1，载枢要玄言、脉象论、辨舌色、经论总抄、运气脏腑、绝症、病机赋；石、丝、竹、匏、土 5 册卷 2，外感内伤诸证；卷 3 补辑，革集伤寒，木集痧症。从分册名目、内容、篇幅言，全书应为 8 卷，金、石、丝、竹、匏、土、革、木，册各 1 卷。	有抄本藏上海中医药大学，9 册，目录及补遗目录共 1 册，正文分金、石、丝、竹、匏、土 6 册，补辑为革、木 2 册。
			闽中兰玉居士纂	玉历金方合编 4 卷	有本年黄庆安、郭轩、省心道人序。4 卷为醒、世、寿、民 4 集，开导世人忏悔罪眚，藉以治病消灾延寿，寿、民集附医方数百，愈病有效。	有本年葛氏刻本藏上海中医药大学，1871 年刻本作 6 卷，陕西、浙江中医药研究院有藏。
			长白文梁辑	简验医方 1 卷	有本年自序，以证名方，分妇科良方、小儿科良方、杂症良方、跌打损伤良方、中毒救急良方等 6 门类，载验方 120 有余。	有本年刻本藏上海中医药大学、浙江省中医药研究院。
			钱塘连自华（书樵）撰辑	连自华医书十五种	子目：程文仿、汪仲伊杂病辑逸，脉诀订真，望诊，望诊补，证治针经广证，温病指南，喉症方案，京城白喉约说，行余书屋医论附医案，有恒杂记，医略，寄京医札，示儿编，读妇科心法志疑附串雅内外编，咽喉脉证通论。	有光绪间稿本藏中医科学院，其《汪仲伊杂病辑逸》《望诊》《温热指南》3 种未见，已佚。《杂病论辑逸》有光绪刻本藏上海图书馆，《温热指南》有姜升抄本藏中医科学院。
			连自华撰	证治针经广证 1 卷	无序跋，述内科病证 30 种。	收于《连自华医书十五种》。
			连自华批注	温热指南批本不分卷	前有题词，有 1893 年连文冲序。批注叶天士《温热指南》。	原收于《连自华医书十五种》，经查未见；另有姜升抄本藏中医科学院。
			连自华撰辑	读妇科心法志疑 1 卷	疏证《医宗金鉴·妇科心法要诀》笔记 50 余条，提出医理质疑、证治己见、方药新解。	收于《连自华医书十五种》。
			鄞县卜氏撰	妇科秘方 1 卷	介绍治疗妇产科病之之秘方单方，分调经、带下、种子等 8 证及乳门 15 证，肠肚生痈等。	《浙江历代医药著作》载录，笔者未见。
			吴县凤在元（实夫）撰	临证经验方 4 卷	有本年自序及施清鉴、王炳、施应眘、黄清宪序，有自跋。其自序自跋，与《张仲华医案》全然相同，殆抄录张氏而托于凤氏。载录内、妇科医案 107 则。	封面署为《凤氏医案》，收于《凤氏医书三种》，有本年稿本藏上海中医药大学。

续表

公元 (年)	清纪年	干支	作者	书名	考证内容	版本资料
1866	五	丙寅	余集（秋室）撰	秋室我闻录 1 卷	有本年自序及 1892 年庆云题词。因病困累月，遂检读方书以自审，随笔成卷，凡 53 叶。	有本年稿本藏上海图书馆。
			杭州叶种德堂主人撰	叶种德堂丹丸膏散露油目录 1 卷	有本年自序。分补益虚损、调理气血、杂症、妇科、酒油、花露等 13 门，载 346 成药方。各述主治证、禁忌症，不言药物组成。	有本年刻本藏中医科学院、上海图书馆及湖南、上海中医药大学。
1867	六	丁卯	海昌祝韵梅（连理薇馆主人）编	寿世汇编 5 种 12 卷	有本年自序，子目：增辑普济应验良方 8 卷，达生编、福幼编、遂生编、时疫白喉捷要各 1 卷。光绪间重刻本分别有 1872 年雨梅书屋主人序、1885 年杨钟琛序、1905 年东墅山人重刊序等。	有本年著者自刻本藏黑龙江图书馆、苏州大学炳麟图书馆、江西中医药大学，有 10 余种版本。
			祝韵梅编撰	增辑普济应验良方 8 卷	8 卷分别为时症、疮毒、急救、杂症、二便、眼科、妇人、小儿病方。载 290 症，780 方。	收于《寿世汇编》。
			觉庵山人撰辑	应验良方不分卷	有本年自序，载列观音大士救苦神膏、平安万应仙方、出痘经验良方等，末附救苦神膏治验 7 则。	有本年苏州西山刻书店刻本藏湖南中医药大学。
			梧亭氏选录	经验方选录不分卷	有本年梧亭氏识语 2 篇。杂抄佛手散、平胃散、通脉散、治吹乳方等验方 160 余首。	有抄本藏中国中医科学院。
			海宁王士雄（孟英，梦隐，半痴山人，息居隐士）撰评，四明曹炳章（赤电）编辑	潜斋医学丛书十四种 36 卷	有 1918 年曹炳章序，子目：言医选评 1 卷，愿体医话良方 1 卷，医砭 1 卷，霍乱论 2 卷，潜斋简效方 2 卷附潜斋医话，柳洲医话良方 1 卷，女科辑要 2 卷，重庆堂随笔 2 卷，王氏医案 2 卷，王氏医案续编 8 卷，王氏医案三编 3 卷，归砚录 4 卷，古今医案按选 4 卷，四科简效方 4 卷。	有 1912 年石印本藏上海图书馆、陕西、辽宁中医药大学，1918 年集古阁石印本、1925 年大东书局石印本等。
			归安虞庠（西斋）辑，成都王庭俊（寿芝）增注	类经纂要 3 卷	前有杨昌濬叙及本年王廷俊自序。虞氏节录张景岳《类经》的重要条文并加简单注释；王氏为之增注，末附《难经摘抄》《寿芝医案》。故实与《寿芝医略》一书二名。	有本年浙省翰墨斋刻本藏中国科学院、中医科学院、上海中医药大学及南京、四川、湖南图书馆。
			王廷俊撰辑	寿芝医略 3 种 3 卷	子目：虞庠辑王廷俊增注《类经纂要》，王廷俊《难经摘抄》《寿芝医案》各 1 卷。	即《类经纂要》。

公元（年）	清纪年	干支	作者	书名	考证内容	版本资料
1867	六	丁卯	王庭俊摘注	难经摘抄1卷	摘抄《难经·二十五难》原文，注文多取自徐大椿。	附于《类经纂要》。
			王廷俊撰	寿芝医案1卷	又名《追忆旧录四川治验医案》，《类经纂要》王氏自序即是书序。载16证27案，多疑难少见病，附24方，多经方。	附于《类经纂要》。
			明·绮石撰，清·元和陆懋修（九芝，勉旃，江左下工，林屋山人）重订	重订绮石理虚元鉴5卷	有本年陆懋修自序。重订《理虚元鉴》，2卷改5卷，分别为理虚总论、虚劳诸症、治病余论、用药宜忌、脉法列方。	有京华书局石印本藏天津中医药大学，收于《世补斋医书后集》。
			元和金德鉴（保三，颟释老人）撰	烂喉丹痧辑要不分卷	有自序无纪年，有本年江承桂跋。增订《丹痧经验阐解》，论喉痧重在发表，以畅汗为第一义，列经验阐解总论、论症、要方，载方13首，载药67味，附叶天士医案1则。	有本年皖省陵阳崇伦堂刻本藏中医科学院、成都中医药大学、浙江中医药研究院，收于《小耕石斋医书》《陈修园医书》。
			三吴华岳（芳伯）原撰，归安凌绂曾（初平）续编	险症择尤不分卷	华岳撰《急救腹痛暴卒病解》；凌绂曾续增，辑入《烂喉丹痧辑要》，合而成书。有蒋泽春跋。	有归安凌氏刻本藏中国中医科学院及上海中医药大学。
			安东石寿棠（芾南）撰	温病合编5卷	有本年自序。分温病总纲、治法、表里症、五兼症等，附经验疫痧证治、类伤寒四证及热入血室等。	有抄本藏中医科学院，1958年中医古籍出版社影印出版。
			无锡薛福辰（抚屏，时斋）编撰	素问运气图说1卷	有本年自序。绘运气图20幅，各配文字以明何运何气，应见何病，治以何法。	有本年抄本藏浙江大学医学图书馆。
			金城高亿（玉章）撰注，巴西罗济川（衡峰）音义	素问直讲9卷	有本年自序及1870年罗济川、张映川、胡辑瑞、乾一氏、大愚子序。又名《黄帝内经素问详注直讲全集》，其《刺法》《本病》与通行本异，自谓得自三峰山道士。	1872年绿云冈刻本藏中医科学院、故宫及陕西、辽宁、上海中医药大学。
			豹陵王六典（苋洲）辑，萧山钟启淦（丽生）增刊	吞烟急救方1卷	有本年宝善主人序。专辑解救吞鸦片烟方，录矾草汤、银花汤、黄土汤、黑参汤等10余方，列案1则，后附外洋传授戒烟神方及吞烟救命简易良方。宝善主人似即钟启淦本人。	有本年宝善堂刻本藏河南图书馆，1880年山西濬文书局刻本藏中国中医科学院。

公元(年)	清纪年	干支	作者	书名	考证内容	版本资料
1867	六	丁卯	亟斋居士原撰，歙县洪门武林连氏增订	增订达生编 3 卷	有本年洪门武林连氏序。增达生编补遗 1 篇，附《大士救产真言真印》、石天基《保产心法》《全婴心法》《痘家禁忌》《验方》《保赤编》《附治痧症神方》，末署：同治十年季秋之月，安宜仲书，朱云生记。	有 1918 年扬州刊本藏浙江省中医药研究院。
			泾县包诚（兴言）撰	广生编 2 卷	有本年自序及 1865 年龚绍仁序。阐述怀孕机理、条件、方法、保养等，附《十剂表》。	有本年蕴璞斋刻本藏山东、南京、上海中医药大学及吉林、湖南、湖北、贵州图书馆。
			山阴钱氏家传，山阴陈笏庵（敬之）传，慈水刘莱（畅园）重刊	胎产金针 3 卷	有本年刘莱序。钱氏家藏《胎产秘书》，陈笏庵传，刘莱附以所撰《胎产续要》《保婴要诀》，并易名《金针》。《通考》以为何荣撰，失考。	有本年刘莱刻本藏医学科学院、辽宁中医药大学。
			昆山朱维沅（九兰）辑	保婴辑要 1 卷	有本年自序、王绍基序，有例言。戒溺婴，亦从《妇婴至宝》《达生编》《福幼编》摘录数方，得其大要。	有 1869 年金陵兴善堂刻本藏南京、成都中医药大学。
			万邑王锡鑫（文选，亚拙，席珍子）撰	光明眼科 1 卷	有本年王樊元序。《联目》《大辞典》不载，即《日月眼科》，参阅 1847 年该条。	本年万邑王同仁刻本藏上海中医药大学。
			亡名氏辑著	传授心法 24 卷	以易卦开篇，阴阳五行为纲，阐述脏腑经络、病因四诊；载述各科证治，尤详妇儿，各证先总论，次分述；收录众多方剂，古方今方、统治单治、验方新方、单方草药分列诸证治条目之下。	本年刻于四川威远清风砦清风寺，有复印完本藏于村民梁心，中医科学院藏有清末抄本。笔者未见，据《中医文献杂志》2017 年 5 期陈廷德论文。
1868	七	戊辰	歙县郑塵（玉挥，西园）撰，古歙许佐廷（乐泉）增订	喉科秘钥 2 卷	有本年许佐廷自序、自跋。上卷载喉症要说、歌诀、证治 22 种、方 12 首；下卷喉症图说，许氏增补《喉证补编》，载白缠喉风论及治验四症；末附《福幼编》急慢惊风证治、难产神效方、脑漏神效方。	有本年刻本藏上海图书馆及辽宁、湖南中医药大学，有版本十余种。
			许佐廷辑	喉科合璧 2 种 3 卷	子目：喉科秘钥 2 卷，时疫白喉捷要 1 卷。《大辞典》作《喉科秘钥》与《紫珍集喉科》合刊。	光绪间刻本藏镇江图书馆。

续表

公元 (年)	清纪年	干支	作者	书名	考证内容	版本资料
1868	七	戊辰	湘乡陈鄂（实夫，棣原，保真居士）撰	一见知医6卷	有本年自序。内容：医理总论、按部位论病症、脏腑所主病、六淫七情病、妇科、儿科病、痘麻等证治。	有本年刻本藏中医科学院、上海中医药大学、浙江中医药研究院、苏州中医院。
			武宁张福田（郁彬）撰	脉理宗经3卷，补集1卷	有本年自序及1880年唐家桐、王廷凤序。以《内经》、仲景脉法为宗论30脉象形象、主病、治法；另有足脉、脉法、内照图说。	1880年武宁张绛雪堂刻本藏中医科学院，2009年收于《中医古籍孤本大全》影印出版。
			崇明陆廷珍（子贤）撰	六因条辨3卷	有本年豫廷氏序。论六因以温热暑湿为主，首总论，述病因、转归、治法，示病情演变大略；次条辨，示辩证用药规矩；复设注解以评析发扬，凡12篇，171条。1906年太仓陆启余绎堂初刻，有王祖曾序。	初刻本藏上海中医药大学、苏州中医院，1937年上海文光书局有铅印本，收于《珍本医书集成》。
			陆廷珍原撰，新安江梓园（潜庵）注	六因条辨旁注摘要3卷	有1938年江梓园序。内容大略同《六因条辨》，录其正文至《斑疹条辨》，略其原注而另撰注文。	有1938年抄本藏浙江省中医药研究院。
			上元王庚（西林）撰	温病指南1卷	有本年自序、凡例、王懋庚跋。宗吴瑭原本，举其大略，从浅近处申言。药用辛凉，为纠世用温药之偏。	有清刻本藏浙江省中医药研究院。
			枝江栗山痴叟辑	医学便览7种12卷	有次年自序。子目：伤寒读本2卷，金匮读本2卷，医学三字经1卷，十二经脉歌1卷，指南摘要1卷，医学实在易1卷，本草求真4卷。	有本年自刻本藏中国中医科学院、重庆市图书馆。
			栗山痴叟撰	十二经脉歌1卷	以歌诀述十二经脉分布、功能、病因病机，附《奇经八脉歌》等。	收于《医学便览》。
			栗山痴叟辑	指南摘要1卷	温病学著作，节录叶天士论述温热病条文，分析温病传变规律和治法，附《四诊心脉要诀》。	同上。
			栗山痴叟辑	伤寒读本2卷	卷首有《铢两升斗考》。	同上。
			栗山痴叟辑	金匮读本2卷	前有栗山痴叟序。编次遵黄元御《金匮悬解》，先分脏腑经络16条，次外感、外感杂病，列80方；后内伤、内伤杂病，列34方。方歌取陈元犀《金匮方歌括》，末附药物炮制用法。	同上。

公元 (年)	清纪年	干支	作者	书名	考证内容	版本资料
1868	七	戊辰	泾县包诚（兴言）撰	包氏医述3种4卷	子目：广生编1卷，十剂解1卷，十剂表2卷。《联目》《大辞典》《中医文献辞典》俱不载，《四部总录医药编》《中华古文献大辞典医药卷》著录。	有本年蕴璞斋刻本。
			阳湖张曜孙（仲远）撰，包诚重订	重订产孕集2卷，产孕集补遗1卷	有本年包诚序。原书13篇，包诚于养孕、孕疾、辨产、产戒、应变、调摄、拯危、去疾8篇有增补，并撰《补遗》1卷附之。《续修四库全书提要》载录。	有本年蕴璞斋刻本藏国图、医学科学院、浙江中医药研究院及首都、上海、浙江、南京图书馆等处。
			慈溪应遵海（味农）撰	挑疔歌诀1卷	有本年自序。遵海叔父应其南精外科和针灸，本书整理其针挑治疗疔疮经验。封面署"吴志仙珍藏"，《疔疮论》末署：同治七年戊辰六月味农氏录于稻香书舍之南窗。	有1874年刻本藏中国中医科学院。
			萧山竹林寺僧撰传，浙东陆氏浣花居笔记	秘授女科集成良方2卷	有本年及1871年陆氏浣花居二自序。卷上萧山竹林寺女科120症，卷下集验良方95首。	有1887年绍兴府文奎堂刻本藏浙江省中医药研究院。
			罗绍芳（林一）撰	喉症辨验合编1卷	先列喉症病因，详述喉痹、缠喉风、走马喉风、缠舌喉风、双单乳蛾、喉疔、木舌重舌等喉症病因、症状、病机、治法、方药，末附验方、急救针刺法、白喉证验等。	有本年四川盐道街会元堂刻本藏四川大学华西医学中心。
			元和金德鉴（保三，蒯释老人）撰辑	小耕石斋医书四种8卷	子目：金纂《烂喉丹痧辑要》4卷，金辑《焦氏喉科枕秘》2卷，金增删《急救腹痛暴卒病解》1卷，周扬俊注葛可久《十药神书》1卷。	有本年金云斋刻本藏中国中医科学院、上海中医药大学。
			亡名氏原撰，金德鉴辑传	焦氏喉科枕秘2卷	又名《喉科枕秘》，有本年应宝时序。内容：治喉秘法、要诀、十二法、焦氏喉症图形针药秘传、72种喉病证治，用方。	有本年孙氏刻本藏国图、医学科学院、上海中医药大学、黑龙江图书馆，收于《小耕石斋医书》。
			亡名氏撰	紫珍集济世良方不分卷	又名《焦氏喉科》。焦紫珍，针灸、喉科专家，不知何时何处人氏。全书无序跋，内容丰富，绘图亦精美。不分章，共175节，目录缺第82－108节，内容则缺第82之后。	书见于《焦氏喉科枕秘》之后，2007年中医古籍出版社收于《中医古籍孤本大全》影印线装出版。

续表

公元（年）	清纪年	干支	作者	书名	考证内容	版本资料
1868	七	戊辰	嘉兴张惟善撰	几希录良方合璧2卷	《几希录》为通俗伦理读物，有1821年瑞五堂主人山阴金氏小引，辑先儒粹语以劝世修身；本年张惟善益以集验良方800余首，有跋。	有本年姑苏得见斋刻本藏中医科学院及北京、天津、河南、辽宁、长春中医药大学等处。
			亡名氏辑	名家秘方4种不分卷	子目：程永培《咽喉经验秘药诗》，亡名氏《南阳叶天士先生医案》，《焦氏喉科枕秘应用良方》，金德鉴《烂喉丹痧辑要》。《联目》《大辞典》俱不载。	有清钞本藏国图，2002年收于《国家图书馆藏稀见古代医籍钞稿本丛编》影印出版。
			亡名氏辑	南阳叶天士先生医案不分卷	标题下注：家藏本抄出。无署名，为喉痧验案及制药秘法。	收于《名家秘方》。
			赵澍（雨人）撰	枌榆小草2卷	运用伤寒方诊治的验案汇编。	有1875年刻本藏广州中医药大学。
			暨阳徐锦城（守愚，聊尔居士）撰	医案梦记2卷	有本年自序及1895年吴忠怀、1897年王正本序，有凡例。以时为序载55案，以内伤证治居多，后附120方。附案1卷，其子徐子麟案19则，多为少见病。	有1897年刻本藏陕西中医药大学、辽宁图书馆、上海中华医学会、上海交通大学医学院，有1920年绍兴裘吉生刻本。
			亡名氏辑	保婴合璧1卷	非医学书，乃言不得溺女而称保婴，无纂辑者名氏、前后无序跋。载1659年禁溺女谕旨、1815年禁鬻妻溺女谕旨、彭殿撰凝祉先生济溺说、章元党戒溺女文、盛松亭戒溺女论、何龙图戒溺女歌、文东川施象山戒溺女歌、弃婴恶报五则、曹谔亭育婴堂告神文等。	《联目》《大辞典》载录于儿科门，有本年刻本藏上海图书馆。
1869	八	己巳	璧山黄钰（宝臣）撰	本经便读4卷，名医别录1卷	有本年自序，按三品分类载药232种，每药编歌1首，附录以歌述药143味，名《名医别录》。	1893年芸经堂刻本藏中医科学院，收于《陈修园医书》50种、72种。
			黄钰撰	平辨脉法歌括1卷	前后无序跋，以四言歌诀述《平脉法》《辨脉法》2篇。	收于《伤寒辨证集解等四种》《陈修园医书》。
			泾川查道伦（怡庭）撰	引痘集要2卷	有本年自序、王炳如序及次年蒯德模、刘传本序。详言种痘法、禁忌证及有关事宜。	有本年刻本藏中国中医科学院、上海图书馆、上海中医药大学。

公元 (年)	清纪年	干支	作者	书名	考证内容	版本资料
1869	八	己巳	四明余廷勋（瓒黄）原辑，铁岭衍秀实夫重订，赵培桂（月亭）续刻	不药良方1卷	有1854、1869年赵氏二自序，及1774年余廷勋、1838年衍秀实夫序。余氏1775年辑《不药良方》，分急救及内外妇幼5门463症列方；衍秀实夫重订为《历验单方》，赵氏二度刻印，为续刻者，非原作者。《联目》作"赵月亭编"，有误。	有本年明德堂赵培桂刻本藏镇江市图书馆。
			元和陆懋修（九芝，勉旃，江左下工，林屋山人）辑	水饮治法1卷	内科学著作，前有引言。水饮主症咳、悸、喘、呕、渴、噎、结胸、痞、腹满、腹鸣、小便不利、硬痛、胁下痛，多选经方治疗。	有本年稿本藏国图，2002年收于《国家图书馆藏稀见古代医籍钞稿本丛编》影印出版。
			醉酒、青风、修真三丈子撰辑	活命慈舟8卷	有本年罗天章、徐玉成、夏恩义、萧宗儒序及1864年醉酒散人、夏甸芳序。卷1补益、导泻等10法，卷2、3五官、治痛、消肿等23法，卷4妇科13法，卷5儿科21法，卷六外科8法，卷七先治、后治、下治、启智8法，卷8论医论病、断生死等24法，后附《陆地仙经》，末为药性。	有本年刻本4册藏陕西省中医药研究院；成都中医药大学亦藏，经查未见；《联目》作"《活命慈丹》"，归于养生门，误。
			张衍恩（有恒，沛霖）撰辑	传悟灵济录1卷	有本年自序，针灸学著作。总结八世家传针灸经验，校误正讹，绘图润色，详加注释而成。	未刊，有稿本存世，收于《续修四库全书》。
			临邛郑寿全（钦安）撰	伤寒恒论10卷	前有自序、凡例，循舒驰远《集注》次序注释伤寒，末附《麻脚瘟说》，辨认内外发热秘诀。	有1875年刻本藏天津高等医药专科学校；成都志古堂刻本藏中医科学院。
			郑寿全撰	医理真传4卷	综合性医书，有本年自序。卷1-3阐述运气及阴阳诸虚证，卷4内、外、妇、儿、五官各科杂病证治问答。	本年抱一山房刻本藏医学科学院、贵阳中医学院，有版本十余种，1874年与《医法圆通》合刊。
			苏州陈莘田撰	陈莘田先生外科临证医案4卷	又名《枫江疡案》，有本年杨渊序。分文、行、忠、信4集，载119种外科验案。1892年其弟子又撰续集，录130种外科病症300则医案。	收于《黄寿南抄辑医书二十种》，1981年中医古籍出版社影印出版，钱伯瑄为之跋。
			陈莘田撰	陈莘田外科方案5卷	无序跋，230门载658案，附外科备用诸方及陈懋亭方案6则。与《陈莘田先生外科临证医案》异。	有稿本藏南京中医药大学，2004年收于《中医古籍珍稀抄本精选》刊行。

续表

公元（年）	清纪年	干支	作者	书名	考证内容	版本资料
1869	八	己巳	虞山陈如山（憩亭）撰，吴郡黄寿南（福申，沁梅）抄辑	陈如山方案 1 卷	有黄寿南识语。目录题为《墩头坵陈憩亭子如山先生方案》，载录游火、时毒、口疳、喉痛、痈疽、乳岩等 30 余种病症近 200 方案，以内服为主治疗。	收于《黄寿南抄辑医书廿种》，1981 年中医古籍出版社影印出版，题为《虞山墩头丘陈氏方案》。
			杭州骆明贵传，张炳南整理	伤医大全不分卷	有本年张炳南自序。阐述全身各部位损伤证治，创伤虽在外，仍须内外兼治；有整骨内服麻药方。	有荫圃主人抄本藏上海中医药大学，收于《伤科集成续集》排印出版。
			钱塘连自华（书樵）撰	行余书屋医论 1 卷	训习医之随笔，尊内经、述医理、辨虚实、调脾胃；附医案 2 卷 30 余则，内科为主。有 1893 年连文冲跋。	收于《连自华医书十五种》，有稿本藏中医科学院。
			连自华撰	有恒杂记 1 卷	前有自序。载录临证心得、方药运用、药物鉴别等 105 条。	同上。
			连自华撰	示儿篇 1 卷	扉页有题辞，前有自序，后有连文冲跋。杂记随笔，前半说经，释经典，译契文；后半谈医，尊内经，阐阴阳，述运气，论脏腑，说疾病。	同上。
			连自华撰	寄京医札 1 卷	无序跋，首载 8 月 18 日、21 日诊治慈禧脉案；书札十数通，谈医论方，有暑月分娩、胎产诸方、小儿养护诸事，附灵验药方 50 余首。	同上。
			连自华撰	医略 1 卷	无序跋，载医话、医案三十余则。	同上。
			连自华撰	喉科方案 1 卷，京城白喉约说 1 卷	《京城白喉约说》实为《喉症方案》之前半，《喉症方案》后半自"咽喉虚火实火表"及忌食各物、忌服各药，诸方、药、案等，则为《京城白喉约说》所无。	同上。
			连自华撰，萧荣爵参校	京城白喉外治三法 1 卷	前无序，后有 1900 年连文冲识语，未入《连自华医书十五种》。三法为预防法、急治法、绝患法。	有 1900 年琉璃厂龙文斋刻本藏天津中医药大学。
			亡名氏撰，刘叔卿传	刘叔卿秘传白喉方 1 卷	前后无序跋，亦无目录，内容大略同张绍修书。	有清抄本藏中国中医科学院。
			竟成堂主人辑	竟成堂医书三种 8 卷	前有 1927 年唐成之题识。子目：呕斋居士《妇婴至宝》6 卷，曾鼎《摘录妇科指归产后方》、亡名氏《随缘便录》各 1 卷。	1914 年湖南唐氏据本年刻本之抄本藏中国中医科学院。

公元（年）	清纪年	干支	作者	书名	考证内容	版本资料
1869	八	己巳	旴江曾鼎（亦峦，香田）撰	摘录妇科指归产后方 1 卷	1786 年曾鼎撰《妇科指归》4 卷，卷 3 专论产后诸病，产后较胎前病窭更多尤宜慎重、产后七日所忌、产后三日所宜、产后三十论、详论生化汤之妙、产后定拟诸方。	竟成堂主人将《指归》卷 3 辑入《竟成堂医书三种》。
			亡名氏辑	随缘便录应验良方不分卷	方书，省称《随缘便录》，有 1947 年王心原序。外伤科为主，列疯狗咬方、跌打损伤吊伤方、治痔疮神方、千金鹿角散、治乳岩坚核方等 20 类 310 余方，有白降丹、红升丹等疮疡方 20 首。	有本年刻本藏中医科学院、上海中医药大学、山东图书馆，浙江中医药研究院藏有 1875 年广信立德重刻本与清末抄本，收于《竟成堂医书三种》。
			刘农（幼耕）编	生生堂西洋药局海国奇方不分卷	又名《海国奇方》，为生生堂西洋药局上海戒鸦片烟药目。载戒烟药极贞回生丸、极贞神妙丸、极贞参茸丸 3 种，代替药卫生丸、百益丸，附：报刊相关报道、忌烟说等。	有 1874 年刻本藏中国中医科学院。
1870	九	庚午	泾县包诚（兴言）撰	伤寒审证表 1 卷	有本年自序、李瀚章序。以表格形式阐发伤寒六经辨治之法。《续修四库全书提要》载录。	有本年湖北崇文书局刻本及 1901 年上海商务印书馆铅印本、千顷堂书局石印本等。
			潜江刘若金（用汝，云密）撰，阳湖张琦（翰风，宛邻）节录，蒋溶（文舟）辑补	本草述录 8 卷	又名《萃金裘本草述录》。蒋氏为张琦《本草述录》6 卷增订《补集》2 卷，添加野山参、东洋参等药品，为 8 卷。	有本年蒋氏抄本藏中国中医科学院，经查无着，笔者未见。
			合川刘兴（善述）撰	草木便方 4 卷	又名《草木便方一元集》《绘图草木药性歌诀》，有本年刘尚萧序。前 2 卷载药 508 种，川东地方草药为主，以七言歌诀介绍性味、功效，每品有药图，有文字说明；后 2 卷分通治、妇女、外科、幼儿、眼目上、中、下八部，按病症分 124 门收草药方 700 余；末附居家常造饮食有益人法。《联目》不载。	本年初刻，1880 年裔孙刘绍熙为序，岳池学文堂重刻，1988 年重庆出版社有排印本。又有《草木便读》4 卷，内容与是书相类，笔者未见，当即是书别本。
			雪樵撰	兰台要旨 3 卷	无序跋、目录，3 卷各有小引，均为赋体，详加注释，卷 3《用药》为治则治法，并非药性方论。	有本年益寿堂刻本藏上海中医药大学，卷端署雪樵甫著。

续表

公元 （年）	清纪年	干支	作者	书名	考证内容	版本资料
1870	九	庚午	陈舜封（豫东）辑	竹石草堂成方汇要3卷	有本年自序2篇。分5部载1680余方，包括经方280首，妇科10门250方，杂症42门840方，家传秘方120首，另有温暑集录。	有本年稿本藏上海中医药大学。
			亡名氏辑	急救普济良方2卷	无序跋，分《急救普济良方》《孙真人海上良方》2部，前者载急症救治方90余首，后者以病为类，重行编排，与通行本有异。《联目》《大辞典》俱不载。	1987年袁占盈据梁岩家藏本年刻本校注，河南科学技术出版社排印出版《急救普济良方校注》。
			秀水王藻墀（振之）撰辑	证因通考10卷	有本年自序、王景曾序，及1872年李龄寿序。溯源及流，通考300余种病名，论证究因，不出方药。	有钞本藏中国科学院图书馆。
			勾章慈湖隐居原撰，红藕花村主人录	治疗要书1卷	有本年红藕花村主人自序、1908年剑痴氏序。首疗疮面图，描头面部疗疮部位及穴位；次疗疮五经辨，述与脏腑关系；破、决、挑治疗疮；63图说明13种疗疮治法。	有1908年永丰泰印书馆铅印本藏浙江图书馆，1927年上海宏大善书局石印本藏中医科学院、上海中医药大学等处。
			豫章平西谢万青（松茂）撰	救生家宝1卷	妇儿科急诊专书，有本年自序、戴兰馨序，次年萧仲芳序。汇纂血崩、流产、难产、新生儿急症及中毒、创伤、冻馁等急救70法100方。	有1882年刻本藏上海中医药大学。
			天台赵廷海（开泰，兰亭）撰	增补牛痘三要1卷	有本年自序、文廉序及同治间边葆諴、毛琅、顾文彬诸序。原署天台赵开泰兰亭撰，《鄞县通志》谓赵廷海兰亭撰；赵廷海辑《救伤秘旨》，赵开泰序称"余弃举子业，集有《救伤秘旨》"；故赵开泰、赵廷海实同一人。书载9论3案40方。	有本年著者自刻本藏国图、医学科学院、中医科学院、上海中医药大学，有1873年刻本藏中国医学科学院。
			分宁徐晋亨（寅生）编辑	医学儿科纂要4卷	无序跋，卷1以歌赋图诀述小儿诊法；卷2-4小儿治法大纲及杂病证治，列方400首。	有本年刻本藏上海图书馆。
			亡名氏撰辑	杨氏小儿科2卷	无序跋、目录，以歌括介绍儿科诊法及急慢惊、疳、痢等22门证治，载保婴秘要、慈幼赋等，后为痘麻要诀、诸方和图；下册议痘名义，议痘疹始源、议痘疹名义、痘疹义解、治痘总论，末附护养小儿法。	有抄本2册藏中国中医科学院，封面、扉页无撰者署名，下册《议痘名义》下署：姚江可亭朱禄撰，新安彭远氏录。

公元 (年)	清纪年	干支	作者	书名	考证内容	版本资料
1870	九	庚午	亡名氏撰辑	济婴秘诀1卷	无序跋、目录、凡例，首惜养真元广嗣益寿、养护失宜令子疾夭，次诊法及变蒸、家藏小儿推拿秘法，次诸惊证治方药、惊痫经验方、面部五脏图、手掌六经图、拿掐紧用穴图，后附秘传小儿疳积方、小儿其余诸症、神应保婴蜡丸等。	有本年抄本藏上海中医药大学，末署：《济婴秘诀》终，共计二十八叶，下卷。
			新会刘晚荣（节卿）辑	述古丛钞（4种9卷）	原书30种，有医书4种9卷。子目：许叔微《伤寒百证歌》5卷、汪昂《经络歌诀》1卷、舒诏《伤寒六经定法》1卷附《答问》1卷、陈澈《药症宜忌》1卷。	有本年古冈刘氏藏修书屋刻本藏北京师范大学。
			黄真人撰，民国大埔何光（约明）编	喉科秘诀2卷	有1922年何光序、例言。载神字号玉华散、圣字号通利散、功字号积雪膏等喉科验方，巧字号定风针等针法，述22种喉风证治，末附《坏症须知》。卷一末有附注：是书破头黄真人传授宫兰翁、姜白石，又传与周诗先生，周先生传与女婿林杏，吾再传黄春台，三传李元祯云。	有本年朱照吾抄本藏中国中医科学院，收于《三三医书》《国医小丛书》。《喉科七种》收载《破头黄真人喉科三十症全部》，有1907年抄本藏中医科学院，可参阅。
			亡名氏撰	眼科2卷	无序跋、目录。卷上歌诀17篇，总论五轮、五色、五经、五脏、五行，述看眼、用药、制药、点药法；卷下以问答述眼病七十二症证治。	有抄本藏上海中医药大学，封面署：横湖求是斋珍藏；有1922年铅印本藏广州中医药大学。
			林作建（和斋）撰	壶山意准2卷	封面作《壶山医准》，卷首作《壶山意准》，有张思臣章，无序跋、目录。上下二册，分15门载94案，多内妇科疑难杂证。	有抄本藏上海中医药大学。
			亡名氏撰	世济堂医存3卷	无序跋，有胡省三阴文篆章。上卷列中风、肝风、乳岩、虚劳、咳、喘、痞等12门，下卷载胃痛、疟、痹、黄疸、痰饮等22门，补卷则列泻痢、便血、调经、带下、胎前、产后治案。	有抄本藏上海中医药大学。
			乐安刘子翚（慎夫）编撰	医说医案合编不分卷	有本年自序及何邦彦序。医说4则：学医说、行医说、用药说、杂说，医验偶存十余则，附经验良方6首。	有本年刻本藏上海图书馆。

续表

公元（年）	清纪年	干支	作者	书名	考证内容	版本资料
1870	九	庚午	吴郡黄寿南（福申，沁梅）抄辑	黄寿南抄辑医书二十种	自本年至1914年，40余年间黄氏搜集抄辑行世之作。子目：伤寒类辨，类伤寒辨，不倦庐观书札记，类伤寒集补，伤寒直解辨证歌附四明心法，烂喉痧集记附喉痧汇论，痧痘金针附治痘方略，女科心法纂补，叶香岩先生医案附病机选案，陈莘田外科临证，陈莘田医案续集，陈如山方案，顾西畴城南诊治，顾西畴方案，七家诊治伏邪方案，琉球百问，过庭录存，延陵弟子纪略，客尘医话，按部分经录，杨氏问心堂杂记。	有1870至1914年稿本抄本藏中国中医科学院。
			锡山黄堂（云台）撰，黄寿南校注	纪效新书2卷	有本年自序。卷上列中风、肝风、虚劳、咳嗽等内科杂症；卷下外科五官科验案，凡50余类300余案。	有黄寿南校注稿本藏中国中医科学院，1981年中医古籍出版社影印出版。
			亡名氏撰辑	药性巧合记不分卷	前后无序跋，为药物拟人化剧本，演绎种种故事。8回，首回无目，下为：佳人犯了弥陀僧、山栀子投抱遇妖、路旁幸遇马齿苋、威灵仙温村演武、红娘子家贫卖药、石决明大战海桐皮、白茯苓营前平乱。末署《药性巧合大团圆》。	《联目》《大辞典》俱不载，有本年钞本藏国图，2002年收于《国家图书馆藏稀见古代医籍钞稿本丛编》影印出版。
1871	十	辛未	归安莫文泉（枚士，苕川迁叟）撰	研经言4卷	有本年自序及陆心源、王宝书、1879年陆懋修序。医论139篇，以论、说、解、辨等体裁阐述经旨。《续修四库全书提要》载录。	1879年月河莫氏初刊，收于《中国医学大成》，1983年江苏科技出版社有排印本。
			原题：华祖仙师遗稿，了因子辑	千金不易简便良方不分卷	有本年自序、紫云仙馆主人序。一方一证，载方112首。	有本年刻本藏中医科学院、上海中医药大学、南京图书馆等处。
			星沙黄翼升（昌岐）撰	丹桂良方2卷	又名《丹桂应验良方》，有本年自序及1877年陆润庠序。分咽喉、心胃、噎膈、痰嗽、血症、肿胀、痢疾、霍乱、疟疾9门载500方，附救急良方90首。《联目》《大辞典》并载黄氏《家用良方》《应验简便良方》《救急良方》，即其别本。	有本年刻本藏中国中医科学院及浙江、南京图书馆，1877年刻本藏天津图书馆、上海中医药大学、苏州中医院。

公元 (年)	清纪年	干支	作者	书名	考证内容	版本资料
1871	十	辛未	新安胡增彬（谦伯）撰辑	经验选秘6卷	有本年自后序、钟骏声序及邹存淦跋。卷1内科五官科280方，分头风、头面发肿猪头风、诸般头痛、头眩晕倒诸证，卷2、3外科120方，卷4妇科45方，卷5儿科51方，卷6急症63方，共560余方，并有食戒、食治及符咒内容。	有本年胡氏翰文斋刻本藏中国科学院、中医科学院、浙江省中医药研究院、上海、辽宁、湖南中医药大学及上海、苏州、安徽图书馆。
			亡名氏辑	周景濂先生小儿推拿总赋1卷	无序跋、目录，末署辛未岁秋七月。内容：首周景濂先生小儿推拿总赋；次小儿诊法，看小儿惊歌、看五脏六腑定诀、看面定诀法、看五指歌诀方、断生死气色日、看证候诀、变蒸法、四证八候歌；次穴位部位、推拿法、论症候并推拿治法；末为经验良方。	有清抄本藏苏州图书馆，无撰者署名。
			蜀郡龚锡麟撰	天宝本草1卷	又名《天宝本草药性》，民间草药著作，治病草药有如天然之宝，与唐"天宝"年号无关。无序跋，药性赋以骈体文介绍寒、热、温、平四类182种药物，药性歌以七言四句歌赋介绍草药149种。	有1875、1883年刻本及民国间重刊本，2001年中医古籍出版社有《天宝本草新编》排印本。
			临川戴耀墀（式尹，旭斋）撰	伤寒正解4卷	有本年自序及程景贤、黄式度、万邦福、吴绍箕、周春江5序，周效濂、江修业2跋。诸经各篇皆列定脉、定证，辨六经尤当辨表里寒热。	有本年刻本藏上海交通大学医学院、湖北医大、上海中医药大学。
			璧山黄钰（宝臣）撰	经方歌括2卷	有本年自序。上卷伤寒，分桂枝、麻黄、葛根、柴胡、泻心、承气、白虎、五苓、四逆、理中、杂法11类115方，下卷金匮，按原次序列方，以韵语歌括概括其主治主证。	有1893年芸经堂刻本藏中医科学院、军事医学科学院，收于《伤寒辨证集解等四种》。
			固始王燕昌（汉皋）撰	王氏医存17卷	有1875年自序及1874年英翰序。首论中气、命门、组方用药等理论问题，次述外感温热、各科临床。有医话医论250节472条，医案66例，验方200余首。	有1874年皖城黄竹友斋刻本藏国图、中国科学院、中医科学院及北京、山东、成都、广州中医药大学，1983年江苏科技出版社有排印本。

续表

公元（年）	清纪年	干支	作者	书名	考证内容	版本资料
1871	十	辛未	王燕昌撰	新选验方不分卷	有本年费民誉、周春喧序、亮臣跋。载暖脐膏、痞块神膏、化癌方及痔疮、闪跌岔气、脱肛、中毒、虫兽伤等方，方名与病名混用。	有清刻本藏上海中医药大学、南京图书馆。
			闽侯林枫（苇庭）辑	医学汇参 10 卷	综合性医书，有本年刘存仁、沈锦波序。以天干分十集，仿《尔雅》例，分释体、辨脉、释药、释方。为编次经方及诸家方集解，另为一集。各条大体引各家旧说而间加以辩论。其中释方、释药二篇尚未完书。	有本年福州林氏刻本藏福建图书馆，有乐素斋刻本藏河南、广州中医药大学，鹭门叶文澜刻本等藏上海中医药大学。
			衡阳王菊泉撰	医案心得集 2 卷	有本年刘玲阁序，卷 1 补养、理气、理血、祛风、祛寒、清暑、泻火、治痰、消导，卷 2 消补、杀虫、明目、痈疽、经产，分 14 门 93 证，载 93 案，多内科疑难杂病。	有本年汉皋悟真山房刻本藏中国科学院、湖北省图书馆、湖南中医药大学。
			青浦何其超（超群，古心，藏斋）撰	春煦室医案不分卷	首医论 7 则：春煦室记、医学杂论、八卦配脏腑阴阳图、病情调摄论、加味六合定中丸、自制绀珠丸、茱萸温中丸，载内妇科医案 130 余则。	1994 年学林出版社有影印本；内蒙古图书馆藏抄本《春煦堂医案》2 卷大体相同。
			长洲陈标（少霞）撰，吴郡黄寿南（福申，沁梅）编	痧痘金针 3 卷	有上年自序、本年引言、周灿跋及次年宋兆淇序、钱宝鼎跋。上卷痧科，中、下卷痘科。	抄本收于《黄寿南抄辑医书二十种》，1992 年江苏科技出版社收于《吴中医集·临证类》排印出版。
			原题：吕祖撰，清·镇江荆园小沛氏刊印	七十二痧症吕祖仙方不分卷	前有题词，末有养舆氏语，载列治羊毛痧、72 种痧症、时症、麻木、瘟病、火疗发斑、发狂发渴、唇肿舌肿、口烂喉痛等症经验良方。	有刻本藏陕西中医药大学。
			南兰庄大椿（书年）撰	衍庆编 2 卷	有 1876 年陈濂序。卷上述胎产六字真言、宜忌、试痛，卷下保胎、小产、产后杂病，卷末署：南兰庄大椿书年氏述，商邱陈谦澄之氏梓，又附调经圣方及安胎易产双宝汤。	有森玉堂刻本藏中国国家图书馆。
			刘文范（田汀）撰	羊毛瘟疫新论不分卷	羊毛瘟疫原指伏气温病，此特指"皮肤上有陷点，以针挑之，皮内有白色长毛约寸许，一孔可带二三十根者"。载附图示病位，以医案明诊治，末附药方 10 余首。	有安徽大生堂刻本藏中医科学院，经查未见；是书似与湘南刘月汀《羊毛痧验方》同，田汀或即月汀之误。

公元（年）	清纪年	干支	作者	书名	考证内容	版本资料
1871	十	辛未	樊城熊煜奎（吉臣，晓轩）撰	儒门医宗总略8卷	首列《崇训堂医学源流总叙》，有凡例及初学式例六则，分前后集，前集《医学源流》4卷：玉函演义、灵素引端、灵素秘旨、金匮典要各1卷；后集《方药类编》4卷：内台遗法1卷、内台绪余2卷、杂论增补1卷。	有本年崇训堂刻本藏湖北省图书馆。
			熊煜奎撰	医学源流4卷	《联目》不载，《大辞典》载录。子目：玉函演义、灵素引端、灵素秘旨、金匮典要各1卷。	为《儒门医宗总略》前集，有本年崇训堂刻本藏湖北省图书馆。
			熊煜奎撰	玉函演义1卷	载列医论10则：医非小道、医同正学、读书宜审、操术宜慎、折衷贵当、变通有法、条目相贯、讹误当辟、俗不可徇、艺必归真。	《联目》《大辞典》不载，为《儒门医宗总略》前集《医学源流》之卷1。
			熊煜奎撰	灵素引端1卷	述内景赋、脏腑十二官、五脏分主气化、脏腑纳甲、脏腑各六分主十二经脉，十二经脉气血、营行逆顺、起止诸诀，奇经八脉、宗营卫三气解等，注释多取景岳、修园、坤载。	为《儒门医宗总略》前集《医学源流》之卷2。
			熊煜奎撰	灵素秘旨1卷	述阴阳变化、五行生克、脏腑生成、气血原本、精神化生、形体结聚、五情缘起、五味根原、糟粕传导、营卫运行、卫气出入、天人六气解。	为《儒门医宗总略》前集《医学源流》之卷3。
			熊煜奎撰	金匮典要1卷	有引言，内容：四诊易知、证治总略、方药会通、药性总义、服剂五法。	《联目》《大辞典》不载，为《儒门医宗总略》前集《医学源流》之卷4。
			熊煜奎撰	方药类编4卷	前有本年叙言，类编历代医家方药精义，阐述药性补泻，辨析气味宜忌，按症举方，方药合论。子目：内台遗法1卷、内台绪余2卷、杂论增补1卷。	为《儒门医宗总略》后集，有本年崇训堂刻本藏湖北图书馆。收于《中国本草全书》249卷影印出版。
			长乐陈念祖（修园，良有，慎修）撰，吴县潘霨（伟如，韡园）编辑，王镇南（赞三）校录	医学逢源2卷	有本年王镇南、胡希瑗序。首列《三字经》；先四诊，欲人知望闻问切也；次八脉，欲人知表里寒热也；次六经，欲人知阴阳脏腑也；次诸病，欲人知温清补泻也。潘霨编辑，《韡园医学六种》不载。	有清刻本1册藏陕西省中医药研究院，扉页署：潘伟如先生编辑，板存布政司门口唐九如堂刻字店；收于《陈修园医书七十二种》。

续表

公元 （年）	清纪年	干支	作者	书名	考证内容	版本资料
1871	十	辛未	萧墀（玉谐）撰传	王传伤科秘方 1 卷	前有序无署名，记同治十年得书于萧老夫子事。《联目》《大辞典》俱不载。	2007 年中医古籍出版社收于《伤科集成续集》排印出版。
1872	十一	壬申	会稽高学山（汉崌）撰，会稽陈锡朋（勉亭）校补	伤寒尚论辨似不分卷	有本年陈锡朋、1881 年张沄卿序，又名《伤寒辨似发明》。认为《尚论》似是而非，分三纲为妄，辨析喻氏谬误。	书成未刊，有多种抄本藏上海图书馆、上海中医药大学、浙江中医药研究院等处，1956 年首次刊行。
			高学山撰	金匮要略注 25 卷	又名《高注金匮要略》，有 1956 年王邈达序。以天地气化、阴阳浮沉之理分析诸病病情、诊断及治疗方法，注释原书 25 篇。	有稿本藏中医科学院，抄本藏军事医学科学院，后王邈达增订，上海卫生出版社 1956 年有铅印本。
			绩溪胡澍（亥甫，甘伯，石生）撰	内经素问校义 1 卷	有 1881 年刘寿曾序、刘师培跋，1880 年族叔祖胡培系有《事状》。校释勘正 30 条文字。《续修四库全书提要》载录。	收于《泷喜斋丛书》《三三医书》《珍本医书集成》《丛书集成》。
			金陵华壎（昌伯）撰	本草骈文便读 10 卷	有本年自序及凡例，仿家传药性赋分 10 类编纂为骈体文，以便诵读。《联目》《大辞典》作成书 1845 年，据自序，当属本年。	有稿本藏国图，其显微胶卷南京图书馆有藏。
			南海何梦瑶（报之，西池，砚农）撰	乐只堂人子须知韵语 4 卷	有本年何之蛟、百爽轩序。综合性医书，卷 1 十二经脉、四诊心法、八脉要诀，卷 2 方剂汇辑，卷 3－4 药性韵语。	有本年百爽轩刻本、1885 年佛山华文局刻本；卷 3－4《药性韵语》有单行本。
			霖生抄辑	效验至宝方 1 卷	封面署咸丰三年四月吉立，有"仲华"篆章，末署同治十一年桂月十三日膳录，霖生《效验至宝方》记。无序跋、目录，载痈疽疔疮证候治疗，附水肿、气臌、中风、伤风。	有本年抄本藏山东中医药大学。
			历城姬茂畅（舒庵）撰	走马喉疳论 1 卷	有本年匡源序。载走马喉疳论、走马喉疳形色辨、闻声、治法论等篇，列苏梗解郁汤、四逆加桔梗汤、半夏汤、六味汤等 30 余方，附喻嘉言假寒假热辨。治疗之要在"分阴阳，辨表里，随时制宜"。	有本年刻本藏中国中医科学院。

续表

公元（年）	清纪年	干支	作者	书名	考证内容	版本资料
1872	十一	壬申	崇川施猷（小桥）撰	痧喉证治汇言1卷	又名《痧喉汇言》，有本年自序、自跋。汇集唐迎川《烂喉丹痧论》、祖鸿范《烂喉丹痧治宜论》、李崇修《烂喉痧论》、高锦庭《烂喉丹痧顺逆论》、王步三《烂喉丹痧论》、朱铁山《痧喉阐解》、漱喉方、《喉痧辨论》，附王孟英治痧喉方2首。	有本年学仁术斋刻本藏北京、南京中医药大学与山西、上海、镇江图书馆，有汉口中亚印书馆刻本、新安江左泉校批刻本等版本。又收于施猷辑《临证指南论集》。
			周兴南（召亭）编辑	知非斋咽喉集方1卷	有本年自序2则。汇辑《重楼玉钥》上卷及下卷喉风诸症针刺要穴，与《白喉治法忌表抉微》前后论，及杨氏、吴氏、张氏经验诸方。	有本年刻本藏北京大学医学部，1934年铅印本藏上海、广西中医药大学。
			吴江汝锡畴（勤访，琴舫）撰	治温阐要1卷	有1896年陆润庠序、盛宣怀叙。论各种温病病理治法，重舌诊，于风温、春温、伏暑、秋发等证辨之极微，而斑疹、瘟疫、喉痧诸类附焉。	有1927年铅印本藏国图、中医科学院、北京、上海、天津中医药大学及吉林、贵州、天津图书馆。
			江都朱履庵，陈敬之同辑	简易神验方1卷	有本年刘怀礼序，不分门类，记简易良方3020余首。《联目》《大辞典》以为刘怀礼编，由刘序知为江都朱履庵与陈敬之同辑。	有本年刻本藏上海中医药大学。
			亡名氏辑，嘉善孙荣寿（小云，玉峰樵客）抄传	杂症秘验良方2卷	无序跋，后有本年玉峰樵客嘉善孙荣寿小云氏题记。所用方药半皆毒药热药，自当谨慎。	有绍闻堂抄本藏上海中医药大学。
			笠泽费友棠（山寿）撰	急救应验良方1卷	外伤科方书，前有引言，有1876年杨昌濬序、1880年王德彭、徐福辰、熊銮等序。载回生第一仙方、八厘散等50余方。	本年刻本藏上海、浙江图书馆，有版本20余种。
			补拙轩辑	救急经验奇方1卷	汇辑虫蛇咬伤、金创伤折、水火烫伤、吐溺血等急救验方200首。	次年王云史隐山房刻本藏甘肃省图书馆。
			杨吉峰编撰	鹏集汤头21卷	《联目》《大辞典》载录，笔者未见。	有1895年张峻豫抄本藏苏州大学，经查未见。
			吴县曹维坤（云洲）原撰，曹毓秀（贯甫，春洲）编辑，曹元垣（智涵，沧洲）校刊	曹氏平远楼秘方4卷	无序跋，卷端署：吴县曹维坤云洲著，男毓秀春洲字贯甫参，孙元垣沧洲字智涵较。卷1为五官、口腔、皮肤、乳房证治，馀为外科诸病证治，录曹氏秘方1100馀首。书成未刊，曹春洲门人朱范九藏，早佚。	有陈风高抄本藏苏州大学炳麟图书馆。

续表

公元(年)	清纪年	干支	作者	书名	考证内容	版本资料
1872	十一	壬申	余姚胡凤昌（云谷）撰	保赤心筌8卷	卷1儿科诊法，卷2《指掌赋》，后有本年自跋，并述诸病证治；卷3－6幼科46种疾病证治，卷7、8幼科方剂，分发表、和平、祛寒、泄热、补虚、攻实、因方、备方8类。	有抄本藏中国中医科学院。
			刘鹤江原撰，上海朱占春（岭梅）传	幼科推拿法1卷	有本年自序，又名《推拿二十八法》《幼科推摩》。朱占春得其舅刘鹤江"幼科推拿二十八法"而屡验，手法与众不同，附有应验良方。《联目》不载，《大辞典》"佚"。	有抄本藏上海中医药大学，民国《上海县志》《月浦里志·游寓》谓朱占春著《推拿二十八法》。
			萧山孔广培（筱亭）撰辑	太乙神针集解不分卷	有本年自序及鲍存贤跋，灸法著作。首述太乙神针针法，次介绍其制备，附经穴全图，前人灸法，十四经穴位等。	有本年刻本藏上海中华医学会、上海中医药大学；中国中医科学院藏有抄本。
			歙县程正通（松崖）撰	眼科全方集蒙1卷	有本年林植棠序。首五轮，次眼病17种，配图述证治方药。《联目》《大辞典》作程玠撰于1484年，误。	有本年浮江林植棠藏南京中医药大学。
			杭州许广和号主人撰辑	许广和号丸丹集录不分卷	有本年自序、附例，标内外妇幼科目，以功效分类收录成药，载列丸散膏丹名，标明价格，述其功效，阐发主治症候，详其服用方法，然不载药物组成、剂量，不言制药法。	《联目》《大辞典》不载，有本年刻本藏河南中医药大学，收于《古医籍珍本集萃丛书》校注出版。
			北京济生堂编	济生堂老铺应症药目不分卷	分10门，载成药218种，各附主治及价目。	有本年刻本藏内蒙古自治区图书馆。
			海昌吕立诚（邦孚，鱼吉）原撰，海昌张又邨、陈宜编纂	玉版金针2卷	有本年张又邨序、1889年陈宜凡例。医案集，不分门类，每案先以小字概述病史，再以大字描述病状、脉象，分析证候，立法处方。	《联目》《大辞典》俱不载，有抄本藏浙江图书馆。1829年吕氏撰《鱼吉方歌大全》，是书为后学编纂。
1873	十二	癸酉	睢阳田绵淮（伯泗，寒劲子）撰	援生四书4卷	子目：延命金丹，护身宝镜，本草省常，医方拾锦。彭晋先序于1853年而王凤年本年书，子目四书，三序于本年而一序于1854年，故是书成于1853年前后而本年刊行。	有本年庆余堂刻本藏中国中医科学院和山东中医药大学。
			田绵淮撰	延命金丹1卷	养生书，有本年田裕堂序。首载劝孝文，次老子清静说，修养、全生、精气及持斋、修道、慎疾、保养等论说，有孙真人养生铭、卫生歌，共44条。	收于《援生四书》。

公元（年）	清纪年	干支	作者	书名	考证内容	版本资料
1873	十二	癸酉	田绵淮撰	本草省常 1 卷	有本年自序，卷首饮食说略，分水性、谷性、瓜、果、禽兽、鱼虫等 8 类载饮食品 351 种，述其别名、性味、功效、食法，末附饮食解毒方。	同上。
			田绵淮撰	医方拾锦 1 卷	有本年莫知之序。取陈藏器《本草拾遗》、冯兆张《冯氏锦囊》书名之意，多载常见而又易忽之证如头屑、发落、汗斑、面黑等。分 17 部，载验方 253 首。	同上。
			天台陈桂林（孔授，心斋）撰	仲景伤寒辨指归小注 11 卷	前有巢念修题词，扉页题：巢念修珍藏。无序跋、凡例，有目录为巢氏整理，下题：原本卷数分至十一，阳明病后尚未编定，今仍之。编成此目，便省览也。巢念修识。	有抄本藏上海中医药大学，全书 4 册，前 3 册 11 卷，第 4 册不分卷。
			泉州蔡宗玉（茗庄）原撰，长乐陈念祖（修园，良友，慎修）修订，侯官林昌彝（茶叟）补注	六经伤寒辨证 4 卷，补方 4 卷	有本年林昌彝序。蔡氏以证归类，论发热、恶寒、头痛、身痛等 87 证，以证列方，出方名不列药味；林氏补笺数十条，列方剂药物，并增补温病、霍乱等内容。《续修四库全书提要》载录。	有本年刻本藏中国科学院、中医科学院、医学科学院、福建中医药大学及湖北、福建图书馆。
			绩溪程梁（汀茵）撰	引经证医 4 卷	综合性医书，有 1882 年郜云鹄跋。卷 1－2 论内科病，卷 3－4 载内、妇科案，末附《内经》原文辨讹 4 则、验方 50 首。	1882 年初刻本藏中医科学院、首都图书馆、浙江中医药研究院及北京、上海中医药大学。
			古吴叶桂（天士，香岩）撰，番禺潘名熊（兰坪）纂评	叶案括要 8 卷	又名《评琴书屋叶案括要》，有本年潘名熊自序及李光廷序。精选叶案编成四言歌诀，分 78 类，附运用叶氏法验案、自制经验方，并附七绝诗草数十首，为读书写作心得。	有本年刻本藏中国科学院、广东中山图书馆及浙江、成都、广州中医药大学等处。
			歙县许佐廷（乐泉）撰	活幼珠玑 3 卷	有本年丁寿祺、次年文彬序，3 卷为前、后、续 3 编。前编儿科证治歌赋，载指南赋、总诀、分类 20 门歌诀；后编诊断、用药、治法，有论切脉、论辨色、论夭寿、治法总论，及分类 32 门治法论；续编方剂，为前后二编诸应用汤药丸散。	有本年古歙芳远堂刻本藏医学科学院、中医科学院、南京、湖南图书馆，及山东、上海、成都中医药大学。

续表

公元（年）	清纪年	干支	作者	书名	考证内容	版本资料
1873	十二	癸酉	惠阳刘渊（圣泉，伏龙山人）原撰，云间黄敩（斌彩）抄辑	医学纂要儿科1卷	抄辑刘渊《医学纂要》儿科内容，首载初生养护歌、初生养护论、初生证、胎赤、脐风撮口口噤、变蒸歌、辨虎口纹歌、诊三关脉、吐泻惊风歌、急慢惊、痫证、疳、魃、疟诸证及诸痘神诀，末附《竹林寺胎产真传》31症。	有本年抄本藏中国中医科学院，卷端署：《医学纂要》，云间黄敩斌彩摘录。另有《医学纂要妇人科》，抄辑者朱敩，字斌彩，名字俱同，姓氏有别，似有笔误。
			刘渊原撰，朱敩（斌彩）抄辑	医学纂要妇人科1卷	抄辑摘录刘渊《医学纂要》妇科内容，年代未详。另有《医学纂要儿科》，抄辑者黄敩，字斌彩，则名字俱同，姓氏有别，似为笔误。	有抄本藏中国中医科学院。
			双流刘仕廉（清臣）纂辑	医学集成4卷	又名《医学指南》，有本年自序、次年骆世馨序。1921年双流刘氏刊行本有图象，益新书局石印本题为医学指南。	有本年初刻本藏国图、中医科学院、辽宁图书馆及北京、上海、南京、浙江中医药大学等处。
			双流李培郁（馥垣）编辑，刘仕廉校正	医理汇精2卷	有李培郁自跋、本年刘仕廉自序，汇辑医书精要，列六经病证以定大纲，述各科证治，后附常用方。	双邑成蹊书屋刊本藏首都、重庆图书馆、贵阳中医学院。
			扬州王莘农（聘之）撰	医学一贯1卷	医话医论，有本年自序及张宝忠序。本书多载扬州风土病情，首辨十六说，辨阴阳四时之气及诸病症，并附验方医案多则。	有本年扬州刻本藏上海、广州中医药大学、扬州图书馆，1984年广陵古籍刻印社有影印本。
			余姚胡凤昌（云谷）撰	痧症度针2卷	有本年自序。述痧症、霍乱证治要点、刮痧、放痧方法，附治痧汤方10首、丸散方15首及民间单方，另附伤科8方、杂病百方。	有本年浙江赵宝墨斋刻本藏国图、中医科学院、南京、浙江图书馆、成都、上海中医药大学。
			嘉兴胡星墀辑，胡少墀参校	斑症汇纂1卷	《浙江历代医药著作》载录，辑《吴医汇讲》《痘疹仁端录》《外科全生集》诸书，并录民间单验方及已所历验之方，有论有案，皆经验之谈，成于同治间。	《联目》《大辞典》俱不载，现有抄本留存其甥朱斐君处，笔者未见。
			璧山徐朝宦（炳章，半峰）撰	时经两方3卷	卷上以七言歌诀概述妇、儿科病证附应用时方，卷中、下介绍伤寒经方、金匮经方。	《联目》《大辞典》俱不载，《中医文献辞典》载录。
			亡名氏原撰，广陵黄育珍抄辑	选集一效秘方不分卷	有本年自序，无署名，1885年黄育珍抄辑，抄本藏上海图书馆。	收于《晚清四部丛刊》第9编87册。

公元（年）	清纪年	干支	作者	书名	考证内容	版本资料
1873	十二	癸酉	常艇阁主人辑	神效经验方 1 卷	汇集经验方 72 首。《联目》《大辞典》俱不载。	有常熟毛文彬刻本。
			亡名氏撰	疔疮五经辨 1 卷	外科学著作，有本年序无署名。分述疔疮与五脏关系、证候、详论挑治总法、疔疮内服外敷方及外科杂症单验方，绘图 45 幅。	本年东璧斋刻本藏中医科学院，有 1920 年上海进化书局石印本、1922 年绍兴友文斋刻本等。
			番禺陈起荣撰	医疯经验奇方 1 卷	皮肤科学著作，有本年自序。列举附骨浮皮疯、暑湿疯、紫檀疯、白檀疯、紫癜疯等 30 种"疯症"临床表现及常用 14 方。	有本年刻本藏苏州中医院。
			萧山竹林寺僧原撰，浙江陈象贤辑，顺德谭步云传	妇科秘书 1 卷	有本年陈起荣序。古越竹林寺妇科秘方，于胎前产后奇难各症条分缕析，附小儿应验惊风方。	有 1885 年广州羊城状元坊刻本藏苏州中医院。
			亡名氏辑，新化魏鼎薰校刊	资生要旨七篇 1 卷	有本年自序。子目：原生篇调经第一、达生篇胎产第二、广生篇胎产第三、育生篇防患第四、保生篇慢惊第五、遂生篇痘疹第六、延生篇白喉第七。	有本年刻本藏浙江省中医药研究院。
			海盐陈其晋（康斋）撰	康斋医案偶存 1 卷	有本年冯誉骥序、汪曰桢评语及自跋。载录各类验案 200 余则。	有本年刻本藏陕西中医药研究院、南京图书馆。
			祁门陈鸿猷（长谷）撰	管见医案 1 卷	有本年自序、陈文琳跋。著者行医 50 余年，年衰病侵，无力应诊，遂以新旧治验以馈诸后贤者。	有本年祁西陈氏刻本藏安徽图书馆，收于《新安医籍丛刊》排印出版。
			亡名氏撰	救吞鸦片烟方法 1 卷	前有小引。专辑解救吞服鸦片烟方法，列急救方 2 首，案 3 则，仅千余字。	收于《平江贺氏汇刊医书》，有 1878 年刻本藏中国中医科学院。
1874	十三	甲戌	吴县周孝垓（平叔）编纂	内经病机纂要 2 卷	有凡例，摘录《素问》109 证、《灵枢》38 证，列方为治，以发挥病因病机学说。	有同治光绪间刻本藏上海中医药大学、天一阁、南京图书馆等。
			会稽任越安（越庵）撰	发藻堂纂辑灵素类言 3 卷	《中国医籍通考》载录本年抄本，扉页题《玉尺经》；《联目》不载，亦无《玉尺经》；《大辞典》载《灵素类言》，谓有抄本藏军事医学科学院而经查未见。	笔者未见。

续表

公元（年）	清纪年	干支	作者	书名	考证内容	版本资料
1874	十三	甲戌	渌江廖润鸿（逵宾）撰	考正周身穴法歌 1 卷	有本年自序、裕麟跋。以五言歌诀考正经络穴法，缩绘铜人图附后。	有本年都门善成堂刻本藏中医科学院、山东中医药大学，1939 年北平国医砥柱总社有铅印本。
			原题：廖润鸿纂注	勉学堂针灸集成 4 卷	又名《针灸集成》，阐述针灸方法、经穴证治，非《灵枢》者为奇穴，非《铜人》者称别穴。以《针灸经验方》为主，抄录《东医宝鉴》针灸法，结合《类经图翼》而成，置《考正周身穴法歌序》于前，伪托廖氏。	有本年刻本藏国图、河南省图、中医科学院，2003 年浙江科学技术出版社收于《近代中医珍本集》排印出版。
			颍川王荫之（锡堂，战后余生）采辑	时症录要 1 卷	前有王荫之小引，无目录，载瘟疫、湿温、直中阴寒、感冒风寒及中暑、疟疾、泄泻、痢疾，并缢死、溺死、冻死诸急症救治，正文共 17 叶。	有同治友兰书屋刻本藏河南省图书馆，扉页作：颍川战后馀生采辑。
			婺源戴葆元（心田）撰辑	金匮汤头歌括 1 卷	有本年自序及王凤池、汪文枢、张贵良序。按《金匮》原书篇目，于篇题下引原文数条以释病名，以歌括述病因病机、证治方药，汤方编为歌诀，复加注释以便课读。	有 1878 年思补堂刻本藏上海中医药大学、江西图书馆，收于《家传课读》。
			戴葆元撰辑	温病条辨汤头歌括 1 卷	将《温病条辨》原文、汤方编为歌诀，以便课读。	有 1878 年思补堂刻本藏江西图书馆，收于《家传课读》。
			璧山黄钰（宝臣）撰辑	伤寒辨证集解等四种 15 卷	子目：伤寒辨证集解 8 卷，本经便读 4 卷，脉法歌括 1 卷，经方歌括 2 卷，计 15 卷，合为 4 种刊行。	有 1893 年芸经堂刻本藏中国中医科学院。
			黄钰撰	伤寒辨证集解 8 卷	有本年自序、1880 年彭元瑾序。卷 8 载湿暍温、瘥后劳复、食复、阴阳易、霍乱，末附平脉法、辨脉法、可与不可等篇。	有 1893 年芸经堂刻本藏中医科学院，收于《伤寒辨证集解等四种》。
			三台刘福庆（莘田）原撰，刘莹（次瑚，完石，喜城道人）增订	医录便览 6 卷	综合性医书，有 1895 年刘莹自序、王龙勷序，有凡例。先列总论以明治法，次列正方以定用药，随附加减以见灵机活法，详载医按以为印证。	有 1904 年三台刘氏刻本藏四川省图书馆，潼川谭文会堂刻本藏北京中医药大学。
			新安北野洪九凤（桐斋）撰	桐斋学医录 4 卷	有本年自序，首历代医书考，次脉法，次五脏六腑说，次药性汇要，次治杂病要法，次主治诸病汤方。	《联目》《大辞典》不载，本年稿本藏四川图书馆，有文海出版公司影印本。

公元（年）	清纪年	干支	作者	书名	考证内容	版本资料
1874	十三	甲戌	海虞顾湘（翠岚，兰江，石墩山人）辑	小石山房丛书（2种2卷）	原书38种64卷，有医书2种2卷。子目：林洪《山家清供》、尤乘《勿药须知》各1卷。	有本年海虞顾氏刻本藏北京师范大学、温州市图书馆。
			福山王祖源（原名伯濂，莲塘，老莲）辑	天壤阁丛书（1种1卷）	原书20种，有医书1种1卷。子目：王祖源辑《内功图说》。《联目》《大辞典》诸书均署为王懿荣辑。有考证，正史及碑传墓志均未及王懿荣刻《天壤阁丛书》，而诸书皆有其父王祖源自序、牌记，故王祖源辑刻丛书，而非王懿荣。见《山东图书馆季刊》1995年第1期。	同光间天壤阁福山王氏刻本。
			嘉兴陆心源（刚甫，存斋，潜园老人）辑	潜园总集（2种10卷）	原书17种，有医书2种10卷。医书子目：巢氏诸病源候论校不分卷，外台秘要校9卷。	同治光绪间刻本藏故宫博物院。
			隋·巢元方撰，清·陆心源校正	巢氏诸病源候论校不分卷	作者为清末四大藏书家之一，其丽宋楼、十万卷楼、守先阁为著名藏书楼。是书列校记100条，以元本校正胡益谦、周学海本《诸病源候论》。	收于《潜园总集》。
			剑门姚克谐（海艘）撰	脉学归源5卷	有本年自序。卷1总论，取黄元御《内经解》《玉楸解》之说；卷2黄元御二十四脉论、李时珍二十七脉歌；卷3李中梓四言脉诀及杂说、陈念祖切脉法；卷4仲景伤寒脉法；卷5切外三要兼望闻问诊。《续修四库全书提要》载录。	有次年学海堂刻本藏上海中医药大学、浙江省中医药研究院等处。
			太仓傅松元（耐寒，嵩园，傅大刀）撰辑	舌苔统志1卷	有本年自序，卷首有沈维贤题签及秦伯未、李梦觉、钱龙章题词。以舌色、舌形、苔色、苔形各分8部，统论舌诊。	有1930年上海中医书局铅印本藏上海、湖南中医药大学、南京图书馆，收于《太仓傅氏医学三书》。
			照今居士辑	经验良方1卷	有自序无纪年。不分门类，载各科验方110余首。	有清刻本藏上海中医药大学。
			临邛郑寿全（钦安）撰	医法圆通4卷	有本年自序及知非敬氏、沈古斋序。卷1-3述咳嗽、心痛、胃痛等内、妇科病症160余种，卷4医论为主，所绘六经病用药图简捷明了。	与《医理真传》合刻，题《医理真传医法圆通合刻》，有同光间多种刻本。
			叔躬堂蓬山氏撰	备急一隅1卷	载急症治方80首。	《联目》《大辞典》俱不载。

续表

公元（年）	清纪年	干支	作者	书名	考证内容	版本资料
1874	十三	甲戌	长沙易凤翥（丹山，梧轩）撰	外科备要4卷	又名《外科证治方药备要》，有郭宗熙序、易润坛《丹山府君家传》。分35部述300种外科疾病，分托里、补养、洗濯、吹药、敷贴、麻药、膏、丹、生肌散、金疮药、灸、针、验方等13类阐述医方治法。	有1904年刻本藏中医科学院，2000年湖南科技出版社收于《湖湘名医典籍精华》排印出版。同治《长沙县志·艺文志》载录为《外科心法》。
			唐家禄撰，唐世槐辑，江右安成西林欧阳松轩增辑	外科医方易简续编不分卷	载录365方，外科医方为主，兼有内、妇、儿、急救、杂治方。	有湘潭谦和堂重刊本藏云南省图书馆。
			高云甫录	外科各种良方2卷	封面署：高云甫手录，同治十三年十一月立。前后无序跋，目录列227项，为外科各种治法、方剂。	有本年抄本藏中国中医科学院。
			刘邈遐撰，金湖尹君旭撰	秘传外科一串珠1卷	又名《外科一串珠心法》，有序无署名。首载痈疽疮疡病因、五善五恶、治疗法则，继述脑发、痄腮、对口、顶痈、赤面疔等80余种外科病症证治，附简图，又述内痈如脑、肺、肠痈证治，附外科方224首。	有抄本藏中国中医科学院，卷端署：金湖尹君旭传，术友林撰。
			慈溪应其南（侣笙）撰	治疗要诀1卷	有本年应遵海原序、1919年范桥年序。总论疗疮，分述性状、部位，以挑疗歌诀述其挑治方法，列穴位7图、45种疗疮图，附《烂喉丹痧辑要》《林文忠戒烟方》《诸症急救良方》。	有1919年石印本藏上海、浙江图书馆、浙江中医药研究院。
			绍兴张畹香撰，四明曹炳章（赤电）编辑	张畹香医案2卷	卷上90则，卷下110则，凡数十类200案，原附于《医病简要》，抄本流传，1936年曹炳章编纂整理。	收于《中国医学大成》。
			张畹香撰	张氏温暑医旨不分卷	有1929年包越瑚序。为随笔记录之作，后人抄集题名。论温邪瘴疹、风温、热入血室，痢、疟、暑湿、伏暑诸证，各举所治验，颇类医案，终以十二经所属及切脉。	收于《中国医学大成》，《续修四库全书提要》载录。
			山阴童光鏕（莪冔）辑	妙法良方1卷	又名《集验神效方汇刻》，有本年自序、1869年自跋。述热疫病因、症状、治疗、宜忌，载经验方11首；倪涵初治痢三方论说、治疟三方论说；附经验神效方7首。	有本年山阴童荣寿堂刻本藏浙江图书馆、上海图书馆、浙江中医药研究院。

公元 (年)	清纪年	干支	作者	书名	考证内容	版本资料
1874	十三	甲戌	杭州王月喦编纂	保鉴堂经验良方不分卷	有本年沈桂芬序，分门别类载各科验方 160 余首，附解毒诸方。王氏摘录毛氏《济世集》而成善书，《联目》《大辞典》作沈桂芬编，有误。	有本年杭州景阳斋王端木刻本藏苏州中医院。
			昌阳赵冬郎撰	神效育子方 1 卷	无序跋、目录。载万氏妇人科调经种玉汤，附广嗣良方 1 首，署为壬寅小阳月昌阳赵冬郎述；又载种子方，注为赤脚大仙传；又载蔡松汀难产神方，附钱二愚求嗣说 2 则。	有本年舆善堂刻本藏上海图书馆；1901 年金陵槐荫堂重刻本藏南京图书馆。
			澉水祝源（春渠）撰	歌方集论 4 卷	有本年自序及1882 年朱福诜序。以许培之《歌诀》为基础编成七言歌诀，23 门 700 方，各注明出处，引证诸家之论，并附以《人身论》。《续修四库全书提要》载录。	有 1891 年棱香馆刻本藏中医科学院、北京、河南、辽宁、长春、黑龙江中医药大学及浙江、吉林图书馆。
			祝源撰	人身谱 1 卷	有本年自序，以人身阴阳升降、藏府输化为医之原理所系，究心于气血营卫、经脉俞穴、筋骨肌肉、孔窍，采集旧说异同备考。	附于《歌方集论》，《续修四库全书提要》载录。
			会稽苏辑编撰，刿东尹烔（咏棠）参订	秘传痘麻纂要 1 卷	前后无序跋。载原痘赋、治痘药性、看面部歌诀、面部图、怪痘记住、闽中晁氏气血论、苏氏用药法、端木氏继纂麻疹论等，附《丁氏秘传治麻纂要》。	有刿溪尹烔咏棠氏抄本藏中医科学院，封面题：保赤要书，卷端署：会稽苏辑，刿东尹烔咏棠氏参订。
			和溪养元氏订阅	浙江淳安程氏秘传内府治痘方法 1 卷	无序跋、目录。内容：辨痘症歌诀 5 首，载痘症之由、辨症论治、诸方，附列：随症列治指掌、种痘自一日至十二日用药歌括。	有清抄本藏中国中医科学院，署为和溪后学养元氏订阅。
			亡名氏撰集	稀痘擦身验方不分卷	无序跋、目录。首载仙传稀痘擦身验方，次稀痘饮方、痘疮看法、八卦位吉凶断法，论寒热表里虚实、变症用药法、不治之症、痘症治法、用方、逐日用药方，末附麻疹。	有清抄本藏中国中医科学院，以首篇篇名为全书名。
			亡名氏撰，同善馆主人校订	邵氏痘科 1 卷	有本年同善馆主人序。首论病因，次述分期证治及顺逆险三证，汇录 50 余方，并绘图配歌诀阐述痘疹望诊，末为秘方汇录。	有本年刻本藏中国中医科学院，1891 年乾溪苏宅刻本藏广东省中山图书馆。

续表

公元（年）	清纪年	干支	作者	书名	考证内容	版本资料
1874	十三	甲戌	顺天孙廷璜，浙江郑源、钱普、陆宫叶，江苏吴放，四川金国昌，痘师王怀远等七人同辑	引痘条约合梓1卷	为种痘专著，有本年绍諴、任道镕、姜簋诸序，有《滋德堂施种牛痘局章程》。专论种牛痘方法与宜忌，载录《引痘略》，有邱氏自序及1848年崇伦、温汝锡、曾望颜等6序。	有本年河南施德堂牛痘局刻本藏中国中医科学院、新疆医科大学。
			朱韵香编	世传秘方1卷，接骨入骱全书1卷，伤科合药摘要1卷	各书均无序，有目录。《世传秘方》封面：大清光绪六年清荷月，复古堂朱韵香抄，内容以外科方为主，兼及内、妇科；《接骨入骱全书》封面：同治甲戌年杏月吉立，复古堂朱韵记；《伤科合药摘要》扉页作《伤科合药秘本》，同治拾年玖月初旬日立，朱韵记抄订。	伤骨科著作合编，有抄本三册藏上海图书馆。
			会稽王元吉撰辑	医学利用编不分卷	无序跋，载青腿牙疳、痢血、慢惊、虚劳、脐风、瘘硬诸证治及造命汤、枯痔散、温经四逆汤等14方。《联目》《大辞典》作王吉元撰，正文"含和消冷糕"后署：光绪元年三月十二日会稽王元吉谨述。	有抄本藏上海中医药大学，卷末署：同治十三年秋九月二十二日纂成记之。
			锡山荣汝菜（椿年）撰	医学一得4卷	笔记杂录，有上年朱宝谷序及荣棣辉跋。卷1、2载养身法、有病须知、医书不可尽信、读伤寒论说、六气伤人说等119论；卷3论治风温、湿温、黄疸、咳嗽等41症治法，卷4治病方法29则，附补遗杂说10则，中西医学论等8题。	有本年刻本藏山东中医药大学，1933年锡山荣氏绳武楼丛刊铅印本藏国图、北京师大、中医科学院、天津、上海中医药大学及四川、桂林、镇江图书馆。
			吴县宋兆淇（佑甫）撰	马氏医案存真1卷	卷端题：马氏医案并附祁案王案，书口为马案，末署后学钟蟠根愚泉、曹维坤云州参校，又署湖州凌德嘉六重校正。末有《医案存真》叶樨跋，却属叶天士案，考《叶天士医案存真》末附马元仪《印机草》1卷，祁正明、王晋三案数则，正与是书合，马氏当为马俶元仪。	有本年刻本2册藏浙江省中医药研究院。
			元和顾锦（术民，少竺）撰	第二酸斋方案不分卷	《联目》《大辞典》不载，无序跋，载腰胁痛、痛厥、头痛、脘腹痛、脚气、疝、耳鸣、惊恐等24证验案。未单行，收于亡名氏《三家医案》。	有《三家医案》抄本存世，2010年江苏科技出版社收于《清代吴中珍本医案丛刊》排印出版。

公元 (年)	清纪年	干支	作者	书名	考证内容	版本资料
1874	十三	甲戌	常熟徐养恬（澹成）撰，徐兆丰（实函）辑	徐养恬方案 3 卷	无序跋，收载外感热病、内伤杂病、妇科疾病三部，共 33 门类。	本年抄本藏上海中医药大学，收于《中医古籍珍稀抄本精选》出版。
			徐养恬撰，徐兆丰，徐士玉（琅卿）辑	徐氏第一世医案不分卷	首载徐士玉《南沙大树坡徐氏第一代医案序》，有凡例。载春温、风温、时行、痧、湿温、暑湿热、霍乱、疟、泄泻、痢、冬温、失音、伤寒等外感热病，肝风、类中风、虚劳、痰、血症、咽喉、肺痈、肺痿、噎嗝、胃脘痛、腹痛、臌胀、癥积疝、三消、浊淋、便血、痹痛、瘥后诸症等内伤杂病及女科经水不调、带下、崩漏、妊娠、产后、小产后等病证验案 300 余则。	有光绪初年抄本藏南京图书馆。
			亡名氏撰辑	食谱 1 卷	不著撰纂者，前后无序跋，亦无目录，为菜品烹调法专著。	有本年抄本藏中医科学院，收于《中国本草全书》401 卷影印出版。
1875	光绪元	乙亥	新安汪宏（广庵）撰辑	望诊遵经 2 卷	有本年自序、自记、翁体具、陈祖舜序及胡宝铎、程埏跋。上卷统论望色，下卷遍及周身形体，各分提纲条目为 101 论，阐述望诊原则、方法及各部望诊。《续修四库全书提要》载录。	有本年求志堂刻本藏中医科学院、首都、吉林、上海图书馆及天津、陕西中医药大学，收于《汪氏医学六种》《中国医学大成》《续修四库全书》。
			潮阳马应麟（石农）撰辑	研恩堂家传医宗心法全书 2 卷	脉学专著，前后无序跋，上卷诊脉入门 105 则，下卷诊脉精义 70 则。	有清抄本藏中国国家图书馆。
			陈微尘撰辑	脉诀提纲 1 卷	有自序无纪年、署名。集诸家之脉说，分部位、形状、脉病、病脉 4 类，以辨症辨脉为主。《联目》作成书本年，似误；《大辞典》则 1935 年，应是。姑列于此，以俟高明。	收于《陈微尘五种》。
			宜宾钟文焕（霁帆，若虚子）撰辑	钟氏医书歌诀四种 29 卷	有本年自序及 1887 年徐廷卫序。子目：《伤寒悬解经方歌诀》11 卷，《金匮悬解经方歌诀》8 卷，《长沙药解歌诀》4 卷，《玉楸药解歌诀》6 卷。	成于本年而刊于 1887 年，有师德堂宜人精舍刻本藏中医科学院。
			钟文焕撰辑	伤寒悬解经方歌诀 11 卷	依黄氏《伤寒悬解》之意，以歌诀释仲景方，卷 11 为伤寒类证。诸经病先论生理、病理，再列提纲，次论汤证。	收于《钟氏医书歌诀四种》。

续表

公元（年）	清纪年	干支	作者	书名	考证内容	版本资料
1875	光绪元	乙亥	钟文焕撰辑	金匮悬解经方歌诀 8 卷	依黄氏《金匮悬解》之意，以歌诀阐释经方，多七言律诗。	同上。
			香山麦乃求（务耘，飞驼山人）著	伤寒法眼 2 卷	有本年自序及陈澧、陶广荣、吴湛群、冯端本序。以《内经》之理释伤寒，卷 1 名医粹论、伤寒总论及太阳篇，卷 2 其余 5 经。	次年陶广荣校刻本藏上海图书馆及上海、湖南中医药大学，1936 年广州登元阁购板重刻。
			泉唐沈灵犀撰辑	泉唐沈氏医书九种	无序跋，似系沈氏读书笔记，抄辑整理诸书精要而成，所辑多历代医验方。子目：伤寒分类集成，伤寒摘要，读金匮要略大意，中风简要，诸痹汇要，痿症大要，虚劳要则，水气指南，温病方书。	有稿本藏中国中医科学院院。
			沈灵犀编撰	伤寒分类集成 3 卷	无序跋，首列《内经》伤寒六经形证，次则《伤寒论》六经脉论，证治分可汗不可汗、可吐不可吐、可下不可下、可清、可温补及杂法等，可汗证下列桂枝、麻黄、葛根、柴胡汤类，可吐证下列栀子豉汤类、瓜蒂散类，末则为别证变法类，列藏结、冷结、除中凡 21 证。	收于《泉唐沈氏医书九种》，有抄本存中国中医科学院。
			沈灵犀编撰	伤寒摘要 2 卷	无序跋，首列伤寒大要论，次则手足十二经、六经藏府表里、六经本性等 13 论，再则审证，讨论发热、潮热等 90 证。	同上。
			沈灵犀编撰	温病方书不分卷	前有自述。风温、温热、温疫、温毒、冬温之证相似，治法亦同；暑温、湿温、湿疟、秋燥等则治法不同，特录方书之适用者而重订之。	同上。
			沈灵犀编撰	读金匮要略大意 1 卷	诠释《金匮》"痉湿喝"至"妇人杂病"诸病证候脉象，颇多实践体验。	同上。
			沈灵犀编撰	中风简要不分卷	为沈氏读书笔记，录《金匮要略》语，并侯氏黑散、风引汤、防己地黄汤；其五脏中风状多从喻氏说，录桂枝至宝膏、胃风汤等 18 方。	同上。
			沈灵犀编撰	虚劳要则不分卷	辑录《金匮》等书虚劳证治方药，引述陈修园、尤在泾、徐忠可等人，参以己见为之注。	同上。

公元 (年)	清纪年	干支	作者	书名	考证内容	版本资料
1875	光绪元	乙亥	沈灵犀编撰	诸痹汇要不分卷	为沈氏读书笔记，录《金匮》血痹、胸痹、肾着诸条文及古仿录验续命汤、千金三黄汤、近效术汤等21方。	同上。
			沈灵犀编撰	痿证大要不分卷	前哲治痿方论，或附于虚劳，或附于风湿，从无列为专篇。特录经言而附以注释为论痿专篇。	同上。
			沈灵犀编撰	水气指南不分卷	辑录历代水气论述、治法、方药，引陈修园、尤在泾、徐忠可、喻昌诸家为注。	同上。
			山阴袁崇毅（进之）撰	治验记略1卷	书分类中、中寒、眩晕等36门，载医案114则，最晚出为1935年，其自序署1936年。《联目》《大辞典》载录其光绪元年稿本，有误。	1936年稿本藏中国国家图书馆。
			亡名氏辑	医苑8种	子目：杜光庭《玉函经》3卷，杨子建《注解胎产大通论》，亡名氏《秘传离娄经》，魏君用《小儿痘疹经验良方》，肖昂《医萃》，亡名氏《医抄（玉笈方抄，经验抄）》，刘瑒《胤嗣录》，亡名氏《轩辕黄帝补生后嗣论》。	有光绪初年抄本藏中国中医科学院。
			亡名氏辑	医抄不分卷	无序跋，分2部，《玉笈方抄》录玉枢丹等12方，《经验方抄》载治湿癣、治闭塞等28证治。	收于《医苑八种》。
			江阴姜礼（天叙）著	本草搜根1卷	无扉页、序跋、目录，先按性味如辛平、辛微寒、辛寒、辛微温、辛温、辛大温热等，末为失气味，再拟草、木、果、菜等，分载药物颇为琐碎杂乱，每类下载录药物仅三二种。	有清抄本藏中国国家图书馆。
			亡名氏编撰	稽古摘要不分卷	有自序无署名、纪年，为药物拟人化剧本，以药物演绎种种故事。共18回：黄连金殿代本、藜芦常山发兵、黄大夫探病、川将军遭绑、石膏兄弟比古、百合母子遇难、贝母逢道姑、半夏作媒翁、白花蛇闹花园、红娘子开药铺、鸡子法台作妖、秦艽下山除蛇、幻战珍珠岭、阵斗琥珀关、灵仙捉蛇说芦、花粉走马观山、香需庵母子遇难、花烛夜合家大团圆。	有1914年衡水三义堂活字本藏中国中医科学院，1999年华夏出版社收于《中国本草全书》143卷影印出版。又名《三义堂药会图全传》《新增药会图全集》《药性记》《药性歌》。

公元 (年)	清纪年	干支	作者	书名	考证内容	版本资料
1875	光绪元	乙亥	湘南刘月汀撰	羊毛痧验方 1 卷	有本年翠筠轩序,述刘氏同治刊布图论,始传挑刺治疗羊毛痧症法;六安又春主人增入家传瘟疫翻证 76 条方药救治。1882 年方传理等复撰序刊行。	有 1882 年桐城方喻义堂刻本藏上海中医药大学、安徽图书馆。
			清泉 王吉谦 (椒园) 汇纂	名论集览 6 卷	综合性医书,有本年自序。介绍本草、伤寒和金匮杂病证治,各家内科杂病证治 50 种,五官科及妇儿科证治,卷 6 专论薛己疡科。	有本年稿本藏中国中医科学院。
			衡山 萧培仁 (德安) 著集	医学引路 2 卷	有本年自序,卷上为《鹿平刘宾贤先生纂辑四要八要总诀》《好生堂刘鹿平先生心传》,卷下《五症明辨》及内景、运气,末为熊廷良《金针三度说病》《说方》。	有衡州文林堂刻本藏中医科学院;湖南科技出版社 2000 年收于《湖湘名医典籍精华》排印出版。
			亡名氏辑,瑞安孙衣言 (绍闻,琴西) 刊	急救应验良方不分卷	前有孙衣言札伤,载回生第一仙方、玉真散、当归汤、白糖饮、铁扇散、桃花散、七厘散、八厘散、九分丹、玉红丹、生肌长肉膏、少林夺命丹、接骨灵丹、平安万应丸、来复丹、起生丸、开关散等,症治方剂全部有关金疮外伤、自刎自缢、惊死溺死等刑事案件。	1940 年铅印本藏国图,2004 年收于《中国古代医方真本秘本全集·清代卷》106 卷。《联目》载《急救应验良方》7 种,各为费山寿、杨昌浚、陈建西纂,佚名者 4 种,均出此本。
			中湘徐梅甫编辑	寿世灵方 1 卷	有本年自跋、徐绍序,载熊家骥《痢疾特启论》,次《杨氏喉科经验灵方》《叶氏眼科经验良方》《寿世灵方肿胀类》丹毒、丹证、肿满证治,次《杂治应验良方》,附孙真人海上 64 仙方,末为痧药良方。	有本年刻本 1 册藏湖南省图书馆。
			泾川朱尔楫 (济川,晴舫) 辑	神验良方集要 3 卷	有本年自序及 1914 年朱国瑞、朱肇周序。卷上分暑痧、霍乱、瘟疫等 12 门,载 160 余方;卷中妇、儿 11 门 300 余方;卷下外科痈疽、疮疾、跌打损伤 3 门 250 余方,凡 26 门 710 余方。	本年成书而未梓,有 1914 年商务印书馆铅印本藏上海中医药大学、苏州大学炳麟图书馆、桂林图书馆。
			亡名氏撰辑	寥悟轩脉症秘传不分卷	无署名,前后无序跋,亦无目录。以七言歌诀注述内科诸症。	有抄本藏中国中医科学院。
			钱塘吴师机 (尚先,杖仙,又名安业) 原撰,苏州任本照摘编	理瀹骈文摘要 1 卷	吴师机 1864 年撰外治法专著《理瀹骈文》和《理瀹外治方要》,任本照摘编其要而成书,本年应宝时为序,后附《应验诸方》。	有本年及 1898 年江苏书局刻本等 7 种版本。

公元 (年)	清纪年	干支	作者	书名	考证内容	版本资料
1875	光绪元	乙亥	丹徒何游（澹安）撰	何澹安医案 1 卷	无序跋，载录类中、肝风、头痛、咳嗽、吐血、肺痿、遗精、尿血、癃闭等内科杂症 13 门，凡 182 案。《续修四库全书提要》载录。	收于《中国医学大成》。
			黄乐亭撰	黄乐亭指要 4 卷	无序跋，分 53 门载案 972 则，卷末署：光绪元年春月录，附 1868 年锡山薛应嵩医论 3 则。	有抄本藏南京中医药大学，2004 年收于《中医古籍珍稀抄本精选》出版。
			元和沈来亨（菊人）撰	沈菊人医案 2 卷	有本年张良枟序。及门高弟李筱云、吕伯纯选辑沈氏近诊医案汇为一帙，分门别类，论证精详。	有抄本藏上海中医药大学，2004 年收于《中医古籍珍稀抄本精选》出版。
			陈慰农辑	医学三书合刊 3 种 3 卷	子目：徐大椿《慎疾刍言》《洄溪医案》，叶桂《经验方》各 1 卷。	有本年莲池书院刻本藏中医科学院、黑龙江中医药大学、苏州图书馆。
			敬慎山房主人编绘	导引图 1 卷	载元气不足、湿肿、劳嗽、气郁、遗精等证治导引图 24 幅，列 24 种功法。另，浙江图书馆藏无名氏《十二按摩图法》残卷，有十二按摩图法、尊生八笺图法、二十四节气导引图等，与此书图文多同。	有光绪初年彩墨绘刻本藏中医科学院，2007 年中医古籍出版社收于《中医古籍孤本大全》影印线装出版。
			乌程凌堃（仲讷，厚堂）撰	医宗宝笈 1 卷	无序跋，以四言韵语为医论 6 篇，论阴阳顺逆、离合，论五行生成、论心包三焦、论形神精气、论脉。《续修四库全书提要》载录。	有本年刻本藏国图、中医科学院及南京、四川图书馆，收于乌程凌氏辑刊《传经堂丛书》。
			永兴邓曜南（秀峰）撰	痘科活人 4 卷	有本年自序及周玉麒、陆运景序。卷 1 痘原及证治；卷 2、3 图解面部吉凶及兼证诊治；卷 4 初生种痘奇方及治痘验案，附种痘心法要旨、点牛痘穴及与赤痘鉴别。	有清刻本藏广东省中山图书馆，1817 年印本藏成都中医药大学。
			江都夏云（春农，继昭，拙庵稀叟）撰	疫喉浅论 2 卷，补遗 1 卷	有上年陈浩恩、本年徐兆英、次年卞宝第诸序，附《新补会厌论》，又有 1900 年自序、徐穆、张丙炎序。内容：疫喉总论 8 则，清透、清化、下夺、救液 4 法证治方药；应用方；痢、虚劳、疫喉治疗；附《会厌论》治会厌三方、治验等。	有稿本及 1877、1879 年刻本藏中医科学院，有版本 6 种，《疫喉浅论治验》亦有 1905 年单行本。
			亡名氏撰	万丈悬崖阁喉病方 1 卷	简述喉症治疗要领，汇录金陵郑先生秘传十八种咽喉急症方等 80 余方及制硝矾、百草霜、黄柏、人中白、僵蚕、枪硝等法。	有清抄本藏中国中医科学院。

续表

公元 (年)	清纪年	干支	作者	书名	考证内容	版本资料
1875	光绪元	乙亥	古歙许佐廷（乐泉）撰	喉科白腐要旨2卷	有本年自序、费伯雄跋。卷上以肺肾述证，以养阴清润论治，卷下方药。	有本年古歙芳远堂刻本及民国铅印本藏中医科学院、上海图书馆、上海中医药大学等处。
			湘西黄炳乾（陶普）撰	时疫白喉证论不分卷	有本年黄炳乾自序，论述白喉诊断证治，载方药19首及针刺针法。《联目》《大辞典》载吴越继《白喉新编》，经核对，版式内容全同，为同一版片所刷印；吴越继，或黄序"始吴越，继荆湘"之误。	陕西中医药研究院藏本年泉唐遁谷樵者刻本及1880年《白喉新编》，经比对，二者全同；山西图书馆、北京大学医学院亦藏。
			黄炳乾撰	白喉新编1卷	有本年黄炳乾自序。经核对，是书与黄氏《时疫白喉证论》、吴越继《白喉新编》，版式内容全同，为同一版片所刷印，实同书异名。	陕西中医药研究院藏本年泉唐遁谷樵者刻本、山西图书馆、北京大学医学院藏《白喉新编》均同。
			菰城汪曰桢（刚木，谢城，薪甫，荔墙）撰	随山宇方抄1卷	有序无署名、纪年，载秘授青宁丸、玉液金丹、琼玉膏等154方，不分门类，以内科杂症为多。次年樵隐氏重刊编以目录。《续修四库全书提要》载录。	有本年刻本藏天津医学科技信息研究所，1878年乌程汪氏刻本藏北京师大、上海图书馆，收于《荔墙丛刻》。
			永年胡大中（正斋，致堂）撰	临症摘录经验良方2卷	有本年自序、尹铭绶序及1900年吕申序、胡景桂跋，张之万《永年胡公墓志铭》。《临症经验各种杂病》载奇难杂症36例，《摘录经验良方》载五老还童丹等33方。	有1900刻本藏南京图书馆，其藏于中国中医科学院者，经查未见。
			梅里余楍（啸松）撰辑	白岳庵经验良方不分卷	有本年自序及孙星衍、袁体乾《秘授青麟丸》2序。载"内府秘授青麟丸方"。《联目》《大辞典》俱不载。	有本年刻本藏浙江中医药研究院，不收于作者《白岳庵杂缀医书四种》。
			慈溪应其南（侣笙）撰，慈溪应遵海（味农）录	济世神针1卷	以针挑法治疗外科疔疮，有遵海自序与《新增疔疮要诀》全同，故即其书。	有本年宁城汲绠书庄刻本藏上海市图书馆。
			应遵海撰	新增疔疮要诀1卷	又名《外科针法》，有本年自序。整理增订叔父应其南外科秘方而成，细绘图谱，详述疔疮病症方药。	有本年宁波三文堂刻本藏上海市图书馆，苏州图书馆藏同治刻本题《外科针法》。
			梅敦寿抄辑	外科秘方3卷	前后无序跋，分3册，杂乱记载外科方，每册后有大量空白纸张，似随意抄录而未毕。	有抄本藏上海中医药大学。

公元（年）	清纪年	干支	作者	书名	考证内容	版本资料
1875	光绪元	乙亥	亡名氏撰辑，成五氏抄传	秘本外科不分卷	无撰辑者署名，前后无序跋，亦无目录，封面署：成五氏手抄。	有抄本藏中国中医科学院。
			亡名氏撰	少林寺跌打损伤奇验全方2卷	前后无序跋，分上下二集，下集有"跌打损伤要言"谓"清河啸岩录于同里童有斌贤契"。	有抄本藏中医科学院，1999年人民卫生出版社收于《伤科集成》出版。
			亡名氏撰	针灸要法2卷	前后无序跋，二卷分为卷一上、下，述刺灸方法。	有抄本藏中国中医科学院。
			亡名氏撰，冯文轩抄	针灸穴法不分卷	无序跋、目录，载：八法交会八脉、手、足六经主病、四总穴、千金歌、十二穴治病歌、天星秘诀先后歌、四肢穴图、周身尺寸法、穴位主治、忌针灸穴、秘灸良方、消渴中风证治、消疮神法、灸病秘法等。	有抄本藏中国中医科学院。扉页署：光绪乙亥仲秋冯文轩氏手抄；末有钢笔字迹：广州珠光路148号苏寿祺医师寄来。
			萧山竹林寺僧传，郭恕斋重刊	女科秘方1卷	有本年黄瑞梧序，录《竹林寺女科秘方》113症72方，附《钱医产秘》。《联目》《大辞典》作郭恕斋撰，有误。	有本年成都刻本藏四川省图书馆。
			孙辰凤（补过子）辑校	产科秘本2种4卷	子目：古越竹林寺女科秘方1卷，丹溪先生胎产秘书3卷。二书各有本年孙辰凤序。	有本年刻本藏浙江省中医药研究院。
			上海唐千顷（桐园）原撰，黔阳吴师贤（齐之）辑刊	新增万应三科大生合璧3卷	有本年吴师贤序、1895年邱祖培序。为《大生要旨》与《续增大生要旨》合刻本，卷1种子，卷2胎前、临盆、产后、保婴，为《大生要旨》；卷3为续增种子方、保胎方、催生方、产后杂症等百余方。	1895年巴州署斋刻本藏中国中医科学院。
			古徽张廷桂（子襄）撰	眼科要旨3卷	有本年自序、圆复道人张槃《张山人传》、新心坛弟子跋。卷上载详目原论、眼科论、治目真诠、眼科用药、看眼心诀；卷中下载眼科诸病证治方药。	有本年嘉平园复道人刻本藏山东、上海中医药大学、上海图书馆，有抄本藏天津中医药大学。
			亡名氏撰	广勤轩遗稿1卷	眼科学著作，首载论眼新久受病、看眼心法、内外障论；后简述眼科72症证治方药及歌诀。	有本年抄本藏中国中医科学院。
			亡名氏撰	秘传离娄经1卷	眼科学著作，有自序，无纪年。首列证治；继为五轮八廓受病总论，配以歌诀图解，后附内服、外用方50余首。	收于《医苑》，有光绪初年抄本藏中国中医科学院。

续表

公元（年）	清纪年	干支	作者	书名	考证内容	版本资料
1876	二	丙子	归安陆心源（刚甫，存斋，潜园老人）辑	十万卷楼丛书（8种49卷）	医书子目：寇宗奭《本草衍义》20卷，许叔微《注解伤寒发微论》2卷、《注解伤寒百证歌》5卷，王好古《阴证略例》1卷，史堪《史载之方》2卷，朱端章《卫生家宝产科备要》8卷，程迥《医经正本书》1卷，宋徽宗《圣济经》10卷。	本年至1887年，陆氏刊刻是书，现有刻本藏北京师范大学、中国中医科学院及山东、湖北图书馆等，并有单行本。
			黄岩徐佩华（晓玄，了缘）撰辑	小云巢丛刊（7种7卷）	有本年自序2篇及柯璜序。医书子目：感证简易篇，医门指导，感证分经举例，时病指掌一览，时方活法歌括，成方利用歌诀，沈氏伤科秘传。据《浙江历代医药著作》，徐佩华，字晓玄，晚号了缘居士，黄岩西山人，光绪间诸生。	有民国铅印本藏上海中医药大学，署为苍溪徐了缘辑。
			徐佩华撰辑	感证简易篇1卷	从外感时邪入手，言四诊及初起方法，取浅显易知者作歌诀13篇，为初步学医之方针。	收于《小云巢丛刊·医学述闻》，有民国铅印本藏上海中医药大学。
			徐佩华撰辑	医门指导1卷	采先哲名言要诀，融会五脏六腑十二经脉，参酌七方十剂，俾六淫之病可以问津。	同上。
			徐佩华撰辑	感证分经举例1卷	本吴坤安《伤寒指掌》六经并病新法，参叶、薛、张、周名家心得，分六经之门类以论症用药处方，以治外感温热，为初步引阶。	同上。
			徐佩华撰辑	时病指掌一览表1卷	据雷丰《时病论》编为《一览表》，察四时五运六气以备参考，并将时方成方作为歌括以便记诵。	同上。
			徐佩华撰辑	时方治法歌括不分卷	采《时病论》方法编成四句七言歌诀，名曰《时病治法》，凡95种治法59首时方。	同上。
			徐佩华撰辑	成方利用歌诀不分卷	以四句七言歌诀录方106首，后记各方主治组成。	同上。
			仁和葛元煦（理斋）辑	啸园丛书（5种12卷）	医书子目：汪绮石《理虚元鉴》5卷，徐灵胎《洄溪医案》1卷、《慎疾刍言》1卷，陈修园《景岳新方砭》4卷，亡名氏《保生胎养良方》1卷。	本年葛氏啸园沪上刻本藏中医科学院、河北图书馆，1883年仁和葛氏刻本藏北京师大、山东图书馆。

公元 (年)	清纪年	干支	作者	书名	考证内容	版本资料
1876	二	丙子	歙县梅江村撰，善化刘凤翥（汉卿）编次	脉镜须知 2 卷	有本年刘凤翥序，另序无署名。卷上经络总论及二十八脉，卷下诸脉归类比较、七表八里九道脉及平病死脉种种。	有本年贵池周明亮校刻本藏中医科学院及南京、上海中医药大学。
			婺源余含辉（燕峰）原撰，余显廷（廉斋，橘泉子）编纂	脉理存真 3 卷	有本年余显廷、余丽元、戴桂序。汇辑滑寿《诊家枢要》、叔祖余燕峰《脉理》，自辑《太极图说》《十二官论》《内景图说》等，卷前有余丽元《滑伯仁先生传》。	有本年慎德堂刻本藏国图、中国科学院、中医科学院、上海、苏州图书馆及上海、浙江中医药大学，收于《保赤存真》。
			石门余丽元（介石）撰	滑伯仁先生传 1 卷	介绍元末明初医家滑寿字、号、祖籍、师承、著作、医事、卒年，附戴良《怀滑撄宁》诗 1 首。	附于《脉理存真》，有 1876 年慎德堂刻本，并收于《保赤存真》。
			万邑王锡鑫（文选，亚拙，席珍子）撰	亚拙医鉴 1 卷	有本年王和、次年魏明谦、1879 年卢兴荣序，又名《寿世新方》。综合性医书，系汇编所著诸书，采其通俗易懂者而成，为初学入门参考读物。	《联目》《大辞典》不载是书而有《寿世医鉴》，卢兴荣序称之为《寿世医鉴》，则是否即《寿世医鉴》3 卷? 待考。
			山阴娄杰（寿芝，受之）述	八段锦坐立功法图诀 1 卷	有次年吕慎修序，有凡例。据《遵生八笺》青莱真人原本，另有出手入手十式，以天干系目，佐以歌诀，附以图本解说。	有本年芳草轩刻本藏中医科学院，1999 年人民卫生出版社收于《伤科集成》排印出版。
			汪迈园撰，扬州务本堂同人订	乌金丸录不分卷	有本年务本堂同人序，介绍乌金丸组成、炮制方法，治疗 80 余种妇产科疾病的配伍运用。	有本年扬州务本堂刻本藏成都中医药大学。
			陕西白河王贤辅（弼庭）撰	成方集验 4 卷	有本年自序、赵嘉肇序。以病症为目载录成方，卷 1 内科 64 类，卷 2 妇儿科 23 类，卷 3 外科外伤 43 类，卷 4 中毒 54 类，后补遗 6 方。一病一方或多方。	有本年刻本藏甘肃中医药大学，1878 年积庆堂刻本藏中国中医科学院。
			洞庭严敬（味芹）撰	伤疡屡效方 2 卷	有本年马金藻序，载伤科效方 46 首，及 30 处穴道损伤选方用药加减，外科 16 类 227 方、内证 79 方、妇科 11 方、儿科 13 方、眼科 12 方，共 388 方。	有本年苏州得见斋刻本藏上海图书馆、上海中医药大学、苏州中医院，2007 年中医古籍出版社收于《伤科集成续集》。
			江右万咫村（青藜）原撰，萧龙友抄传	伤寒论原文贯义不分卷	有方骏题识、本年咫村老人跋。据个人临证经验重新编次注解《伤寒论》条文。	有萧龙友抄本藏中国中医科学院。

续表

公元（年）	清纪年	干支	作者	书名	考证内容	版本资料
1876	二	丙子	梓州刘莹（次瑚，完石，喜城道人）撰	痢症探源不分卷	有苏廷勋跋，治痢方论，载列加减人参败毒散、救苦丹、加减香砂六君子汤、加味补中益气汤，下为辨疑十则，附喉风症、痧症、疯犬方。	本年潼川会文堂刻本藏天津中医药大学，《联目》误为《痢疟探源》，又载刘久瑚《痢症探源》。
			刘莹撰	痧症不分卷	无序跋，载痧症方论、刮法、擦法、探吐法、拔毒法、吹鼻通关散、内服雷击散、宝花散，附简便三方。	附于《痢症探源》，本年潼川会文堂刻本藏天津、成都中医药大学。
			刘莹撰	疯犬方不分卷	无序跋，载治疯犬方论、疯犬又方、疯犬伤孕妇方、附疯犬单方。	同上。
			刘莹撰	喉风症不分卷	无序跋，内容：喉风症治、喉症药方、吐方、吹药方、咽喉不通牙关紧闭不省人事方等多种喉症方。	同上。
			亡名氏辑，暨邑孟葆桦印送	家珍集经验秘方五门不分卷	无序跋目录，五门为产、儿、眼、内外科、急救。产科载调经种玉汤、调经丸、种玉酒等，儿科载生下啼声不出若死、初生舌膜等，眼科万金膏，还有治鼻方、脑漏秘方等。	有清刻本藏国图，2004 年收于《中国古代医方真本秘本全集·清代卷》107 册。
			会稽琴梦外史汇录，山阴瓣香主人刊送	绝妙神方不分卷	又名《屡试奇验绝妙神方》，共 9 方，以回生第一仙方为首方，后有跋。《联目》作"著者佚名"。	附于《灵验良方汇编》，有 1910 年花萼堂俞炯等刻本藏中医科学院。
			遂安余泽春（芍田，寄湘渔父）撰辑	经验救急良方不分卷	《联目》《大辞典》署为寄湘渔父。余泽春字芍田，自号寄湘渔父，浙江遂安人，乔居湖南，任敦煌、庆阳知县，后知秦州、甘州。分急救、解毒、痧症、咽喉、跌打损伤、疔疮、虫兽伤、杂治 8 门录方。	有本年陕西兰田县署刻本藏河南省图书馆；寄湘渔父为余泽春，参阅 2003 年浙江科技出版社排印本《近代中医珍本集·喉证指南》。
			常熟朱枕山著	朱枕山医案不分卷	有本年沈钟祥序，卷端署：南沙朱枕山著。是案不作分类，述证简略。《吴医汇案》谓，系龚霞伯所录，案语粘腻，用药驳杂，录此以备一格，然亦大有可取之处。	《联目》《大辞典》不载，有抄本存世，2010 年江苏科技出版社收于《清代吴中珍本医案丛刊》出版。
			嘉善吴炳（云峰）撰	证治心得 12 卷	又名《证治集腋》，有本年自序、次年周藻元及 1884 年顾福仁序，有 1925 年孙鸣桐、吴陆跋。卷 1 述外感六淫证治，卷 12 头面五官诸疾，余则内科杂病，述证 102 种。	有 1911 年抄本藏上海、河南中医药大学；1926 年嘉善吴仁培树人校订，有惜阴书屋铅印本。

公元 (年)	清纪年	干支	作者	书名	考证内容	版本资料
1876	二	丙子	海盐徐圆成（古春）辑	毓德堂医约4种4卷	有1889年自序，子目：沈保铭《救急成方》，庄一夔《慢惊秘诀》，《痘症秘诀》《疡科治法》各1卷。	本年刻本藏上海中医药大学。
			平湖沈保铭（怡莳）撰，徐圆成辑补	救急成方1卷	徐氏整理增补沈氏手抄本而成，载缢、溺、冻、疔疮走黄、砒毒等各科35种危急险症的救治，附《勿卖假药说》。	有1885年刻本藏苏州中医院，收于《毓德堂医约》。
			妫川席树馨（鹤如）校辑	宗圣要旨7种	子目：尤怡《伤寒贯珠集》8卷，王子接《古方选注》2卷，方有执《本草抄》，李梴《运气总论》附《导引法》，黄琳《脉确》附刘复真《脉诀捷要》。《联目》《大辞典》作"不著撰者"，失考。	有本年新镌刊本藏上海中医药大学、四川图书馆，卷首署"妫川席树馨鹤如氏提要点定校梓，男子瑛兑字"。
			新城王铨（子衡，松舫）著	医药家振6卷	综合性医书，无序跋，载金鉴切诊心法要诀、望色、闻声问病歌、医方因病分类歌、本草因病分类歌、妇科歌、喉科歌等，共述内科杂病30种，其余各科100余种，载药400味。	有本年文莫室刻本藏山东、成都中医药大学及四川、江西图书馆等处。
			慈溪应遵诲（味农）原撰，吴县张镜（蓉亭）编撰	刺疔捷法1卷	有本年张镜自序、俞樾序。内容：治疗要言、经穴图示、治疗歌括，末附神效疔疮膏。1928年余姚吴韵仙删改重刊自成一编，后附治疗良方和治疗歌，为《重刊刺疔捷法》。	有本年长洲王鋆校刻本等十余种版本，收于《陈修园医书》48、60种，及《急救喉证刺疔合编》。
			应遵诲原撰，张镜编纂，避嚣庐主杨氏重编	刺疔捷法大全1卷	有1926年王调生序。乃编纂重刊吴韵仙《重刊刺疔捷法》。首述五脏之疔病因、症状、治疗及挑刺法，附良方88首及饮食宜忌。	有1936年上海元丽印刷公司石印本藏中医科学院及北京、上海中医药大学。
			亡名氏撰	治癫狗咬方1卷	预防治疗狂犬病专著，前有引言，详述症状，用人参败毒散加味治疗，认识其潜伏期。1894年刻本并附有生产保全方、产后方、肥儿方。	有本年湘郡青云斋刻本藏上海图书馆，1894年刻本藏上海中医药大学。
			三山侯敬（敬庵），侯官郑凤山撰	疯门辨症1卷	有本年侯敬自序、沈锦波序、郑凤山自跋。述麻风病五经辨证及治法，36种麻风真假辨证图式36幅。	附刻于萧晓亭《疯门全书》，收于《珍本医书集成》。

公元（年）	清纪年	干支	作者	书名	考证内容	版本资料
1876	二	丙子	匦斋居士撰，周毓龄（吕筌）增广，浏阳周登庸（金门）续广	达生编·广达生编·续广达生编	有本年周毓龄自序。《达生编》为卷首；次周毓龄增广，包括求嗣要诀、孕妇食药忌、产难救急、死胎辨法、产后调理、怪症医案等编；周登庸续广，卷1调经、带下、血崩、血枯、受孕、种子，卷2护胎保胎妊娠证治，卷3产要、临产，卷4产后，卷5初生救护、调燮、证治。	有本年刻本藏中医科学院、内蒙、湖南图书馆及陕西、湖南中医药大学，长沙师古刻本藏中国中医科学院。
			味琴氏撰辑	保生汇编20卷，卷首1卷	儿科著作，有自序无纪年。卷首延嗣要旨，正文编集幼科诸方极平稳而无弊、极简便而经验者，卷1保婴各良方，卷2杂治各良方上下，以下为口噤脐风撮口、赤游凡毒等证治方剂。《联目》作产科书，误。1893年管斯骏辑《管氏儿女至宝》，卷端署：吴县管斯骏秋初甫编辑，鄞县施巨卿味琴氏校刊，则是书撰辑者味琴氏即鄞县施巨卿。	有本年琉璃厂梓义斋刻本藏苏州大学炳麟图书馆、湖北省图书馆。
			渝州温存厚（载之）撰	小儿急惊风治验1卷	有本年李玉宣序。论述以栝蒌桂枝汤、葛根汤治惊之妙用宜忌，阐发急惊兼痰甚、喘急、烦热、大便秘结、外感等治法方剂。	收于《温氏医书三种》，有1886年渝州温氏刻本藏上海中医药大学。
			太平沈望桥撰，天台赵廷海（开泰，兰亭）重辑	沈氏麻科1卷	又名《经验麻科》，有本年蔡燕綦、管作鼎序。列病原辨治、升降药良方加减、半表半解、误降再表方等，论麻疹104种证治，末附疹子诸方。《鄞县通志·文献志》载沈望桥《沈氏痘疹方》2卷，曹氏集古阁钞本。	有本年台州刻本藏山西、江西、四川、广西图书馆及上海中医药大学，并收于《麻科至宝沈氏麻科合编》。
			潮州萧诚斋编撰	广济新编3卷	有萧钦申序，幼科疹症专书，列天保采薇汤、预防三豆汤，下分初热、出迟、邪闭、毒盛色淡、血衄、发渴、吐泻、惊搐、躁乱、失血、疳瘵等类，载列各方。	成于本年，1906年初刻，有文海楼巾箱本藏广州中医药大学。
			亡名氏编撰，子辉氏抄	痘科全部不分卷	无扉页、序跋、目录，首页《吉凶痘位之图》，旁题曰：光绪二年丙子中秋后二日，在黄竹塘书屋，子辉氏抄。下载面部图歌、论顺险逆、论表里寒热虚实，权宜、辨宜、节制赋、辨吉凶、不治、轻、重、逆、死症歌等80余篇。	有本年抄本藏浙江省图书馆。

公元 (年)	清纪年	干支	作者	书名	考证内容	版本资料
1876	二	丙子	原题：宁阳张琰（逊玉）编撰	新辑中西痘科全书12卷	有本年自序，对照1741年张琰《种痘新书》，自序除更改年代及书名外全同，全书内容亦同；前后又列黄家驹、涂宗瀛《重刻牛痘新书序》、查祥考《重刊引种牛痘方书序》，3序同王惇甫《牛痘新书济世》。乃上海书局稍加改头换面另作新书石印出版者。	有1905年上海书局石印本藏苏州中医院。
			南陵黄维翰（冉生，竹斋，中南山人）撰	白喉辨证1卷	有王鹤序、1880年黎培敬序，有凡例。以问答论述白喉病源、脉象，按寒热轻重气血分证论治，载29方，录吹噙方5首。《联目》载王裕庆1902年南昌承启屋本，据黎培敬序知王氏传其书而非另有所撰；王氏辑刊《吊脚痧论白喉辨证合刊》，1887年信述堂刻。	有本年刻本藏中医科学院，1880年刻本藏湖南中医药大学，光绪间刻单行本7种；收于《国医小丛书》，1999年湖南科技出版社收于《湖湘名医典籍精华》排印出版。
			涿鹿李方治撰，万邑文永周（卜庵，豁然子）撰，南昌梅启照传	眼科七十二症问答病因丸散1卷	有本年梅启照序。即《异授眼科》"眼有七十二症医治"篇，问答详论病因证治，并附方药及其炮制、用法。	有本年刻本藏上海中医药大学，并附于《验方新编》梅氏增刊本为卷17。
			鄞县吕熊飞（樵翁）撰	眼科易秘4卷	有本年自序，后有1893年张嘉禄序。卷1以图、歌总论五行八卦、运气节气，卷2秘制眼药丹法、临诊医案，卷3四诊、辨证，载会诊医案45则，卷4眼科因果报应。	有本年吕氏刻本藏北京中医药大学、上海图书馆、苏州中医院。
			惜余主人（叔子）撰辑	素问说意1卷	前有"补厂"识语，述得书经过及撰辑者考证。就王冰注以次校注《素问》，引申其意，博观约取，多所阐明。柳宝诒著《惜余小舍医案》《惜余医案》《惜余医话》，此惜余主人或即柳宝诒。	有钞本藏国图，2002年收于《国家图书馆藏稀见古代医籍钞稿本丛编》影印出版。
			桐城张开运撰	洗冤录撼遗补1卷	法医著作，前有引言。论吏治道德、断狱判案注意事宜，凡58条。	附《洗冤录详义》刊行，有1886年湖北官书处刊。
			彭泰和堂主人编	彭泰和堂丸散膏丹总目不分卷	又名《丸散膏丹集录》，有本年自序。分11门，载261种成药功能、主治、价格。	有本年初刻本藏中国中医科学院。

公元（年）	清纪年	干支	作者	书名	考证内容	版本资料
1877	三	丁丑	庐江朱祝三（尧民）撰	性理绪余5卷	有本年自序、黄德镇、马捷三序及郑继康跋、黄光彬《尧民医话跋》。作者精易理，抉河洛理数，参阴阳生克以决人生死。载医话原道、医话陈情、医话尚友、医话使巧、医话尽心5篇，篇各1卷。	有本年白鹿山房活字本藏安徽省图书馆、中国医学科学院、军事医学科学院。
			津门朱耀荣（益之）撰	三指捷编3卷	有本年自序、自题诗、写怀歌及倚云仙长、王为相、李清骥、华金寿、刘嶦、王璞、祥鼎等序。卷1、2为通俗脉诊歌诀，并介绍34种内、妇、儿科病脉歌，卷3为《三指捷编外科》，载《分五善歌》《七恶歌》《分阴阳歌》，次外科症治方剂。	有1903年刻本藏中国中医科学院，脉学著作，《联目》载于"临床综合"，欠妥。
			新安张子襄原撰，休宁何愚、婺源朱嶽辑	舌图辨证1卷	有本年虎卧道人序及何愚、朱嶽述言。载列舌图20余幅，辨别舌象形色、燥润、部位，以言病机传变、用药宜忌。《通考》《大辞典》以为何、朱合编，《联目》分出2条，一张编，一何、朱合编，有误。	有本年寄隐轩刻本藏上海、甘肃中医药大学及安徽、上海图书馆；山东中医药大学藏有抄本。
			吴县凤在元（实夫）辑	凤氏医书三种7卷	子目：临证经验方（即凤氏医案）4卷，薛生白《医师秘笈》2卷，养和医室藏稿凤实夫辑《内科脉镜》1卷。《联目》《大辞典》均载成书1866年，又载本年稿本，似难两全，故定本年为好。	有本年稿本藏上海中医药大学。
			凤在元撰	内科脉镜1卷	无序跋，五脏六腑图论、主病、药队，各分补泻凉温猛将次将，列方。	养和医室藏稿，收于《凤氏医书三种》。
			徐宗礼（谦光，秩堂公）撰	推拿三字经不分卷	推拿三字歌诀，有40余穴位及手法图解，附卓溪小儿推拿秘诀、十二经循行部位歌、四言脉诀。谓推拿不仅适用小儿，亦可用于成人。	《联目》不载，《大辞典》载李德修抄本，1958年青岛中医院据此有油印本。
			亡名氏撰辑	推拿总诀仿歌不分卷	无序跋、目录，内容：推拿小儿总诀歌、总论五经、阳掌图、阴掌图、看眼定症诀、看食指定症诀、虎口三关诊法、阳掌诸穴、阴掌诸穴、一身上下诸穴、推疹法、推惊法、诸症推拿法、小儿反候歌。	有本年抄本藏中国中医科学院，封面书名下署有丁丑二字。

公元（年）	清纪年	干支	作者	书名	考证内容	版本资料
1877	三	丁丑	原题：仁和毛世洪（达可，枫山）辑	济世经验汇编10种	子目：毛世洪《济世养生集》《便易经验集》，亡名氏《增订经验集》《急救方》，庄在田《福幼编》《遂生编》，倪涵初《疟痢三方》，徐子默《吊脚痧方论》，蔡松汀《难产方论》，俞漱园《见闻录方》。毛世洪乾隆间人，徐子默道咸间人，是书非毛氏汇编亦明。	本年萧山愿贤堂刻本藏河南、上海中医药大学及云南、浙江图书馆、浙江大学医学图书馆、苏州中医院。
			钱塘吴尚先（又名安业，师机，杖仙）撰，苏州官医局选辑	理瀹外治方要2卷	苏州官医局选辑吴师机《理瀹骈文》而成，同《理瀹骈文摘要》，后附《应验诸方》，无应宝时序文，有潘霨序、韡园略言。载清阳膏、散阴膏等21个膏药方，五黄锭、赴宴散等27个糁药方，详述膏药配制和外治用法。	收于《韡园医学六种》。
			海宁邹存淦（俪笙）撰	外治寿世方4卷	有本年自序、凡例及胡增彬跋。卷1据病证分26门，载450余方；卷2、3按部位分36门载1300余方；卷4则妇、儿、痘痧、急救、杂症等6门载460方。后又撰《续编》2卷。	有本年杭州勤艺堂刻本，收于《珍本医书集成》，1992年中国中医药出版社同续编收于《明清中医临证小丛书》排印出版。
			邹存淦续撰	外治寿世方续编2卷	有本年自序。杂录各科外治膏丹之方80余首，分为上下两卷，随得随抄，未分门类。	抄本藏福建中医药大学，1992年与初编同收于《明清中医临证小丛书》。
			梅源朱书（拥予，绀城）撰	妇科医方一得不分卷	无序跋，扉页作：世传抄本珍秘，《妇科医方一得》，张维壎、张维忠二位；卷端作：《医方一得》，梅源朱书绀城氏著；目录载列临产门2证、产后门28证及癥瘕、乳、前阴门诸证。《联目》不载，《大辞典》"佚"。	有清钞本藏国图，2002年收于《中国古代医方真本秘本全集·战国至宋元卷》第40册影印出版。据民国《上海县续志·艺术传》，朱书卒于本年，则非元人，有误。
			吴江潘霨（伟如，韡园）撰	女科要略1卷	有本年壶园寓客序。取材于傅山、徐大椿、陈念祖诸家，及越中钱氏秘方，附倪凤宾《产宝》。	收于《韡园医学六种》。

续表

公元（年）	清纪年	干支	作者	书名	考证内容	版本资料
1877	三	丁丑	潘霨撰辑	医学金针 8 卷	有本年自序、次年柯逢时序，有例言。入门读物，辑录《医学实在易》《四圣心源》《医宗金鉴》而编为歌诀，卷 1 四诊易知，次分表里寒热虚实 6 证，证各 1 卷，凡 62 条；卷 8 幼科 6 条。1923 年上海中华新教育社石印本改题《医学易通》，《联目》另为专条，失考。	有次年潘氏敏德堂初刻本、1883 年江西书局、1897 年江苏书局刻本等版本，收于《韡园医学六种》。或以为陈氏原撰而潘氏纂辑，由自序可知取于诸家，并非源出陈氏一家者。
			淮山李厚坤（小亭），曹伯玉编纂，范莘儒（仿农）抄传	诸证赋 1 卷	有本年范莘儒序，无目录。《温病条辨》改编为赋体，载：温病赋、暑温伏暑赋、湿温赋附疟痢、寒湿赋、秋燥赋、疟疾赋、痢疾赋、内景图、解产难赋、解儿难赋、伤寒赋、药性赋，末为补产难汤头歌 2 首。解儿难赋后注：此段系刘承先夫子所续；伤寒赋后注：曹伯玉先生作。	有本年范莘儒抄本藏中国中医科学院。
			新建喻昌（嘉言，西昌老人）原撰，江城谢甘澍（遁园，杏园）注释	寓意草注释 4 卷	医案，有本年黄廷元、许廷桂及次年赵承恩、1880 年钟体志序。注疏喻氏原著，分门别类，详加批注，并载其父谢映庐医案《心得集》于中，附其个人心得于末。	有本年谢映庐公祠刻本藏国图、中医科学院、四川图书馆及上海、天津、广西中医药大学，有 1880 年刻本。
			如皋胡杰（云溪）撰	痧疫论不分卷	无序跋、目录、凡例，首痧疫症验记略，次述痧症、霍乱证治。	有本年刻本藏成都中医药大学。
			华阳张汝珍（子培）撰	春温三字诀 1 卷	有本年张承诰、王作霖序，发明仲景风温证治，以三字诀加注的形式阐析春温、风温证治。	本年成都初刻，收于《陈修园医书》诸种、《中西医粹》《三字经合编》。
			古滇王铨（云臣）撰	喉症类集 1 卷	有本年自序。首载总论，以脉法、舌色为诊断要点，类集 14 种咽喉病症，分别论治。	有本年文锦斋刻本藏上海中医药大学，并收于《正谊堂医书》。
			歙县程镜宇（翼安）撰	喉痧阐义 1 卷	有本年自序。全书 29 篇，阐发温、瘴、疫、疬之义，鉴别斑、疹、痧，细述痧喉命名、病因病机，就其痧象顺逆列六危症，喉象吉凶举八险象，立治法，附吹鼻、塞鼻、吹喉、漱口、涂敷、熏蒸、针刺外治痧喉诸法，内服 36 方、外治 9 方。	有维扬从吾斋刻本藏北京、南京、成都中医药大学及上海图书馆、中山大学医学院等处。
			湖南龙宗树撰	七十二痧症仙方不分卷	述七十二痧症、时症、温病、火疗、发狂、发斑等证治疗验方。	有本年抄本藏安徽省图书馆。

公元（年）	清纪年	干支	作者	书名	考证内容	版本资料
1877	三	丁丑	丹徒沙书玉（石庵，石安）撰	医原记略1卷	医话医论，有上年自序及余鉴序。列述先天后天阴阳五行论，《洪范》五行五味解等10余篇。文题新颖，思维活跃。《联目》署为余鉴撰，误；《联目》《大辞典》医史类另录沙书壬《医源记略》，亦误。	有本年大港培运堂刻本藏南京中医药大学，收于《石室丛抄医书十七种》。
			顺德陈羲（日农，辰耕山人），鹤城黄瀛洲（秋帆）撰辑	医方不求人2种不分卷	《提携便览》列伤风、中风、中痰、中气等12症效方及加减法，有本年陈羲自序；《应验良方》载治十八喉症服水药方、喉痛煲水含方等61方，有1890年黄瀛洲自序。	有本年石叻永成书庄铅印本藏广东省中山图书馆方书。
			吴县谢元庆（肇亨，蕙庭）辑，昆山汪肇敏（尔祉）增订	增订良方集腋4卷	有本年彭慰高序、1879、1900年汪肇敏2跋。谢氏《良方集腋》1844年初刊，1848汪曜奎重刊；1879年汪肇敏以其父汪曜奎"内外两科历验旧方二卷附刊于后"，为《增订良方集腋》，凡4卷。	1879年浙西梧桐乡刻本藏中国科学院、中医科学院、浙江中医药研究院及福建、湖南、北京中医药大学，1900年浙西鸳鸯湖刻本藏中医科学院。
			方金山撰辑	胎产秘方4卷	卷1总论8则，方4首；卷2胎前诸症34则，方41首；卷3产后诸症59则，方88首；卷四为杂症。	有稿本藏中医科学院，封面：精钞金氏胎产秘方，目录：胎前产后神效秘方，卷端：胎产秘方。
			仁和葛元煦（理斋）撰	洗冤录摭遗2卷，洗冤录摭遗补1卷	《摭遗》卷上载检验160余则，卷下为《宝鉴篇》、《石香秘录》；《摭遗补》附刊于《摭遗》，载先哲格言20则，经验方12首。	附《洗冤录详义》刊行，有1877年湖北藩署重刻本与1883年贵州臬署刻本等。
			杭州胡光墉（雪岩）撰	胡庆余堂丸散膏丹全集不分卷	有本年自序、胡庆馀堂序，有凡例。分12门载456方，为胡庆余堂成药汇编。又有抄本，名《丸散膏丹方》，署为胡庆余堂主人编，藏浙江中医药研究院；名《丸散全集》，宫商角徵羽五册，署为胡习声编，藏苏州大学炳麟图书馆。	有本年胡庆余堂刻本、铅印本藏浙江中医药研究院、中医科学院、首都、山西、内蒙、陕西图书馆及北京、天津、山东、河南、陕西、甘肃、浙江中医药大学。
			太仓沈嘉澍（子复）撰	养病庸言1卷	有本年自序及徐景福、陶甄、吴承潞、叶裕仁等序，有1908年夏允彝跋。述养病常识，六务：知、忘、拒、看、耐、调燮；六戒：昧、忧、迎、忽、愤、糟塌。	有本年刻本藏中医科学院及甘肃、湖南、上海中医药大学，1908年铅印本藏苏州中医院。

公元（年）	清纪年	干支	作者	书名	考证内容	版本资料
1877	三	丁丑	乌程汪曰桢（刚木，谢城，薪甫）撰辑	湖雅9卷	有本年沈闿昆序，分谷、蔬、瓜、果、茶、禽、鱼、介、酿造、饼饵粥饭、烹饪等26类，记述湖州物产，与本草、食疗颇具联系。	有1880年刻本，并摘录于《中国食经丛书》出版。
			镇海亡名氏撰辑	育婴堂征信录不分卷	为镇海同善育婴堂建设文件汇编。载杨昌濬、吴铃3序，宗源瀚、于万川、徐裕德、吴铃诸记，及同人募建同善育婴堂启。详载具禀、批文、堂规章程、历年收支明细账目。	有本年刻本藏盐城图书馆。《募建同善育婴堂启》后，为《育婴堂屋图》，附录《每年敬呈征信录疏文》。
1878	四	戊寅	平江贺缙绅辑	平江贺氏汇刊医书5种5卷	子目：庄一夔《福幼编》、亡名氏《经验方》、张绍修《时疫白喉捷要》、邱熺《西洋点痘论》、亡名氏《救吞鸦片烟方》各1卷。	有本年刻本藏中医科学院，《经验方》即蔡松汀《难产神效方》，《西洋点痘论》即《引痘略》。
			乌程汪曰桢（刚木，谢城，薪甫）辑	荔墙丛刻（4种8卷）	医书子目：叶桂《叶氏眼科方》1卷，徐大椿《慎疾刍言》1卷，汪曰桢《随山宇方抄》1卷，王士雄《温热经纬》5卷。	有本年乌程汪氏刻本藏北京师范大学。
			钱塘丁丙（嘉鱼，松生）辑刊	当归草堂医学丛书10种40卷	有本年李芝绶序。子目：《颅囟经》2卷，吴彦夔《传信适用方》4卷，东轩居士《卫济宝书》2卷，《太医局诸科呈文》9卷，李希圣《产育宝庆集方》2卷，严用和《济生方》8卷，亡名氏《产宝诸方》1卷，《急救仙方》6卷，沙图穆苏《瑞竹堂经验方》5卷，卢之颐《痎疟论疏》1卷。	有本年钱塘当归草堂刊本，1983年广陵古籍刻印社据此本有复印本。
			平江宋兆淇（佑甫）辑注	南病别鉴3卷	有本年自序、次年徐康、毕长庆、顾文彬序。辑注叶天士《温证论治》，薛生白《湿热条辨》，薛公望《伤寒直解辨证歌》，自撰《辨证要略》，汇编成书。	有本年撰辑者自刻本藏中医科学院、医学科学院、苏州中医院，收于《三三医书》《中国医学大成》。
			湘潭黎培敬纂辑	保生三种合编3卷	有本年自序。子目：《胎产证治要方》《小儿急慢惊风证治》《小儿点种牛痘》各1卷。《小儿点种牛痘》即《引痘略》	有本年刻本藏上海中医药大学、淮安市图书馆。
			亡名氏原撰，黎培敬辑校	胎产证治要方1卷	内容：保胎证治要方、绣阁保生书、赞育编难产七因论、胎前节养六要事、胎产护生编孕妇禁忌各种、达生编六字真言、论难产危急十证、胎产杂证等。	收于《保生三种合编》。

公元（年）	清纪年	干支	作者	书名	考证内容	版本资料
1878	四	戊寅	婺源戴葆元（心田）撰辑	家传课读 3 种 4 卷	子目：《金匮汤头歌括》1 卷，《温病条辨汤头歌括》1 卷，《临证指南方歌》2 卷。	有本年思补堂刻本藏中医科学院、上海中医药大学，《临证指南方歌》后出，刊于 1891 年。
			崇川施猷（小桥）辑	临证指南论集 3 种 4 卷	子目：《痧喉证治汇言》《外科书》《新方八阵歌括》附《梦隐霍乱歌括》各 1 卷。	有抄本藏上海图书馆。
			张若泉撰	全体图经不分卷	《联目》《大辞典》载录，笔者未见。	有本年书带草堂稿本藏上海中医药大学，经查未见。
			鱼泉刘以仁撰	脉法条辨 1 卷	有本年陈光熙序。前列取穴部位图说及歌诀，后分条辨析 28 脉之体象、主病、兼脉、脉证宜忌等。鱼泉即今重庆万州。	有本年德星书屋刻本藏湖南、四川省图书馆；并有善成堂刻本等版本。
			刘以仁撰	活人心法诊舌镜 6 卷	《联目》《大辞典》载录，笔者查阅无着，未见其书。	《联目》载有本年贯月堂刻本藏上海中华医学会。
			钱塘吴尚先（又名安业，师机，杖仙）撰，扬州公局选辑	重刊理瀹骈文廿一膏良方	扬州公局选辑吴氏清阳膏、扶阳益水膏、云台膏、散阴膏、金仙膏等 21 首外治膏方，名《二十膏良方》；本年王宾校刊撰序，名《理瀹骈文二十膏良方》；1881 年王宗寿附《铜人图经穴考》于后，为序刊行，定为现名。	本年刻本藏国科、江西图书馆、苏州中医院；1881 年王宗寿刻本藏中医科学院及河南、上海、福建中医药大学。
			新城杨希闵（钱佣，卧云居士）撰	医事丛记 4 卷	笔记杂录，无序跋、目录。卷 1 载叶案徐评节粹 58 则、西医书节粹 13 则、杂记异病 43 则；卷 2 夷坚记随记、坚瓠志随记、徐文长杂录随记、香祖笔记随记及古夫于亭杂录、樗散轩丛谈、柳南随笔、广群芳谱随记等；卷 3 阙，卷 4 苏沈良方、东坡集、山谷集、医宗金鉴摘录验方。	有清末抄本藏中国中医科学院。
			石门徐宝谦（亚陶）撰	矗斋汇选简要良方不分卷	有本年自序、次年沈桂芬序。汇选古今医书简要验方，分 300 门类，载 1000 余方。	有本年刻本藏南京图书馆、苏州中医院及上海、湖北中医药大学。

续表

公元（年）	清纪年	干支	作者	书名	考证内容	版本资料
1878	四	戊寅	善化鲍相璈（云韶）原撰，南昌梅启照（小岩）增辑	梅氏验方新编24卷	有本年梅启照自序、凡例。梅氏辑订鲍氏《验方新编》，删《痧症全书》，卷1－3按人体部位分40部述杂症内外治法，卷4、5妇儿科，卷6伤科，卷7外科痈疽疔疮。一本24卷，成于1874年，16卷为鲍氏原编，梅氏增辑后8卷，体例如旧。	有本年刻本藏辽宁中医药大学，影印本藏甘肃中医药大学，并有1934年上海吴承记印书局铅印本；24卷本有1874年潮城文体阁刻本藏广东中山图书馆，有版本16种。
			南康卢由钧、卢由鑪辑刊	经验良方不分卷	有本年自序。孙真人养生格言、治病延寿方药后，载126种病症360方。	有本年金陵刻本藏中国中医科学院、河南中医药大学。
			南海潘世良（心垣）撰	虚劳秘韫方解1卷	有本年自序、1882年刘庆骐《医方六种》序，有凡例，封面、卷末有凌绂曾批语。主张应以温经补脾胃为总则，倡用小建中汤和加味四君子汤。	为《医方六种》之一，1882年潘氏杏济堂刻本藏中医科学院。其余5种是：保赤新书、古方选要、灵枢素问摘要、疮疡六经、神农本草集注。
			上元戴天章（麟郊，北山）撰，元和陆懋修（九芝，勉旃，江左下工）删补	广温热论4卷	有本年陆懋修序、跋。戴氏辨瘟疫伤寒之异，删订《温疫论》为《广瘟疫论》；陆氏以辨伤寒之与温热，易名《广温热论》；1909年何廉臣又为《重订广温热论》。	收于《世补斋医书后集》。
			湖陵唐毓厚（载庭，静研）撰	温疫析疑4卷	有本年自序及王秉鉴、冯向荣、周盛传序，王葆誠、卢光宸跋。认为温、疫不同，首论证，次析伏气、岁气、时疫、疫毒4门，兼论妇女温热，热入血室，卷4为运气及选方。《续修四库全书提要》载录。湖陵，今安徽太湖县地。	有本年刻本藏天津高等医药专科学校、辽宁中医药大学，1883年意解山房刻本藏国图、中国科学院、中医科学院、天津图书馆及北京、天津、上海中医药大学等处。
			渭南曹文远（花舫，华峰）撰，臧吟蕉增订	治温提要1卷	有本年自序、1896年陈其宽序，有臧吟蕉增订本。曹氏取叶、吴治温方法，扩充张子培《温病三字经》成四言，并加注阐述证治，收20方。又名《温病撮要》，《联目》《大辞典》作二书分别载录。	本年初刻，1889年文集堂、1896年陈其宽重刻，《中国医学大成》附于《温病条辨》之后，为《增补评注温病提要》。
			丹徒沙书玉（石庵，石安）撰	疡科补苴1卷	有本年自序、次年徐兆英序，有引言。介绍疡科诸疾面部望诊特点，强调外疡温热病因，须清热解毒为主，附案说明。	有本年洪溪书屋刻本藏上海、南京中医药大学。

公元 (年)	清纪年	干支	作者	书名	考证内容	版本资料
1878	四	戊寅	原题：沙城周震（慎斋）撰	慎斋秘传女科 2 卷	有本年周之幹序，此之幹字松坡，序中提及慎斋，则非自托于明之慎斋；署为沙城周震慎斋著，异于明之慎斋，却又与周震相隔 200 余年，似非；似杂揉明清二慎斋而伪托。	《联目》《大辞典》俱不载，《中国医籍通考》载录。
			亡名氏撰辑，青礁陈清和抄传	活幼万家春 2 卷	无序跋、目录。载录诊察小儿筋纹、三关部位、纹形主病歌诀、图说，阐述诸病不治之症，分析急慢惊风、寒、热、伤风、疳积诸病证治，以寒热虚实为纲，按轻重危制定治法方药。	有抄本藏中医科学院，封面署：药书书，日看筋纹如意事，夜观无忌小儿科，青礁陈清和；卷上、下后署：光绪四年正月念日，青礁陈清和抄。
			禺山任寿昌（香亭）撰	痘症备方 2 卷	有本年自序。首列小儿剂量推算，正文载痘疮初辨、预防、疹症十门，列痘症方 88 首、疹症方 11 首，附纯一堂备方、痘疮名义。	有本年广东藩署西斋刻本藏中医科学院、上海图书馆、上海中医药大学、广东省中山图书馆。
			潘江（南轩）撰	潘氏祖传喉科拔萃 1 卷	简称《喉科拔萃》。载喉科秘要总论、咽喉辨症论、看法论、治法论；述喉科风、风热、风火、风湿、紧喉风诸证治；录喉科穴图、方药；各家喉科证治经验。	有 1918 年唐成之抄本藏中国中医科学院。
			崇川孙廷问（我舟，雨香）撰，孙凤生订	寸心知医案 4 卷	有本年孙凤生序，载乃祖孙廷问临症医案 168 则。	有本年抄本藏上海中医药大学。
			广州郑芸初（德轩）编	郑福兰堂丸药汇集不分卷	又名《宝饵留春》，有次年郑藻如、刘瑞芬序。为广州郑福兰堂成药目录，载 206 种成药功用价格，无药物组成及制作方法。	有本年广州郑福兰堂刻本藏上海、山东及广东省中山图书馆，有 1937 年铅印本。
1879	五	己卯	德清俞樾（荫甫，曲园）撰	枕上三字诀 1 卷	养生类著作，有本年自序。三字塑、锁、梳，身不动若泥塑然，口不言若锁然，理吾气务使顺而弗逆，上上下下若梳发。三字有诀、说、考、赞各一。	1899 年刻，收于《春在堂全书·俞楼杂纂》卷 44。
			会稽田晋蕃（杏村）著	医经类纂初稿 5 卷	无序跋，类纂《内经》原文，细至 400 余类。卷 1 分 98 类，既列四时，又分春夏秋冬；分列藏府，更五脏各自为类，四支、二阴、冲任、月事，俱细列。卷 2 分 92 类，卷 3 分 96 类，卷 4 分 92 类。	收于《田晋蕃医书七种》，有抄本存中医科学院。
			田晋蕃撰	内经素问校证不分卷	前后无序跋，逐篇校证《素问》原文。	同上。

公元 (年)	清纪年	干支	作者	书名	考证内容	版本资料
1879	五	己卯	田晋蕃撰	中西医辨不分卷	医话医论,辨中西医病名及诊断方法。	同上。
			田晋蕃抄辑	医稗不分卷	前有本年小引2则。抄录诸子百家、文集杂说430种典籍中有关医药保健、四时调摄、本草药性、名方秘方、饮食宜忌等内容近千条,分门别类,注明出处。	同上。
			田晋蕃抄辑	名家医抄3卷	无序跋,乃田氏读诸名家书札记。一册有千金方抄、千金傍通抄、本草经疏抄、类辨抄、潜斋碎金、医原抄等38则;二册载七方十剂、五藏配五行八卦、五脏生克等;三册有外台秘要消渴论、刘河间六书抄等。	同上。
			田晋蕃撰辑	田晋藩日记	收于《田晋藩医书七种》,有稿本藏中国中医科学院。经查,独缺是书,亦未有单行本,当佚。	同上。
			田晋蕃撰	慎疾格言不分卷	前有自序,取病家所可知之利弊而约言之,使之知所趋避,凡23则。	同上。
			江阴吴达(东旸,澹园老人)撰	医学求是3卷	有本年自序2篇及刘勋序,有1884年前后钱国祥序与陈名珍、吴际昌跋。分二集载医论31篇。初集有治伏暑赘言、血证求源论等10论,二集有伏暑再论、霍乱赘言等21论,附医案1卷46则。《联目》误为丛书,以31论为子目;《联目》《大辞典》以小儿瘄疹说、小儿痘疹论、小儿急慢惊风论、录生生子血证治案、春温治案为5书,各立专条。	有光绪间江阴吴氏家刻本、1884年闽中刻本、1919年江阴方桥宝文堂书庄刻本等版本;民国大成书局石印本以医论31篇及医案为《吴东旸医书三十二种》,遂使《联目》误为丛书;1984年江苏科技出版社有点校排印本。
			吴达撰	吴东旸医案1卷	有1885年冯光通序、次年柳宝诒跋。列伏暑、秋燥、伤寒、癃闭、霍乱、泻痢、寒热、血证等案46则,以伤寒、时病为多。	有1885年申江寄薄庐刻本、1921年上海大成书局石印本,并附于《医学求是》。
			吴达撰	医案偶录2卷	《联目》《大辞典》载录,笔者未见。	1884年关东刻本藏陕西中医药大学,经查未见。
			亡名氏撰	医林脉诀不分卷	为经络经穴、奇经八脉、诸脉主病歌诀汇编。	有本年抄本藏陕西中医药大学。

公元（年）	清纪年	干支	作者	书名	考证内容	版本资料
1879	五	己卯	仲山氏撰辑	经络穴位1卷	无序跋、目录、凡例，首经络统序、释义、原始，次脏腑经络分合详说、仰人骨度部位图、伏人骨度部位图，次内景图，内容包括脏腑之图、经络穴位图、诸穴歌、经络分寸歌、述义、释义，次手足经起止图，次设为问答，明阴阳交济之理，末附新著四言脉诀。	有本年抄本藏上海中医药大学，封面题署：医学秘本，光绪五年仲春日，仲山氏精选。
			亡名氏撰	经络穴位1卷	未见署名，无序跋、目录、凡例，首十四经穴位，次同名异穴及一穴多名，次奇经八脉穴，次诸症要穴。与仲山氏所辑同名而内容相异。	有抄本藏上海中医药大学。
			长洲彭翰孙辑	良方便检1卷	有本年自序，择医书简要而神验者摘录50余种病症60余方。	有本年广州郡斋刊本藏南京中医药大学、苏州大学炳麟图书馆。
			亡名氏撰辑	济人良方1卷	附于《金玉全书》，讲述伦理、持身行事。首载《广东巡抚罗含章大人小儿歌》，次《德庆州陈公璞纯家训十咏》，次《戒淫十箴》，次《居家十要》，其后《济人良方》，收载万应通关散、救中痰方、救中风方等57首验方。	有本年佛山天禄阁刻本藏中国中医科学院。
			平江周祖升传，昭文陈星涵辑	急救医方撮要不分卷	周祖升刊传回生第一仙丹、神水万应膏2方，备述治验，陈星涵以救缢救溺各法为之辅。有本年陈氏识语与跋。	1892年刻本藏国图、云南图书馆，收于《中国古代医方真本秘本全集·清代卷》110册。
			崇安吴堃撰辑，莫组绅汇刻	阴骘汇编6卷	方书。载方2225首，卷1胎产，卷2保婴，卷3伤寒130方，卷4-5内科方，卷6外科413方。早期传本已失，莫氏重刊。	《联目》不载，《大辞典》"佚"，《中医文献辞典》载录有本年四川刻本。
			亡名氏辑	医书四种7卷	子目：外科证治全生集1卷，咽喉秘集2卷，痧症全书3卷，异授眼科1卷。各书单行本颇多，四种合刊仅有太原睿文书局刻本。	有本年至1883年间太原睿文书局刻本藏中国科学院，另有抄本藏首都图书馆。

公元(年)	清纪年	干支	作者	书名	考证内容	版本资料
1879	五	己卯	平湖朱之榛辑	保赤汇编7种16卷	有上年自序。子目：金玉相《锡麟宝训》4卷，亟斋居士《达生篇》2卷，倪枝维《产宝》1卷，庄一夔《福幼编》1卷，吴宁澜《保婴易知录》2卷，钱乙《小儿药证直诀》3卷，吕本中《童蒙训》3卷；其中《童蒙训》非医书。《续修四库全书提要》载录。	有本年苏州刻本藏国图、中医科学院、浙江中医药研究院、山西、南京图书馆及北京、上海、河南、成都、南京中医药大学等处。《联目》于临证各科、综合性著作门两出其书。
			仙居朱载扬（克璠，丹山）撰	麻症集成4卷	麻疹专著，有本年王镜澜、朱梦裳序。卷1、2汇辑前人论述，载治麻简便要药、麻痘辨等；卷3、4载录治麻用方188首。	本年铅印本藏辽宁、南京中医药大学及上海、南京图书馆，有1909年月山居士刻本等版本8种。
			三吴华壎（昌伯）撰	痧麻明辨1卷	麻疹专著，有本年自序。首总论，阐述麻疹病因及正候、兼候、回候、变候、附候的证治方药，附水痘、斑、治痧宜忌。	有1921年、1935年千顷堂书局石印本。
			桃源胡松（非群）等辑	伤科方书六种6卷	无序跋，子目：金龙师治跌打方附：朱君尚先生秘传跌打方，秘传药书，吴师真授跌打法门，跌打损伤验方，跌打伤科，跌打损伤验方。	有抄本藏中国中医科学院，1999年人民卫生出版社收于《伤科集成》排印出版。
			亡名氏、婺北朱君尚撰，胡松辑	金龙师治跌打方1卷，附：朱君尚先生秘传跌打方	《金龙师治跌打方》卷首署"本卷附《朱君尚先生秘传跌打方》，墨波轩览，光绪五年春二月，古桃源西川非群氏胡松较正"，所附《朱君尚先生秘传跌打方》有"附录诸骨损伤医治法，婺北朱君尚先生试验方"，则朱为婺北人。	收于《伤科方书六种》。
			亡名氏撰辑	秘传药书1卷	不著撰人，载十八反、十九畏、药性歌及打伤各穴药方。	同上。
			王锡琳撰	跌打伤科1卷，跌打损伤验方1卷	《跌打伤科》，载外伤、内伤、续骨、破损4篇及用方；《跌扑损伤验方》有引言，4篇外增刳颈、接筋、破伤风、轻重刑伤、咬伤、烫伤、诸般吐血、健步、补助9篇，凡13篇。	同上。
			亡名氏撰辑	接骨方书五种不分卷	无序跋，子目：《接骨入骱金枪杖伤一切杂症》《秘传接骨金疮禁方》《叶宝太传接骨秘方》《秘传杖丹膏丸散末方》《嵇氏接骨方》。有1637年屿斋稽氏《嵇氏家训》。	有清抄本藏上海中医药大学，2007年中医古籍出版社收于《伤科集成续集》排印出版。

公元 （年）	清纪年	干支	作者	书名	考证内容	版本资料
1879	五	己卯	笠泽三省书屋老人辑	达生胎产心法验方合编3卷	有本年三省书屋老人自序。上卷《达生编》，卷端署：当湖陆锡禧予绵参，毗陵杨启凤季衡定，清源林秀恕庵校梓；中卷《胎产心法》，述求嗣种子、养胎保产；下卷载验方百余首。	有本年三省书屋刻本藏黑龙江、湖北中医药大学、苏州大学炳麟图书馆、上海图书馆。
			孙奎台辑	保产良方1卷	述回生保产丹组成、制法、适应症、加减运用。	有镇江老仁和刻本藏镇江市图书馆。
			吴门徐大椿（灵胎，洄溪）原撰，梅里余楙（啸松）辑录	洄溪秘方1卷	又名《洄溪老人二十六秘方》，有本年余楙自序。余氏从徐灵胎弟子吕慎庵、全复村处获得徐氏秘方，有顺气化痰丸、通神补血丸、按摩流气膏、调中散等36方，遂予整理刊行。后附余氏自撰《牛痘要法》《推拿述略》各1卷。	有本年刻本藏中医科学院、浙江中医药研究院，有抄本藏上海中医药大学，另有1894年陆佐墀序。收于《白岳庵杂缀医书四种》《国医小丛书》《中国医学大成》。
			余楙撰	刺种牛痘要法1卷	有1884年蒋致远序。以图示说明种痘部位、方法、刀式，述种痘要诀，调治方剂7首、验案8则。附于《洄溪老人二十六秘方》。	有本年及1884年刻本藏上海图书馆、上海中医药大学，收于《白岳庵杂缀医书五种》。
			广东藩署编	喉牙口舌各科秘旨1卷	又名《喉舌备要秘旨》《喉科秘旨》，无序跋，分喉、口、牙三部。喉部列喉科证治43症、治法21条，论分经药性、用药变化歌、药方；口、牙部，各口舌牙诸病、牙痛、牙疳诸方；末附戒烟良方。	有本年广东藩署刻本藏医学科学院、安徽图书馆、桂林图书馆及北京、上海中医药大学，有光绪间刻本5种，收于《中国医学大成》。
			亡名氏撰	咽喉口舌方论不分卷	首列经义、论证、论治、述后、咽喉论，次则咽喉看法、治法，详述咽喉口舌各症证治。	有清抄本藏中国中医科学院。
			湘西黄炳乾（陶普）撰	时疫白喉捷要合编1卷	有本年自序，增订张绍修《白喉证论》而成。增入针刺治疗白喉、单双蛾、风火喉之重症附炼药针法；增补蒜泥拔毒散、救急异攻散等16方，末附无治之症16则及方歌。《续修四库全书提要》载录。	有本年武威县衙门刻本藏甘肃省图书馆，1883年刻本藏中医科学院，有5种版本。
			太仓钱艺（兰陔）撰，钱雅乐（韵之）辑	慎五堂治验录14卷	有本年钱雅乐自序及1884年季增黄题辞。载650余案，以中风、怔忡、眩晕、咳嗽、吐血、胃脘痛、泄泻、下痢等内伤杂病为主。	有抄本藏上海中医药大学，2004年收于《中医古籍珍稀抄本精选》出版。

公元（年）	清纪年	干支	作者	书名	考证内容	版本资料
1879	五	己卯	扬州石成金（天基，惺斋愚人）原撰，钱塘邢祖愉（华斋）摘录	石天基传家宝摘录4卷	无序跋。《传家宝》汇编150余种著作，述立身养生治家处世之道，康熙间扬州石成金撰辑，邢祖愉摘录其要为4卷。	有本年华斋氏邢祖愉抄本藏河南中医药大学。
			山阴朱绍基（丹林）纂	医学课读10卷	前有1873年自序，卷卷有弁言，至本年成8卷，有8弁言，然9、10卷署为辛酉，与全书著作年代不合，似为辛巳之误。卷1四诊、经络，卷2选方用药，卷3金匮，卷4温疫，卷5温热，卷6、7伤寒，卷8杂症，卷9、10伤科医法、用药。	有1898年新安杨绍柱抄本藏上海中医药大学，另有抄本藏军事医学科学院。《联目》作者为梁绍基，当属笔误。
			赣城李元白（星榆）撰	医学启蒙2卷	有本年自序。编成歌诀，先以望闻问切，次之辨别阴阳，继以歌诀药方，终于六经证治。	《联目》《大辞典》俱不载。
			武进颂远氏手辑	讷机医尘	卷端作：讷机医尘卷下，颂远氏手辑；首载"间传"，分理、润、涩、通、塞、清、扬、逆、从等25篇，各以七言四句叙述，次以注释；下为"剩语"，为医论短语；再则外感内伤及疟、痢、喘、噎膈、反胃、关格、中风、肿胀、郁病发挥、人生无痰、咽喉。	《联目》《大辞典》俱不载，有清抄本藏浙江图书馆，抄于"光绪武进阳湖县志"稿纸，仅存一册，为卷下，亦不知原书2卷，抑或3卷。成书年代未详，据《武进阳湖县志》始刻姑定本年。
			张蕴青、王安侯、盛藻如编注	法诀启明2卷	原书为律例歌诀，编注者摘《洗冤录》之精华，分句稽考，补注阐发其义蕴。卷上名例，分五刑赎罪、六赃、监守盗赃、常人盗赃、枉法赃、不枉法赃、坐赃、七杂、八议、十恶各条；卷下为刑律，分贼盗、人命、斗殴、骂詈、诉讼、受赃、诈伪、犯奸、杂犯、捕亡、断狱等。	与《宝鉴编补注》合刻，有1884年最静书屋刻本藏上海中医药大学。
1880	六	庚辰	贵县梁廉夫（子材）撰	不知医必要4卷	方书，有本年自序、上年焦肇骏、次年岑春煦序。载内科、儿科、妇科、外科诸症，论述病因病机、辨证、治法，各列治方，有方808首。	有本年刻本藏北京中医药大学、江西图书馆，有版本十余种，收于《珍本医书集成》。
			美国柯为良辑译，清·福州林鼎文（玉甫）修订	全体阐微3卷	有本年柯为良、林鼎文2序，为医学解剖学著作，附图265幅。《续修四库全书题要》载录，《联目》《大辞典》载录有1905年惜阴书屋铅印本藏新疆石河子医学院。	有次年福州圣教医院刻本藏温州图书馆。

公元 (年)	清纪年	干支	作者	书名	考证内容	版本资料
1880	六	庚辰	吴门郭鏻（祥伯，太原）撰	痧症备要 3 卷	有本年胡乃麟序。卷上总论，列 110 种正痧、变痧，卷中载粹、刮、刺、放治痧法及宜忌，卷下人像穴图 5 幅，介绍正、背、上、中、下痧症治疗，附便用方 10 首。	有本年刻本藏上海、浙江、辽宁中医药大学及中医科学院、上海图书馆。
			亡名氏撰，政卿氏（贺兰山人）校订	时症痧症喉症经验神方不分卷	有本年政卿氏跋。列羊毛痧、霍乱、火疗、发斑、发狂发渴、唇肿口烂、实火喉症、虚火喉症、喉生包珠症等症经验良方。	有本年留余堂刻本藏中国中医科学院，封面题为经验神方全卷。
			山阴朱绍基（丹林）纂	医方随检 5 卷	有本年自序，采辑历代成方 5000 余首，后附《万氏女科》。《联目》《大辞典》作成书 1826 年，与自序所署异，亦与著者《医学课读》成书相距过远。	有抄本藏上海中医药大学。
			会稽丁尧臣（又香）撰	奇效简便良方 4 卷	简称《奇效良方》，有本年自序、黄诒穀序。卷 1、2 分部位载杂症方 400 余，卷 3 妇、儿科，卷 4 外科，凡病证 19 门类，方 940 余，皆简便易得者。民国《绍兴县志资料》录为《验方简要》。	有次年自刻本藏医学科学院、中医科学院、北京、上海、辽宁中医药大学及吉林、辽宁、苏州图书馆，有版本多种。
			衢州江诚（抱一）撰	本草诗补 1 卷	有本年自序、叶龙生跋，补苹香居士《本草诗》，按本草功能编为七言绝句 350 余种，末附食疗四赋。	有稿本藏上海中医药大学。
			柯城程曦（锦雯），衢州江诚（抱一），衢州雷大震（福亭）共纂	药赋新编 1 卷	仿东垣寒热温平之赋新编 4 篇，以长歌论药 360 种，增药 100 余品。每品载明炮制之法、相须同类，更载草木金石各部，后附药性大意并相反相畏之歌。	为《医家四要》卷 4，又收于《雷氏慎修堂医书三种》。
			亡名氏撰	脉诊不分卷	无署名、序跋、目录，不著年代。二十八脉各标阴阳、兼脉，述脉象、主病，如浮脉，阳，浮兼洪、虚、散、芤、濡、微、革七脉，述脉象主病及兼脉主病。后附滑寿《诊家枢要》、二十八脉提纲、诸病宜忌脉、怪脉、五官形色声诊、危诊。	有抄本藏中国中医科学院。
			樊舆马人镜（鉴心）撰	脉诀统论 1 卷	前有自序，为《济世津梁》全书序。统论评定脉诀。	为《济世津梁》卷 1，有稿本藏天津中医药大学。

续表

公元（年）	清纪年	干支	作者	书名	考证内容	版本资料
1880	六	庚辰	马人镜撰	药性摘要1卷	又名《药性详说》，取诸家本草适用者400余品，明其气味形色，所以主治之由，以药之出产、修制、畏恶、阴阳、升降、浮沉附于后，宣通补泻涩滑燥湿轻重之种类冠于前。	同上，为卷2。
			马人镜撰	经络全图1卷	前有自序，依准《甲乙经》，按比例缩小之后绘图描穴，以知经络穴道。	同上，为卷3。
			马人镜辑	瘟疫扼要1卷	有本年自序，据郑奠一《瘟疫明辨》编辑，前有郑氏原序及平原管希宁序，有白沙臧锡麟跋。	同上，为卷4。
			马人镜辑	妇科全集1卷	有本年自序，汇辑诸名家妇科方论而成书。	同上，为卷5。
			马人镜撰辑	孩科细论1卷	有本年自序。详儿科诊法，察色观纹、听声按额以发明病旨；述八风六淫、惊痫积瘕百病证治。	同上，为卷6。
			马人镜撰辑	痘疹良法2卷	目录作《痘疹正宗》，而本年自序题为《痘疹良法》。采集秦景明《折衷》、聂久吾《心法》、朱玉堂《定论》纂著是书。	同上，为卷7、8。
			马人镜撰	杂疫详要1卷	有本年自序，载葡萄疫、捻颈瘟、虾蟆瘟、大头瘟、瓜瓤瘟、杨梅瘟、疙瘩瘟、软脚瘟、绞肠瘟等瘟症，及狼摇翻、蚰蜒翻、椅子翻、扁担翻、王瓜翻、白眼翻、绕脐翻、疙瘩翻诸翻症，合为72种杂疫。	收于《济世津梁》为卷9，原作《杂症详要》，所述皆为杂疫，自序亦谓之杂疫，则书名似是《杂疫详要》之误。
			马人镜撰	济世津梁8种9卷	有本年自序，子目：脉诀统论、药性摘要、经络全图、瘟疫扼要、妇科全集、孩科细论、痘疹良法、杂症详要。樊舆，河北清苑。	有稿本藏天津中医药大学，两函八册，子目诸书前各有自序。
			原题：雷真君传	活人录1卷	卷首载雷真君论脉诀、论寒热论生死、论气血等九论，次则分伤寒、中寒、中暑诸病症，详脉证分治方法。有本年唐福恒跋。	有1909年闳博书局刻本藏上海、湖南中医药大学、苏州中医医院。
			芜湖朱恩（心农，锡农）著	困学随笔13卷	医话医论，有本年自序。朱恩咸同间创宣和医社，光绪初创积善会。卷1-4载杂述、形体、诊候、外感、方药、伤寒、热病及痧痘与痈疽论治，卷5-10为医案，卷11-13为散、攻、寒、热、和、补六门方解。	有1897年上海宝善书局石印本藏上海、广州中医药大学、苏州中医医院、苏州大学炳麟图书馆。

公元（年）	清纪年	干支	作者	书名	考证内容	版本资料
1880	六	庚辰	惠震（石泉）撰	寸阴书屋日抄2卷	医学笔记杂录，前后无序跋。录97首常用方、伤寒杂录、指南医案等。	有清抄本藏南京图书馆。
			尉氏刘鸿恩（位卿，春舫）撰	医门八法4卷	临床综合性医书，有本年自序、徐春元序。八法为阴阳表里寒热虚实，以论各科证治凡66篇。程国彭《医学心悟》附载《医门八法》，论汗吐下和温清消补八法，自是不同。	有本年蓬溪刘氏石印本藏国图、医学科学院、中医科学院、上海图书馆，有版本多种，1986年中医古籍出版社据光绪间石印本校点排印。
			亡名氏撰辑	万方会萃1卷	无序跋、目录，分疟疾、痢疾、泄泻3门辑录验方效方。卷端原有署名被挖去，又加"伍延"2字，为"伍延医馆□□□□甫抄"，挖去处加兆福、杨景、炳生3印章。	有抄本藏苏州大学炳麟图书馆。封面：《万方会萃》录痢疾方，然藜书屋庚辰年；卷端：然藜书屋古方会萃卷之一。
			如皋薛宝田（心农，莘农）撰	北行日记不分卷	有谭钟麟、何兆瀛、俞樾、唐树森及次年丰绅泰、王景澄序。作者为慈禧太后诊病43天，逐日记录诊病用药、皇宫见闻等，为完整的清宫医案史料。	有本年刻本藏中国中医科学院、上海中医药大学，1985年河南人民出版社有铅印本。
			乐理莹补注	宝鉴编补注2卷	法医著作，又名《洗冤录歌诀》。将致命22穴编为七言歌诀，以《洗冤录》原文为注。卷上为仰面致命伤16穴，卷下为合面致命伤六穴，又各分轻重、死伤，辨别真假、致伤原因，多实践经验之谈。	与《法诀启明》合刻，有1884年最静书屋刻本藏上海中医药大学。
			秀水何霁光（诒孙）纂，仁和葛元煦（理斋）校辑	保生胎养良方1卷	有本年自序、雁芦氏跋，阐述养胎方法，载胎养良方17首。	收于《啸园丛书医类五种》。
			亡名氏撰	临产要略1卷	前有自序无纪年。述临产先兆、注意事项及产科急症与新生儿异常处理，附方10首、补遗2则。	本年云耕堂刊本藏上海中医药大学。
			歙县程正通（松崖）撰，山阴王震（芝楣）订正	眼科易知录1卷	有本年王震自序。述迎风下泪、瞳神散大、飞丝入目、赤脉贯睛、烂弦风眼、打伤破睛等25种常见眼病病因证治，按病绘图。《联目》《大辞典》作程玠撰于1484年，误。	有本年刻本藏中医科学院，卷端署：古歙槐塘程松崖著，山阴王震芝楣氏订正。

续表

公元 （年）	清纪年	干支	作者	书名	考证内容	版本资料
1880	六	庚辰	瑞安陈虬（志三，蛰庐，皋牢子）撰	蛰庐诊录2卷	有本年自序。集历年验案而成书，载疑难病案20则，仿喻氏《寓意草》例，详述诊疗过程，用药效果，用为利济医学堂教材。	载《利济学堂报》11－14册，录于《蛰庐丛书》，收于《温州文献丛书·温州近代医书集成》出版。
			徐延旭（晓山）辑	医学同源2种3卷	子目：李容墀辑《金匮方歌》2卷，熊兰亭《痢症特启论》。	有本年梧州郡署刻本藏苏州中医院。
			李蓉墀撰辑	金匮方歌2卷	《联目》《大辞典》载录，不分卷，成书年代不明，有抄本藏陕西中医药大学。笔者未见。	收于徐延旭《医学同源》，2卷，有本年梧州郡署刻本藏苏州中医院。
			上海乐善堂药房岸吟香撰	乐善堂药单不分卷	乐善堂为日本东京中药店名，此为成药目录，有岸吟香自序，谓"庚辰三月"设上海分店。首载因果报应医药故事2则，载千金保真丸、徐福玉壶丸、神仙无忧散等成药35种，附插图14幅，末载药店启事2则及岸吟香跋语。	有铅印本藏中医科学院、上海中医药大学，成书时间未详，以1880年设上海分店，故附志于此。《联目》作1925年，又有《乐善堂药草》，为1940年。
1881	七	辛巳	会稽赵彦晖（晴初，味根，存存老人）撰	存存斋医话稿2卷	有自序及本年孙垲、1883年陈锦序。载医话74篇，不分类别，不拘体例，不列标题。《续修四库全书提要》载录。	有本年活字本、1891年永禅室刻本等版本，收于《珍本医书集成》时沈仲圭附《吴山散记》于后。
			赵彦晖撰	存存斋医话稿续集1卷	民国《浙江通志稿·方技》载录《医话续稿》1卷，1983年《浙江中医杂志》连载，凡61则，有1981年徐荣斋序。后沈钦荣由《绍兴新闻日报》辑得5则，为《拾遗》，前有沈氏识语。	2003年浙江科技出版社与《存存斋医话稿》《医话稿拾遗》及《水火补泻微义》1则同刊，题《广辑存存斋医话稿》，收于《近代中医珍本集》。
			赵彦晖撰	存存斋本草撷华1卷	现存抄本，不著撰人，残存草类药97味。《联目》不载，《大辞典》"佚"，民国《浙江通志稿·方技》著录《本草撷华》1卷。	现存抄本三册，版心题"味根草堂"，封面题"味根草堂本草"。
			谈鸿鏊（问渠）撰	药要便蒙新编2卷	又名《药性新赋》。有本年自序、薛福辰序，次年罗锦文、豫师序。分补益、宣通、泻热、驱风等10门，载药365种，以韵语概括功用，以注释明药理、炮制、产地，附方以证。《联目》1824年成书，有误。	次年岫云书屋刻本藏中医科学院、长春中医药大学，有与《笔花医镜》合刻本，收于《四库未收书辑刊》。

公元(年)	清纪年	干支	作者	书名	考证内容	版本资料
1881	七	辛巳	亡名氏撰	脉诀总集不分卷	为脉诊歌诀集,附五运六气要略、五脏歌、十二经脉歌、奇经八脉歌。	有本年抄本藏陕西中医药研究院。
			岐阳庞志先(继轩)编集	辨难大成脉诀附摭余录不分卷	有本年自序自跋、谢名杰序、陈景绥跋。庞氏先集《适宜脉诀》两卷,一卷利用,二卷精义;又得《辨难大成脉诀》,发明其所已言,摭拾其所未言,别为《摭余录》以附后。	有抄本藏首都图书馆,封面:适宜脉诀备览;目录:摭余录脉诀;卷端:辨难大成脉诀附摭余录。
			濡须刘渭川(浊翁)撰辑	伤寒锦囊2卷	前后无序跋。述伤寒证名概念、脉象、立方用药要诀、六经见证治例,分析谵语、发黄、狂、不眠、多眠瘛疭等证治方药。濡须,今安徽省巢湖市。	有本年三槐堂抄本藏辽宁中医药大学,2009年收于《中医孤本大全》影印出版。
			濑江高骞(子间)撰	医学揭要2卷	无序言,卷1首入门看症诀,次各经见证治法;卷2伤寒兼证、类伤寒辨,次详治法。有本年陈公亮跋。	有本年德远堂刊本藏南京中医药大学。
			善化鲍相璈(云韶)原撰,合肥张绍棠(又棠)增订	增订验方新编8卷,附续方1卷	有本年张绍棠序。增辑验方,合刻痧症全书和咽喉秘集,有卷首1卷。另本18卷,又名《中国名医验方集成》,成于同治。	有本年香港万卷楼铅印本藏上海中医药大学,有版本十种。
			寿春戴绪安(筱轩)辑,常瑾芬(用臣)补遗	验方汇集8卷,验方汇集补遗4卷	有本年自序、1884年周家驹序。分100类,载方1200余首。1884年常氏《补遗》增30余类,附医中百误歌、十问、论治篇等内容。	有1884年天津文利堂刻本1891年刻本藏中医科学院。
			三山芛田初稿,竹梅居士辑	救急应验良方1卷	三山芛田刊《救急良方》数条;1895年会稽全城氏续补;竹梅居士于此基础上增选辑成。计80余症,为各科急救之用。	有光绪间武林竹梅草堂刻本藏镇江市图书馆。
			常州长年医局辑	应验简易良方1卷	有本年常州长年医局自序,载万应灵丹、八宝红灵丹等内症、外症、痧症、急症、险症用方230余首。	有本年长年医局刻本藏中医科学院及上海、河南中医药大学。
			山阴飞觞居士辑	新刊经验良方2卷	有本年自序。以急救和外科方为主,载方63首。	有1891年刻本藏中医科学院、浙江中医药研究院。
			池阳坐啸山人撰	诊验医方歌诀3卷	有本年自序。取法汪氏《医方汤头歌诀》,吸收吴氏条辨、叶氏指南、王氏经纬之方及孟河费氏所制,仿为歌括,成百数十首而为是书。《联目》《大辞典》不载。	本年池阳坐啸轩稿本藏南京中医药大学,2004年收于《中医古籍珍稀抄本精选》刊行。

续表

公元（年）	清纪年	干支	作者	书名	考证内容	版本资料
1881	七	辛巳	吴县薛雪（生白，一瓢，扫叶老人）撰，亡名氏辑	薛生白医书二种3卷	子目：薛雪《湿热条辨》1卷，亡名氏《医师秘笈》2卷。《医师秘笈》并非薛著，《中国医籍考》即作亡名氏，申赞皇序已明其事。	本年浙宁简香斋刻本藏中国中医科学院。
			赵郡韩凌霄撰	瘟痧要编4卷	有本年自序、张海洋序。本书论疫为主，痧证居次，分名义、本原、流行、传变、证候、辨证、治则、预后等，兼及杂证。1911年铅印本名《经验瘟痧新编》有介英魁序。	有本年刻本藏中国科学院、医学科学院、中医科学院、北京中医药大学及首都、天津图书馆等处。
			亡名氏撰辑	伤科要方1卷	无序跋、目录，首署"光绪七年岁次辛巳仲夏之吉，钦命布政使衔福建督粮道按察使司南雄叶永元谨识"，所列回生第一仙方及诸药。	有抄本一册藏浙江省中医药研究院。
			亡名氏撰辑	伤科验方1卷	前有引言，无序跋、目录。载录应验异授成方等，并三十六穴道损伤破解要危用药之法。	有抄本1册藏浙江省中医药研究院。
			广东邵氏亡名撰辑	痘科邵公顺痘麻仙方1卷	前后无序跋，卷首列七绝一首：门前细柳戏新鸳，惹得新鸳作旧眼，蒲剑无锋千缕剪，松针有孔一芽穿；末署：孟秋月辛巳岁下旬日，医术吴辅臣书。吴辅臣不知何许人，当为写手。	有清钞本藏国图，2002年收于《国家图书馆藏稀见古代医籍钞稿本丛编》影印出版。
			广东邵氏亡名撰辑	痘科秘传1卷	卷首署：广东邵公传授，累验，宜珍藏之，不可苟传。前后无序跋，内载"邵公秘传十六方"。《联目》《大辞典》载录抄本藏上海中医药大学，成于1861年。	同上，成书年代不详。
			湘潭马渭龄（醉古山人）撰，湘潭黎培敬编集	喉科大成4卷	有1840年自序、本年黎培敬序、马传钰跋。介绍喉风、喉疳、喉痧等30余种喉病，列述百方。附口起泡、喉生红豆等杂病方。	有本年大林山房刻本藏湖南图书馆，1999年湖南科技出版社收于《湖湘名医典籍精华》排印出版。
			婺源俞世球（得玶，诗僧，梦兰草堂主人）撰	麻痘新编2卷	有本年自序、自跋及1883年叶熙锟序。卷上麻疹，编汤头歌诀30首，录《幼幼集成》7首，述麻疹证治；卷下痘疹，编汤头歌诀7首，后附《疳疾虚热面部总歌》。	有1883年刻本藏上海、湖南中医药大学，1884年刻本藏中医科学院、镇江图书馆、天津高等医药专科学校、苏州中医院。

公元 (年)	清纪年	干支	作者	书名	考证内容	版本资料
1881	七	辛巳	亡名氏撰，北平谢光绮（方山）刊	眼科神方1卷	有本年谢光绮序，谓"程先生具此苦心"，或为程正通撰。列治目仙方18症，如眼大角红肿、眼小角淡红、眼弦作痒、赤脉一条贯瞳神等，各列方药。	有本年刻本藏中国中医科学院，谢序署名"北平谢光绮"，而北京改名北平是民国事，存疑待考。
			皋兰秦霖熙（瑞泉，春帆）撰	外感辨证录2卷	有自序无纪年。将外感六淫伤风、伤寒诸证分为十门，并《脉诀》《伤寒六经歌》《风寒内外各证辨》加以注解而成。	有1925年铅印本藏南京中医药大学。
			王问臣辑集	时医集四书文1卷	前后无序跋，凡四篇，篇后有按。首《时医集四书文》，言医道得众无失其时；次《时医男妇大小方脉集四书文》，言君子之道四焉；次《本城时医集四书文》，述道之与利；次《时医王大夫集四书文》，述医乃仁术。	有光绪间钞本藏国图，2002年收于《国家图书馆藏稀见古代医籍钞稿本丛编》影印出版，扉页署"光绪七年秋施于民氏题检"。
			吴县杨渊（子安，寿山）撰	寿山笔记1卷	有本年自序及王飐跋。整理数十年亲历之病案，并所记古人之要论成书，或评古论，或抒心得，所立诸论，颇有发明。《联目》不载，《大辞典》"佚"。	有苏州王飐卓若氏抄本，2002年中国中医药出版社有《清代秘本医书四种》排印本。
			衢州雷焕然（春台，逸仙）著，柯城龚时瑞（香圃）辑	逸仙医案2卷	有本年自序及1884年刘国光序。通行本经龚香圃编辑，载六淫、寒疫、疽症、内风、咳喘、血证等20余门280余案，以内、妇科为主。	1929年上海六一草堂铅印本藏上海中医药大学、吉林图书馆。
			蜀中黄云鹄纂辑	粥谱1卷	有本年自序。辑《纲目》《尊生八笺》言粥之事，次以己意成书。首食粥五思、集古食粥名论、粥之宜、粥之忌，列粥品223种，末附广粥谱，辑康济谱赈粥事。	有本年蕲州黄氏刻本藏上海中医药大学，四川刻本藏四川省图书馆。
			见心斋主人撰	见心斋药录4卷	有本年自序、例言，成药目录。4卷各为内、外、儿、妇科，各卷前列药品目录，载列价格，诸药详列症候、用法，不载方剂药物组成。	有本年刻巾箱本藏浙江省中医药研究院。
1882	八	壬午	亡名氏原撰，福山王祖源（原名伯濂，莲塘，老莲）传	内功图说1卷	养生学著作，有本年王祖源序。收录十二段锦、分行外功诀、意守丹田内功、易筋经、却病延年法等功法，载35幅导引图。《续修四库全书提要》载录。《联目》《大辞典》均作潘霨原著，由自序知其所本。	收于《天壤阁丛书》，有福山天壤阁王氏刻本；又收于《丛书集成初编》。

续表

公元（年）	清纪年	干支	作者	书名	考证内容	版本资料
1882	八	壬午	原题：歙县吴楚（天士，畹庵）撰	伤寒六经辨证歌括1卷	以歌括述陈修园《浅注》。吴氏《医验录》撰于1683年，生活时代远早于陈修园，此当伪托其名者。	有1955年江津吴汉骧复写本。
			吴兴凌旭（苏生）撰	临证辨似1卷	医论医话，有本年自序。列举寒热之内外、虚损之上下、臌胀之虚实、隔食与反胃、癫狂与痫症、刚痉与柔痉、阴盛格阳与阳盛格阴，辨析疑似证候，鉴别病因病机，后附吴坤安《察舌辨证歌》。	有本年著者自刻本藏中国中医科学院、上海中医药大学、苏州中医院；收于《续修四库全书》。
			亡名氏抄辑	药性类抄1卷	《联目》《大辞典》载录，笔者未见。	有本年抄本藏浙江省中医药研究院，经查未见。
			蜀郡罗定昌（茂亭）撰	中西医粹4种4卷	有本年自序、1894年卓垣焯重刊序。子目：《脏腑图说》《脏腑各图》《症治要言》《医案类录》各1卷。	有本年上海孚华书局石印本藏成都、山东、河南中医药大学等处，有版本4种。
			罗定昌撰	脏腑图说症治要言合璧3卷	亦名《中西医粹》，有自序、卓垣焯、恩承序。内容略同《中西医粹》前3种。中西相参，阐述脏腑经络及其证治。	1897年童氏刻本，1921年上海千顷堂书局石印本，收于《中外医书八种合编》《中西医学全书》。
			程丽棻撰	辨伤寒脉症论1卷	有本年自序，简略记述伤寒病脉证治。《联目》《大辞典》俱不载，《中国医籍通考》载录。	上海中医药大学藏有据陈大年抄本蓝晒复制者。
			四明蒋金镛撰辑	医纲切要1卷	有本年自序、凡例，以寒热虚实提纲挈领之意为名。证言六经者出《伤寒》，言杂证出《金匮》，摘录《温热论》于卷后。《联目》《大辞典》俱不载。	有清钞本藏国图，2002年收于《国家图书馆藏稀见古代医籍钞稿本丛编》影印出版。
			济宁欧阳长年（仙侪）撰	医理浅说5卷	有本年自序2篇及1880年李汝田序、姚继英跋。	《联目》不载，《大辞典》"佚"。
			亡名氏撰辑，元和陆懋修（九芝，勉旃，江左下工）订	病症疑问1卷	前有本年世补老人题记。以"症问"为标题，述伤寒、温热外感及其类症、变症、疟痢等证治。	有清钞本藏国图，2002年收于《国家图书馆藏稀见古代医籍钞稿本丛编》影印出版。
			归安费涵（养庄）撰	温热论1卷	无序跋、目录、凡例，摘录《内经》温热条文并加注释，注文颇精详，中插入《治五脏热病必宗双解表里论》及五脏未病医案2则。	有稿本藏上海中医药大学。

公元 (年)	清纪年	干支	作者	书名	考证内容	版本资料
1882	八	壬午	费涵撰，归安莫文泉（枚士）订定	虚邪论1卷	有本年自序，以《内经》虚邪贼风之说为温热病源。	有稿本藏上海中医药大学。
			衢州雷丰（松存，侣菊，少逸）撰	时病论8卷	有本年自序2篇及次年刘国光、吴华辰序，有门人程曦、江诚跋。以《素问》四季所伤经文为纲，以四时六气之病为目阐述时令病证治。《续修四库全书提要》载录。	次年汗莲书屋初刊，有20余种版本，并收于《雷氏慎修堂医书三种》。
			雷丰原撰，金陵彭荣光（光卿）编纂	时病分证表3卷	有彭荣光自序无纪年。按雷丰《时病论》以表格分述时病，上卷为病证，中卷为诸法，下卷为成方。	民国间上海中医书局、中华书局、国光书局有多种铅印本。
			潘增沂编撰	丰豫庄便农药方不分卷	载录惠济丸1方，后为治牛证26条，附治羊证4条，治猪证4条。书与《耿嵩阳先生种田说》《诱种粮歌》《丰豫庄课耕会记》《潘丰豫庄课农区种法》合为《丰豫庄本书》。《联目》《大辞典》作半豫庄，笔误。	收于《广仁堂丛刻》，有本年津河广仁堂刻本藏南京图书馆。
			长沙王裕庆（祉庭）辑	疟痢成法1卷	有本年蒋世芳、李宗裕序。载治疟三方、治痢三方，附戒洋烟神验方。	有本年金陵一得斋刻本藏江西图书馆、北京中医药大学，收于《湖湘名医典籍精华》。
			亡名氏撰，陈云逵抄辑	外科杂类1卷	无署名，无序跋、目录，载顺天府太医院治疗内外杂症奇方80首，经验方100首，跌打风痛膏药方37种加减配方。	有陈氏抄辑本藏中医科学院，封面署：陈云逵笔，光绪捌年菊月拾陆日利市大吉。
			亡名氏撰	大麻疯症经验奇方1卷	皮肤科学著作，麻风病专著。分初服、次服、至五服方，附皂角刺散、白花蛇丸、白鹿洞方、枫子膏等。	有本年何树堂刻本藏云南省图书馆。

公元（年）	清纪年	干支	作者	书名	考证内容	版本资料
1882	八	壬午	陈在山（花甲一週生）编	运气举要8卷	有本年自序。深研《内经》运气说，推演绘图制表，立论作歌，为运气善本。卷1六化六变胜复考，有岁气图6；卷2五行化运主岁，有3图2表；卷3五气交合主客有胜复辨、三阴三阳主客胜复药味总图；卷4论天地终始化气化运之盛衰，有10图1表；卷5五运之政令有常变论；卷6五行化运始于五方之天象；卷7五运主岁太过不及；卷8加临之六气与主时之气相应数，有1图1表，附"病机十九条"，"客气加临手指活法说明"等。	有本年抄本藏中国中医科学院。
			衡山李纪方（伦青）撰	白喉全生集1卷	有本年自序、汪簠、次年赵尚达序及1890年沈世培跋，有凡例。以寒、热为纲，又分轻重虚实论治，主张服药、吹药、针刺综合治疗，载内服30方、吹药9方，附针穴图6幅。	有1883年湘省汪寓刻本藏中医科学院、浙江图书馆、成都中医药大学，有光绪、宣统间刻本多种。
			亟斋居士、武进庄一夔（在田）等原撰，霞漳芦江居士辑，澄海郑林森（茂齐）传	新订保生经验良方2卷	为《四生合编》之另本，有本年郑林森序。子目：《达生编》临产，《生化编》调理产后，《资生编》胎前验方，《遂生编》保婴古今方，各有霞漳芦江居士序。	有本年潮州林文在楼刻本藏浙江中医药研究院、广东省中山图书馆。
			钱塘吴尚先（又名安业，师机，杖仙）撰	扬州存济堂药局膏药方不分卷	附于谢应材《发背对口治诀》收于《三三医书》者，仅载录通治发背、搭手、对口等云台膏，附乌龙锭子敷药、龙虎散糁药、拔疔黄丸子，有师古斋主人识语。	收于《逖南轩谢蓬乔先生医书二种》。
			歙县程正通（松崖）撰	歙西槐塘松崖程正通先生眼科家传秘本1卷	有本年积善书舍主人序。程正通眼科诸书或题为明程玠撰，以二程均字松崖，而玠名震天下，远胜正通，故误。	署为程玠撰眼科书尚有《增补目产眼科》《汇治眼目痛药性及治诸病之方》《眼科应验良方》等。
			妫川胡嵩（芝樵）辑	启蒙真谛2种2卷	有本年胡嵩自序及曹晋墀、张寿六序。子目：明邓苑《一草亭目科全书》《异授眼科》各1卷。1901年嘉兴姚宝忻撰序重刻。	有本年上海申报馆铅印本藏上海、广西图书馆及上海、河南、南京、福建中医药大学。

公元（年）	清纪年	干支	作者	书名	考证内容	版本资料
1882	八	壬午	太康龙之章（绘堂）撰	蠢子医4卷	入门医书，有本年自序、自题辞及1909年杨凌阁、1911年龙金门序，龙镇川、张三宝跋，有例言。仿邵康节课儿数学名《蠢子数》而名，以歌诀论述医理及各科证治。	有1914年项城县志局张三宝石印本藏河南省图书馆、天津医药高等专科学校，收于《珍本医书集成》。
			龙之章撰	学医真诠4卷	即《蠢子医》，其书序跋、例言、目录、卷数同《蠢子医》。首篇题《学医真诠》，有胞侄金门按语，亦即《蠢子医》首篇，以此误为全书名。《联目》《大辞典》专条列出，故亦列以备考。	有抄本藏上海中医药大学，目录下注：民国十八年畅月念日古项李大格书于集宅；卷端署为《蠢子医》。
			上洋老德记药房辑	半半集3卷	有本年自序，药房成药介绍。卷首"医学小引"，录120方，后附戒烟白药粉验案数则。	本年刻本藏成都中医药大学。
			鸿翥堂主人撰辑	王鸿翥堂丸散集1卷	为药堂售药介绍，有本年自序。分补益虚损、饮食气滞、妇科、幼科、花露、膏药等15门，载480方，附录紧要29方，录药物组成。	有本年石印本藏上海、黑龙江中医药大学、中医科学院、上海图书馆、苏州中医院。
			四明蔡鸿仪（嵋青）撰	蔡同德堂丸散膏丹全录不分卷	有本年自序、蔡同德司事序。分15门，载460方，并录载吴尚先《理瀹骈文》外治膏药方23种。	有本年蔡同德堂刻本藏上海、长春中医药大学及山西省图书馆。
			法国各底野氏原著，苍梧谭宏猷（知新，琴宗）编译	育麟秘术4卷	又题《西法育麟秘术》，有本年谭宏猷自序及1917年范勖伯序。西法生殖、妊娠、产褥专书，《联目》《大辞典》载录，故破例载录。	有1918年江东书局石印本藏安徽省图书馆。
			长洲黄丕烈（绍武，荛圃，复翁，佞宋主人）撰，吴县潘祖荫（在钟，伯寅，郑盫）辑，江阴缪荃孙（炎之，筱珊，艺风）续录	士礼居藏书题跋记6卷，续录2卷	潘祖荫辑《题跋记》，按四部类分，各详卷数、版本，载黄氏题跋341篇，有医书10家21种：棠阴比事、洗冤录、千金方、普济方、普济本事方、史载之方、卫生家宝产科备要各1篇，伤寒百证歌、发微论2种、儒门事亲8种、伤寒直格等4种，各为1家有题跋1篇，共10篇；1895年缪荃孙辑《续录》，收题跋70篇，医书《玄珠密语》有题跋1篇。	《题跋记》有1884年潘氏滂喜斋刻本，1989年书目文献出版社点校排印出版；《续录》收于《灵鹣阁丛书》《丛书集成初编》。

公元（年）	清纪年	干支	作者	书名	考证内容	版本资料
1882	八	壬午	黄丕烈撰，缪荃孙辑，民国吴县王大隆（欣夫，补安）续录	荛圃藏书题识10卷，续录4卷，再续录3卷	有缪荃孙序。缪氏集黄氏题识620余篇，卷4子部载录医书18家30种，有题识18篇。潘氏《题跋记》、缪氏《续录》所载11篇外，载伤寒要旨2卷、伤寒明理论及方4卷、广成先生玉函经1卷、医说10卷、活幼新书3卷、伤寒六书6卷，各撰题识1篇；《洗冤集录》另附《圣朝颁降新例》，加撰1篇，凡7家8种有题识7篇。1933年王大隆辑《续录》，录黄氏题识117篇，补录广成先生玉函经、医说之误脱外，洪氏集验方、杨仁斋直指方论有题识各1篇；《再续录》无涉医内容。	《荛圃藏书题识》民国有刊本，1991年江苏广陵古籍刻钱社据此影印；《续录》《再续录》有民国学礼斋《黄顾遗书》刻本，2012年上海古籍出版社合《荛圃藏书题识》收于《黄丕烈藏书题跋集》。
			归安陆心源（刚甫，存斋，潜园老人）撰	皕宋楼藏书志120卷	收录宋元至明初旧刻精钞世所罕见者600余种，分4部43类。医家类载录67条，有因版本而一书2条，有一条并载数书，实77种。每书记卷数、撰人、版刻，详载序跋，间录藏章印记。陆氏又辑《十万卷楼丛书》，有医书8种49卷。	有本年陆氏十万卷楼自刻本，收于《潜园总集》；1990年中华书局收于《清人书目题跋丛刊》，2002年上海古籍出版社收于《续修四库全书》，有影印本。
1883	九	癸未	江右万思村（青藜）撰	四诊歌诀1卷	扉页题署：光绪癸未菊秋，邢江董恂署，无序跋、目录，为四言歌诀。	有钞本藏国图，收于《国家图书馆藏稀见古代医籍钞稿本丛编》。
			明·蕲州李时珍（东璧，濒湖）撰，清·迈龛居士订补	重订濒湖脉学1卷	有本年迈龛居士序。以濒湖所撰语或重复晦涩，遂汇集诸家为之删润增补，加入疾脉，共成二十八脉，仿笺疏之体加以旁注，有心得则附案语以发明之。	有抄本藏上海中医药大学。
			仁和龚自璋（月川），凤城黄统（伯垂）合撰，香山吴辉模（焕庭）增订	增订医方易简6卷	1851年龚、黄合撰《医方易简新编》6卷；1861年周茂五扩充增订而为《易简方便医书》；吴氏又为增订而成本书。卷1身形各症，卷2、3妇儿科，卷4痧疫诸中，卷5外伤科，卷6补遗，按症列方凡2680余首。	有本年香山吴氏刻本藏上海、桂林图书馆，扬州刻本藏中国科学院、中医科学院、镇江图书馆、南京中医药大学等处，有版本多种。

公元（年）	清纪年	干支	作者	书名	考证内容	版本资料
1883	九	癸未	海山仙馆主人编纂，合肥张绍棠（又堂）刊行	验方续编 2 种 4 卷	海山仙馆，番禺潘仕成德畲藏书处。潘氏辑是书，张绍棠重刊于合肥。子目：王凯《痧症要法》3 卷，张氏吴氏《咽喉秘集》1 卷。各有本年张绍棠序。	有本年合肥味古斋刊本藏安徽省图书馆、武汉同济医科大学。《联目》《大辞典》载王凯《验方续编》2 卷，实是书之一。
			善化鲍相璈（云韶）原撰，吴彝山（安圃）续编	续验方 6 卷	无序跋，卷首、书口作《续验方》，扉页作《续验方新编》，内容：卷 1 胎产、妇女杂病；卷 2 保婴、小儿杂症、惊风、痘、麻；卷 3 伤寒，治瘴分经方；卷 4 内伤、外伤；卷 5 中风、中痰、中暑、中毒、中恶及口舌、喉症；卷 6 肿疡及敷贴、溃疡。与鲍氏原著异。	鲍氏《验方新编》自道光间初刻，增广、续作、选录者众，是书有本年文昌书局刻本藏中医科学院。
			归安姚觐元（彦侍）辑	咫尺斋丛书（3 种 3 卷）	有 1881 年陈澧序。医书子目：亡名氏《咽喉脉证通论》、徐大椿《慎疾刍言》、姚舜牧《姚氏药言》各 1 卷。	有本年归安姚氏刻本藏国图、北京师大、故宫、中医科学院、上海中医药大学及首都、山东、南通图书馆。
			金山顾观光（宾王，尚之，武陵山人）辑	武陵山人遗书（2 种 5 卷）	有本年莫祥芝序、1911 年高煌《顾漱泉先生传》、1915 年高煌跋。原书 12 种，有医书 2 种 5 卷，子目：神农本草经 4 卷，伤寒杂病论补注 1 卷。顾观光子顾深，号漱泉，《联目》《大辞典》《中医大辞典》《中国本草要籍考》诸书均误漱泉为顾观光字。	有本年刻本藏北京师范大学、苏州大学炳麟图书馆、中国中医科学院。又名《顾氏遗书》，《联目》以为另有医学笔记杂录，又收于医案医论门，误。
			顾观光撰	素问校勘记 1 卷	为守山阁本《黄帝内经素问灵枢》后附校勘记，有钱培杰 1914 年识语。于王注及林氏按语皆有所补且纠正，引西法以解《五运行》《气交变》诸天象，尤为精当。	2003 年浙江科技出版社有排印本，收于《近代中医珍本集》。
			顾观光撰	灵枢校勘记 1 卷	为守山阁本《黄帝内经素问灵枢》后附校勘记，有钱培杰识语。	同上。
			顾观光撰	伤寒杂病论补注 1 卷	谓今本编次非是，别为宋本目次，于《伤寒论》审订舛误，略采旧说，间下己意为注。未完，仅成辨脉、平脉、太阳上中 4 篇。	收于《武陵山人遗书》，光绪九年刊。

公元（年）	清纪年	干支	作者	书名	考证内容	版本资料
1883	九	癸未	柯城金镕（冶田）抄传，三衢雷丰（松存，侣菊，少逸）补编，柯城江诚（抱一）校	灸法秘传1卷	有本年刘国光序，介绍灸盏疗法颇具特色。附：太乙神针方有《正面背面穴道诗》，后刘国光识语："按穴治病，针无不愈。方自范毓錡而后，王大德、沈士元、周雍和诸人皆用之，实予人以易从，切勿以其浅近而忽之也。此法及诗，自古今医诗集中录出。"。	有本年刘氏乐善堂刊本藏中国中医科学院，原书无序，收于《近代中医珍本集》时，据全集文例补。
			亡名氏原撰，潮州范毓錡（培兰）传，蜀南龙文校订	太乙神针方不分卷	有本年龙文序。系药卷灸法，首载太乙神针方，次为用针法、人神禁忌、正面及背面穴道图。后增订穴位及歌赋，略加改编而改易书名者甚多，版本各异而内容大致相同。	有光绪间多种版本，并收于《陈修园医书》。
			亡名氏原撰，石门徐宝谦（亚陶）传	灸法心传1卷	有本年自序、陈元焯序。内容大略与《扁鹊心书》同，有正、背面图各1幅，介绍27个常用灸穴，附有黄疸、痔验方若干首。	本年刻本藏上海中医药大学、福建省图；次年潮州蓝乐善堂刻本藏河南省图书馆、浙江中医药研究院。
			薛夜来撰，钱福林抄传	针家要旨不分卷	《联目》《大辞典》载录，笔者未见。	有本年钱福林抄本藏陕西中医药大学。
			平江朱廷嘉（心柏）纂	朱氏实法等三种10卷	朱氏补纂史大受《史氏实法》而成，子目：朱氏实法4卷，伤寒科1卷，幼科5卷。	有本年抄本藏中国科学院。
			朱廷嘉撰	伤寒科1卷	按病证归类，以症状分目。	收于《朱氏实法等三种》。
			京江赵濂（竹泉）撰	医门补要3卷	有本年自序及1897年马培之序。上中卷为医法补要，载各科诊治要法，下卷为见症实录，载案196则，末附：先哲察生死秘法、五运六气全图要诀、脉诀纂要。有版本更附：青囊立效秘方、霍乱论。	有本年刻本藏国图、中医科学院等处，有1897年刻本等多种版本；收于《珍本医书集成》；1957上海卫生出版社、1994年人民卫生出版社有排印本。
			赵濂辑	采集先哲察生死秘法不分卷	分头、面、目、鼻、唇、口、齿、喉、耳、舌苔、身、胸、腹、手足14部及死诊、五色诊、五行诊病、五脏见症绝症、六腑绝症等。	附于《医门补要》之后。
			赵濂辑	五运六气全图要诀不分卷	载十年干化气图、逐年主运客运图、推司天五运十年干客气法、十年干化气主病、逐年主运客运主病及主客图，末为五运六气述。	同上。

公元（年）	清纪年	干支	作者	书名	考证内容	版本资料
1883	九	癸未	赵濂辑	脉诀纂要不分卷	无序跋，载切脉捷诀、脉象主病、脉象吉凶、六脉配节气预知病诀、脉受克死期。	同上。
			李彭年（步箴）撰，赵濂辑	青囊立效秘方2卷	有本年李彭年自序、周锡五跋。载治霍乱痧秘要、散痧汤、解暑丹，及外科方千槌膏、蟾酥散、桂附散、青霜散、中白散、华佗散等。附刊于《医门补要》之后。	有本年刻本藏医学科学院、南京图书馆及上海、南京中医药大学。附于《医门补要》，然不见于《珍本医书集成》版。
			赵濂撰	霍乱论不分卷	有1895年徐兆英序。又名《霍乱痧症挈要秘法》，载吐泻交作霍乱神方、刺痧秘诀歌、霍乱不治症、痧毒蓄而未散治法、冷痧治法、喉症要法三方等内容。	同上。
			亡名氏撰	霍乱吐泻方论不分卷	分析理中汤、五苓散、观音救苦甘露饮、急救夺命汤等治疗霍乱吐泻之效方。	附于《韡园医学六种》，并收于《中国医学大成》。
			山阴王馥原（清源）撰	医方简义6卷	有本年自序、徐致祥序。卷1四诊、运气，卷2-4外感六淫、瘟疫、五脏内伤，卷5、6妇产科。	有本年刻本及1900年杭州同善堂刻本等版本，收于《珍本医书集成》。
			钱塘潘恭豫集	良方辑要不分卷	又名《经方会济》，有本年易本源、宋景祁序。载录各科172病症277方，其中外科方180余首，后附张正《外科医镜》。《联目》作"著者佚名"，《大辞典》因之。	本年及1895年刻本藏浙江中医药研究院，又收于周伏生《婆心佛手编》。
			亡名氏撰辑	青囊秘方不分卷	无序跋、目录，外科丸散为主，兼载各科303方，各系序号，以备查阅。	本年刻本藏镇江图书馆，抄本藏苏州图书馆、苏州大学炳麟图书馆。
			笠泽费友棠（山寿）撰辑	急救痧症全集3卷	有本年自序。述痧症证治，卷上证因脉治，卷中七十二痧症，卷下治痧六十四方。	有本年笠泽三省书屋刻本藏国图、中医科学院、北京、上海中医药大学。
			东台刘维之著	温病条辨歌括不分卷	有自序无纪年，有目录，载温邪、暑温、湿温、秋燥各上中下焦2篇，寒湿分中焦、下焦2篇及温疟1篇，凡15篇；后为温病方歌，与正文歌括相配套。	有抄本1册藏泰州图书馆，卷端署：东台刘氏维之著，正文末署：后于癸未年旦月笑写。与上海中医药大学所藏当为同书。

续表

公元 (年)	清纪年	干支	作者	书名	考证内容	版本资料
1883	九	癸未	霭化徐之薰 （友琴）著	医方简明6卷	综合性医书，有本年自序。卷1列脏腑经络气血、四诊八纲；卷2伤寒；卷3杂病，卷4妇、儿科；卷5温热，卷6外科。	有1887年有益堂刻本藏中国中医科学院。
			吴县王维德（洪绪，林屋山人）原撰，孟河马文植（培之）评	马评外科全生集4卷	有本年潘霨、汤纪尚、吴恒序及凡例。据道光中裘氏本重加订正，其内容方剂乃致分两一切悉仍其旧，惟加评语以申明其义。	1985年江苏科技出版社收于《孟河四家医集》排印出版。
			平江朱廷嘉（心柏）纂	朱氏实法幼科5卷	无序跋，有目录，卷端有副题：古今名家秘传诸书合采。列30余篇医论、歌赋阐述儿科临证诊治，辑录多种医籍，分述儿科病症60余种。	有抄本藏上海中医药大学；收于《朱氏实法等三种》，中国科学院藏有本年抄本。
			遂安余泽春（芍田，寄湘渔父）撰辑	保赤良方4卷	有本年寄湘渔父自序。卷1诊视指南，述望形察色审窍；卷2拊畜琐言，述新生儿调摄；卷3证治心法，述60余种病症；卷4名方辑要，载170余方。	有本年刻本藏首都图书馆、吉林图书馆、上海中医药大学。
			亡名氏原撰，慈邑董慎夫校刊	绿槐堂疹症方论1卷	本年鄞西老圃伯子序谓，慈邑潘心辉家藏旧抄《绿槐堂疹症方论》，与《袁氏麻瘄秘传之书》《郑氏瘄略》同，互校刊行，则为《郑氏瘄略》之别本。	1935年慈溪德余堂铅印《绿槐堂麻瘄良方》，不著撰者，是否此书别本，待考。
			淡然居士撰	卫生杂录1卷	有本年自序，收录单验方138首，以治内、外、妇、儿、伤科病症148种。	有本年新安余氏刻本藏河南、上海、浙江图书馆、上海中医药大学、浙江中医药研究院。
			山阴徐用笙（书呆子）摘编	读本草纲目摘录不分卷	无序跋，摘《纲目》价廉易得265品，简录其性味、功效及附方。	有抄本藏上海中医药大学。
			香山吴辉模（焕庭）撰辑	本草备录1卷	无序跋，载药论、药有五法、药性歌诀，以七言歌诀述药400余种，记述主治、炮制、禁忌等内容。	为《医方简易》卷1，有本年扬州宋德成刊本藏湖南中医药大学，收于《中国本草全书》249卷。
			孟河费伯雄（晋卿）撰辑	食鉴本草1卷	有本年兰庭逸史序、董志仁跋。合订石成金《食鉴本草》《食愈方》而成，将100余种食物分10类，并述不同病因所宜粥、茶、膏、酒之剂，末附保产、肥儿、延寿良方。	后经董志仁校正，收于《珍本医书集成》；又收于《费氏食养三种》。

公元（年）	清纪年	干支	作者	书名	考证内容	版本资料
1883	九	癸未	费伯雄、萍乡文晟（叔来）等撰，孟河费子彬辑	费氏食养三种 3 卷	子目：费伯雄《食鉴本草》、文晟《本草饮食谱》、费子彬《食养疗法》各 1 卷。费子彬为伯雄曾孙。	1938 年上海费子彬《费氏丛书》本藏中医科学院及上海中医药大学。
			闽中卢思诚（实夫）撰	症治备览 2 卷	有本年自序、陈宗灏序、胡垣跋。以六经合六淫分门主治，载方 37 首，以《伤寒论》方为主。	有本年著者自刻本藏中医科学院、南京图书馆及上海、南京中医药大学。
			大宁魏远猷（宏先）撰辑	中风证治集要 2 卷	有本年小引、凡例。卷上首录《金匮》，次陈修园方论以相表里，编其次序，条贯纂录；下卷陈氏证治方论，附六经正背腧穴 3 图、小儿脐风、惊风、灯火醮数图，末附《侍亲获痊记》1 篇。	有抄本藏上海中医药大学，又题：治中风秘传，卷首又署：吴祭酒骈体文摘抄。
			嵊县张正（贞庵，药樵）撰	外科医镜 1 卷	有本年自序、裘光照序。叙述痈毒、阴疽、湿痰流注、骨槽风、喉痈等外科疾病证治、治验，载方 106 首。《续修四库全书提要》载录。	有 1895 年嵊县魏其臣刻本藏中医科学院，收于《婆心佛手编》《中国医学大成》。
			徐瑛撰	接骨全书 1 卷	有自序及亡名氏序。内容与《少林真传伤科秘方》大体一致，只是其中第 28 论作《接骨入骱奇妙手法》，附方亦基本相同。	有本年及 1961 年抄本，1999 年人民卫生出版社收于《伤科集成》排印出版。
			练川徐思晃（方明）撰，青溪雷隽（南英）校	伤科全集 1 卷	无序跋，不明成书年代，《联目》《大辞典》作 1938 年。《接骨全书》亡名氏序"有清和顾子文三，出练川徐氏《损伤家秘》属余题辞"，或与其相近，故载录于此，然二书内容迥异。	有抄本藏上海中医药大学，2007 年中医古籍出版社收于《伤科集成续集》排印出版。
			原题：潘化成辑	喉证秘集 2 卷	查对原书，扉页作《咽喉秘集》，未见潘化成编纂署名，前后无序跋，卷端有张氏、吴氏撰，海山仙馆编，故实即张氏、吴氏《咽喉秘集》，非另有别本。	《联目》载录有本年山西睿文书局刻本藏北京中医药大学。
			宋朗怀撰辑	医案全书 10 卷	医案类著作，有癸未年宋朗怀序。自其祖宋二怀始着笔，其父取古今医籍而广其说，朗怀又为之类分剖析，完其未竟而终成书。载温病、热病、暑湿、冬温、霍乱等 54 证。	有抄本藏浙江省中医药研究院，目录题为《医案秘方》。

续表

公元（年）	清纪年	干支	作者	书名	考证内容	版本资料
1884	十	甲申	元和陆懋修（九芝，勉旃，江左下工）撰	黄帝内经灵枢略1卷	《灵枢》节录本，有本年跋语，无注释，凡四篇。首篇无名，先录天年、本神；次六气论篇，录决气、营卫生会、平人绝谷、五味、痈疽；次迷惑论篇，即大惑论；末无音论篇，录忧患无言。	陆懋修钞本藏国图，2002年收于《国家图书馆藏稀见古代医籍钞稿本丛编》影印出版。
			陆懋修抄辑	灵素音释汇抄1卷	《内经》词汇注意释义，有本年跋语。	同上。
			陆懋修撰	内经运气表1卷	前有引言。以13表归纳《内经》运气理论，并附简要论述。	有本年稿本藏上海交通大学医学院，收于《世补斋医书前集》。
			陆懋修撰	内经运气病释9卷	有本年自序、刘廷枚序。卷1-7释内经大论，卷8-9载陈无择三因16方及缪芳远16方解，后附《内经遗编病释》。	有本年稿本藏甘肃图书馆，刻本藏南京图书馆，收于《世补斋医书前集》。
			陆懋修撰	内经遗篇病释1卷	1866年释《刺法》《本病》2遗篇之论疫者而成，本年撰小引、自跋。	附于《内经运气病释》，收于《世补斋医书》。
			陆懋修撰	随笔所到不分卷	无序跋、目录。首辨字误，如"搢绅，作缙非"，"壶芦，作葫非"，"佔毕，作呫哔非"等，杂乱写就如其书名所示，多读书笔记、临证心得之类。	有稿本藏国图，2002年收于《国家图书馆藏稀见古代医籍钞稿本丛编》影印出版。
			陆懋修撰	世补斋医书前集6种33卷	有自序无纪年及1866年袁兰升、1867年费延釐、1882年潘霨序。子目：文集16卷，不谢方1卷，伤寒论阳明病释4卷，内经运气病释9卷附内经遗篇病释1卷，内经运气表1卷，内经难字音义1卷。刻于1866至1884年间，《续修四库全书提要》载录。1910年其子润庠整理校刊重订4书31卷为《世补斋医书后集》。	有稿本藏国图、中医科学院，有多种刻本、石印本、铅印本存世。

公元（年）	清纪年	干支	作者	书名	考证内容	版本资料
1884	十	甲申	吴县潘霨（伟如，韡园）撰	韡园医学六种20卷	有本年刘瑞芬、缪德棻序。子目：徐大椿《伤寒论类方》4卷附《长沙方歌括》《杂说》，陈念祖《医学金针》8卷，潘霨《女科要略》1卷附《产宝》，葛可久《十药神书》附《霍乱吐泻方论》《官药局示喻》《夏令施诊歌诀》，吴尚先《理瀹外治方要》2卷附《应验诸方》，王维德《外科证治全生集》4卷。后2种原书重刻，其余潘氏增补校注。《续修四库全书提要》载录。	有本年江西书局刻本藏国图、中国科学院、中医科学院、北京、天津、山东、河南中医药大学、天津、山西图书馆等处，吴县敏德堂刻本藏中国医学科学院、福建中医药大学。
			钱塘丁丙（嘉鱼，松生）辑	增刻当归草堂医学丛书12种55卷	1878年丁丙刻当归草堂医学丛书10种40卷，本年增订重刻，增子目2种：西方子《明堂灸经》8卷，亡名氏《铜人针灸经》7卷，共12种55卷。	有本年增刻重印本。
			亡名氏撰，舜湖吴瑚卿抄传	四言药性分类精要2卷	前有甲申年雪蕉居士序。载药717种，功效分66类，并附外治法、内服杂药二类，以四言歌诀述其性味、功用、主治、剂量、禁忌。	有清抄本藏上海图书馆，1999年华夏出版社收于《中国本草全书》150卷影印出版。
			明·金坛王肯堂（宇泰，损庵，念西居士）撰，清·江都叶霖（子雨，石林旧隐）纂述	端本堂考正脉镜2卷	有本年叶霖序。卷上论四时用脉、三部阴阳脉候、七诊、人迎气口、内经分配藏府、奇经八脉、冲阳太溪太冲、神门、反间脉，论女人脉法、老人脉、胃脉、诊脉决死生、诸病宜忌脉，论望诊、闻诊、问诊等；卷下分述28脉之脉象、主病；附《脉镜绪余》。	本年抄本藏中国中医科学院，另有清抄本藏湖南省图书馆、成都中医药大学。
			商水王介庵撰	金匮平脉辨脉汇编不分卷	无序跋、目录，设为问答101则，其病因总论4则，望察色状、平脉法、闻辨声色各3则，问病根由1则，切诊脉象87则；附陈尧道《伤寒脉法》。	清抄本2册藏中国中医科学院，卷端署：商水王介庵辑著，雪湾张鹤声父氏阅。
			钱塘夏希灵纂	勤慎堂医学甲集稿1卷	有本年自序。作者原拟纂集《医学全集》，此为其序。今惟存甲集稿本《伤寒》《温热》《痉》3篇，非但乙集及后之喉科、妇科、安老、福幼等编未见，即甲集篇目27篇亦仅存此。	有本年稿本藏上海中医药大学，有抄本藏中医科学院。

续表

公元（年）	清纪年	干支	作者	书名	考证内容	版本资料
1884	十	甲申	青浦 徐公桓（伯揆）撰	心源匙锤2卷	有本年自序及1894年徐元骏、俞宗海序。推重黄元御，申明黄氏奥理，载人身太极图说、太极化五行图注、五行升降说等18篇。	有1894年刻本藏上海中医药大学。
			刘翰藻（墨卿）撰	医学急症2卷	有本年陈拔序。或歌或论，阐述伤寒、痘疹、痧症、瘟疫、霍乱吐泻、暑症、产科急症之治。	有清刻本藏上海中医药大学。
			彭县 唐宗海（容川）撰	血证论8卷	有本年自序、凡例。卷1总论，卷2-6详论血上干、外渗、下泄、瘀血、失血等170余血证，卷7-8载200方。	本年初刻，有版本20余种，收于《中西汇通医书五种》《中西医学劝读十二种》。
			唐宗海撰	痢症三字诀1卷	仿《三字经》体例论述痢疾的病因病机、症状和治法方药，共216字，加简要诠释不足五千字。1935年刻本附张骧补撰的歌括，以七言歌诀介绍治痢17方。	附于唐氏诸书后，亦收于《三字经合编》《陈修园医书》诸种，附于《中西医粹》。
			香邑 杨侣三传，日本横滨客寓番禺竹松子编	经验脚气杂病良方不分卷	有本年松竹子序，首脚气症原论；次分脾肾两经病者及心、肾、肺、肝经病者，各立第一、二、三服方，另立熨敷方外用；风痰湿热病者各症及兼夹症等，亦各立服方与熨敷方。杂症方有治癫狗咬伤、产后血崩、乳痈、毒蛇咬伤等内外科方。	有本年石印本1册藏广州中医药大学，无封面、扉页、目录；苏州中医院亦有藏。
			巴陵 方功惠（庆龄，柳桥）辑	碧琳琅馆丛书（2种4卷）	全书130册，医书仅2种4卷。子目：素问入式运气论奥3卷，黄帝内经素问遗篇1卷。	本年巴陵方氏刻本藏国图、中国科学院、北京大学、上海图书馆。
			钱塘 田晋藩（杏邨）撰	田晋藩医书七种	子目：医经类纂5卷，内经素问校正、医稗、名家杂钞、田晋藩日记、中西医辨、慎疾格言。其《日记》已佚不见。1917年蔡元培为撰《医学丛书序》，收于《蔡元培全集》第三卷，原书未见此序。	光绪5-10年间稿本藏中国中医科学院。
			金梅撰辑	传心集1卷	医学笔记杂录，《联目》《大辞典》载录，笔者未见。	有喹梅于黄溪抄本藏苏州中医院。

公元（年）	清纪年	干支	作者	书名	考证内容	版本资料
1884	十	甲申	庐陵周茂五（青亭）辑，朱静一重编，昭潭和化文社刊行	济世良方 8 卷	1861 年周茂五为《易简方便医书》6 卷；1919 年朱静一重编成书，有序及体德老人跋。卷 1 本草通读，下为内科诸症，卷 5 妇科及中毒、骨鲠、误吞，卷 6 小儿，卷 7 外科，卷八通治、瘟疫痧气、跌打金创、救急救荒及补录。	1919 年刻本藏中国国家图书馆，2004 年收于《中国古代医方真本秘本全集·民国海外卷》第 6、7 册影印出版。
			南海吕献堂辑评，广州何多文堂选刊	奇方备检 1 卷	有何多文堂序，录神效良方 32 种。《联目》著者佚名，《岭南医籍考》属南海吕献堂撰，何多文堂刊。	有广州何多文堂刻本藏广东省立中山图书馆。
			柯城程曦（锦雯），衢州江诚（抱一），衢州雷大震（福亭）共纂	医家四要 4 卷	有本年刘国光序，综合性医书。脉病方药皆医中之要，故名。子目：《脉诀入门》《病机约论》《方歌别类》《药赋新编》各 1 卷。	有 1886 年豫章邓灿堂养鹤山房、无锡日升山房刻本、上海千顷堂书局石印本等多种版本，收于《雷氏慎修堂医书三种》。
			程曦、江城、雷大震合撰	脉诀入门 1 卷	从诸书选摘最浅最明之训，首论脉诀，更附十二经络、内景部位、五运六气、万金一统等说，为欲学者入门之书。	收于《医家四要》。
			程曦、江城、雷大震合撰	病机约论 1 卷	以古传七十二论讨论内伤外感诸证之病机治法，遵其条目而删补之，以论列方，载诸病应用方 300 余首。	同上。
			程曦、江城、雷大震合撰	方歌别类 1 卷	以长歌 40 首述方 40 类 354 首，后附君臣佐使药、七方十剂治病及用水煎法。	同上。
			亡名氏撰	闻鉴录不分卷	无署名、序跋、目录，内容：诊法捷要诀李濒湖先生脉学、四言举要、四大捷纲、七表八里九道八大纲、五运五行、医书名目、王府家传丸散膏丹目、望色、药性。	有抄本藏中国中医科学院。
			温陵杨浚（雪沧，健公，昭铭，冠悔道人）辑	四生合编 4 种 4 卷	有本年杨浚自序、1917 年郑奋扬序。子目：亟斋居士《达生编》，庄一夔《遂生编》，傅山《生化编》《资生编》。温陵，今福建泉州。	有本年福州群玉斋刻本藏医学科学院、浙江中医药研究院及北京、广州中医药大学，有 1917 年福建印刷社铅印本。

续表

公元（年）	清纪年	干支	作者	书名	考证内容	版本资料
1884	十	甲申	善化鲍相璈（云韶）撰，李博之、刘柱石校刊	选录验方新编18卷	又名《验方新编全书》及《缩本增删验方新编》，有1892年谭国恩序。内容大体同18卷本《验方新编》，有所选录。前8卷载头面、五官、胸腹四肢病患，后10卷则妇、儿、外伤、痈疽、痧症等验方效方。	本年信述堂刻本藏中医科学院、贵阳中医学院及江西、陕西中医药大学，有1889年广州麟书阁刻本、1892年日本横滨中华会馆铅印本等版本19种。
			亡名氏撰辑	益生编不分卷	无序跋、目录，封面有小字：甲申季秋辑。首三阴三阳经络总诀，次药性相反，次常服验方，如虚损惊悸、老幼脾泻、痰迷心窍、产后腿疼、小儿脐风、瘰疬、肾囊湿痒、跌打损伤等。	《联目》载有1878年抄本藏中医科学院，《大辞典》谓年代不详；据封面所题"甲申季秋辑"，当成书于本年。
			归安莫文泉（枚士，苕川迁叟）校注	经方释例3卷，经方释例附录1卷	有本年陆懋修序。卷首载经方通例、制法、煮汤用水、和药定例、仲景用药与本经异同考；3卷载方340首；附录阙方14首、逸方5首，注其阙如之因、可能何方、方出何书；末则考证古方剂量。	有本年著者自刻本藏军事医学科学院、上海图书馆、上海中华医学会及上海、南京、广州中医药大学。
			亡名氏撰辑，顾香远刊	急救方录要1卷	无序跋，封面署：急救方录要伤科，顾香远先生刊送，铁笛署首。分救五绝、跌打损伤、压伤、金刃伤等21类急救方147首，附成药27首。	有本年隆昌官舍刻本藏中国中医科学院、上海图书馆。
			亡名氏撰辑	内科病症便检不分卷	无署名，无序跋、目录，抄录医籍内科病症方论，有名言名句、治法方论，然杂无头绪，不成篇章。首册封面署：医论，方中记，内科病症便检；部分封面列病证名；首页题：新开河口，乾隆七年七月十三日起至月底止。	有抄本2函8册藏中国中医科学院。
			炳安夫子授，汤敬如抄录	外科秘方不分卷	无序跋。按散、丸、膏、丹载珍珠散、琼液清心丸、五宝丹、象皮膏、白玉膏等，又载仙传咽喉十二方，共200余方。	有抄本藏上海中医药大学，封面署：光绪十年岁次甲申清和月谷旦，炳安夫子授，汤敬如抄录。
			白石翁大仙师撰，颜山张勋（雪岩）编辑	婴寿录1卷	有上年白信天翁石道人自序、本年谢有信序及金熙彬、澹尘野人2跋。列小儿病机总目27款33条，附新订丸散方、病机赋。	有本年刻本藏浙江省中医药研究院，卷端署：白石翁大仙师著，颜山张勋雪岩甫编辑

公元（年）	清纪年	干支	作者	书名	考证内容	版本资料
1884	十	甲申	会川武荣纶（向之），通州董玉山（秀峰）合编	牛痘新书1卷	有本年武荣纶、董玉山、武乃赓、韩杰序。与邱氏《引痘略》大同小异，载种痘源流、牛痘真假、执刀、掐穴法等39篇，治痘30余方，经络手法、种痘工具9图。	有本年刻本藏北京、南京、上海中医药大学及山东图书馆。
			贵池夏鼎（禹铸）原撰，梅里余棽（啸公）删订	推拿述略1卷	有本年余棽序。夏鼎《幼科铁镜》重视儿科推拿、指纹望诊，余棽赞赏其法简要易行，无损有益，阐述其说而成书，配图4幅。	附于余氏辑录《泂溪秘方》，收于《白岳庵杂缀》。
			罗贞撰	白驹谷罗贞喉科1卷	无序跋、目录，扉页耿鉴庭题：此书罗氏世传七代喉科，确系秘本。首咽喉论，列述18种喉症证治；次咽喉危症8条，方41首；再次清咽利膈汤、玄参解毒汤50方、单乳蛾、风毒喉痹、积热喉痛、木舌等30证。	有清抄本藏中国中医科学院，2008年中医古籍出版社收于《中医古籍孤本大全》影印线装出版。
			婺源俞世球（得珲，诗僧，梦兰草堂主人）撰	白喉治验新编1卷	有1914年余本仁、俞想垣序。以养阴清肺汤、神仙活命汤、除瘟化毒汤治白喉，以清心涤肺汤、养心汤、金银花四君子汤善后，附临证歌诀；另附吹药方3首、外用方2首。	有1914年著者石印本藏上海图书馆、上海中医药大学、浙江省中医药研究院。
			笠泽费友棠（山寿）撰辑	急救喉证刺疗合编2种	有本年自序、费延厘序。子目：费氏《急救喉证全集》，张镜《刺疗捷法》。一说费氏撰《咽喉经验秘传》，《喉证全集》非其所撰。	有次年三省书屋刻本。
			勾馀胡燮卿（涵养子）撰辑	承机汇参不分卷	眼科学著作，有本年自序。首载医家十要，署：时光绪十年仲夏二月自撰；次医家五戒，署：光绪二十六年孟冬之月，两浙涵养子氏识。	《联目》《大辞典》俱不载，有稿本藏中国中医科学院。
			乐理莹，张蕴青、王安侯、盛藻如等注疏	宝鉴编补注·法诀启明2种4卷	法医著作，有1880年昇泰、1878年金师文、本年唐咸仰、鹿传霖序。为乐理莹《宝鉴编补注》与张蕴青、王安侯、盛藻如《法诀启明》合刻本。	有本年最静书屋刻本藏上海中医药大学。
			遂安余泽春（芍田，寄湘渔父）撰辑	救荒百策4卷	本年初刻，有自序。择前贤救荒之宜今而易行者60策，并增40，总为百策，分备荒、弭荒、筹荒、赈荒、抚荒五纲，附：区代田式、赈标式、济难良方如普济丹、行路不饥方、避谷方、服黄精法、守山干粮、止儿啼方、解烟熏法等。	成于1865年，有易上达序，本年初刻本藏甘肃省图书馆，有自序。

续表

公元(年)	清纪年	干支	作者	书名	考证内容	版本资料
1884	十	甲申	四明赵文通（瑾伯）撰	赵翰香居丸散膏丹全录不分卷	又名《验方类编》，有本年孙德祖序、1889年盛炳纬、俞斯珣序。成药目录，分15门载165方，介绍药物、主治、煎服法等。	1889年赵翰香居石印本藏山东、黑龙江医药大学、福建图书馆，收于秦伯未《家庭医药常识丛书》。
			太仓傅松元（耐寒，崧园，傅大刀）撰辑	太仓傅氏医学三书7卷	有本年自序、1930年蔡济平序及施今墨、杨富臣、汪绍周、薛蕃、谢观、蔡济平、王一仁、秦伯未、叶惠钧、郁瑞诸序，众多名家题辞，有唐文治《家传》及凡例。子目：医经玉屑2卷，医案摘奇4卷，舌苔统志1卷，附课艺刍议析疑。	有1930年浏河学古堂傅氏铅印本藏国图、上海中华医学会、中医科学院、北京、上海、成都、广西、湖南中医药大学及上海、南京、苏州、吉林、湖北图书馆。
1885	十一	乙酉	吴县潘霨（伟如，韡园）辑	灵芝益寿草2种2卷	有本年自序。子目：徐大椿《慎疾刍言》，陆懋修《世补斋不谢方》各1卷，附《外科证治全生择要诸方》。	有本年苏州桃花坞望炊氏刻本藏上海中医药大学，1896年桂垣书局刻本藏中国中医科学院。
			吴县王维德（洪绪，林屋山人）撰，潘霨选辑	外科证治全生择要诸方1卷	择抄痈疽论、痈毒治法及阳和汤、小金丹等20余方。	附于《灵芝益寿草》。
			温陵杨浚（雪沧，健公，昭铭，冠悔道人）辑	冠悔堂募刊医书三种6卷	子目：钱乙《小儿药证直诀》3卷，王士雄《霍乱论》2卷，杨浚《验方补》1卷。	有本年福州群玉斋刻本藏黑龙江中医药大学，经查未见。
			山阴许春泉重订	良方集要类编不分卷	以七言歌诀论外科110症480方。	《联目》《大辞典》不载。
			婺源戴葆元（心田）撰辑	本草纲目易知录8卷	有本年自序、次年张贵良序，有凡例。《纲目》节略本，载药1208种，仍分16部，末附《万方针线易知录》。	次年婺源思补山房刻本藏江西图书馆，1999年华夏出版社收于《中国本草全书》142卷影印出版。
			江都叶霖（子雨，石林旧隐）纂述	脉镜绪余3卷，附：脉镜绪余补遗1卷	有本年自序，上卷切脉、望色、闻声、问因；中卷小儿治略、准绳脉应杂病、准绳审脉逆顺；下卷气机篹要、医学刍言；另有补遗1卷。	附于王肯堂《考正脉镜》之后，有本年叶霖抄本藏中国中医科学院。

续表

公元 (年)	清纪年	干支	作者	书名	考证内容	版本资料
1885	十一	乙酉	泰州戈颂平 （直哉）撰	伤寒指归6卷	有本年自序、1888年陆元鼎、李承霖及闵祖瀛、王贻典、刘法曾序，卷首为阴阳表里六经图说、分两升尺考、针灸刺说等，主张扶阳当存阴，不可过于辛散。	收于《戈氏医学丛书》，有光绪间抄本藏长春中医药大学，2008年中医古籍出版社影印出版；又收于《四库未收书辑刊》。
			戈颂平撰	伤寒杂病论金匮指归10卷	有1909年戈仁寿序。解字从《说文》，注释从阴阳开阖学说，多牵强附会之处。	收于《戈氏医学丛书》。
			戈颂平撰辑	神农本草经指归5卷	有1909年戈仁寿序。按三品分类释药，卷1、2上品84种，卷3中品34种，卷4下品35种，先列原文，后作注释；附录1卷，列草薢、土茯苓、忍冬等62种，共251种。	收于《戈氏医学丛书》，有光绪间抄本藏上海、长春中医药大学，2008年中医古籍出版社影印出版。
			湘潭王闿运（纫秋）辑佚	神农本草3卷	有上年自序，从《证类本草》辑出，附《本说》1卷。有成都尊经书院刻本。	有本年成都尊经书院刻本藏国图、中国科学院、北京大学、中医科学院。
			歙县汪宏（广庵）注解	注解神农本草经7卷	作者称得宋熙宁《神农本草经》，乃以《纲目》诸书校勘辑成。卷首1卷，有本年自序、1888年程珽序、本草经考评、注解凡例；正文6卷，载365药，并为之注。《联目》作10卷，则与《本草附经歌括》3卷合并计。	收于《汪氏医学六种》，有1888年会贤堂刻本藏上海中医药大学。
			汪宏撰辑	本草附经歌括3卷	有1887年程用中题词，分金石、草、谷、菜、果、木、虫、鳞介、禽、兽、人11部，以七言四句歌诀述药366种；后附药性相反诀、相畏诀、妊娠禁忌诀、四言脉诀等。	收于《汪氏医学六种》，有1888年会贤堂刻本藏上海中医药大学。
			镇洋钱艺（兰陔），钱雅乐（韵之）等集注	汤液本草经雅正10卷	有本年钱艺自序。载药365种，以《本经》主治冠诸首，将后世之书疏《本经》之大义于后，阐述功用、主治、性味、毒性等。	有本年稿本藏上海中医药大学。
			黄光霁（步周）撰，休宁金山农（履升）录	本草衍句1卷	有自序无纪年，首载十八反、十九畏、引经报使、高士宗用药大略，次分草、木、石、谷、菜、兽等部以韵语述266药，附简注及单方。	有抄本藏上海中华医学会，收于《三三医书》未署著者姓氏。

续表

公元（年）	清纪年	干支	作者	书名	考证内容	版本资料
1885	十一	乙酉	富川柯怀经（子良，葆真山人）撰	养性要旨1卷	有上年自序、本年孙元博序，载《太极图》《应星图》及《葆真山人养性篇》十五论。	2010年中国时代经济出版社收于《丹道养生道家西派集成》排印出版。
			亡名氏撰，樊师仲抄传	秘传太乙神针不分卷	《联目》《大辞典》载录本年樊师仲抄本，笔者未见。	有本年樊师仲抄本藏苏州大学炳麟图书馆，经查未见。
			吴县吴锡圭（介府，回春渔隐）撰，子吴宗善（达侯）补订	医门要诀2卷	原稿成于光绪初，内容藏象、经络、脉要、药性、方剂，1923年宗善为补望闻问法及病机，订为上下2卷，有褚文忠《古曒处士介府吴公传》、凡例、沈承谦跋。	有稿本藏上海中医药大学，并有1923年油印本藏中医科学院。
			梁溪心一子（芝阶）编	医理捷径真传秘旨不分卷	前有曾孙铁卿序，卷端署：梁溪心一子芝阶编，孙对扬批注，曾孙铁卿谨参，青浦三世医沈祝宸敬抄拜读。载外感内伤及各科病证，述其病机治法、处方用药。《联目》载有张对扬撰《本草观止》2卷，是否即其孙"对扬批注"？或心一子张姓？待考。	有沈祝宸抄本藏上海中医药大学，目录后注：青浦隐园氏拜藏。并有远志精舍抄本藏中国中医科学院。
			明·姑苏吴有性（又可）撰，清·邱乐川（云峰）评阅，太仓钱艺（兰陔）鉴定，钱雅乐（韵之）集校	重校瘟疫论6卷	目次下有钱雅乐题词。以《瘟疫论》"原文参错庞杂"，为之移次；顺叙诸论，稍分大纲；节目次第浅深命题，稍为改易；引取诸家谈疫简明切当者，为之注释，并标姓氏；钱雅乐按语则不标姓氏。末卷论痧症及水痘，为雅乐初稿。	有本年抄本藏上海中医药大学。
			丹徒马宗元（清儒）撰	温病辨证1卷	有本年自序、李思缓序及次年李承霖、丁之干、袁善作、刘旭诸序。特于伤寒温热之现症类与不类者辨之，以为临证之一助。《联目》不载，《大辞典》"佚"。	有抄本藏南京中医药大学，2004年上海科技出版社收于《中医古籍珍稀抄本精选》排印出版。
			永定胡先容（若谷）编辑	医方守约3卷	有本年自序、翁曾桂序，卷1伤寒113方歌、六经方歌，诸外感证；卷2下痢、泄泻、呕吐等杂症44门、幼科36症；卷3妇科38症及金匮方，下为外科方药及45症。	《联目》《大辞典》不载，有本年刻本藏湖南大庸胡家，2012年中医古籍出版社校注出版。
			侯官林庆炳（爱梅居士）辑	验方偶录1卷	有自序2篇无纪年，采录《验方新编》所未录者，如白痧药、午时茶、锁喉散，暨医治瘟、痢、喉症诸方。	有本年小石渠阁刻本藏上海中医药大学、南京图书馆。

公元（年）	清纪年	干支	作者	书名	考证内容	版本资料
1885	十一	乙酉	婺源俞世球（得珓，诗僧，梦兰草堂主人）撰	摘录经验医案1卷	有本年自序及1900年萧启英、1902年陈栩、魏桐瓶、甘永龙、汪声渝等序。载伤寒、霍乱、伏暑、咳嗽、疟、痢、黄疸、血证、劳损、中风、遗泄等病症医案130余则，及医述、医道、医考、药考诸论。	初刊于1911年，现存1914年、1916年上海商务印书馆铅印本，天津、辽宁、上海中医药大学及上海、苏州图书馆、苏州中医院有藏。
			杭州万承志堂主人撰辑	万承志堂丸散全集不分卷	有本年自序。分15门，介绍堂售成药336首。	有本年杭州万承志堂刻本藏上海中医药大学、中医科学院、浙江中医药研究院、苏州中医院等处。
			新安程鉴（芝田）撰	医法心传1卷	有自序附七绝4首，无纪年，有本年刘国光序。载医论12篇，后有刘仲纶、王玉蟾、陈济华评识。	有本年雷丰校刻本藏国图，收于《雷氏慎修堂医书三种》《陈修园医书》。
			江宁杨毓斌（爵臣）撰	治验论案2卷	有本年及1888年自序2篇，1889－1892年间宋坦、张元方、杨炎昌诸序。载内伤杂病医案80余则，末附单验方17首。	有本年南京王吉源石印本藏中国科学院、中医科学院及北京、天津、浙江、上海中医药大学。
			好生人原撰，新建杨友仁（讱堂）重编	秘传喉科要诀1卷	无序跋。首载治咽喉诸风秘诀，次一图一论载咽喉36症证治药，再次行针经穴图及喉风主治秘方；末附走马牙疳治诀。	有本年聂城杨强恕堂刻本藏上海中医药大学。
			南海邓雄勋（捷卿）撰	眼科启明2卷	有本年自序、凡例，大体参照《银海精微》编纂，卷1五轮八廓、经脉、七情、选药用方治法及外障48证；卷2小儿眼证、内障24证，及诸方、药性、医案。《联目》作邓鸿勋撰，有误。	有本年稿本藏广东省中山图书馆，2010年收于《三编清代稿抄本》第127册，广东人民出版社影印出版。
			历城刘登俊（澹人）撰，子刘正己编次	痘科补阙捷响1卷	有本年自序及蒋庆第、刘正己序。书载脾经发痘论、留火论、验毒论、换苗论、预防论、治有十使、毒分先后天、辨证论、大便论、用针说、饮食论、痒分虚实、先后说、痘异论、论药、禁忌等痘科医论。	有本年刻本藏山东中医药大学。《联目》《大辞典》作《痘科补阙》，有阙略；《大辞典》并以登俊字正己，有误。
			沈善丰（榆村）辑	牛痘新编2卷	有本年许樾身序，本邱氏及诸家言删补而成，故有1858年包国琪序。卷上牛痘缘起、下苗、调理等种痘之法；卷下决疑说，探气血聚散之原，析横竖顿渐之义，设疑问难。	有本年刻本藏上海图书馆、广西桂林图书馆。

续表

公元（年）	清纪年	干支	作者	书名	考证内容	版本资料
1885	十一	乙酉	马氏亡名撰	大医马氏小儿脉珍科2卷	无序跋，卷端无署名，马氏名字、里籍、生平不详。首初生寿夭、对症用药，述小儿诊法及76种儿科病症诊治。	有本年丁芝亭抄本藏上海中医药大学，2004年收于《中医古籍珍稀抄本精选》排印出版。
			暨阳陈宝善辑	回春丹3种	有本年王之杰序。子目：陈宝善《经验方》，亟斋居士《达生编》，庄一夔《福幼编》。	本年暨阳陈宝善堂刻本藏中国中医科学院。
			新息夏云集（祥宇，英白）撰	保赤推拿法1卷	有本年自序，又名《推拿精要保赤必备》。释推拿手法86种，阐述部位、方法、功用及注意事项，尤重开天门、分推太阴太阳、掐天庭至承浆、揉耳摇头四法。后许敬舆增补考释，易名《增图考释推拿法》。	有本年刻本藏医学科学院、山东、河南、南京、安徽图书馆，及浙江大学医学图书馆、浙江中医药研究院、福建中医药大学。
			苏州谢家福（绥之）辑	桃坞谢氏汇刻方书九种19卷	有1895年凌淦序。子目：慎疾刍言1卷，世补斋不谢方1卷，良方集腋2卷附1卷，良合璧2卷附1卷，拔粹良方1卷，妇婴至宝6卷，产宝1卷，十药神书1卷，外科症治全生集2卷。	1895年苏州谢氏望饮楼刻本藏苏州大学炳麟图书馆、苏州图书馆及浙江大学医学图书馆。
			槜李学古居士录	疟痢财灵方1卷	有本年学古居士自序。载疟疾三方、痢疾三方，治疯狗咬验方下有同治甲戌仲冬梅里寿宪室主人识语，下为祛邪止痢散，附罗状元醒世要言、辨小儿病症诀、霍乱简便论，末为印送芳名。	有本年槜李杉青堰太白祠堂刻本藏浙江图书馆，扉页：岁在上元乙酉初刊，灵方妙药、救世奇轶，槜李杉青堰太白祠藏板；卷端无题署。
			京都广育堂医药局撰辑	京都广育堂医药局经验方不分卷	前后无序跋，有目录，载丸散膏丹茶剂45方，有牙痛神效方、救服砒霜毒方、救吞鸦片烟奇方等，各方列载主治、组成、分量、制法、用法等。	有本年广育堂刻本藏浙江图书馆，扉页题署：光绪十一年乙酉春刊，板存本堂。
			日本涩江全善（道纯，抽斋），福山森立之（立夫，枳园居士）等撰	经籍访古志7卷	前六卷分4部38类载列书目，专立《医部》作补遗，为第7卷，分医经、本草、明堂经脉书、伤寒、众疾方论、外科、妇人、小儿、养生10类，载列书目180种，另有卷四子部法家类3种。各书详其卷数、版本、收藏、朝代、撰人。	成于日本安政年间，国内于1885年聚珍版式排印出版，2014年上海古籍出版社校正标点出版。

公元（年）	清纪年	干支	作者	书名	考证内容	版本资料
1886	十二	丙戌	保山王廷钰（西岑）编纂	正谊堂医书9种	子目：医林字典，读伤寒论歌，外感伤寒证提纲，诸痛证提纲，喉证类要，时疫白喉捷要，生产妙诀十六歌，儿科痘证歌，医学心得。	有本年手稿本存中国中医科学院。
			王廷钰编撰	医林字典不分卷	有本年自序、次年沈韶跋。分病、人、目、耳、口等25类载720字，注音训义，以便识病名、考经穴、察药性，避免以伪传讹之蔽。	收于《正谊堂医书》，有本年手稿本存中国中医科学院。
			王廷钰编撰	读伤寒论歌不分卷	有本年自序，又题《伤寒论歌汤方》。条目次序依黄元御《悬解》，汤方歌括则取陈修园。	同上。
			王廷钰编撰	外感伤寒证提纲1卷	前后无序跋，亦无目录，摘编诠注《伤寒论》条文40条，明示提纲。	同上。
			王廷钰编撰	诸痛证提纲不分卷	前后无序跋，条列诸痛证辨证要领101则。	同上。
			王廷钰编纂	喉证类要1卷	无序跋、目录，卷端署迎薰山房编辑。类分喉科诸病症，述其诊法、证治方药。	同上。
			王廷钰编纂	生产妙诀十六歌1卷	无序跋，以歌诀形式阐述自受胎、保胎、胎前禁忌、临产、误认产期、辨是产非产，直至产后，凡16篇，述常见病证病因证治。	同上。
			王廷钰编纂	儿科痘证歌不分卷	前后无序跋，载看痘法、用药法、痘症心法歌诀，附各药方。	同上。
			王廷钰撰	医学心得不分卷	无序跋、目录，载精气神三大药论、五脏生克论、脏腑配合论、火为一身之主说、人身应月说及发热辨等，凡18论。	同上，另有抄本藏浙江大学医学图书馆。
			东弇芝阳郡刁凤岩（鸣岐）校辑	脉草经络五种汇编8卷	有上年刁凤岩自序。子目：汪昂《增订本草备要》4卷，《经络歌诀》《经络图说》《汤头歌诀》、李时珍《脉诀歌》各1卷。	本年敬文堂刻本藏国图，1888年三仪堂刻本藏甘肃、上海中医药大学。《联目》《大辞典》载1881年京都老二西堂刻本。

公元 (年)	清纪年	干支	作者	书名	考证内容	版本资料
1886	十二	丙戌	寿春戴绪安（筱轩）辑	注礼堂医学举要4卷	综合性医书，有郝同箓、洪思齐序。卷1脉学；卷2五运六气；卷3方剂127首；卷4校补药性8部400味；附《汪㓜庵医论》，即《医方集解》各门引言。与徐镛《医学举要》6卷自是二书；《联目》"内科"类重出戴氏《医学举要》4卷。	本年初刻本藏中国中医科学院、黑龙江中医药大学；1889年刻本藏中国科学院、天津中医药大学、天津医学高等专科学校。
			戴绪安辑	五运六气1卷	述起运诀、交运时日、五支要略、运气合脏腑经络图、运气图格、司天在泉病例。	收于《注礼堂医学举要》为卷2。
			邱大成（有孚）编撰	医学气运治谱2卷	《联目》《大辞典》载录，笔者未见。	有本年忠实堂抄本藏河南中医药大学。
			亡名氏撰	身理启蒙十章	有自序无署名、纪年。以启蒙为主，举身理之大略，剖析周身之筋骨皮肉、五官四肢、各骸各体。	有本年总税务局署石印本藏安徽省图书馆、苏州市图书馆。
			岳池陈绍勋（云门）撰	内经撮要3卷	有丁丑年秦昆年序。卷上载身体部位各说、经脉循行主病说，附诸穴歌、十五络循行主病说，卷中脏腑阴阳相属各说，卷下五脏所藏、所主、所伤、所恶、为病、通治等。	民国成都祥记彬明印刷社铅印，1946年有旭升印刷社石印本。
			平湖陈其瑞（蕙亭）撰	本草撮要10卷	有本年自序2则、次年陈翰芬序及1893年李镜涵、1901年张预序。分10部论药668种，主治遵《本经》而体例形式仿《本草述钩玄》，重其佐使反畏、炮制、禁忌。	有1902年资生堂刻本藏上海、浙江图书馆、上海中华医学会、苏州大学炳麟图书馆等，收于《珍本医书集成》。
			古延朱晓林（鸣春）撰辑	药性真知益编1卷	有本年自序，蠹蚀严重，有凡例。取通用药物227品入篇，仍以草木金石为序，每首分别叶韵，阐述药性。	本年抄本藏成都中医药大学。
			娄东叶金贵（少溪）撰辑	药性补遗1卷	有本年自序，扉页署为：补遗医方药性；卷首有12幅人物画，各标沙参、马兰、萱草、蚤休等药名类属，后有七言诗一首。以《本草从新》各部附下诸药补于《本草备要》，故名。	《联目》《大辞典》俱不载，有本年抄本藏南京图书馆。
			德清潘宗元撰	分经药性赋1卷	有1934年悲庵氏序。为教授门人之课本，以十二经及奇经八脉、解毒用药分14篇，赋药278味。	有本年汪锡琨抄本藏甘肃图书馆，1934年上海中医书局铅印本，并收于《轩岐之术五种》。

续表

公元 (年)	清纪年	干支	作者	书名	考证内容	版本资料
1886	十二	丙戌	侯官郭柏苍（蒹秋）撰辑	海错百一录5卷	有本年自序，为海生本草专著，分海鱼、海介、海壳石、海虫、海菜、海鸟、海兽、海草等类，载录海生药物289种。	有本年刻本藏辽宁中医药大学，1999年华夏出版社收于《中国本草全书》271卷影印出版。
			郭柏苍撰辑	闽产录异5卷	有本年自序，分谷、货、蔬、菜、药、木、竹、藤、花、草、毛、羽、鳞、虫诸属类述闽产，已见《海错百一录》者不重出。	《联目》《大辞典》俱不载，有本年刻本藏南京图书馆，收于《中国本草全书》141卷影印出版。
			武进徐寿基（桂瑶）撰	品芳录不分卷	有自序，分嘉树、柔条、佳卉、成实、美荫、临波六章，载花卉136种。	有本年乐意吟馆刻本藏上海中医药大学。
			盘溪子木亢氏撰录	针法经穴编2卷	有本年自序，前有缺失。木亢，自序署为上下二字，《联目》《大辞典》俱作"杭"，有误。录自《金鉴》，卷1"刺灸心法要诀"，卷2"经络穴篇歌"。	有抄本藏苏州大学炳麟图书馆；函中并有《专治跌打损伤科》一册，《联目》《大辞典》俱不载。
			宫藻（太原，建章）编撰	医学真传2卷	首载引言，次节录内难之论伤寒，有宫藻识语；次伤寒相舌秘法、内景真传说、伤寒总论、六经脉证、伤寒传足不传手经脉、伤寒赋、长沙歌括、伤寒附法；末为温病、疫病；卷下《金匮歌括》，陈元犀灵石著，附李东垣《药性赋》。	有本年作者袖珍精抄本藏中国中医科学院。
			南海吕献堂辑评，南邑王忠恕堂刊布	万应经验良方1卷	有1911年王忠恕堂序。选录各科简便验方113首，跌打损伤方多。经王忠恕订正，1911年刊行。	有1911年王忠恕堂铅印本藏中国国家图书馆。
			亡名氏撰辑	万应良方秘本1卷	无序跋，列200余病症验方，以急症、中毒、疮疡方为多，后有增补万应秘方23首。与吕献堂选评《万应经验良方》并非同书。	现存本收于1931年宏大善书局编辑《万应经验良方》，有1991年北京科技出版社排印本。
			亡名氏辑	续救急良方不分卷	无序跋，载治天时瘟疫方、蛇咬伤方、五绝急救方、女科至宝得生丹、阴症急救方、被人咬伤方、火伤方、痢疾方、鼻血不止方、难产仙方、五香丸、各种疔疮神效方等。	附于《急救应验良方》光绪丙戌重刊本下，以救治瘟疫、中毒、疟痢、妇、外科为主。

公元 (年)	清纪年	干支	作者	书名	考证内容	版本资料
1886	十二	丙戌	南海何守愚（芥园）撰	广嗣金丹 3 卷	有余祖襄重刻小序及例言，卷 1 广嗣金丹要言录，汇集种子、安胎、保产、福幼之文献 117 篇，卷 2 广嗣金丹群方录，卷 3 广嗣金丹征信录，集积德修福而得子之验案，为要言之证验，以劝人行善。	本年青湘阁书坊刻本藏广州中医药大学；1896 年佛山重刻本 4 卷藏广东省立中山图书馆。
			清江关耀南（道吾）撰述，上饶李桂（月舫）、上饶余纯震（省斋）参订	澄园医类 3 种 15 卷	有本年郑维驹、李桂、次年李树藩、余纯震序及 1889 年作者《刻书缘起》。子目：初集《伤寒类证》10 卷，二集《伤寒类脉》3 卷，三集《伤寒类方》2 卷。《联目》《大辞典》误为《伤寒类证》15 卷，有误；《联目》载《澄园医类》于医案医话类，亦误。	本年信江书院刻澄园医类初集本藏中国中医科学院、北京中医药大学，山西、浙江中医药研究院。
			关耀南撰述，李桂、余纯震参订	伤寒类证 10 卷	有上年自序，本年饶世昌、汪良箴跋。分头痛、郁冒、结胸等 297 则，编次原文，解义释音。《联目》《大辞典》误为 15 卷，有误。	收于《澄园医类》为初集。
			关耀南撰述，李桂、余纯震参订	伤寒类脉 3 卷	有本年自序，载伤寒诸脉 42 则。	为《澄园医类》二集。
			关耀南撰述，李桂、余纯震参订	伤寒类方 2 卷	有本年自序，载诸方十二类，末附《医学真传四言歌诀》。	为《澄园医类》三集。
			天津徐士銮（沅青）辑	医方丛话 8 卷	有本年自序、温忠翰序及 1889 年汪守正序。采辑宋人说部乃至近代杂家，凡应验之方及有关于论病、论药、论医者，随笔散记，载医话 800 余条。《续修四库全书提要》载录。	有本年著者自刻本藏陕西中医药大学，收于《四库未收书辑刊》。
			曲阿江梓（问琴，否否子）撰	时邪日知录 1 卷	有本年自序。设温热、时邪 2 提纲以明其概念，列暑湿、痉、温热、瘟疫各证治，附《推拿通用法》。	有本年抄本藏上海中医药大学。
			亡名氏撰	传染病四要抉微 1 卷	无序跋，载霍乱说略、赤痢说略、疟疾说略、鼠疫说略四则。	收于《陈修园医书》七十二种。
			醴陵黄方国著	时疫白喉症真诀 1 卷	有自序。详论白喉证治方药，载看症论、施治论、妊娠小儿白喉论及宜忌各论、行医保身法、病家杜截法、驱魔法等经验方法，方下立汤歌，又附白喉宜忌、吹药洗药、尾批《黄维翰、张绍修治白喉书》。	有本年醴陵皆不忍堂刻本藏广东省中山图书馆。

公元 (年)	清纪年	干支	作者	书名	考证内容	版本资料
1886	十二	丙戌	亡名氏原撰，仲如大和尚传授	喉科秘诀 2 卷	卷上锁喉风、缠喉风、走马喉风等 36 症，卷下喉疳、舌蚓、喉单、口疮、重腭等 36 症。载 72 喉症，症各载歌诀、图解，述其病机、证治、方药。	有本年抄本藏浙江省中医药研究院。
			神泉刘文华（云樵）纂辑，刘文焕（章甫）校正	保产金丹 4 卷	有刘步青序。卷 1 保产，从怀孕至足月；卷 2 临产，余为产后，后附《保婴秘籍》。神泉今广东惠来。	有本年仁寿堂刻本藏国图、医学科学院，龙文斋刻本藏湖北图书馆。
			遂安余泽春（芍田，寄湘渔父）撰	达生保赤编 4 卷	有本年自序、凡例。分产前、临产、产后、初生儿 4 卷，各分保护、证治 2 门。防护之法宗《达生编》，证治则取法诸家。	本年尊溪山馆刻本藏国图、中医科学院、重庆图书馆，原书署为严江寄湘渔父撰。
			长沙黄廷爵（虎臣）撰	青囊全集秘旨 2 卷	又名《秘传青囊集》，有本年自序、凡例。上卷为诸图、图论及伤科证治，录验方近百首；下卷疔疮总论、治法，列方 25 首。	有本年与 1906 年金陵一得斋刻本，收于《伤科集成》《珍本医籍丛刊》排印出版。
			亡名氏撰	伤科医书不分卷	前后无序跋，内容颇为杂乱。脉法、伤科方药之外，更有马氏喉痹、痧症秘旨等。	有本年抄本藏上海中医药大学，收于《伤科集成续集》排印出版。
			皋兰秦霖熙（瑞泉，春帆）撰	惊风治验录 1 卷	无序跋、目录，首列惊风总论，次则分外感急惊门、内伤慢惊门载列诸方，下为惊风验案、惊风续论。民国《皋兰县新志·略传》载录其书并锡晋序。汉川刘德馨收于《惊风辨证必读书》，有 1892 年刻本藏国图。	有本年刻本藏甘肃图书馆，经查未得；而见于《中国古代医方真本秘本全集·清代卷》50 册。
			亡名氏原撰，渝州李氏家藏，长寿孙奉铭批传	眼科奇书 1 卷	渝州李氏世藏抄本；本年孙奉铭加以批注，撰写凡例，1924 年孙本端撰跋出版，始得流传；1934 年廖政参订，更名《眼科宜书》，撰序再版。书分外障、内障眼病、内外障兼病、治眼根柢要诀、眼病禁忌药品及炮制，附治乳百验方。	有抄本藏河南中医药大学，1924 年铅印本藏上海中医药大学及河南、湖南图书馆，1991 年中医古籍出版社收于《珍本医籍丛刊》排印出版。
			渝州温存厚（载之）撰	温病浅说不分卷	有本年自序、次年李玉宣序。感于《条辨》头绪纷繁，《经纬》词义深奥而作，阐述治温五宜五忌、方剂、逆证须知等。	收于《温氏医书三种》，有本年渝州温氏刻本藏中医科学院、华西医科大学、北京、上海中医药大学及镇江、四川图书馆。

续表

公元（年）	清纪年	干支	作者	书名	考证内容	版本资料
1886	十二	丙戌	温存厚撰	温氏医案1卷	有本年自序，载验案48则，后附1876年所撰《小儿急惊治验》。	收于《温病浅说温氏医案合刻》《温氏医书三种》。
			温存厚撰辑	温氏医书三种3卷	有本年自序。子目：温病浅说，温氏医案，小儿急惊治验。	有本年渝州温氏刻本藏上海中医药大学。
			亡名氏撰	坤宁集不分卷	妇产科学著作，无序跋，丛抄薛氏《校注妇人良方》及《万金方》《集验方》《永类钤方》等内容，以薛己、陈自明之说为主，兼加按语。	有本年抄本藏中国中医科学院，全书凡356叶。
			孟河马文植（培之）撰	纪恩录1卷	有本年俞樾序、赵彦晖跋及1888年陈康祺序。以日记体裁记载1880年进京治疾经历，包括奏牍，照会，录有慈禧、慈安太后脉象，病因病机分析，立法处方，甚为精详。有史料价值。	有1892年刻本藏中医科学院、上海、镇江图书馆及上海、南京中医药大学，1985年江苏科技出版社收于《孟河四家医集》排印出版。
1887	十三	丁亥	舆樵山客撰	平法寓言10卷	前有《述略》，末有《提要》，署为古罗杨兆清，当为舆樵山客真名。全书6篇，慎学篇述藏府经络；启悟篇述脉法；正名篇述伤寒热病，育类篇产科；遏移篇述络脉及惊风、痘、麻、痧；砭惑篇述温厉、温病、肠澼、喉痹、疟疾、消瘅、胃痛、痈疽、疔毒。	本年湘潭郭氏校刻本藏中国中医科学院。
			亡名氏撰	骨格图说不分卷	无署名、序跋、目录。载检骨、男骨、女骨、手足、器具、胎骨、辨人兽骨殖、骨考、附考，有骨图12幅。	有本年六濠义家局刻本藏中国中医科学院。
			亡名氏撰，绍兴王馨远（心原）抄录	秘传经验灸法1卷	有本年王馨远识语，谓得自绍兴某尼庵之秘本，虽未为全本，相传数代，施灸极验。	有本年王馨远抄本藏浙江省中医药研究院。
			衢州雷丰（松存，侣菊，少逸）等撰辑	雷氏慎修堂医书三种13卷	子目：雷丰《时病论》8卷，程曦等《医家四要》4卷，程芝田《医法心传》1卷。	1884至本年间三衢雷氏慎修堂养鹤山房刻本藏国图、中医科学院及北京、河南、辽宁、长春、上海中医药大学等处。
			吴县朱记荣（懋之，槐庐）辑	槐庐丛书（3种19卷）	医书子目：皇甫谧《针灸甲乙经》12卷，尤怡《医学读书记》3卷、《续记》1卷，《静香楼医案》1卷。	有光绪间吴县朱氏槐庐刻本藏国图、北京师范大学、首都图书馆、中医科学院等处。

公元(年)	清纪年	干支	作者	书名	考证内容	版本资料
1887	十三	丁亥	天津刘济川（荷桥）撰	外科心法真验指掌 4 卷	有本年自序。分元、亨、利、贞 4 部，列辨证、图式、诊脉、施治、用药等 21 门及杂症真验、详记附后等，阐述疮疡辨证治疗与方药。	有本年天津全顺堂刘氏刻本，2003 年浙江科技出版社收于《近代中医珍本集》排印出版。
			蒙山甘席隆（襄士）著，渝城医学正科王德宣校	伤寒方歌不分卷	有本年自序，将伤寒 113 方编为七言歌诀。	有本年渝城尊古堂刻本藏四川省图书馆。
			亡名氏编著	金匮方歌不分卷	无序跋，按原篇目载诸方歌诀，附《周扬俊温热暑疫方歌》。目录下注：歌在伤寒。或即甘席隆《伤寒方歌》，则是书或甘氏所撰。	有抄本藏上海中医药大学及广西壮族自治区图书馆。
			星沙安濂（海卿）撰	泄痢全生 12 卷	有本年自序、李长懋序。载泻泄、时疫痢、实热痢、虚热痢、虚寒痢、纯血痢、胎前痢、产后痢 8 门，共 130 证，载方 170 首，附疟疾三方。	有次年星沙安氏自刻本藏中医科学院；1999 年湖南科技出版社收于《湖湘名医典籍精华》出版。
			平湖张履和（应中）撰	七情管见录 2 卷	有本年潘霨、周士鋐序。载七情源流论、七情生死脉法、七情用药论、七情不可汗吐下论、七情禁用滋补论、七情专究心肾论、七情似外感论、七情宜静养等 10 篇，专论七情致病及诊治，载案 25 则。	有光绪间刊本藏上海中医药大学。
			海阳汪启濩（东亭，体真山人）撰	性命要旨 1 卷	有本年自序、柯兆平跋及 1889 年程守一序。载性命篇上下、补遗篇上下，及辟邪篇、太极图说注解 6 篇，剖析性命双修之理颇详，图说有 1896 年赵抱真序。	《联目》《大辞典》俱不载。1978 年台湾新文丰公司、1990 年上海古籍出版社各有影印本。
			汪启濩撰	体真心易 9 卷	有 1912 年自序，各卷均以"性命双修、教外别传之旨，最秘最秘者是先天一点真阳也"开头，分述其道。《联目》《大辞典》俱不载。	1913 年宁波蔡复阳刊板印行，2012 年宗教文化出版社收于《道教西派汪东亭内丹典籍》出版。
			歙县程衍道（敬通，正通）撰，歙县程曦（锦雯）注释	仙方注释 2 卷	医案，原名《仙方遗迹》，1883 年程曦加注撰序，更现名，又有本年李瑞钟、1926 年龚香圃序。1977 年歙县卫生局翻印，又更名《程敬通医案》。载 57 方，各列医案，内有 8 方无案。	有本年稿本藏中医科学院，有抄本藏上海中医药大学，收于《六一草堂医学丛书》。

公元（年）	清纪年	干支	作者	书名	考证内容	版本资料
1887	十三	丁亥	武进张秉成（兆嘉）撰	本草便读2卷	有本年自序、袁寅跋及光绪间吴炳、恽思赞、盛康、程福海、盛春颐等序跋。首列用药法程，正文参照《纲目》分为24类，载药580余种，以韵语述性味、主治，以注文述形态、炮制、配伍、禁忌。	1896年毗陵张氏初刻，有版本十余种，1959年上海科技出版社有铅印本，收于《陈修园医书五十二种》。
			张秉成撰	脉诊便读1卷	有本年自序。首述脉学源流，次则脉们、脉形，立浮沉、迟数、虚实为纲以述诸脉，附色诊、舌诊。为入门读物，与《本草便读》《成方便读》并传于世。	本年书成未梓，授门生传习，1903年袁彦本校订付刊，有刻本藏南京、江西中医药大学及江西、镇江图书馆。
			南海曾超然（心壶）撰	脚气刍言1卷	有本年自序、何献墀、许文治、温烈文序及霍伯荣跋。全书21篇，述脚气色脉诊法、病证病状、治则治法、用药宜忌，载方10首，附案10则。	有本年广州聚珍堂刻本藏医学科学院、广东中山图书馆、上海交通大学医学院，1907年群益出版社铅印本藏长春中医药大学。
			嵩山刘峰泰辑	刘辑达生编3卷	有1756年黄德兴《达生编》原序。子目：黄惕斋辑《达生编》原本，沈楞香增订《临产十六症》，倪枝维《产宝》。	有本年刻本藏浙江省中医药研究院。
			山阴谢福庆（枫桥）重刊	谢氏增订达生编3卷	谢氏重印《刘辑达生编》，增1893年谢福庆序，内容并无任何增删。《联目》《大辞典》另立《谢氏增订达生编》专条，失考。	有1893年刻本藏浙江省中医药研究院，对勘《刘辑达生编》本年刻本，即知二书同出一版。
			瑞安陈葆善（栗庵，漱潦子）撰	白喉条辨1卷	有本年自序、次年陈虬序。阐述白喉病源，辨病情色脉，立手太阴、少阳、少阴三经证治及救误、善后之策、外治禁忌，提出治疗"六禁"。后又著《补义》1篇，谓不可泥守"忌表"。	载于《利济汇编》，与《补义》附于《华佗疡科拾遗》；2005年上海社会科学院出版社收于《温州文献丛书·温州近代医书集成》排印出版。
			安化黄德濂（惺溪）撰辑	仪孟园所刻医书二种2卷	子目：黄惺溪《集喉症诸方》1卷，求在我斋主人《娠妇须知》1卷。	有本年安化黄氏校刻本藏中医科学院、湖南中医药大学。

公元（年）	清纪年	干支	作者	书名	考证内容	版本资料
1887	十三	丁亥	黄德濂撰辑	集喉症诸方1卷	有次年黄自元序。载录喉风36种证治、立紫地散、角药二验方，并秘传口诀、仙传针诀、周身与头上穴法、喉风诸方、药性解，末附90余方，多喉科急症用方。	收于《仪孟园所刻医书二种》，有次年仪孟园刻本藏湖南图书馆；湖南科技出版社收于《湖湘名医典籍精华》排印出版。
			梅城黄求（求在我斋主人）辑	娠妇须知1卷	无序跋、目录，分胎前产后辨症择方禁忌诸法集要、产后禁忌、产后药误须知、产后增要、急救晕法等篇。	收于《仪孟园所刻医书二种》。
			遂安余泽春（苟田，寄湘渔父）撰	喉证指南4卷	有本年自序，署：严江寄湘渔父。《近代中医珍本集》载，余泽春，字苟田，自号寄湘渔父，浙江遂安人。汇集程钟龄、程瘦樵、郑梅涧、陈雨春、张善五诸家之说，分辨证、用药、证治、采方4卷，介绍喉证，并舌、唇、鼻、耳诸疾患。《续修四库全书提要》载录。	有次年刻本藏湖南图书馆，1907年严江蕈溪山馆刻本藏中医科学院及北京、南京、湖南中医药大学，亦有抄本、石印、铅印本。1924年吴锡璜重订，易名《奇验喉证明辨》，上海文瑞楼石印。
			长沙王裕庆（祉庭）辑	吊脚痧论白喉辨证合刊2卷	子目二种，《白喉辨证》为南陵黄维翰冉生氏著，《吊脚痧论》为嘉兴徐子默手定。王氏汇辑，信述堂刊刻。《联目》载王裕庆撰《白喉辨证》，有1902年南昌承启书屋本，误王氏编辑是书为另有所撰。	有本年信述堂刻本藏浙江省中医药研究院。
			句吴高承炳（砚五，念岵）撰辑	本草简明图说4册	有本年自序、宦懋庸、薛福辰序，有凡例、次年赵元益跋。咸丰间其先高锦龙撰《本草略语上》，兵燹后仅存草部100余种；补订成书，按元、亨、利、贞分册，木、火、土、金、水分类，载药931，附187，以绘图为主，兼简要说明。	有光绪间影印稿本藏中医科学院，1892年上海古香阁石印本流传颇广。
			岷阳姜国伊（尹人）撰辑	姜氏医学丛书5种	子目：姜辑《神农本经》3卷，姜撰《本经经释》1卷，王叔和《脉经真本》10卷、卷首1卷，姜注《伤寒方经解》1卷，姜撰《医学六种》。其《医学六种》包括《内经脉学部位考》《目方》《婴儿》《经说上》《经说下》《经验方》6种。	本年成都茹古书局刻本藏中医科学院、浙江中医药研究院及北京、山东、上海、广西中医药大学；为《守中正斋丛书》之一部，上海图书馆有藏。

公元（年）	清纪年	干支	作者	书名	考证内容	版本资料
1887	十三	丁亥	姜国伊撰辑	守中正斋丛书5种6卷	所载医书即《姜氏医学丛书》之5种。	本年成都茹古书局刻本藏上海图书馆。
			姜国伊撰辑	目方1卷	为姜氏《医学六种》之一，载录姜氏平素撰辑眼科论说与验方。	收于《姜氏医学丛书》。
			姜国伊撰辑	经说2卷	分上下2篇收于姜氏《医学六种》。上篇：运气、五腧、主表、厥阴、络脉、阳明、心贤、广明、荣气、卫气；下篇：中风、蚘厥、疟病等病症。	同上。
			姜国伊撰辑	婴儿1卷	为姜氏《医学六种》之一，述初生儿护养，如不下胎粪、防水入脐、勿补、慎汗吐下、指纹不足为凭等。	同上。
			宜宾钟文焕（霁帆，若虚子）撰辑	长沙药解歌诀4卷，玉楸药解歌诀6卷	以歌诀释黄元御《长沙药解》《玉楸药解》2书，多七言律诗。《联目》《大辞典》俱不载。	收于《钟氏医书歌诀四种》，有师德堂宜人精舍刻本藏中医科学院。
			湘垣黄誉村（蓬斋）撰	景岳发挥订误不分卷	有本年自序。以景岳温补，著《景岳全书》，叶桂清凉，著《景岳发挥》，二人各执一偏，有失中庸。为补偏救弊，节取二书语相互对勘，逐条辨正。	收于《蓬斋医学存稿二种》，有光绪间稿本藏中医科学院。
			梅里余椒（啸松）撰辑	白岳庵杂缀医书五种	子目：余椒《万选良方》《方解别录》《牛痘要法》，徐大椿撰余椒辑《洄溪秘方》，夏鼎撰余椒删订《推拿述略》。另有《白岳庵杂缀医书四种》，又名《余氏医书四种》，少《万选良方》1种。	有1889年巾箱本藏军事医学科学院及天津、上海中医药大学。
			余椒撰辑	万选良方1卷	有本年朱宗祥序。卷上内、外科，卷下妇人经带胎产、小儿杂症痘疮，以证名方，载经验良方210余首。	有本年刻本藏上海中医药大学、苏州中医院，收于《白岳庵杂缀医书五种》。
			余椒撰辑	方解别录1卷	有本年自序。载列四物、四君、理中、左金等常用方剂50余首，引证各家，阐述方义。	有本年刻本藏苏州中医院，收于《白岳庵杂缀医书四种》。
			襄阳赵亮采（见田）撰	医门小学6卷	综合性医书，有本年自序、自跋，卷首及正文即《本草快读贯注》，凡5卷；卷末1卷，为四诊并运气、藏府、经络主病。	本年鹿门慎业斋刊本藏中医科学院、湖北图书馆、镇江图书馆、广州中医药大学。

公元 (年)	清纪年	干支	作者	书名	考证内容	版本资料
1887	十三	丁亥	赵亮采编撰	医门小学本草快读贯注 5 卷	有本年自序，卷首述天人一体、运气阴阳、五行四时、脏腑经络之理，及药性总义、药分阴阳五行六淫主治、十八反、十九畏，总论药性；正文 4 卷以《雷公药性赋》为纲类诸药。	同上。
			颐园居士辑	救急应验良方 1 卷	有 1894 年自序。载 38 种危急重症治方如生吞鸦片方、自刎急救方、回生第一方等 40 余首。	有本年刻本藏云南图书馆，1898 年石印本藏中医科学院。
			浦城季醉墨辑	集验良方补旧采新 1 卷	采录闽北山乡民间草药方以治目、舌、喉、肠、黄疸、疮疡、折伤、妇儿科等。有 1947 年王心原跋。《大辞典》误作者为李醉墨。	有 1947 年刻本藏浙江省中医药研究院，《联目》《大辞典》误为铅印本。
			虞山邹文翰（访渔）辑	验方选易 3 卷	有本年自序、次年马文植、何长治序。取《验方新编》效速价廉、易于取用者，仍照原书门类，辑为是书。上卷按部位分 31 目载 228 病方，中卷各科 21 目 191 病方，下卷太乙神针、针灸图、海上方 64 首等。	有本年思诚斋刻本藏中国科学院、上海中医药大学、苏州中医院、苏州大学炳麟图书馆。
			古燕恩年（子青）撰	易成 2 卷，易成方 2 卷	有本年毓寅紫岫序。包括易成卦法和易成方，上下卷各 32 卦，每卦 1 主方，分 6 种情况说明药引及服法。	有本年刻本 1 册藏中国中医科学院。
			高邮欣澹庵（湛然，觉非子）撰	四诊秘录 3 卷	有本年自序。博采群书，汇辑诊法编为歌诀，上卷色诊，中卷闻问二诊及诸杂症生死，下卷注释《濒湖脉诀》，附《诸病食忌》。《联目》《大辞典》俱不载。	有稿本藏江苏金湖闵坦中医师处，其外孙安徽天长中医院朱世纯医师整理，1986 年排印出版。
			欣澹庵撰	诸病食忌 1 卷	前有引言，汇辑有关于饮食失宜致生众疾者。	附于《四诊秘录》。
			粤东广芝馆撰	粤东广芝馆药丸总汇 1 卷	有本年毛祀熙序，录 148 方。	有本年石印本藏上海中医药大学。
			赵宗济撰辑	同春堂药丸汇集不分卷	《联目》《大辞典》不载，录 134 成药方。	有清石印本藏上海中医药大学。
			俞志钧（仙灵山人）录	伤科秘传 3 卷	有自序，内容颇为杂乱，各卷题为：跌打损伤秘授全书卷一、跌打损伤秘授卷二、伤科秘传卷之三，并不一致。《联目》《大辞典》俱不载。	2007 年中医古籍出版社收于《伤科集成续集》排印出版。

公元（年）	清纪年	干支	作者	书名	考证内容	版本资料
1888	十四	戊子	明·蒲圻周于蕃（岳夫）原撰，清·宝应张振鋆（筱衫，醴泉，惕厉子）厘正	厘正按摩要术4卷	张振鋆删订重编周于蕃《小儿推拿秘诀》而成，又名《小儿按摩术》，有本年自序及张言礼、陈桂馨、孙凤翔序。卷1辨证，四诊法外，重按胸腹；卷2立法，介绍推拿基本手法治法；卷3取穴，重复式操作，有图解；介绍24种小儿常见病推拿治疗。《续修四库全书提要》载录。	次年邗上张氏刻述古斋幼科新书本等十余种版本，收于《述古斋医书三种》《续修四库全书》。
			新安汪宏（广庵）撰辑	汪氏医学六种（存5种14卷）	子目：注解神农本草经6卷卷首1卷，本经歌括（缺），入门要诀1卷，望诊遵经2卷，本草附经歌括3卷，脉诀1卷。	有本年刻本藏上海中医药大学。
			汪宏撰	入门要诀1卷	有本年自序，以歌赋述脏腑经脉，附五运六气、七十二候。	收于《汪氏医学六种》。
			黄鉴定纂辑	新增脉诀图象4卷	又名《新增王叔和李时珍先生合参脉图脉象》，前有黄鉴定序。合王、李2家之言为一体，附观舌要诀、验舌形证及舌象主病、主方、用药。原书不署名，据黄序知其纂辑者。	有本年豫章过念良刻本藏上海中医药大学、浙江省中医药研究院。
			上杭包育华（桃初，鹏九）撰辑，上杭包识生（一虚，德逮）编次	伤寒杂病论方法1卷	有本年自序。原题《无妄集剞劂方》，载伤寒112方，金匮143方，包识生重校易名；1930年识生又分为《伤寒方法》《杂病方法》，收于《包氏医宗》第1、2集。	收于《无妄集活法医书》，有1902年闽杭耕心堂刻本藏河南中医药大学。
			包育华撰，包识生编辑	杂病方法1卷，附：杂病歌括	包育华本年撰《无妄集剞劂方》，包识生重校易名为《伤寒杂病论方法》；1930年识生取其中《杂病方法》附《经方歌括》之金匮部分成书，收于《包氏医宗》。	收于《包氏医宗》第二集为卷之二。
			歙县汪宗沂（仲伊）编撰	杂病论辑逸1卷	有本年自序，述仲景治温疫有方有法，逸于《脉经》诸书，而为之辑逸。又名《伤寒杂病论合编》《张仲景温疫论》，"温疫论"言其主旨，"杂病论辑逸"言其方法，称"伤寒杂病论合编"，作者或欲续为卷2、3而未成全编。《联目》误为三书，分别载录于伤寒、金匮、瘟疫门下，大误；《大辞典》分《伤寒杂病论合编》《杂病论辑逸》载于伤寒门，亦未尽善。	有清光绪间刊本藏上海图书馆、上海中医药大学。封面题《张仲景温疫论》，目录作《杂病论辑逸卷之一天行时气温热病方目录》，下注：通计逸方二十三，附方二十二，卷首作《张仲景伤寒杂病论合编·杂病论辑逸卷之一》。

公元（年）	清纪年	干支	作者	书名	考证内容	版本资料
1888	十四	戊子	莆田许汝楫（济川）撰	温症斑疹辨症1卷	有本年刘雅士、李象贤序及孟宪彝、陈璧、马德春跋。辨析斑疹病机治法，总结临床经验效方，后附霍乱吐泻方。《续修四库全书提要》载录。	有本年刻本藏国图、中医科学院、医学科学院、天津、南京、辽宁图书馆及上海、成都天津中医药大学等。
			兴化江曲春（泽之）撰	霍乱论1卷	以温经通阳祛寒治霍乱，善用白通汤、四逆汤、来复丹、六味回阳汤。	收于《霍乱辨证》。
			兴化赵履鳌（海仙）撰	霍乱麻痧辨证1卷	注重霍乱表里寒热虚实辨证治疗。	收于《霍乱辨证》。
			江曲春、赵履鳌同撰	霍乱辨证不分卷	前有杨崇恭小引，本年霍乱大作，兴化名医义成实济局善举义诊。以病形百出，赵、江治法各有不同，因折衷诸家，各著论辨。江氏撰《霍乱论》，赵氏撰《霍乱麻痧辨证》，合刊而成书。	有本年兴化四圣观实济局刻本藏中医科学院、甘肃、镇江、桂林图书馆及北京、上海、湖南中医药大学等。
			吴县许起（壬甫，吟隖，江左老瓠）撰	霍乱燃犀说2卷	有本年自序及许玉林、谢继康跋。上卷论热霍乱，在气理气透表，在营血则清热泄毒；下卷论寒霍乱，温中理气为主，四逆汤。	有本年刻本藏河南图书馆、吉林大学及南京、成都中医药大学等，收于《珍本医书集成》。
			汉川田宗汉（云槎）撰	医寄伏阴论2卷	温病著作，有本年自序及邹冲恒、卢维雍序、周宗槐跋，有凡例。从原病、变证、死候、禁令、瘥后、比类、舌鉴述伏阴病，及其与霍乱鉴别。《续修四库全书提要》载录。	有本年汉川自刻本藏中国科学院、中医科学院、河南、上海图书馆及北京、上海、南京中医药大学，收于《珍本医书集成》《中国医学大成》。
			田宗汉撰，当阳李振声（贡三）重订	时行伏阴刍言1卷	约取《医寄伏阴论》原书之时行伏阴总论、伏阴霍乱辨及原病、变证数篇，附录验案数则而成书，篇幅不及原书之半。	收于《三三医书》，为《重订时行伏阴刍言》，有《三三医书提要》。
			闽县陈熊（采臣）撰	橄榄治痢奇验方不分卷	有本年自序，述其得痢服糖、盐橄榄各三枚得愈，用之他人亦效，日用之果，万无一失，遂著书以传。	有本年刻本藏上海中医药大学，1893年杭州刻本藏上海图书馆。
			顺德冯兆年辑	翠琅玕馆丛书（3种10卷）	医书子目：朱丹溪《脉因证治》2卷，龙柏《脉药联珠》4卷、《脉药联珠古方考》4卷。	有本年顺德冯氏刻本藏北京师范大学、中国中医科学院。
			渝州王桂林（小山）补注	桂林医鉴9卷	有本年自序、陈建塘序，伤寒著作。卷1-5伤寒心法原文，卷6方剂，卷7-9伤寒古今医案。	有1891年丛桂堂刻本藏四川省图书馆。

续表

公元（年）	清纪年	干支	作者	书名	考证内容	版本资料
1888	十四	戊子	锡山许琴兰（兆纶）撰，汪肖彭述	养生诀不分卷	有本年谭献序，有杨葆光《记汪肖彭封翁述许琴兰养生诀》。避风、节饮食、节欲、忍耐等为养生要诀。	有本年刻本和石印本藏上海图书馆、南京中医药大学。
			郿阳郝瀛（仙州）撰	医方经验4卷	有本年自序、次年李钟阳、郝植东序。卷1中风、伤寒、瘟疫、霍乱，卷2积聚、痛风、消渴等，卷3补益、虚劳、痰饮、吐血、关格等，卷4妇儿科及急救诸方，凡97类，各具论、证、药、案。	有1890年刻本藏首都图书馆及北京、湖南中医药大学。
			鄞县陈劢（子湘）纂辑	寿世良方4卷	有本年自序。载内、外、伤、妇儿科500余病症种，验方800余首。	有本年四明积善堂刻本藏上海图书馆及福建、黑龙江中医药大学。
			武林杨舒和（馥蕉），苕溪潘之伟（耀墀）同辑	经验秘方不分卷	有1894年蠛瓠氏序。载61门内科病症，附妇、儿科19门，凡130余方。	本年刻本藏上海图书馆，1894年刻本藏中医科学院及上海、北京、河南中医药大学。
			合江李超琼辑	增辑急救方1卷	有本年自序，抄录并增辑《洗冤录》中急救方122首，分12类。	有本年刻本藏上海图书馆。
			香山郑观应（正翔，陶斋）撰	备急验方2卷	有本年自序及何剑泉、黄荣裕、余翼唐序。选辑急症治疗验方，分五绝、吞鸦片烟、缢死、溺死、割颈、跌打损伤、食砒霜等75症及处方。	有次年刻本藏南京、苏州图书馆。
			亡名氏辑	急救经验良方不分卷	前后无序跋，书前有牌记。首载诸痧时疫症治，次为喉科急症及用方，类同《急救异痧奇方》；下《一枝轩经验方》，末为1860年李宗沆《记再造丸真方》1则。	有清抄本藏国图，2004年收于《中国古代医方真本秘本全集·清代卷》106册。
			渑池张朝震（东川）撰	揣摩有得集不分卷	方书，有本年刘鼎新序。载儿科34方，妇科21方，男科杂症、五官科杂病方41首，以温补见长。	有本年上党刘鼎新刻本与1936年上海中医书局铅印本。
			桂东黄氏家传	外科良方1卷	有1935年澹泊居士序、黄义元跋。湖南桂东黄氏家传方，以主治为名载录128方，如治诸疮结口止痛方、治手足生瘤疮用刀割止血方、治水疔疮方等。《联目》载亡名氏《外科良方》1886年周龙飞抄本藏山东中医药大学，与此自是二书同名。	本年手录抄本，1935年刊行，2001年收于《桂东中医珍本集》，中医古籍出版社排印出版。

续表

公元（年）	清纪年	干支	作者	书名	考证内容	版本资料
1888	十四	戊子	泰州宫本昂辑	活人方1卷	有本年自序，择录跌打金刃伤救治验方70首。	有本年刻本藏上海中医药大学。
			鹤湖黄德兴（惕斋）原撰，宝邑郭少兰摘编	幼科摘要1卷	有1885年钱桂馨序。以图示歌诀详述儿科诊法，有正背面诸穴图、阳掌阴掌图、足部图、指纹插图50幅，有看指要诀、审候歌、脉法歌等；载17种推拿治法。	有本年石氏韫玉山房刻本藏中国中医科学院。
			楚北汪文修（草溪）编纂	洪江育婴小识4卷	有本年汪文修自序、潘清序、周礼濂后序、张书跋。为善书，记述洪江创办育婴堂诸善事及育婴知识、儿科方药。洪江，在今湖南。	《联目》《大辞典》不载，有本年刻本藏四川泸州市图书馆。
			上海乔钟泰（来初）辑注	幼科痘科金镜录合刻3种6卷	有上年严氏序。子目：翁仲仁撰乔钟泰注《详注足本金镜录》3卷，乔钟泰辑注《增补保赤心法》2卷，《西法要略》1卷。《联目》《大辞典》作翁仲仁撰、乔来初注，翁注仅《金镜录》，与后2种无关。	有本年务本堂刻本藏中医科学院、南京图书馆、苏州中医院及上海、福建中医药大学；又有1891年常熟抱芳阁刻本。
			乔钟泰辑注	保赤心法2卷	编纂各家议论以羽翼《金镜录》，卷上：痘疹秘诀74症、痘疹心话、秘旨、诸痘神诀、五行痘诀、心话拾遗、全婴医机；卷下：痘疹折衷、夹疹、大小便秘、验舌、惊搐、痘疹秘藏。《联目》所载苏州中医院藏本，乃1919年江阴源德堂本《幼科铁镜》而非是书。	收于《幼科痘科金镜录合刻》。是书非翁仲仁所著，然卷端署：《增补保赤心法附》，信州翁仲仁著，上海乔来初注释，徐瀛洲原校，陶岩重订；当承前卷《金镜录》所署而来。
			乔钟泰辑注	西法要略1卷	又名《西法治小儿考略》。阐述小儿摄养宜忌、初生病症、出牙换牙等内容，有麻疹论、痘疹论、种痘论，详新法种痘，附方34首。	收于《幼科痘科金镜录合刻》。亦署翁仲仁原撰，乃承前卷《金镜录》所署而来。
			长洲张璐（路玉，石顽），南邑俞中和撰，辋川黄大霖（树轩）汇辑	经验麻疹真传6卷	又名《麻疹秘传》《麻症秘传》，黄大霖据俞氏后裔留传抄本，与《张氏医通》参合汇辑成书，约成于道光同治间，有自序无纪年。卷1总论，卷2张璐麻疹40种证治，卷3俞氏撮要80症，卷4黄氏麻疹忌药12味，卷5张氏汤头歌诀，卷6痘疹心法歌诀。	有本年刻本藏中医科学院、上海图书馆、上海中医药大学，并有1889、1901年刻本。《联目》《大辞典》《通考》题《经验麻疹真传》为黄大霖辑，而《麻症秘传》为张璐、俞中和合撰，有误，二者实同书异名。

续表

公元 (年)	清纪年	干支	作者	书名	考证内容	版本资料
1888	十四	戊子	亡名氏撰	新撰小儿痘疹药性治法总论 2 卷	又名《痘疹药性火诀总论》，火诀即灸治。无序跋，卷首载用火口诀、集成神火图、歌、指明火穴、夏禹铸造脐风火图、回生艾火；卷上：火诀图、药性、发热、起水、灌浆、结靥、落痂；卷下：秘传诀法、看痘法、怪痘形证、心法总论、疹症、原疹赋、西江月调。	《联目》《大辞典》俱不载，有彭城晋阳书屋抄本藏长春中医药大学。
			淮川张绍修（善吾）撰	喉证约精 1 卷	为《时疫白喉捷要》增补本，封面有唐成之题语 2 则，前有常麟序，与《时疫白喉捷要》同，附刻经验救急良方凡 69 方。	本年星沙陈聚德堂重刻本藏中医科学院、南京图书馆。
			湘乡易方（坞樵，倚松老人）撰	喉科种福 5 卷	有本年自序。详论喉痹、瘟疫喉痛、虚寒喉痛特点，记述针灸、外敷、探吐、洗口等治法。	有本年寄寓草堂初刻本藏江西图书馆、长春中医药大学。
			古吴叶桂（天士，香岩）撰，吴江徐大椿（灵胎，洄溪）评点，吴县张振家（筱林）参校	徐批叶天士晚年方案真本 2 卷	有本年张详龄序及自跋。叶氏晚年存案，由门生按日抄录之门诊方，未经整理修饰，多为内科杂病，且鲜复诊案。	收于《医药丛书》《中国医学大成》。
			兴化江曲春（泽之）撰	江泽之医案 2 卷	前后无序跋，分 54 门，载 272 案。江为赵双湖弟子，本年并与其子赵履鳌合撰《霍乱辨证》。	有清抄本藏上海中医药大学，收于《中医古籍珍稀抄本精选》出版。
			金陵三鱼堂七十老人辑	择录箴言简捷良方 2 卷	有本年松石主人序。作者金陵人，姓名不详。择录古医籍中简捷易知之 170 余种病症 250 余方，为《简捷良方》，有自跋 2 则；与《择录箴言》合刻，扉页题为《择录箴言简捷良方》。	有本年永盛斋刻本藏北京、上海、山东中医药大学等处。
			吴兴朱公常撰	龙光医诀 4 卷	医学笔记杂录，前后无序跋，有凡例大体与江涵暾《笔花医镜》同。卷 1 四诊八纲及外感内伤疾病证治；卷 2 脏腑证治；卷 3、4 儿科、妇科。	有本年吴兴稿本藏上海中医药大学。
			灵石耿文光（斗垣，酉山，苏溪渔隐）撰	万卷精华楼藏书记 146 卷	分 4 部 46 类载录书目 2000 余种，卷 78－81 医家类载录医书 130 种，法家类 3 种，合计 133 种。每书各详卷数、撰人、版本，解题释义、载录序跋、钩提要旨，考究版本流传。书前有序例，医家类有结语。	1934 年辑入《山右丛书初编》印行，中华书局收于《清人书目题跋丛刊》缩印，北京图书馆出版社有影印本。

公元 (年)	清纪年	干支	作者	书名	考证内容	版本资料
1889	十五	己丑	普陀山僧人释心禅撰	一得集 3 卷	有本年自序及俞樾、李鹏飞、徐引之序与徐济之跋。卷 1 载医论 17 篇，卷 2、3 载医案 92 则。	有本年永禅精室刻本藏中医科学院、苏州大学及北京、上海中医药大学，收于《珍本医书集成》。
			古黟医俗子撰	是亦良方 1 卷	有本年自序。载七厘散、大宝汤、种子方等家藏秘方 100 首，末附戒洋烟方 1 首。	有本年刻本藏中医科学院、河南中医药大学、苏州大学、江西图书馆。
			王昂霄辑	太白丹方 1 卷	又名《辟谷太白丹方》。建文二年太白山隐民以黑大豆、火麻仁为辟谷仙方，王氏加按附案以明其理，阐述注意事项，重刊；又附龙宛居士新定太白丹方。	有 1907 年刻本藏江西中医药大学。
			归安凌德（蛰庵，嘉六）辑录	医经句读 18 卷	有本年自序，按原书顺序节录《灵》《素》，略于针灸，正文下首凌氏校注，次各家论述，附《难经》全文。民国《上海县续志·艺文》所附《游宧著述》载录其《内经素灵要旨》2 卷，查找无着，大约已佚。	《联目》《大辞典》俱不载，有稿本存世，其《灵枢文句》收于 2002 年《近代中医珍本集》。
			慈溪柯琴（韵伯，似峰）原撰，阳羡余景和（听鸿）注释，胡筠青抄辑	伤寒六经病解不分卷	系余氏注释《伤寒论翼》卷下，依次为太阳、阳明、少阳、太阴、少阴、厥阴六病解及制方大法。为《伤寒启蒙集稿》之初稿，后又增补订正为《余注伤寒论翼》。	有稿本 2 册藏辽宁中医药大学。
			柯琴原撰，余景和注释，胡筠青抄辑	伤寒启蒙集稿 7 卷	又名《伤寒论翼快读集》，无序有跋，序次、内容大体同《伤寒六经病解》；后得《论翼》卷上，1893 年增订为《余注伤寒论翼》4 卷。	有稿本 3 册藏辽宁中医药大学。
			亡名氏撰	翻症图考 1 卷	无署名，无序跋。以霍乱抽搐动风症状为"翻症"，各以动物名症，绘图示动物与患者病状，述 74 种翻症症状、治疗。末附 9 种心疼、倒饱嘈心、噎膈反胃等单验方 20 首。	有本年三义堂刻本藏上海中医药大学，1891 年义善堂刻本藏山东中医药大学。
			宝应张振鋆（筱衫，醴泉，惕厉子）撰	述古斋幼科新书三种 6 卷	又名《述古斋医书三种》，有次年王仪郑序。子目：厘正按摩要术 4 卷，髫婴提要说 1 卷，痧喉正义 1 卷。	有本年邗上张氏刻本、1892 年上海古香阁、思求阙斋等多种刻本。

续表

公元（年）	清纪年	干支	作者	书名	考证内容	版本资料
1889	十五	己丑	张振鋆撰	痧喉正义1卷	有本年自序及江曲春、孙凤翔序。分29篇汇集喻嘉言、叶天士、王孟英、吴鞠通、余师愚20余家有关疫、喉、痧的理论和经验，为有清一代痧喉之论之集大成。	有本年邗上张氏刻本藏中医科学院、上海图书馆、南京中医药大学，收于《述古斋医书三种》。
			亡名氏原撰，张振鋆辑	鬻婴提要说1卷	儿科预防医书，有本年自序、孙凤翔跋。内容：乳母选择、饮食调护、急慢惊风预防、治病简易方，附止血神符、治竹篾骨骨鲠喉神符。	收于《述古斋幼科新书三种》。
			亡名氏撰	幼幼菁华篇2卷	无序跋、目录。首载身、面、头、手、足诸图，述诊法；次脐风、胎寒胎热、胎毒发丹、胎惊胎风、胎黄诸证；次变蒸及五脏虚实热症；次述痫、惊、汗、麻诸病证治。	有清抄本藏中国中医科学院。
			闽中五溪黄政修（廉如）撰辑	麻疹新编2卷	有本年自序及1918年何履祥、陈揭序、建瓯医学研究会跋，并有1926年蔡振坚《黄政修传》。卷上载麻、痘发病、辨证、用药、饮食及40种症状、初中末分期调治；卷下采辑麻疹医方歌诀134首。	有1918年、1928年建瓯兰新印刷所铅印本藏天津、陕西、浙江、江西、苏州图书馆及上海、广州中医药大学。《联目》《大辞典》成书1918年，失考。
			南海符伯庸（霁光）辑	符乐善堂经验良方不分卷	又名《经验良方》，不分类，载民间验方216首，为杂病、瘟疫、急救、外科跌打损伤、妇产、儿科、眼疾诸症用方。1900年符丽生选辑为《良方辑要》。	有光绪间多种刻本藏广东中山图书馆、苏州大学炳麟图书馆、吉林图书馆、苏州中医院及山东、广州中医药大学。
			桐乡沈善兼（达三，吉斋）撰	择古斋经验方2卷	有本年束允泰、褚成钰、李世楷序。仿《瑞竹堂经验方》体例，收方173首，及取牙、纳气、引痰诸法。《联目》作《经验方》，《大辞典》作《经验良方》。	有1896年柞溪沈氏择古斋选本藏中国科学院、医学科学院、中医科学院及南京、苏州、镇江图书馆，上海、成都中医药大学。
			原题：华佗撰，天台老人、黄庭先生校订	青囊真秘6卷	有伪托华佗本年序。载面目口鼻等五官科病方330首，内外妇儿科方600首，兽医方100首，共1000余。	有本年刻本藏四川省图书馆、成都中医药大学。

公元（年）	清纪年	干支	作者	书名	考证内容	版本资料
1889	十五	己丑	仪真孙庚（位金）纂辑，邗江唐宝善（楚珍）参辑	医方诗要 4 卷	有孙庚序无纪年，遵《医方集解》分 22 门，载方 380 余首，以诗歌形式编撰，以药物归经释义。《联目》《大辞典》各立唐编、孙编 2 种，内容并无二致，实为同书。	有抄本藏中国科学院、南京、扬州图书馆及上海、江西、陕西中医药大学。
			亡名氏撰	瞑眩瘳不分卷	方书，无扉页、序跋、目录。首页即为"诸见书症"，下有阴文"唐成之家宝藏"章，书尾署：光绪十五年壬辰抄。载多种内科病证，尤详血证。	有本年抄本藏中国中医科学院，2007 年中医古籍出版社收于《中医古籍孤本大全》影印线装出版。
			姜成芝编	龙砂八家医案 1 卷	辑录乾嘉间江苏龙砂镇戚云门、王钟岳、贡一帆、孙御千、戚金泉、叶德培、姜学山、姜恒斋 8 名家医案共 158 则成书。	收于《珍本医书集成》。
			笠泽沈焯（研芗，南邨，归真子）撰，席钰（玉华女史）编次	冷吟医验录 1 卷	封面作《沈研芗方案》；扉页题：己丑季夏，怀真庐藏；无序言、目录，有其妻席钰跋及题诗二首。载录临证医案 30 余则。	有抄本藏苏州中医院。
			粤东黎荫桐氏撰	采芝林荫桐氏丸散总汇 1 卷	有本年王仁堪序。采芝林药堂成药说明，有作用、主治、服法、价码，无药物组成，录成药方 170 首。	有本年刻本藏上海、长春中医药大学。
			郴州张光裕（亮臣，近人）撰	桂考 1 卷	有自序及本年顾学傅、杨宜治跋，分辨土、辨色、辨气、辨味、取法、制法、用法、藏法 8 章详考肉桂，附采桂图 2 幅。1925 年铅印本附有黄任恒撰《桂考续》1 卷。	1891 年湘霞仙馆刻本藏国图、北京大学医学部，1925 年聚珍印务局铅印本藏北京中医药大学及陕西、吉林、湖北图书馆。
			扬州叶霖（子雨，石林旧隐）撰	脉说 2 卷	有本年自序。上卷总论古今脉说异同，下卷分述三十脉，附《察色节要》。《续修四库全书提要》载录。	收于《中国医学大成》《三三医书》。
			胡志澄（靖波）撰	简易百病不分卷	述证一百，详列主症，多简便效验方。	有本年浙江东时阁书屋刻本藏湖南中医药大学。
			合州李泽身撰辑	济世达生撮要不分卷	有本年自序、1899 年李樾重刊跋，载《达生编》《慈幼编》《福幼编》《遂生编》，及调经至要、种子门、胎前、增附杂方、续附劝善戒淫，末为《印达生编灵验记》。	本年岳邑徐氏刻本藏重庆市图书馆、泸州市图书馆，1914 年重庆治古堂重刻本藏成都中医药大学。

续表

公元 (年)	清纪年	干支	作者	书名	考证内容	版本资料
1889	十五	己丑	杭臣五撰辑，周世昌整理	玉梅华馆遗方1卷	有本年张丙炎序、周世昌吴宗钰识语。分寒凝阴证、消散、提毒、生肌、喉、杂证6类，列外科验方42首，多外用膏散之剂。	有本年刻本藏浙江中医药研究院及上海、江西中医药大学。
			青浦何长治（补之，鸿舫，横柳病鸿）撰	何鸿舫医案1卷	无序跋，诊治痢疾、崩漏、产后、吐血等6类病症医案。光绪《罗店镇志》载，宝山沈寿龄辑何鸿舫经验良方为《兰陔室医案辑存》，今佚。	收于《重古三何医案》，有1918年石印本，学林出版社影印本。
			山阴姚振宗（海槎）撰	三国艺文志4卷	《三国志》无《艺文志》，姚氏按四部析为38类，补撰书目628种，附佛道书目496种，总1124种。卷3子部医家类载医书5家7种：魏武四时食制、吕博玉匮针经1卷、众难经注1卷、李当之药录3卷、药方1卷、吴普本草6卷、阮炳药方16卷，附道书291种，多言养性健身祛病。	收于《适园丛书》《快阁师石山房丛书》与《二十五史补编》；姚氏并补撰《后汉艺文志》4卷，载书目1100余种，其卷3子部医家类载录医书24种。
1890	十六	庚寅	扬州叶霖（子雨，石林旧隐）撰	痧疹辑要4卷	儿科痘疹专著，有本年自序、李振霆序，有凡例。分述原引种、预防、禁忌、辨证、论治、运气、选案8篇。	有本年李振霆刻本藏中医科学院、北京中医药大学、吉林图书馆等处。
			叶霖撰	痧症辑要不分卷	《联目》《大辞典》载录，为温病学著作，述痧症霍乱证治，有石林书屋刻本藏吉林图书馆。经查对，是书即《痧疹辑要》，大约症、疹字形相近致误，且为痘疹专著而非温病著作。	吉林图书馆所藏即《痧疹辑要》李振霆刻本，并非另有温病书。
			翟汝舟编	幼儿操身图说1卷	幼儿体育锻炼方法，以32图释肘、肩、背、胸、腹的操行功夫。	《联目》《大辞典》俱不载。
			高密郑文焯（俊臣，小坡，瘦碧，太鹤山人）撰辑	医故2卷	又名《医诂》，有本年自序、次年俞樾及陈寿昌、日本小雨荣序。上篇13则，载内、难、甲乙等唐以前医籍提要评论；下篇16则，杂论各种治疗方法、书目、古经，考究医学源流沿革。《续修四库全书提要》载录。《联目》作"医话"，笔误。	有本年刻本藏天津医药高等专科学校、贵阳中医学院、成都中医药大学。
			黔南谭焯撰	医宗解铃语1卷	有本年自序。载五运六气妙理论、增补内经分配脏腑诊脉定位、伤寒宜知秘诀、瘟毒吐泻转筋论、气血合脉说等医论17篇。	有本年稿本藏上海图书馆。

公元 (年)	清纪年	干支	作者	书名	考证内容	版本资料
1890	十六	庚寅	吴县王仁俊（捍郑，感莼）辑	神农本草1卷	谓孙冯翼《神农本草经》辑佚本但据《御览》所引而不及《意林》，引述《意林六》一段。	收于《玉函山房辑佚书续编》，上海古籍出版社有影印本。
			亡名氏撰	药王传不分卷	无封面、扉页、序跋、目录，卷端"药王传附海湖奇籍"，语言通俗鄙俚，述孙思邈针虎治龙、治老妇心疼事；下列头风、眼科、种子奇方等18症及耳、鼻、喉等症、临产；下为悬河集唐安海亭余秘钞，内科为主，末署：光绪十六年岁在庚寅仲冬月抄。	有本年抄本藏中国科学院。
			三衢孔昭度（梦丹子）编纂	本草药品正别名总目不分卷	有本年自序，辑录《本草纲目》药物正名、异名、别名，按原书分类、卷次顺序编成书目。	有本年稿本藏甘肃省图书馆。
			睦州方旭（晓卿）撰	虫荟5卷	有本年自序及方承溥序，载羽虫、毛虫、昆虫、鳞虫、介虫各1卷。	有本年刻本，收于《中国本草全书》146卷影印。
			宋·檇李闻人耆年，明·全循义、金义孙原撰，清·上杭罗嘉杰（少耕）辑	备急灸法·针灸择日编集2种	全循义、金义孙撰《针灸择日编集》1卷，后沦落海外，罗嘉杰从日本影印引回，与宋闻人耆年纂《备急灸法》合刻刊行，有本年罗嘉杰序、于希璟跋。1939年并有与《太乙神针》三书合刊本。	有本年十瓣同心兰室刻本、次年潘署刻本、海宁钟氏刻本、上海六艺书局石印本等版本。
			古鄮秦冠瑞（偲松，铁松）撰辑	寄梦庐伤寒述注8卷	有本年自序、顾大立、马大成序及次年潘霨、程其珏序，有凡例。经文遵王叔和原文，仿包诚《伤寒审证表》分别本病、经病、府病、藏病、坏病及传府传藏、入阳入阴，遗失原文则另立一册附于卷末。	有稿本藏上海中医药大学。
			香山郑观应（正翔，陶斋，罗浮山人）撰	中外卫生要旨4卷	有本年自序，卷1、2辑中外先哲养生要语，特出泰西卫生要旨；卷3日用五谷、蔬果、禽兽、鳞介宜忌于人者；卷4祛病延年动功。一本5卷，有续编1卷，成于1895年，介绍西医生理卫生知识。	有1893年刻本藏医学科学院、中医科学院、天津、上海图书馆及上海、南京、辽宁中医药大学等处；光绪末铅印本为5卷本，有续编。
			知非山人辑	保生造福录2卷	有本年自序，善书。载回生宝训、训子歌、劝孝说、正家格言、朱子家训、戒淫诗等68则，附急救良方56首。	有本年刻本藏上海中医药大学。

公元(年)	清纪年	干支	作者	书名	考证内容	版本资料
1890	十六	庚寅	亡名氏撰辑	保生造福录5卷	与知非山人书同名，前后无序跋，不知撰人撰年，善书。卷1汇编文昌帝君《阴骘文》及《劝孝说》《善恶报应说》《朱子家训》等21篇；卷2种子、胎前、保胎；卷3临盆及产后、保婴；卷4福幼、遂生；卷5急救良方，后附观音大士感应良方、重选外科经验良方。	有清刻本藏中国中医科学院。
			亡名氏撰	养生保命录1卷	有本年怀凤池序，大旨为劝人戒淫。凡21则附劝说10则，及戒淫歌详注、文昌帝君戒淫文、吕祖戒淫文、金科辑要锡赏清节条例。《续修四库全书提要》载录。	本年京口善化书局初刻，民国间有多种石印、铅印本。
			觑斋居士原撰，悟元子编纂	达生保婴汇编不分卷	有本年悟元子自序。首列阴隲文、感应篇、戒溺女文，即自序"简端附以真经数篇"，分保胎保产及方药、女科总论治法、保婴总论、稀痘诸篇。曲沃刘一明号悟元子，生当道光间，距此50年，或非其人。	本年兰城同大冒靛行刻本藏浙江省中医药研究院。
			播州王承谟（绳武）撰	大生集成5卷	妇儿科学著作，有本年晋揆炘、刘应甲序。述种子、胎产、新生儿幼儿病证治，强调养护预防，编述体例略同《大生要旨》而多阐发。	有本年遵义新庙王氏自刻本藏中医科学院、重庆图书馆及长春、成都中医药大学。
			彭县唐宗海（容川）撰	医学一见能不分卷	有本年自序。首诊法篇，述脏腑经络体用及四诊；次证治篇，以歌诀述44种病症，分证立方。使"开卷了然，一见能之"。	本年刻本藏长春中医药大学、浙江大学医学图书馆，有版本多种。1924年秦之济批校，为《医学见能》4卷。
			唐宗海原撰，上海秦之济（伯未，谦斋）批校	医学见能4卷	有1924年秦伯未序、按语。秦之济于原书各条下复加批注，将方证衍为绝句歌括相配，将效方另加批语，全书更切实用。	有1924年上海中医书局石印本等多种版本，有附于《血证论》者，并收于《谦斋医学丛书》。
			新会陈宝光（珍阁）撰	医纲总枢5卷	中西汇通综合性医书，有本年自序。作者为陈定泰孙，在新加坡学习西医3年，以系统的解剖辨证脏腑，以西医知识论述内科疾病，以强弱迟数虚实滑涩取代28脉，以此作为医纲之总枢。	本年刻本藏上海中医药大学、广东中山图书馆，1892年醉经楼刻本藏中医科学院、广州中医药大学。

公元 （年）	清纪年	干支	作者	书名	考证内容	版本资料
1890	十六	庚寅	慈溪陈玉麟编	经验良方不分卷	前无序，载蔡松汀难产神效方、治颠狗咬伤急救神效方、治吞针吞钉神方、治半身不遂风气等症、治刀伤药、治眼癣方等 24 方，有本年吴元之跋。	《联目》《大辞典》不载，有清刊本藏国图，收于《中国古代医方真本秘本全集·清代卷》5 册。
			仲曾懿撰辑	经验简便良方不分卷	有本年自序，分杂治、妇科、外科、急救诸毒 4 门，载 55 方，无署名。	《联目》《大辞典》不载，于浙江网络图书馆检得。
			高良氏辑	圣佛良方 2 卷	方书。《联目》《大辞典》载录，笔者未见。	有本年佛山镇天吉轩刻本藏广东省中山图书馆。
			会稽赵彦晖（晴初，味根，存存老人）撰	方歌集论 1 卷	有本年自序。宗汪讱庵《汤头歌诀》例，集方 200 许，列出处、药物、歌诀、方论。方论援引徐灵胎、柯韵伯为多。	有杨哲庵抄本藏上海中医药大学。
			长沙谭公望（辛才）撰	医赘省录 2 卷	医论医案，有本年自序。前编医论随笔，有小引，为瘟病、痢疾改治专册，述瘟疫与温病异同，自拟朴原饮，清宅饮；后编医案随笔，有序，谭氏医案并八味地黄丸议、九味羌活汤议、伤寒歌括、修医事议、芣苢诗说等。	有本年稿本藏中国中医科学院。
			天都汪廷元（瓒和，赤崖）撰，亡名氏摘录	广陵医案摘录不分卷	汪氏 1782 年撰《赤崖医案》2 卷，其下卷载广陵医案 35 则。是书无序言，有目录，书口作：赤崖医案，载内科 33 案，实为其书卷下，所附《伤寒杂病禁食辨》及跋亦同。本年摘录，摘录人不详。	有汪氏自刻本藏上海中医药大学。
			鲍竺生撰	鲍竺生医案不分卷	无序跋、目录，不分卷，亦不分类，载内科医案 260 余则。	有抄本 3 册藏苏州大学炳麟图书馆。
			孟河马文植（培之）撰，无锡邓星伯编纂	务存精要 1 卷	马氏嫡传弟子无锡邓星伯诸人收集整理马氏医案专集，以温热病案为主，兼少数内伤。前后无序跋，原无分类，收于《孟河四家医集》出版时分外感、内伤各十门。	《联目》《大辞典》俱不载，有珍藏抄本，1985 年江苏科技出版社收于《孟河四家医集》排印出版。
			古吕吴苍山（静峰）撰辑，吴仲宪（杏圃）增撰	医学噎膈集成不分卷	有本年吴仲宪自序，述噎膈证治，载四不治、五门细小、噎膈翻胃治法 3 论，汇辑方论 82 则。	有次年洗心堂家刻本藏上海中医药大学。

公元（年）	清纪年	干支	作者	书名	考证内容	版本资料
1890	十六	庚寅	亡名氏撰辑	外科集要论祛不分卷	无序跋、目录，上半总论，载痈疽论、痈疽顺逆论、辨脓论、总治法、内消治法、外托治法、虚实治法、用针法、灸法、神灯照法、药筒拔法；下半分部述痈疽证治。	有抄本藏中国中医科学院。
			南海邵勤俊撰	跌打新书1卷	有本年罗汝霖序。就伤骨科跌打损伤，绘图以分部位，论症以制方。《联目》《大辞典》俱不载。	2007年中医古籍出版社收于《伤科集成续集》排印出版。
			宜兴陈任旸撰	检骨图说1卷	法医学著作，有本年自序，又有1897年丹徒刘增序。载骨骼图12幅，立迁拾章程，详辨骨殖男女、手足、胎儿、人兽，附《骨考》。	有本年味腴书屋刊本藏镇江市图书馆。
			亡名氏撰辑，王仁贤抄传	保赤要目2卷	卷上有目录，末列"种德堂虔制各种丸散膏丹药酒，在于无锡城中大市桥东块北首便是"；卷下无目录，载痘疹证治图注，末为毓麟芝室秘传痘症玉髓方类，凡12方。	有本年抄本藏中国中医科学院。封面作"痘科"，卷端署：庚子孟秋王仁贤录，又有朱笔改过，作：庚寅孟秋丁子佩。
			婺源俞世球（得玶，诗僧，梦兰草堂主人）撰辑	续医宗摘要幼科1卷	有1910年孙壬序，谓脱稿二十年，则成书于本年。阐述初生去毒开口法、保婴各法、岐真人儿科秘法、夏禹铸审小儿颜色苗窍法、外治法、指纹切要、预防暗风、暗风、小儿变蒸等；其麻疹、痘疹、牛痘则见《麻痘新编》。	《联目》载《续医宗摘要》12卷，有铅印本藏江西省图书馆，经查未见，有《续医宗摘要幼科》1册不分卷，1912年上海商务印书馆印行。
			钟祥黄毓恩（泽臣）辑	淑老轩经验方1卷	有本年自序。分病症、损伤、痈疽、妇人、小儿5门，载400余方。	有本年四川刻本藏中医科学院、上海中医药大学、浙江图书馆。
			归安凌德（嘉六，蛰庵）撰	专治麻痧初编6卷	有本年引言。卷1崇正编，录《金鉴》痘疹要诀及14种痘疹书名；卷2、3述古编，卷4、5徵今编，引述70余家；卷6方论编，录古方9道末附俞氏解后须知。	收于《三三医书》。
			亡名氏撰	痘疹心法1卷	首载痘疹心法碎金赋，次疹痘合论赋、痘疹节要总括论，论述痘疹病因、症状、治法，以治痘总括19首歌诀阐述19则治验。	有本年刻本藏云南图书馆，有抄本藏浙江大学医学图书馆、浙江省中医药研究院。

公元（年）	清纪年	干支	作者	书名	考证内容	版本资料
1890	十六	庚寅	谢曦（晓川）纂辑	精选痘疹秘要不分卷	无序跋、目录，述痘源、调护治疗宜忌、证治大法、兼证变证诊治、五不治症，附用药大法、麻疹片玉。	有抄本藏成都中医药大学。
			谢曦撰	痘疹片玉4卷	《联目》《大辞典》载录，笔者访书重庆图书馆，未见其书。	有本年刻本藏重庆市图书馆与陕西中医药大学。
			会川武荣纶（向之），通州董玉山（秀峰）原纂，新会伍学乾（铨萃，义亭）辑校	牛痘新编不分卷	有上年陈昭常、本年伍学乾序。武、董所编与邱氏《引痘略》大同小异，伍氏合辑成书。载种痘源流、牛痘真假、执刀、掐穴法等39篇，治痘30余方，经络手法、种痘工具9图。	有本年新会伍氏安怀堂刻本藏广东省立中山图书馆。
			浏阳张绍修（善吾）撰，雍阳黄在玑（谱琴）增补	重刊白喉时疫方论1卷	为《时疫白喉捷要》增补本，有本年黄在玑序。《时疫白喉捷要》改编增补本颇多，如《白喉万应良方》，有1882年兰省荆荫堂刻本藏甘肃中医药大学。	有本年刻本藏中国中医科学院。
			吴县曹心怡（叔培，侯甫）撰	喉痧正的1卷	有本年自序及例言，载喉痧源流、证因脉治、验舌、申禁、善后、防先、条治，备用方15首。	本年苏州曹氏朗斋刻本藏中医科学院、上海图书馆，收于《陈修园医书》。
			濑江沈登阶（青霞，青芝）撰	喉科集腋2卷	1881年沈氏与方伯融集《喉科心得》，有方氏序；本年复为增补编辑而成是书，有沈氏自序。上卷白喉风、喉痹、烂喉痧3门，下卷咽痛、喉蛾、咽喉杂症、喉风4门，列针法、针刺图式、用药宜忌，附案7则、方歌20首。	有广陵王文藻精抄本藏南京医科大学，有清抄本藏上海图书馆、上海中医药大学。
			亡名氏撰辑	长绮堂喉科不分卷，本华堂喉科3卷，小长绮堂喉科不分卷	前有长绮堂序，言"明经络、寻病源、审体色"三要点。首列看验27法，次列调治18法，再次药方，末附穴位之图。	三书均有稿本、抄本藏中国中医科学院。有耿鉴庭跋，谓三书内容均同，文字略有差别。
			亡名氏撰，齐昌曾国宾传，乌程沈春辉校订	眼科撮要1卷	有本年沈春辉序。首载明目论、眼病歌诀、药性光明赋、点药药性；次述炮炼法及看眼、演药、点药、制药、煮膏、研药、合药、用药、服药诸法，用药禁忌与眼科药方；以问答述眼科七十二症证治。	有本年寄园刻本藏南京中医药大学。

续表

公元（年）	清纪年	干支	作者	书名	考证内容	版本资料
1890	十六	庚寅	亡名氏原撰，从善堂刊行	玉液金丹1卷	方书，以玉液金丹治妇科54种病症。有本年"从善堂敬记"之序，《联目》《大辞典》误以从善堂为人名，谓其字敬记，撰为此书。	本年务本堂严氏刻本藏上海图书馆及上海、天津中医药大学；杭城胡庆余堂石印本藏河南图书馆。
			江阴柳宝诒（谷孙，冠群，致和堂主人）撰	柳致和堂丸散膏丹释义不分卷	有本年惜余主人跋及1898自序。柳宝诒开设"柳致和堂"药店，将所备成药分门别类，录176丸散膏丹方，方下标价，详释修制、配伍、功效与主治。柳著《惜余小舍医案》《惜余医案》《惜余医话》，故惜余主人跋亦即柳氏自跋。	有1899年致和堂刻本与举善医局刻本藏上海、湖南中医药大学及上海、苏州图书馆，俞樾题写扉页。
			王道（皞皞老民）编撰	汪恒春堂丸散膏丹汇编不分卷	又名《卫生宝鉴》，有本年自序、凡例。为上海汪恒春堂成药目录，分42门，录384方，附精制药材热地、黄精等6种，官料细药上瑶桂、上川连等14种。	有1904年刻本藏中国中医科学院。扉页：《卫生宝鉴》，光绪庚寅暮春上浣，书口作《卫生宝鉴》。
			吟香馆主人辑	辟阴集说不分卷	有本年赵钧序。医学笔记杂录，汇辑喻昌《辨黄长人伤寒疑难危证治验并详诲门人》、徐大椿《肾虚非阴证论》、叶桂《阴症》、陆懋修《夹阴伤寒说》、吕茶村《伤寒寻源》及陈念祖《医学实在易》中2篇，凡6篇。	有本年江宁学廨刻本藏苏州、上海图书馆、苏州中医院、南京中医药大学。《联目》分2条，一以为赵钧编集，一以为丛书，有误。《大辞典》以为集六部医著，尤误。
			梁昀（乐亭，位育斋居士）辑	真本生生集3卷	有道光合刻原序、上年自序、王良翰、梁宗焘序、梁琛题辞、梁宗睿赞。子目：《达生编》附《种子诗解砭》，《遂生编》附《牛痘释疑》，《福幼编》附《筋骨痛方》各1卷，后附《位育斋偶录》。	有光绪刻本藏泸州市图书馆。
			海上胡仁寿（悦彭，种榆山人）撰	种榆山人医论不分卷	有1888年何铺、潘霭序，本年谢迁佐序，卷端署：海上种榆山人胡仁寿悦彭甫草稿。载夏病说、霍乱寒热辨、咳嗽、哮喘等50余论。《联目》《大辞典》谓不著撰者，误。	有抄本藏上海中华医学会。

公元 （年）	清纪年	干支	作者	书名	考证内容	版本资料
1890	十六	庚寅	新会刘晚荣（节卿）辑	藏修堂丛书（5 种 13 卷）	增删《述古丛抄》而成，原书 40 种，有医书 5 种 13 卷。子目：许叔微《伤寒百证歌》5 卷，汪昂《经络歌诀》1 卷，舒诏《伤寒六经定法》1 卷附《问答》1 卷，陈澈《药性忌宜》1 卷，《寿亲养老新书》4 卷。	有本年新会刘氏藏修书屋刻本藏中国国家图书馆、中国科学院、北京大学、南京图书馆、广东中山图书馆。
			归安陆心源（刚甫，存斋，潜园老人）撰	仪顾堂题跋 16 卷，仪顾堂续跋 16 卷	有本年潘祖荫序。按经史子集及碑帖 5 部，载题跋 318 篇，有医书 17 篇。1892 年又撰《续跋》，载题跋 305 篇，录医书 12 篇，其中《济生方》重出。每书系以跋文，记卷数、版刻、撰人姓名、生平，考溯版本，钩提书旨，间录藏章印记。	二书收于陆氏《潜园总集》，1990 年中华书局收于《清人书目题跋丛刊》，2002 年上海古籍出版社收于《续修四库全书》，有影印本。
1891	十七	辛卯	耐修子撰	白喉治法忌表抉微 1 卷	有本年自序、自跋及陈藏序。首论病机、治法、宜忌；次列正将、猛将、次将"药将三表"；又分镇润消导 4 层治法；后述禁忌药，末附三不可。民国《潍县志稿·人物》载，孙淦，字丽泉，号筱坪，举人，即耐修老人，其《艺文》载录是书。	次年湖北官书处刻，反复刊刻，有版本 95 种，收于《白喉全书》《白喉治法》及《陈修园医书》。
			文德斋撰	白喉养阴忌表歌括 1 卷	为耐修子《白喉忌表抉微》的通俗歌括，无序跋、目录，扉页后署：板存琉璃厂东门内路北文锦斋。。	有 1899 年重刻本藏北京医科大学、上海中医药大学。
			涂水董庆安（静居）撰	喉科得一录 1 卷	前有引言、凡例，卷末有按语。载自感喉咙得效方、传染喉咙得效方，二方组成、方歌、加减运用，述其证治方义。	本年山西宝翰斋刻本藏山西省图书馆。涂水，今山西榆次。
			古歙西园主人原撰，古歙田西半畊老农补辑	喉科玉钥 2 卷	有本年半畊老农序、凡例。卷上十八喉风证治及针图、针法，载 139 方；卷下口舌诸症 14 种，载 127 方；末附验方补遗 98 首。	有清抄本藏中国中医科学院。
			善化杨福田原撰，善化杨承与（石山）编辑	杨氏时疫白喉捷要 1 卷	又名《杨氏祖传白喉方》，有本年杨承与自序，1920 年重刊本有长沙熊氏序、封面题签。载杨氏秘传内服 4 方，加减清咽利膈汤、黄连解毒汤、扫毒煎、威灵仙饮；吹药 2 方，万应祛邪散、飞龙夺命丹。	本年同仁堂刊，民国庚申雍睦堂重刊，有刻本藏中国中医科学院。

续表

公元（年）	清纪年	干支	作者	书名	考证内容	版本资料
1891	十七	辛卯	钱塘张志聪（隐庵）原注，李彰五（盛卿，肄灵素凡吏）续注	仲景脉法续注2卷	有本年自序。上卷辨脉法40章，下卷平脉法45章，先列原文，次列张注，后入李氏续注。相关若干章后作小结。	本年贵阳初刻本藏中国医学科学院，有1898年滇省刻本、1920年云南铅印本等。
			招远庞润田（作云）撰	证治集解2卷	伤寒类著作，又名《伤寒捷解》，有本年自序、毕明杰序及1893年黄寿彝序。上卷论审证、脉法、察色、舌苔、宜禁、不治；下卷论发热、头痛、自汗、盗汗等100证。	后33种内容已佚，有诚心堂刊本藏中国中医科学院。
			延清编辑	笔花医镜药要便蒙合刻2种6卷	子目：江涵暾《笔花医镜》4卷，谈鸿鋆《药要便蒙新编》2卷。	有本年京都龙光斋刻本藏中医科学院、湖北图书馆及北京、湖南中医药大学。
			鸿雪氏传，麻时培（芸甫），海昌羊复礼辑	经验痱子症良方不分卷	有原序及本年麻时培序、羊复礼跋，载主方二，外治方一，并附经验痱子症方白降丹等。云南书局有原刻本，藏于云南省图书馆，笔者未见，所见为本年重刻本。	本年麻时培重刻本藏国图，2004年收于《中国古代医方真本秘本全集·清代卷》第110册影印。
			建德周学海（澄之）增辑	增辑难经本义2卷	有本年周学海自序、识语、凡例。据滑寿《本义》，删除卷首备列诸图，附诸家之注，加按以参己见。	《续修四库全书提要》载录，收于《周氏医学丛书》。
			周学海撰	诊家直诀2卷	上卷3篇：脉象总义、指法总义、主病总义，下卷4篇：二十四象会通、八字真言、位数形势、微甚兼独。	与《重订诊家直诀》自是二书，为《脉学四种》之一，收于《周氏医书丛书》二集。
			周学海撰	重订诊家直诀2卷	前有自序，谓撮《脉学四种》之要，别为此编。上卷取指法总义、二十四象会通、八法总义、位数形势、微甚兼独5篇；卷下为独取寸口本义、三关脉体通考、气血形势直解、左右表里直解、说神、辨止、初诊久按不同、单诊总按不同、脉有两侧、脉有头本、脉有动摇、脉有俯仰、脉有内曲外曲、脉有无数细丝、脉有变易无定、脉有起伏中途变易、外诊撮要等项，皆不见《诊家直诀》原本，故与《直诀》自是二书。	与《诊家直诀》自是二书，收于《周氏医书丛书》三集、《中国医学大成》。

公元 (年)	清纪年	干支	作者	书名	考证内容	版本资料
1891	十七	辛卯	宋·眉山史堪（载之）撰，周学海评注	评注史载之方2卷	有本年自序。《史载之方》文词古奥拙啬，读者苦于扞格，周氏遂据陆氏《十万卷楼丛书》本加以评注，庶几词显意白，易于观览。	收于《周氏医学丛书》。
			周学海撰辑	周氏医书丛书3集32种194卷	有周学海《校刻医学丛书十二种总目》自跋、《汇刻医学丛书总目》自跋及1936年周学熙序。初集载周氏校刊明代前医学名著12种111卷，二集载周氏撰著评注14种68卷，三集载6种15卷。子目从略。	有本年起至1911年池阳周氏福慧双修馆汇刻本，1936年建德周学熙影印本。
			通州王邦傅（紫澜）纂注，扬州叶霖（子雨，石林旧隐）参订	脉诀乳海6卷	有本年叶霖序。以歌诀、图像逐节注释《脉诀》，阐述脉理脉法，卷5以脉诀合河图洛书，卷6察色观生死、五脏、女、儿脉歌。	有抄本藏北京大学医学部、上海中华医学会，收于《珍本医书集成》。
			慈溪叶氏秘传	七十四种疔疮图说1卷	原名《治疗良方》，有本年济民氏序。首列颜面疔疮图谱，次疔疮五经辨、治法；后列疔疮总目，74种疔疮图谱及说明。	本年刻本藏中国中医科学院，有光绪间多种刻本，并收于《国医小丛书》。
			正白旗刚毅（子良）撰辑，钱塘诸可宝校正	洗冤录义证4卷	法医著作，有本年自序。以《洗冤录》原文为据，以《洗冤录详义》为释，补入郎锦麒《检验集证》内容，分门别类辑成。《续修四库全书提要》载录。	本年江苏书局初刊，1892年粤东抚署重刊。
			瑞子珍撰	眼科溯源2卷	卷上总论，载辨眼病虚实、用药宜忌、五轮用药等31则，论眼病证治；卷2眼病良方。	有秀珊特达抄本藏北京中医学校图书馆。
			淮安罗振玉（叔言，叔蕴，雪堂，永丰乡人）撰	眼学偶得1卷	罗氏金石考古学家、目录校勘学家、古文字学家，研读古籍心得，"取北齐颜黄门必须眼学、勿信耳受之语，颜之曰《眼学偶得》"，非关医学，更与眼科无关。《联目》《大辞典》于《眼科》门载录，故录以正其误。	有本年刻本藏中山大学医学院图书馆，收录于《罗振玉学术论著集》《罗雪堂合集》等。
			英国救世会秀耀春译著	救人良方不分卷	有本年自序，首保身十二法，西法融合传统养生法；次内外妇儿救人良方，揉合中西，颇俱特色；后附护身要录、续热论。	1885年青州初刻本藏上海中医药大学，本年增订，1901年上海美华书馆重刊铅印本藏上海图书馆。

续表

公元 (年)	清纪年	干支	作者	书名	考证内容	版本资料
1891	十七	辛卯	亡名氏撰辑	普济堂集方 3 卷	无序跋，凡 19 论，卷上诸风、疬风、痛风、颠狂、五痫、五痹麻木、痰症、刚柔二痉 8 论，卷中补益、咳嗽、喘 3 论，卷下痨瘵、血、肠风脏毒、脱肛、虫证、自汗、盗汗、脚气 8 论，除疬风外均属内科，先论病源病机，后附诸方。	有抄本藏中国中医科学院。
			亡名氏撰辑	重编普济应验良方 6 卷	载各科 48 门 640 余种病证，末附诸证通治门，载《福幼编》及观音救苦膏、紫金锭等 5 方。与德轩氏《普济应验良方》异。	《联目》《大辞典》不载，《中医文献辞典》载录，有本年刻本。
			大埔陈步梯（子岳）选刊	新编济世良方不分卷	前后无序跋，目录下署：粤东大埔陈步梯子岳氏选刊。载感冒汤、发散汤、清解汤、发表汤、六安煎等 195 方。	有台湾刻本藏浙江图书馆，扉页作：光绪十七年辛卯冬镌于台湾旗后海关，《新编济世良方》，前知台湾安平县事陈步梯敬送。
			京江赵濂（竹泉）撰	伤科大成 1 卷	有本年自序、陈风章跋。首载看穴道吉凶、看伤吉凶、死诊、跌打引经用药法等，详细阐述摸骨、接骨、端骨、提骨、按摩、推拿、接骨入骱等伤骨科手法以及应用诸方。	有本年刻本藏医学科学院、苏州中医院，收于《续修四库全书》。
			亡名氏撰，汾溪夏镐抄传	伤科诸方 1 卷	前后无序跋，卷首题：跌打损伤诸般拉骨入骱刀斧损内伤诸药方摘要，光绪十七年岁次辛卯桂秋月抄版，汾溪夏镐谨录。	有本年汾溪夏镐抄本藏上海图书馆，2007 年中医古籍出版社收于《伤科集成续集》排印出版。
			苏州徐滋德堂主人编撰	徐滋德堂丸散汇集不分卷	首徐滋德堂主人自序及识语 2 则。载益寿比天膏、消痞狗皮膏、秘传太阳膏、洗眼蚕茧药、肝胃气痛丸等 198 方，各具性味功效、主治诸症、药品单价，不列方剂组成。	有本年苏州徐滋德刻本藏南通图书馆。封面姚孟起题签；书口作：滋德堂药目。
			雷滋蕃编撰	雷桐君堂丸散全集不分卷	分 16 门，录 290 方，六神丸为其著名品种。	有光绪石印本藏中国中医科学院。
1892	十八	壬辰	彭县唐宗海（容川）撰	中西汇通医经精义 2 卷	又名《中西医学入门》《中西医解》《中西医判》。有本年自序及例言，以不存疆域异同为宗旨，折衷中西之义注解医经，"中西汇通"之名自此始。首论人身阴阳，次脏腑营卫、经气经络全体及诸病所属，形色、脉诊、方剂。	收于《中西汇通医书五种》《中西医学劝读十二种》。

公元 (年)	清纪年	干支	作者	书名	考证内容	版本资料
1892	十八	壬辰	唐宗海撰	医易通说2卷	前有缘起、大纲,以易论医之源及理。卷上考辨,卷下八卦、交易、变易、引伸等。	1901年刻本藏中医科学院、长春中医药大学,收于《六经方证中西通解》。
			唐宗海撰	医易详解1卷	又名《医易通说详解》,无序跋、目录,载后天八卦、八卦方法、八卦取象、人身八卦、重卦、六字、辟卦、月候、交易、变易、不易、互卦、爻位、序卦、杂卦、引伸,凡16篇。	附于《医易通说》1904年刻本之后,收于1917年上海千顷堂书局石印本《六经方证中西通解》。
			唐宗海撰	最妙眼科神方1卷	《联目》《大辞典》载录,笔者寻访重庆图书馆,未见其书。	1910年上海泸州汇文堂刻本藏重庆图书馆。
			长乐陈念祖(修园,良友,慎修)注,唐宗海补正	伤寒论浅注补正7卷	有唐氏补正、凡例及邓其章序。推崇陈氏,又以为有缺误,意在发明仲景方证,故不存修园本面目。试以中西汇通观点为之诠释。	收于《中西汇通医书五种》《中西医学全书十二种》。
			唐宗海撰辑	伤寒补正1卷	系《伤寒论浅注补正》《金匮要略浅注补正》合集,计10篇423节。各有单行本。	《联目》载有抄本藏苏州大学炳麟图书馆。
			南海朱沛文(少廉,绍溪)撰	华洋脏腑图象合纂3卷,附录1卷	有自序、朱成文序及凡例。卷上脏腑,卷中五官骨骼结构,卷下经脉气血的生理作用和西医脏腑解剖图谱,附录1卷,载医论14篇,内容颇丰,主张中西相通。	次年佛山刻本藏中医科学院及南京、浙江、广州中医药大学,又有1897年宏文阁石印本。
			古粤罗浮山人撰	历藏篇1卷	有本年罗浮山人自序、古闽第三布衣《题弁》。全书12篇:生生说、胞胎说、脑说、三焦说、心包络说、心说、肺说、肾说、肝胆说、脾胃说、膀胱小肠大肠直肠说、死说;附古闽第三布衣《论鼠瘟病情》《鼠疫验方》《避疫方》。	抄本藏中国医学科学院。
			良卿氏(森玉轩主人)辑	笔花片石合刻2种6卷	子目:江涵暾《笔花医镜》4卷,沈志裕《片石居疡科治法辑要》2卷。	有本年上海中西书局石印本藏军事医学科学院。

续表

公元（年）	清纪年	干支	作者	书名	考证内容	版本资料
1892	十八	壬辰	归安姚凯元（子湘，雪子）撰辑	退省斋说医私识4卷	前后有自序、夏闰枝跋。卷1《铜人图》《受赏药物清单》，各有引言、按语，下为书评、医论、各家论述；卷2其父姚衡重刻《咽喉脉证通论》事及诸序，载论品评孙一奎、汪昂、傅青主、吴仪洛等人书，有《本草说》；卷3述方书方剂，介绍药物别名、《药谱》、药性同异；卷5药论。	有稿本1函4册藏中国科学院，内容杂乱，确如夏闰枝跋所言，"乃随手记录，既无心得，且首尾不具，杂入他事，为非完成之稿"。
			西昌喻昌（嘉言，西昌老人）原著，会稽高学山（汉峙）发明，陈锡朋（勉亭）校补	伤寒论尚论篇辨似补抄8卷	全书分六经，先证治大意，为喻昌言；次总说，为高学山发明；次分篇阐述各经证治，引喻、柯之言，高氏发挥己见心得；下伤寒尚论未编条，为柯琴编注。	本年稿本藏中国医学科学院，缺第1册太阳上篇，存7册7卷，序言、凡例、目录均佚失不存。
			歙县吴承荣（显文）摘编	吴氏摘要本草2卷	有本年自序，首载本草论、十八反歌、十九畏歌、药味阴阳论等，分补气、补血、理气、消导等19门，以四言歌诀述药624品，末附膏滋、药酒、杂论等。	有本年抄本藏上海中医药大学。
			建德周学海（澄之）撰	脉义简摩8卷	有本年自序及许兴文、王步蟾序，有凡例。采录典籍50余种，分部位类、诊法类、形象类、主病类、名论汇编、妇科诊略、八科诊略，阐述脉理，可谓集大成之作。	为《脉学四种》之一，收于《周氏医学丛书》二集。
			周学海撰	脉简补义2卷	为《脉义简摩》补充本。周氏独出手眼，将平日读书临证之心得抒发于此，推畅旧论，抒发新思。	为《脉学四种》之一，收于《周氏医学丛书》二集。
			亡名氏撰	脉学不分卷	又名《病解论篇》，卷首有题词。抄辑《内经》及诸家脉学，阐述脉学基本内容，附妊娠药禁、十八反、十九畏及《内经摘录要语》。	有抄本藏中国中医科学院。
			新都周云章（松仙，松儒）撰	简易医诀4卷	医学入门书，仿陈修园《三字经》例，以三言歌诀形式介绍伤寒、温病、杂病、妇儿科证治。	有本年四明伴梅轩刻本、1909年成都志古堂周祖佑刻本等多种版本。
			孔胤（八桂）撰	脉证治三要6卷	《联目》《大辞典》载录，中医科学院因破损严重未能借阅，笔者未见。	有本年长白山人隆竹轩抄本藏中国中医科学院。

公元（年）	清纪年	干支	作者	书名	考证内容	版本资料
1892	十八	壬辰	竹攸山人辑	选方拔萃1卷	将《全生集》《达生编》各论及家制要方，并耳闻目睹灵验各方，分门别类而成书，有本年自跋。	本年金陵教敷营高锦文刻字店刻本藏上海中医药大学。
			桂林谢元福撰辑	训女医学2卷	综合性医书，为妇女学医的启蒙读物，有本年自序。2册，1册陈修园《三字经》及七言歌诀：气血多少、流注、十二经、望色、辨舌、闻声、问症、奇经八脉、经络流注、十五络；1册为《崔真人脉诀》。	有本年毓兰堂书屋刻本藏中国中医科学院，字体端正，有方格，如习字帖子。
			湘乡朱增籍（兰台，太廓子）撰	疫证治例5卷	有自序、卿中瓒序无纪年，上年邓湘杰、本年谢宝圭序、李长机跋。述疫病六经治例，瘟病治例，后附医案。	有本年易知堂刻本藏中医科学院，1986年中医古籍出版社影印出版，又收于《湖湘名医典籍精华》。
			山阴陈钜堃（又笙）纂	养性山房验方1卷	有本年自序。载升降二丹及跌打损伤膏、生肌定痛散等14方，痈疽外用为主，内服仅治急慢惊风砂雪丹一方。	有本年抄本藏上海中医药大学。
			蠡溪顾毓荫（伴松山人）抄辑	外科要方1卷	封面署：蠡溪伴松山人藏，有顾毓荫章；卷端作外科要方汇编摘录，辛酉伴松山人抄订。前后无序跋，有目录，载方名并主治功用，列方约150首。	有本年抄本藏中医科学院，民国抄本藏上海、苏州图书馆；笔者所读为苏州图书馆藏本。
			孟河马文植（培之）撰	马培之外科医案1卷	有范凤源序无纪年。载42种外科病症证治方药。收于《三三医书》名《马培之医案》，无序。	有清抄本藏中医科学院，有民国中医书局铅印本等，收于《三三医书》。
			马文植撰	外科传薪集1卷	前有周镇序。载外科方217首，附许恒君传用法。	收于《珍本医书集成》。
			马文植撰	药性歌诀1卷	前后无序跋，以功效分类，以诗歌体述叙常用药物300余种，为马氏课徒教本。《联目》《大辞典》俱不载。	有马氏门下珍藏抄本，1985年江苏科技出版社收于《孟河四家医集》排印出版。
			马文植撰	伤寒观舌心法1卷	有本年自序，发挥张诞先《伤寒舌鉴》、徐大椿《舌鉴总论》《舌胎图说》，分伤寒舌象为九，各列总论为纲，诸病舌象为目，以五言四句歌诀述叙，有图134幅。	《联目》《大辞典》俱不载，有抄本流传，1985年江苏科技出版社收于《孟河四家医集》排印出版。

续表

公元（年）	清纪年	干支	作者	书名	考证内容	版本资料
1892	十八	壬辰	苏州陈莘田撰	陈莘田先生医案续集 2 卷	1869 年撰《陈莘田先生外科临证医案》，是则补充前案所未载，录 130 种外科病症 300 则医案。	收于《黄寿南抄辑医书二十种》，1981 年中医古籍出版社影印出版。
			粤东尹端模（文楷）译编	医理略述 2 卷	有本年王元锜序、次年潘鸿仪序。据西医书籍编成，介绍西医理论。《联目》《大辞典》载录。	有本年羊城博济医局刻本藏镇江市图书馆。
			尹端模译编	儿科撮要 2 卷	西医儿科学著作，卷 1 共 7 册，前有总引 5 篇，分论审病、粪、吐、脉、热度，及出牙、口部喉咙各症、肠胃各症、肝病、腹统膜症、传染新症、性不沾染之身病；卷 2 亦 7 册，论性质类病、脾与血病、脑筋部之病、呼吸经之病、心经之病、育经司溺经之病、皮肤症。	有本年广州博济医局刻本藏山东、上海、镇江、广东中山图书馆，陕西中医药大学及浙江、陕西中医药研究院等处。
			汉川刘德馨（剑芝）辑	惊风辨证必读书 1 卷	儿科惊风证治专集，有自序无纪年。取庄在田《福幼篇》、陈澍贤《急惊风证论》、秦霖熙《治验录》三家论著合编为一。《联目》作庄一夔撰，《大辞典》作庄一夔原著、秦霖熙增辑，由自序可知其书为刘氏所辑。	有本年汉川刘氏刻本藏北京、上海、湖南中医药大学及扬州、安徽图书馆，1901 年上元江氏刻本藏中医科学院及齐齐哈尔、天津、河南、内蒙、甘肃、上海、苏州图书馆。
			明·上海秦昌遇（景明）原撰，清·杨和订正，孟作霖（雨苏）抄辑	幼科折衷总括秘传真本 1 卷	有本年孟作霖序及附言。抄录于秦昌遇《幼科折衷》而首尾有缺，由书名亦见其所自。载列急慢惊、疳积、吐泻、咳喘、疟疾、痧痘痉痫等 30 门儿科病症，述其症因脉治。	有本年孟作霖抄本藏上海中医药大学，2004 年收于《中医古籍珍稀抄本精选》排印出版。
			楚南张韶九撰，张光裕（亮臣）编次	推拿法 2 卷	有本年张光裕序，内容：总论、变蒸论、初诞、回气、浴儿、断脐、脐风、剃头、便结、护养，以及诸疳、脐风变症等儿科诸病与诊法、推拿手法歌诀。	有本年湘霞仙馆刻本藏广州中医药大学。
			瑞安陈虬（志三，蛰庐，皋牢子）撰	利济元经 5 种 8 卷；元经宝要 3 种 3 卷	有本年自序，瑞安利济医学堂教本。《利济元经》分运气、藏象、经脉、脉法、病因、本草、针灸、死生 8 卷，列 52 表。1897 年节录前 3 卷各 3 表，为《元经宝要》。	载 1897 年《利济学堂报》，2005 年上海社会科学院出版社收于《温州近代医书集成》排印出版，为《温州文献丛书》之一部。

公元 (年)	清纪年	干支	作者	书名	考证内容	版本资料
1892	十八	壬辰	陈虬撰	运气表 1 卷	有自序，载《六十年运气司天在泉左右间政纪音化加临逆顺变病胜复补泻治宜表第一》《太乙九宫八风卦气方位星野紫白表第二》《标本中气从化表第三》3 表。	为《元经宝要》之首卷。
			陈虬撰	经脉表 1 卷	有 3 表：五藏经脉表第一、六府经络表第二、奇经八脉表第三。诸本阙六府经络表、奇经八脉表。	为《元经宝要》卷 3。
			宋·建阳宋慈（惠父）原撰，清·嘉定瞿中溶（木夫，木居士）辨正，诸城李璋煜（方赤）重订	续增洗冤录辨正参考 1 卷	法医学著作。1827 年瞿氏选元刻宋淳祐本《洗冤录》原文，注明出处，引用 20 余种著作进行辨正考略，著《洗冤录辨正》。李氏本年续增重订，以治经之法治之，析其章句，正其讹脱，刊布以广其传。	有本年上海图书集成印书局铅印本藏中国国家图书馆，光绪宣统间有与《检验合参》《洗冤录解》合刊石印本。
			瀫江沈登阶（青霞，青芝）撰	青霞医案 1 卷	载录各科证治 20 余案，其中温病案有诊治 39 次者。	收于《珍本医书集成》。
			王应震（震云）撰，鹤沙鹿溪傅颜庄抄传	王应震要诀 1 卷	又名《王震云诊视脉案》，前后无序跋。首列 44 字要诀，次为示子孙慎医歌、望闻问切、四大家，再次为寒热虚实损脉法、汤论，载诊视脉案 23 则，末附云间程氏绍南先生医案。	有光绪鹤沙鹿溪傅颜庄抄本藏上海中医药大学，2004 年收于《中医古籍珍稀抄本精选》出版。
			云间程绍南撰	云间程氏绍南先生医案 1 卷	前后无序跋，载案 87 则，附于《王应震要诀》。	同上。
			瓯斋居士撰，三农老人附注	详要胎产问答 1 卷	又名《儿女至宝》，后附管可寿家传女科金丹验方，吴县管斯骏秋初刊印。与 1893 年管林初撰儿科学著作《管氏儿女至宝》同名，又同属管可寿斋铅印本，但非同书。	有本年上海管可寿斋铅印本藏上海图书馆、上海中医药大学、浙江省中医药研究院。
			郫县姜国伊（尹人）撰	经验方不分卷	为《姜氏医学六种》之一，载奔豚、蛔病等方 40 首。	收于《姜氏医学丛书》，本年成都茹古书局刻本。
			姜国伊辑	神农本经 1 卷	有本年自序、自识、自跋，遵《本经》旧目以存古。	同上。
			姜国伊辑	神农本经经释 2 卷	有序例，注释《本经》，改其次序，与《本经》辑佚本异。	同上。
			秀水杜文澜（小舫）辑	曼陀罗华阁丛书（3 种 4 卷）	医书子目：亡名氏《妇科秘方》、李长科《胎产护生篇》及《补遗》、范培兰《太乙神针方》各 1 卷	有本年上海扫叶山房刻本藏北京师范大学。

公元（年）	清纪年	干支	作者	书名	考证内容	版本资料
1892	十八	壬辰	长沙陈炳泰（鲁彦，黄叶子）撰	颖川心法汇编1卷	外治法专著，有本年自序及周荣期、马桢序。述水针治法，即灌肠法，内容：水针发明、水针临证分法、水针代药辨论、水针速效例解、水针利弊释疑、时疫霍乱医说、水针验案等，述水针治疗瘟疫、气痛、泻痢、惊风、痔等。	有次年长沙任光清曾敦五校刊本藏中国中医科学院。
			武进庄润孙（紫梁）撰	痘症摘要1卷	载原痘论、习医亦须由博返约论等20篇，阐述痘疹病因、证治，载方19首。	有本年上海申报馆铅印本藏南京中医药大学，有抄本藏上海中华医学会。
			寄庐主人撰	脐风牛痘要言数则不分卷	论述预防、诊断脐风法，绘图介绍说明夏禹铸挽救脐风法、灯火燋法，附点牛痘说、西洋种痘论、学种牛痘刍言。	有本年刻本藏中国中医科学院、上海图书馆。
			余二田撰	喉症指南4卷	卷首1卷，附《白喉捷要合编》。《联目》《大辞典》俱不载。	有顺德龙山乡桃盛京果店刻本藏广东中山图书馆。
			渝州陈善堂撰	眼科集成2卷	有本年自序、1919年孙程远序及培元子辅仁氏《医林引正救弊浅说》。内容包括总论、外障各病治方50余论、内障论及各病治方十余论。	1920年渝城治古堂初刻本藏中医科学院、重庆图书馆，有抄本藏浙江中医药研究院。
			南昌万潜斋（方内散人，隐君子）辑	寿世新编3卷	有本年自序、赵本诚序。载列外感、疟疾、痢疾及小儿门名手成方，后则妇科、外科、解毒及杂方，凡317首，极简便完备，末附《卫生要旨》，遵而行之，延年却病。	本年道合山房刻本藏国图、中医科学院、重庆图书馆及上海、南京、湖南中医药大学等处，有1927年聂其杰铅印本。
			万潜斋撰辑，新淦黄邃之（通邃道人）抄传	定志歌不分卷	后有著辑者注文、圆顿按语。七言歌诀，述修行须看淡世情，自立真志，时刻以生死置放心头，方于大事有济。故《定志》为修道诸歌之首章。	收于中国道教协会编陈撄宁《道教与养生》，华文出版社1989年排印出版。
			万潜斋撰辑，黄邃之抄传	积德歌不分卷	后有著辑者注文。德有内外功，内功为变化气质，磨炼心性，克己复礼，践形惟肖；外功则邀集善友，恤患救灾，不避毁谤，不辞劳苦，印刷善书，及修桥补路、育婴、施药，一切有益人世之事。	同上。
			万潜斋撰辑，黄邃之抄传	了命歌不分卷	后有著辑者注文、圆顿按语。指明各家阐述命理之了命学问，中间点缀精义，以补前贤所未及。	同上。

公元（年）	清纪年	干支	作者	书名	考证内容	版本资料
1892	十八	壬辰	万潜斋撰辑，黄邃之抄传	辨命歌不分卷	有本年自序，后有著辑者注文、圆顿按语。有不识了命之旨者，复作此歌以醒悟之。	同上。
			万潜斋撰辑，黄邃之抄传	还虚歌不分卷	原名《炼虚歌》，乃李清庵《中和集》旧作，万氏借用稍为润色，以歌咏"还虚"彻始彻终之理。后有著辑者注文。	同上。
			万潜斋撰辑，黄邃之抄传	访道歌不分卷	后有著辑者注文、圆顿按语。穷理是穷三教公共之理，然儒、释之命理久已失传；访道乃专就玄门说，是访教外别传。	同上。
			用中贞一子撰	女金丹2卷	有本年自序，述女子修功之法，上卷戒规，下卷口诀。	收于《女丹合编》，1991年上海翻译出版公司有《女丹合编选注》。
			华藏山清列古佛撰	壶天性果女丹十则1卷	前后无序跋，述女子修功之法。	同上。
			亡名氏撰辑	女功炼己还丹图说1卷	前后无序跋，述女子修功之法。	同上。
			归安凌奂（晓五，折肱老人）撰	医学薪传不分卷	医学书目，有本年自序、1900年凌霞跋。分提纲、掣目、则古、宜今、学案、名家、旁稽、宗旨、合撰、分科、时术、异端12类载录医学基本书目。	有次年铅印本藏上海图书馆，并收于《吴兴凌氏二种》。
			吴兴凌德（嘉六，蛰庵）撰	妇科折衷纂要1卷	有1920年凌咏、1924年沈仲圭序。载调经、虚劳、胎前临产、杂证、产后6门79篇。	有抄本藏上海中华医学会，1924年收于《三三医书》。
			凌德辑	咳论经旨4卷	前后无序跋，选录经典著作论咳条文及多家注疏，为归类辑录性内科书籍。	有抄本藏上海中医药大学，收于《三三医书》。
			会稽孟葑（不病人，兰月楼主）辑	仁寿镜4种4卷	有本年自序，署：兰月楼主书于海上。子目：宁阃集，宜男集，益母集，保赤集各1卷。	本年兰月楼初刻本藏浙江中医药研究院，有1895年渝城述古堂刻本及民国间多种铅印本。
			亡名氏编撰	素问运气钞3卷	节录《素问》运气内容，《联目》《大辞典》载录，笔者未见。	有日本铜活字本藏国图，经查未见。
			桂林梁济（巨川）撰	侍疾日记1卷	有其子梁焕鼎序、本年张士彬跋。记述著者本年2月10日至5月10日为其母侍疾事。	有1927年上海商务印书馆铅印本藏江西图书馆，收于《桂林梁先生遗书》。

续表

公元(年)	清纪年	干支	作者	书名	考证内容	版本资料
1893	十九	癸巳	四明苏飞卿（景范老人）汇编	宏生堂良药汇编14卷	有本年杨家骥、吴宗玠序。宏生堂药店成药目录，卷首载先哲名言录，分18门，录500余方，后有景范山人自跋。	有本年刻本藏上海中医药大学与上海图书馆。
			瑞安孙诒让（仲容，籀顾）撰	札迻·素问王冰注校	《札迻》12卷，校勘古书77种，卷12雠校《素问》13条，校勘王冰次注《素问》条文。内容不多，论述精审，如痿易即痿弛，中心者环死即旋死，愈说意为偷说意等。	有1894年瑞安孙氏刊本。
			原题：甘泉黄奭（右原）辑佚	神农本草经3卷	前后无序跋，黄奭窃取孙星衍辑本，删去叙录，增入补遗22条而成。杨守敬《日本访书志》载录。	有本年《汉学堂丛书·子史钩沉》本，1982年中医古籍出版社据此影印。
			凫山晓星樵人斫，闽书林杨能儒梓行	医门初学万金一统要诀分类3种10卷	有1888年王汝谦序。为二层楼格式，上栏小字，下栏大字为正文。卷首上栏八脉诗、十八反十九畏、妊娠禁药，下栏为《四言举要》；卷1－5《青囊药性赋直解》，上栏用药法象、诸药主病，下栏诸品药性阴阳论、各部药、服药活法；卷6－10《医方捷径》，上栏诊法，自诊脉至捷至诸诊杂病生死、察脉歌，下栏诸病证治，自伤寒、暑、湿至妇人类，又有药性赋。	有本年澹雅书局刻本藏医学科学院、中医科学院、陕西中医药研究院、河南图书馆、云南中医学院及北京、河南中医药大学。原署"明太医院原本，罗必炜参订"，卷端又有"凫山晓星樵人斫"字样，实书贾汇辑诸书而成者。
			旌德王汝谦（镜堂）辑	医方药性捷径合编3种10卷	子目：崔嘉彦原撰李言闻删补《四言举要》1卷，罗必炜参订《（太医院增补）青囊药性赋直解》5卷，罗必炜参订《（太医院增补）医方捷径》4卷。实即《医门初学万金一统要诀》10卷，《联目》《大辞典》均作"附《医门初学万金一统要诀》10卷"，有误。	有本年澹雅书局刻本，即上条《医门初学万金一统要诀分类》3种10卷。
			江右王开运辑	验方摘要不分卷	有本年自序，载各种异痧、刀枪跌打、汤火伤、夹挗伤、急救自缢、溺水、冻死，解救诸毒、外科各症、妇人、幼科初生等症、各种杂症补遗，附痧症时疫霍乱经验方。	《联目》《大辞典》不载，有光绪刻本藏国图，收于《中国古代医方真本秘本全集·清代卷》61册。
			孟河马冠群（良伯）撰	医悟12卷	综合性医书，有本年陈庆溥、上年沈熙廷序，有例言。首为四诊，次述各科证治，末附集方。	有本年木活字本、1897年寄庑活字本，收于《四库未收书辑刊》。

公元（年）	清纪年	干支	作者	书名	考证内容	版本资料
1893	十九	癸巳	亡名氏撰	医学心鉴13卷	无署名、序跋，前有总目，各有细目。卷1人身、经络、藏府，卷2四诊，卷3五运六气、治法，卷4病机，卷5至卷11诸病证治，卷12眼、耳、五官病及妇科证治，卷13小儿杂病、古今药录。	有本年抄本藏上海中医药大学，扉页署：光绪癸巳年抄。
			中水李德中（允执，拙庵）撰	医学指南5卷	有本年自序及1893年苗毓芳、1897年武兆熊序。卷1医论42则，卷2内科46病证治，卷3妇儿科，卷4眼科30余病证治方药，卷医案30则。	有1898年聚元堂刻本藏北京、天津中医药大学，又有1918年上海江东茂记书局石印本。
			安坡易少华撰辑	芸窗集艺7卷	无序跋，卷1枕藏外科部位图，卷2妇人科纂集，卷3单方疮毒杂治，卷4咽喉、秘集眼科论、五善七恶主治、东山祖传妇人秘诀、痘科，卷5诸病方药杂治，同册卷6为芸窗集艺六，载伤寒、中风等，卷7小儿病机纂要。	有本年抄本6册7卷藏中国中医科学院，封面署：《抄本芸窗集艺》，成叟藏。《联目》《大辞典》作6卷，以第5册分5、6两卷，当为7卷。
			亡名氏撰	秘集眼科论1卷	首五轮经，次内外障各36症证治；再次眼目源流、八廓病症；卷末眼科药方85首。	有本年寄园刻本，并收于《芸窗集艺》。
			费兰舫撰辑	养生经验集1卷	《联目》《大辞典》载录，笔者未见。	有本年居士敬斋刻本藏苏州中医院。
			亡名氏辑	养生秘旨1卷	不著撰辑人，前后无序跋，录孙真人卫生歌、可惜歌、长生歌、青天歌等养生歌词45则，末曰：光绪十九年手录。	有本年贻仁堂抄本藏中医科学院，1989年中医古籍出版社收于《珍本医籍丛刊》排印出版。
			蜀都罗定昌（茂亭）撰	医案类录1卷	有本年自序，卷端署：蜀都茂亭氏稿，天彭唐宗海校正。分头痛、咽喉肿痛、胃脘胸膈大小腹胀痛、呕吐泻痢、咳嗽痰喘、吐血便血、外来寒热、外科医验8类述32案。	有1917年上海千顷堂书局石印本，收于《中国医学全书》《中西医释》《中外医书八种合编》《六经方证中西通解》。
			吴中王福照（芹之）抄辑	医门精萃6卷	无序跋、总目。卷1、2徐召思、徐澹安、曹乐山、沈平舟方案；卷3、4叶天士方案卷上下；卷5马元仪附祁正明方案；卷6《灵兰秘室杂记》，述方剂应用心得18篇；末署：后学芹之氏王福照抄录。	有清抄本5册6卷藏苏州大学炳麟图书馆。

续表

公元（年）	清纪年	干支	作者	书名	考证内容	版本资料
1893	十九	癸巳	蓝田胡巨瑗（荫臣，荫丞）撰，胡景康（柏庄）辑	证验随笔1卷	1924年胡景康汇辑其父记录于各书之笔记、眉批、论断、方解成书，并撰序。载内、外、儿科验案医话20则，后为《眼科症验录》20余案。	收于《定静轩医学四种》，中国中医科学院藏有1924年铅印本。
			胡巨瑗撰，胡景康辑	验方汇集1卷	有1924年胡景康序。载各科验方134首，搜罗颇富，虽平淡无奇，而确含至理。	同上。
			胡巨瑗撰辑	眼科三字经1卷	有本年自序，以三字韵语述眼科理论，分6门50症述内外障诸疾脉因证治及妇人小儿目疾。《续修四库全书提要》载录。	同上。
			慈溪柯琴（韵伯，似峰）原撰，宜兴余景和（听鸿）辑注	余注伤寒论翼4卷	有柯氏原序及本年余景和自序、孙思恭序。先列柯氏原文，上有能静居士评注，下为余氏小注。	有本年会稽孙思恭刻本等多种版本藏中国科学院、医学科学院等处。
			吴县李缵文（彦仲，散花痴侬）编撰	订正医圣全集不分卷	又名《伤寒论释义》《订正仲景伤寒论释义》《保寿经名医必读》，有本年自序。以《伤寒》《金匮》为《保寿经》；后以小脚码注其证方，曰针线；录后世名贤方证于各门类后，曰拾遗。	有本年刻本藏中医科学院、南京图书馆及上海、南京中医药大学等处；又有1909年上海文瑞楼石印本。
			钱塘连自华（书樵）撰	脉诀订真1卷	有本年连文冲跋。以《脉诀规正》为主，参《医宗金鉴·脉诀》《李濒湖脉诀》《诊家正眼》，遵是改非者，补缺删冗，为之订真。	收于《连自华医书十五种》，有光绪间稿本藏中医科学院。
			连自华撰	望诊1卷，望诊补1卷	《望诊》查找未见，或以为详析望神、望色、望舌，笔者未见其书；《望诊补》载发、眉、天庭、鼻、目望诊，补《望诊》之未备。	收于《连自华医书十五种》，《望诊》查找未见，《望诊补》存。
			连自华撰	程文仿1卷	前有引言，后有本年连文冲跋。仿宋太医院程文约解《内经》。	收于《连自华医书十五种》。
			武进顾成章（咏植）撰	周礼医官详说1卷	有本年引言及王韬序。参考历代注疏，详考原文，以《周礼·医官》为医事制度最早，与清太医院的有关制度相似。	有本年上海申报社铅印本藏中医科学院、上海图书馆及上海、南京中医药大学。
			建德周学海（澄之）章句	辨脉平脉章句2卷	有本年自序、凡例，校订、注释《伤寒论》辨脉法、平脉法两章。	为《脉学四种》之一，收于《周氏医书丛书》二集。

公元（年）	清纪年	干支	作者	书名	考证内容	版本资料
1893	十九	癸巳	吴县叶桂（天士，香岩）撰，叶万青（讷人）编，周学海评	评点叶案存真类编 2 卷	1832 年叶桂孙万青整理家藏医案数百条成《叶氏医案存真》4 卷；周氏据病类编，勒为 2 卷，卷上内科杂病 24 案，卷下外感热病及妇儿病 25 案，详加点评。	收于《周氏医学丛书》。
			四明林翼臣（济清）撰	疯痨臌膈辨 1 卷	内科学著作，有本年卢挺芳序。载中风类中辨、虚损痨瘵辨、水肿臌胀辨、噎翻胃辨 4 论，末附梅疮下疳辨。	有次年上海文瑞堂石印本藏上海图书馆及上海、河南中医药大学，有民国上海中医书局铅印本。
			如皋胡杰（云溪）等撰，亡名氏辑	注穴痧症验方等四种	子目：《注穴痧症验方》2 卷，亡名氏《华佗危急漫痧法》不分卷，徐子默《吊脚痧症方》，《觉因道人七十二痧治诸证急救良方》1 卷。	有上海玉海楼铅印本藏中国中医科学院，扉页有俞樾题签：注穴痧症验方。
			燃犀道人撰	驱蛊燃犀录 1 卷	内科著作，有本年自序、1902 年题辞，有凡例。分原蛊、避蛊、验蛊、蛊证、蛊脉、治蛊、蛊案、论蛊 9 部，述蛊证脉证、治法及预防方法，后附若干医案；后有三十六峰主人跋。《续修四库全书提要》载录。	有本年瓯东高汲古斋刻本藏上海中医药大学，有宝镜山房刻本、天彭官署刻本等多种版本，收于《三三医书》。
			长乐陈念祖（修园，良友，慎修）原注，彭县唐宗海（容川）补正	金匮要略浅注补正 9 卷	有本年唐宗海自序及补正凡例。推崇陈氏原注，又以为有缺误，试以内经理论结合西医学说为之诠释。其不及者补之，加"补曰"；不是者正之，加"正曰"，是为补正。	有本年石印本藏四川大学医学中心，有版本近 20 种，收于《中西汇通医书五种》《中西医学劝读十二种》。
			苕南费梧（蓝舫）纂	万应灵方集 7 卷	有本年自序、俞樾序。卷首集嘉言懿行以治心，孝顺、阴隲、周急、惜福、慈心、戒淫、万应、慎言、悔过、劝善、信行、和气、方便俱为药；6 卷灵方：资富、发贵、延寿、种子、启后、保安灵方，附禁方 1 卷。	有本年仙谭居敬斋刻本藏陕西中医药研究院、上海中医药大学、安徽图书馆、苏州中医院。《联目》《大辞典》载为 1859 年成书，失考。
			亡名氏原辑，张鹏飞（补山），钱青选（兆莲）增补	增补神效集 2 卷	有原书 1850 年张鹏飞序、上年钱青选序。原书载 350 余方，附《急救应验良方》《麻疹约要》。1850 年张鹏飞增辑历验方，本年钱青选增补疗疗 150 余方于甘肃灵武，为《增补神效方》。	有本年刻本藏中医科学院，1991 年中医古籍出版社据此校正，收于《珍本医籍丛刊》排印出版。

续表

公元 (年)	清纪年	干支	作者	书名	考证内容	版本资料
1893	十九	癸巳	金枝韡（鄂渭，菊潭）撰	肾水虚劳论1卷	有自序无纪年，有1896年张荣泹序。述肾水虚劳以别五脏之劳，并及调摄、加减药食、水火药性歌括。	有陈元凤抄本藏上海中医药大学。
			孟河马氏秘传，赞化刘行周抄传	幼科心鉴2卷	为痘疹专书，无序跋。卷端：幼科心鉴，孟河马氏秘传；末署：大清光绪龙飞在著雍阉茂杏月，赞化刘行周谨录。《联目》以为著者佚名，《大辞典》误为龙飞在编。分66门阐述痘疹病因证治、传变预后。	有光绪抄本藏苏州大学炳麟图书馆。
			吴县管斯骏（秋初，藜床旧主）辑	管氏儿女至宝1卷	儿科学著作，无序跋。卷端署：吴县管斯骏秋初甫编辑，鄞县施巨卿味琴氏校刊，辑录聂尚恒急惊治法、庄氏《遂生编》治痘法、毓兰居士《神痘法》。	有本年管可寿斋铅印本藏上海、黑龙江中医药大学与苏州中医院。
			高明程德恒（康圃）撰	儿科秘要1卷	又名《小儿科家传秘录》，有本年罗崧骏序。症候赅以八门：风热、急惊、慢惊、慢脾风、脾虚、疳积、燥火、咳嗽；治法约以六字：平肝、补脾、泻心。	有本年广州守经堂刻本与1897年永成堂石印本藏上海中医药大学、广东中山图书馆。1987年收于《岭南儿科双璧》出版。
			申江戴烈（武承）撰	女科指南集4卷	前有凡例，首载胎教论说，下分经候、调经、广嗣、胎前、临产、初产、产后、杂病8门，述诸病证治百余条，方百余首，附保胎、孕妇禁忌歌诀。	本年上海古香阁石印本藏浙江中医药研究院，1933年苏州中国医学研究社铅印本藏上海中医药大学、国图。
			亡名氏撰	资生集6卷	前后无序跋，卷1、2总论经带诸病，卷3、4述胎前，卷5临产及产后，卷6妇科杂病。附《补遗》《集方》。	本年抄本藏上海中医药大学，2004年收于《中医古籍珍稀抄本精选》。
			古越姚文田（秋农），余姚邵友濂（筱村）辑	居家必用方2种2卷	有本年姚文田、邵友濂序。子目：《难产神验良方》《绣阁保产良方》各1卷。选辑产育诸方，以为家庭必备，故名。	有本年碑砚斋刻本藏上海中医药大学，封面题：难产神验绣阁保产良方。
			嘉兴沈二榆撰	绣阁保产良方1卷	集保产药方10余首，逐月随证用药，有鸳湖王甲荣跋。	与《难产神验良方》合刻，为《居家必用方》。
			钱松柏撰	惊疳吐泻医书1卷	儿科学著作。《联目》载有钱松柏撰《惊疳吐泻医书》无卷数，有本年补过氏刻本藏甘肃中医药大学，《大辞典》因之。	笔者查对，未见其书，新近出版的《甘肃中医药大学馆藏线装古籍书目》亦不载录。

公元（年）	清纪年	干支	作者	书名	考证内容	版本资料
1893	十九	癸巳	归安凌奂（晓五，折肱老人）撰	外科方外奇方4卷	有1924年凌咏、沈仲圭序，有1921年李毓瑶《行状》。凡22部，收方370首，内容：首升降围药、内消内护；次化毒点头、拔毒去腐、生肌收口及膏药；再次疔疮、喉症；末癞、癣、痔诸疮及补遗。	收于《三三医书》《珍本医书集成》。
			凌奂撰辑	吴兴凌氏二种	子目：医学薪传不分卷，饲鹤亭集方1卷。一名《医学薪传·饲鹤亭集方合刊》。	本年及1917年归安凌氏铅印本藏国图、中医科学院、上海图书馆等处。
			凌奂撰辑	饲鹤亭集方1卷	本年凌绶曾跋。以《眉寿堂丸散膏丹集》仅载治法，未列方药，遂按原有分类，增入方药。收录方剂450首，分补益虚损、脾胃泄泻、痰饮咳嗽、饮食气滞、伤寒诸风、诸火暑湿、眼科、女科、幼科、外科、胶酒等11类。1917年重印有凌咏叙。	收于《吴兴凌氏二种》。
			明·会稽张介宾（会卿，景岳，通一子）等撰，亡名氏编辑	喉证汇参5卷	前后无序跋，卷1辑《景岳全书·杂证谟》咽喉论治；卷2王维德《外科全生集》咽喉证治；卷3录《张善吾时疫白喉咙症论》《静安氏续白喉论》；卷4《咽喉脉证通论》；卷5曹文远《温病提要》。	有本年富邑三多砦福善堂刊本藏重庆图书馆、成都中医药大学；有清抄本藏上海中医药大学。
			张介宾等撰，亡名氏编辑	温病证治歌括2卷	无序跋，以歌诀概括温病症状、治法、方药，通俗易懂，便于初学。后附《喉证汇参》5卷。	有本年富邑三多砦福善堂刊本藏重庆图书馆、广西桂林图书馆。
			亡名氏纂辑	外科备览2卷	首载医论，次叙外科100证，列116方，并有病形图及全身病名图4幅。	《联目》《大辞典》俱不载，《中医文献辞典》载录本年刻本。
			亡名氏纂辑	中西医学全书3种	子目：唐宗海《本草问答》2卷，舒高第口译《论脉》《脉表诊病新编》。	有光绪石印本藏南通大学医学院。
			美国阿庶顿辑，岭南尹端模（文楷）笔译	胎产举要2卷	卷端署：美国阿庶顿辑，岭南文楷氏尹端模笔译。卷上骨盆、产道、胎儿等33图，述骨盆、育具、胚胎、妊娠诸病；卷下产科及难产42图，述产科诸病。	西医产科书，羊城博济医局刻本2册藏浙江中医药研究院，扉页：光绪十九年新镌，《胎产举要》，羊城博济医局藏板。

续表

公元（年）	清纪年	干支	作者	书名	考证内容	版本资料
1894	二十	甲午	彭县唐宗海（容川）撰	中西汇通医书五种28卷	子目：中西汇通医经精义2卷，金匮要略浅注补正9卷，伤寒论浅注补正7卷，血证论8卷，本草问对2卷。《续修四库全书提要》载录。1914年渝城沄洲书屋刻《中西汇通医书六种》，增《医易通说详解》2卷。	有本年1908年上海千顷堂书局石印本初刊，有版本20余种。
			唐宗海撰辑	六经方证中西通解3种4卷	子目：唐氏《医易通说》2卷，《医易通说详解》1卷，罗定昌《医案类录》1卷。又名《六经方证通解》，《联目》误为二书，分别置"综合性著作"与"伤寒"类，《大辞典》因之，误。	有1917年百草庐校上海千顷堂书局石印本藏河南、吉林图书馆、苏州中医院及北京、成都中医药大学。
			唐宗海撰	本草问对2卷	有本年自序，又作《本草问答》。设答问60条，唐与门人张士让伯龙讨论中西药理论差异和中药炮制、功能等，间引西人化学、电学之语发明之。	本年善成裕记初刻，有版本十余种，收于《中西汇通医书五种》《中西医学劝读十二种》等。
			建德周学海（澂之）撰	形色外诊简摩2卷	有本年自序。望诊为主，分形色两大纲，上卷论形诊总义2篇、生形类9篇、病形类12篇、络脉形色类3篇；下卷论色诊面色总义4篇、面色应病类8篇、目色应病类3篇、舌色应病类6篇，后附外诊杂法11法，闻法、问法亦列其内。	《续修四库全书提要》载录，收于《周氏医学丛书》三集，1910年刻。
			李自求辑抄	李自求抄医书四种	子目：脉学脉诀，妇科产前，妇科产后，家传经验良方。	有抄本藏广西壮族自治区桂林图书馆。
			李自求辑抄	脉学脉诀不分卷	又名《增订脉诀心法》。以七言韵语述二十八脉体状、主病、相类脉；以四言榜寸口三部脏腑所属及脉象、主病。	收于《李自求抄医书四种》。
			明·海虞赵开美（清常）原辑，清·武阳胡乾元（子善）增辑重刊	仲景全书5种20卷	有1892年胡乾元《重刊仲景全书叙》。子目：张卿子《集注伤寒论》10卷，张机《金匮要略方论》3卷，宋云公《伤寒类证》3卷，成无己《伤寒明理论》3卷，曹乐斋《运气掌诀录》1卷。	本年成都邓少如崇文斋校刻本藏国图、中国科学院、医学科学院、中医科学院等处，有民国上海千顷堂石印本、受古书店、中一书店石印本等版本。

公元(年)	清纪年	干支	作者	书名	考证内容	版本资料
1894	二十	甲午	瑞安陈虬（志三，蛰庐，皋牢子）撰	利济教经1卷	有本年自序。利济医学堂教材，百科式启蒙读物，三字为句，协韵易诵。凡36章：蒙学、医道、生人、明伦、师范、语言、文字、四民、五行、原质、干支、时令、天文、地球、疆域、世纪、经学、史学、子学、文学、中学、西学、方术、仕进、冠服、职官、典制、礼乐、刑律、权量、机器、武备、时务、租界、教门、医统。	原载《利济学堂报》，亦列入《蛰庐丛书》，2005年上海社会科学院出版社收于《温州近代医书集成》排印出版，是《温州文献丛书》之一部。
			茂名梁玉瑜（特岩）撰，秀水陶宝廉（拙存）录	舌鉴辨正2卷	有本年陶保廉序、凡例，辨舌白32条，黄25，黑23，灰17，红41，霉酱3，蓝2，妊娠伤寒舌6，每舌作总论述其大纲，各绘图以明。《续修四库全书提要》载录。	1897年兰州固本堂书局初刻，1996年上海古籍出版社收于《续修四库全书》影印出版。
			夏邑杨璿（玉衡，栗山）原撰，南海李朝栋（石樵）删辑	寒温条辨治疫汇编1卷	有本年李朝栋自序、粤城润身社赠医局同人序、谭少珊跋。李氏取《寒温条辨》删繁辑要，遵15方加减变化，清解化毒之品，轻则凉散，重则泻清，以治疫病。	有本年粤城润身社刻本藏上海中医药大学。
			泉唐蒋希曾（啸渔，寄海渔父）撰	岭南三急症医方辨论1卷	有本年著者结语。载辨论粤东疗瘰并经验医案脉证方法、寒邪直中三阴证、春温症3篇述三急症，《联目》《大辞典》署为"寄海渔"撰，成书于1898年，不确；《中国中医研究院馆藏线装书目》载为《辨论粤东疗瘰并经验医案脉证方法》。	本年刻本藏中医科学院，2008年福建科技出版社有校正排印本，收于《温病大成》第四部。
			闽县郑奋扬（肖岩）辑，余姚徐友成（友丞）增订	增订验方别录2集	有本年自序、陈宝琛序，分正、续二集。郑氏搜集验方1500余首，逐一与鲍相璈《验方新编》，梅启照《梅氏验方新编》核对，删除重复，编成《验方别录》。徐氏增订，广搜验方奇方，以急救、解毒、拯荒、戒烟、救治咬伤、跌伤为主，一一注明"增订"以别原著。	有本年神州刻本藏上海、福建中医药大学；1918年宁波中华卫生公会有铅印本。《联目》《大辞典》定1884年成书，有同年福州陈文鸿刻本藏山东中医药大学，笔者未见其书，按二序定本年成书。
			善化翁传照（少畦）撰	医时六言6卷	是为兵书，分为将、兵、备、战、奇、守六卷，有《医方备要》辑入卷三"备"集，为兵家医方。	《联目》《大辞典》俱不载，有次年刊本藏军事科学院军事图书馆。

续表

公元 (年)	清纪年	干支	作者	书名	考证内容	版本资料
1894	二十	甲午	太仓傅松元（耐寒，嵩园，傅大刀）撰	医经玉屑 2 卷	有本年自序、1930 年张淦序及沈维贤、黄任之题签及李梦觉、钱龙章题词。摘录内经条文逐条笺释，诠注疑义。	收于《太仓傅氏医学三书》，有 1930 年浏河学古堂傅氏铅印本。
			青浦何岩（鸿芳）撰	何氏药性赋 1 卷	有 1912 年沈德耀序，温、热、平、寒 4 赋述药 334 种，又名《药性赋》《重古何氏药赋》。何其伟同名书无序跋，为 4 赋及孕妇禁服歌。	有 1912 年青浦何氏抄本藏上海中医药大学，1984 年学林出版社有何时希整理排印本。
			太仓钱敏捷（勤民）编纂	证治要旨 10 卷	有本年钱雅乐、钱质和序，据董西园《医级宝鉴》、郭诚勋《证治针经》，以歌赋述诸证。卷 1 提纲门为外感，卷 2 内因门，卷 3 神志，卷 4 外体，卷 5 上窍，卷 6 胸膈，卷 7 胁腹，卷 8 腰足，卷 9 下窍，卷 10 女科幼科，附《外科赋》。	《联目》《大辞典》不载，有本年稿本存世，2010 年江苏科技出版社收于《清代吴中珍本医案丛刊》排印出版。
			太仓钱雅乐（韵之）编集	医学萃精 4 卷	无序跋，钱雅乐搜采历代医家医论集而成书，为其读书笔记，随抄随录，间加按语。	有光绪间稿本存世，收于《清代吴中珍本医案丛刊》排印出版。
			明·金溪龚廷贤（子才，云林，悟真子）原撰；湘西退省氏摘录	寿世保元四言药歌不分卷	本草歌诀，摘录《寿世保元》药性歌单行，增入药歌拾遗、十二经温凉补泻药品大略、制反畏恶，及痘、麻、痧、痢、疟、妊娠诸病药误等。长沙唐恂字退省，辑《血证丛抄》，唐成之署名常作退省，则唐恂、唐成之、退省当同一人。	有本年作者自刊本藏中国中医科学院。
			泾县胡金相（秋帆）著	医门奇验 4 卷	又名《胡氏医案》，有本年自序及吴鼎立、李莲生序。首述历代名贤之长，分外感、内伤、虚损、杂病 4 门，载录各科病症验案 146 例，所用方剂多胡氏自拟。	有本年刻本藏中国科学院、上海中医药大学、天津图书馆。
			宜兴余景和（听鸿）撰辑	外证医案汇编 4 卷	吴中名医外科方案专辑，有本年自序、孙思恭、赵宾旸序。首载徐大椿《疡科论》，分 13 部 73 门载陈学山、叶桂、薛雪、缪宜亭、徐灵胎 903 案，余氏数十案。	有稿本藏中国科学院，本年刻本藏中医科学院及山东、河南、甘肃、辽宁、长春、上海、湖北中医药大学，有版本多种。

公元 （年）	清纪年	干支	作者	书名	考证内容	版本资料
1894	二十	甲午	亡名氏辑录	瘰疬花柳良方录要 1 卷	前有序无署名、纪年。首列瘰疬症论 2 篇，下列瘰症四季各方、治各种疗方、治各种疳方、花柳各方、附各样良方、治标蛇恶核时症经验单方。	有本年广东守经堂刻本藏贵州图书馆、广西壮族自治区图书馆，香港五桂堂铅印本藏广东中山图书馆。
			英国帕脱编纂，慈溪舒高第、海盐郑昌棪（熙台）译	临阵伤科捷要 4 卷	前有引言。是书为英人著述，然《联目》作舒高第辑，收于"伤科"，兹亦列入，可为特例。	有上海制造总局铅印本藏扬州市图书馆。
			鱼阳刘荣枝（了香，桂堂）撰	长生草妇科 4 卷	前后无序跋，4 册，分别为：虚劳、调经、胎前、产后。各卷端有署名为墨涂去，勉强可辨认：鱼阳刘荣枝桂堂氏纂辑，有名章"字了香""号桂堂"。	有本年抄本藏中国中医科学院。
			诸暨徐逸民（绎敏）辑注	金鉴妇科节要 2 卷	有甲午年自序。辑录妇科经前经后、崩漏带浊、癥瘕育嗣、胎前产后、乳证前阴各门。《联目》《大辞典》俱不载。	序于甲午六月初十日立秋节，殆误。有抄本分上下二集，藏浙江省中医药研究院。
			亡名氏撰，皮鹿门抄传	佛海庵哑科精蕴不分卷	无序跋，有唐成之题辞。目录载小儿要略论等 89 篇，正文另有辨脐风、诸惊、外科等内容，不在目录之内，为第 3 册后半及第 4 册全册。	有本年皮鹿门抄本 4 册藏中国中医科学院。
			毓卿撰辑，郑汇川抄传	幼科捷径不分卷	前后无序跋，亦无目录，载药性统义、疳积、痢疾、疟疾、浮肿、腹胀、心腹痛 30 症，载方 40 首。	有抄本藏中医科学院。封面署：守真书轩；封二署：毓卿本；卷末署：光绪二十年岁在甲午清和月下浣日郑汇川抄腾录。
			琴川徐恂甫撰，虞阳何大淌（君娱）录传	徐氏活幼心法 6 卷	无序，署：虞阳醉月山庄何君娱录。立议论，详望闻问切，有歌诀，立要方，末有何大淌跋。《联目》《大辞典》俱不载。	有清钞本藏国图，2002 年收于《国家图书馆藏稀见古代医籍钞稿本丛编》影印出版。
			赣榆许恩普（子博）撰	许氏医案 1 卷	前有自序，载案 40 则，末附在京 10 年诊视名人数百名录。	收于《三三医书》。
			元和沈恚（安伯，平舟）撰	紫来堂方案 2 卷	卷端署沈平舟先生著，有序无署名无纪年。卷 1 外感 9 门，卷 2 内伤 38 门。民国《吴县志》载录为 4 卷。	有抄本藏中医科学院、上海中医药大学、苏州中医院、苏州大学炳麟图书馆。

续表

公元（年）	清纪年	干支	作者	书名	考证内容	版本资料
1894	二十	甲午	善化李代槃（钠文）撰辑	痘科集要1卷	有自序无纪年，大约稿本流传至湘潭蒋莘笙，于本年初刊，有若甄氏跋。以舒驰远及《金镜心法》为主，分痘、疹二部述病因、病情、证治。	有本年刻本藏中医科学院、医学科学院、河南图书馆及上海、陕西、湖北中医药大学。
			归安凌绂曾（初平）撰	白喉丹痧述要1卷	有上年自序。汇辑各家之要，取张善吾忌表十说、顾玉峰禁寒凉抑遏宜宣肺达邪解毒化热，又取唐迎川、李云浦三忌等。与华岳《急救腹痛暴卒病解》合为《险症择尤》。	有本年鸿述堂刻本藏上海图书馆、山东中医药大学。
			亡名氏原撰，桐乡冯金鉴（心兰）校刊	白喉吹药方1卷	有本年冯金鉴、殷如璋序及崔国霖序无纪年。述沧州庞氏家传白喉吹药方之组成、配伍、制法、药性、用法、禁忌等内容。	有本年字林汉报馆铅印本藏河南省图书馆、南京中医药大学。
			益阳胡芷庭传，怡庵氏（礌石主人）整理	怡庵喉科治效方不分卷	有本年怡庵氏序。汇集胡芷庭治喉效验方百余首，多他书所未见者，喉科为主，兼及口齿。	有本年抄本藏中国中医科学院。
			原题：明·歙县程玠（文玉，松崖）撰，清·潘化成编	程氏眼喉秘集2卷	上卷为《程氏眼科》，下卷为《咽喉秘集》，乃潘氏编辑合刊者。程玠当为程正通之误，参阅1882年《歙西槐塘松崖程正通先生眼科家传秘本》条。	有本年京江宝善堂刻本藏黑龙江中医药大学。
			歙县程正通（松崖）撰，程洛东、浔江林植堂、丹徒汪植庭传，京江宝善堂刻，自省堂抄	眼科方药1卷	有林植堂原序及汪植庭、宝善堂2跋。歙县程正通松崖原撰，1866年程洛东传林植堂刊刻；1880年汪植庭录以传布；本年京江宝善堂刊刻；后自省堂仁和氏抄录，题为《眼科方药》《眼科宝笈》。	有本年京江宝善堂刻本之自省堂抄本藏南通图书馆。封面题：《眼科方药》，仁和记，自省堂抄本；扉页：敬惜字纸，《眼科宝笈》，自省堂抄。
			亡名氏撰	四川金堂南华宫目科不分卷	《联目》《大辞典》载录，笔者在山东中医药大学查找未着。	有本年温悦堂抄本藏山东中医药大学。
			原题：叶桂（天士，香岩）选编	叶选医衡2卷	自序无纪年，有1890年曹元恒、本年柳宝诒、缪荨联序。1661年沈时誉辑《医衡》4卷，此则托名叶氏选录名家医论70余篇。	有本年上海图书集成印书局铅印本、1910年上海文瑞楼石印本，收于《中国医学大成》。

续表

公元（年）	清纪年	干支	作者	书名	考证内容	版本资料
1894	二十	甲午	原题：唐·蒲州吕真（纯阳）撰，清·李时品校刊	医道还元9卷	伪托吕纯阳，有玉皇大天尊、太上道祖、如来佛祖、文昌帝君、关圣帝君序及自序。9卷分别为论脉理奥旨、解证候源流、为药法阐微、阐释天地心、详五样心法、解无碍心印、析性命同源、述修复性命、为真体圆成，附《奇症新方》，载验方135首。	有本年天清草堂刻本藏广东中山图书馆，广州善书总局刻本藏上海、山东中医药大学，广州亨记印务局刻本藏云南中医学院，还有民国间北京天华馆铅印本等。
			谢炳耀（彬如，心佛）撰	续医存6卷	无序跋、目录，其卷3、4、5署：甲午仲冬谢彬如九十二岁作并书。卷1伤寒概论，述伤寒预防、诊法及与温病鉴别；卷2封面题：伤寒、温病即副伤寒、痢疾、水泻、疟疾，各病俱有虫害，治病须兼杀虫；卷3封面题：五脏六腑各病症，散繁就简，并附杂症舌目耳鼻声音口；卷4、5为儿科、妇科各恙；卷6杀虫诸药草稿，纸张、字迹亦有异。	有本年抄本藏上海中医药大学。
			古番何克谏（其言，清萝道人），何景雪（省斋）原辑，梁溪周承烈（华心斋）重刊并绘图	养生食鉴2卷，养生食鉴图考1卷	1738年何氏撰《增补食物本草备考》2卷，周承烈更名《养生食鉴》，绘《图考》1卷附后，有邹弢翰序。卷上绘食药图232幅，食药383种，分水、谷、菜、果、禽、兽、鱼、味8类，卷下附载食治方103首，分风、寒、暑、湿、燥、火、脾胃、痰、热、阴虚、阳虚、气、血类，有粥、酒、饮、汤、膏、茶、糕、羹、粉、糊、散、面、菜、脯等种。	本年华心斋石印本藏上海中医药大学。
			吴县王仁俊（捍郑，籀许）辑	玉函山房辑佚书续编（2种2卷）	有本年自序、阚铎《吴县王捍郑先生传略》，有医书2种2卷，子目：汉刘安《淮南枕中记》、吴普《神农本草》各1卷。	有稿本藏上海图书馆，上海古籍出版社2002年有影印本。
			天水姜衍泽堂主人编	姜衍泽堂发记丸散膏丹录不分卷	为姜衍泽堂生产成药堂簿，有本年叶庆增序。分12门，录334方。	有光绪刻本藏中医科学院、上海图书馆。
1895	二十一	乙未	扬州叶霖（子雨，石林旧隐）撰	难经正义6卷	有本年自序，中西医学理论互参以述脏腑，附脏腑解剖图、十二经脉铜人图。	有抄本藏上海中华医学会，收于《珍本医书集成》。
			叶霖撰	内经类要纂注39卷	无序跋，各卷首列目录，其卷30至34为疾病余义，述各家论病，并非《内经》原文。	有抄本藏上海中医药大学，缺卷2、3。

续表

公元（年）	清纪年	干支	作者	书名	考证内容	版本资料
1895	二十一	乙未	淮阴吴瑭（鞠通）原撰，叶霖增批，山阴何炳元（廉臣，印岩）增订	叶氏增批温病条辨6卷	有本年叶霖自序。批评吴氏窃《临证指南》，界划三焦，混分表里，无论外感伏邪、温疫、湿温、暑、燥诸证，皆依照固定路径由上而中而下并可以一方该治。	1934年上海鑫记书社铅印本藏上海中医药大学。
			彭县唐宗海（容川）撰	中西医学入门2卷	无序跋，中西医学理论相互参证以述脏腑，附脏腑解剖图、十二经脉铜人图。即《中西汇通医经精义》之另名。	本年上海书局石印本藏首都图书馆。
			抚顺庆恕（云阁）撰	天人解1卷	分阴阳变化、五行生克、脏腑生成、气血原本、精神化生、形体结聚、五官开窍、五气分主、五味根原、五情缘起、精华滋生、糟粕传导、经络起止、奇经部次、营气运行、卫气出入诸篇。	收于《医学摘粹》，有1897年刻本及民国初年铅印本。
			庆恕撰	六气解1卷	分六气名目、六气从化、六气偏见、本气衰旺、厥阴风木、少阳相火、少阴君火、太阴湿土、阳明燥金、太阳寒水诸篇。	同上。
			庆恕撰	伤寒十六证类方2卷	有本年自序。伤寒16证：表里之寒热虚实8证，俱寒热虚实4证，错杂4证，证下类方凡99首。	同上。
			庆恕撰	伤寒证辨1卷	无序跋，载伤寒辨证治法50余则。	同上。
			青浦王祖光撰	伤寒类经不分卷	有本年自序。分经标立提纲、来路、去路、出路，介绍脉证方治，并为之注释。	有本年稿本、抄本藏上海中医药大学。
			长沙陈明曦（星海）撰	本草韵语2卷	有本年自序、凡例，载药273种，先以药品形象分类，再以功效分补益、温热、寒凉、攻破等。	1898年刻本藏中医科学院，收于《中国本草全书》146卷影印出版。
			临溟李东瑞（桂庭，寻真子）及门人田春芳、杨昌霖、李春霖等撰	药性诗解1卷	扉页题《活人心法·药性诗解》，有本年张酉铭《医学塾课序》。为李氏课徒授业课稿与批改作业稿，载药114种，各赋五言歌诀，各药诗有受业生署名，有李氏批语。收于《医学塾课》，为《活人心法》之一部。	有1915年抄本藏中国中医科学院，1999年华夏出版社收于《中国本草全书》147卷影印出版。《活人心法》见后1897年。

公元 (年)	清纪年	干支	作者	书名	考证内容	版本资料
1895	二十一	乙未	吴江徐燨（鼎和）撰	药性诗解1卷	前后无序跋，首列归经、五脏生克、相畏相使，按《本草备要》次序，分8部载药诗360首末附药59种，为本草补遗。有误题为徐大椿撰。	收于《徐灵胎医书三十二种》。
			中州安山孙符泰（芝峰）撰	医门初步1卷	有本年自序。医学入门书，述医中之脉理、诸病之源流，以七言绝句提其纲，后用诸家论说以释其义。《联目》《大辞典》俱不载。	有光绪间钞本藏国图，2002年收于《国家图书馆藏稀见古代医籍钞稿本丛编》影印出版。
			亡名氏撰	医学汇编1卷	不著撰者，无序跋、目录，首《脉学摘要》，载总论及浮、乱、滑、实、弦、紧、洪七脉，各述脉象、分部主治、脉歌，似未完稿。《联目》《大辞典》作《医学汇编脉学摘要》。	有清钞本藏国图，2002年收于《国家图书馆藏稀见古代医籍钞稿本丛编》影印出版。
			林子峰辑	医宗摘要不分卷	《联目》《大辞典》载录，笔者未见。	有本年林氏抄本藏贵阳中医学院。
			亡名氏撰，语溪张峻豫抄录	论舌1卷	封面作《论舌》，百忍堂张峻豫记；首载《辨舌》1篇，与张三锡《医学六要·四诊法》《辨舌》同，署光绪乙未年秋候语溪张峻豫谨题；正文卷端题为：杜清碧验证舌法。	有抄本藏苏州大学炳麟图书馆。
			邵埭朱湛溪撰	霍乱论摘要1卷	成书于1888年，本年徐兆英、薛松龄撰序刊行。摘选评述王孟英太乙紫金丹、飞龙夺命丹等4方，附徐氏《霍乱简明歌》。	有本年刻本藏长春中医药大学，1919年刻本藏上海中医药大学。
			南海林树红（霜野）著	名家医方歌诀不分卷	有本年自序，载百方，分风、寒、暑、湿、燥、火、和解、杂病、泻实、补虚、妇科、幼科12门。	有本年广州守经堂刻本藏广东中山图书馆。
			京江赵濂（竹泉）撰	内外验方秘传2卷	方书，有本年自序、1885年马培之序。上卷汤方169首，下卷丸散143方。	有1885年、1895年刻本及1930年上海务本书药局铅印本等。
			长乐陈念祖（修园，良有，慎修）原撰，古濮刘绍熙（庶咸）摘编	公余医录抄6卷	有本年刘绍熙序，选择节抄陈修园之书而成，又名《公余十六种汇抄》。卷1脏腑六经，卷2-3表里寒热实虚诸证治，卷4女、幼、杂病、补遗，卷5伤寒论，卷6伤寒串解。	有本年三槐书局刻本藏成都中医药大学，扉页作：陈修园先生原本，古濮刘庶咸摘录，公余十六种汇抄，三槐书局藏板。

续表

公元 (年)	清纪年	干支	作者	书名	考证内容	版本资料
1895	二十一	乙未	顺德邓二杲 （懇庵）撰	六州铁铸斋医 帚稿不分卷	有本年自序，载医论9篇：大剂非轻用说、方药等分说、用药切戒孟浪说、一方不可以统治众病说、医者意也方者法也说、多读书不如多临症说、延医须平日征信说、看书须知引伸说、阴虚咳嗽说。	《联目》《大辞典》不载，有本年稿本藏广东省立中山图书馆，2010年收于《三编清代稿抄本》第127册，广东人民出版社影印出版。
			郭浚撰	历代名医小传1卷	医史类著作，医家传记。	有抄本藏吉林省图书馆。
			锦县徐延祚（龄臣）撰	医粹精言4卷	有本年自序及毛泽、史文源、英启诸序、何起滨跋。医论188篇，卷1列医非小道贱役、病不能不用医、病从口入、脾胃与肾元并重、调养须知等61篇；卷2列桂为诸药先聘通使、龟板、内结七疝等62则；卷3列外治须知、气上腾便是水说等30篇；卷4列治痿独取阳明等35篇。	收于《铁如意轩医书》。
			海盐陆汝衡（稼山）撰	医学总论2卷	有本年钱保塘序。卷上列学医必读之书60余种，卷下列史国公仙传药方、正容膏、久嗽膏等38方。	有本年海宁钱氏清风室刻本藏上海、成都中医药大学及四川省图书馆。
			陆汝衡撰	外症通用方不分卷	收录外科用方400余首，各详组成、主治、制法用法。与《内症通用方》合刊。	有1915年成都钟文虎刻本藏浙江中医药研究院、中医科学院、上海中医药大学及四川、重庆图书馆。
			明·常熟缪希雍（仲淳，慕台）原撰，清·镇洋钱艺（兰陔）重订	广笔记不分卷	有本年钱艺序，重订明缪希雍《先醒斋广笔记》，其中杂有钱艺之子钱雅乐治案。	有本年抄本藏上海中医药大学。
			杭州颂元辑	良方汇录不分卷	无序跋、目录，首载《药忌》《食忌》，次折骨伤方、被殴伤风方、吞铁物方、治喉蛾方等方；末"专治小儿百日内胎惊热瘲"下署：光绪辛巳七年夏六月刊，江干化仙桥海义医寓印送并记；毓麟益寿膏下署：寿寿轩主人。	《联目》《大辞典》俱不载，有稿本藏浙江图书馆，封面署：颂元手辑，光绪乙未闰午月重署；扉页：手验良方，颂元辑。
			嘉善周以勋（次立）撰辑	检验萃言2卷	法医学著作。凡18门，69则，述法医检验原则和方法。作者生活乾嘉间，由后代刊行。	有本年刊本藏军事医学科学院。

公元(年)	清纪年	干支	作者	书名	考证内容	版本资料
1895	二十一	乙未	贵池刘含芳（芗林）辑	贵池刘氏信天堂汇刻医书三种8卷	子目：夏鼎《幼科铁镜》6卷，邱熺《引种牛痘法》1卷，亡名氏《华祖灰余集》1卷。	有本年刻本藏中国中医科学院。
			亡名氏撰	华祖灰余集不分卷	外科学著作，首列外科十法，次则外科证治方药，简述发背、脑疽、对口、发颐等72症证候治法，录68方。	收于《贵池刘氏信天堂汇刻医书三种》。
			古润雪凡道人撰	保赤须知1卷	有本年自序，录初生儿、婴幼儿证治60余则，附《变蒸考》。	本年扬州保婴局刻本藏镇江、重庆、桂林图书馆与贵阳中医学院。
			雪凡道人辑	简要良方1卷	为外科专著，有本年自序。首载痈疽总论及治法14条，继以膏丹散汤酒诸方162首。	有本年扬州因利局刻本藏上海图书馆、上海中医药大学。
			安吉凌绂曾（初平），历城毛承霖（稚云），昆明萧应椿纂辑	时疫救急十六方1卷	有本年萧应椿跋，载辟瘟雷击散、五虎达腹丹、治霍乱转筋熏洗方、玉枢丹、纯阳正气丸等16方，另附治吊脚痧方。	本年三益斋刻本藏上海中医药大学。
			吴县管斯骏（秋初，藜床旧主）撰辑	经验急痧方法3卷	前后无序跋。卷上痧症总论，卷中54种痧症病证治疗，卷下介绍百种时疫急痧症状、诊断、治疗方法。	有本年管可寿斋刻本藏浙江中医药研究院，卷端为"新辑经验百种时疫急痧方法"。
			山阴罗越峰辑	疑难急症简方4卷	有本年胡震、章华国序，有凡例。收载疑难危急简易用方70类，每类各载数方，多至数十方，以便因人、地、症、因、药而施治用方。	次年刻本作1卷，军事医学科学院、上海中医药大学、浙江中医药研究院藏；收于《珍本医书集成》作4卷。
			吴川吴宣崇（存甫）原辑，石城罗汝兰（芝园）增订	鼠疫汇编不分卷	最早的鼠疫专著，有本年罗汝兰《再续治鼠疫方序》2篇、1898年《鼠疫汇编辨误序》、1900年周树梓序、李澍青跋，有凡例。吴崇宣撰《鼠疫治法》，罗汝兰改编增订，加减王氏解毒活血汤而拟鼠疫专方，载经验方、外治法、防疫、避复法、服药法、医案，至1897年4次重订。	有1897年高州会馆刻天禄阁藏板本藏广西图书馆、广东中山图书馆、广州中医药大学；光绪间多次重刻。

续表

公元（年）	清纪年	干支	作者	书名	考证内容	版本资料
1895	二十一	乙未	云泉里杨石山撰	杨氏同仁类粹疡科不分卷	前有自序无纪年。以"精于内方能治外"为指导思想，首列痈疽之源，别经络五善七恶，次述诸经向导药，按部位分证论治，详于方治。	有本年抄本藏中医科学院，卷末署：此本从光绪二十一年乙未岁正月十六日起，至十一月二十二日抄录始成。云泉里杨石山氏亲笔录。
			亡名氏撰	推拿揉穴秘书不分卷	无序跋，无署名，以推拿揉穴法治疗小儿科诸疾。	有本年抄本藏苏州大学炳麟图书馆。
			天台释如惺辑	贯一堂痘家普济秘要2卷	无序跋，卷首有小儿痘症吉凶歌残页，载赤痘诀、五言痘疹歌诀、视痘色轻重之法、神断秘诀、手足三阴三阳表里引经主治例、十二经见证。	有旧抄本藏中国中医科学院。
			南海邱熺（浩川）原撰，张崇树（建侯）续辑	牛痘新法全书不分卷	邱熺撰《引痘略》，张氏撰经络、穴道、调药、手持、进刺、指靠、抓切、转刃、和血、退刀、掩苗等操作手法及真伪宜辨、浆满宜泄、苗忌混用等注意事项，为《续篇》，合为《引痘略合编》。	本年宏道堂刻本题为《牛痘新法全书》，陕西中医药大学有藏。
			德清金有恒（子久）撰，门人姚益华编	金子久医案4卷	无序跋，金氏门人记录医案372则，卷1温病，卷2-4载内、外、妇、儿诸科及耳目之疾。	有本年抄本藏陕西中医药大学，1925、1933年上海江东书局又有石印本。
			金有恒撰	金氏门诊方案不分卷	无序跋，载录金氏门诊医案147则。《联目》以为即《金子久医案》，然卷数不合，所载医案数亦不合。	收于《三三医书》。
			金有恒撰	和缓遗风2卷	无序跋，系金氏出诊纪录之方案，辞句多用对偶，骈四骊六，为古今医案所仅有。	收于《三三医书》。
			金有恒撰，诸文萱录	问松堂医案不分卷	无序跋，卷端署：大麻金子久先生遗著，诸文萱录。载苏州沈左一例9诊，终归不治。	刊于1923年上海《中医杂志》第6期、第7期。
			北京耿寿椿堂主人撰	寿椿堂药目不分卷	有本年自序及曹汝麟、陆润庠序，京都寿椿堂耿家药目。按病症分风、寒、暑湿、燥火痰、咳嗽劳嗽、补益、虚损、脾胃、健忘怔忡、诸气积聚及妇女、小儿、外科、杂治诸门，列所制售成药功效、主治症及用法，不列药物组成。	有本年寿椿堂刻本藏湖南中医药大学。《联目》作曹汝霖撰，《大辞典》因之，有误。

续表

公元（年）	清纪年	干支	作者	书名	考证内容	版本资料
1895	二十一	乙未	茂名梁玉瑜（特岩）撰，秀水陶保廉（拙存）录	医学答问4卷	医论，有本年丁振铎序。设57问阐述诊断、治则、方药及诸病证治。	有本年及1897年太原任振基校刻本、本年常熟言同霨铅印本。
			武陵王明德（筑溪居士）撰	历年医案2卷	著者撰《医学心传》，残留医案部，无序言、凡例。书分46篇，卷1载5论6方15案凡26篇，卷2载3论8方9案凡20篇。成书时间不详，最晚病案为本年。	《联目》《大辞典》不载，2014年中医古籍出版社收于《中医古籍孤本大全》影印出版。
			渝州周述官（守儒）辑注	增演易筋洗髓内功图说17卷	有本年自序及静一空悟大师、张瑶序。上篇原理源流篇，统言内功，第1章后有易筋洗髓经后跋3篇；中篇功法篇17章，下篇内功图说。所载李靖、牛皋及释慧可序，亦见《易筋经》，当为伪托，不可信。	有1930年重庆余庆印书馆铅印本藏中医科学院。
			常熟丁秉衡（国钧）撰，常熟丁辰补注	补晋书艺文志4卷，附：补遗、附录、刊误各1卷	《晋书》未志艺文，丁氏按四部析为39类，补撰书目1754条，卷三丙部子医方类载医书9家25种。《补遗》补《金匮玉函经》等4种及释道书《崔中书黄素方》1种；《附录》补张湛《养生集要》等5种；《刊误》有《王叔和脉诀》《金匮要略方》刊误2条。	收于《广雅书局丛书》《丛书集成初编》与《二十五史补编》。
1896	二十二	丙申	抚顺庆恕（云阁）撰	本草类要1卷	有本年自序，分补、攻、散、寒、热5门14类，载药180种，附《天人解》《六气解》。	收于《医学摘粹》，有次年刻本及民国初年铅印本。
			长沙黄彝鬯（虔僧）撰	药性粗评全注1卷	有本年自序、次年夏安雅序，有凡例。取《本草纲目》常用药663种，删除杂说，编为骈语，衍为粗评，以名家之论为注。明嘉靖间许希周撰《药性粗评》，此书与之全然无关。	有本年铅印本藏中医科学院，收于《湖湘名医典籍精华》，湖南科技出版社1999年排印出版。
			亡名氏撰，戴书常抄传	沈氏药性赋1卷	首载妊娠服药禁忌歌，次脉诀、十二经络歌、天干地支主运歌，次寒、热、温、平药性赋。无总目，末又有寒性目录、平性目录。	有抄本藏苏州大学炳麟图书馆。
			新都吴汝纪（肃卿）撰	每日食物却病考2卷	前后无序跋，无目录，卷端署：新都吴汝纪肃卿甫纂辑，首载水类，有食物266种。	有本年上海书局石印本藏上海中医药大学、镇江图书馆，收于《中国本草全书》148卷。

公元（年）	清纪年	干支	作者	书名	考证内容	版本资料
1896	二十二	丙申	亡名氏撰辑	疗饥良方 1 卷	前有例言无署名，后有丁仁长、杨绍宗刘海跋，为救荒专书，载救饥方 30 余首，以疗饥并食疗。《罗店镇志》谓姜问岐字振扬撰。	《联目》不载，《大辞典》"佚"，有本年重庆刻本，有上海宏大善书局印本。
			毗陵修竹居士、怡情居士撰辑，怡修居士校刊	摘要良方 1 卷	前有牌记"光绪丙申孟夏怡修居士校刊"，有本年修竹居士自序。载仙传万灵丹、疗疮神效釜墨膏、治疯气及半身不遂至神至验方、武癫狂仙传龙虎丹等效验十四方，附制炉甘石、西瓜霜、松香、百草霜等法。	有本年刻本藏浙江图书馆，前有牌记"光绪丙申孟夏怡修居士校刊"。
			鄞县陈隆泽辑校	求志居丛书（5 种 12 卷）	医书子目：王衮《博济方》5 卷，董汲《旅舍备要方》1 卷，韩祗和《伤寒微旨》2 卷，王贶《全生指迷方》3 卷，许叔微《伤寒九十论》1 卷。	有本年求志居本藏军事医学科学院，中国中医科学院所藏有阙。
			锦县徐延祚（龄臣）撰	医意 2 卷	外治法专著。卷 1 摄生要言、内外因意治、太乙、雷火、百发神针、诸证内外治法，凡 66 法；卷 2 诊候及摩浴导引、用药法例、治宜内外相辅等 20 法。	收于《铁如意轩医书四种》，本年奉天徐氏铁如意轩刊，中国中医科学院有藏。
			徐延祚撰	医意内景图说 2 卷	有本年自序。以图显示脏腑形态，合中西而厘订成书。	收于《铁如意轩医书》。
			徐延祚撰	医医琐言 2 卷，续医医琐言 1 卷	医论，批评庸医之言论，有次年自序。卷上列司命、死生、元气、相畏相反、毒药、阴阳、五行、攻补等 35 条，下卷列杂论 1 篇；续编列方法、证、物、毒药、伤寒、中风、时尚阴虚说等 21 篇。尊经崇古，推崇徐灵胎，反对滋阴说。	收于《铁如意轩医书》《珍本医书集成》；2002 年浙江科技出版社收于《近代中医珍本集》排印出版。
			徐延祚撰辑	铁如意轩医书四种 11 卷	又名《徐氏医书》。子目：医粹精言 4 卷，医意内景图说 2 卷，医医琐言 2 卷续 1 卷，医意 2 卷。	本年奉天徐氏铁如意轩刻本藏中医科学院、首都图书馆、医学科学院。
			亡名氏辑	脉学丛书初编 4 种 7 卷	第一册封面题：《脉学丛书初编》，附《脉因证治》，光绪丙申仲春，若川氏题。无丛书总序，子目：李时珍《濒湖脉学》1 卷、《奇经八脉考》1 卷，李中梓《诊家正眼》2 卷，丹波元简《脉学辑要》3 卷。	有本年上海图书集成局铅印本 4 册藏黑龙江中医药大学；北京中医药大学亦藏，经查未见。
			亡名氏撰辑	舌诊不分卷	有本年自序。以病情毕形于舌，故辨证以舌为主，而以诊脉兼参之。述舌之部位、形色以为要法	有本年抄本藏中国中医科学院。

公元 (年)	清纪年	干支	作者	书名	考证内容	版本资料
1896	二十二	丙申	周镜湖辑	伤寒舌不分卷	封面署：周镜湖光绪二十二年置，无序跋，目录称伤寒舌鉴。载各色舌胎 114 图及妊妇伤寒胎 6 图，后为医方摘要。	有抄本藏浙江大学医学图书馆。
			江都耿刘霈（蕉录）编次	伤寒类方歌纂不分卷	经方方论歌诀，无序跋、目录。分桂枝、麻黄、葛根、柴胡、栀豉、承气、泻心、白虎、五苓、四逆、理中、杂方，共 12 类，以七言歌诀述各方。	有传抄稿本藏中国中医科学院，封面、卷端均作《伤寒类方歌纂》，《联目》《大辞典》作《伤寒类方金匮方歌纂》。
			桂溪罗绥堂撰辑	医学崇正 3 卷	有本年舒国铨、沈兴汉跋，1894 年蒋辑廷、张炳灵序，罗锡九跋。子目：《伤寒便读》《金匮便读》《温瘟歌括》各 1 卷。	本年涪陵刻本藏四川图书馆，1898 年刻本藏湖北医科大学。《联目》《大辞典》作《医学从正》。
			罗绥堂撰辑	医学崇正伤寒便读 1 卷	有本年自序、谢彬序，撮伤寒要领约为《便读》，为入门之阶梯，篇后附平素治验之案数十。	为《医学崇正》卷上，有本年涪陵刻本藏四川省图书馆。
			罗绥堂撰辑	医学崇正金匮便读 1 卷	有本年自序，继《伤寒便读》而后，编成金匮歌括。	为《医学崇正》卷中。
			罗绥堂撰辑	医学崇正温瘟歌括 1 卷	无序言，有《温瘟各别论》，载温病瘟疫歌括。	为《医学崇正》卷下。
			山阴张学醇（筱浦）撰	医学辨正 4 卷	综合性医书，有本年自序。内容：卷 1 诊法辨证 28 篇，卷 2 经脉及主病方药，载 160 药，卷 3 各部及五脏主病、各科证治 29 篇，卷 4 内科及妇、儿、外科诸病 16 篇。	《联目》《大辞典》载有 1881 年广陵刻本藏医学科学院、中医科学院、上海中华医学会，自序署为本年，有退补草堂刻本。
			南海罗崧骏（芹生）纂辑	临证类编 3 卷	有本年自序及符仕龙序、1902 年吴尚廉序、戴鸿慈跋，有凡例。上卷论胎产，分胎前、胎产、产后、保婴 4 门，临产为主；中下卷论杂证，寒热虚实为辨为总纲，外治十法为治为要诀，中卷 9 门，下卷 14 门。	有本年羊城罗思范轩刻本藏上海中医药大学。
			王真人撰辑	医理撮要 2 卷	有本年自序及托名孚祐帝君序、关圣帝君跋。卷 2 养精养神养五脏，论脉法、伤寒治法及内、妇、儿科病症 55 论；卷 2 虚劳、疟疾、咳嗽、催生等 23 论。	有清刻本藏陕西中医药研究院，无署名，托名王真人，或即为均州钟鹤年之所著。

续表

公元（年）	清纪年	干支	作者	书名	考证内容	版本资料
1896	二十二	丙申	泉唐蒋希曾（啸鱼，寄海渔父）撰	医验辨似 2 卷，医验辨似续编 1 卷	有本年自序及蔡镇序。以病机为名如阳虚似阴虚症、伏暑似虚劳症、阳虚中寒重症似伤风轻症等，载医案 32 则。后有《续编》之作，1904 年蒙古玉亭松墀为序，《联目》《大辞典》俱未载录。	有本年广州西湖街瑞元堂刻本藏中国科学院、吉林、浙江图书馆及长春、上海中医药大学。《联目》另载蒋氏《经验医案》，当即是书。
			吴江凌淦（仲清，砺生，退庵）撰，吴江李龄寿（辛坨，匏斋）批注	退庵医案 1 卷	有本年襄隐道人序跋、巢念修题志，襄隐道人为吴江沈陈麟，字春孙，别号枕石斋。载录风疹、咯血、咳呛多痰、乳泣、经事、感冒、痫症等病医案 52 则。	有本年枕石斋抄本藏上海中医药大学，2004 年收于《中医古籍珍稀抄本精选》出版。
			沙渠汪昌美（古珊，改勉）撰	医学萃精 16 卷	综合性医学，有本年自序、施纪云、姚复旦、王正曙、田天锡、田高发 5 序及 1898 年黄世崇序跋各 1 篇，有凡例 24 则。卷 1－5 医学源流、脏象经络诊法、阴阳虚实、六经辨证、本草药性，卷 6－10《杂症灵方》，卷 11《外科从真》，卷 12、13《女科提要》，卷 14－16《幼科提要》，用药颇具鄂西地方特色。沙渠，今湖北恩施。	《联目》《大辞典》不载，《中医文献辞典》载录，有本年木刻原版及印本 12 册藏湖北省恩施土家族苗族自治州中心医院。扉页：光绪丙申年刊送，沙渠汪古珊编辑，《医学萃精》，板存宣邑虎旗庄宣讲亭。
			北平任锡庚（修如，隐壶生）编	医宗简要 18 卷	无序跋、目录，以《金鉴》为宗撮其要。卷 1 脉学，卷 2 本草汇抄 130 味，卷 3 汇方 12 门 400 首，卷 4 原委，卷 5 大方脉，卷 6 眼科，卷 7 口齿科，卷 8 妇科，卷 9 小方脉，卷 10、11 外科，卷 12 正骨科，各科 600 病证治。	有 18 卷抄本藏军事医学科学院，而中国中医科学院所藏为 12 卷本，卷端署：太医院医官北平任锡庚编辑。
			亡名氏撰	林文忠公戒烟断瘾经验良方 1 卷	卷首《戒烟断瘾前后两方总论》，录何其伟所制，受林则徐赏识的忌酸丸、补正丸，附录四物饮、瓜汁饮二简便方。	有本年天津济生社刻本藏中国国家图书馆，应其南《治疗要诀》附《林文忠戒烟方》。
			绩溪程其武（冰壶先生）撰辑	医学程式 2 卷，附：祖传良方不分卷	有本年自序。扉页朱笔题曰：一读十二经络，二读《医宗金鉴》御纂之科经脉诀，三勿读《药性赋》，当讨求方论。附：祖传良方，分载古方及各症治方。《联目》《大辞典》题为《医论二则》，其书无此名，不知所据。	有本年抄本藏中国中医科学院，封面题：医学入门、三事精详。

公元 (年)	清纪年	干支	作者	书名	考证内容	版本资料
1896	二十二	丙申	太仓钱艺（兰陔）撰，钱雅乐（韵之）辑	念初居笔记 1 卷	有本年钱雅乐序。钱艺临症杂录，随时笔记，不分门类，自成卷帙。如详论膏方，深究咽喉，俱可取法。	有稿本藏上海中医药大学。
			开化汪云鹏（图南）撰	汪氏病梦回生记 1 卷	汪氏 1833 年 4 月患病，昏愦不省、饮食不进，梦冥王谴责，回生后著此以述因果报应，劝人行善，并非医学笔记杂录，后附救急方 36 则。	有本年刻本藏上海图书馆。
			孟河马文植（培之）撰	医略存真 1 卷	综合性医书，有本年自序。载医论 28 则，述咳嗽、吐血、噎膈、痰饮、龟背、鸡胸诸证心得，尤详外科。	1898 年怍云室刻本藏南京、苏州图书馆、南京中医药大学。
			马文植撰，无锡邓星伯等整理	青囊秘传 1 卷	马氏嫡传弟子无锡邓星伯诸人收集整理马氏日用丸散专集，无序跋，分 6 门，凡 1151 方，丸门 119、散门 225、膏门 91、丹门 142、药门 68、方门 506。《联目》《大辞典》俱不载。	有珍藏抄本，1985 年张元凯参以马氏所集江湖铃串、民间单方及《马氏经验方》诸书校正编纂，江苏科技出版社收于《孟河四家医集》排印出版。
			马文植撰，邓星伯等整理	外科集腋 1 卷	邓星伯等人收集整理马氏外科医案专集，无序跋，以人体部位由上而下分类，共 26 门 414 案，麻风门附有《麻风论》1 则。《联目》《大辞典》俱不载。	有珍藏抄本，1985 年江苏科技出版社收于《孟河四家医集》排印出版。
			建德周学海（澄之）辑	脉学四种 14 卷	有本年自序、谢元福序，列引用书目。子目：脉义简摩 8 卷、脉简补义 2 卷，诊家直诀 2 卷，辨脉平脉章句 2 卷。周氏自述：简摩，正义也；补义，馀义也；真诀，本义也；辨脉平脉章句，古义也。《续修四库全书提要》载录。	有本年池阳周学海刻《周氏医学丛书》本。
			周学海撰	内经评文 36 卷	有本年自序、自跋，子目：内经评文素问 24 卷、内经评文灵枢 12 卷。每篇标明节次，专重论文，于经文层次起伏，细为分析，使线索易于贯串，其注甚简，略于名物训诂。	《续修四库全书提要》载录，收于《周氏医学丛书》。
			无锡过铸（玉书）撰	喉痧至论 1 卷	辑录叶天士喉症医案，论治喉四要法，后附 4 案。末有过铸自跋，谓与《丹痧辑要》参阅。	有清刻本及苏城毛上珍铅印本藏南京、湖南中医药大学。

续表

公元（年）	清纪年	干支	作者	书名	考证内容	版本资料
1896	二十二	丙申	过铸撰	增订治疗汇要3卷	又名《治疗大全》，有本年马培之序，有1898年自序、盛保泰跋、1902年俞樾序。卷上治疗总论及近百种疗症治法方药；卷中治疗药40余种；卷下治疗各法、外治法，治疗方百余首；附《过氏医案》。	有本年木活字本、梁溪华氏文范阁刻本及1898年武林刻本等版本十余种。
			亡名氏撰，刘松龄抄传	异授喉科不分卷	无序跋、目录，有唐成之题词。首咽喉总论、看法、治法，次据诸书收录喉症常用方86首，各编有方歌。	有刘松龄抄本藏中医科学院，末署：光绪二十二年丙申岁仲冬月上浣之一日抄。
			治安蓝蕤翮撰辑	天元病机1卷	载医家先天论、四维八端论、八端图、八端主病论、天行不正气、人身配天地论、阴阳要论、应象要论、病机要论、灵枢要论、五志过度论、四序四时论等29论，述摄养不慎所致诸病，介绍调治诸法方剂。	本年北京文采斋刻本藏山西省图书馆，卷末署：同志公参人，治安蓝蕤翮原稿；有戊戌增补本藏国图。
			丹阳韩善徵（止轩）纂	时病撮要1卷	有本年自序。以四季气候变化述时病证治。	收于《韩氏医书六种》，有稿本藏上海中医药大学。
			韩善徵撰辑	痢疾论4卷	有本年自序。撷前贤《证治准绳》《景岳发挥》精旨，参以生平心得，作为是书。	收于《韩氏医书六种》。
			韩善徵撰辑	阳痿论2卷	有本年自序。卷上首阳痿总义，阐三因，分析肾阳、肾阴、胆阳、肝阴、胃阴诸虚病机治法；卷下选诸家医案，明其证治机要，列22方。	收于《韩氏医书六种》。
			岭南何德藻（芙卿、鸿仪）撰辑	拾慧集12种17卷	分正续2集。子目：正集3种：长沙杂病5卷，长沙妇科、长沙外科各1卷；续集9种：杂病补阙2卷，医学准绳、寒温明辨、眼科辑要、喉症要旨、保幼八则、痘门六法、麻疹重新、伤损秘传各1卷。1920年何家鲲跋。	有本年吉林东兴印书馆铅印本藏上海中医药大学、苏州中医院；1920年何家鲲铅印本藏中医科学院、上海中医药大学。
			何德藻撰辑	拾慧集正集3种7卷	有本年自序及诚勖、何长青、徐受海、徐旭序。子目：长沙杂病5卷，长沙妇科1卷，长沙外科1卷。以病证为标题，编次《金匮》原文，以各家方论为注。	与《续集》9种10卷合为《拾慧集》。
			何德藻撰	长沙妇科1卷	诠释《金匮》妇人三篇，并加按语。	收于《拾慧集正集》。

公元（年）	清纪年	干支	作者	书名	考证内容	版本资料
1896	二十二	丙申	何德藻撰	长沙外科1卷	首载张仲景外科论述，后述痈疽各症证治方药，载76方。	收于《拾慧集正集》。
			何德藻撰辑	拾慧集续集9种10卷	有本年自识及次年石润华、石同寿跋。子目9种：杂病补阙2卷，医学准绳、寒温明辨、眼科辑要、喉症要旨、保幼八则、痘门六法、麻疹重新、伤损秘传各1卷。	与《正集》3种7卷合为《拾慧集》。
			何德藻撰	杂病补阙2卷	于《金匮》补脉诀、各家医论，增伤寒、温病，列秋燥、斑疹、肺痹、呃逆、暑风、喘、厥等75门。	收于《拾慧集续集》。
			何德藻撰	医学准绳不分卷	收录五方异治论、用药宜禁论、症脉轻重论、寒热虚实真假论、六气当汗不当汗论、医必备药论、治病不必顾忌论等名家医论46篇。	同上。
			何德藻撰	寒温明辨1卷	载伤寒诸证63方，感冒11方，温病60方，综述诸病概要，辨析异同。	同上。
			何德藻撰	眼科辑要1卷	参照《叶天士眼症》删润详辨，补入歌括，分述白珠红丝、小角淡红、视物不明等28种眼病证治，载方45首。	同上。
			萧山陈光淞（根儒，赘道人）编撰，何德藻辑	喉证要旨1卷	有1917年曹岳镇序、自跋。首原病，次治要，又次知防，末言辨药，阐述白喉病因、病机、治法、预防及用药宜忌。	有1917年上海扫叶山房石印本，收于《拾慧集续集》，2003年《近代中医珍本集》排印出版。
			何德藻撰	保幼八则1卷	内容：总论，初生儿保护，杂病须知，脐风，发热，急慢惊风，疳。后6则为常见病证治。	收于《拾慧集续集》。
			何德藻撰	痘门六法1卷	六法内容：天花发热11方，形色8方，发起19方，养浆15方，收结19方，痘毒3方。	同上。
			何德藻撰	麻疹重新1卷	载麻疹杂论10则，证治20余则。	同上。
			何德藻撰	伤损秘传1卷	首载跌打损伤要诀，次正、背、左、右穴图，继则附图以述20处受伤证治，列伤科方59首。	同上。
			亡名氏撰辑，戴寿石抄录	专治跌打损伤科不分卷	前有序，封面署：丙申年刊，戴寿石抄本；其序字迹拙劣，语句不通，然大约亦能略知其意。《联目》《大辞典》俱不载。	有抄本藏苏州大学炳麟图书馆，混藏于《针法经穴编》函中。

公元 (年)	清纪年	干支	作者	书名	考证内容	版本资料
1896	二十二	丙申	原题：吴县叶桂（天士，香岩）撰	秘本种子金丹2卷	有本年廷瑜氏序，未及叶氏，当为书坊伪托其大名。上卷专论房室宜忌及种子之法，下卷为保婴编。《联目》《大辞典》俱不载。	有本年上海书局石印本藏山东中医药大学；中医古籍出版社收卷上于《中国古代房中养生秘笈》。
			临溟李东瑞（桂庭，寻真子）撰	活人心法2种3卷	有本年自序及1886年李庆霖序，子目有二。《诊视要编》2卷分内集、外集、妇科、杂集4种，为李氏医案；《医学塾课》为续集，李氏及门诸子医案，受业生李庆霖、王德润、汤克家、王寅生撰辑，李东瑞批改，有李氏自序。	有本年稿本藏中国中医科学院，扉页作《活人心法》。临溟，今辽宁海城。
			鄞县王上达（春亭）撰	济生集5卷	有本年自序及郭谦益、朱沛田、任鉴莹、张锡藩诸序。卷1保胎，卷2保产，卷3经产，卷4胎病，卷5、6产病，凡5门，附57方。	有本年宁波咏古斋刻本藏首都、上海、南京、重庆图书馆及辽宁、长春、上海、浙江中医药大学。
			吴县周钟琪（采山）撰	保赤至要1卷	有本年自序、次年李传元、吴炳序。胪列小儿初生蒸变之状，乳哺之法，贮药以备救急济危。	有本年刻本藏中国国家图书馆、上海中医药大学。
			山西郭秀（子升）撰	药会图1卷	有自序及邱书俊序，俱无纪年，首署光绪丙申年辛卯月订，以470余种药物著为拟人化戏文10回。	有本年抄本藏上海中医药大学。
			宋·天台张伯端（平叔，紫阳真人）撰，清·亡名氏注	金丹四百字注1卷	有自序自跋无纪年、署名。提出性情二字为《金丹四百字》中心，逐段发挥，解释原书各样譬喻，使人一目了然，	有清钞本藏国图，2002年收于《国家图书馆藏稀见古代医籍钞稿本丛编》影印出版。
			东瓯陈虬（志三，蛰庐，皋牢子）撰	医历表1卷	有本年自后序。奉《玉版真要》而为之纲纪，条次其说，表行以为民用，为医历表。	收于《利济丛书》。
			京都杨秉忠（千芝堂主人）编撰	千芝堂药目不分卷	千芝堂药店开设300余年，书有1744年千芝堂主人自序，有本年药店告白。分15门，录400余方，方下标价，列功效与主治，无药物组成及剂量。	有本年千芝堂刻本藏中国国家图书馆与上海、黑龙江中医药大学。

公元（年）	清纪年	干支	作者	书名	考证内容	版本资料
1897	二十三	丁酉	明·南昌伍守阳（冲虚子），伍守虚（真阳子），清·湖口柳华阳（传庐）撰，云安邓徽绩（云笈）汇编	伍柳仙宗4种5卷	气功著作，有本年邓氏自序、上年程德灿序。子目：伍守阳《天仙正理》《仙佛合宗》，柳华阳《慧命经》《金仙证论》。	有渝城邓氏养云仙馆刻本、1910年善成堂刻本及上海大成书局石印本，1987年河南人民出版社影印出版。
			亡名氏辑	中西医学丛书九种	子目：《中西内症玄机》，英·合信氏撰《中西医学要论图考》，美·嘉约翰译《花柳白浊各种治毒方》，《中西眼科指南》，唐宗海《中西本草问答》，英·秀耀春撰《泰西救急奇方》，孔健良《泰西用药要法》，《泰西襄扎新法图解》，《泰西割症大全》。	有本年石印本藏军事医学科学院、黑龙江、广西中医药大学、云南中医学院、苏州图书馆、苏州大学炳麟图书馆等处。
			江夏邵同珍（葆丞，四九居士）撰	医易一理1卷	有本年自序、次年王景彝、1901年陈璠序。以内景与周易配合图说，一以脾胃为太极，明其体，言主宰之理，为先天；一以中宫为太极，明其用，言流行之气，为后天。	有本年小安乐窝刻本藏湖北图书馆及上海、江西中医药大学；收于《三三医书》。
			黄岩夏子俊（云颖，脱夫）撰	医理信述6卷，医理信述补遗1卷	有本年柯琳、朱名世序，有凡例。卷1骨度部位图、奇经八脉图及任脉说等26篇；卷2论医理纲领21篇；卷3中风、痹症、痿、厥、痉等14篇；卷4-6论内伤病机治则、分类异治。补遗专论痢疾，自定初、中、末三治，辑前人成说为《明医合参》。	有1899年黄城柯树德堂刻本藏上海中医药大学。
			王璋（梦橼，法海迁叟）撰辑	保寿方4卷	有本年自序。分61门，载1099方，多祖传效方。《联目》《大辞典》《通考》均谓为1838年，据其自序所纪改定本年。	有本年稿本藏上海中医药大学，自序署为"光绪二十三年冬，王璋自记"。
			湘中谭从华（棣生）辑	相在室集验方2卷	有本年沈致实序、上年朱赓尧序。卷1儿科诊法、辨证，载12方；卷2杂证、妇产科11方。	有本年刻本藏上海图书馆及上海、江西中医药大学。
			亡名氏撰	幼幼秘方2卷	名为"幼幼"实不限儿科，论咳嗽、百日咳、呕吐证治，治吐简便方数十首，及瘰疬、杨梅疮、成人妇人痘疹等。	有抄本藏中国中医科学院。

续表

公元（年）	清纪年	干支	作者	书名	考证内容	版本资料
1897	二十三	丁酉	钱塘吴嘉德（藕汀）原纂，金山吴道镕（砺侯）增订	增订保赤辑要1卷	有本年陆润庠序、顾钟泰跋。吴嘉德1805年纂《保赤辑要》，述新生儿护养及脐风、游丹、痘毒诸证治。后郁荻桥病其太简，复辑名论与验方为《补遗》1卷。本年吴道镕增订，重在调护，倡用艾灸灯火预防脐疾，并附图说，末附种子说2则。	有本年刻本藏上海中医药大学。
			语溪张峻豫撰辑	儿科治1卷	无序跋、目录，首载《儿科治序论歌之诀》，前半部分载儿科诊法，并述重症预后；后半辑录常用小儿方58首、各种丸散药物140余种，附丸散歌诀。语溪，即语儿溪，在嘉兴。	有光绪抄本藏苏州大学炳麟图书馆，封面作"儿科"，末署光绪贰拾叁年南吕月语溪张峻豫抄录。
			王怡亭撰辑	痘科正宗验方2卷	以"诸痛痒疮皆属于热"论痘症治疗宜忌、辨证立法、选方用药为主；兼顾滋补气血、疏通经络。	有本年抄本藏南京中医药大学。
			亡名氏撰	麻科活幼2卷	阐述麻疹成因、见症、辨证治法、食物禁忌及麻痘区别、变症等。	有1922年泸县鸿文书局石印本藏云南中医学院。
			石门沈夏霖（筱汀，柳桥）撰	沈氏遗稿二种3卷	子目：医法汇编1卷，医则2卷。	有稿本藏中国中医科学院。
			沈夏霖撰	医则2卷	无序跋，载内经十二经脉总论、望闻问切说、内伤外感致病十九字说、寒热虚实表里、八法论、入门看证诀等。	收于《沈氏遗稿二种》。
			沈夏霖撰	医法汇编1卷	前有自序。分表证、里证、寒证、热证、实证、虚证及妇科7门，以金匮为纲，以诸大家賸注为目，汇编医书数十种，所录证方，每方后缀诗一首，并附大家名论。	收于《沈氏遗稿二种》。
			无锡王泰林（旭高，退思居士）撰	王旭高医书六种6卷	有1921年周小农序。子目：退思集类方歌注、医方证治汇编歌诀、增订医方歌诀、医方歌括、薛氏湿热论歌诀、西溪书屋夜活录各1卷。《续修四库全书提要》载录。	1920、1934年上海千顷堂书局石印本藏国图、中医科学院、北京、上海、浙江、山东、成都中医药大学，南京、上海图书馆。
			王泰林撰，周镇（小农）辑录	西溪书屋夜话录1卷	手稿散佚，周镇辑录佚稿得"肝病证治"1篇，分肝病为肝气、肝风、肝火三类，立三十法以治。	有2012年人民军医出版社校注本，收于《王旭高医书六种》。

公元（年）	清纪年	干支	作者	书名	考证内容	版本资料
1897	二十三	丁酉	王泰林撰	退思集类方歌注不分卷	前有引言及民国间陆锦燧序、张济众、周逢儒2跋。据徐灵胎《伤寒类方》体裁编辑，分麻黄、桂枝、葛根等24类159方，有后世111方。	收于《王旭高医书六种》。
			王泰林撰	医方歌括1卷	前后无序跋，载方171首。	同上。
			常熟曹存心（仁伯，乐山）撰，王泰林编辑	增订医方歌诀不分卷	周镇辑录，收《退思集类方歌注》《医方证治汇编歌诀》所未载者，分补益、发汗、攻下、和解4类，载方歌15首，述方27则。	同上。
			王泰林撰	医方证治汇编歌诀1卷	无序跋，以歌诀表达《兰台轨范》通治方，及自制新方共150首。	同上。
			王泰林撰	运气证治歌诀1卷	前有总论，首三因司天运气方16首，附五瘟丹、姜桂汤；下为司天运气图歌，包括司天、主运、客运、主气、客气、天符岁会诸歌、六淫治法歌及六淫治例。	《联目》《大辞典》不载，见于2009年山西科技出版社《王旭高临证医书合编》。
			王泰林撰，常熟方仁渊（耕霞，倚云，思梅）辑	王旭高临证医案4卷	有本年方耕霞序。方氏从王氏侄婿刘石香处得王泰林医案，与己之所藏相合，删其重复，分26门，各加评论。	有本年琴川方氏倚云吟馆刻本、1934年无锡日升山房刻本等，收于《珍本医书集成》。
			王泰林撰	医论拾遗1卷	前有《退思集题词》，载杂说、痰论、疟辨、医学问对注，凡4篇。《联目》《大辞典》俱不载。	笔者所读为湖南电子音像出版社《中华医典》电子版。
			元·苏州葛乾孙（可久）原撰，王泰林编歌	葛可久十药神书歌诀1卷	载总诀1篇，十方各1篇，后附《肿疡主治方歌》《溃疡主治方歌括》。	收于张文睿《温症论治》，有清钞本藏国图。
			明·姑苏吴有性（又可）撰，王泰林编歌	吴又可温疫论歌诀1卷	有本年自序。校正童梓村抄录《温疫论歌括》，与原文一一对照，补其缺略，增改其句，遂为完备。不采用治案，未擅改辞句。	收于张文睿校辑《温症论治》，有清钞本藏国图，2002年收于《国家图书馆藏稀见古代医籍钞稿本丛编》影印出版。
			歙县郑奠一撰，王泰林编歌	温疫明辨歌诀1卷	郑奠一剽窃戴天章《广瘟疫论》为《瘟疫明辨》，王氏为之编撰歌诀，以便诵读。	湖南电子音像出版社有《中华医典》电子版。

续表

公元（年）	清纪年	干支	作者	书名	考证内容	版本资料
1897	二十三	丁酉	桐城程祖植撰	医学发微论 1 卷	医学笔记杂录，无序跋。载天地万物化源论、风论兼云雨、考论腹泻之理等篇目，末为急救吞食鸦片烟法，署"光绪丁酉秋，吴下志在活人者印送"，书口题为新学报一至六。	为《新学报》连载之医学笔记杂录，有本年刻本藏浙江省中医药研究院，封面题《新学报》之医学类。
			孟河马文植（培之）撰	马氏医论 1 卷	书成未刊，1915 年马叔循评、高僧德撰序付梓。载咽喉、痰饮、咳嗽、肿胀、痿、肢体疼、痫厥等 17 论。	有 1915 年绍兴医药学报社铅印本藏上海中医药大学，收于《医药丛书五十六种》。
			玉田蒋庆赢（双南）撰	雨堂偶笔 4 卷	前有本年蒋庆第识语。笔记杂录，邑志备采、杂记、医案、验方各 1 卷，附吟草 1 卷，其有关医学者为 3、4 卷。《联目》《大辞典》作《两堂偶笔》，误。	有本年刻本藏山东中医药大学，卷首署：玉田蒋庆赢双南著，同怀弟庆篦和壎、庆第箸生校。
			抚顺庆恕（云阁）撰	医学摘粹 7 种 10 卷	有本年明保序。子目：伤寒十六证类方 2 卷、伤寒证辨 1 卷、四诊要诀 1 卷、杂证要法 3 卷、本草类要 1 卷附天人解，六气解各 1 卷。民国初年铅印本有史民范、张奎彬、书铭诸序。	有本年刻本藏国图、天津、山西、贵州图书馆及陕西、辽宁、南京、上海、成都中医药大学；有民国初年铅印本。
			庆恕撰	四诊要诀 1 卷	分望色、闻声、问证、切脉及杂诊法五门，附寒热真假辨。	收于《医学摘粹》。
			庆恕著	杂证要法 3 卷	有本年自序。分表、里、寒、热、虚、实、七窍、妇人 8 类 70 余门，取陈修园、黄元御之说，论证出方，阐述杂病证治。	收于《医学摘粹》。
			庆恕撰	杂病证方歌括 1 卷	有 1916 年自序。载各科 80 余症，详论脉症，分列方药，录 368 方。	不见于《医学摘粹》，有 1916 年作新印刷局铅印本藏湖南中医药大学。
			庆恕，郭振镛（桂五）撰	伤寒证方歌括 1 卷	有 1915 年庆恕、郭振镛 2 序。以歌括述伤寒证治、方剂。	有 1911 年、1915 年奉天作新书局刻本藏天津、湖南中医药大学。
			慈溪刘廷桢（铭之）撰绘	中西骨格辩正 6 卷	有本年自序。首骨格总论，论骨之原质、体质、生长、形式、名数；次则分释头、脊、胸、上下肢骨；末为中西骨格同说。民国《重修浙江通志》载为 6 卷，有图 1 卷，当与《中西骨格图说》合计。	1903 年上海广学会铅印本作 7 卷，与民国《重修浙江通志》所载同，《续修四库全书提要》据此载录，收于《六译馆医学丛书》作 1 卷。

公元 （年）	清纪年	干支	作者	书名	考证内容	版本资料
1897	二十三	丁酉	刘廷桢撰绘	中西骨格图说 1卷	参考西医解剖绘图以示藏象骨度。	有清石印本藏四川省图书馆。
			江都叶霖（子雨，石林医隐）撰	伏气解1卷	有本年自序、1919年裘庆元序。有解七篇，引经据典阐伏气之因，五脏主伏热候，六气伏邪，寒热错杂之毒伏于经络。	1919年绍兴铅印本藏中医科学院、山西图书馆等处，收于《中国医学大成》《国医百家》。
			豫章彭竹楼原撰，三河聂兴连（子仁）辑	加减回生第一仙丹经验良方1卷	彭竹楼1830年刊出家藏秘方：活地鳖虫、自然铜、乳香、血竭、辰砂、麝香、巴豆霜，称为回生第一仙方；聂氏增订加减，去巴豆，加当归，以一方7味药统治跌、打、压、割诸伤，末附道光以来验案12则。	有本年朱聚文斋刻本藏中国中医科学院，1999年人民卫生出版社收于《伤科集成》排印出版。
			阳湖陈廷儒（菊生）撰	诊余举隅录2卷	医案，有本年自序及陈允颐、柯铭序。载54种证治，每证首论病因、病机、治则，次叙详细病案，末论辨证论治之理。《续修四库全书提要》载录。	有次年铅印本藏国图、中医科学院及北京、天津、上海、陕西、山东、南京、成都、长春中医药大学，收于《珍本医书集成》。
			无锡张乃修（聿青）撰	张聿青医案20卷	又名《医论治案》，有1916年俞钟銮序及1918年吴文涵、郭汇泰、张克成跋，有萧蜕《张聿青先生传》。卷1、2外感病症；卷3-14内科杂病；卷15五官科诸症；卷16外科；卷17、18医学论著16篇；卷19、20丸膏方药临床应用70余则。《续修四库全书提要》载录。	有1918年江阴吴氏铅印本藏中国科学院、中医科学院及北京、上海、陕西、山东、黑龙江、长春、成都、河南中医药大学、上海图书馆、苏州大学炳麟图书馆等，有上海萃英书局石印本。
			丹阳韩善徵（止轩）撰辑	韩氏医书六种14卷	有本年束允泰序。子目：疟疾论3卷，痢疾论4卷，时病撮要1卷，阳痿论2卷，金匮杂病辨3卷，醒世琐言1卷。	有本年稿本藏上海中医药大学。
			韩善徵撰辑	金匮杂病辨3卷	有本年自序、凡例。自"经络脏腑"至"妇人"凡22篇，不载原文，加意辨析以明其理。	收于《韩氏医书六种》，2003年浙江科技出版社收于《近代中医珍本集》。
			韩善徵撰辑	疟疾论3卷	有本年自序、凡例。先辨晰诸疟，分篇畅发证治；中卷列病症、因、脉，并附治法；后半先列案，后列方，则知变通，有取择。	收于《韩氏医书六种》《陈修园医书》《中国医学大成》。

续表

公元 (年)	清纪年	干支	作者	书名	考证内容	版本资料
1897	二十三	丁酉	韩善徵撰辑	醒世琐言1卷	有本年自序。引经据典，直抒己见，辨似正误，言简意赅，载医论30则，阐述内、妇科杂病证治、方药宜忌。	收于《韩氏医书六种》。
			韩氏亡名汇辑，其子韩鸿（印秋）校补	韩氏医课七种	子目：王莐臣撰《本草撮要类编》，韩氏辑《金匮方歌括》《医方歌括》《温病方歌》《霍乱方歌》《景岳新方八阵歌》《十剂选时方歌》。	有本年稿本存中国中医科学院。
			韩氏亡名汇辑，韩鸿校补	温病方歌1卷	以歌括介绍温病治方181首，列主治、加减、服法等。	收于《韩氏医课七种》。
			韩氏亡名汇辑，韩鸿校补	霍乱方歌1卷	以歌括介绍霍乱治方60首，列主治、组成、加减、服法等。	同上。
			韩氏亡名汇辑，韩鸿校补	金匮方歌括不分卷	按原书次序以歌括介绍《金匮》方198首，先原文，次方名，后歌括及加减法，下加注，上列眉批。	同上。
			韩氏亡名汇辑，韩鸿校补	医方歌括不分卷	按功效分21类，载590方，各为七言歌诀。	同上。
			韩氏亡名汇辑，韩鸿校补	景岳新方八阵歌不分卷	将张景岳《新方八阵》诸方编为七言歌诀，仍按原次序分类。	同上。
			韩氏亡名汇辑，韩鸿校补	十剂选时方歌不分卷	分补、泄、宣、通、轻、重、滑、涩、湿、燥、寒、热12类，载100余方，以七言歌诀述其组成、主治、功效。	同上。
			王莐臣原撰，韩鸿订补	本草撮要类编不分卷	有本年韩鸿序。王莐臣撰《本草择要》成，即罹发逆，则咸同间人，王象晋卒于顺治，则非其人亦明。《联目》《大辞典》俱以为王象晋原撰，有误。韩鸿据其父订补本《本草择要》，增补《得宜本草》内容，载607药，不分门类，按草、木、藤、谷、果诸辛香、金石、毛、羽、鳞、介、昆虫顺序排列，以排比句述其药性、功效、主治。	有本年抄本藏上海中医药大学，收于《韩氏医课》。 　　附注：四明王有忠，字莐臣，1906年撰《中西汇参医学图说》不分卷，然"罹发逆"至此四五十年之遥，亦有可疑处。可供参考，有待探究。
			亡名氏撰辑，缪海清抄传	内科证治歌括不分卷	前无序，有目录，后有缪海清朱红阳文印章一枚，并其跋语。二层楼格式，上层方剂，下层正文，以歌诀注述虚损痨瘵、暴厥、颠狂等内科27症。	有本年缪海清抄本藏中国中医科学院。

公元 （年）	清纪年	干支	作者	书名	考证内容	版本资料
1897	二十三	丁酉	慈溪叶氏秘传，浙宁仁义氏重编	疗疮良方形图要诀 1 卷	慈溪叶氏秘传外科书《治疗良方》，后改编为《七十四种疗疮图说》，本年仁义氏重编，有自序。首列疗疮面图，次疗疮五经辨，次挑疗破法；后 13 类疗疮辨别，及 64 幅图谱说明 74 种疗疮。	有本年刻本藏上海图书馆、重庆市图书馆。
			吟香主人撰辑	药宗别名不分卷	有本年自跋、陆楚贵、何秩主人题词，《联目》不载，《大辞典》作陆楚贵编著，有误。载录药物别名 274 种。	有抄本藏浙江省中医药研究院。
			瑞安陈虬（志三，蛰庐，皋牢子）辑	利济学堂报	利济医学堂是最早的近代中医院校，本刊为最早的中医学报，内容兼及时事政论、艺文农林、交通工矿。	《联目》《大辞典》俱不载，温州市图书馆有藏。
			陈虬撰	教经答问 4 卷	有本年自序。乃《利济教经》诠释之作，陈虬口授，利济医学堂同仁分门设为问答而编纂成书。	原载《利济学堂报》，亦列入《蛰庐丛书》，2005 年收于《温州近代医书集成》排印出版。
			亡名氏撰，吴郡蒋澧抄	伤科秘诀 1 卷	无序跋，卷首题：大清光绪丁酉年甲辰月中旬，吴郡蒋澧抄录。首载手掌全图，察其部位颜色与全身损伤关系；后跌打伤穴图，分述 31 处伤损症状、治疗。	有本年吴郡蒋澧抄本藏上海中医药大学、浙江中医药大学，收于《伤科集成续集》排印出版。
			沈俊卿撰	救吞生烟笔记 1 卷	有本年吴鸿甲、龙湛霖、林颐山、祝廷华序，张乃修识语、王亦曾跋。专录救治误吞鸦片烟方药。	有本年刻本藏中国中医科学院。
			山阴姚振宗（海槎）撰	隋书经籍志考证 53 卷	依《隋志》四部 40 大类，分 210 小类，考证书目 3127 种。卷 37 子部医方家类载录医书 382 种，作上下两篇，分为医经、经方、神仙、房中、饮馔、兽医。	收于姚氏《快阁师石山房丛书》及《二十五史补编》。
			宜都杨守敬（惺吾，邻苏）撰，民国高阳王重民（有三，冷庐主人）补	日本访书记 16 卷，日本访书记补不分卷	1880 年，杨守敬为随员出使日本，访书得三万余卷，多国内久佚善本秘籍。本年成书，收载书目 235 种，卷 9、10 载录医书 29 种。每书列书名、卷数、版本、款式，撰为题识，录藏书印章。王重民辑补编，载录书目 46 种，其中医书 8 种。	《日本访书记》有本年邻苏园刻本，补编有 1930 年铅印本，二书并有 2003 年辽宁教育出版社校正排印本。

续表

公元（年）	清纪年	干支	作者	书名	考证内容	版本资料
1898	二十四	戊戌	因觉生辑	元和篇 13 卷	有次年自序、自记，及 1919 年水竹邨人、刚长居士序。卷 1 天隐子，卷 2 稚川别旨、东坡龙虎铅汞说等，卷 3 服内元气等诀，卷 4 胎息经、长生妙诀等，卷 5 气功补辑等，卷 6 五脏治病法，卷 7 十二段锦，卷 8 却病延年法，卷 9 还气辑要，卷 10 先后天二气直论、药物直论、伏气直论、胎息直论、金丹论，卷 11 神气章、修幻章、静通章、戒行章等炼丹诀，卷 12 奇经八脉及总图、穴图等，附录 1 卷，易筋经、金丹四百字。	因觉生，即合肥张士珩，字楚宝，号弢楼、因觉。有 1919 年铅印本藏安徽图书馆、中国医学科学院，中国科学院图书馆藏有抄本。
			潮州黄炜元（晖史）撰辑	医学寻源 5 卷	有《时方歌括自序》、罗光蔚、卢子杰序。首载《医学寻源论》及卦歌，卷 1 阴阳五行图说及脉诀，卷 2 经络病症，卷 3 药性总义及治法，卷 4 长沙杂病及汤头歌，卷 5 时方歌括，末附症论、医案。	《联目》不载，《大辞典》"佚"，成于本年，有 1914 年天生馆刻本藏广东省立中山图书馆。
			黄炜元撰辑	辨疫真机不分卷	有罗大同序无纪年。光绪间疫症流行，著者师徒辩论疫症以求其真，测天时运气，分地利南北，辨人体气血，详证立方，得其真机，故名。	成于本年，有 1914 年天生馆刻本藏广东省立中山图书馆。
			亡名氏原撰，张少甫伯辑录	医源总论不分卷	无序跋、凡例、目录，其《医源总论》述内伤外感、虚实升降及脉法、七脉用药、因时用药；《杂病总诀》述杂病证治及先后天根本、时中、中医、长病、补肾不如补脾补脾不如补肾、五行症治、郁病发挥。	有本年抄本藏黑龙江中医药大学。
			绍兴陈镇（仲卿，葳山居士）撰	本草集要按 18 卷	有本年自序，分山草、芳草、隰草、毒草、蔓草、香木、乔木、果、菜、谷等类，载药 818 种。药下列别名、出处、修治、畏恶、禁忌、气味、主治，集诸家论述精要，以先人心得经验为按。	有本年稿本藏上海中医药大学。
			李彰五（盛卿，肄灵素凡吏）撰	脉度运行考不分卷	有本年自序。正文题为"内经脉度营气运行各经时刻分数考"，署为"肄灵素凡吏、慕灵素女史同考"，系李氏夫妇笔名。据《内经》考定十二经气血流注，不同于子午流注说。	1985 年有辽宁科技出版社彭静山校注本。

公元 (年)	清纪年	干支	作者	书名	考证内容	版本资料
1898	二十四	戊戌	亡名氏撰辑，邹于隽传	邹氏针灸不分卷	有1914年唐成之跋，谓"考各书铜人图无此详明，且言某经应发某病，亦他所无，至针灸之法尤与众不同。"	有1914年唐成之抄本藏中国中医科学院。
			建德周学海（澄之）增辑	读医随笔6卷	有本年自序，为其读书临诊之际随所见而记，分总论、形气、脉法、证治、方药、评释6类130余条。《续修四库全书提要》载录。	收于《周氏医学丛书》《中国医学大成》，民国上海广益书局石印本改题为《精校分类医学菁华》。
			无锡过铸（玉书）撰	过氏医案1卷	外科医案，有本年自序、时庆莱序。载喉症、火珠疮、对口疽、眼疔等55则验案。卷端、目录俱作《近诊医案》，书口作《过氏医案》；《联目》分作《过氏医案》《过氏近诊医案》2条，《大辞典》更有《近诊医案》，为3条，俱同书。	有1901年过氏家刻本藏国图、首都图书馆、中医科学院、北京、上海中医药大学，上海交通大学医学院、苏州中医院，附于《增订治疗汇要》。
			山阴周璟（子芗，痴诚道人）纂辑	经验奇方2卷	有本年林贤庆序，载120余方。卷上录丸散膏丹成药48方，有少数汤、饮、酒、油、茶；卷下列病81种，各系以方。1937年邹崇音于道德书局撰跋1篇。	有民国绍兴育新书局石印本藏浙江、成都中医药大学，收于《珍本医书集成》。
			山阴王松堂（小楼主人）撰	经验各种秘方辑要1卷	有1883年高昌《重刻大生要旨附增秘方原序》及本年自序、例言。分妇、儿、内、喉、眼、外、伤科及杂治8门载方410首。	有本年上海著易堂书局铅印本等版本，上海科技文献出版社2013年有校正排印本。
			铁岭凤岐（仪臣）辑	验方择要4卷	有本年宋泽元序，卷1及卷2上半分部位述内科证治，卷2下半及卷3述外科证治，卷4妇科儿科。	有本年刻本藏国图、山东省图、广州中医药大学，收于《中国古代医方真本秘本全集·清代卷》13册。
			京江刘恒瑞（吉人，丙生）撰	经历杂论不分卷	前有自序，载20年经历诸症、诊治不拘泥古方古法而获效医案24种，以心得之法作一论冠于前。	收于《三三医书》。
			吴县钱国祥（吴下迂叟）撰辑	外科便方5卷，外科肿疡主治类方不分卷	《联目》《大辞典》载录，笔者未见。	有稿本藏中国科学院。

续表

公元（年）	清纪年	干支	作者	书名	考证内容	版本资料
1898	二十四	戊戌	闽中蔡琼（玉舟，玉道人）原撰，陈少江辑校	宏济堂医书丛刊 7 卷	原序阙下半，卷端署陈少江校定，据凡例，则陈氏汇辑其师经验心得而成，故玉道人为原撰者。卷 1 外科疮疡总论，卷 2、3 外科眼科喉科证治验方，卷 4 外治法，卷 5《过庭论》，前有引言、《玉道人传》，卷 6、7 补遗备用方，亦有引言。	有铅印本藏中国中医科学院及北京、南京、上海中医药大学等处。
			汶阳高莲溪（淑濂，六愚）撰	高淑濂胎产方案 4 卷	有本年韩玉田序及民国间葛延瑛、扬茂周等 12 序、高宗岳等 3 跋，有题辞 18 则及例言、《淑濂子年谱》。卷 1 胎前 32 病症，载 59 方；卷 2 临产 15 门，载 21 方；卷 3、4 产后 47 病症 81 方，附保婴全书入门。	有抄本藏浙江中医药大学，题《高氏胎产秘书》；有 1934 年大陆书社铅印本，2001 年中医古籍出版社据此校正排印，收于《珍本医籍丛刊》。
			亡名氏撰辑，念慈录传，玉峰王兆鳌（学汶，汲古老人）重校	幼科总要 1 卷	无序跋，无目录。首儿科诊法，述虎口、形色望诊；次诸证论治，凡六十余门；末《推拿摘要辨症指南》，玉峰王兆鳌学汶重校。	有本年抄本藏苏州大学炳麟图书馆，卷末署：光绪二十四年十一月，念慈手录。
			亡名氏撰，王兆鳌传	推拿摘要辨证指南 1 卷	又名《推拿摘要》，内容采自《推拿广意》卷上、中，辑入《妇婴至宝》卷八。上海图书馆藏沈清卿《儿科推拿摘要辨证指南》不分卷，与是书类同，可参阅。	有清抄本藏上海图书馆；附于《幼科总要》，参阅上条。
			吴兴臧瑜撰辑	福幼手法仙诀不分卷	有自序无纪年。内容：三关图、三关形象主病歌、中指取寸法图、男子左手正背面之图、女子右手正背面之图、阳阴掌图各穴手法仙诀，附小儿灸法急治及续编手面图辨证法、婴儿杂治。《联目》《大辞典》俱不载。	据《中医文献杂志》2018 年第 1 期介绍，有成都述古斋刻本存世。作者 1894 年任职川中，1901 年任陕西商南知县，当成书刊刻于此间。
			燕山蔡钧（和甫）撰辑	喉证杂治联璧不分卷	有本年蔡钧序。为《秘传喉科十八证》与《救急经验良方》之合刊本，又名《喉科十八证及救急经验良方》。	有本年石印本藏上海、南京中医药大学、中医科学院、苏州图书馆等处。
			亡名氏原撰，笋香氏摘录	秘传喉科十八证 1 卷	有笋香氏跋语，谓：从丛书中录出，神效莫可名言。以世无单行本，因手为校录，付书坊主人印售之。	有民国上海千顷堂、学海书局石印本藏上海、南京中医药大学、中医科学院，收于《国医小丛书》。

公元（年）	清纪年	干支	作者	书名	考证内容	版本资料
1898	二十四	戊戌	瑞安张烈（煜卿）演谱，瑞安陈虬（志三，蛰庐，皋牢子）订正	利济卫生经天函1卷	有本年陈虬序。是书体操套路出于张烈，非止演谱而已，烈为陈虬初传弟子，利济医院院次道四。此经原有28图36势，今存本仅25图、势，末句意未尽，为残卷也。	今存《利济丛书》本，2005年上海社会科学院出版社收于《温州近代医书集成》排印出版，是《温州文献丛书》之一部。
			陈虬撰	中星图略不分卷	有本年陈虬弁言。中星，谓每晨昏见于天上正南方之星团，古人以观星象测季节时序。陈虬命门人季腾霄、林獬测定中星，约为图表，以备院课，且据此编定《医历》。	收于《利济学堂报汇编》。
1899	二十五	己亥	湘乡刘钟衡（时育）撰	中西汇参铜人图说不分卷	有本年自序。参照西法，图绘脏腑，注其节略，以明其体；图绘经络部位，缀以歌诀，以标其用。	有上海江南机器制造总局石印本，收于《四库未收书辑刊》。
			苏州沈颋（朗仲）原撰，闽南诏安田伯良（捷卿）增广	增广病机汇论9卷	有本年田氏自序及1902年韩希琦、陈璧、魏熙华、曾宗彦与民国邱寂园序。卷1总论四诊、藏象、运气，卷2-8内科中风、劳倦、咳嗽等62病证之脉因症治，卷9女、儿科。	收于《中华古圣医经大全》，有1923年中华书局铅印本藏上海中医药大学。
			南海梁玉池辑	救疫全生篇2卷	有本年自序、李翰芬序，有凡例，又名《瘟疫明辨主治方法》。载瘟疫辨气、色、舌、神、脉，及瘟疫与风寒异气、瘟疫兼证、表、里、不表不里共105证，列82方，附《脉理汇精》。	有本年广西全县广益石印本藏云南中医学院、广西图书馆、桂林图书馆。
			美国嘉约翰口译，林湘东笔述	皮肤新编8册	早期翻译为中文的西医皮肤科著作。首述皮肤诸症论，详言皮肤证治。以中医病名，附西医音译；西药为主，兼载中药；后附西医外用药方40首。	收于《中外医书八种合刊》，有1901年成都正字山房刻本、1904年成都文汇堂刻本及光绪石印本。
			吴县潘志裘（泉孙）撰辑	救急良方1卷	无序言，载急救用方百首附于《潜斋简效方》，有且顽老人跋。老人或即上海李钟珏。《联目》《大辞典》不载。	中华书局聚珍仿宋版藏国图，收于《中国古代医方真本秘本全集·民国卷》第8册影印出版。

续表

公元（年）	清纪年	干支	作者	书名	考证内容	版本资料
1899	二十五	己亥	潘志裘撰辑	不药良方1卷	有本年友人李钟珏序。取日常易得非药之品，分急救、头面、耳目、口齿等12门，汇集"古今相传不药之方"。《联目》成书于1804年，差距近百年，未知其详，待考。	有本年上海李氏刻本藏南京图书馆、上海、湖南中医药大学、广东中山图书馆，有成文堂刻本等。
			莫釐郑思聪（敏斋）撰	汤头歌诀续编4卷	有本年自序。续汪昂《汤头歌诀》，分22类，载方609首。莫釐，莫釐山，即洞庭东山，今属苏州。	有1927、1931年华新教育社石印本藏国图、中医科学院、广州中医药大学。
			阳湖段希孟（齐贤）撰辑	痘疹心法12卷	有1895年恽思赞序、上年朱兆纶题识、崔征彦《段齐贤先生家传》。内容：痘疹总括、发热、出见、起发、成实、收靥落痂、余毒、疹毒证治、妇女疮疹、古今经验良方。	本年刻本藏上海、吉林图书馆，南京、长春中医药大学及军事医学科学院等处。
			广昌揭恂（木男，瓶园）抄辑，梦瀛波榭旧史影钞	导引图1卷	有本年瓶园自序、慈卫生、龙华居士、澄观学人、白石草衣跋，次年旧史题记。工笔描图32幅，绘图精致，字迹清秀。24图按节气述主运、相配脏腑、导引功法、主治疾病，内容与《陈希夷导引坐功图势》同；8图述八段锦，分别为叩齿集神、摇天柱、舌搅漱咽、摩肾堂、单天辘轳、双关辘轳、托天按顶、钩攀八种图法。	有精抄本1册藏长春中医药大学，末注：签面1叶、目次3叶、图16叶、题记3叶，都23叶。
			南海黄保康（霄鹏）撰，黄任恒（秩南）编辑	医林猎要1卷	保康著书未果而卒，其侄任恒续成之，分医原、医法、医药、医方4部分。	有本年刻本藏长春中医药大学，收于《贻令堂医学三书》。
			黄保康撰，黄任恒编	吴鞠通方歌1卷	保康编撰《温病条辨方歌》，任恒加注加案，述27类温病证治及21首方歌。	收于《贻令堂医书五种》。
			黄保康撰，黄任恒编	陈修园方歌1卷	保康编撰，任恒附以陈氏原注并己案，述36类113首方歌，补陈氏原歌25首。	收于《贻令堂医书五种》。
			古吴张大曦（仲华，爱庐）撰，江阴柳宝诒（谷孙，冠群）评选	评选爱庐医案1卷	张氏1846年撰《临证经验方》，柳氏选录24案，详加按语，论证析义，评方议药，名《爱庐医案》，并撰序说明。	收于《柳选四家医案》。
			长泾包昭兹（通意子）著，张翼轸（宿辉）订	贯唯集2卷	又名《通意子医案》，有本年自序。载录肝风、虚损、瘰疬疬瘰、癥瘕、调经、遗精等内、妇、儿科31种病症医案。	有抄本藏上海中医药大学。

公元 （年）	清纪年	干支	作者	书名	考证内容	版本资料
1899	二十五	己亥	钱塘连文冲（聪肃）撰	霍乱审证举要1卷	有本年自序。参考西说阐发地土、气候与霍乱发病关系，列表辨析脉证，分论阴阳，末附王孟英《霍乱论》方剂。	有本年刻本藏上海中华医学会、浙江大学医学图书馆等，曹炳章增补收于《中国医学大成》。
			四明叶谦（又云）撰	温病二百三十七法汤头歌括不分卷	有本年张人骏序，首载伤寒温热论辨，下为凡例、目录，不分卷，取法《温病条辨》，分三焦载237法198方，编为歌括，以便诵读。《联目》《大辞典》俱不载。	有本年种瓠草堂叶氏刻本藏浙江图书馆，扉页署为四明叶谦，末注：板存龙藏街宝光阁。
			德州李日谦（葆初）撰	药言随笔6卷	综合性医书，有本年岳樑、熙敬序及1908年刘德树序、张敞襄跋。卷1、2载各科多种病症临床经验；余则以歌括述伤寒方、金匮方，撰《四圣悬枢歌括》《四圣心源歌括》及经验各方歌诀。	有本年北京岳樑铅印二卷本藏医学科学院、天津高等医药专科学校、浙江大学医学图书馆、广州中医药大学，有1902年汉口陈明德老二房善书局铅印六卷本等版本。
			亡名氏撰	跌打杂病良方不分卷	《联目》载本年亡名氏《跌打杂病良方》藏广东中山图书馆。查阅相关书目得5种：《治跌打损伤用汤药论》《跌打损伤方》《跌打杂病方》《跌打杂症良方》《跌打杂症药方》。经查对，5书纸质不同，版面大小不一，字迹不一，均无序跋、目录、著者抄录者署名，内容大同小异。	广东省立中山图书馆索书号0021607，《跌打杂病方》有复本6种，作者未明，抄录者与抄录年代不详，其中1种并非医书。
			亡名氏撰	妇科总括1卷	总括妇科病症之主证、方药，以歌诀形式分述各方主治宜忌及方解，附药物炮制法与补散药方。	有本年筱轩氏抄本藏上海中医药大学。
			山阴丁淦（可亭）撰辑	女科摘要2卷	封面题：女科摘要附儿科，曹炳章藏。无序跋、目录，卷端署：山阴丁淦可亭氏手辑，戊戌春日鉴湖陈立谦吉道氏录存，卷下则题为己亥春日。卷下儿科仅3叶半，载2图、若干论歌，后有空白20页，为抄录未完者。	有抄本藏浙江省中医药研究院。
			胡少泉（采章）撰，慈溪何其枚传	小儿月内种痘神方1卷	有本年何其枚序。以歌诀阐述小儿月内种痘神方之应用。	本年洪念祖石印本藏上海图书馆及南京、上海中医药大学。

续表

公元（年）	清纪年	干支	作者	书名	考证内容	版本资料
1899	二十五	己亥	商城赵振沆（湘洲，澧泉）撰	喉科方论1卷	前后无序跋。首载论喉症、喉症总论、辨喉症经络治法3篇，次分述43种喉症证治，辨阳喉阴喉症诀、论分经治喉药性、用药变化歌诀，后述口、牙诸症，末附常用方药。	有本年寿州刻本藏山东、湖南中医药大学、中医科学院，卷端署：中州商城后学湘洲赵振沆澧泉重集，皖北寿州景周孙传槃校对。
			耐修子原撰，桐乡冯金鉴（心兰）订注，佛山梁元辅（月潭）审定，佛山梁锡类（寅初）编校	白喉忌表抉微1卷	有本年梁元辅、梁锡类序，为耐修子《白喉治法忌表抉微》改编本。是书改编增补尚有：《白喉治法征验》1901年商务印书馆铅印本；《白喉全书》1902年刻本；《白喉治法》1928资中韩退思铅印本；《仙传白喉症三法合刊》，与冯心兰《仙传白喉吹药方》合刊，1914年成都精术馆刻本等。	《联目》不载，《大辞典》"佚"，宣统《佛山忠义乡志》载录。
			竟陵吕承源（根腴）撰	医学一得不分卷	有本年自序及吕孝之跋。吕氏临诊心得，首论审证用药，辨析寒热真假；次论惊风、治热不可遗寒；再论病浅勿深求等。	有次年两湖书院刻本藏上海、湖北、湖南图书馆及成都中医药大学等处。
			常熟方仁渊（耕霞，倚云，思梅）撰	倚云轩医案医话医论7卷	有自序未纪年，有方君嘉《传略》。医案2卷，载内、妇科医案200余则；医话2卷、医论3卷，辑录前贤著作、理论、方药、治验，抒发临证心得，讨论医学理论。	稿本7册藏中医科学院，1991年人民卫生出版社有排印本，2009年中医古籍出版社收于《中医孤本大全》影印出版。
			沌阳王祖荫撰辑	检验考证2卷	法医学著作，有本年自序及叶德辉序，有1916年唐成之题词2则。著者将亲历闻见检验案例，钞录汇辑，引《洗冤录》以证。	有本年王氏刊本藏中国中医科学院，封面于书名下注：旧法医学。
			南京仁寿堂主人编	仁寿堂丸散膏丹全集不分卷	南京仁寿堂药店自制中成药目录，有本年张晓春序及次年郑骧序、陈作霖、包岩跋，有凡例。分补益心肾、戒烟等15门300余方主治、功用、用法。	有次年金陵仁寿堂刻本藏南京图书馆，1905年叶天德堂刻本藏苏州中医医院。
			钱塘丁申（竹舟），丁丙（嘉鱼，松生，松存）藏，丁立中（和甫，禾庐，慕陆）编，丁仁（辅之，鹤庐，守寒巢主）刊行	八千卷楼书目20卷	有本年孙峻、罗榘叙。分4部34类，载列丁氏八千卷楼藏书15000余种，为《清史稿·艺文志》重要来源。医家类517条573种、兽医3条3书，法家类9条12种，农家类4条4种，涉医书目533条592种。撰人说法不一，大约家族藏书，书目代有增补，祖孙三代均有功。	1923年丁仁以所创钱塘丁氏聚珍仿宋版印行，2002年上海古籍出版社收于《续修四库全书》，2009年国家图书馆出版社影印。

公元 (年)	清纪年	干支	作者	书名	考证内容	版本资料
1899	二十五	己亥	海阳汪启濩（东亭，体真山人）撰	体真山人真诀语录1卷	语录体养生真诀，后附《真诠札记》《灵源大道歌》《女丹诀》，《女丹诀》篇末有识语。	2010年中国时代经济出版社收于《丹道养生道家西派集成》排印出版。
			汪启濩撰	教外别传	有本年自序，述性命双修之道。	同上。
1900	二十六	庚子	元·义乌朱震亨（彦修，丹溪），浦江戴思恭（原礼），昆山王履（安道）等原撰，清·长沙陈鸿业（鉴丹）辑校	丹溪全书10种32卷	有本年王先谦序。子目：《格致余论》《局方发挥》各1卷，《金匮钩玄》3卷、《丹溪心法》5卷、王履《医经溯洄集》1卷，伪托丹溪著作《脉诀指掌》《医学发明》《活法机要》各1卷，伪托戴原礼《证治要诀》《证治类方》16卷。	有本年刻本藏上海中医药大学。
			原题：元·朱震亨撰，镇江刘恒瑞（吉人，丙生）校正选录	丹溪脉诀指掌1卷	以内外伤为纲辨析脉象主病，以图示脉，颇具东垣特色。原题朱震亨撰，并收于《丹溪全书》，丹波元胤谓"此书实出明之之手"。	收于《丹溪全书》《三三医书》。
			刘恒瑞撰	六淫直径1卷	有本年自序。首载运气之理，次述六淫诊治之法，尤详于燥，有伤燥表里诊治专论。	本年稿本藏上海中医药大学，2008年收于《温病大成》第三部排印出版。
			归安莫文泉（枚士，苕川迁叟）校注	神农本草经校注3卷	有本年自序，卷首释例，释药品命名、病名含义及性味主治。莫氏长于小学，辑列《本经》条文，重在考据名称字义。民国《浙江通志稿》载录莫氏《本草类要》3卷，已佚。	有本年归安月河莫氏家刻本藏上海中医药大学、苏州中医院、军事医学科学院及浙江、四川图书馆。
			长沙陶铭鼎（笙陔，趣园居士）编撰	药性分类赋3卷	有本年自序，卷上寒性热性，卷中温性平性，卷下用水、用火诸法，诸土、谷米、诸麦、诸豆揭要。	为《医学便读第一种》，收于《趣园医学便读》，有1921年石印本藏国图。
			昆山余鸿钧（申甫，升孚，心禅）撰	医学启蒙不分卷	有本年自序，四言韵体书，首论医学审辨、医宜静镇、医者宜忌，并论脉、舌、色、症，后述临床病症，详明病因病机，主方用药。	《联目》《大辞典》不载，有本年稿本存世，收于《清代吴中珍本医案丛刊》。
			瑞安李苪（叔诚）撰	东瓯本草4卷	前有叙例无纪年，谓戊戌始著书，或成于本年。是书搜罗药品，图绘形状，鉴别气味，取法古说，标帜俗名，却以西法植物科属分类，亦古来本草所仅有者。苪字叔诚，《瑞安县志稿》误"叔"为"淑"，《两浙著述考》则误"诚"为"诚"。	《联目》不载，《大辞典》佚，《瑞安县志稿》载为8卷，吾友杨力人君藏有抄本第3、4，末标曰：完，当为4卷。

续表

公元（年）	清纪年	干支	作者	书名	考证内容	版本资料
1900	二十六	庚子	南海黄保康（霄鹏）撰，黄任恒（秩南）编辑	贻令堂医学三书3卷	有本年黄家骏、黄任恒、关棣辉序。子目：医林猎要、吴鞠通方歌、陈修园方歌各1卷。后增《贻令堂杂俎》《与婿遗言》各1卷，为《贻令堂医学五书》，有1909年黄嘉礼序。	有本年贻令堂刻本藏医学科学院、广州中医药大学及湖北、浙江、首都图书馆，又有同年保萃堂刻本、南海黄刻本。
			抚松隐者（味清氏）撰	伤寒病类方1卷	前有引言。分伤寒病证为中风、伤寒及温病、风温、湿热两类，取《伤寒论》中风、伤寒方证条文为注；另撰《温病杂证类方》2卷以论温病。	有铅印本藏上海中医药大学。
			抚松隐者（味清氏）撰	温病杂证类方2卷	分三部，《温热病类方》述《内经》《伤寒论》所论温热及用方；《温热后篇》汇辑吴又可、戴麟郊、吴鞠通、王孟英温热论及方；《瘟疫病》专论《内经》《伤寒论》所述霍乱瘟疫证治用方。前各有引。	有铅印本藏中医科学院、上海、南京中医药大学。何炳元《重订广温热论序》谓，"邵氏味清，清末医生，旗人。尝得《伤寒论》异本，潜心研习，因而精治伤寒"。
			抚松隐者（味清）撰辑	医学索源1卷	又名《人子必读》，有本年自序。首述十二经脉与脏腑经穴，后则类次寒热、虚实诸病证治用药。	有本年铅印本藏中医科学院、上海、南京中医药大学。
			盱南谢甘澍（遯园，杏园）撰	医学辑要8卷	有本年自序、黄树楠序及李赓华、谢甘盘跋。卷1内经纂要，卷2、3伤寒门类、伤寒问答，卷4药性18门百种，卷5-7医方括解，卷8妇科诸证、目疾药选。	谢甘澍为谢映庐之子，有本年浒湾旧学山房刻本藏上海中医药大学、上海图书馆。
			闽南诏安田伯良（捷卿）撰辑	张仲景伤寒杂病论16卷，张仲景伤寒杂病之方解15卷	以"佛经流通，均无附注"之先例，于《伤寒杂病论》但录白文，便于记诵检对，版式则便箧衍舟车之携带。	收于《中华古圣医经大全》，民国中华书局铅印本藏上海中医药大学。
			江阴柳宝诒（谷孙，冠群）撰	温热逢源3卷	前后无序跋，讨论伏气温病。引录经典伏气化温条文，载录《温疫论》《温热伏暑全书》《伏邪篇》《伤寒绪论》有关温热条文，阐发病理，间附验案。《续修四库全书提要》载录。	有抄本流传，1959年人民卫生出版社有铅印本，收于《三三医书》《中国医学大成》。

公元 (年)	清纪年	干支	作者	书名	考证内容	版本资料
1900	二十六	庚子	柳宝诒撰	惜余医话 4 卷	大部散佚，仅存数篇，其中《肝病证治条例》分虚实调治，详细切实，可与王旭高"治肝三十法"相媲美。	民国《江阴县续志·艺文二》载录柳氏《惜余小舍医学丛书十二种》，未刊，医话有抄本残卷留存。
			柳宝诒撰，玩月轩主人抄录	惜余医案不分卷	无序跋、目录，署为宝诒柳冠群先生著，玩月轩主人抄录，载案 150 余则。柳氏并有《惜余小舍医案》抄本存世。	有抄本藏苏州大学炳麟图书馆。
			柳宝诒选评	柳选四家医案 8 卷	子目：尤在泾《静香楼医案》2 卷，曹仁伯《继志堂医案》2 卷，王泰林《环溪草堂医案》3 卷，张仲华《爱庐医案》1 卷。有本年翁同龢跋。	1904 年惜余小舍刻，民国《江阴县续志》谓，《惜余小舍医学丛书十二种》宣统二年时中华书局先印此四种。
			常熟曹存心（仁伯，乐山）撰，柳宝诒选评	继志堂医案 2 卷	有本年柳宝诒序及 1904 年翁同龢跋。柳宝诒选评曹仁伯遗案 23 门 153 则。	收于《柳选四家医案》。
			长洲尤怡（在泾，拙吾，饲鹤山人）撰，柳宝诒选评	评选静香楼医案 2 卷	有本年柳宝诒序。柳氏搜集尤案 207 则，分 32 门详加评语。上卷内伤杂病、类中、痿痹等 12 门，下卷伏气、外感、湿病等 20 门。	收于《柳选四家医案》及《中国医学大成》。
			无锡王泰林（旭高，退思居士）撰，柳宝诒选评	评选环溪草堂医案 3 卷	有本年柳宝诒序。柳氏搜集王案 255 则，卷 1 内伤杂病、痿痹、痰饮、虚损；卷 2 黄疸、呕哕、脘腹痛等，卷 3 遗精、痢疾、痈疡、小儿等，分 35 门详加评语。	收于《柳选四家医案》。
			柳宝诒撰	柳宝诒医论医案不分卷	近年从民间搜救，得柳氏医案医论抄本 4 册，集其未刊者成书。载医论 14 篇，医案 177 则。	1994 年中国中医药出版社收于《吴中珍本医籍四种》排印出版。
			王泰林撰	外科证治秘要 1 卷	无序跋，分 47 章，各论脑疽对口、天疽锐毒、抱头火丹等外科诸症证治，末 3 章则总论痈疽、论阳和汤、论用药。	原有抄本藏许履和医师处，1991 年中医古籍出版社收于《珍本医籍丛刊》校订出版。
			乌镇沈凤葆（子畏）撰，程麟书抄传	沈子畏先生医案不分卷	封面作《沈氏医案》，卷端作《浙西乌镇沈氏子畏先生医案》，无序跋、目录，不分类，载案 187 则。	有程麟书抄本藏上海中华医学会。
			丁授堂撰，程麟书抄传	丁授堂先生医案 3 卷	无署名，无序跋、目录，不分类，载内科医案 300 余则。	同上。

公元（年）	清纪年	干支	作者	书名	考证内容	版本资料
1900	二十六	庚子	乌镇陈渭卿（卧云山人）撰	陈氏医案不分卷	封面作《陈氏医案》，卷端作《浙西乌镇陈渭卿先生医案》，无序跋、目录，不分类，字迹、纸张颇同《沈子畏先生医案》《丁授堂先生医案》，当同为程麟书抄传。	有抄本藏上海中华医学会。《联目》作 3 卷，《大辞典》谓陈氏号卧云山人。
			吴县顾少竺等撰著，槐庐主人抄传	顾少竺医案 1 卷	无序跋、目录。封面作：甫里名医顾少竺、桐君，吴中名医金燮堂、邵杏泉、杨子安方案，槐庐主人录，辛亥年隆冬呵冻；首案上注：甪直顾桐君、少竺诸名医方案。《联目》《大辞典》作"顾少兰"，笔误。	有 1911 年抄本藏苏州大学炳麟图书馆，用"国宪起草委员会速记草稿纸"抄辑。
			孟河黄体仁撰，亡名氏抄传	黄体仁医案 1 卷	无序跋、目录。首载咯血、热呃鼻衄、挟阴寒呃、偏枯、寒泄 5 案；次录慈溪邵琴夫喉痧有烂喉白喉之异论，署为沪滨聋道人张骧云评，孟河思补山房丁甘仁识；末为胡慎庵《读伤寒论心法》48 条。	有抄本藏苏州大学炳麟图书馆。
			梁溪汪培荪（艺香）撰，黄卓人、黄绍宗、黄震录	汪艺香先生医案 4 卷	汪氏卒于本年，众弟子于 1924 年至 1934 年间辑录其医案为是书，前有序无署名纪年。载案以时症温病、疟疾痢疾为主，兼及妇、儿科，不分门类，不列标题。	有清抄本藏南京中医药大学，2004 年上海科技出版社收于《中医古籍珍稀抄本精选》出版。
			王乐亭撰	疡科指南医案 1 卷	有本年李耀南序。依人体部位由上而下记载王氏临证医案，发无定处、疔、梅疮居后。	本年李豫贞抄本藏上海中医药大学。
			阳湖钱响皋（鹤岑）撰	保身必览 2 卷	有本年自序，以迩年所亲试及所见所闻足为戒者笔之于书。卷上论辨证用药，卷下载养生。	有本年 1903 年刻本分别藏南京中医药大学、苏州大学炳麟图书馆。
			丹徒吴需生（兆云）辑	经验秘方类钞 2 卷	又名《经验秘方》，分 32 门载方 450 首。	1908 年留耕堂石印本藏天津、山东、陕西、南京、湖北中医药大学。
			明·颖郡张鹤腾（凤逵）撰，清·扬州叶霖（子雨，石林旧隐）增订	增订伤暑全书 3 卷	有本年自序、1917 年裘庆元序。原稿 2 卷，民国裘庆元始为刊行，作 3 卷，增喻嘉言《瘟疫论》等内容。《续修四库全书提要》载录。	三三医社辑刊于《国医百家》，又收于《珍本医书集成》《中国医学大成》。
			山阴周岩（伯度，鹿起山人）撰	六气感证要义 1 卷	有本年自序，分述六气，先集说以阐明症因脉治，次方解以明君臣佐使，剖析证治，敷畅其义。	有本年古越存济堂石印本，收于《珍本医书集成》。

公元（年）	清纪年	干支	作者	书名	考证内容	版本资料
1900	二十六	庚子	瑞安陈葆善（栗庵，潄滲子）撰	燥气总论 1 卷	有本年自序，述燥气为病之理，首明本义，次述病理，再详脉候，终出治法。其伤人，先入肺，次传胃；或气分，或血分，各有见证。其治麻杏甘石、大青龙出入，自制宣白化气汤。末附《素灵节要》	书成未刊，1925 年徐乃昌为序，潄滲斋刊行；1936 年上海中医书局收于《中国近代医学丛选》；2006 年收于《温州近代医书集成》校注排印出版。
			青田李芝岩撰	风温简便方不分卷	有引言，又名《风温验方》《李芝岩先生治时疫三方》，载风温三方，首方清解气分，次方稍加滋阴，三方酌添石膏，并大滋阴，后附白缠喉经验良方。	本年山东抚署刻本藏上海图书馆，清刻本藏国图，收于《中国古代医方真本秘本全集·清代卷》。
			江西安福谢玉琼原著，鄞县郑启寿（卜年）增补	郑氏瘄科保赤金丹 4 卷	有本年郑启寿裔孙郑行彰序。郑启寿增订谢玉琼《麻科活人全书》为《郑氏瘄略》，是书即其别本，其中 108 则悉同，郑行彰"间有心得，增益约数百言"。	有本年刻本藏黑龙江中医药大学。
			东阳吕铭（永昼，新甫）编撰	麻疹汇要 2 卷	有本年伪托朱丹溪序，阐述麻疹病因证治，后附《福幼编》。	有本年东阳长衢方氏刻本藏内蒙古图书馆。
			侯官林庆铨（衡甫）撰	时疫辨 4 卷	有本年自序及 1898 年联元序，疫症专书。卷 1 初起 6 方，卷 2 鼠疫，卷 3 鼠核、是蟆瘟、大头瘟等，卷 4 白喉瘟，附叶天士癍疹瘰治法。	本年羊城筱龙园刻本藏上海、福建、广州中医药大学。
			番禺陈兆祥（春旸）校辑	鼠疫良方不分卷	又名《治鼠疫传染良方》《急救鼠疫传染良方》，有 1894 年自序。疫症先疫鼠后疫人，瘰病起四肢，焦热遍体，备载鼠疫经验良方。	有次年上海千顷堂书局石印本藏上海中医药大学。
			南丰刘昌祁（式宋，柏邨）撰	白喉治法要言不分卷	据《白喉治法忌表抉微》论述白喉症因脉治、用药宜忌，录可用药 61 味，忌用药 24 味，载 12 方，其中自制新定白喉经验万全方。	有本年南丰刘氏初刻本藏中医科学院，宁波广益社铅印本题《忌表抉微白喉治法要言》。
			江阴高思敬（憩云）撰	五脏六腑图说 1 卷	有本年自序。尝试中西医解剖学合参，依《内经》《医林改错》及西医解剖图形绘出脏腑形态，并作对照说明，附五脏药性补泻温凉歌、三百六十六歌和经脉经穴图等。	收于《高憩云外科全书》。

续表

公元 （年）	清纪年	干支	作者	书名	考证内容	版本资料
1900	二十六	庚子	亡名氏辑	三朝名医方论 3 种 23 卷	子目：骆龙吉《重订内经拾遗方论》4 卷，刘完素《宣明论方》15 卷，罗美《名医方论》4 卷。	本年上海千顷堂书局石印本与 1911 年宁波四明汲绠斋石印本，2001 年中医古籍出版社有校点本。
			南海符伯庸（霁光）原辑，南海符丽生选，顺德龙裕光校刊	良方辑要不分卷	前有符丽生引言，符伯庸 1889 年辑刻《经验良方》，本年侄孙符丽生选取最验者附于龙裕光刊刻唐千顷《增广大生要旨》，名为《辑要》。	《联目》《大辞典》不载，本年刻本藏国图，收于《中国古代医方真本秘本全集·清代卷》13 册。
			天都丁肇钧（贤真，磊磊顽皮）撰	见症知医 6 卷	各科验方书，卷末附"取蟾酥钳式图"，有自跋。	有江西丁攸芋堂刻本藏中国中医科学院。
			古剡郑涤（淼泉）撰	湛庐医筏 2 卷	有本年自序。卷上分头面、五官、身外、疮疡、身内及暑疹霍乱、风兽损伤、诸毒急救等 14 门证治方药，卷下医理论辨，载其诊治心得。	有本年刻本藏上海中医药大学。
			歙南毕泽丰抄辑	喉症单方不分卷	前有小引一则，无目录。首载喉科诸症，次声音、牙齿单验方，分症以录；后又喉症诸方、治臌胀单方、外科方、口痟及疮肿方。末署：光绪庚子录。	有抄本藏中国中医科学院，书签署名"毕泽丰［歙］"，然书中未见撰者署名。
			名山吴之英（伯褐）撰	经脉分图 4 卷	有本年自序。载经脉分图 20 幅，论 38 篇。	收于《寿栎庐丛书》，有 1920 年刻本。
			程兴阳撰	针灸灵法 2 卷	无序跋，载诸穴、各部尺寸、穴图、手法、针灸治疗；也有接骨续筋手法、药饵、驱邪、符咒等。	有抄本藏中国中医科学院。
			亡名氏撰	少林真传伤科秘方 1 卷	又名《少林寺秘传应验跌打损伤奇方》，原书无序跋，正文载穴道、拳伤辨、跌打损伤穴道要诀、接骨膏及附录损伤方，附《内伤接骨入骱全书》。载众多医方，尤详整复手法。	有木活字本藏中国中医科学院，1999 年人民卫生出版社收于《伤科集成》排印出版时加释定持序；湖南电子音像出版社则收于电子版《中华医典》。
			张羽中编撰	跌打损伤全书 2 卷	卷上载徐茂公秘传凶症歌、五绝轻重歌、十不治、致命穴、论脉、药法等，内脏损伤 40 症证治笔药、疗伤方 87 首；卷下生死决疑，次 72 种拳棒损伤症状用药，列方 31 首。	有抄本藏上海图书馆。

公元 (年)	清纪年	干支	作者	书名	考证内容	版本资料
1900	二十六	庚子	亡名氏原撰,吴郡黄寿南(福申,沁梅)纂补	女科心法纂补2卷	年初得见抄本《女科心法》两卷,以为论病入理,用药和平,乃专门家世守之秘本,遂校补编纂,为之撰序。原书不著撰述者,其编中有"兼山先生家训""学山先生训"诸语。	收于《黄寿南抄辑医书二十种》。
			湘垣黄訚村(蘧斋)撰	治疾日记不分卷	有本年自序。载录上年6月至本年2月间医案280余则,多属内科杂症。《联目》成于1887年,有误。	收于《蘧斋医学存稿二种》,有黄氏手稿本藏中国中医科学院。
			黄訚村撰	蘧斋医学存稿二种	又名《蘧斋医门杂著》,前有1946年唐成之识语。子目:《景岳发挥订误》不分卷,《治疾日记》不分卷。	有光绪间稿本藏中医科学院,《联目》定1887年稿本,而其《治疾日记》自1899年始下笔,又有本年自序,则非。
			镇江公济参药号编	镇江公济丸散膏丹全集不分卷	成药目录,分妇、儿、眼、外科,及胶、膏、露、油、酒等门类,各列小序、目录,述成药治证机理及功效、治法。有《续增》,前列序1篇,有目录,不分类。	有光绪刻本藏上海图书馆。
			亡名氏撰,常熟赵宗建(次候)藏	叶天士逸事、喻嘉言逸事	常熟藏书家赵宗建藏珍本秘籍,著《旧山楼书目》及《补录》《藏书记》。《旧山楼书目补录》载录二书各有抄本一册,然赵家藏书散佚,竟不知所踪。	1957年古典文学出版社有《旧山楼书目》排印本。
			亡名氏撰辑	药会图不分卷	有自序,为药物拟人化戏文,十出戏目:栀子斗嘴,陀僧戏姑,妖蛇惑众,金石斛降妖,威灵仙平寇,甘府投亲,红娘卖药,金钗遗祸,番鳖子造反,甘草和国。大略同上海中医药大学所藏山西郭秀《药会图》。	有抄本藏南京图书馆。其卷端题:药会全图新编十字梆子腔。
			亡名氏撰辑	药会图曲谱1卷	大略同《药会图》。	有光绪间抄本藏国图。
1901	二十七	辛丑	万邑王锡鑫(文选,亚拙,席珍子)撰	方便一书不分卷	前后无序跋,首列《药性六字经》,载种子奇方、安胎妙方、催生方等170余方,末附《养生宜习》《亚拙习古诗》《戒淫》《劝世歌》等。	有光绪刻本藏上海图书馆,收于《中国古代医方真本秘本全集·清代卷》64册。

续表

公元 (年)	清纪年	干支	作者	书名	考证内容	版本资料
1901	二十七	辛丑	亡名氏辑	中外医书八种合刻11卷	子目：罗定昌《脏腑图说》《脏腑图说症治合璧》《脏腑全图》《症治要言》《医案类录》各1卷，唐宗海《中西医解》2卷，丹波元简《脉学辑要》3卷，美国嘉约翰口译林湘东笔述《皮肤新编》1卷。	1899年至本年四川成都正字山房刻本藏中国科学院、中医科学院、南京图书馆、浙江中医药研究院及长春、南京中医药大学。
			亡名氏撰	脏腑全图1卷	图文兼施，阐述脏腑学说基本理论。	收于《中外医书八种合编》，有光绪间成都正字山房刻本。
			亡名氏撰	脉经图注不分卷	无署名、序跋、目录，与《脉经》无关，前半脉法，后半奇经，各列经文、诊法、穴位主治，载三部九候部位图、足脉图、指纹图、同身寸图，及列缺、照海等奇经八脉交会穴图8幅。	有本年新化三味书局刻本。
			龙游积善堂同人辑	辑要良方10卷	有本年自序，分急救、解毒、内、妇、儿、眼、喉、外、伤科及杂治10门99类，辑绎简易灵验之方。	有本年积善堂刻本藏长春中医药大学。
			武进程祖尉辑	济人神效方3卷	有本年自序。载各科证治331篇，篇中著论，论中有法，法中有方，每篇各有数方。	有本年经世文社石印本藏中国中医科学院、上海中医药大学。
			亡名氏原撰，莘桥曹磐甫（承安）抄传	验过奇方1卷	有本年曹磐甫序。先列医理，审脉象，察运气，探病源，明虚实，知畏恶；后半各科证治，载方百首。	有本年曹磐甫抄本藏上海中医药大学。
			广州横沙乡亦鹤楼坛庙编纂，卧云庐弟子招奋良刊送	孚祐帝君觉世经不分卷	亦鹤楼坛庙建于本年，编纂善书，附《吕祖灵签及仙方》，内容大体与《博济仙方》同。1918年招奋良募刊行世，多次重印。	笔者所读为无锡书友杨帆所藏己巳年美国三藩市至善佛道社重刊本。
			沈文彬（杏苑）编纂	药论1卷	有本年自序，揉合高鼓峰《药论随笔》及吴澹园处所得《药能》，分补、散、泻、血、杂5剂，载药221种。	有光绪间抄本藏上海中医药大学。
			闽县郑奋扬（肖岩）撰，民国四明曹炳章（赤电）增订	伪药条辨4卷	有本年自序、陈赞图序，卷首为《劝戒刍言》，辨析110种药物名称、产地、形色、气味、真伪。1927年曹炳章实地考察之后补充整理为《增订伪药条辨》，有曹氏及余祥池序，为今之通行本。	原本不见，《增订伪药条辨》有1928年绍兴和剂药局铅印本，1959年上海科技出版社排印本。

公元（年）	清纪年	干支	作者	书名	考证内容	版本资料
1901	二十七	辛丑	吴川吴宣崇（存甫）原辑，石城罗汝兰（芝园）增订，郑奋扬参订	鼠疫约编不分卷	吴撰《鼠疫治法》，罗订为《鼠疫汇编》，郑奋扬又重编，厘为 8 篇：探源、避疫、病情、辨脉、提纲、治法、医案、验方，撰序于前，又陈宝琛识语 2 则及凡例。	收于《珍本医书集成》。
			吴宣崇原辑，罗汝兰增订，高要黎培兰（咏陔）增纂	恶核良方释疑 1 卷	有本年黎佩兰、黄兴鹗序。黎氏撮《鼠疫汇编》之要为《鼠疫良方释疑》，就鼠疫释时症证治、方药加减及居处、衣服饮食、思虑、预防等事，附时症医案 9 则，又名《时疫方释疑》。	有本年肇城景福局、1906 年桂平会文堂刻本藏广东中山图书馆；1903 年劳守慎撰序收于《济众录》，更名《恶核良方释疑》。
			四明林烈贤（渭川）撰	毒证要略不分卷	有卢挺芳序，原名《全体新书》。内容：六证总论、毒症苦状说、致病原由说、倒提弊端说、遗患道路说、疳疮问答、应忌食物；补遗为方药问答、送诊毒门条规；下为《劝嫖论》1 篇，附诗 1 章。	《联目》《大辞典》不载，有本年刻本藏浙江中医药研究院，扉页作：光绪辛丑岁，四明渭川林烈贤著，《毒证要略》，上海永济善堂敬刊。
			上海唐千顷（桐园）原撰，施衍庆（箓舒）增订	增订大生要旨 8 卷	有本年施衍庆序、张人凤跋。增补唐氏《大生要旨》5 卷为 8 卷：卷 2《竹林寺女科》91 条，卷 7《福幼遂生篇》，卷 8 续增杂症诸方。	《联目》不载，《大辞典》载录，有本年刻本藏上海中医药大学。
			吴县李遂贤（仲都）编撰	达生编韵言 1 卷	有本年自序、施济序，有凡例。据《达生编》原意改为四言韵语，列《孕妇格言》4 章、《诸证治法》12 章、《诸证汤药》13 章，附录小儿脐风方 4 首。	有本年刻本藏苏州中医医院，卷端署：亟斋居士原本，吴县李遂贤仲都次韵。
			刘国翔编	保婴遂生编 1 卷	有本年自序。封面作：保婴经验合编，注：急慢惊风福幼，疗麻痘科遂生。专为辨别小儿急慢惊风及麻痘各症，集录前贤名医古近验方，与屡试屡效之方，备保护婴孩之法。	有本年刻本藏中国中医科学院。
			陈福昌（少时）编	陈竹园惊风鉴 4 卷	卷 1 保儿要旨、诊病歌诀、惊风总论；卷 2 急惊、咳嗽、发热、昏迷等 25 症 77 方；卷 3 慢惊、久烧不通、腹中气鸣等 17 症 57 方；卷 4 慢脾风、虚热不退、久泻不止等 14 症 42 方。	有本年刻本及 1923 年云南石印本藏云南省图书馆、云南中医学院。

续表

公元 (年)	清纪年	干支	作者	书名	考证内容	版本资料
1901	二十七	辛丑	荆州宝辉（玉珊）编	医医小草 1 卷，附：游艺志略 1 卷	有本年自序及春云、何声焕、迎喜雨亭序。医论，载精义汇通、六经提纲、说寒、说温、说疫等 17 篇；附《游艺记略》1 卷，有本年自序，以问答探讨营卫气血、外感伏气、三焦、奇经等有关理论问题。	收于《珍本医书集成》。
			无锡丁福保（仲祜，畴隐居士）撰	卫生学问答不分卷	有本年 2 自序及上年杨模序。二编九章，上编为总论、论全体、论饮食、论起居、论微生物、论体操、论治心 7 章，下编为第八章论医病浅理、第九章论医学门径。	《联目》《大辞典》不载，有本年石印本藏嘉兴、温州及绍兴鲁迅图书馆。扉页题：增订第四版，《卫生学问答九章》，辛丑九月无锡畴隐庐重印本。
			潘学祖辑	格致汇编医录 1 卷	医学笔记杂录，《联目》《大辞典》载录，笔者查访江西图书馆，未见其书。	有本年徐氏石印《格致丛书》本藏江西图书馆。
			萧山黄镐京（迁甫）撰	医学程式 4 卷	综合性医书，有本年自序 2 篇。卷 1 论药，卷 2 论脉，卷 3 诸证，卷 4 决证变化。民国《萧山县志稿》载录。	有本年石印本藏中医科学院、陕西中医药大学及南京图书馆等处。
			江阴钱荣国（缙甫）撰	知医捷径 1 卷	初级医学读物，又名《家常必备知医捷径》，有本年自序、1924 年曹家达跋。内容简易、语言浅显，载四诊、辨证、汗吐下和四法及伤寒、温病、内科杂病与妇科诸证辨证治疗。	有江阴钱氏石印本藏中医科学院、军事医学科学院、北京、天津、上海、南京中医药大学及上海、四川、广东中山图书馆。
			秣陵王澜（春溪居士）撰	王春溪明理活人论 1 卷	医话医论，有本年自序、自跋。载医学泛滥论、行医请医合论、校医十则、明医一大难、病家一大忌等 24 论，涉及医学源流、经络四诊及各科证治。	有本年刻本藏南京图书馆。
			山阴章氏世传，施梅崖、芝竹轩刊行	乳证仙方 1 卷	有本年芝竹轩序。载第一膏药仙方、第二发散方、第三攻毒方、出毒后火未净方、产后月内乳吹方、治男妇乳核方、孕妇乳房肿痛方、内吹单方、内外乳吹方、治乳痈方、橘香散、夏月治乳痈方、乳吹乳疬灸法、乳吹乳岩简便法、治产后回乳、乳头开花、治杨梅疮方、玉宝丹方，末注：光绪十三年六月录于申报。	《联目》《大辞典》俱不载，有光绪柯镇新街里宝籍斋刻本藏浙江图书馆。

公元（年）	清纪年	干支	作者	书名	考证内容	版本资料
1901	二十七	辛丑	瑞安陈葆善（栗庵，潄潆子）撰	燥气验案3卷	前有例言。葆善著《燥气总论》以明燥气为病之理，复录验案21则，以证之实践。《联目》《大辞典》俱不载。	有1921年永嘉敬乡楼抄本，并随《燥气总论》行世；2006年收于《温州近代医书集成》排印出版。
			丹徒姚龙光（晏如）撰	崇实堂医案1卷	有本年自序及薛书培、王之春序，茅谦跋。首载崇实堂医学刍言，次载医案40则，以外感温热延治误治为多。《续修四库全书提要》载录。	有稿本藏中医科学院，有本年刻本藏国图、中国科学院及北京、上海中医药大学，收于《三三医书》。
			常熟徐兆丰（实函）撰，徐士玉（琅卿），徐士初（颖伻）辑	徐氏第二世医案不分卷	首载徐士玉《南沙大树坡徐氏第二代医案序》。载春温、时温、风温、湿温、痧、瘟疫、暑、霍乱、泄痢、疟、伏邪、冬温、咳嗽、肝胃痛、嘈杂、肿胀、癃、恶寒、耳鸣、类中及女科调经、产后等病证验案400余则。	有光绪抄本藏南京图书馆。
			常熟徐士玉撰，徐居仁（省安），徐同藩（君屏），徐洪铨（选臣）辑	徐氏第三世医案不分卷	首载徐氏无署名《南沙大树坡徐氏第三代医案序》，谓又名《三世儒医案》。载春温、时温、风温、湿温、瘟疫、暑、霍乱、泄泻下痢、疟、伏邪、冬温、失血、虚损、肝风、肝胃肿胀、黄疸、瘕癖、跌闷及调经、胎前、产后等外感、内伤、妇科验案400余则。	有光绪间抄本藏南京图书馆。
			常熟徐同熙（省安）撰，徐景华（祝唐），徐景文（学勤），徐景章（品珍），徐景福（介范）辑	徐氏第四世医案不分卷	首载本年徐氏无署名《虞山大树坡徐氏四世内科医案序》。载"徐氏四世内科医案"200余则，"徐氏四世疡科医案"250余则。	有本年抄本藏南京图书馆。
			徐兆丰原撰，亡名氏抄传	徐实函先生秘传脉诀不分卷	首诊法、脉法2篇，次浮沉迟数滑涩诸脉象主病及奇经八脉、反关、趺阳、太溪、太钟诸脉宜忌，下为诊类提纲、妇人脉法、五脏绝脉、经脉歌，十二经络所属、流注、纳甲歌、引经报使，后附：慎斋吴楚识脉法。	《联目》《大辞典》不载，有清抄本藏常熟图书馆，无封面、扉页、序跋、目录，卷端题：《徐实函先生秘传脉诀》，署名处破损。成书年代不详，附载于本年徐氏医案之后。

续表

公元 (年)	清纪年	干支	作者	书名	考证内容	版本资料
1901	二十七	辛丑	合肥张士珩（竹居主人）撰	卫生二要1卷	气功著作，有本年自序，述双转辘轳说与踢足引气说二健身功法。竹居主人即合肥张士珩。	有本年冶山竹居铅印本藏国图。
			张松谷（午樵，三阳道人）撰	丹经指南2卷	气功著作，有1916年自序及席锡蕃、范昶、方硕辅、汤东晕序。以问答形式论述道家气功修炼中的疑难问题72则。	有民国间铅印本藏中医科学院，上海中医药大学原亦有藏，经查未见。
			江都丁爱庐撰	小炷录2卷	有1920年自序、凡例，又名《长生秘诀》《长生实验秘诀小炷录》。凡16篇，卷上为性命篇第一，依次为营养、节欲、律己、接物附秘密看破术、摄卫，卷下为气候附预占阴晴诀、乐观、运动、息静、浴濯、睡眠、衣服、居室、择要、育婴。	有稿本藏南京图书馆。
			杭州广济医院编	俟医浅说不分卷	为家庭卫生保健普及书，述诸病护理常识及简易治法，多用西药。	1903年上海美华书馆铅印本藏苏州中医院。
			正白旗端方（午桥，陶斋，忠敏）撰	劝汉人妇女勿再缠足说不分卷	前列本年慈禧懿旨，封面作：《端抚部劝汉人妇女勿再缠足说》。《联目》《大辞典》俱不载。	有次年刻本藏上海图书馆。
			钱塘丁申（竹舟），丁丙（嘉鱼，松生，松存）撰	善本书室藏书志40卷	分4部43类载录丁氏嘉惠堂善本书室所藏善本2653种，子部医家类60条63种，法家类4条6种，农家类2条2种，术数类《玄珠密语》1条1种，医书共67条72种。每书列卷数，注版本，明藏所，载撰人里籍、名氏、职官，条陈版本源流。	有本年丁氏家刻本，广陵古籍刻印社1986年线装影印，1990年中华书局收于《清人书目题跋丛刊》，2002年上海古籍出版社收于《续修四库全书》。
1902	二十八	壬寅	彭县唐宗海（容川）撰	中西汇通医书六种30卷	即《中西汇通医书五种》加《医易通说详解》2卷。	有1914年渝城沄洲书屋刻本。
			成汝渊（蓉泉）撰纂	总药释名录1卷	《联目》《大辞典》载录，笔者未见。	本年成寿康堂抄本藏贵阳中医学院。
			德清俞樾（荫甫，曲园）撰辑	春在堂全书（2种2卷）	医书子目：枕上三字诀、废医论各1卷。	2书为全书之《俞楼杂纂》卷44、45。
			俞樾撰	废医论1卷	以名医不足深信，药石不可乱投，养心寡欲，可臻寿考而为此，分本义、原医、医巫、脉虚、药虚、证古、去疾7篇。	为《俞楼杂纂》卷第45，收于《春在堂全书》。
			亡名氏抄辑	诊脉丛抄不分卷	无署名、序跋、目录，后附伤寒脉法，内容颇有重复处，其末署：光绪壬寅抄。	有本年抄本藏中国中医科学院。

续表

公元（年）	清纪年	干支	作者	书名	考证内容	版本资料
1902	二十八	壬寅	天长周丙荣（树冬）撰，裔孙周楣声重订	金针梅花诗钞不分卷	有本年自诗序。上篇针道，分楔子、刺法、刺序章，刺序章又分因时、察形、识禁、审经、辨脉、认症、忌偏、选穴、先后、取穴、择针、进针、持针、深浅、候气、导气、补泻、中机、防晕、留针、出针凡21节；下篇十四经要穴诗。先诗后注，共列诗326首。	《联目》《大辞典》俱不载，有稿本藏裔孙周楣声家，1982年周楣声增删重订，安徽科学技术出版社排印出版。
			丹徒姚训恭撰	霍乱新论1卷	有本年自序、1920年言同霁、李可亭序。内容：察脉、辨舌、余症、初治、治法、死候、杂论、医案，主张霍乱属热深厥深，用解毒汤、紫雪丹等。	有本年著者自刻本藏国图、中医科学院、南京图书馆、山东中医药大学、浙江大学医学图书馆等处。
			芰湄辑	吴王二温合刻	又名《温病条辨温热经纬合刻》，子目：吴瑭《温病条辨》6卷，卷首1卷；王士雄《温热经纬》5卷，附：亟斋居士《达生篇》1卷。	有本年文来书局石印本藏广州、河南中医药大学、扬州市图书馆。
			瑞安陈虬（志三，蛰庐，皋牢子）撰	瘟疫霍乱答问1卷	有本年自序、刘胜祥序。温州瘟疫霍乱流行，陈氏以白头翁汤、天行应验方、保命平安酒治疗有效。故以问答形式辨析瘟疫霍乱病因病机、治法方药。《续修四库全书提要》载录。	收于《中国医学大成》，2006年上海社会科学院出版社收于《温州近代医书集成》排印出版。
			慈溪虞振（莲君）述，陈锡昌（嗣村）辑	治急改良易简录不分卷	有本年徐清杰、戎献璠序、陈锡昌跋。霍乱专著，分导言、正例、问题、举隅、申禁5部分。	有本年文钰书坊刻本藏北京中医药大学、黑龙江图书馆。
			上杭包育华（桃初，鹏九，白髯叟）撰辑，包识生（一虚，德逮）编次	无安集活法医书5种9卷	医学入门丛书。子目：伤寒论章节5卷，杂病论章节、伤寒杂病论方法、经方歌括、无安集医论各1卷。	有本年闽杭耕心堂刻本藏河南中医药大学。
			包识生撰辑	伤寒论章节5卷	有1930年余德壎、蔡济平序及朱豪《包识生君小传》。为《伤寒论》白文，目录下注：即内科传染病学；分8篇：太阳病即头项背皮肤病、阳明病即面胸腹肌肉病、少阳病即颊颈胁筋骨病、太阴即肺脾病、少阴即心肾病、厥阴即心包络肝病、霍乱即后天胃病、阴阳易差后劳复即先天肾病，分章节，加句读。	收于《无安集活法医书》，1930年又收于《包氏医宗》第1集。

续表

公元（年）	清纪年	干支	作者	书名	考证内容	版本资料
1902	二十八	壬寅	包育华撰辑，包识生编次	经方歌括1卷	以五七言歌括述伤寒112方，金匮143方。1930年包识生一分为二，伤寒112方附于《伤寒方法》，金匮143方附于《杂病方法》，后均附加减权量歌，分别收于《包氏医宗》第1、2集。	收于《无妄集活法医书》。
			包育华撰，包识生编辑	伤寒方法1卷，附：伤寒歌括	前有1915年余德壎《包桃初先生传略》。即包育华《无妄集刿劂方》与《经方歌括》之伤寒部分，包识生重校易名。	收于《包氏医宗》第1集。
			包识生编撰	杂病论章节1卷	又名《金匮章节》，总目下注：内科学，疡科、妇人科学附；无序跋。各篇分章，如脏腑经络先后脉证，分治贵生克、三因、望法3章，条文分节句读，上有眉批言其要。	收于《无妄集活法医书》。
			包识生编辑	伤寒表1卷	有自序及1914年查凤冈序。分六经及霍乱、阴阳易、差后劳复8篇，凡24例、50章、397法，归纳伤寒大旨。	收于《包氏医宗》第1集为卷3；其卷4为《伤寒论讲义》，卷5为《伤寒方讲义》。
			包识生编辑	杂病表1卷	体例同《伤寒表》，无序跋。将《金匮》22篇为表，有篇目总表、各篇章节分表；下半部分解释总结各篇章内容，形式新颖，概括性强。	收于《包氏医宗》第2集为卷3；其卷4为《杂病论讲义》，卷5为《杂病方讲义》。
			包识生撰，包天白，包应申校	伤寒方讲义1卷	无序跋，分12章，第1章绪言，第2章伤寒方主药，第3-7章载主方16首、单方18首、偶方14首、复方10首、合方8首，第8章加减方16首，第9-11章载六经方32首，六淫方12首及八纲方，第12章为方义。	收于《包氏医宗》。
			包识生撰，包天白，包应申校	杂病方讲义1卷	无序跋，卷端署：闽杭包一虚识生氏著，男天白，孙应申校字。分二章，第1章前有总论，下分21节述金匮207方，第2章为方义。	收于《包氏医宗》。
			长洲赵廷玉（双修）撰	六经说1卷	前后无序跋，无目录，所载为伤寒六经病症。	收于《赵双修医书十四种》，有稿本藏中医科学院。
			赵廷玉撰	伤寒条解1卷	无序跋、目录，选300条原文按六经编次，逐条注解。	收于《赵双修医书十四种》。

公元（年）	清纪年	干支	作者	书名	考证内容	版本资料
1902	二十八	壬寅	赵廷玉撰	伤寒明理论 1 卷	有杂论 20 则，证论 50 则，内容同成氏。	收于《赵双修医书十四种》。
			顺天三河县何景才（羡亭）撰	外科明隐集 4 卷	有本年自序、何温祥、石钰亭序。辑录、修正《金鉴》外科歌括并加按语诠注，卷 2 详述阴、危、险、败、逆症，卷 3 疔毒，卷 4 外治法及常用方，附医案汇录 2 卷。	有本年京都文光楼福善堂刻本藏国图、首都、辽宁、吉林图书馆、中医科学院、上海中医药大学。
			仁和高雨编撰	医学阐要不分卷	入门读物，有本年自序、高定安跋。载论 38 条，首望闻问切论、表里虚实寒热辨、内伤外感说、内伤外感辨，次望色、闻声、问证、切脉，次五脏苦欲补泻标本论、八法、脉法、原病、治病、方药等，末为医生、病家、药肆之误。	有本年刻本藏长春中医药大学。
			卧云轩主人撰	医学精要奇症便览 1 卷	有本年自序。首列脏象经络、病机脉要、诊候运气、审治生死杂论及治病诸法；后载病家无鬼神论、用药得宜篇、诊病论诸论以阐述临证心得；卷末列八卦图、外科序、外科用方及杂句诗歌等。	有光绪稿本藏上海中医药大学。
			迁安康应辰（晓峰，宿卿）撰	医学探骊集 6 卷	综合性医书，有本年自序、1909 年刘文滋叙。卷 1 论脉，卷 2 为诸经穴法，卷 3 针药主治，卷 4 - 6 各科证治。	有本年石印本藏中医科学院，1910 年石印本藏上海、南京、广州中医药大学。
			顺德叶桐撰辑	小儿全科 3 种 7 卷	子目：疹痘心法 3 卷，哑科全集 3 卷，小儿幼科 1 卷。	有 1903 年粤东崇正善堂刻本藏上海中医药大学。
			上海毛祥麟（瑞文，对山）撰	对山医话 4 卷	无序跋，载食饴喉噎、吞发胸痛、暴卒、蛇击死等疑难怪症及治法，评析 30 种药物性味功能。别著《墨余录》，摘录涉医者为《补篇》附后，介绍医林逸事及防疫圣治丸。《续修四库全书提要》载录。	收于《三三医书》，《中国医学大成》辑录《补篇》。
			锡山杨龙九（鸿山）原撰，海虞陈坤培传，新阳王景华（士翘）编订，海虞张谔（汝伟）增评	重订囊秘喉书 2 卷	有本年俞养浩序、王景华跋，1915 年张谔增评，撰有序跋、凡例，《续修四库全书提要》载录。首诊法、辨证，次分类 40 证，次治法 41 则，次丹散汤丸 79 方、制药十法，于咽喉口齿诸证治，颇为详备。	收于《中国医学大成》。署为杨龙九撰喉科抄本有：《杨氏喉科要诀》1 卷、《喉科真诀》不分卷、《咽喉急症秘书》1 卷、《杨龙九喉科》不分卷。

续表

公元 （年）	清纪年	干支	作者	书名	考证内容	版本资料
1902	二十八	壬寅	钱塘张采田（孟劬）撰	白喉证治通考1卷	有本年自序，凡五篇，《诸家论略附麻疹》《药治禁忌附不治现症》《喉症治案附疑似治案》《抉微辨谬》《主治验方附疹方》。	有本年刻本藏国图、医学科学院、浙江图书馆、山东中医药大学，收于《医药丛书十一种》。
			黄述宁（澹翁）撰	黄澹翁医案4卷	前有1920年周小农叙，载案36则，方88首。	收于《珍本医书集成》。
			揭阳孙西台（言言）撰	昼星楼医案不分卷	前有《孙女士述略》1篇，载吐血伤肝、齿血阴亏、目痛伤风、小儿急惊、血崩伤寒等内妇儿科临症验案100余则。	有上海震东学社石印本藏上海、湖北中医药大学、浙江中医药研究院、南京图书馆。
			江阴高思敬（憩云）撰	高憩云外科全书十种	有民国初年湛耀斋、晏宗凯、丁国瑞、张际和等序。现存7种18卷，子目：外科医镜12卷，逆证汇录，外科三字经，六气感证，外科问答，运气指掌，五脏六腑图说各1卷。《续修四库全书提要》载录。	1917年天津华新印刷局铅印本藏医学科学院、中医科学院、首都、天津图书馆、天津、山东中医药大学、浙江中医药研究院等处。
			高思敬撰	外科医镜12卷	有1900年自序、盛钟岐跋及本年王志祥、下年晏振恪等序。以十二辰分部，子部论说，丑部选方300余首，寅部脑疽、发背、搭手疔疮诸大证，卯部流注，辰部头面诸证，已部以下备诸杂证。	收于《高憩云外科全书》。
			高思敬撰	六气感证1卷	1914年杨福先序，又名《外科六气感证》。以六气分6门，每门有二气相感、三气交侵，就症状、病因、方药，编成歌括。	收于《高憩云外科全书十种》，为外科学著作，非外感温热病书。
			高思敬撰	逆症汇录不分卷	有1916年李恩第跋，载列外科险恶逆症24案。	有1916年铅印本藏浙江中医药研究院，收于《高憩云外科全书十种》。
			高思敬撰	运气指掌1卷	有1916年自序，编辑运气歌括，并摘录《六元正纪》逐年胜复、邪正对化，为之图说。	有1917年天津华新印刷局铅印本藏天津中医药大学，并收于《高憩云外科全书》。
			藏医米彭·南杰嘉措撰	人体所需八方	又名《杂病简易疗法》，藏医著作。分强身养生、皮肤润泽、汗液维护、消除身体异味、毛发营养、制伏病症、维护色泽声音、牙齿保健8部分，故称八方。	《联目》《大辞典》不载，《中医文献辞典》载录。

公元（年）	清纪年	干支	作者	书名	考证内容	版本资料
1902	二十八	壬寅	日本四方文吉著作，湘乡李晟、镇海虞泰祺译述，蒲圻贺尹东校阅	齿牙养生法不分卷	首载诸齿图状，附以说明；载列牙齿机能、与其他疾病关系、婴儿期注意事项、乳齿及其交换时注意点、除齿垢、填充、义齿、牙齿与砂糖、铁浆、烟草关系等内容。	《联目》不载，有本年宁波文明学社铅印本藏常州图书馆。
1903	二十九	癸卯	无锡丁福保（仲祜，畴隐居士）撰	历代医学书目提要不分卷	有本年自序，载22类1487种，类前有简略说明，每书列著者、卷数，无提要及版本。	有1910年文明书局铅印本藏山东、南京、浙江、重庆图书馆、上海中华医学会，有民国上海医学书局铅印本。
			瑞安陈葆善（栗庵，漱潆子，笃迦子）撰	本草时义1卷	有本年自序，载药117种，所引《本经》即陈修园《神农本草经读》，次序亦近，遇有疑义，附识新解，因名。书成未刊，1931年嗣子陈准校订出版。	1931年上海中医书局出版铅印本，列"漱潆斋医学丛书"之三，四川、重庆及广东省立中山图书馆有藏。
			上虞沈寄闲（大觉居士）撰	医学正所正不分卷	有1901年自序、本年章达观序。就张筱浦《辨正论》之偏，正其所正，以昭然灵素之奥，故名。《联目》《大辞典》俱不载。	沈氏以是书附梓于法约之末为"外集"，以示非行者所宜专意，收于《珍本医书集成续编》。
			亡名氏抄辑	脉学丛抄不分卷	《联目》《大辞典》载录，笔者未见。	有本年鲁氏抄本藏中国中医科学院，经查未见。
			荆州宝辉（玉珊，西园居士，两湖钓翁）著	资生篇不分卷	分内外篇。外篇述纲、六淫致病、八法治病；内篇介绍外感内伤见证、五脏病机、疾病证治。	有本年刻本藏中国医学科学院。
			吴门顾时田（相轩）撰	伤寒秘要1卷	无序跋、目录，分97目阐述伤寒证候，附述方剂及其加减变化，大体类同《伤寒补天石》。	有本年抄本藏中国中医科学院。
			山阴娄杰（受之）撰	温病指南2卷	有本年自序、1925年邱沅序，有凡例。本《条辨》，参《临证指南》《温热赘言》而成，内容：总论、伤寒辨、风温、湿温三焦辨治，附温病治法要略18则。	有本年听虚馆刻本藏国图、中医科学院及河南、陕西图书馆等处。
			钱文骥辑	温病条辨症方歌括不分卷	有本年自序、凡例。按原书次序，将温病诸证治药编为歌诀，以利记诵。	有1904年刻本及民国上海中医书局铅印本藏北京、上海中医药大学。

续表

公元 (年)	清纪年	干支	作者	书名	考证内容	版本资料
1903	二十九	癸卯	刘维之撰	温病条辨歌括、温病方歌合辑不分卷	有自序无纪年。将《温病条辨》证治方剂编为歌诀以便记诵。	有抄本藏上海中医药大学。
			济宁刘澄鉴（印湖）撰	湿温证治不分卷	有本年自序及傅承勤、李振纶序。录叶天士《医效秘传》，谓湿温之症合少阳、少阴、太阴三气而成，辑古今成方而损益变化。末附咽喉证治、经验数条集隘、表里论。	有本年刻本藏浙江中医药研究院。《联目》《大辞典》另载亡名氏同名书2卷藏浙江中医药研究院，然查无其书。
			陈望三（明经）撰	时证论不分卷	陈氏总结时症治疗经验，如时邪挟湿吐泻骤作，用青麟丸、六曲、枳壳炭、人中黄等。附治疯狗咬、救跌打损伤诸经验方。	收于蔡熙和《证治摄要》，有1905年醉墨轩刻本藏上海中医药大学。
			黄岩许耀光（瑶圃）撰	温病全谟6卷	原名《温病条辨辨》，就吴氏原书删其误而补其遗。以寒湿痢疽等症均属杂病，非温热本病而删之，恐以紫乱朱也。	《联目》《大辞典》不载，《浙江历代医药著作》载录，书藏于家，未刊。
			山阴周伏生编次	婆心佛手编2种2卷	有本年韦志鸿序。子目：潘恭豫《良方辑要》、张正《外科医镜》各1卷。	有次年石印本与1917年敬德堂铅印本藏上海中医药大学。
			会稽蒋公愉，高要黎培兰（咏陔）原撰，南海劳守慎（朗心）辑	济众录2种2卷	子目：蒋公愉《蛊胀脚气经验良方》、黎咏陔《恶核良方释疑》各1卷。	有本年南海劳礼安堂刻本藏北京师大、中医科学院、浙江中医药研究院。
			劳守慎撰	经验杂方不分卷	有本年自序，分二部，上部载急救解毒方120首，下部述痰核瘰疬癥瘕诸杂症辨证方药。	有本年广州宏经阁刻本藏广州中医药大学。
			劳守慎撰辑	省躬录2卷	前有1898年黎钧泽、李寿昌、谢斗山等人合序，为善书，后附《经验杂方》《恶核良方》。	《联目》《大辞典》不载，有本年广州英华书局石印本。
			山阴徐书（文勳，简庵）摘录	外科秘传摘要不分卷	无序跋，目录下署：简庵氏徐书录于屏山草堂；真人活命散前署：余杭陶节庵先生编集，山阴徐文勳摘录。文勳为其字。摘录各家外科用方260余首。	有清抄本藏中国中医科学院。
			无为陈万镒（含珍）撰	外科秘传2卷	前有例言，总论痈疽，区别阴阳；分述肺疽、石疽、乳痈、子痈、流注等28症证治，汇录外科43方；记述杂症18种治法；末则杂录内、妇科验方。	有稿本藏中国中医科学院；2003年浙江科技出版社据唐成之家藏写本校勘排印，收于《近代中医珍本集》。

续表

公元（年）	清纪年	干支	作者	书名	考证内容	版本资料
1903	二十九	癸卯	归安包三鏸撰，包岩（衡村）编次	包氏喉证家宝1卷	无序跋，首《攻洞天》，次《咽喉总论》述其原，辨症状，详用药，别类证，附吹药验方及煎药各方，列咽喉七十二证考。	本年初刻本藏上海中医文献馆，1959年整理编订为《重纂包氏喉证家宝》，又收于《中国医学大成》。
			包岩撰	妇科一百十七症发明1卷	有本年自序、包延青跋，列述经带胎产杂117症证治，以按语引申阐发。	有本年刻本藏首都、南京图书馆、浙江中医药研究院，2003年收于《近代中医珍本集》排印出版。
			林月函，鄞县郑启寿（卜年）撰	麻瘄必读2卷	上卷为林月函传《秘传经验麻科至宝》，有本年王瑞图序、凡例、跋；下卷郑启寿《郑氏瘄略》。	有本年刻本藏黑龙江中医药大学，有民国上海千顷堂书局石印本。
			徐棣三（棠奎）撰	麻科至宝不分卷	释麻疹含义，述病因病机、形色、部位，讨论麻疹分期诊治，介绍各家麻疹论治、用药经验，列25种病症治法方药，后附麻疹155方。林月函传。	有本年刻本及1926年上海千顷堂书局石印本藏上海图书馆，收于《麻瘄必读》《麻科至宝沈氏麻科合编》。
			王瑞图（芝谱）编纂	麻科至宝沈氏麻科合编2种2卷	有本年王瑞图自序同《麻瘄必读》王序。子目：《麻科至宝》《沈氏麻科》。	有本年海门林裕源石印本藏上海图书馆及北京、山东中医药大学。
			明·松江沈惠（民济，虚明山人）原撰，清·姜琴舫抄传	沈虚明先生痘疹全集2卷	《联目》《大辞典》载录，笔者未见。明松江沈惠，字民济，号虚明山人，撰医书9种，有儿科《全婴撮要》《活幼心书》等，有痘疹专书《扁鹊游秦》。沈虚明即沈惠，是书或《扁鹊游秦》别本，笔者未见。	本年姜琴舫抄本藏新疆医科大学、广西图书馆。
			明·沈惠原撰，清·朱庆甲、朱曜素抄读	痘疹正觉全书6卷	无序跋，有目录。卷1考痘源，审症候、观部位、辨生死、明治法；卷2以问答述痘症轻重、诊治要略，卷3痘科兼夹惊、吐、泻、喘、搐等证治；卷4–6痘症分期论治。	有抄本藏上海中医药大学，封面署：主人朱庆甲所有，朱曜素读，春王月置；卷端署：沈虚明先生痘疹正觉全书。
			南汇邢建明撰	咽喉秘授1卷	又名《应验咽喉秘科》，前有序无署名、纪年。先专论急喉风，详言其不治、可治、难治；后述咽喉看法、绝症、绝形、咽喉27症证治。	有本年古黟务本堂抄本藏上海中医药大学。

续表

公元（年）	清纪年	干支	作者	书名	考证内容	版本资料
1903	二十九	癸卯	双流刘子维原撰，民国崇庆李俊（子俊）诠解	圣余医案诠解1卷	分14类，载214案，首列病状原文，次载刘氏治验记录与医方。1944年李俊为之诠解，说明病机方义，有李俊、张骥、王睢、张国铨序。	有1944至1945年成都德胜印刷纸社铅印本及1946年成都李重俊堂刻本。
			蓬莱张士骧（伯龙）撰	雪雅堂医案2卷	有本年自序及1920年周小农序，有凡例。以时为序，不分门类，载1894－1903年间医案800余则，末附《类中秘旨》论类中风证治。	有次年铅印本藏黑龙江图书馆，有绍兴医药党报刻本藏上海中医药大学，收于《国医百家》。
			亡名氏撰，清·长沙叶德辉（奂彬，直山，郋园）辑佚	素女经1卷	原佚，叶德辉据《医心方》卷28辑佚，有序。其书为房术之鼻祖，杂出玄女、采女问答，所载七损八益，可为《素问·阴阳应象大论》注解。《联目》《大辞典》俱不载。	收于《双梅影闇丛书》。
			亡名氏原撰，阳湖孙星衍（渊如）重辑，叶德辉增辑	素女方1卷	又名《素女经四季方》，有1810年孙星衍序、本年叶德辉序。孙氏据《外台秘要》辑录方5首，尚佚2首未得，收于《平津馆丛书医类四种》；叶据《千金》所载茯苓方2首，乃采女得自彭祖传之素女者，确认为原书所佚，录出附后，遂使其书得全。	收于《双梅影闇丛书》，并见平津馆本《千金宝要》《医部秘梦三种》《丛书集成》。
			亡名氏撰，叶德辉辑佚	玉房指要1卷	据《医心方》卷28辑佚，仅寥寥数条，叶氏以为或即一书异名，或撮书中要指，别为卷帙，俱未可知。	同上；又收于《中国古代房中养生秘笈》，2001年中医古籍出版社出版。
			亡名氏撰，叶德辉辑佚	玉房秘诀1卷	有本年叶德辉序，饮食男女之节，可以致中和位育之功，其所言形势，皆所以调和百脉，平冶性情，后附方书，无金石克伐之剂。诚养生之秘旨，保命之奇方。	同上，《新唐书·艺文志》作《冲和子玉房秘诀》十卷，张鼎撰。
			亡名氏撰，叶德辉辑佚	洞玄子1卷	有本年叶德辉序，极、际、制、禁，养性以延齿，胪列30法，为后世秘戏滥觞，其和血脉，去痰疾，医家重之，并相援引。	收于《双梅影闇丛书》。
			叶德辉辑	双楳景闇丛书（6种）	医书子目：素女经，素女方，玉房秘诀，玉房指要，洞玄子，天地阴阳交欢大乐赋。	有1903－1911年长沙叶氏自刻本和1927年双梅阁铅印本。

公元（年）	清纪年	干支	作者	书名	考证内容	版本资料
1903	二十九	癸卯	叶德辉著	于飞经10卷	有自序、自传，内容：理性、选品、上相、验记、阳养、阴滋、春媚、幽秘、术异、吐纳，篇各1卷，卷仅1、2叶，篇幅不大。	《联目》《大辞典》不载，收于《郋园丛书》，2007年收于《叶德辉集》第2册。
			金僩庵传	房中八段功不分卷	有金僩庵自序无纪年，金氏《药功真传秘抄》名《丹房八段锦》。述导引吐纳综合功法，非房术书。	有民国上海中西书局铅印本藏上海中医药大学。
			唐成之（求是庐主人），罗绍传（知足斋主人）撰辑	缠足受病考不分卷	《联目》《大辞典》载录，笔者查找无着，未见其书。	有本年长沙石玉麟堂刻本藏上海中医药大学，然经查未见。
1904	三十	甲辰	清太医院增辑	太医院增补青囊药性赋直解8卷	又名《医方药性初学要诀》。卷首"四言举要"，卷1药性总论，卷2-5药性各论，卷6-7证治，卷8药性诸赋，卷末药性通论歌括。	有本年宝庆洋隆书舍刻本藏首都图书馆、湖北中医药大学。
			山阴周岩（伯度，鹿起山人）撰	本草思辨录4卷	有本年自序，卷首载绪说，评论中西医学，褒贬《医林改错》《中西医汇通》《全体通考》诸书，载录辨析128种常用药。	有本年山阴周氏微尚室刻本，收于《珍本医书集成》。
			亡名氏抄辑	脉诀杂录不分卷	《联目》《大辞典》载录，笔者未见。	有本年冯会昌抄本藏中医科学院，经查未见。
			何仲皋（汝夔）撰	经穴考正1卷	《联目》《大辞典》载录，笔者查找无着，未见其书。	有本年石印本藏华西医科大学，民国成都学润印刷社铅印本藏四川省图。
			王氏亡名注，德阳刘子雄校刊	夏小正1卷	有本年自跋。《夏小正》农家授时之书，记述节气物候，暇时与诸生论说，取经解孔本以阐说其义，取足致用。	本年成都尊经书局刊本，1999年华夏出版社收于《中国本草全书》374卷影印出版。
			林凤翥（翀霄）撰	医学摘要4卷	有本年自序。卷1《脉诀菁华》，附《脉歌》；卷2《针经十二经脉歌》附温凉补泻药歌、本草药味；卷3大家名言至论及杂病、伤寒证治与妇科证治；卷4蒋示吉《伤寒及变症说约歌》。	有本年刻本藏中国中医科学院。卷端刷印木牌谓：此板现存保定府羊淑胡同中间小巅南邻路东德润斋刻字局。

续表

公元 (年)	清纪年	干支	作者	书名	考证内容	版本资料
1904	三十	甲辰	武昌柯逢时（巽庵）撰辑	武昌医学馆丛书八种96卷	子目：经史证类大观本草31卷，本草衍义20卷，伤寒论10卷，伤寒总病论6卷，伤寒补亡论20卷，类证增注伤寒百问歌4卷，活幼心书3卷，自撰大观本草札记2卷。	有1904年至1912年柯氏武昌医学馆刻本藏中国国家图书馆、中国中医科学院及湖北省图书馆。
			武进张秉成（兆嘉）撰辑	成方便读4卷	有本年自序、凡例。仿《医方集解》例，分补养、发表、攻里、外科等21类，载290余方，编成七言歌诀。	有1933、1940年上海千顷堂书局石印本等多种版本。
			善化鲍相璈（云韶）撰辑，古吴陆啸松增广	校正增广验方新编16卷	首载善化鲍氏原书序言、凡例、目录，其新增则注于分卷目录之下，如卷1头部下注：新增治头风各方、雷头风痛、发不落不白、治秃头疮；目部下注：新增附后，治产疹痘风眼、偷针眼、目多泪、治痘后目瞖、眼目生翳。	有本年上海洽记书局石印本，收于台中文听阁图书公司影印《晚清四部丛刊》第9编第87册。《联目》《大辞典》载陆氏《新增正续验方新编》不分卷，上海汇文堂石印本藏浙江大学，经查未见。
			聂缉规（仲芳）辑	各种经验良方不分卷	《联目》《大辞典》俱不载，搜集各种经验良方，制药施送，俱见神效。因附于其重刻《治喉捷要》之后，有聂氏自跋。	有清刻本藏国图，收于《中国古代医方真本秘本全集·清代卷》43册。
			桐乡孔广福（履成，行舟）撰	记忆方诗12卷	有本年自序、卢景昌、徐焕藻序。遵景岳八阵之制录方383首，卷8-12则为妇人、小儿、痘疹、外科，载明制方者、病证、药品、煎服加减法，方后有七言诗。	有本年桐乡徐氏颐园铅印本藏山东、陕西、湖南、成都、上海中医药大学及上海图书馆、苏州大学炳麟图书馆，另有抄本。
			四明黄秉越（心甫）纂辑	急救良方不分卷	有本年自序，为救治霍乱吐泻、绞肠痧痛、跌仆损伤、妇人血崩、胞衣不下、中毒等列方43首。	有本年刻本藏天津图书馆。
			吴县汪允伯（克让）辑	医学精华12卷	有本年自序、1909年陈秉钧序。前10卷列外感内伤、伤寒温病、跌仆损伤、斑疹丹毒、痔漏内痈、女科儿科疾病证治百篇，后2卷则为外科证治。	有本年抄本藏上海中医药大学。
			来雍（肃甫）辑	医林集览1卷	有本年自序。首述医理及诊法，次则外感内伤、各科证治，再次诸证方药。	有本年稿本藏上海中医药大学。
			闽县陈登铠（铁生）撰	八种风疾专科手稿1卷	《联目》《大辞典》载录，笔者未见。	有本年稿本藏福建省图书馆。

公元 (年)	清纪年	干支	作者	书名	考证内容	版本资料
1904	三十	甲辰	善化黄皖（紫云）撰辑	黄氏医绪 14 卷	有本年自序。卷 1 叙例脉法，述医理及诊法；卷 2－13，分风、寒、暑、湿、燥、温、疫、虚、妇、幼十门，以六经三焦分目，列述诸病证治；卷 14 解错、补遗；附《救伤集成》《解毒集成》。	有本年经铿家塾存几堂刻本藏中国中医科学院。唐成之序《蓬斋医学存稿二种》曰紫云先生著《医绪》，知黄皖字。
			黄皖撰	救伤集成 1 卷，解毒集成 1 卷	方书，二层楼格式，下七言歌诀述证，上小字述方。《救伤集成》汇集治疗五绝、四急、五重、伤禁、杂伤五门急证验方，《解毒集成》解大毒、次毒、小毒、食毒、外毒、蛊毒诸毒治法，皆编为七言歌诀。	附于《黄氏医绪》，封面、卷端亦题《医绪》。
			亡名氏撰录	外科秘传不分卷	又名《痈疽诸方》，无署名，无序跋、目录，后附《秘传麻疯三十六症》。中医科学院另藏亡名氏抄本《外科新言授录》不分卷，又名《痈疽诸方》，亦附《秘传麻疯三十六症》。经查不见，当为是书另名。	有本年抄本藏中医科学院，扉页作：《痈疽诸方》，光绪癸卯、甲辰年订；又删去癸卯二字。末题：留言救人，永垂不朽，救灾延寿药师佛，珍视勿失。
			亡名氏撰录，孟亭集	秘传麻疯三十六症不分卷	无序跋、目录。内容：首总论，次川芎丸、川吊合丸、七乌丸、牛黄搜风丸、疯症八宝丹等方，次经验疯症、疯症用药论、辨三十六症，次古今独步经验、天罡加减丸、消疯败毒内攻外灸、便捷效方，次所忌物、日用食物、草药方、专治九种疯症、辨三十六症总法用药加减，次面上如松子瘤阳症、自足而生阴症用药得法、用药膏、五死加减用药、药酒、秘传大麻疯真方。	附于《外科秘传》，有本年抄本藏中国中医科学院，无撰辑者署名，封面署有"孟亭集本，民十年冬月"。
			房山刘青授编撰	救命奇方续命胶续编 1 卷	有本年自序。首金创外科，附以杂证，载接骨神效方、回生第一仙方等 94 方，以外伤科为主。	1839 年文奎斋刊《活人息事方》后附有《续命胶续编》。
			平阳徐润之（松生，松龄）撰	最新三字达生篇不分卷	有本年池志澂序，有自序无纪年。编为三字俚语，初名《达生三字真言》，又作《育麟三字真言》，以"勿临盆"为全书之宗旨，分产育、胎前、产后 3 门。1912 年有续篇。	为《松龄医铎》第 4 编，民国元年温州务本书局石印本藏温州市图书馆。

续表

公元（年）	清纪年	干支	作者	书名	考证内容	版本资料
1904	三十	甲辰	吴郡黄寿南（福申，沁梅）编	烂喉痧集记3卷	有本年自序。上卷陈耕道《疫痧草》，中卷叶天士、李纯修、祖鸿范、屠彝尊、计楠、高锦庭等名家论说，下卷为医案；附：杏林斋主人《喉痧汇论》、黄氏《白喉风大略》《痧痘斑疹大略》。	收于《黄寿南抄辑医书二十种》。
			黄寿南撰	不倦庐观书札记1卷	医论医话，无序跋，摘录读书笔记。	同上，与《伤寒类辨》《类伤寒辨》三书共一册。
			新安俞世球（得玙，诗僧，梦兰草堂主人）撰	医学及门1卷	俞氏与门人侯智元、朱大倬论医纪录，有本年侯、朱2序。讨论医书读法、四大家分而见其偏合而得其全及柴胡用法、儿科证治。	有本年上海时中书局铅印本藏上海中医药大学、苏州中医院。
			娄县陈宗彝编	育婴汇讲不分卷	作者为松郡育婴堂司事，著幼婴儿养护普及读本。无序跋，载初生将护、婴堂新收将护、授乳、与哺、衣褓、眠抱、慎疾预防、有疾调护、审证因治法、相寿夭、寓教育、外洋天然、人工养育诸法15篇。	有次年松郡育婴堂刻本藏上海中医药大学。
			陈宗彝原辑，顾保圻改编	育婴浅讲1卷	前有例言，为《育婴汇讲》之改编本。	上海图书馆、上海中医药大学有藏。
			亡名氏辑	幼科三种9卷	子目：翁仲仁《增补痘疹金镜录》4卷，夏鼎《幼科铁镜》2卷，熊应雄《小儿推拿广义》3卷。	本年上海书局石印本为初刻本，有版本十余种。
			睢邑胡爱山（希九，生生子）撰	牛痘真传1卷	有本年自序、张庆勋序。首载中国、外国痘证传染考及牛痘新法考，并述选医、选浆、择地、择人、浣洗、择日、审时、取穴、针法、手法、验看、催浆、放毒、取浆等操作方法与注意事项，附牛痘问答。	有1908年武昌时新书馆铅印本藏中国中医科学院。
			亡名氏撰	眼科秘旨2卷	卷上阐述五轮辨证，卷下眼科外用药炮制、研炼、配伍、用法，末附眼科七十二症证治。前有甲辰年希尧序，或为伪托。	有本年红杏山房刻本藏河南、南京图书馆，又有翠竹山房、文星堂、两益堂等多种刻本。
			吴县王霖（新之）辑	磨镜录3卷	子目：邵杏泉《三折肱邵氏原稿》二卷，魏仲淘著王霖编《桐花寮方案》《顾西畴方案》《云间何嗣宗医案》《薛生白疟论》。	有光绪抄本藏中国中医科学院，3册作3卷，凡168叶。

公元 (年)	清纪年	干支	作者	书名	考证内容	版本资料
1904	三十	甲辰	魏仲淘原撰，王霖编辑	桐花寮方案 1卷	无序跋，载内外妇儿科医案140余则，每案简述症状、脉象、方药组成、主治等。	有 1906 年抄本藏中医科学院，亦见于王霖所辑《磨镜录》。
			青浦赖元福（嵩兰）撰，淀滨居士手抄	赖氏脉案 2卷	又名《碧云精舍医案》，前有巢念修识语，代诊门人 15 人，多上海、青浦、苏州、昆山、松江等处人。	有本年巢氏縢馥居抄本藏上海中医药大学，夹门诊方案一纸，钤"珠街阁赖"阳文方章。
1905	三十一	乙巳	锡山周憬（莘农）辑	周氏易简方集验方合刻 2卷	有本年自序、金乃基序。卷 1 为《周氏易简方》，卷 2 为《周氏集验方》，汇订内症、急救、伤科、眼目、喉症、妇科、幼科、疮毒 8 门，凡 348 方，附戒烟、少饮、节欲、延年益寿卫生诸法。	有 1916 年绍兴学报社铅印本藏国图、中国科学院、中医科学院、上海中医药大学及首都、苏州、陕西、浙江图书馆，收于《医药丛书》。
			建德周学海（澄之）撰	伤寒补例 2卷	有本年自序。补伤寒例的"伏气变为温病"理论，为外感热病开辟新径。《续修四库全书提要》载录。	收于《周氏医学丛书》《中国医学大成》。
			亡名氏撰	酷寒亭验录不分卷	无署名、序跋、目录。载伤寒 37 证治剂歌诀；次按歌诀所述症候详注治法方药。	有抄本藏中国中医科学院。
			无锡沈金鳌（芊绿，尊生老人）原撰，丹徒刘鹗（铁云，公约，洪都百炼生）补正	要药分剂补正 10卷	有本年汪铭业序。1773 年沈金鳌撰《要药分剂》按十剂载药 420 种，刘鹗书增 182 种，载药 602 种，仍按十剂分类，以小字注性味、七情，正文列主治、归经、前论、禁忌、炮制。	有稿本藏中国中医科学院，其书口题有"抱残守缺斋著书稿"。
			华阳曾懿（伯渊，朗秋）撰	诊病要诀 1卷	前后无序跋，分《脉论》《舌色论》2 篇。	收于《曾女士医学全书》，1933 年苏州中国医学研究社铅印本藏国图与上海、南京中医药大学。
			曾懿撰	女学篇 1卷	妇幼保健家庭生活著作，有本年自序及张百熙、端方序。章节体，首列总论，下分结婚、夫妇、胎产、哺育、襁褓教育、幼稚教育、养老、家庭经济学及卫生 9 章，章下分节，表达对女性教育的见解。	收于《古欢室医书三种》，有 1907 年长沙初刻本藏中国中医科学院。

续表

公元（年）	清纪年	干支	作者	书名	考证内容	版本资料
1905	三十一	乙巳	吉孝骐，吉孝敬抄辑	脉学杂抄不分卷	无序跋、目录，载六大六小脉诀、六脉、诊孕妇脉、诊室女脉诀、诊四季脉、五行相生脉、相克脉、六经脉、六阳脉、定生死脉候歌、内因脉、外因脉等，均七言歌诀。	有本年抄本藏中国中医科学院，封面有"吉孝骐""吉孝敬"字样，当为抄辑者名号。
			南海梁龙章（达樵）撰	辨证求真不分卷	有本年杨凤朝、程瀚、雷启清、程海4序，立医议、辨证、求真3项，以"省城十二甫梁仁心斋参考大易数理内经运气"为名，列《时症方论》《时疫方论》《急救时症方义》3篇救治鼠疫，尤为独到之论。	《联目》《大辞典》不载，有本年广州维新印务局铅印本藏广东省中山图书馆，2009年收于《岭南中医药文库》影印出版。
			丹徒吴士锜（兰宾，虑道人）集解	六淫疠气证治异同辨3卷	有本年自序。述六淫与疠气之病各有见症，症各有方，病各有变，变各有法，断非伤寒一书所可统治。	有本年自芸书屋抄本藏甘肃中医药大学，署：虑道人兰宾吴士锜集解。
			吴士锜编撰	杂症须知不明卷数	卷端署：丹徒吴士锜兰宾汇编，男舜龄瑶卿校字，女小兰、媳何佩瑶全校。述头痛、面痛、心痛、胃脘痛等40种内科疾病证治，列方287首。	有抄本残卷藏镇江市图书馆，残存卷三，不明有无后续卷数。
			陆球（乐山）撰	养生镜1卷	温病学著作。前后无序跋，述癫折、蟹眼、羊舌、脑后、耳镇、蛇舌、反弓、黑齿等101种痧症刮刺治法及方剂，末附《养生镜挑疔疮秘诀》，述83种疔疮挑治法，及治疗疔疮用方10首。	收于《陈修园医书》40、50、70、72种。
			亡名氏撰	用药准绳2卷	无原书序跋，卷首有1915年徐庆增题词、卷末有徐元镛跋语。列诸风、中寒、中暑、疟、痢、痰饮等45证，上卷27证，下卷18证，各述用药要点，并药性功效，次及病机病证、主症方剂。	有抄本藏上海中医药大学，封面署：东海眉寿堂藏。
			亡名氏撰	杂症治要秘录5卷	又名《杂证便蒙》，前后无序跋，列百余病症，附四百余方。《联目》《大辞典》俱不载。	有1905年抄本，2003年浙江科技出版社收于《近代中医珍本集》排印出版。
			江阴高思敬（憩云）撰	外科三字经1卷	有本年自序、晏宗凯序，次年丁国瑞、陈光藻序。以三字经述外科基础理论与发背搭手、脑疽等20症。	收于《高憩云外科全书》。

公元 (年)	清纪年	干支	作者	书名	考证内容	版本资料
1905	三十一	乙巳	慈溪张子蕃 （芝范）撰	生生要旨1卷	有本年自序、凡例。分种子、调经、赤白带下、石瘕、肠覃、保胎6章，特详于种子之道。	有本年刻本藏上海中医药大学。
			黄政云撰辑	黄氏锦囊喉科集注12卷	前有自序，载头症11、面症1、唇症8、口症9、鼻症10、齿症11、大舌证25、颈项症18、喉咙症39、小舌症、蛾症28及秘授方。	有抄本藏中国中医科学院。
			新安孙光业（昌祖）撰	幼科仁寿录1卷	详论儿科病源、以歌诀表述证治、方脉，末附孙氏家传经验丸散诸方，末页有"光绪乙巳"四字。	有本年抄本藏中国中医科学院，卷端署：新安孙光业昌祖氏著辑。
			镇平唐系祥（元瑞，瑞芝）撰	推拿指南6卷，附编1卷	有本年自序、樊子桂序，次年赵焕午、李湛序，附编有1909年自序、张廷键序。载孙真人千金歌、医论及痹疾、痨疾、臌胀、膈噎、翻胃、呃逆、诸疮、各眼疾推拿法。	本年经元堂刻本藏吉林省图书馆，附编成于1909年。
			井研贺龙骧辑	女丹合编6种7卷	有本年自序，子目：《女金丹》2卷，《壶天性果女丹十则》《樵阳经女工修炼》《女功炼己还丹图说》《女丹要言》《西池集》各1卷。	《联目》《大辞典》载次年二仙庵刻本藏中医科学院，子目未明。1991年上海翻译出版公司有《女丹合编选注》排印本。
			亡名氏撰辑	麻证全书1卷	无序跋，扉页：麻证新书；目录：麻证全书汤饮丸散胶丹总目；书口：麻证全书。载方351首，自第一黄连解毒汤、第二桂枝解毒汤，至第350安胎饮、第351保胎无忧散，各有序次。	有本年萧济生堂刻本藏浙江省中医药研究院。
			亡名氏原撰，元和邵星森（蓉伯）校刊	痘科秘要1卷	有1901年自序、本年张瀚序。正文前半为《幼科痘期施治要略》，分一至十二期论治，录方15首；后为《痘科撮要》，述痘疹变证，附医案2则。	有本年刻本藏武汉大学及苏州大学炳麟图书馆，封面作《痘科秘要》，扉页、书口作《痘科要略》。
			衢州吴嘉祥（志成，梦兰）撰	眼科新新集2卷	有本年自序、自跋，卷1首述八廓五轮、经络脏腑基础理论，后双目像图及眼科80症，述证列方附图。卷2小儿疳伤、眼有三泪、诸方、瞳仁论并内障、五脏要论等。	有本年懋德堂刻本藏江西省图书馆。

公元（年）	清纪年	干支	作者	书名	考证内容	版本资料
1905	三十一	乙巳	李能谦（光瑞），李永铎（鸣远）撰	医案合方经验1卷	李氏父子医案。首为父李能谦虚损、癫狂、崩漏、咳嗽等32种病症45案；次嗣子李永铎寒疫、阳痿、乳核、噎膈、缠喉风、毒蛇咬伤等42种病症50余案。	有本年抄本藏上海中医药大学。
			慈溪杜时彰（静侯）撰	疾病补救录1卷	有本年自序。分服侍、述医、述病、煎药、服药、病室、饮食、药饵、祈祷、调养10部，述求医问药、服药调养之法，以补救医药之所不逮。	有本年松鸰山房刻本藏上海、南京中医药大学。
			何福寿等译	护病要术1卷	为英文西医护理著作，何福寿等人翻译。无序跋，分8篇述内外妇儿诸科疾病护理方法。《联目》收于养生门，《大辞典》收于临证综合门，故附列以见大略。	有本年上海美华书馆铅印本藏上海图书馆。
1906	三十二	丙午	华阳曾懿（伯渊，朗秋）撰	曾女士医学全书6种9卷	有本年自序、次年端方序。子目：诊病要诀、杂症秘籍、妇科良方、幼科指迷、外科篡要各1卷，寒温指迷4卷。	1933年苏州中国医学研究社铅印本藏国图与上海、南京中医药大学。
			曾懿撰	杂症秘籍1卷	前后无序跋，载中风论治等73篇证治及方剂。	收于《曾女士医学全书》。
			曾懿撰	妇科良方1卷	前后无序跋，载妇科方31首。	同上。
			曾懿撰	幼科指迷1卷	前后无序跋，载儿科证论方剂34篇。	同上。
			曾懿撰	外科篡要1卷	前后无序跋，载外科24方，有简短结语。	同上。
			曾懿撰	寒温指迷4卷	无序跋，卷1载温病伤寒伤风辨论等16篇，及温病各症治法；卷2、3论温病传入中下焦治法；卷4伤寒论治。	同上。
			曾懿撰辑	古欢室医书三种6卷	子目：医学篇4卷，女学篇1卷，中馈录1卷。	1907年长沙初刻藏中国中医科学院。
			曾懿撰	古欢室医学篇4卷	有本年自序、次年端方序。卷1脉论、舌色论，重在辨析伤寒温病，卷2、3温病传入中焦、下焦治法，卷4伤寒论治及杂症、妇科主方、幼科指迷、外科篡要等各科证治。《续修四库全书提要》载录。	收于《古欢室医书三种》，1907年长沙刻本作八卷。
			曾懿撰	中馈录1卷	为介绍民间食品制作方法和烹调技术的专集。有总论和制豆豉、醪酒等加工方法20则。	收于《古欢室医书三种》。

公元（年）	清纪年	干支	作者	书名	考证内容	版本资料
1906	三十二	丙午	亡名氏撰	秘本炼丹图诀不分卷	有无怀逸民识语与本年云生跋。传录亡名氏《炼丹图册》而成，载丹功习练套路3套20式，各附图并详加诠释。1911年更名《调气炼外丹图经》。	有本年抄本藏中国国家图书馆，2001年收于《国家图书馆藏稀见古代医籍钞稿本丛编》影印出版。
			亡名氏撰	调气炼外丹图经不分卷	有原叙，原名《秘本炼丹图诀》，所载丹功习练套路3套20式及其附图诠释，亦大体与之同。	有清抄本藏国图，收于《国家图书馆藏稀见古代医籍钞稿本丛编》。
			亡名氏撰	分类草药性2卷	又名《草药性》。无署名、序跋、目录，汇录四川民间草药437种，以药名首或末字为据分草、藤、风、根、皮、叶、花、子、莲等20类及杂药，颇为独特。简略述名、别名、性味、功效、主治、用法。	有本年重庆文华堂刻本藏重庆图书馆，1918年成都博文堂刻本则附有《天宝本草》。1999年华夏出版社收于《中国本草全书》148卷影印出版。
			亡名氏撰辑	药谱字类1卷	无署名、序跋、凡例，大体仿《康熙字典》部首检字法，按地支分十二集，据药名末字分属各部，简略注释别名、性味、功效。	有稿本藏中国中医科学院，1999年华夏出版社收于《中国本草全书》150卷影印出版。
			常熟方仁渊（耕霞，倚云，思梅）撰	舌苔歌1卷	以《伤寒舌鉴》为基础，编为四言韵语以论述舌诊，于六淫外感诸病辨证有益。	附于《新编医方汤头歌诀》。
			方仁渊撰辑	新编医方汤头歌诀不分卷	有本年自序、徐元霖、张仁敏序。于汪昂《汤头歌诀》增补温热病及调理方，删减70方，分8门，载200余方，附方110首。附《舌苔四言歌诀》。张仁敏为是书作序，《联目》《大辞典》《通考》另立张仁敏《新汤头歌诀》条，失考。	有1908年常熟方亦政堂刻本藏医学科学院、中医科学院、北京中医药大学、苏州大学炳麟图书馆及辽宁、南京图书馆。
			淮阳韩永璋（达卿）撰	医学摘瑜2卷	医案医论，有本年自序及文光序。卷上述临床各科52病症证治，卷下载寒温大要论、白喉未尽忌表论、伤寒舌鉴赋、集方等杂论14篇。	本年北京和记印书局铅印本藏中医科学院及上海、北京中医药大学，有1918年京师斌魁斋石印本。
			钱塘姚襄（用孚）撰	灸法集验1卷	有本年自序、1908年周庠序。列举60要穴，分别俞穴尺寸，详灸治70病症，附取膏肓、崔氏取四花穴法。	有1909年杭州中合印书公司石印本藏浙江大学及浙江中医药研究院。

续表

公元（年）	清纪年	干支	作者	书名	考证内容	版本资料
1906	三十二	丙午	亡名氏撰，休西汪显文抄传	医学玄枢不分卷，附：推拿秘诀不分卷	无撰辑者署名，前后无序跋亦无目录。内容：急慢惊风总诀、小儿诊法、变蒸、惊风四症八候说、儿科治法包括推拿、汗吐下法，后附《推拿秘诀》。	有本年汪显文抄本藏中国中医科学院，卷端署：光绪三十二年休西汪显文抄备用，《医学玄枢》附《推拿秘诀》。
			永嘉徐定超（班侯）撰辑	永嘉先生伤寒论讲义 3 卷	有本年自序，徐氏任京师大学堂医学馆教习，其书为其教材，又名《内科伤寒论讲义》。注释酌引名家之言，方证多述释名、药物、方解等。	有本年刻本藏国图、医学科学院及上海、浙江中医药大学，收于《温州近代医书集成》排印出版。
			湘潭孙鼎宜撰	伤寒杂病论章句 16 卷	有本年自序。先列提纲，逐条注释《伤寒》《金匮》，段各小结。	收于《孙氏医学丛书》。
			孙鼎宜撰	医学三言 1 卷	有本年自序。仿陈氏《三字经》为四百句、千二百言，并自注释，名《三言》，不僭称经。述医学源流及历代名家精要。	有 1932、1936 年上海中华书局铅印本藏上海、重庆图书馆及四川大学，收于《孙氏医学丛书》。
			仁和吴槐绶（子绂）撰	金匮方证详解 6 卷	有本年自序。卷首为《素灵精义》；卷 1 脏腑经络 16 节，卷 2 外感诸证 11 证 30 方，卷 3、4 内伤诸证 20 证 128 方，卷 5 外科诸证 4 证 6 方，卷 6 妇科诸证 36 证 28 方。	收于《吴氏医学丛刊》，有民国铅印本藏上海中医药大学。
			吴槐绶撰	素灵精义 1 卷	为《金匮方证详解》卷首，前有引言，分经脉荣卫名义及十二经脉相表里、脏腑升降生克、诊法等 20 章。	同上。
			旌德朱恩华（雅南）编撰	素问运气浅说 1 卷	无序跋，按《内经》七大论目次，述运气之理。	有本年商务印书馆刊本藏上海中医药大学。
			古瀛亡名氏原著，太仓钱雅乐（韵之）增订	时病条辨 4 卷	有本年钱雅乐序，卷 1 春温辨论、条辨；卷 2 论伤暑中暑中热辨误、条辨；卷 3 暴感风寒论，及伤风、风温、痧胀疑似辨、阴症辨论、斑痧疹瘰、伤湿、伏暑等症辨论条辨；卷 4 秋燥、冬温、温毒等。	《联目》《大辞典》不载，有光绪间稿本存世，2010 年江苏科技出版社收于《清代吴中珍本医案丛刊》排印出版。
			南汇徐鹤（仁伯，子石）撰	伤暑论 6 卷	有本年自序及 1909 年于邖、杨而墨、1922 年丁泽周序。以暑为温热之纲，论暑即论温热。卷首原病附药汇 24 门，卷 1 辩论，三焦各 1 卷，卷 5、6 为寒湿、正误。	有本年稿本藏上海中医药大学，卷端署为南汇徐鹤仁伯氏述。

公元 (年)	清纪年	干支	作者	书名	考证内容	版本资料
1906	三十二	丙午	武进张维垣 (济清)撰	医学指掌2卷	有本年自序、吕景端序。以表里、寒热、虚实、盛衰为纲，分述各科脉证论治要略，附以证治歌诀。	有本年石印本藏上海、天津、黑龙江中医药大学及南通图书馆。
			会稽蒋公愉,高要黎培兰(咏陔)等原撰,南海劳守慎(朗心)辑	济众录3种3卷	有本年劳氏自序、劳孟材序。子目:蒋公愉《蛊胀脚气经验良方》、黎咏陔《恶核良方释疑》、纪慎斋《求雨图说》各1卷。1903年版《济众录》2种2卷,增《求雨图说》1种1卷,非医书。	有本年云泉仙馆刻本藏山东、吉林图书馆。
			南海符丽生、谢仁山,会稽蒋公愉原撰,劳守慎编辑	蛊胀脚气经验良方不分卷	蒋公愉撰《蛊胀良方》,符丽生、谢仁山辑《脚气良方》,劳守慎合成书。有1800年蒋氏自序、1810年韩兆昌序及本年劳守慎《蛊胀良方》《脚气良方》2跋。述蛊胀病因证候,立法以行气利水为主,辅以培土益肾;次及脚气治则和经验良方。	有南海劳礼安堂刻本,其《脚气症经验良方》题下注:此方经符丽生兄广传;收于劳守慎《济众录》。
			江阴高思敬(憩云)撰	外科问答1卷	有本年自序、紫荆花馆主人序及次年章恩培序。设为问答164题,中西互参,阐述外科诸病病因、病机、证治、方药。	收于《高憩云外科全书》。
			亡名氏撰	瘰疬症论1卷	总论瘰疬成因,强调痰火所生,列载外科杂症内服、外用方药240余首。	有抄本藏广东省中山图书馆。
			长沙唐成之(求是庐主人)撰辑	妇人科纂集不分卷	无撰辑者署名,无序跋、目录。封面题:枕藏妇科抄,共六之五、全;卷端题:妇人科纂集,有"唐成之家宝藏"章,然字迹不类唐氏。《芸窗集艺》卷1枕藏外科,卷2妇人科纂集,或为易少华辑,唐氏藏。	有抄本藏中国中医科学院,《联目》作"著者佚名"。
			郑照山撰辑	女科秘笈1卷	前后无序跋,有目录,分54门述妇科诸证。	有抄本藏苏州大学炳麟图书馆。
			郑假山撰辑	郑氏女科1卷	封面题:郑氏女科,又注:八十三治,署:悖荫堂;卷端:郑氏女科八十三治,凡83篇,因证立方以治;次女科大略,列方230余首;末有"程新仲藏"阴文篆章。《联目》《大辞典》载《郑氏女科》《郑氏女科八十三治》,或即同书。	有抄本藏苏州大学炳麟图书馆、山东中医药大学。

公元（年）	清纪年	干支	作者	书名	考证内容	版本资料
1906	三十二	丙午	苾庵老人辑录	玉峰郑氏家藏八十二方选抄不分卷	无序跋、目录。卷端署：玉峰薛医产宅郑氏家藏八十二秘方选钞，甲戌九秋，七十一老人苾庵录。录82方，治产科诸症，附方则治产后及一切虚劳等症，又有调经风雏丸等，附录老幼证症神效丹方。后三分之一为《理虚元鉴》。	有民国抄本2册藏苏州图书馆。
			双江刘沅（止唐）撰	医理大概约说1卷	医论，有本年刘桢文序。首列四诊捷法，次论医理及疮疡治法，后药王说、圣人局量，述清心养性以防病治病要言。	有本年成都守经堂、四川汇善堂刻本藏首都图书馆、中医科学院及长春、上海、成都中医药大学。
			宜兴余景和（听鸿）撰	诊余集不分卷	又名《余听鸿医案》，有民国初年陈德音、薛元超、丁元彦、郑传笈、丁泽周、郑兆兰等序及其子余振元跋。述92证119则医案。	有抄本藏上海、内蒙图书馆及辽宁中医药大学，首印为1918年海虞寄舫铅印本，1963年上海科技出版社更名《余听鸿医案》。
			吴县王霖（新之）撰	汇集前辈诸名家方案12卷	载录费伯雄、陈莲舫、曹沧洲、邵杏泉、魏仲淘、顾西畴、何嗣宗等名医临证医案。	有光绪抄本藏中国中医科学院。
			锡山周憬（莘农）辑	临产须知1卷	有本年自序及张彦昭、周镇序。自种子至产后，妇婴妇护共13论，并载临产、产后、保婴方78首。	有本年石印本藏南京中医药大学、上海图书馆，有民国印本多种。
			亡名氏撰	喉科集学心镜10卷	前后无序跋，卷1蛾症，卷2-4咽喉症，卷5舌症，卷6小舌症，卷7口症，卷8齿症，卷9喉莽、缠喉风、兜腮风等7症，卷10歪嘴风、驴嘴风等6症。	有本年抄本六册藏中国中医科学院
			蓝田胡巨瑗（荫臣，荫丞）撰辑	开明眼科3卷	有本年自序及1924年王日新、牛兆濂、毛昌杰、冯光裕、薛宝辰等序，刘炳堃、郭毓璋等跋。卷上总论，介绍五轮，以中西互参述眼病病因病机；卷中下各论，述眼病52症证治方药；末附英文名词、西医相关知识。	收于《定静轩医学四种》，中国中医科学院藏1924年铅印本。

公元（年）	清纪年	干支	作者	书名	考证内容	版本资料
1906	三十二	丙午	原题：清太医院辑	脉学本草医方全书 6 种 14 卷	前有本年黄花馆总序。子目：李时珍《奇经八脉考》《脉诀考证》《濒湖脉学》，崔嘉彦《四言举要》各 1 卷，汪昂《本草备要》4 卷，《医方集解》6 卷。《联目》《大辞典》另有黄花馆编《医方全书五种》，是书增《四言举要》，而托名太医院以求售。	有本年善成堂刻本藏河南、重庆、云南图书馆及山西中医药研究院、上海湖南、湖北中医药大学。
			四明王有忠（荩臣）撰	中西汇参医学图说不分卷	有本年自序、周学铨、郭谦益序。上编参照西医认识结合图示阐述脏腑经络各部器官组织形态及其主病、用药、穴位、针法，有 50 余图；下编备用方药 150 余首。	有本年广益书局石印本藏中医科学院、北京、山东、河南中医药大学、山东、甘肃图书馆等；还有上海乐群图书局石印本。
			张香圃，计凯臣合撰	救吞生烟良方 1 卷	有本年高其铭序、凡例及秉迁道人跋。专录救治误吞鸦片烟方药、灸治法及戒烟方，末附调经种玉汤、千金保孕丸、安胎神应汤等胎产方 10 余首。	有本年温郡济善官医局刻本藏中国中医科学院。
			宜兴蒋履曾撰	禁吸鸦片烟刍议不分卷	有本年自序，全书不分卷，分正名、抵瘾、祛惑、制药、原性、原病、兴医学、创药局、善后、烟叶、结论，凡 9 篇。	有本年铅印本藏常州图书馆，卷端署：留学日本帝国医科大学学生宜兴蒋履曾初稿。
			吴县王霖（新之）辑	吴医汇案 12 卷	有本年自序及槐庐主人、知非子跋。按地支分 12 峡，子峡首载陈秉钧诊治光绪《圣躬诊视》；分 5 门 34 类，载录费伯雄、陈莲舫、曹沧洲等 50 位吴门名医临证医案，伤寒门 164 则，内科 938 则，外科 441 则，女科 221 则，幼科 205 则，附王氏验案 5 则，凡 1834 则；末附《时医里居考》，载 50 位吴医及王氏本人里籍事迹。	有稿本藏苏州中医院，2010 年江苏科技出版社收于《清代吴中珍本医案丛刊》排印出版。

公元（年）	清纪年	干支	作者	书名	考证内容	版本资料
1906	三十二	丙午	亡名氏撰辑	轩辕碑记医学祝由十三科2卷，增补1卷	首二叙，次祝由科天医十三科目录：大方脉、诸风、胎产、眼目、小儿、口齿、痘疹、伤劳、耳鼻、疮肿、金镞、书禁、砭针科；下列太上诚语、祝由科神咒文，为总论；次符咒治病：轩辕黄帝治病神咒、崇恩真君圣诰、先天南派五雷天心正法祝由科合气治病真符诀法、太极左宫仙翁治万痛符诀、天医神书、天医神书符篆、学道希仙、咒枣秘诀、治百病五雷符所用之符；次则祝由科集方、治诸疮肿痛秘诀；末"葛仙翁宝诰"。	《联目》《大辞典》不载，西蜀青城山空青洞天藏板刊本，乃明清诸多道士依据《道藏》及道教各派法本，吸取各种疗疾符咒而成，1914年上海锦章图书局印行。是书多在走方郎中、民间术士中流传。
			江阴郁闻尧（奎章）著	医界现形记4卷	有本年陈道庵、玉之斋主人序、著者小引，原名《卫生小说》。以章回小说形式，分22回述中西医学卫生知识，抨击当时医界种种劣迹乱象，揭露医德失范的社会根源。后改编修订，易名《医界镜》，署名儒林医隐，重新出版发行。	《联目》《大辞典》不载，为"最新卫生小说"，本年商务印书馆有铅印本。1996年附于陆士谔《最近社会秘密史》，花山文艺出版社出版。
1907	三十三	丁未	海宁邃志庐陈侠君辑	中西医学群书国粹部第一集11种16卷	前有本年题记。子目：《颅囟经》2卷，《卫济宝书》2卷，朱震亨《金匮钩玄》3卷，叶桂《幼科要略》2卷，计楠《客尘医话》3卷，张元素《脏腑标本药式》、刘完素《三消论注》、滑寿《诊家枢要》、程文囿《诸脉条辨》、卢之颐《疟疟论疏》《温热论注》各1卷。	有本年南洋医学社刻本与六艺书局石印本藏南京、浙江、镇江、中山图书馆与成都、山东、上海中医药大学；1918年大东书局影印本增《太医局诸科程文》9卷，题为《古今医学会通十一种》。
			南汇朱振声（醴泉，启源子）撰	内经运气辑要5卷	有本年自序、黄协埙序。绘图57幅，取法《金鉴》，参以己意，编纂歌诀加以注解，阐明运气。	有抄本藏上海中医药大学。
			会稽瑞农（山阴道上人）辑	医法还丹1卷	以震旦先生、崇明老人、中黄君三人问答形式述五运六气，附六甲天泉分配六经有余不足天符岁会正化对化合图、天泉指掌图、六节气候定位之图。扉页署为《医法还丹》，卷首则题《医门大还丹》，《联目》《大辞典》误为二书，分列医论门与养生门，失考。	有本年红杏书屋刻本藏上海中医药大学、浙江省中医药研究院。

公元（年）	清纪年	干支	作者	书名	考证内容	版本资料
1907	三十三	丁未	泰州戈颂平（直哉）撰辑	戈氏医学丛书4种30卷	有本年自序。子目：黄帝内经素问指归9卷，伤寒杂病论指归6卷，伤寒杂病论金匮指归10卷，神农本草经指归4卷，附录1卷。	有抄本藏上海中医药大学、扬州图书馆，2008年中医古籍出版社有影印本。
			戈颂平撰	黄帝内经素问指归9卷	有本年自序，亦为《戈氏医学丛书》序。《素问》全注本，取王冰篇目次序，逐篇逐段以浅近通俗文字注释。	收于《戈氏医学丛书》，有抄本藏长春中医药大学，2008年中医古籍出版社影印。
			戈颂平著，乌程闵祖瀛（蒲川）集	戈门杂录不分卷	无序跋，闵氏整理乃师旧说而成。首论说1篇，阐述"扶阳之理视保阴为尤要"；下为霍乱、烂喉痧、葡萄疫、痢疾、头痛、头眩、咳嗽、肺痈、肺痿、胃痛、胁痛、腹痛诸说及杂方、汤方治验36篇。	《联目》《大辞典》不载，有抄本藏中国国家图书馆，2004年收于《中国古代医方真本秘本全集·民国海外卷》第16册影印出版。
			嘉定张寿颐（山雷）撰辑	读素问识小录不分卷	有本年自序，1919年增订，为稿本，《联目》《大辞典》俱不载。选取《素问》辞语，引述诸家注释，参附己见而成书。	1983、1984年《浙江中医学院学报》连载，人民卫生出版社1995年收于《张山雷医集》。
			吴县尤怡（在泾，饲鹤山人）撰，上海朱钧经辑	尤在泾全集4种8卷	子目：医学读书记3卷，医学读书续记1卷，静香楼医案1卷，金匮要略心典3卷。	有本年上海朱氏焕文书局石印本藏黑龙江中医药大学。
			长洲赵廷玉（双修）撰辑	赵双修医书十四种	有本年自序。子目：伤寒明理论、医学传心赋、医学源流、藏府部位略说、六经说、伤寒条辨、杂病治法、虚劳秘要、女科揭要、医方撮要、医案（一）、医案（二）、本草、杂录。	有本年稿本藏中国中医科学院。
			赵廷玉撰辑	本草1卷	前后无序跋，载药532种，多草木，详略不等，其中若干种仅记药名。	收于《赵双修医书十四种》，又收于《中国本草全书》148卷影印出版。
			赵廷玉撰辑	藏府部位略说不分卷	无序跋、目录，载《藏府部位略说》、十四经及带脉穴图、四诊法、运气、阴阳水火气血论、病机等。	收于《赵双修医书十四种》，有稿本藏中国中医科学院。
			赵廷玉撰辑	医学源流不分卷	无序跋、目录，收于《赵双修医书十四种》。	有抄本藏中医科学院、上海中医药大学、云南图书馆。

续表

公元（年）	清纪年	干支	作者	书名	考证内容	版本资料
1907	三十三	丁未	钟氏亡名原撰，赵廷玉抄辑	医学传心赋不分卷	有本年赵廷玉序。原书得自吴县芮福标，赋体医书，首脉诀、藏象、药性，各科证治，卷末《温热论》，有破损缺略。《联目》《大辞典》俱不载。	收于《赵双修医书十四种》。
			赵廷玉撰辑	医方撮要不分卷	无序跋，有汤头歌诀总目，分20门载方。	同上。
			赵廷玉撰辑	杂病治法不分卷	前后无序跋，亦无目录，载疟、霍乱、暑、泄泻、湿、痢诸证治。	同上。
			云间何炫（令昭，嗣宗）原撰，赵廷玉修订	虚劳秘要1卷	何炫原撰《何氏虚劳心传》，1905年惠善恩抄录，后赵廷玉修订而为是书。载虚劳论及脉法、死候、饮食药物宜忌、却病方，列保阴煎、六味地黄、左归等30余方，附治验。	同上。
			赵廷玉撰辑	女科揭要不分卷	前后无序跋，目录为女科要旨。概述妇产科常见疾病证治方药，尤详于产后痉、郁冒、大便难三大症防治，以复脉、大小定风、增液为主。	同上。
			赵廷玉撰辑	医案2卷	2册，有自跋。抄录于友人芮绥之，未知何人医案，并非己案，凡200余则，涉内、妇、儿科。《大辞典》谓"赵氏所诊治"，失考。	同上。
			赵廷玉撰辑	杂录不分卷	无序跋、目录，诊法为主，内容：四时类病表、人倍于寸比类表式、关格比类表、人寸比较表、仲景人寸比较表、华氏日数三十六日表、太阳用桂枝汤法、本论桂枝汤名同方异考、太阳用陷胸汤法、少阳病状等六经凄美治法及十二经动脉表、诊络篇病表、仲景诊络汇抄。	同上。
			亡名氏撰	简明药性不分卷	前后无序跋，以性味分甘温、甘寒、甘平、苦温、苦寒、苦平、辛温、辛寒、酸温、酸寒等13类，类下又分草、木、果、谷菜、金石水土、人禽兽、鳞介鱼虫等，载药463种，末署：光绪三十三年抄。	清抄本藏中国中医科学院，1999年华夏出版社收于《中国本草全书》148卷影印出版。

公元（年）	清纪年	干支	作者	书名	考证内容	版本资料
1907	三十三	丁未	亟斋居士原撰，山阴罗幸夫改编，会稽唐少南、孙康侯校刊	改良达生编2卷	首载原书亟斋居士小引、高士钥《达生篇》序，本年罗幸夫自序题为《改良达生编意》，立《胎产大意》为全书凡例。反复阐述胎产之理，备载胎前临产产后调护之法，尤详难产救治。	《联目》《大辞典》俱不载，有本年绍兴许广记刻字铺刻本藏浙江中医药研究院。
			亡名氏辑	喉科七种	子目：喉科秘方、喉科秘本、喉科抱珍集、喉科要领、曾氏世传喉科、喉科家藏秘宝全书、破头黄真人喉科三十症全部。	有本年抄本藏中国中医科学院。
			锡山杨龙九（鸿山）撰	喉科秘方不分卷	内容：咽喉总论、治法要论、喉科宜忌、喉科各症、喉科神方、喉症煎剂主方、预备诸药目录。	收于《喉科七种》，卷端署：锡山杨龙九先生喉科秘方。
			亡名氏撰辑	喉科秘本不分卷	无序跋、目录。内容：咽喉总论、诸风秘论、辨色论、喉口三十六症名目、用药形图要诀、针灸穴图、针诀、诸方。	收于《喉科七种》。
			亡名氏撰辑，仲廉抄传	喉科抱珍集不分卷	无序跋、目录。内容：咽喉说十则、总歌、咽喉中应用诸药、喉科分类吹药紧要歌、十二号丹药。	收于《喉科七种》，封面署：仲廉手抄。
			亡名氏撰辑，李勳臣抄传	喉科要领不分卷	无序跋、目录。载咽喉论、咽喉看法、治法、治验7则、咽喉主治方、喉症要领、详读得法、治病则例歌、诸方、七表八里脉总论。	收于《喉科七种》，封面署：喉科要领，附外秘方，李勳臣抄本。
			曾氏亡名撰辑	曾氏世传喉科不分卷	无序跋，有唐成之题词。辑录喉科诸症29条，选方81首。	收于《喉科七种》。
			亡名氏撰辑	喉科家藏秘宝全书不分卷	无序跋、目录。内容：总论、辨论、原病集全录辨症细条、制药法、诸药配合龙宫禁宝方、外科秘方。	收于《喉科七种》，卷端题：新抄喉科家藏秘宝全书。
			梅州林万里、李其拔重选，宫兰翁、姜伯石、周诗评阅	破头黄真人喉科三十症全部2卷	首载《衍派》1则，后咽喉论及三十六症。黄真人又有《喉科秘诀》2卷，1870年抄本藏中医科学院，民国何光重编，收于《三三医书》。	收于《喉科七种》，卷端署：宫兰翁、姜伯石、周诗三位先生评阅，梅州林万里、李其拔重选。
			张益三撰辑	喉科验方全集1卷	首论咽喉病证治，次载治验及喉科内外备用诸方14首，后附治疯狗咬伤方。浙江中医药研究院藏抄本与此内容不同。	有本年文元堂刻本藏山东中医药大学。

公元（年）	清纪年	干支	作者	书名	考证内容	版本资料
1907	三十三	丁未	亡名氏抄辑	喉科验方不分卷	前后无序跋，无目录、署名。载喉科夺命丹、青黄散、神应散、青药、黄药、蜜调药、凉药等方及喉闭、缠喉风、悬痈诸症治、脉语、喉症煎药主方、如圣散、玉钥匙、蛛衣马勃丹、晨霜散等方及舌痈、木舌、重舌等口舌症治用药。	抄本藏浙江中医药研究院，封面题：《喉科验方》附杂治方。《联目》《大辞典》载张益三《喉科验方》，有1907年文元堂刻本藏山东中医药大学，与此本内容不同。
			亡名氏原撰，新安颜镜寿（白岳山人）辑	喉科集要不分卷	有本年颜镜寿序，无目录，卷端无署名。摘录西园九世秘传喉科书，附以先哲之论成书。	有丁未年抄本藏上海图书馆。
			北京刘姓敲蹻道人（盼蟾子）撰	元汇医镜5卷	综合性医书，有本年自序、次年曹大益《元汇医镜下部序》、自跋。卷1运气四诊；卷2脉学；卷3医学源流掌故、妇儿脉法治忌；卷4方剂汇录；卷5养生论说。	有本年初刻本藏山东中医药大学、浙江大学医学图书馆，1910年刻本藏浙江中医药研究院，还有1929年北京永盛斋刻本。
			吴宁韦佩宽（栗斋）撰	疑似辨证2卷	有本年自序、凡例。就相类相似之病之证，仔细辨别，标出同症异治，尤详时疫。《联目》《大辞典》俱不载。	有光绪刻本藏上海中医药大学，自序作《医学新编》，凡例作《医学新编疑似辨证》，书口作《疑似辨证》。
			吴郡黄寿南（福申，沁梅）辑	伤寒类辨·类伤寒辨不分卷	前为类伤寒诸病辨，如真伤寒、温病、热病、冬温、时气温病、时气续说、春温续说、湿温、暑温续说等，次为类伤寒诸证辨如痰饮、伤食、虚烦、脚气、外症等，后附《伏暑赘言》及《不倦庐观书札记》。	收于《黄寿南抄辑医书二十种》，与《不倦庐观书札记》三书共一册。
			黄寿南辑	叶香岩先生医案，附：病机选案不分卷	抄辑叶天士医案，所附《病机选案》借抄于金秋翁，不知作者，类于叶氏。后人补按：见《叶氏医案存真》。	收于《黄寿南抄辑医书二十种》。
			黄寿南抄辑	杨氏问心堂杂记不分卷	无序跋、目录，杨氏不署其名。摘抄女科证治方药，并载美容、美发验方若干。	同上。
			湘潭孙鼎宜撰	伤寒杂病论读本3卷	有本年自序。为《伤寒杂病论章句》缩略本，专录经文，略标章旨，改删误字羡文。	收于《孙氏医学丛书》。

公元（年）	清纪年	干支	作者	书名	考证内容	版本资料
1907	三十三	丁未	仁和吴槐绶（子绂）撰	南阳药证汇解 6 卷	有本年自序，卷首《汉张仲景先师用药分量考》。载录经方用药 161 味，卷 1、2 草部 69 味，卷 3 木部 20 味，卷 4 米麦蔬果 26 味，卷 5 金石禽兽鳞介昆虫 24 味，卷 6 杂物 12 味。	收于《吴氏医学丛刊》，有民国铅印本藏上海中医药大学。
			吴槐绶撰辑	伤寒理解 12 卷	有本年自序。以证归类，重新编次《伤寒》原文，以为太阳、少阳为经病，阳明为腑病，三阴为脏病间有连经连腑，注文颇多创见。	有民国铅印本，并收于《吴氏医学丛刊》。
			长洲王鏊辑校	考正穴法不分卷	前后无序跋，分头、膺腹、背、手足四部，考证 80 余穴位部位和取穴法，各部分寸法。	1916 年广益书局石印《陈修园医书七十种》，锦章书局石印《陈修园医书四十八种》之单行本。
			亡名氏撰	十二经络图典义不分卷	无序跋，《六经图说》有引言，目录下有"唐成之家宝藏"章。书名曰"图"，实无一图。	有本年抄本藏中国中医科学院。
			江阴吴静昆录	秘方不分卷	扉页作：《秘方》，江阴吴静昆手录，大清光绪三十三年菊九月吉日立。无序跋、目录，列斜狗咬方、催生方等。《联目》《大辞典》俱不载。	有光绪抄本藏国图，2004 年收于《中国古代医方真本秘本全集·清代卷》第 64 册影印出版。
			会稽何炳元（廉臣，印岩）撰	新医宗必读不分卷	有本年陈莲舫、上年蔡元培序。全书 13 篇，比较中西医学，倡导改良维新。	有本年抄本藏苏州图书馆，有 1909 年医学研究会编《医学丛书》本。
			慈溪张鹪棻（性如，莘墅）辑	戒烟善后策 1 卷	戒烟毒专著。本年张存存石印本藏贵阳中医学院。	民国间文盛书局石印《陈修园医书四十八种》。
			洪寿曼（蔼人，师竹主人）撰	医学白话 4 卷	有本年自序、例言，以白话文普及医学知识。介绍脏腑经络、诊法辨证、外感内伤、各科证治，附有杂病简验方。时亦结合西医知识，如脏腑功能用图表作中西对照，	有次年上海彪蒙书屋初刻石印本藏中医科学院、山东图书馆，民国石印本藏北京、上海中医药大学及桂林图书馆。
			济宁朱成麟（瑞生）撰	温病集腋 6 卷	有本年自序及米汝厚、夏庆倬、金维恒 4 序、次年刘鸿钧序。总论载温病证治撮要 4 则、死证 4 则、六经、杂病；各论载温毒、血病、府病、暑温、调理证治 15 门，182 节，137 方。卷 5 录各家证治，卷 6 引经、杂引，附录名医类案、备用诸方。	1911 年济南启明石印本藏长春中医药大学。

公元（年）	清纪年	干支	作者	书名	考证内容	版本资料
1907	三十三	丁未	程丽章（云峰）录	外科秘传1卷	验方汇集，无序跋、目录，抄验乳岩、乳痈、乳癣、内外吹乳毒总括，临证外科为主，兼内科、伤科方，凡240余首，卷末署：光绪卅三年录。《联目》《大辞典》均作"程凤章"编。	有本年抄本藏中医科学院，扉页题：世妙养散灵丹方仙方，云峰程丽章记录；卷端题：世妙真传应验丹方，有"程丽章记"印章二。
			少林寺僧撰辑，李清泽（保兴）传	铜人簿1卷	有本年李清泽自序，《联目》《大辞典》俱不载。	1999年人民卫生出版社收于《伤科集成》排印出版。
			少林寺僧撰辑，颜添寿传	少林寺秘方铜人簿1卷	有颜添寿序，颜氏祖传《铜人簿》，历代珍藏数百年之久。《联目》《大辞典》俱不载	1999年人民卫生出版社收于《伤科集成》排印出版。
			萧山黄维熊（太占）撰	太占痧科要略2卷	有本年黄镐京序，载麻疹证治8论36条活法及临症痧方。民国《萧山县志稿·艺文》载录。	收于《黄氏三世良方》。
			萧山黄镐京（迁甫）撰	镐京直指医方1卷	医案，有本年沈似燝序。载气论、血论、春温、暑、咳嗽肿胀等16门验案。	同上。
			萧山黄裳（元吉）撰	元吉危症验方1卷	医案，有本年王超序。载湿火、水肿、久痢、湿热等危重有效验案18则。	同上。
			黄维熊，黄镐京，黄裳撰	黄氏三世良方3种4卷	有本年王震咸序。子目：黄维熊《太占痧科要略》2卷，黄镐京《镐京直指医方》1卷，黄裳《元吉危症验方》1卷。	有1915年醉经轩刊本藏南京图书馆。
			吴县顾恩湛（允若）撰	游艺室医案4卷	有本年自序及朱学鋐序。顾氏手抄方案，所录自光绪三十三年丁未七月初一日至次年十二月二十七日。	有1909年抄本藏上海中医药大学；苏州图书馆另有《顾允若医案》，未见。
			亡名氏撰	双燕草堂眼科2卷	无序跋、目录。卷上首眼科方，次眼科卢医扁鹊二真七十二症问答，次方剂；卷下载五脏六腑论、八廓五轮、热论冷论、看眼法、眼科口诀真言、眼目各症歌诀、治眼紧要相须药、药性使用制法、秘传依经用药法、眼科脉法、眼目常用方。	有本年抄本藏中国中医科学院。
			亡名氏辑	立生急要篇4卷	各卷有托名张三丰、孚祐帝君、诸葛亮、许大真人等序跋8篇，苦口良言，或显言以惊奸恶，或寓意以醒善人，遇乩坛则谆谆告诫，纂成警世图书以敦教化。	有本年汉镇顾善堂刻本藏山西图书馆。

公元 (年)	清纪年	干支	作者	书名	考证内容	版本资料
1907	三十三	丁未	莆阳涂庆澜（耐庵，莆阳逸叟）辑	荔隐居卫生集语3卷	3卷，各有引言。辑录历代摄生要语，卷1起居22则，卷2饮食30则，卷3药饵35则。	附于《荔隐忧日记偶存》，有本年刻本藏北京师范大学。
			邵博强辑	无药疗病法不分卷	前有金山寺一空和尚序，述摄生祛病法17节，附经验10方。	有光绪间抄本藏云南省图书馆。
			孟河丁泽周（甘仁）撰	沐树德堂丸散集不分卷	有本年自序、郑兆兰序跋。列补益心肾、诸风伤寒等14门264方。	有光绪石印本藏上海中医药大学。
			长沙同德泰主人编	长沙同德泰丸散膏丹总目录不分卷	又名《丸丹全集》，长沙同德泰成药制售目录，前列"本号规则"，无序跋，分16门，载成药387种。	有本年刻本藏中国中医科学院。
1908	三十四	戊申	酉水冯步蟾（子觉，复性子）辑	中西医学劝读十二种43卷	有本年冯步蟾自序、冯锡仁序。子目：唐宗海《中西汇通医书五种》28卷，亡名氏《中西汇参医学》2卷，黄传祁《医学折衷劝读篇》3卷，看冰山人《医学折衷纂要录》2卷，窦材《扁鹊心书》3卷附神方1卷，卢之颐《疟疾论疏》、叶天士《温热论》、薛生白《湿热条辨》各1卷。	本年赞化文社刻本藏中国中医科学院、湖南省图书馆及北京、湖南中医药大学。
			亡名氏撰	中西汇参医学2卷	无序跋，卷上脉理、十二经穴法主治、任督脉穴法及妇、儿、针灸理论；卷下五行病论、气血盛衰、六经证解、内伤说、易象阴阳脏腑全图说，并附中西脏腑图说。	收于《中西医学劝读十二种》。
			星沙黄传祈（篷斋）撰	医学折衷劝读篇3卷	医论，前有自序无纪年。卷上载救偏论、医书高下论、读医书说、俗书误人说等25论，卷中27论，卷下37论，另列《医门要籍》可资参考。	同上。
			看冰山人撰	医方折衷纂要录2卷	前后无序跋。卷上首列谠言及训医家赋、论12篇述内科五官科杂病，附200方；卷下选录伤寒小品方论、温疫、霍乱、痢疾证治方药。	同上。
			北平任锡庚（修如，隐壶生）撰	黄帝八十一难经笔记2卷	有1916年自序、陈守忠序，有凡例。于阴阳五行之中别寻实迹，引《内经》以证，所释诊脉、经络、藏府、病证、穴道、针法，亦以实迹为会归。	有抄本藏故宫博物院。

公元（年）	清纪年	干支	作者	书名	考证内容	版本资料
1908	三十四	戊申	无锡丁福保（仲祐，畴隐居士）撰辑	丁氏医学丛书28种	前有本年总自序。子目：新本草、新内经、新难经、新伤寒论、内科全书、医学纲要、药物学纲要、生理学纲要、产科学纲要、竹氏产婆学、看护学、育儿谈、儿科学纂要、肺痨病预防法、实验却病法、医学补习科讲义、家庭新医学讲本、医话丛存、生理学译名异同表、历代医学书目、家庭新本草、公民卫生必读、公民医学必读、花柳病疗法、初等诊断学教科书、普通药物学教科书、新万国药方、德国医学丛书。子目诸书有中医有西医，有中西合参，有清末，亦有成于民国者，《联目》《大辞典》俱不载。	1914、1926年上海医学书局铅印本，未见全部刊出，部分非中医著作。子目诸书散见者：新内经、内经通论、难经通论、伤寒论通论、中外医通、公民医学必读、医学指南续编、肺痨病预防法、肺痨病一夕谈、脚气病之原因及治法、实验却病法、医话丛存、历代名医列传、历代医学书目提要等，其成书于民国者从略。
			丁福保撰辑	新内经2种	有本年自序，子目：新素问，新灵枢。述西医解剖、生理、防病、养生诸说，实与《内经》毫无关联。《新素问》论短缩人寿及延长人寿之条件；《新灵枢》论细胞组织及骨肉内脏等。	收于《丁氏医学丛书》，有1911年上海书局石印本及1926年上海商务印书馆铅印本。
			丁福保辑	实验却病法不分卷	据德国山都氏《体力养成法》述哑铃锻炼19式，附畴陷庐诗20余篇。	有本年上海文明书局铅印本藏上海图书馆。
			亡名氏辑	却病坐运法则不分卷	无序跋、目录，无撰者署名。述气功导引按摩疗病经验方法，有图有诀。	有抄本藏中国中医科学院。
			宝山仇光裕（蓉秋），上海王建善（立才）译著	葆精大论不分卷	有本年自序、自跋，内容：精之形状、精所自生、精之所消、精之所藏、精之大用、炼精之害、寒精之害、葆精之益、申明利害、辨惑、辟谬、释疑、述意。	有本年铅印本藏上海图书馆。
			杨莱辑	健脑术1卷	据日本记忆学会同名书编辑而成，述睡眠、运动、深呼吸、精神、按摩对脑影响。	本年上海鸿文书局石印本藏苏州中医院。
			蓬溪全纯煦（春和）撰	脉学探源1卷	首载经脉、九针、四诊歌诀，以平、病、死脉分类述各家脉学。《联目》不载，《大辞典》已佚。	有1912年抄本。

公元 （年）	清纪年	干支	作者	书名	考证内容	版本资料
1908	三十四	戊申	亡名氏抄辑	诊断举要不分卷	无序跋、目录。一册首舌诊，载察舌总论、望诊一隅，次脉诊，载脉经便读、脉诀摘要、切诊摘要、切诊举要、诸藏死脉、提纲挈领说；另册则以《诸脉主病宜知摘要》为主，次伤寒证治辑要、瘟疫一隅。	有二册抄本藏中国中医科学院，无撰者署名。
			亡名氏撰	杨氏家传针经图像不分卷	无署名、序跋、目录，有图记穴位位置及主治，末署：锦堂录，有阳文章一枚：孤云野鹤。	有本年抄本藏中国中医科学院。
			桐城严宫方（则庵）撰	伤寒捷诀 1 卷	前有序无署名纪年，以七言歌诀 97 首加注文按语阐述《伤寒论》。	收于《珍本医书集成》。
			渭南严岳莲（原名祖馨，德舆，雁峰，贲园居士）辑	医学初阶 4 种 27 卷	子目：本经逢原 4 卷，伤寒论浅注方论合编 6 卷，金匮要略浅注方论合编 10 卷，温病条辨 6 卷，卷首 1 卷。	本年渭南严氏汇刻 1924 年严式诲补刻本藏中国科学院、陕西中医药研究院及四川、吉林图书馆。
			长乐陈念祖（修园，良有，慎修）原撰，严岳莲辑	伤寒论浅注方论合编 6 卷	卷首总论、张机传、原序、图解运气图、凡例、读法等，后附方药离合论、古方加减论、方剂古今论、古今方剂大小论、煎、服药法论等。	收于《医学初阶》。
			陈念祖原撰，严岳莲辑	金匮要略浅注方论合编 10 卷	无序跋，有凡例。编次、内容悉如《金匮要略浅注》，汇入陈氏《金匮方歌括》中"合参""元犀按""徐灵胎云"，为合编。	收于《医学初阶》《四部丛刊》。
			方内散人编	辑补温热诸方 1 卷	无序跋。辑补温热方歌方解，述六般暑症，节录温热赘言十条，摘录《医效秘传》温热论 1 则，论大定风珠及复脉诸方。1892 年南昌方内散人著《寿世新编》3 卷，赵本诚序称万潜斋，方内散人为万潜斋。	收于《中国医学大成》。
			方内散人编，龚退园订	温病条辨歌括 1 卷	有凡例。将《温病条辨》207 方编为歌括，末附采补温热诸方 15 首。	光绪袁子良张同山刻本藏中医科学院、苏州中医院、镇江图书馆。

公元（年）	清纪年	干支	作者	书名	考证内容	版本资料
1908	三十四	戊申	南宁陈雍（子贞）撰	医学正旨择要20卷	有本年自序，云南医学堂教材。卷1-4本草、方剂、脏腑、经络，卷5、6诊法，卷7运气，卷8、9形体官窍及病证，卷10津液病证，卷11伤寒，卷12六淫证，卷13-16内科，卷17妇儿科，卷18痘疹，卷19、20外科。	有光绪间云南刻本藏云南省图书馆，2011年中医古籍出版社有排印本。
			亡名氏撰	九龙虫治病方不分卷	有永宁外史序，详述九龙虫形态、喂养、主治、用法。另本附于亡名氏《经络汇编》，有小引。	有抄本藏中医科学院，收于《中国本草全书》148卷；另有清钞本藏国图，收于《国家图书馆藏稀见古代医籍钞稿本丛编》。
			亡名氏抄辑，心原氏传	秘传杏林方钞3卷	载列第1号六制补骨丸、第2号桑麻丸，以至208号治小儿竹木入肉、209号紫金散方，附杂方，包括药茶方、调经种子仙方、豨莶草方等。	有抄本藏浙江省中医药研究院。
			乐山月溪氏辑录	杂方类编4卷	前后无序跋，卷1七十二问眼症，末署"清可轩氏手录"；卷2耳目门，卷3头面须发门，卷4杂治门，卷末均署"月溪氏手录"或"手书"。	光绪抄本藏上海图书馆，收于台中文听阁图书公司《晚清四部丛刊》9编90册。
			锡山周憬（莘农）原辑，周镇（小农）参订	周氏集验方1卷；周氏集验方续编1卷；集验方撮要1卷	《集验方》有1910年马钱昌序、例言、1916年张谔序，载喉舌、急救、伤科、眼科、内症、妇、儿、疮毒8门226方。《续编》有1919年自序、王寿芝序及《周君莘农小传》，所辑为前编所未备，如急救吞磷火锯水等解毒方；《撮要》有周憬小引，内容包括急救新法及喉、伤、内、妇、外各科验方。	《集验方》有1910年上海宏大善书局石印本，与《续编》收于裘庆元《医药丛书》；《撮要》有无锡周氏铅印本藏国图，与《续编》收于《中国古代医方真本秘本全集·民国海外卷》14册。
			天都程国彭（钟龄，恒阳子）原撰，兰州朱序东辑录，兰州朱仪亭补记	医学心悟杂症要义1卷	朱序东诊余阅读《医学心悟》时眉端所记，其子朱仪亭亦有补记，曾孙朱太岩校补整理，有1991年序。分中风、类中风伤暑等97门，内科为主，兼及妇、产科，附舌鉴辨正总论。	原书约成于清咸丰至光绪间，姑列此光绪末年；2000年中医古籍出版社收于《珍本医籍丛刊》排印出版。
			南海何高峻（沃生）撰	初级急救要法不分卷	有本年自序及额荣、尹端模、黄琪石、黄节序，分14课，详说损伤、跌折各良方，绘59图，各种裹扎压束诸形式。	《联目》不载，有本年刻本藏广东省立中山图书馆。

公元 (年)	清纪年	干支	作者	书名	考证内容	版本资料
1908	三十四	戊申	亡名氏撰录	应氏外科或问2卷	无撰者署名，前后无序跋，有目录，列180问，卷上153问，卷下154至180问，后为附方，以加减仙方活命饮居首。	有抄本藏中国中医科学院、上海中医药大学，笔者所见为浙江中医药研究院所藏抄本。
			亡名氏撰辑	扁鹊游秦秘术2卷	无序跋、目录，为痘疹专书。上卷列痘论、痘形辨、不治症歌、逆候歌、变症不治歌、七不治症及五脏所属、形状、诸症、观痘27法、31痘归经症治等；下卷小儿杂口、痘疹秘诀、轻症、禁忌、班症及歌诀、诸疹毒论、疮疱瘾疹。	有抄本藏中医科学院、广东省中山图书馆，无署名。明松江沈惠，字民济，号虚明山人，撰《全婴撮要》《活幼心书》及痘疹专书《扁鹊游秦》，或即是书。
			赵逢春撰	惊风辟妄不分卷	《联目》《大辞典》载录，笔者访书重庆市图书馆，查找无着。	有本年刻本藏重庆市图书馆，经查未见。
			归安凌奂（晓五，折肱老人）撰	凌临灵方1卷	医案集，有1924年费泽尧序。载案120则，经沈仲圭录藏，中皆古方今用，别具化裁。	收于《三三医书》。
			无锡沈祖复（礼庵，奉江，鲐翁）述，周源（逢濡）辑	沈鲐翁医验随笔1卷	沈氏口述，门人周源逢濡辑录，有1924年张树铭、周小农序及丁士铺、周源跋，有张文藻《梁溪沈君事述》。载沈氏验案近百则。	收于《三三医书》。
			常熟缪岐（柳村）撰，常熟徐同熙（省安）辑	缪氏医案1卷	无序跋、目录。卷端署：西徐市咸佳桥缪柳村先生著；卷末署：虞阳大树坡省安氏徐同熙录。载外科医案150余则，后附《江阴柳冠群方案》、南沙大树坡徐淡成《徐氏外证遗方》。	有光绪间抄本藏南京图书馆，封面题署为《缪氏外疡医案》，省安录。
			吴甫恬撰辑	吴甫恬先生自存医案不分卷	载治疗咳嗽、痢疾、噎膈等内科病症医案47则，初复诊俱详，证因脉治俱全。	有光绪间抄本藏南京图书馆。
			亡名氏撰辑	何氏医案不分卷	载内、妇、儿科医案130余则，附昭阳医案25则。	有本年抄本藏中国中医科学院。
			薛鼎元辑录	各御医诊德宗景皇帝案不分卷	载曹元恒、陈秉钧、张彭年诸御医光绪三十三年九月初七日至翌年六月十四日诊治光绪帝案，凡40余诊。	有薛氏抄本藏辽宁中医药大学。
			永福力钧（轩举，医隐）撰辑	崇陵病案不分卷	为光绪三十四年六月初九日至二十四日间，陈秉钧、张彭年、吕用复诊治光绪帝案，首载圣旨一道。	有光绪间稿本藏首都图书馆，有民国初年抄本藏中国中医科学院。

续表

公元（年）	清纪年	干支	作者	书名	考证内容	版本资料
1908	三十四	戊申	亡名氏撰辑	御医请脉详志不分卷	无序跋，卷端《御医请脉详志》下注：戊申岁；又署：壬子蒲月遗民巴西农藏。载"陈莲舫、曹沧洲二御医于肆月内迭次入内，恭请圣脉"事。	有抄本藏上海中医药大学。
			傅尔范辑	妇科传薪64卷	《联目》载录，《大辞典》"经查未见"。笔者查找无着，未见其书。	有清抄本藏中国国家图书馆。
			亡名氏撰辑	杂病方案不分卷	无序跋、目录。名为杂病方案，实属妇科书，述月经不调、带下、妊娠水肿、胎动不安诸妇科病症，兼及消渴、泄泻内科杂病。	有抄本藏中国中医科学院。
			亡名氏撰	保胎回生方不分卷	无序跋、目录，述柯炘回生丹方，内容：回生方论并方、回生方治症、回生方治论。	有本年务本堂刻本藏成都中医药大学，扉页署：光绪戊申年仲春重刊，板存二仙庵，务本堂梓行。
			亡名氏撰辑	白海棠馆咽喉病治法不分卷；赤松山樵喉科不分卷	封面有唐成之题记，后有耿鉴庭跋。载咽喉看法、治法、揉运推拿法、推括后项、正面打火图、背面图、针刺法、止蛾痰方、治燃风方等，列诸喉症治法。	有光绪间二书稿本、抄本藏中医科学院；耿鉴庭跋谓，二书相同，较《赤松山樵》多《咽喉论》及证治共11页。
			亡名氏撰辑	梨云堂治喉集验传抄本不分卷	前有唐成之题语，卷末有识语。首载《重楼玉钥》36种风，次《时疫白喉捷要》，三列49图，图后附方，有挑花散蚌及紫蚌花等病名，他书所未见，其四喉科症治心法。	成书于光绪间，有唐成之抄本藏中国中医科学院。
			亡名氏撰辑	烛口宝镜不分卷	无序跋、目录。首载咽喉音声病源流、脉法、咽喉病源证治，附尤氏喉科秘传；次为喉症煎药主方、通治咽喉口舌唇齿等症、君臣佐使药味别名；附录杨氏咽喉十八症名目及咽喉看法、眼科升灵药方。	成书于光绪间，有抄本藏中国中医科学院，封面署：民国七年长至前十日藏。
			亡名氏撰辑	怀远白露村易氏喉科不分卷	首载喉病辨证用药24条，次列单乳蛾、风热症、牙痛、酒毒喉痹等50余种咽喉病证治，附有示意图，末录喉科真传妙方百余首。	成书于光绪间，有稿本藏中国中医科学院。

公元（年）	清纪年	干支	作者	书名	考证内容	版本资料
1908	三十四	戊申	缪氏亡名撰辑	缪氏喉科不分卷	无目录，有小引一则，后有"缪云翔印"四字篆章。内容：喉科治疗要领、喉科十要、秘传明训。	有抄本藏中国中医科学院，扉页作《缪氏家藏喉科秘本》。
			亡名氏辑	眼科秘真不分卷	前有引言，又署为《太医院眼科秘真》。列受热8症、受冷8症、审症施治及用方，列审症用药共113方，又列小儿眼科。	有清钞本藏国图，2002年收于《国家图书馆藏稀见古代医籍钞稿本丛编》影印出版。
			亡名氏辑	眼科方不分卷	前有引言，述眼病无论外感内伤皆不离肝胆，外感可清散，内症实则除风散热，虚宜壮水益火。	同上。
			平江黄崇忠（锦潭）撰	中医精粹2卷	有本年自序。卷上医学入手、脏腑经络、风寒总论等，卷下医理脉法、临证偶录、临证须知。	有本年平江黄氏刻本藏中国中医科学院。
			亡名氏撰	伤寒金口诀不分卷	无署名，无序跋。虽称"伤寒"而内外妇儿各科证治俱全，并有五运六气、针灸、伤寒等内容。	有抄本藏中国中医科学院，书函上题：此应入门径书类，因其包罗至广，非仅伤寒也。
			亡名氏抄辑	医学杂抄不分卷	无扉页、署名、序跋、目录。内容：七种疝气、脚气、泄泻、大便闭结、小便不利、淋沥癃闭、小便不禁、火、痰、喘、湿，凡11门，其大便闭结门后插入牙疼方5则。	笔者所见为浙江省中医研究院所藏抄本一册。另有抄本藏中国中医科学院、上海中医药大学。
			甘泉杜钟骏（子良，药园）撰辑	杜氏医书五种5卷	又名《杜子良医书五种》《药园医书五种》。子目：药园医案、抉癥刍言、白喉问答、德宗请脉记、管窥一得各1卷。《续修四库全书提要》载录。	有1920年京华印书馆铅印本藏上海、河南中医药大学。
			杜钟骏撰	药园医案1卷	有1920年夏孙桐、庄蕴宽、陈名侃、张寿龄、张元奇序。记录医案20余条，皆能自出手眼，诸案或出疑难，或已危笃，皆能化险为夷，确有把握，论亦透辟。	收于《杜氏医书五种》。
			杜钟骏撰	抉癥刍言1卷	有上年自序、本年张琼跋。载医论8篇，论鸦片性格体用、成瘾原因、症状、难戒原因，力主戒烟，末附参鹿戒烟丸、鳝鱼酒、南瓜断瘾法等戒烟简便方。	收于《杜氏医书五种》。

续表

公元（年）	清纪年	干支	作者	书名	考证内容	版本资料
1908	三十四	戊申	杜钟骏撰	白喉问答1卷	有1912年自序、吴引孙序。设为问答，阐述白喉证治清温邪为主，倡言初起当辛凉轻解、养阴清肺二大法则。	有1912年京华印书局铅印本，收于《杜氏医书五种》。
			杜钟骏撰	德宗请脉记1卷	光绪帝病重，作者应征入京诊治，记录进见、初诊、复诊、六医会诊、轮班侍诊，直至帝崩。载病案、议论、情绪等。《请脉记》言群医杂进，难期治效，事实有关国故，足以徵信。	收于《杜氏医书五种》。
			杜钟骏撰	管窥一得1卷	前后无序跋，载中西医学论、中西药性论、形质精神论、论检疫等医论17篇。	收于《杜氏医书五种》。
			三水黄恩荣（干南）撰辑	唐千金类方24卷	有本年自序、梁致广序、黎元望后序、何藻翔跋。按病证分妇人、虚损、补益、初生出腹、杂病等173类，载方4170余首。	有民国间1914、1924、1934、1937年上海千顷堂书局石印本。
			亡名氏辑	济世专门编6种6卷	子目：达生编、福幼编、遂生编、倪涵初疟痢三方、孙真人专治三十六种风证神方、救荒良方各1卷。	有清刻巾箱本藏中国中医科学院。
			亡名氏撰	伤科药方1卷	前后无序跋，载跌打论、跌打伤眼破耳歌、破伤风歌、断腰失腰损伤歌、因伤对药歌等，阐述人身及脏腑损伤40余证，列126方。	有清抄本藏中医科学院、北京中医药大学，2007年中医古籍出版社收于《伤科集成续集》排印出版。
			亡名氏撰	伤科验方汇集1卷	前后无序跋，首人兽蛇虫咬伤，次跌打损伤及诸方。	有清抄本藏中医科学院，收于《伤科集成》出版。
			亡名氏撰	伤科证治1卷	前后无序跋，末署"光绪戊申年"。载论五劳内伤、论证、周身明堂引经、治疗次第口诀、折伤神方、金疮论诸篇，收方90首。	有清抄本藏中国中医科学院，1999年人民卫生出版社收于《伤科集成》排印出版。
			亡名氏撰	伤科方药杂录1卷	无序跋、目录，载三十六大穴损伤诀、诸穴道受伤药方，附方。《联目》《大辞典》作《伤科杂录》。	有清抄本藏中国中医科学院。
			亡名氏撰	眼科捷径不分卷	前有序无署名、纪年。首述五轮八廓、眼病证治，次述点眼方、炮制方法，附论小儿眼疾。	有本年上海章福记书局石印本藏重庆图书馆、成都中医药大学。

公元 （年）	清纪年	干支	作者	书名	考证内容	版本资料
1908	三十四	戊申	余姚徐猷程（友丞）辑	卫生丛录不分卷	善书，前列《致各界善士书》；述烟酒缠足之害，戒烟放足之利，列救灾单验方100首，后有致谢语。	有本年宁波钧和印刷所铅印本藏上海中医药大学。
			康强（逢吉）撰	种子仙方不分卷	前有作者《缘起》，末有按语。劝人行善，便是种子仙方；得子则三椿方法保养：小时衣服不用新棉，五六岁以上不多给钱，种牛痘。	有光绪日菩山房刻本藏上海图书馆，宏大善书局石印本藏山东图书馆。
			天津同仁堂编	同仁堂虔修诸门应症丸散总目不分卷	又名《同仁堂药目》，分15门，载成药399种。	有光绪间天津同仁堂刻本藏南通市图书馆。
			渝州小山氏编撰	重庆丛桂堂各项药品汇总不分卷	有本年丛桂堂主人自序、瑞龄序，列店方告示。无目录，载成药208种，有价目，无药品组成。	有本年重庆丛桂堂石印本藏中国中医科学院。
			儒林医隐著	医界镜4卷	有本年自序、小引。为《医界现形记》之修订改编本，内容大体相同，作者儒林医隐即《医界现形记》作者郁闻尧，参阅《中华医史杂志》2012年第4期《近代首部医德小说＜医界镜＞作者新证》。《联目》《大辞典》不载。	本年同源祥书庄出版，藏上海图书馆，2001年收于《私家秘藏小说百部》第76卷，远方出版社、内蒙古大学出版社出版。
1909	宣统元	己酉	清政府主持，邓尔泰编辑	御纂痘疹心法全书4卷	无序跋，无邓氏署名，载痘科总论20则、痘形证治40则、痘中杂症30则，附男妇年长出痘门、疹门。与《医宗金鉴·痘疹心法要诀》同，即其书单行本。	《联目》《大辞典》载邓尔泰是书，有本年上海扫叶山房石印本藏广东省立中山图书馆。
			湘潭孙鼎宜撰	黄帝内经章句18卷	有本年自序、目录、《内经通用假字》2卷，重编《内经》为运气4卷、叙人3卷、疾病4卷、诊法2卷、治法3卷，分别加注。	有稿本藏中医科学院，1932年收于《孙氏医学丛书六种》。
			孙鼎宜撰	难经章句3卷	有本年自序、凡例，以人、病、诊、治为序，重次条文，纠正错字，删正衍文，并加注释说明。	1932年收于《孙氏医学丛书六种》。
			孙鼎宜撰	脉经抄3卷	有本年自序。书凡25篇，据《脉经》补正内、难、华、扁及仲景之书，又以《病源》《千金》所载互校，附以《医律》《脉法赞》；末为王叔和《脉经序》及《叔和事略》。	同上。

续表

公元 (年)	清纪年	干支	作者	书名	考证内容	版本资料
1909	宣统元	己酉	孙鼎宜辑	明堂孔穴 1卷，针灸治要 1卷	有本年自序。分头、面、颈项、肩、腋等 11 部介绍明堂孔穴，附经穴图 8 幅；述针灸禁忌，分 44 节述伤寒热病及妇儿杂病针灸治要。	同上。
			古鄮吴宗善（达侯）编	内经精要 6 卷	有本年自序及凡例，有民国间张志杭、沈承濂、严鸣岐跋。仿《素灵类纂约注》分藏象、经络、病机、脉要、诊候、运气、审治、生死、杂说 9 门，别列细目，引述诸家以注。《联目》《大辞典》俱以为成于 1855 年，有误。	有本年初刻本及 1980 年上海古籍书店复印本。
			善化黄皖（紫云）笺正编纂	湖南医学讲义内经马注笺 2卷	无序跋、目录，卷端有"唐成之家宝藏"章，笺正马莳注。	有湖南省中医学校铅印本藏中医科学院。
			杏林居士编撰	脉法摘要不分卷	无序跋、目录、凡例。首论二十八脉体状、主病、兼脉，次述脉之胃气、顺逆、定位、脏腑分属，载脉要歌、死脉歌。	有抄本藏上海中医药大学，署杏林居士编辑。
			崇明管玉衡（孟旋，侗人）撰	诊脉三十二辩 3卷	有本年自序、1923 年祝绍钧序。1 辩，言其大略；2-7 辩，宗滑氏六脉述 29 脉，各注其阴阳、形象；8-13 辩叙经脉源流与诊脉之法，详诸经体、用、性情、受伤及其积、其败；14-32 辩，则究极脉中变化之奥。	有抄本藏上海中华医学会、苏州市图书馆，收于《三三医书》《珍本医书集成》。
			亡名氏撰	脏腑总论经穴起止 1卷	述脏腑表里关系、经络连属、功能证象、证治用药；介绍十二经起止部位、经穴、定位取穴、行针手法、主治禁忌等。	有本年抄本藏中国中医科学院。
			凭虚子撰，宝斋氏编	济世元真伤寒全部解义先圣遗范 6 卷	有凭虚子 2 序无纪年及 1922 年宝斋氏序。卷 1、2 太阳三纲及阳明、少阳，卷 3 三阴，卷 4 合并病、坏病、温病等，卷 5 脉法，卷 6 诊候秘旨。	有 1922 年上海广益书局石印本藏上海、河南中医药大学。
			歙县张节（心在，梦畹）纂辑	张氏医参七种 12 卷	子目：学医一得、持脉大法、本草分经、瘟疫论、痘源论、伤燥论各 1 卷，附经 6 卷。《徽州府志》另载有《张氏医案》1 卷，未见。	有本年张氏家刊本藏中医科学院，上海中医药大学所藏抄本，缺《瘟疫论》1 种。
			张节撰	学医一得 1 卷	医话，谈理论及各科证治心得。愚者千虑，必有一得也。	收于《张氏医参七种》。

续表

公元（年）	清纪年	干支	作者	书名	考证内容	版本资料
1909	宣统元	己酉	张节撰	持脉大法不分卷	就《素问》持脉之大法阐明脉理。首论诊脉法则、三部九候，次则诸脉名状病症，末则相兼脉机理与主病、死脉形状等。	同上。
			张节撰	本草分经1卷	以十二经、奇经八脉、荣卫分列药名，末附十味补心汤。	同上。
			张节撰	瘟疫论1卷	署为"具区吴有性又可氏著，天都张节心在摘抄"，采吴氏书之要，遇时疫流行时可以检书按法而治。	收于《张氏医参七种》，藏中医科学院，上海中医药大学所藏独缺是书。
			张节撰	痘源论1卷	首述痘之释义、来源、病因病机、形状、各类、善恶、吉凶、诊断、证治，及夹斑夹疹、可治不可治、、痘后余毒证治，载方29首。附诸家论痘。	收于《张氏医参七种》。
			张节撰	伤燥论1卷	温病著作。分病原、病症、病脉、病治、病忌、病辨、治验汤方、杂病论治、杂论等篇。	同上。
			张节撰	张氏医参附经6卷	医话医论。读《经》有得，即附书于《经》后，积久成帙，多新意而皆本圣制，其于学医也几成矣。学医而附参一解也。	同上。
			张节撰	张氏医话2卷	讨论神、阴阳、营、卫、脉、相火、君火津液、脏腑等基本理论及伤寒、中风、脾胃、孕、痔、痈疽、噎膈眩晕、汗、痞、消渴等病症。	未收于《张氏医参七种》，有抄本藏辽宁中医药大学。
			夷门李廼羹（调之）纂辑	秋燥论不分卷	有1913年夏士林序。成于本年，序于1913年，删补于1918年。分统论、主令、病证、因、治法、诊候、用药宜忌、医案、古今方，以论秋燥。	绍兴医学书报社出版，2008年收于《温病大成》第三部，福建科技出版社排印出版。
			遂州王鸿骥（翔鹤）撰辑	药性选要4卷	有本年自序，按三品分类载《本经》药物238种，卷4则《本经》外药物147种，共载385种。各以四句歌括阐述，以《百种录》《三家合注》为注，附以用药机理及功效比较。	收于《利溥集》，有本年成都闲存斋刊本。
			江阳颜畊塘（江阳下工，熊溪）撰	本草入门歌解2卷	有自序、自跋及黄华、赵又新序。编摘《神农本经》290余种，又增补药性200余种，编为四言，依古通韵，为养生服食、治病却邪之用。	《联目》《大辞典》均录为《本草从真》，有本年泾南文道堂刻本藏泸州市图书馆。

公元（年）	清纪年	干支	作者	书名	考证内容	版本资料
1909	宣统元	己酉	盐山张锡纯（寿甫）撰	医学衷中参西录30卷	综合性医书，分7分册：处方学8卷，医论8卷，医话拾零，三三医书评，药物讲义4卷，伤寒讲义4卷，医案附诗草4卷。《联目》《大辞典》载为1909年初刊，其内容多陆续撰成，如《三三医书》成于民国。	有本年天津新华印书局铅印本藏湖南图书馆，有抄本藏中医科学院，有版本十余种。
			张锡纯撰	药物讲义4卷	有1923年李慰农序，有凡例。书为精研药性者设，自抒心得，多所发明，气味皆自尝试，而非寻常讲解。兼录西药数十味，无多发明，间附论说，为中医兼学西医者之嚆矢。	收于《医学衷中参西录》，有天津新华印书局铅印本藏湖南图书馆，1957、1974年河北人民出版社有铅印本。
			海丰吴重熹（仲怿）辑	豫医双璧2种35卷	有本年自序。子目：郭雍《伤寒补亡论》20卷，张从正《儒门事亲》15卷。	有本年海丰吴氏梁园节署铅印本藏国图、北京师大、中医科学院等处。
			善之氏（细柳山房主人）抄辑	医学迩言1卷	前后无序跋，亦无目录，述恶寒、消渴、真中风、痨瘵诸病证治。	本年抄本藏北京中医药大学，封面署：细柳山房主人善之氏抄阅；封二：宣统元年秋七月下旬抄。
			青浦陈秉钧（莲舫，乐余老人，庸叟）撰	女科秘诀大全5卷	有本年自序、曹沧洲序，有凡例。内容：调理经脉33则、护养胎前14则、保卫临产13则、安全产后47则、诊治杂证秘诀23则，不涉种子、育婴。	民国间上海广益书局有多种石印本，2007年福建科技出版社收于《民国江南医家著作选粹》排印出版。
			衢县雷丰（松存，侣菊，少逸）原撰，陈秉钧批注	加批时病论8卷	有本年陈秉钧序。1882年雷丰撰《时病论》，以《素问》四季所伤经文为纲，以四时六气之病为目阐述时令病证治。陈秉钧逐条加以眉批以为课徒之本。	有1923、1932年上海广益书局石印本藏中医科学院、甘肃、上海、南京、湖北图书馆及上海、湖北、成都中医药大学。
			吴县王霖（新之）编著	金匮类补22卷	载录《金匮》22篇，采辑多家之说阐述注释原文。《联目》《大辞典》载录，笔者未见。	收于《留耕堂丛抄》，藏苏州中医院。
			无锡丁福保（仲祜，畴隐居士，济阳破衲）撰	历代名医列传不分卷	有本年自序，从纪传体记述历代名医，自周代扁鹊至清叶桂、尤怡、王清任凡33家，包括最早留学欧洲习医者黄宽、早期翻译外国医书者赵静涵等，附外国名西医4人。	有本年上海文明书局铅印本藏陕西、南京、安徽图书馆及上海中华医学会、上海中医药大学，有上海医学书局铅印本。

公元（年）	清纪年	干支	作者	书名	考证内容	版本资料
1909	宣统元	己酉	丁福保编撰	内经通论不分卷	前后无序跋，亦无目录，杂录各家之说以成。	有本年上海文明书局石印本，收于《丁氏医学丛书》。
			丁福保编撰	难经通论不分卷	前后无序跋，亦无目录，杂录各家之说以成。	同上。
			丁福保编辑	伤寒论通论不分卷	无序跋、目录，体例同《内经通论》，杂录各家之说以成，附顾观光《读外台秘要书后》，列《伤寒笺释姓氏》26家、《金匮通论》1则。	同上。
			丁福保撰	古方通今不分卷	将古之权衡改为今之分量，选介伤寒、金匮方200余首，《丁氏医学丛书》有提要。	收于《丁氏医学丛书》。
			丁福保编撰	公民医学必读不分卷	有本年孟昭常序。上编总论，述医学源流、分科，继以生理解剖、本草病机，探讨中西医学；下编各论，分述消化器病、呼吸器、血行器、神经、生殖器诸病及传染病病因、症候、治疗，末附西药处方。	收于《丁氏医学丛书》。
			丁福保撰	化学实验新本草不分卷	始于戊戌，成于己酉，备载中国药品，间列西药四五种，先列中国学说，次列日本学说，次列英美学说。	初名《二十世纪新本草》，收于《丁氏医学丛书》。
			日本赤木勘三郎原著，丁福保编译	中外医通1卷	有本年译者绪言。编译日本药学家赤木勘三郎《和汉药制剂篇》，分12章述传染病、呼吸、消化、全身、神经系、循环、排泄、五官、皮肤、妇人、小儿、外科诸病用药。每病名详列中西经验各方，融会贯通中外东西上下数千年之扦格不通处。	有次年上海文明书局铅印《丁氏医学丛书》本及1914年上海医学书局铅印本。
			丁福保编撰	医学指南不分卷，医学指南续编不分卷	《指南》详述医学源流、中西分科、内科学、药物学之大要、内经、本草各书之谬；《续编》述解剖学、产科、药物、看护、诊断、花柳病、卫生、胃肠病、儿科诸学、中外医通、名医列传，凡30余种。	有本年铅印本藏上海图书馆，收于《丁氏医学丛书》。

续表

公元（年）	清纪年	干支	作者	书名	考证内容	版本资料
1909	宣统元	己酉	无锡徐勤业（渭臣）纂译	中外病名对照录2卷	有上年丁福保序。分内科、外科、妇人科、中国病证考4编；病名对照，第一层中国病名，或证候，或主方；第二层西文病名，希腊拉丁文，或德语；第三层近时及日本所译病名；另以译名之证候及命名之概略为第四层；附录中国病名先哲命名之概略。	有本年上海科学、焕文二书局联合出版铅印本藏国图、首都图书馆、广东中山图书馆、泸州市图书馆。
			慈溪张和菜（性如，莘墅）辑	急治汇编5种	前有本年叶庆增序。子目：张和菜《脚气证辑要》《喉痧治验录》《五疫症治辨》；徐子默《吊脚痧方论》，俞成甫《霍乱新论》。	有本年张存存斋石印本藏中医科学院、上海中华医学会、苏州中医院及河南、上海、南京、成都中医药大学。
			张和菜撰	五疫症治辨不分卷	后有王在钦识语。	收于《急治汇编》。
			张和菜撰	脚气证辑要不分卷	前有引言，后有跋。采取宋以来脚气证论说数则，汇集脚气诸方。	同上。
			张和菜撰	喉痧治验录1卷	前有总论。载论4篇：喉痧症总论、喉痧治案、喉痧选方、白喉忌用药味；载验案16则，方27首，忌用药物16味。	同上。
			嘉应梁希曾（柘轩）撰	瘰科全书1卷	瘰疬专著，有本年自序、张衡皋、次年侯家骧序。辨瘰疬病因病机、15种瘰症证治，外用点瘰药法，内服消散丸散，注意饮食宜忌。	有本年铅印本藏国图、天津高等医药专科学校，收于《三三医书》《国医小丛书》《中国医学大成》。
			黄仲贤（学周）编撰	鼠疫非疫六经条辨不分卷	有本年自序、凡例。称鼠疫为核证，首核证六经总论，次分三阳三阴各述六经证治。	有本年致和堂刻本藏北京中医药大学。
			香山谭其濂（次宋）编撰	鼠疫2卷	有本年自序及1913年吴其芬序，有凡例。上篇述疫史、疫源、疫性、疫状及诊断辨证治法，下篇述鼠疫预防及西医种疫浆法，末附中英名词对译。	有1918年上海商务印书馆铅印本藏广东省中山图书馆。
			顺邑李守中编辑，顺邑高超愚（卓樵）校刊	时疫核标蛇症治法，附：经验良方不分卷	有本年自序。时疫核症标蛇即鼠疫，李守中得湖南唐君、闽中汪君、顺邑范君内外兼治各法，治疗每多见效，遂编成书。	《联目》不载，《大辞典》未见，本年羊城澄天阁石印本藏广东中山图书馆。

公元 (年)	清纪年	干支	作者	书名	考证内容	版本资料
1909	宣统元	己酉	上海工部局卫生处编	预防核子瘟不分卷	为鼠疫预防普及性宣传资料,无序跋、目录,内容:居家各法、俗行之地面、上海鼠疫病、形式分类、传播情形、预防良法、捕鼠诸法等。	有本年上海商务印书馆铅印本藏上海中医药大学。
			雩娄熊宾(峻阁)撰	医法约编2卷	有本年自序。立意由博而返约,采辑各家所长,著为《伤寒歌》《温疫歌》而成书。	有本年铅印本藏上海中医药大学。
			孟今氏撰	医医医3卷	有本年自序及徐绍桢序,医治医界弊病的医法,故名。分:朝廷对于医者之医方、世界对于医者之医方、医者自医之医方。	有本年广州清风桥文茂印书局铅印本,收于《三三医书》。
			仁寿周颂(撷荪)撰	明强要览1卷	医论20余篇,论强种、体质、体育,以强身为强种之原、强国之基。	《联目》《大辞典》俱不载。
			淮川刘鎏(桂蔬)撰	医述韵语4卷	有1907年自序,卷1载源流、十二官图说、四诊;卷2、3内科诸病,兼及五官、女、儿科,卷4外科痈疡及药方与杂治,各以四字韵语叙述。其卷3、4佚失不存。	有本年刻本藏首都图书馆,现存1册2卷。
			江宁侯巽(健伯)撰	扶雅斋读医札记2卷	前有自序。卷1点评经典名著,论内经强调胃气,伤寒注重救液;卷2以笔记形式记述内伤杂病诊治经验。	有本年抄本藏上海中华医学会,卷端署:江宁侯巽健伯甫撰。
			阳湖陈廷儒(菊生)撰	博爱堂医学气化录要1卷	有本年自序、李景清暨其弟景瀚序。是书实为一提纲,未作详细阐发论证。	有本年刻本藏浙江省中医药研究院。
			海昌查有钰(式庵)撰	南野医话不分卷,医学杂缀不分卷	二书均无序跋,杂论医德医理、辨脉辨证、治法汤头、药性用药及临证奇案。	有本年稿本藏上海中华医学会。
			查有钰辑	摄生真诠2卷	封面署止园读本,前后无序跋,亦无目录,卷端署:海昌查有钰式庵谨辑,辑诸家名论而成。	有南野草堂抄本藏上海中医药大学。成书年时未明,附列于此。
			孟河巢峻(崇山,卧猿老人)撰	千金珍秘1卷	无序跋,分丸散膏丹药方6门,共446方。巢峻,生1843年,卒本年,同光间行医沪上,擅内外科,尤以外科为精。	成书未刊,后子巢元瑞(凤晨)、孙巢祖德(念修)补辑,有抄本藏上海中医药大学。

续表

公元 (年)	清纪年	干支	作者	书名	考证内容	版本资料
1909	宣统元	己酉	巢峻撰	巢崇山医案 1 卷	秦伯未《清代名医医案精华》录《巢崇山医案》15 门，未成专书；1985 年张元凯以此为底本，收集抄本校正编纂成书。无序跋，凡内科 13 门，并妇科调经、胎漏 2 门。	江苏科技出版社收于《孟河四家医集》排印出版。
			巢峻撰	玉壶仙馆外科医案 1 卷	前后无序跋，以部位分头面、五官、项腰背等 10 门，载常见外科疾病 40 余种。《联目》《大辞典》不载。	有巢念修珍藏抄本，1985 年江苏科技出版社收于《孟河四家医集》出版。
			彭友文撰	三百单方不分卷	有本年自序。以七言韵文述各科病证 40 余种，300 余方。	有本年善书流通处刻本藏湖南省图书馆。
			休宁汪昂（讱庵）原撰，江阴钱荣国（缙甫）增订	新增医方汤头歌诀 1 卷	有汪昂自序、凡例，于《汤头歌诀》增外感、治痰、温热、润燥、理气、治痢、杂治、妇科 8 类，36 正方，17 附方，编为七言歌诀。	有上海大一统书局与文瑞楼石印本藏广东中山图书馆，有抄本藏上海图书馆。
			天都氏撰	论跌打损伤证 1 卷	前后无序跋，论述骨折、脱臼、杖伤、刀伤、腰、背、少腹伤、疼痛不已、小便不出及穴道操作等证治，载方 94 首。	有本年抄本藏中医科学院、北京中医药大学，收于《伤科集成》《伤科集成续集》排印出版。
			龙源洪氏撰	龙源洪氏家传跌打秘方 1 卷	前后无序跋，述三十六穴等部位跌打损伤证治、方药及预后，载方 85 首。龙源，广西思恩，今属河池；《珍本医籍丛刊》注为吉林省珲春市，恐有误。	有抄本藏中医科学院，1999 年人民卫生出版社收于《伤科集成》，2000 年中医古籍出版社收于《珍本医籍丛刊》出版。
			亡名氏撰辑	伤科秘书 1 卷	又名《新发明伤科秘诀》，前后无序跋，述伤科诸症方药，内有"卞成老师十九味灵方"。	有抄本藏浙江中医药研究院，本年上海藻文公司铅印本藏上海中医药大学、浙江图书馆，收于《近代中医珍本集》。
			新都周云章（松仙，松儒）撰	儿科三字经 1 卷	三字经 32 句 96 字，阐释 9000 字，述小儿生理、发病机理、六经辨证及治法，附舒驰远《痘疹真诠》。	有民国上海万有书局、中医书局铅印本藏中医科学院、上海中医药大学。

公元（年）	清纪年	干支	作者	书名	考证内容	版本资料
1909	宣统元	己酉	亡名氏撰辑	咽喉第一科不分卷	无序跋、凡例、目录，4 册不分卷，卷端作"喉症秘集"。1 册吴氏丹药编目，以地支分 12 目，有成药，有煎药方；2 册，张氏咽喉总论、喉症分经、治法、绝症，脉图、穴位；3、4 册为咽喉诸症图及治法。	有本年集义堂刻巾箱本 4 册藏上海图书馆。
			亡名氏撰	抄本眼科不分卷	无序跋、目录。详述眵泪转明、蝇翅黑花、目暗生花、小眦赤脉、红霞映日等外障证治，载眼科方 263 首，眼病图 65 幅。	有本年抄本藏中国中医科学院，有 1900 年陈子健抄本藏北京中医药大学。
			太仓傅松元（耐寒，嵩园）撰	医案摘奇 4 卷	有本年自序及 1924 年薛逸山、1930 年张滏序，卷首有沈维贤、黄任之题签及沈湘之、李梦觉、钱龙章题词。载录内科医案 125 则。	初刊于 1920 年，为《太仓傅氏医学三书》之二。
			南海黄保康（霄鹏）撰，黄任恒（秩南）编辑	贻令堂医学五书 5 卷	有本年黄嘉礼序。子目：医林猎要、吴鞠通方歌、陈修园方歌、贻令堂杂俎、与婿遗言各 1 卷。《联目》《大辞典》《通考》不载。	乃《贻令堂医学三书》增《杂俎》《遗言》二书而成，笔者未见。
			吴门程翔宵（诚斋）编撰	诚斋食物记 1 卷	有本年自序，重视饮食养生，须尽食物之性，主张以饮食代药饵，遂节录前人言论，阐述饭、粥、羹、面等食养方法。	有本年抄本藏上海图书馆，1999 年华夏出版社收于《中国本草全书》401 卷影印出版。
1910	二	庚戌	钱塘张志聪（隐庵）撰，钱塘高世栻（士宗）补订，钱塘仲学辂（昂庭）集说	本草崇原集说 3 卷，附本草经读 1 卷	有上年章炳森序、凡例、本年王绍庸跋。以张、高《本草崇原》为纲，载药近 300，分上中下三品，选录诸家学说，并加仲氏按语；附录本草经读集说，载何首乌等 41 药。《续修四库全书提要》载录。	有本年钱塘仲氏刻本及 1927 年上海锦文堂石印本。
			武昌柯逢时（巽庵）撰辑	大观本草札记 2 卷	有本年自序及《重刊大观本草凡例》。据元版大观本草，校正大观政和本草，及曹孝忠之误。	收于《武昌医学馆丛书》。
			吴县钱国祥（吴下迁叟）撰辑	药性要略 1 卷	前后无序跋，有小引，卷端署：金匮垂庆乡钱国祥录，末署：宣统二年抄。载药 280 余种，简略述其性味、功效。	有本年抄本藏中医科学院，1999 年华夏出版社收于《中国本草全书》148 卷影印出版。
			吴江郭学洪（竹芗）撰	药性提要歌诀 1 卷	有自序，首列药性总义歌，次以七言歌诀简述药性 250 余种。以性为类，经络次之，功用次之，禁忌又次之，而简括详明者也。	有本年吴江柳氏抄本藏上海中医药大学，1999 年华夏出版社收于《中国本草全书》148 卷影印出版。

公元(年)	清纪年	干支	作者	书名	考证内容	版本资料
1910	二	庚戌	清太医院辑	药性分类不分卷	前后无序跋，分脾胃、肝胆、肺大肠、肾膀胱、心小肠及痈疽破伤6门，诸脏腑门下又另分类如补益、消导、下载药物，载其主治宜忌配伍，简切实用。似为太医院御药房方录备查本。	故宫博物院藏有精抄孤本，2002年海南出版社收于《故宫珍本丛刊》影印出版。
			亡名氏抄注	神农本草经抄今注不分卷	无署名、序跋、凡例，目录列上品84、中品55、下品31药，辑录原文，抄录历代注释及撰述者注文。正文缺中品末四药：赤小豆、大豆黄卷、葱实、薤，及下品全部。	有清末红丝栏抄本藏中医科学院，1999年华夏出版社收于《中国本草全书》151卷影印出版。
			金陵王修卓（成甫）撰	内经篇名解不分卷	有本年王修卓《黄帝内经马张合注序》，篇名下先记《内经》篇次，后释篇名含义；《灵枢》则先录张志聪自序、马莳引言、《九针十二原》篇名注，解释篇名略同于马莳。	本年稿本藏江西中医药大学。
			南汇于鬯（醴尊，香草）撰	香草续校书·内经素问校正2卷	于氏为晚清小学大师，《香草校书》校经部，《续校书》校勘子、史部。校勘《素问》原文97条。《联目》不载。	1963年来中华书局有多种校勘排印本，2003年收于《近代中医珍本集》。
			归安姚凯元（子湘，雪子）撰	黄帝内经素问校议6卷	《续修四库全书提要》载其稿本残卷，所存有通证、摘衍、考异、订误，涂改甚多，似尚未定本。	《联目》《大辞典》俱不载，笔者未见。
			姚凯元撰	难经校订识略1卷	无序跋、目录，卷端署：湖州姚凯元雪子学，钤东方文化事业总委员会所藏图书印。《联目》《大辞典》不载，笔者未见。	有稿本1册藏台湾中央研究院历史语言研究所傅斯年图书馆。
			枝江曹廷杰（彝卿）编	救疫速效良法1卷	针灸学著作。曹氏为救治本年发生于东北的瘟疫而撰刊《家传针灸秘诀》，并附《卫生各诀》。	有单行本，亦有附于《防疫刍言》者。
			盖平高愈明（骏轩）撰	毒疫问答1卷	有自序无署名纪年，有本年王郁云序、友陶耕者跋。以问答形式论鼠疫之害，述隔离之要。	有本年奉天盖平辅育印字馆铅印本藏北京中医药大学、山东省图书馆。
			嘉定余德埙（伯陶）撰	鼠疫抉微4卷	有本年自序及岑春煊、朱荣璪、李钟珏、陈楠诸序，有凡例。约郑肖岩《约编》为病情、治法、药方、医案4篇，补入方剂，略附议论，附辨误考证，选载万国药方数则。	有本年沪渎素庵铅印本及1918年京师警察厅铅印本，收于《中国医学大成》《续修四库全书》。

公元 （年）	清纪年	干支	作者	书名	考证内容	版本资料
1910	二	庚戌	四明沈敦和（仲礼）主持，江阴郁闻尧（奎章）、丁福保、杨心梅参编，长洲徐尚志（相宸）订正	鼠疫良方汇编不分卷	有本年自序、次年苏德镳序、徐尚志跋。汇编梁达樵《辨症求真》、罗知园《鼠疫汇编》、郑肖岩《鼠疫约编》、郁闻尧《鼠疫毒菌烟油尿论》、徐相宸《时疫用药法程》而成，并附验案。	有本年上海中国公立医院铅印本藏国图、中医科学院、上海、南京、河南中医药大学及广东中山图书馆。
			嵊县张树勋撰	灸科扎要不分卷	有抄本存世，字迹清楚，绘图亦工，成于本年。内容多引自杨氏《针灸大成》。	《浙江历代医药著作》载录，笔者未见。
			俞文起撰纂	伤寒说约编不分卷	无序跋，有目录。首载南北古今不同论、皮毛肌肉藏府筋骨论、阳症分经府论、邪传入里又分三焦论、阴症分传中论，次伤寒察色辨脉诸诊法，次施治总论及三阳、三阴传经、中寒诸症及诸症详辨、逐邪必绝源头等，及用药要领、灸法、穴图、杂治各方。凡28篇。	《联目》《大辞典》俱不载，有抄本藏中国中医科学院。
			元和陆懋修（九芝，勉旃，江左下工）校订，陆润庠编纂	世补斋医书后集4种31卷	子目：重订傅青主女科9卷，重订戴北山广温热论5卷，重订绮石理虚元鉴5卷，校正王朴庄伤寒论注12卷。《联目》《大辞典》以是书与正集同辑于1866年，有误，《广温热论》有1878年序跋，《傅青主女科》有1884年跋，实其子润庠整理校刊而为后集。	本年陆润庠整理校刊陆懋修重订四书31卷为《世补斋医书后集》，有本年刻本藏中医科学院、泸州图书馆及山东、广西、甘肃中医药大学。
			亡名氏撰	京江蔡氏十三章2卷	无署名，无序跋。上卷伤寒要法，为正伤寒、三时伤寒、温病、热病等11症，风温、湿温、中暍、中湿等10症，感冒、伤食、劳疫兼内伤等类伤寒18症；下卷伤寒13章，述伤寒论治须知。	有抄本2册藏上海中华医学会。
			山阴谢洪贲编纂	免痨神方不分卷	有自序、自跋。分21章，论肺痨病由、病状、传染、预防、择业、治法、疗养、家居及调理宜忌。	有本年上海商务印书馆铅印本、次年山东大学堂印书馆铅印本等。
			会稽何炳元（廉臣，印岩）编	绍兴医学会课艺不分卷	有本年自序。载4题：医学之道必有宗传，凡治病当以某几种书为正宗，请述其详；外感内伤诊脉异同辨；喉痧白喉诊脉异同辨；用药之道，温散之弊在误发，凉降之弊在误遏。	有本年浙东印书局铅印本藏中国中医科学院及上海、成都中医药大学。

续表

公元 (年)	清纪年	干支	作者	书名	考证内容	版本资料
1910	二	庚戌	昆山王德森 (严士，鞠坪) 撰	保赤要言5卷	王氏《市隐庐医学杂著》刊于1853年，而是书本年初刊，有自序无纪年。内容：卷1急惊，卷2慢惊，卷3麻症，卷4痘症，卷5脐风。1926年四明马炳森增补为8卷，卷6琐语，卷7、8小儿便方，题《保婴要言》。	本年苏州笪锦和初刻本藏国图、上海、天津、吉林图书馆及上海、南京、浙江、长春、河南中医药大学，1919年重刻，收于《病镜》。
			临海蒋树杞 (璧山)撰	伏瘟症治实验谈1卷	有1920年翁汝梅序。叙述伏瘟病病原、症状、诊断，并分初起、中泛、终后3期详论治疗方法。	收于《三三医书》二集。
			琴鹤主人辑录	痘幼良方汇编不分卷	无序跋、目录，卷端题《古今良方汇编》，无署名。首妇人第一、小儿第二，次庄一夔《福幼编》《治慢惊风心得神方》，次庄一夔《痘症总论》，次《山阴倪涵初先生手定疟痢三方》。	《联目》载《古今良方汇编》光绪间抄本藏上海图书馆；收于台中文听阁图书有限公司《晚清四部丛刊》第9编第90册。
			长寿周本一 (伯贞)撰	医学入门2卷	有本年自序及刘念亲、温嗣康2序，其子怀璞1931年序、《先君事略》。上卷内经、药性四言、医学三字经方、时用汤方、四诊及名医要言；下卷伤寒论、伤寒歌括、时疫论略、温热经纬摘录。	有1931年铅印本藏四川、重庆图书馆与成都、广州中医药大学。
			方庆熺（子祥）编撰	医学采要12卷	无序跋，卷1诊法、杂论，卷2-4杂病诸症，卷5妇儿科，卷6、7各症医方备考，卷8、9列方，卷10颜伯卿与刘正人医说，为医案集，颜处方，刘按语，卷11、12留余轩诗，有序。	有1911年抄本12册藏上海中医药大学。
			陈鹤云辑	极效神方1卷	有本年自序。收集诸家各科效方秘方，尤详目翳，另集救荒方、鹿茸制法、八段锦、符咒治疟等。	有本年鄂垣萃古斋刊本藏上海中医药大学。
			亡名氏原辑，娄东钱瑛传	方书1卷	有本年钱瑛序。载各科常见病多发病效方286首，杂有糟油制作、腐乳制作诸法。	现存抄本有三，分藏上海中医药大学及江西、安徽图书馆。
			无锡丁福保 (仲祜，畴隐居士，济阳破衲)撰	医话丛存不分卷	前有自序，汇辑医话、医学史料而成，引西医理论阐述烂喉痧、梅毒、煤气中毒、兔唇；介绍外国传教士行医事迹、第1位西医大家黄宽及医学考试、阿拉伯、日本医学等。	有本年文明书局铅印本藏中医科学院、陕西中医药大学、贵阳中医学院及浙江、重庆图书馆。

公元 (年)	清纪年	干支	作者	书名	考证内容	版本资料
1910	二	庚戌	丁福保撰	中西医方会通 不分卷	有本年何炳元序，分十章：呼吸器病、消化器病、神经系病、传染病、全身病、皮肤病、泌尿及生殖器病、目耳病、外科病、妇科病，中西医方各半，分别部居，拔其精粹。	收于《丁氏医学丛书》。
			丁福保撰	脚气病之原因及治法2卷	有本年自序、自后序，上编中国旧法，分名义、原因、症状、治法4章，载诸家学说、经验良方；下编外国治法，详脚气之症状、解剖、诊断、豫后、疗法及原因。	有本年铅印本藏浙江图书馆、上海图书馆，收于《丁氏医学丛书》。
			广陵袁开昌（昌龄）辑	养生三要1卷	有本年杨鸿发序，有李丙荣《袁昌龄先生传》。集各家名言为卫生精义、病家须知、医师箴言3篇。	本1911年镇江润德堂刻本，1918、1919、1922年又有重印本。
			扬州张燮思（施斋，期艾主人）辑	卫生择要3卷	本年自序，上卷初编，为格言、格致、怪异、慎食4类，中卷再编，为救急、解毒、方抄3类，下卷三编为病律类，列发热、恶寒诸症治。	有稿本藏成都中医药大学，卷端署为扬州期艾主人施斋张燮思述。
			东武钟石顽（更叟）抄辑	石室丛抄医书十七种	子目：脉经、伤寒证治、良方汇录、医学汇编、医林改错、脉诀图证汇参、医学秘书、医学丛抄、王孟英案方、傅青主女科、外科秘方、医原记略、疡科补苴、十二经图并见症用药法、咽喉症类、痧喉症治阐解、医学策问论说。	有本年抄本藏上海中医药大学，各书卷端署：石室丛抄之一，东武更叟手录本。
			钟石顽抄辑	十二经图并见症用药法不分卷	封面署：甲寅夏月，更叟手录，内容：五运六气、脏腑虚实补泻主治，及十二经脉病能用药诸论。	收于《石室丛抄医书十七种》。
			钟石顽抄辑	脉诀图证汇参1卷	封面署为宣统辛亥闰夏更叟氏手辑于养素庵，无序跋。录《脉诀》《濒湖脉学》并为之图注。	同上。
			钟石顽抄辑	咽喉症类不分卷	无序跋，首症论，论咽喉病因证治；次看法，列喉痹、乳蛾等咽喉41条、32图；次治法总论，述不治、难治、易治之症；后制药诸法。	同上。
			钟石顽抄辑	痧喉症治阐解不分卷	无序言。首论痧喉病源、治法；次述病症6条，详其治疗宜忌；列方11首，附陈静岩论痧及验方18首；末载石叟抄录编记。	同上。

公元 （年）	清纪年	干支	作者	书名	考证内容	版本资料
1910	二	庚戌	钟石顽撰辑	医学秘书 4 卷	前后无序跋。卷 1 论脉，卷 2 万金一统，为司天运气主病及药论，卷 3 十四经络及主病、穴位分寸歌等，卷 4 察色、辨舌、闻声等诊法及本经名例、脏腑虚实标本用药法等药性理论。《联目》无卷数，《大辞典》作 2 卷。	同上，卷端署为宣统庚戌首夏更叟氏订于养素庵北牖。
			钟石顽撰辑	医学丛抄 2 卷	前后无序跋。为各科症治，述疟、痢证治方药，湿痹、内症、妊娠伤寒等，兼及儿科。	同上，卷端署为宣统庚戌秋九更叟手录本。
			钟石顽撰辑	医学策问论说不分卷	全称为《医学策问论说序文手札类》，前后无序跋。集李恩普、黄廷璜、魏允恭、张德汉、胡鼎、胡永吉、李经邦、杨毓辉诸人答问，朱笏云《虚劳讲义序》，湘潭王溁智舵答冯悦琴书。	同上。
			亡名氏撰辑	治喉秘法 1 卷	无序跋、目录。首治喉秘法、临症 20 法，次《喉症全科紫珍集方本》卷上，燕山窦氏原本，云阳朱氏翔宇嗣辑，为通关散、乌云散，至清咽抑火丸、千金大补汤、紫琼膏等方，方下各有序号至 141、142、143 止，未见其卷下。	有抄本藏中国中医科学院。
			张拯滋（若霞）撰辑	通俗咽喉科学 1 卷	汇参中西医学，首述咽喉生理、摄生、预防及检查法、检查器械；述烂喉痧、咽炎、左右核炎证治。	本年刻本藏湖南图书馆、山西中医药研究院，收于《医药丛书五十六种》。
			遂州王鸿骥（翔鹤）撰辑	利溥集 4 种 18 卷	有本年陈绩、陈凌云序、马心融跋。子目：脉诀采真 3 卷，药性选要 4 卷，医书捷抄 7 卷，内经提要 4 卷。	原本 3 种，增《内经提要》，而为四种本，有本年成都闲存斋刊本。
			王鸿骥撰辑	脉诀采真 3 卷	有上年自序、本年唐玉龙序、有凡例。以黄氏《脉确》列篇首，取脉名为韵，编成歌括，以《内经》为主，《脉经》及历代名医之说以论脉之应病，附妇儿脉法。	辑于《利溥集》之首，有本年成都闲存斋刊本。
			王鸿骥撰辑	医书捷钞 7 卷	有次年自序、李廷赓序。节录汇辑陈修园《公余医录》而成，卷 1、2 论内伤杂病，卷 3、4 论伤寒、温病、女科、儿科，卷 5、6、7 分别为伤寒、金匮、时方歌括。	收于《利溥集》，有本年成都闲存斋刊本，卷端题：节《公余医录》。

公元（年）	清纪年	干支	作者	书名	考证内容	版本资料
1910	二	庚戌	王鸿骥撰辑	内经提要 4 卷	子目：《黄帝内经素问提要》3 卷，《黄帝内经灵枢提要》1 卷。	收于《利溥集》。
			金陵王修卓（成甫）辑	素问灵枢合注 20 卷	又名《张马合注黄帝内经》。系马莳、张志聪《内经》注本的合编本。子目：黄帝内经素问合纂 10 卷，灵枢经合纂 9 卷，王修卓《素问补遗》1 卷。	有本年上海扫叶山房石印本、民国上海锦章书局石印本及 1955 年上海锦章书局铅印本。
			亡名氏撰辑	脉诀须知不分卷	通俗脉学歌诀集，无署名，无序跋、目录。抄录佛点脉诀歌、观症脉诀歌等脉学歌诀，亦包括小儿三关图、伤寒六经传变歌、药性歌诀、看舌总论、李濒湖二十七脉体头相类主病诗等。	有本年抄本藏成都中医药大学，用"巡查教练所"用纸抄录。
			亡名氏抄辑	诊法丛抄不分卷	首引《经脉篇》，分述经脉主病，次述目、鼻、唇、口、耳、身、足、舌、须、发诸诊，后辨舌、声音、十问歌及望色、闻声、切脉、脉诊歌括、面部形色赋。第 2 册胃气解、真假辨、表里虚实、脉神、独脉、从舍辨、人迎气口辨。第 3 册，五脏歌、诊脉赋、濒湖二十七脉歌、四言脉诀等。	有抄本 3 册藏中医科学院，无扉页、序跋、目录，卷端无署名，封面题宣统二年抄。首页有张谊、河南省文物管理委员会章，第 2、3 册卷端有"唐成之家宝藏"章。
			镇江刘恒瑞（吉人，丙生）撰	察舌辨证新法不分卷	有 1916 年自序。详述舌苔原理、辨舌八法、舌质无苔、各色舌苔诊断法，苔色变换、真退假退、燥润厚腐、舌强舌短等，要言不繁。本年首载于《医学扶轮报》。	1910 年首刊于镇江袁桂生等创办之《医学扶轮报》，后载于《绍兴医学报》，又收于《中国医学大成》。
			刘恒瑞撰	伏邪新书 1 卷	有自序无纪年。首列伏邪病名解，认为慢性病伏邪为病者十居六七，因著此阐述伏燥、伏寒、伏风、伏湿、伏暑、伏热等证治。	收于《三三医书》《中国医学大成》《国医小丛书》等。
			刘恒瑞撰	外科学讲义 1 卷	以痈疽疔毒为主，并阐述霉毒、疥、痔、臁疮、流火等辨证治疗，强调内外并重，收载内服外用 109 方，末附小儿丹毒各方。	有四明慈竹草堂刻本藏广州中医药大学，并收于《三三医书》。
			陈国泰、潘希圣、王洪顺等撰，永福崇山李氏抄	三十六穴伤门图 1 卷	前后无序跋，其止血推拿法注：祖师罗师传，度师陈国泰传授；跌打总穴后注：师传，潘希圣传授；又有梅峰高毅山氏述，董西温承文传，又有祖师罗师传，师王洪顺传，度师陈国泰，等等，此书撰著、传授者并非一人。	有广西永福崇山李氏抄本藏广西壮族自治区桂林图书馆，2007 年中医古籍出版社收于《伤科集成续集》排印出版。

续表

公元（年）	清纪年	干支	作者	书名	考证内容	版本资料
1910	二	庚戌	亡名氏撰，方国贤抄传	跌打药方1卷	又名《跌打药书》，无序跋、目录。辑跌打伤方、内伤跌打方、杖疮方、夹伤方、肠肚破用药方、接骨麻药方等跌打药方。	有抄本藏中国中医科学院，封面署：宣统二年巧月日立，方国贤记。
			耐修子原撰，达庵居士修录，郑友益等摘编	白喉灵方不分卷	前有郑友益等六人弁言，《白喉治法忌表抉微》改编本。《联目》载《白喉灵方等六种》，包括《白喉养阴忌表抉微及歌括》《白喉治法忌表抉微》《重校白喉忌表抉微》《白喉灵方》《治喉捷要》《疫痧草》合订一本，然诸书刊刻时间、版式、字体、出版人，甚至叶面大小各异，显然并非丛书，有误。	本年石印本藏黑龙江中医药大学。
			亡名氏编辑	眼科三种合刻12卷	子目：傅仁宇《审视瑶函》6卷，孙思邈《银海精微》2卷，顾锡《银海指南》4卷。	上海扫叶山房石印本藏北京中医药大学。
			不空和尚撰	不空和尚目医三种6卷	第一种3卷，以歌赋述眼病鉴别诊断及112症证治；第二种2卷，以问答述眼科72症；第三种1卷，以歌赋述眼的生理、五轮八廓等。	有本年抄本藏中国中医科学院。
			亡名氏撰辑	明矐珍秘2卷	无序跋。卷上为眼及眼疾歌诀，经验药方诗42首，卷下为眼科方。	有抄本藏上海图书馆。
			亡名氏撰辑	奇德新书北京盘山眼科秘诀不分卷	首载眼科最要、引经药性、歌诀，问答以述眼科42症，末附看眼诀、眼热冷歌诀、载内服外用50余方。	有本年抄本藏中国中医科学院。
			英国稻惟德口译，温州刘世魁（星垣）笔述	眼科指蒙不分卷	西医眼科书，《联目》《大辞典》载录，故亦载入。无序跋，首列眼球纵切面、眼外组织图及6幅眼病图与眼科器械图；载《眼论》用文言文介绍眼解剖生理；眼病26篇14彩图；点眼17方。	有印本藏浙江省中医药研究院。
			丹阳贺钧（季衡，寄痕）撰	贺季衡医案1卷	列哮喘、痰饮、胸痹、呕吐、淋浊、痔疮、并病7门。二《贺季衡医案》同名，内容不同。《联目》"贺"作"何"。	有抄本藏上海中医药大学。
			贺钧原撰，贺桐孙按，许济群、王新华整理	贺季衡医案不分卷	原名《指禅医案》，毁于战火，分60余门，载395案。二《贺季衡医案》同名，内容不同。	1983年江苏科技出版社有排印本。

公元（年）	清纪年	干支	作者	书名	考证内容	版本资料
1910	二	庚戌	沈东霞（鲁珍）撰	沈鲁珍医案1卷	载风痹、痿麻、肺劳嗽等内伤病症医案142则。康雍间南汇沈璠字鲁珍有《沈氏医案》1卷，亦名《沈鲁珍医案》，收于《珍本医书集成》，与此自是不同。	有抄本藏上海图书馆。
			隆昌郭敬三撰，萧尚之评	萧评郭敬三医案1卷	原书成于本年，1944年萧尚之为之评说撰序，陈明侣撰跋。书口作《郭氏医案》，载内、妇、儿科医案60则，记述详细，萧氏评说得当。	1944年泸县嘉明镇正光石印局石印本藏天津、湖南、上海中医药大学及陕西、浙江中医药研究院。
			高邮赵履鳌（海仙），赵冠鳌（穉松）撰	旌孝堂医案1卷	前后无序跋，载崩漏、湿温、眩晕、癫狂、鼻衄、失血等46种病症近200案。苏州大学藏有《昭阳赵海仙先生脉案遗稿》抄本。	清抄本藏上海中医药大学，2004年收于《中医古籍珍稀抄本精选》出版。
			赵履鳌撰	赵海仙医案1卷	前后无序跋，首治论六篇，次医案11门，次论治若干条并附方。	有抄本藏中医科学院、天津、黑龙江中医药大学，收于《近代中医珍本集》。
			赵履鳌撰	寿石轩医案1卷	前后无序跋，分38门载录医案160余则，后附霍乱表里虚实寒热辨、赵氏验方。	1965年江苏人民出版社排印出版。
			顾雨棠撰，娄村张廷赞（景房）传	顾雨棠医案1卷	封面署：娄村张景房珍藏；1900年巢念修识语、1895年景房氏跋。分寒热、暑症、瘢疹、霍乱、黄疸、疟疾、肝胀、脚气8门，载209案九。	有抄本藏上海图书馆、上海中医药大学。
			徽州亡名氏抄辑	医案集抄1卷	无序跋、目录。抄辑程斯敏、休邑唐竹轩、汪东仿、郑云卿、唐雨芝、唐澍田、李光瑞、李佑祥、叶馨谷诸家医案50余则。	有本年抄本藏中医科学院，无抄辑者署名，当为徽州人氏。
			吴生甫撰	吴生甫先生方案2卷	集内、妇、儿科医案480余则。《联目》不载，《大辞典》载录。	有本年抄本藏上海中医药大学。
			青浦何长治（鸿舫，补之，横泖病鸿），吴县曹元恒（智涵，沧洲，兰雪老人，兰叟）撰	何鸿舫曹智涵方案真迹不分卷	《联目》《大辞典》载录，笔者未见。	有稿本藏苏州中医院。

公元 (年)	清纪年	干支	作者	书名	考证内容	版本资料
1910	二	庚戌	休宁唐茂修 (竹轩)撰	舟山医案6卷	无序跋,分30门,载案118则,后附哲衡补抄方案21则。《联目》《大辞典》不载。	有平阳汪焕章编辑稿本与华阳胡均安抄本,收于《新安医籍丛刊》出版。
			吴郡王毓衔 (吉安)撰	槐荫山房医案2卷	无扉页、序跋、目录,用"陇西李氏家谱"稿纸抄写,载案153则,不分类。王氏并著有《证治明辨》6卷。《吴医汇案》载王吉安,当为同一人。	笔者所见为上海图书馆藏清抄本,另有清抄本藏上海中医药大学。
			京师药行商会编	京师药行商会配方不分卷	有本年京师药行商会同人序。京师药行商会参会药行160余号,附设医药研究会,编辑配方分14门:风痰、伤寒、温疫暑湿、燥火、补益、脾胃、泻痢、痰嗽、妇科、气滞、眼目、咽喉口齿、小儿科、外科,修合成药丸散膏丹计1170余种,载来源、组成、剂量、用法,为药行奉为金科玉律。	有本年铅印本藏国图、中医科学院、吉林图书馆及北京、天津、上海中医药大学。
			兰溪三益堂编	三益堂丸丹全集不分卷	有本年三益堂主人自序及王恩溥、傅永清序,有凡例。分15门,补益为先,泄泻、诸风次之,妇儿科又次之,胶膏露酒膏药又次之,载方400余首。	有本年兰溪三益堂石印本藏上海图书馆。
			清太医院辑	内府药方4卷	无序跋,分风痰、痰嗽、伤寒、暑湿、燥火、脾胃、眼目、疮科、妇科、小儿、补益、泻泄、气滞、痰症、杂治15门,诸方下详载药物、剂量、炮制,不载主治,似为太医院御药房方录备查本。	世无传本,《联目》《大辞典》俱不载,故宫博物院藏有精抄本,2002年收于《故宫珍本丛刊》出版。
			清太医院秘录	医方配本2卷	无序跋,共2册,一册载风痰伤寒、暑湿燥火、痰喘咳嗽、补益虚损4门,一册载饮食气滞、妇女诸病、小儿百病、口齿眼目、外科伤损5门,载丸散膏丹成药处方500余,方下详载药物、剂量、配制及主治、服用及禁忌,且详病机分析。	世无传本,《联目》《大辞典》俱不载,有抄本存世,1994年天津科学技术出版社校正排印出版。
			清太医院编	太医院秘藏膏丹丸散4卷	前后无序跋,载方440余首。	有清抄本藏中医科学院,2003年浙江科技出版社收于《近代中医珍本集》排印出版。

公元（年）	清纪年	干支	作者	书名	考证内容	版本资料
1911	三	辛亥	永福力钧（轩举，医隐）绘辑	难经古注校补4种7卷	子目：难经古注校补4卷，史记正义引难经考1卷，难经本义增辑1卷，难经经释补1卷	有稿本1函7册藏中医科学院，2015年学苑出版社校注排印。
			力钧绘辑	唇舌症候图不分卷	前后无序跋，有彩绘唇舌图61幅。张灿玾《内容提要》谓：力钧生于清末，卒于民初，福建永福人，二十三岁为诸生，光绪十五年举于乡，二十年应礼部试，二十九年除商部主事。子嘉禾、树蘐亦为医。	有彩绘本藏中国医学科学院，2007年中医古籍出版社收于《中医古籍孤本大全》影印线装出版。
			平阳徐润之（松生，松龄）撰	医界通邮不分卷	有1912年自序，载《质疑》21则，引西说以辨医经；《界说》19条则以道言医，亦训徒启蒙之教材。	与《全体说略》共为《松龄医铎》初编，民国元年温州务本书局石印。
			徐润之撰	全体说略1卷	有次年徐焕之序、自跋、方邦彝跋。以四字俚语，兼引西说以述人身，亦训徒启蒙之教材。	与《医界通邮》共为《松龄医铎》初编，民国元年温州务本书局石印。
			仁和吴槐绶（子绂）撰辑	吴氏医学丛刊3种25卷	子目：金匮方证详解6卷，附素灵精义1卷，伤寒理解12卷，南阳药证汇解6卷，有1906、1907年自序。	有民国铅印本藏上海中医药大学。
			冠时编著	医学汇编三种不分卷	无扉页、序跋。子目：《沈读伤寒论》《杂病论》《证治家言》不分卷。《联目》《大辞典》不载。	有稿本藏中医科学院。
			冠时编著	金匮杂病论不分卷	无扉页、序跋。重编《金匮》杂病为咳嗽、心悸、呕吐等56种病证，另立标题，注明出原书何篇，下列条文，或原文，或自拟，间加注。《联目》《大辞典》不载。	收于《医学汇编三种》。
			冠时撰辑	证治家言不分卷	无扉页、序跋、目录，首全身审证篇，次全身引药篇，诸疾分首疾、风疾、痉痹、寒温、斑疹等15篇。《联目》《大辞典》不载。	收于《医学汇编三种》。
			上元戴天章（麟郊，北山）撰，元和陆懋修（九芝）删订，山阴何炳元（廉臣，印岩）重订	重订广温热论2卷	有本年何炳元序。戴氏辨瘟疫伤寒之异，删订《温疫论》为《广瘟疫论》；陆氏以辨伤寒之与温热，易名《广温热论》；本年何廉臣又为重订，择古今历代名医历验不爽之良方补入《广温热论》。	1914年绍兴浙东印书局铅印本藏天津高等医药专科学校、上海图书馆、上海中医药大学，1960年人民卫生出版社有排印本。

公元 (年)	清纪年	干支	作者	书名	考证内容	版本资料
1911	三	辛亥	归安吴贞（坤安）原撰，乌程邵根仙（芝生）评点，何炳元重订	感证宝筏4卷	有本年何炳元序。吴贞撰《伤寒指掌》，辨析伤寒、温病证治，认为来路不同，治法用药各异，卷3专论伤寒变证，卷4论伤寒类证。1912年何炳元重订，以伤寒、杂感不得混同，遂改题《感证宝筏》。	《伤寒指掌》1807年初刻，道光、光绪数度重刻，《续修四库全书提要》载录；《感症宝筏》1912年绍兴浙东书局铅印。
			暨阳陈氏亡名秘藏，陈汝珪传	痧惊合璧4卷	前有序无署名、纪年。前为《痧症要诀》，载44症，绘具图像，检明穴位；后为惊风38证，亦绘图像，介绍惊风症状、灸法治疗；后载急救经验方61首。	有本年绍兴明达书庄石印本藏中医科学院，并有多种民国石印、铅印本。
			晋熙江秉乾（培元，晋熙逸叟）撰	温症絜要不分卷	有本年自序、罗细序，首《温症要义》17条，专言伏气春温，症由内发，有表症无表药，纯以清热救津为主，只宜凉解；次《温症絜要》述春温、风温、湿温、暑月痉症，附治温十方。	有本年刻本藏吉林省图书馆。晋熙郡，今安徽潜山；晋熙县，今四川绵竹。罗细号华阳怡叟，居锦城，江氏即绵竹人。
			江秉乾编撰	家传医学入门2卷	有本年自序、自跋，汇辑前人歌赋为初学入门阶级。卷上望色、辨舌、脉哥本哈根人、药性说、引经报使歌、妊娠药禁、十八反、十九畏、运气歌括等；卷下证治说，表、里、寒、热诸证及妇科。	有本年师古堂江氏刻本藏中医科学院、吉林图书馆。
			井研廖平（季平，六译老人）撰，廖宗泽疏述	灵素五解篇1卷	有1915黄镕序。五解者，《素问》针解、脉解，《灵枢》小针解，散论针解汇集为"散解"2篇，合而为5，以究《内经》针刺、脉法。《续修四库全书提要》载录。	收于《六译馆医学丛书》；2015年上海古籍出版社收于《廖平全集》第13册出版。
			廖平撰	营卫运行杨注补证1卷	无序跋，扉页作《营卫运行补证》，书口作《营卫运行考》，附《<医门法律>驳议》，包括《荣卫论》《答荣卫五问》《律二条》。	同上。
			廖平撰	伤寒总论1卷	以《外台秘要》卷1伤寒部分为总论，包涵多种内容，附《病源》时气热病温病日数表、华氏日数36表及太素内经伤寒总论补证、太素四时病补证、疟解补证各1卷。	同上。

续表

公元（年）	清纪年	干支	作者	书名	考证内容	版本资料
1911	三	辛亥	廖平撰	伤寒杂病论古本 3 卷	录《病源》《千金》《太素》，卷首伤寒例，论四时正病、时行瘟疫；卷1伤寒膏、发汗散、丸及五苓散、神丹丸等，卷2汗下正对述义，卷3六经总例、《病源》日数、阴阳交两感例等。	同上。
			廖平撰	伤寒古本订补 1 卷	伤寒讲义编纂注释太阳篇六经传变证误条文 15 则；桂枝汤讲义则阐述桂枝汤及类方之组成、方义、应用。	同上。
			日本内藤希振原撰，廖平补注	伤寒古本考 1 卷	就《千金》《外台》考证仲景全书，据成氏原本对方氏《条辨》、喻氏《尚论》条文编次进行考证，比较《千金翼》《注解伤寒论》。	同上。
			廖平撰	脉经考证 1 卷	有自跋，因今本《脉经》有与古法异，列为一表，真、伪、真伪相杂各一类；又将伤寒附入者归还，伪《脉经》5 卷删出别行；后附《朱子跋长阳医书》《王叔和脉经》。	连载于《国学荟编》杂志 1915 年第 2、5、8 期，收于《六译馆医学丛书》；2015 年上海古籍出版社收于《廖平全集》第 13 册出版。
			廖平撰	疟解补证 1 卷	疟亦四时病，与伤寒类同，非为杂病，引丹波元简《素问识》为《疟论》作补证。	载《国学荟编》1917 年第 3 期，收于《六译馆医学丛书》《廖平全集》13 册。
			隋·巢元方原撰，廖平撰，民国四明曹炳章（赤电）补辑	巢氏病源补养宣导法 1 卷	卷上正编，廖平辑，载风病、虚劳、腰背病、消渴、伤寒、温病、疫疠病诸候等 22 篇；卷下曹炳章补辑续编，载水肿、霍乱、中恶、尸病及五官、外、妇、儿诸候，共 31 篇。曹炳章复辑其佚，汇集疗病各法，补辑续编，收于《中国医学大成》。	收于《六译馆医学丛书》；2015 年上海古籍出版社收于《廖平全集》第 14 册出版。
			廖平撰	难经经释补正 3 卷	首总论 1 卷，汇纂序跋、提要及难经悬解提要驳义、俞曲园脉鉴篇驳义、难经旧名考，与正文 2 卷合为 3 卷。补徐氏《难经经释》之未发，正徐注之误，故名。	同上。
			廖平辑评	药治通义辑要 2 卷	评论日本丹波元坚《药治通义》。	同上。
			廖平撰	伤寒讲义不分卷	编纂注释太阳篇六经传变证误条文 15 则。	

续表

公元（年）	清纪年	干支	作者	书名	考证内容	版本资料
1911	三	辛亥	廖平撰	伤寒平议 1 卷	评议伤寒诸家论述，对郭雍、王履、喻昌、陈念祖、张志聪、柯琴、黄元御、陆懋修各有褒贬，多心得体会。	同上。
			廖平撰	仲景三部九候诊法 2 卷	首趺阳、寸口、少阴 3 部，次第辨正，阐发古今诊之部位、脉证异同；次九候，辨太阳、厥阴病脉症篇，末伤寒浅注读法，皆论伤寒下利之病。《续修四库全书提要》载录。	连载于《国学荟编》杂志 1916 年第 2、3、4 期，收于《六译馆医学丛书》。2015 年上海古籍出版社收于《廖平全集》第 14 册出版。
			廖平撰	分方治宜篇 1 卷	扉页题分方异宜考，前后无序跋。以四时五方为纲，汇纂内经异法方宜、师传、四气调神、一日分为四时、逆四时、四时分方脉象名词等。	收于《六译馆医学丛书》；2015 年上海古籍出版社收于《廖平全集》第 12 册出版。
			隋·杨上善注，廖平撰	黄帝内经太素诊皮篇补证 1 卷，附录 1 卷	前有自序，后有附注，谓《灵枢论疾诊尺篇》当为诊皮正篇，《太素》不录篇名，为之补正。又汇辑仲景诊皮古法别为一卷附后，为《附录》，或以为其侄孙廖宗澐所纂集。	同上。
			嘉定张寿颐（山雷）撰辑	脉学正义 6 卷	6 卷分为 4 章，首载《脉学纲领绪言》，以纲领以挈其要，继之诊法以立其成，而诸脉之形象为第 3 章，卷 4－6 为第 4 章诸脉主病。	为民国浙江兰溪中医专门学校教材。张氏诸书多撰于民国，此书署为本年，载录于兹。
			古虞陈长庚（福安，逸芝）著	脉学津梁 2 卷	有本年王肇基序，卷上首载论脉四篇，述五脏四时平脉、三部所主、持脉要法；次脉经直指删正，载直指论、火论、辨火论、热论、发热论、虚论，各附形证治法，又有六脉虚空死证十五、不死之证十四；次七表脉脉论、主病，各附形证。卷下八里脉论、主病，各附本旨或形证；次九道脉论、主病，各附形证；末补遗脉五种，载数、大、小、革、散五脉及兼见脉类、诸脉宜忌。	有 1923 年石印本藏常熟图书馆，《联目》以为成书于是年，载 1923 年石印本藏天津中医药大学，抄本藏上海图书馆，《大辞典》不详成书年代，查找未见。卷端署：陈长庚福安逸芝甫著。据王肇基序，知书成于本年，陈氏为古虞人。
			亡名氏撰辑	五脏六腑变化傍通诀 1 卷	前有小引，纂集五脏六腑相附。其书名下注：出《千金方》88 卷中，所述脏腑经脉编为歌诀以为旁通。	有本年日本医学馆刻本藏上海中医药大学。

续表

公元 (年)	清纪年	干支	作者	书名	考证内容	版本资料
1911	三	辛亥	闽县陈登铠 (铁生)纂	华医病理学 4 卷	有本年自序、郑奋扬序,分运 气、表里、虚实、阴阳、标本, 汇集经典著作病因病机论述。	有本年三山医学传 习所铅印本藏上海 中医药大学、福建 省图书馆。
			闽县郑奋扬 (肖岩)撰	人体虫病通考 4 卷	有次年自序。首列总论、经义, 次则分述 23 种虫病病因、证 治、方药,并合中西之说而比 较之。	有双江袖海庐稿本 藏浙江省中医药研 究院。
			射洪许宗正 (星东)编著	金匮论方合解 7 卷	有本年自序、尹树森序,许氏 先取《伤寒论方》合解,随后 即解《金匮》,民国二年刻于 潼郡。	有 1913 年潼郡著 者自刻本藏四川省 图书馆、福建中医 药大学、四川大学 华西医学中心。
			长洲朱遹伊 (苍葭)编撰	医粹 2 卷	无序跋,述内科诸证及咽喉科, 其后《金匮辑录》《千金辑录》 均辑妇科内容,后为妇科经论、 崩带、求子、胎前产后、女科 集方。	有本年抄本藏上海 中医药大学。卷端 署:长洲朱遹伊苍 葭氏辑。
			山阴马静山原 撰,马光灿 (茗夫)编辑	医学准规 2 卷	有本年自序、於文光序。首载 医学探源及脉症、验舌、切脉 三总诀、用药须知,后为症候 通考,载列内科、女科要览、 伤科总诀,下为方药备用。	有本年铅印本藏军 事医学科学院、苏 州中医院及北京、 上海中医药大学。
			亡名氏编撰	证治汇通 17 卷	前后无序跋,分礼义忠信 4 集 述内伤杂病,仅存礼集。礼集 17 卷,述中风、诸中、中暑、 发热、恶寒及泄泻、痢疾等 17 证,证各 1 卷,大体述其辨证、 治法、方剂或脉法。余三集有 目录,正文阙佚。	有本年抄本藏上海 中医药大学。
			华亭董松年编 撰	证治心法 2 卷	无序跋、目录,分六淫、杂病 两部,各证无标题,一气连下, 述内科诸症病机为主,而及治 法、用方,无药物。"中风" 节末云:案中种种治法,余未 能尽宣其理,不过略举大纲, 分类叙述,以便后人观览,余 门仿此。	有本年稿本藏上海 中医药大学。卷端 署:证治心法指南 医论,华亭董松年 手稿。
			江都葛荫春 (廉夫,绿萝 庵主)撰	肺病论 6 卷	有本年自序、1914 年游敬森 序、1924 年山西中医改进会 序。以中学为体,汇参西学, 冶古今跳槽为一炉,畅论肺之 生理病理、本病属病、内外诸 病,凡 66 论,列 924 方。	有 1927 年山西医 学研究会铅印本藏 上海中医药大学及 上海、云南图书 馆。

续表

公元 (年)	清纪年	干支	作者	书名	考证内容	版本资料
1911	三	辛亥	李美村纂	痢疾效方不分卷	有本年杨锐生序，又名《意理宝书》。载痢疾主方、痢疾参考、痢疾医按、杂病治效、疠风歌等，附熊家骥《痢疾特启论》。	有本年陇西堂养心习静轩刊本藏上海中医药大学。
			嘉兴汪幼安撰，上海金念萱抄传	汪幼安医案14册	第1册封面缺失，有1958年金念萱序；第2册封面作：医案，汪幼安夫子之成绩，第贰册，念蘐抄，宣统叁年桃月吉立。以时为序，按月分订，第3册清和月，4、5册荷月，6、7册闰六月，8、9册巧月，10、11册桂秋，12册菊秋，13册芙秋，14册腊月。	本年金念萱抄本14册藏上海中医药大学，卷末有"此系嘉兴儿科专家汪幼安先生之医案，拾四本，计一全年。门人金念萱藏"字样。
			慈溪张国华（生甫，少甫）撰	张氏方案1卷	成于本年，后补充《张少甫经验药方》，易名《张氏医案》，1932年出版，有桂熏序，署：成都张国华少浦著，男体沅用和校订，受业胡启瑗子康校印。	有本年成都铅印本藏四川图书馆，《张氏医案》收于《张少甫医书合集》，天津科技出版社出版。
			溧阳谢家驹撰	剑镜斋旧存稿不分卷	前有绪言及1912年陈晋序。医学杂著，分3编，首编论温热，以旧存诸方补吴鞠通、王孟英温证治法；二编杂证，方法浩繁，汇辑可存者；三编《处方法》。	有宣统并垣华石印本藏浙江大学医学图书馆。
			归安包岩（蘅村）撰	包氏研究录2集	有1912年张闲序。正集有文15篇，首篇《光绪三十四年江宁陈提学使司覆试原卷进呈御览》为光绪帝脉案；二集成于1916年，载三焦新发明、诊脉新理等15篇，卷端署为"吴兴包岩蘅村撰，次男农辅参校"。	有1912年上海商务印书馆铅印本藏首都图书馆、浙江省中医药研究院、上海中医药大学、苏州中医院。
			枝江曹廷杰（彝卿）编撰	防疫刍言1卷	有本年自序、陈昭常序，急性传染病防治专著。包括临时治防篇、先时预防篇，附：救疫速效良法、针刺图说、拈痧刮痧图说、经验良方。	有本年铅印本藏北京、上海、广州中医药大学及上海图书馆、浙江中医药研究院。
			嘉定余德埙（伯陶）编	疫证集说4卷，补遗1卷	有本年自序、岑春煊、张鸣岐、唐文治、李钟珏、陈枬等序。作者曾任神州医学会会长。选集论疫文献百余种，汇辑辨证论治内容，按年代采集治疫诸方。补遗1卷，补充论说26条，方9首。	有本年素庵铅印本藏中医科学院、浙江省中医药研究院及天津、长春、上海、南京、浙江中医药大学、苏州、镇江、上海图书馆。

公元（年）	清纪年	干支	作者	书名	考证内容	版本资料
1911	三	辛亥	长洲徐尚志（相宸）撰	时疫用药法程1卷	有本年自序。作者上年参与沈敦和主持的《鼠疫良方汇编》，为此篇以确立疫症病因、治法、药性。	收于《鼠疫良方汇编》。
			允和堂主人编	允和堂药目不分卷	有本年自序，为允和堂药店成药目录。	有本年铅印本藏浙江省中医药研究院。
			大埔林天佑（德臣）撰	秋疟指南2卷	有次年自序及1919年何约明、蓝麒祥、蓝宝琼序，有凡例。上卷治疟之寒热，下卷治疟之单热，述疟疾证治方药，末附经验鼠疫证治、医家小说等。	有1912年中华图书馆铅印本藏上海中医药大学，收于《三三医书》。
			山阳丁宝铨撰	傅青主先生年谱不分卷	有本年自序、丙申年许穀人题签、1934年胥山蟫叟题签。协助作者商榷校订者有缪荃孙、段朝端、罗襄、罗振玉，《联目》《大辞典》俱作段朝端撰，误。	有抄本藏上海图书馆。
			浏阳袁仁贤（润斋，悟真山人）撰	喉科金钥全书2卷	有本年自序及劳乃宣、陆润庠序，有凡例。上卷详列喉症的全身症状及多种喉病证治；下卷按实火、虚火、热疫、寒疫载方剂，又各分内用、外用2类。	有本年及1923年华丰印刷铸字所铅印本；2000年湖南科技出版社收于《湖湘名医典籍精华》，排印出版。
			山阴倪宗贤（涵初）原撰，古吴陆上石辑刊	痧喉痢疟经验奇方不分卷	有本年陆上石重印《重刊痢疟奇方序》，为痧喉证治与倪氏《疟痢三方》合刊本。	有本年上海鸿文书局石印本藏南京中医药大学。
			墨磨主人辑，十二桐楼刊	古今良方32卷	有小引，分风、劳瘵、鼓胀、膈噎、诸痛、眼目、耳鼻咽喉、血症、浊淋、疟疾、痢疾、杂症、妇人、小儿、肿毒、诸疮、瘰疬、痔漏、结毒、总治、诸伤、实践、膏药、灸熨26门，汇抄医方248首。	有本年袖珍刻本藏天津、南京图书馆，与《古今秘苑》共一函。收于《中国古代医方真本秘本全集·清代卷》43册。
			王德彰辑	女科杂方1卷	封面题为：德彰王氏书，依稀可见"辛亥三月二十六日"。无序跋、目录，首载脉法，后列室女、胎前、调经、产后杂症诸方。	四川南充禾迪白血病研究所周东书先生藏书赠阅。
			明·古虞郑文康（介庵）原撰，清·赵士佳（作美，省身主人）重辑	产宝百问不分卷	有本年自序。内容：诸症要论、诸症问答、经候问答、诸积问答、胎前问答、产后问答，附汤饮78方、安胎方9条、胎前要方30条、产后急要方13条。	有抄本藏上海中医药大学。卷末署：时维宣统三年岁次辛亥中元前五日，省身斋主人抄于对月轩中。

续表

公元（年）	清纪年	干支	作者	书名	考证内容	版本资料
1911	三	辛亥	亡名氏撰辑	产宝百问万金方 2 卷	无序跋、目录。卷上总论，次切脉图形及诸脉主病，卷下首脾胃论，后随证问答 42，经候问答 22，带下 6，诸积 5，胎前 445，生产 37，共问答 157 条，末附妇科用药法。	有抄本藏成都中医药大学。
			桐乡冯汝玖（叔莹）撰	惊风辨误三篇不分卷	不分卷，分三篇，各有引言。上篇取经典中类于惊风各证，中篇采唐以后医书中所名之急惊、慢惊、慢脾、天钓、内钓等证，以证古无惊风名目。下篇首列《金匮》《伤寒》治惊狂痉证及类于惊风之方，次唐宋方剂及近世所习用之方，以备参阅；并将近世方中药味引本草证之，以明其误。民国后改名冯水，字若海，抄传陆懋修《本草二十四品》。	有本年初刻本藏国图、医学科学院、北京师大及黑龙江、上海、南京中医药大学，封面署全二卷，实不分卷，分三篇。
			清苑刘耀先（延年，景云）撰辑	眼科金镜 4 卷	有本年自序、蒋式芬、吴佩孚及 1920 年唐焯序，有《景云刘先生小传》。分《内障正宗》《外障备要》各 2 卷，收方 234 首。	有 1926 年保阳益文印刷局石印本藏中医科学院，收于《近代中医珍本集》《中医临床必读丛书》。
			四明曹炳章（赤电）撰	鸦片瘾戒除法 2 卷	有本年自序及何炳元、徐承谟序，有徐友丞题辞、马茹夫题诗。全书 4 编 41 章，首鸦片流毒沿革史，继则产地、成分、生病理作用，又及烟毒成瘾原因、病状、鉴别、戒烟注意事项，末则中西处方。	有本年绍兴浙东印刷局铅印本藏淮安图书馆。
1911？	成书年时未明		何仲皋（汝蘷）撰辑，何育骧抄传	中医学堂讲录 3 种 4 卷	子目：医学引深 1 卷，寒温条辨歌括 2 卷，内经显化篇 1 卷，前各有序。	有清何育骧抄本藏河南中医药大学，卷端署：仁术学堂仲皋何汝蘷著。
1911？	成书年时未明		何仲皋撰辑，何育骧抄传	内经显化篇 1 卷	前有小引，举《内经》之理撰为歌括，化其微而显现之，故名。分阴阳、六经、藏象、表里、标本、形体、八虚、厥逆、疾病、传经、传遗、时令、寿数、经终、治法、五味，凡 17 篇 103 节。	清抄本藏江西中医药大学，仁术学堂何育骧抄本藏河南中医药大学，又收于《中医学堂讲录》。

公元 (年)	清纪年	干支	作者	书名	考证内容	版本资料
1911?	成书年时未明		简阳何龙举（仲皋）撰辑	药性骊珠 5 卷	有自序无纪年。首总论，述药品定义、质料、分类、配方、制剂、用量及药性、宜忌等；各论分补、润、寒、热、涩、消、散、下、攻、吐 10 类述药，以韵文述性味、主治，又列专长、指南两项。何龙举字仲皋，与《中医学堂讲录》编者同姓名，或为同一人，待考。	有 1915 年四川高等国医学校石印本藏中医科学院，1999 年华夏出版社收于《中国本草全书》151 卷影印出版。
1911?	成书年时未明		武进张与权纂	内经素问存真不分卷	原稿本无序跋、凡例、目录，不明纂注年代，按《素问》篇目摘录经文，并加简略注释。	有稿本藏中山大学，2012 年收于《四编清代稿抄本》第 189 册，广东人民出版社影印。
1911?	成书年时未明		古吴汪宗淦（稚琢）辑	素灵汇萃 1 卷	卷端署为古吴汪宗淦稚琢手辑，前后无序跋，仅有摄生、阴阳、藏象三类，似未完成。	有本年抄本藏上海中医药大学。
1911?	成书年时未明		亡名氏撰	论内经 1 卷	无署名、序跋、目录，节选《内经》经文而注释之。《联目》《大辞典》俱不载。	有钞本藏国图，2002 年收于《国家图书馆藏稀见古代医籍钞稿本丛编》影印出版。
1911?	成书年时未明		绿阴书屋主人手录	内经会要 1 卷	无署名、序跋，目录作《内经截要》，节选《内经》经文。《联目》《大辞典》俱不载。	同上。
1911?	成书年时未明		湘乡潘让（沔泉）撰	医学堂内经讲义不分卷	首载演说一篇，即自序，次讲论中医求学要旨：审难易、计利害、辨源流、融古今、证异同、镜得失，正文作《内经讲义》，分绪论、卫生、藏象、经脉、别络、诊法等编。	《联目》《大辞典》俱不载，有清刻本藏徐州图书馆。
1911?	成书年时未明		亡名氏辑	温热病名论汇抄不分卷	无序跋，分温病、风温、湿温、冬温、温症、温毒发斑、温邪下利等门类，汇辑各家名论。《联目》《大辞典》俱不载。	有清钞本藏国图，收于《国家图书馆藏稀见古代医籍钞稿本丛编》。
1911?	成书年时未明		张壶隐撰	温病一得 1 卷	前有范毓桂序无纪年。论温病先明经络气化之理，后用其方，则因证而施，应若桴鼓。	有抄本藏上海中医药大学。
1911?	成书年时未明		亡名氏撰辑	舌胎辨讹 2 卷	有自序无署名、纪年，成书年代不明。辨明 36 种舌胎，以古法阐述，以己之辨识次之。《联目》《大辞典》俱不载。	有清钞本藏国图，2002 年收于《国家图书馆藏稀见古代医籍钞稿本丛编》影印出版。

公元 (年)	清纪年	干支	作者	书名	考证内容	版本资料
1911？	成书年时未明		亡名氏撰辑	舌鉴十三方 1 卷	前后无序跋，成书年代不明。述舌象变化，据以辨证用方之方法。《联目》《大辞典》俱不载。	同上。
1911？	成书年时未明		亡名氏撰辑	叶天士先生辨舌广验 1 卷	有自序无署名、纪年，成书年代不明。三十六舌之外，更加 101 舌形图歌诀，辨胎定方。	同上。
1911？	成书年时未明		亡名氏撰辑	伤寒观舌法 1 卷	有自序无署名、纪年，成书年代不明。仲景 397 法，察其症 137 舌，辨其候 113 方，俱属精细详密治病之秘诀。《联目》《大辞典》不载。	同上。
1911？	成书年时未明		亡名氏撰辑	脉诊歌诀不分卷	无封面、扉页，无撰者署名，无序跋、目录。列五脏经脉诀及七表八里九道脉诀等。藏书卡片注：书名自拟，探脉法为文，诊脉秘诀亦文。	有抄本藏中国中医科学院。
1911？	成书年时未明		吴兴潘旭（东阳）辑	新著脉诀 1 卷	卷首言：《四言脉诀》从来久矣，收旧者十之二三，新收者十之七八，附加注释。是书以歌诀体裁，每句四言，附以诠注，先论诊脉法，次叙脏腑相应部位，继详脉体、主病，系论脉专著，为普及性读物。	潘氏为课徒所辑，及门弟子辗转传抄，有抄本流行。《联目》不载，《浙江历代医药著作》载录。
1911？	成书年时未明		亡名氏撰辑	辨证概要不分卷	无序跋，有目录，分 27 节。第 1 节发热、潮热、寒热、烦热、身热，第 2 节盗汗、自汗、手足汗、头汗、无汗，第 3 节头痛，第 4 节眩晕、眩冒……，鉴别症状以辨证。夹有散页若干，封面题《补辨证稿》，补目痛、鼻干、咽痛、不能言及言语难出、身重难转侧、嘈杂等。	《联目》《大辞典》载有《辨症》2 卷抄本藏上海中医药大学，经查未见。笔者于泸州市图书馆读到是书清抄本，无署名，不分卷，内容与《大辞典》所述有异。
1911？	成书年时未明		亡名氏撰辑	医学心传不分卷	无署名、序跋、目录。首列七言歌赋 3 篇，述察舌要法及妊妇死生舌象，次舌苔赋、察舌辨症歌，后论六淫为病。	有抄本藏浙江大学医学图书馆。
1911？	成书年时未明		亡名氏撰辑	医学汇精不分卷	无封面、扉页，无撰者署名，无序跋、目录。载四脉统领、二十八脉详辨、脉法备录包括妇人脉、小儿脉、怪脉、老少脉异、脉合形性等，诊脉初知，末为持脉论。	有抄本藏中国中医科学院。

公元（年）	清纪年	干支	作者	书名	考证内容	版本资料
1911？	成书年时未明		撷秀园主人撰辑	医林初基2卷	前有著者《编辑四诊心法要诀》引言，采经论色诊编为四言，合《四言脉诀》成书，又有1923年寿松氏识语，二层楼格式，上为伤寒，下为《编辑四诊心法要诀》。	有抄本藏中国中医科学院。
1911？	成书年时未明		山樵俞明鉴（世徵）撰	针灸要略8卷	无序跋。载经络循行、腧穴定位、主治、针具及刺灸法，配有歌诀与图谱；后2卷介绍内外妇儿五官各科数十种病症治疗法。	有抄本藏上海中医药大学，卷端署为山樵俞明鉴世徵氏辑，"山樵"不明，或为"山阴"之误。
1911？	成书年时未明		孔蔼如撰辑	历代针灸医案选按2卷	无序跋、目录，记录历代典籍针灸医案，诸案亦无分类，杂乱成编，卷后有空白稿纸约三分之一，似摘录未毕者。	有抄本藏浙江省中医药研究院。
1911？	成书年时未明		亡名氏撰	针灸医案3卷	有1929年悔过居士序及《明医寿世孙大真人真灵感应天尊谕》即行医戒律。针灸治疗学，并非医案。首列病名总录，正文分14章载216病证，各述病源、病状、治法，后为治病通则、别记；又有续编43门，各述对症取穴治疗。	有巾箱抄本藏浙江省中医药研究院。
1911？	成书年时未明		任辛岩撰，上虞张卓夫抄传	内外针灸秘传不分卷，内外针灸图经不分卷	无序跋。《内外针灸秘传》又名《针灸要览》，载十四经针灸要穴歌、诸证灸法要穴等，附太乙神针灸法；《内外针灸图经》载十四经穴图、客气主气图、十二经井荥输原经合诸穴，诸证取穴等。	有抄本藏浙江省中医药研究院。
1911？	成书年时未明		亡名氏辑	针灸摘要不分卷	前后无序跋，撰辑、抄录者不详，载针灸手法、歌赋、经络腧穴、神应经诸风门诊治等。	有清务本堂抄本藏中医科学院，收于《珍本医籍丛刊》排印出版。
1911？	成书年时未明		亡名氏撰	医学集要2卷	无序跋、凡例，有目录。卷上运气门，载五运六气歌、五运配十干之年歌、六气为司天之岁歌等运气司天在泉歌诀，及六气为病歌与风、热、湿、燥、寒为邪互变并主治枢要歌，五脏主司声色臭味募腧病脉歌与虚、实、死候歌等，诸病证吉凶生死歌诀；卷下为方古庵病机赋、杂病赋、病机略节、岐黄一统述。	《联目》《大辞典》不载，有抄本藏山西省图书馆，2册2卷，无署名。

续表

公元 （年）	清纪年	干支	作者	书名	考证内容	版本资料
1911？	成书年时未明		嵩阳李础生撰辑，楚黄章天位编订	外科集验不分卷	前有引言，按病分痈疽肿毒、发背对口、瘰疬等22门，集录外科方240余首，后集验灵膏门收膏方30首，救急杂方门收急救方43首。	有李映奎监刻本藏中国中医科学院、山东中医药大学。李映奎是李础生玄孙。
1911？	成书年时未明		亡名氏撰	不二华佗秘书不分卷	有序言述外科症治大纲，首载汤头总目，次绘图分症论治，有伏形7、10症、正面30症、正形10症、侧形15症、侧形5、7症、正面40症、正面11瘤症、女人3、4症、侧形7症、小儿10症，后为外科经验方。	有清抄本藏中国中医科学院。
1911？	成书年时未明		亡名氏撰，许承栋抄	外科秘传良方1卷	无序跋，目录作1卷，论外科十法：内消、艾灸、刀针砭石、神火照、团药、统论用药、开口除脓、详论五善七恶救急、收口、将息法；共列71症证治，附120余方。	有清抄本藏中国中医科学院，封面作：《外科应秘传良方》，许承栋录。
1911？	成书年时未明		亡名氏撰	分经外科方不分卷	无序跋，绘十二经图，将外科各症按十二经分类，各述证候、治法、方药，加用引经药。首手太阴肺经图，列八珍散、长肉膏、拔毒散、雄黄解毒汤等方；次手阳明大肠图，列代针散、夺命丹、五香连翘汤、拔疔膏等方；依次为胃、脾、心诸经，各列方药，第十图未指明手少阳三焦经。	有清抄本藏中国中医科学院。
1911？	成书年时未明		许济时编	种痘要览3卷	前有凡例，首种痘原始，述选苗、种痘法；次痘疹各期证治及余毒、水痘、斑、疹、丹毒，附古今要方、用药、调理。	有刻本藏上海、广州中医药大学。
1911？	成书年时未明		吴县曹元恒（智涵，沧洲，兰雪老人，兰叟）撰，屠锡祺汇编，吴县奚缵黄（蠡溪逸民）选录	曹沧洲医案2卷	原题《御医曹沧洲医案》，又名《曹氏内外科医案》，有1923年奚缵黄序。卷上载中风、伤风、湿热、虚劳痰血、痧疹等内科病症20类，卷下载咽喉、口舌、牙齿、颐颊、耳聋、失音、疮疡、下疳等外科五官科病症23类，共300余则医案。	有稿本藏苏州中医院，1924年上海江左书林有石印本，2003年浙江科技出版社收于《近代中医珍本集》排印出版。
1911？	成书年时未明		席纫斋撰，严安（卧云）录	病机策1卷	前后无序跋，亦无目录，载病机策6叶，药品制度说5叶，药品采造真伪宜辨说3叶。	有清抄本藏苏州图书馆，卷端署：席纫斋先生著，门人严安卧云录。
1911？	成书年时未明		王云潞纂	病机论1卷	《联目》《大辞典》载录，笔者未见。	有清抄本藏苏州中医院。

公元（年）	清纪年	干支	作者	书名	考证内容	版本资料
1911？	成书年时未明		亡名氏撰	病机摘要1卷	无署名，无序跋、凡例、目录。首部位，次病机十九条及药性歌括，舌胎论，六经病解；伤寒诸症如恶风、恶寒、发热病机；口舌论、内经病机、三法、标本、八阵；先哲格言，脾胃、秋燥、虚损、大宝、命门、真阴、先天后天诸论；详述暑中、吊脚痧等32种病证之病因病机症状，兼及治法方药。	有抄本藏上海图书馆，封面篆书"病机摘要"四字。
1911？	成书年时未明		亡名氏纂	病机赋1卷	无署名、序跋、目录，阐述伤寒病机为主，包括：伤寒赋上篇汤头、下篇辨脉辨证用药，辨治伤寒传经证治脉要指法、读吴又可瘟疫论、汤头歌病机、读伤寒撮要等。	有清抄本藏上海中医药大学；另，长春中医药大学、广西壮族自治区图书馆亦藏有清抄本，未知是否同书。
1911？	成书年时未明		亡名氏纂	病机赋脉要1卷	前后无序跋，以诗赋述暴中卒厥、中风、中寒、中气等92种病证之脉象、病机，末为四季时令用药谱。	有朱墨抄巾箱本藏山东中医药大学。
1911？	成书年时未明		亡名氏纂	病机考1卷	无署名、序跋、目录。分3编，论病因：病因赋、百病皆生于六气、诸症莫逃于四因、伤寒症传遍六经必须熟认、瘟疫病感冒四气者必先明；辨病机：破伤风原有二种治别二经、中动静之异、受湿有内外之分、火有七说、痰有十因、气有九说、郁有六名；考正病源：如疟、痢、泄、霍乱、伤寒、真中风、中经、中络、中脏腑、类中风、伤暑等病症。	有抄本藏上海中医药大学。
1911？	成书年时未明		亡名氏纂	医学摘要2卷	无序跋、目录，篇目有：甲子所以齐不齐、天干地支之数所由来、干支只是五六、天缺西北地陷东南释、甲子合五略释、五运六气四时论等，为杂论汇辑。	有抄本藏浙江省中医药研究院。
1911？	成书年时未明		许士晋（锡蕃，用康）编撰	医窟10卷，卷首1卷	无序跋，卷首为基础理论及诊法，包括稽古、养生、阴阳、水火、望色、聆音、辨脉、审症、治法、运气；分门述症，先经旨述理，次分证论治，述诸家要言。	有稿本藏中国中医科学院，封面署锡蕃氏录，又作释繁氏、释凡氏

续表

公元（年）	清纪年	干支	作者	书名	考证内容	版本资料
1911？	成书年时未明		许士晋录	医方杂拾1卷	无序跋，无总目录，各门有方目。按病因病证分真中风、类中风、伤暑、伤湿、虚劳、疟、喘等门类汇抄医方。	有抄本藏中国中医科学院。
1911？	成书年时未明		庐陵萧涣唐（廉泉）撰，希琴叠砚斋主人手抄，广陵陈宗抟（龙池）传	医脉摘要2卷	有1922年陈宗抟序及《三三医书提要》。卷上辨诸症，鉴别疑似证候，卷下详述验舌诊脉方法，附以时方歌、药性赋。	收于《三三医书》。
1911？	成书年时未明		楚水杨釪（壬锡，忍仙）撰	医辨透宗1卷	前后无序跋。首四诊条贯，次内景外正合符捷要、灵枢厥心痛、增订高士宗按部治痛，次为各科症治，后本草汇捷。	有抄本藏上海中医药大学。
1911？	成书年时未明		归安吴钧（友石）撰	类伤寒辨不分卷	伤寒为热病总名，因于寒者为正，暑湿燥风、非时戾气所致风温、湿温、温病、寒疫为类伤寒。	1931年上海国医书局收于《国医小丛书》铅印出版。
1911？	成书年时未明		蔡西河撰	西河医约不分卷	论述辨析寒温之要，究伤寒治疗要义、方药。	有湖州凌氏抄本藏上海图书馆。
1911？	成书年时未明		张文睿校辑	温症论治7种不分卷	子目：叶桂《温病论治》，王泰林《温热论歌括》，王泰林《吴又可温疫论歌括》，薛雪《湿热论》，江左寄瓢子《温热赘言》，王泰林《十药神书歌括》，亡名氏《素灵约选经穴歌括》。	《联目》《大辞典》俱不载，有清钞本藏国图，，2002年收于《国家图书馆藏稀见古代医籍钞稿本丛编》影印出版。
1911？	成书年时未明		亡名氏编纂	素灵约选经穴歌括1卷	前后无序跋，首十四经穴，次十四经要穴，次三气歌，次十四经穴位。	收于张文睿校辑《温症论治》，有清钞本藏国图。
1911？	成书年时未明		亡名氏撰辑	内外两科诸病杂症统论纲目2卷	无序跋，有引言，首《外科症论》，载看疮初发论、痈疽疮疖疔疮瘰疬症论、流注论、大麻疯论、生死形症论等；下为秘授外科诸般杂症，列痈疽疮毒105症诊治方药；此外为内科杂病诊治方药。	有抄本5册藏山西省图书馆，无署名，不明成书年代。

公元 (年)	清纪年	干支	作者	书名	考证内容	版本资料
1911？	成书年时未明		羊城医学会编	中西医学全书12种	子目：罗定昌《脏腑图说》，《脏腑图说症治合璧》，《医案类录》；唐宗海《伤寒论浅注补正》，《中西辨证医经精义》，《血证论》，《本草奥义问答》；潘学祖《东西医法汇录》；英·舒高第《论脉》，傅兰祇《格致医理略述》；美·嘉约翰口译《皮肤新论》；日·丹波元简《脉学精微辑要》。	1916年羊城医学研究所石印本藏北京、湖南、广州中医药大学及甘肃省图书馆、浙江大学医学图书馆。1903年亡名氏辑同名丛书，收录唐宗海《本草问答》、舒高第口译《论脉》《脉表诊病新编》3书，与此并不相同。
1911？	成书年时未明		闽南诏安田伯良（捷卿）撰辑	中华古圣医经大全6种54卷	有自序无纪年。子目：黄帝内经素问9卷，黄帝内经灵枢9卷，张仲景伤寒杂病论16卷，张仲景伤寒杂病之方解15卷，神农本草经药性增解1卷，时方药解4卷。	民国中华书局铅印本藏上海中医药大学、上海中华医学会、广东中山图书馆。
1911？	成书年时未明		田伯良撰辑	神农本草经原文药性增解1卷，时方药解4卷	以"佛经流通，均无附注"之先例，于《本经》但录原文，于时方则加药解。	收于《中华古圣医经大全》。
1911？	成书年时未明		沈清卿（敦复小主）抄辑	儿科推拿摘要辨证指南不分卷	无序跋，有目录51条，内容为儿科证治，后附《汤头歌诀》。上海图书馆藏王兆鳌传《推拿摘要辨证指南》一卷抄本与此类同，可参阅。	上海图书馆藏有清抄本。
1911？	成书年时未明		亡名氏撰	中西权量表不分卷	《联目》《大辞典》载录，列表对照折算中西度量衡单位。	有清刻本藏中医科学院，收于《丛书集成初编》。
1911？	成书年时未明		亡名氏撰	中西度量权衡表不分卷	《联目》《大辞典》载录，列表对照折算中西度量衡单位。	有清刻本藏中医科学院，收于《丛书集成初编》。
1911？	成书年时未明		萧治斋制法，余明常传	萧治斋师秘传隔瘟法不分卷	书符念咒以驱疫治瘟，为民间习俗，匪关医学，留此一线，以见其例。书末有民国抄膳者附言，末叶盖有"范瑞堂"章。	《联目》《大辞典》不载，笔者所读为无锡书友杨帆所藏抄本。
1911？	成书年时未明		亡名氏编纂	百效方不分卷	无扉页、目录，前后无序跋，卷端无署名，成书年代不详。载验方420余首，多即病症要点为名，丸散膏丹药酒制剂为多，涉及内、外、妇、儿、喉、眼各科。	有清抄本藏上海图书馆。

公元 (年)	清纪年	干支	作者	书名	考证内容	版本资料
1911？	成书年时 未明		亡名氏撰辑	验方抄不分卷	无序跋、凡例、目录，不分卷。杂乱抄就跌打损伤验方，似为伤科医人习医记录，尚余半本空白纸张。	有清钞本藏上海图书馆，不著抄辑者。
1911？	成书年时 未明		亡名氏撰辑	药方抄不分卷	无序跋、凡例、目录，不分卷。各列五脏补泻利治诸方药，及和气、破气、活血等类方剂，末为《脉诀要言》《望舌色》。	《联目》《大辞典》不载，有清钞本藏上海图书馆，不著抄辑者。
1911？	成书年时 未明		亡名氏抄辑	崇德堂医方抄不分卷	前后无序跋、凡例、目录，不分卷。以"治伤寒""治妇人干血痨""治妇人安胎"等类，抄辑药方。	有清钞本藏上海图书馆。
1911？	成书年时 未明		烟樵氏抄辑	单方随录2卷	无序跋、凡例，有目录，封面署：烟樵手抄。上册呕吐、霍乱等47症，多内、外、妇科；下册小儿痔症、急惊、慢惊及内外科84症，各载效验方于下。	有清钞本藏上海图书馆。
1911？	成书年时 未明		亡名氏辑录	验方集锦2卷	无序跋，无署名，一册内科，列哮、喘、郁、气、火等21门；一册眼科为主，先总论，有目论、脉法、证候，列眼痛、眼科秘录、点眼药、翳目、瞳人反背、洗眼、泪眼等18门，及其他杂症11门。	有清钞本藏上海图书馆，收于台中文听阁图书公司《晚清四部丛刊》9编90册。
1911？	成书年时 未明		孙步瀛撰辑	医方锦编不分卷	无序跋，首列先哲格言，阐述寒热虚实之辨治之理，以内伤、虚劳、失血、劳瘵等病名分类，载消食健脾丸、开胃进食汤、平胃散等方。	有清钞本藏上海图书馆，收于台中文听阁图书公司《晚清四部丛刊》9编85册。
1911？	成书年时 未明		亡名氏抄辑	三家医案不分卷	无序跋、目录、署名，辑录尤在泾、顾术民、戴少山3家医案。《联目》《大辞典》俱不载。	有抄本存世，江苏科技出版社收于《清代吴中珍本医案丛刊》出版。
1911？	成书年时 未明		亡名氏撰辑	三家医案2卷	无序跋、目录、署名。上卷录丁寿堂、张梦庐、吴浩然三家，下卷录凌初平、郭柏荫、凌晓五三家医案，实六家医案。	有抄本藏河南中医药大学。
1911？	成书年时 未明		常熟王羹梅著	王羹梅内外科医案4卷	《联目》《大辞典》俱不载，前后无序跋，亦无目录，内科、外科医案各2册。	有民国抄本4册存世，收于《清代吴中珍本医案丛刊》排印出版。

公元（年）	清纪年	干支	作者	书名	考证内容	版本资料
1911？	成书年时未明		亡名氏辑	吴氏方案 2 卷	无序跋，不明成书年代。目录载风温、温疫、温毒、喉痹、暑温、伏暑、湿温、疟、中燥、伤寒等，正文则卷 1 风温、卷 2 温疫，以下皆阙。《联目》《大辞典》俱不载。	有清抄本藏国图，收于《中国古代医方真本秘本全集·清代卷》第 107 册影印出版。
1911？	成书年时未明		吴县曹维坤（云洲）著，吴县王守恒（闻喜）编	吴氏方案 3 卷	前后无序跋，目录作"名医方案"，卷上、中题为"名医内科方案"，卷下为"名医外科方案"。	有稿本藏苏州中医院，与国图所藏 2 卷本《吴氏方案》二书同名。
1911？	成书年时未明		长汀黄元英（卓尔）撰辑	医阶鼎 2 卷	以章回体小说形式阐述医理，记录病案，全书十六回。《长汀县志·艺文》载录，"张拱南序，共八卷"；《中国汀州客家名人录》载录黄元英事迹。	国内医书目录均未著录，有石印本藏上杭客家族谱博物馆。
1911？	成书年时未明		张虚靖（继光，妙道真人）撰	祝由科秘符 8 卷	前有宋三十代天师张真人虚靖《太上祝由科序》。祝由专书，专录祝由驱病符咒，卷 1 符咒，卷 2 祝由科治病一宗，召请各科天医符，及大方脉科治诸病符，卷 3 治风科、产科，卷 4 眼科、小儿科，卷 5 嘴、口齿科、外科，卷 6 伤折科、耳鼻科，卷 7 疮肿科、金簇科，卷 8 书禁科、总类，后有补遗一则。	有清钞本藏国图，为嘉兴谭氏旧藏，2002 年收于《国家图书馆藏稀见古代医籍钞稿本丛编》影印出版。《联目》不载，《大辞典》录张虚靖《祝由科诸符秘》6 卷，成于清末，内容与是书大略相同。
1911？	成书年时未明		亡名氏撰辑	医学穷源河洛图不分卷	无署名、序跋，有新补目次。载河图洛书、河洛总论、先天八卦合洛书数图、后天八卦合河图数图、河洛玄机论、先后天卦错成综继图、人身一太极图说等 18 图 1 论。	有抄本藏上海中医药大学。
1911？	成书年时未明		亡名氏撰辑	自在壶天 5 卷	方书，前有《自在壶天序》，无署名，有目录，载方 1179 首，又附有神方可服健步延年方、眼目昏花补肾方、胃气疼隔纸膏、痢疾神方、药酒方五首，共 1184 方。	《联目》《大辞典》不载，有抄本藏国图，收于《中国古代医方真本秘本全集·清代卷》104、105 册。

续表

公元 (年)	清纪年	干支	作者	书名	考证内容	版本资料
1911？	成书年时 未明		亡名氏撰辑	药性八略2册 不分卷	无署名、序跋、总目，无明确 分卷。据药性分类，分大寒凉、 辛甘寒、甘平淡、苦甘寒咸、 苦温酸咸涩、大热、辛温香燥、 辛温、温补9类，载药129味 附148味。各类药前多有目录， 并著书名，后附病机、七情及 司天在泉歌诀、脏腑气血歌、 十二经气血多少歌、牙痛歌等 歌诀。	有清抄本2册藏浙 江省中医药研究 院。
1911？	成书年时 未明		亡名氏撰辑	药材出处1 卷，附药材别 名1卷	《联目》《大辞典》俱不载，笔 者未见。吟香主人《药宗别 名》，又名《药材别名》，与此 自是二书。	有清抄本藏南京图 书馆，因破损暂不 借阅而未见。
1911？	成书年时 未明		吴铸臣撰辑	药名诗不分卷	前后无序跋，有诗293首，述 药300余味。《联目》《大辞 典》俱不载。	有清末写本，1999 年华夏出版社收于 《中国本草全书》 159卷影印出版。
1911？	成书年时 未明		长山李震甲 （秀之）撰辑	本草须知1卷	前后无序跋，卷端署：长山李 震甲秀之萃录，分13部，载 360余药。	有稿本藏山东省图 书馆，收于《中国 本草全书》149卷 影印出版。
1911？	成书年时 未明		亡名氏撰辑	用药法程不分 卷	无署名、序跋、凡例，分24类 载450药，简介功效、用法。	有清末抄本藏上海 图书馆，收于《中 国本草全书》151 卷影印出版。
1911？	成书年时 未明		黄岩吴恂如撰	药性四言赋不 分卷	前后无序跋，分草、木、禽兽、 虫、石、果菜等类述药，后有 补遗，述金汁、洋参、党参等， 不入其类。《联目》《大辞典》 作著者佚名。	有清钞本藏国图， 2002年收于《国 家图书馆藏稀见古 代医籍钞稿本丛 编》影印出版。
1911？	成书年时 未明		吴恂如撰	新著本草精义 不分卷	前后无序跋，按功效分36类， 载药606种。	有稿本藏上海中医 药大学。
1911？	成书年时 未明		亡名氏撰辑	本草释名类聚 1卷	前后无序跋，无署名，无凡例， 依《本草纲目》分类，辑诸药 别名。	有清蓝格抄本藏中 医科学院，收于 《中国本草全书》 149卷影印出版。
1911？	成书年时 未明		亡名氏撰辑	本草约编不分 卷	前后无序跋，无署名，无凡例， 择《本草纲目》448药，简介 性味、功用。《中国本草全书》 第106－107卷有云间王如鉴 《本草约编》14卷，与此自是 二书同名。	有清末抄本藏上海 图书馆，收于《中 国本草全书》151 卷影印出版。

公元（年）	清纪年	干支	作者	书名	考证内容	版本资料
1911？	成书年时未明		亡名氏辑	本草诸方集要不分卷	前后无序跋，有目录，每十方点明序号，凡618方，附加22方，末注：以上诸方俱由本草集下。正文又增治跌打损伤、治痔疮方等11方。	有清抄本藏国图，收于《中国古代医方真本秘本全集·清代卷》105册。
1911？	成书年时未明		亡名氏编纂	经络汇编1卷	无序跋，不著编纂者，具体成书时间不详。汇编经络循行、经穴。《联目》《大辞典》俱不载。	有清钞本藏国图，2002年收于《国家图书馆藏稀见古代医籍钞稿本丛编》影印出版。
1911？	成书年时未明		乌程陶集（恂庵）编次	经络考略3卷	无序跋，著者时代不详，当为清人。卷1《纂内经藏象经络》，卷2《纂内经经络图象》，卷3韦编《纂勤甫经络笺注》。《联目》《大辞典》俱不载。	有清钞本藏国图，2002年收于《国家图书馆藏稀见古代医籍钞稿本丛编》影印出版。
1911？	成书年时未明		亡名氏编纂	治病要穴1卷	前有引言，谓"针灸分寸者以此惟之"。分部位载人体穴位及主治。《联目》《大辞典》俱不载，著者时代不详。	有清钞本藏国图，2002年收于《国家图书馆藏稀见古代医籍钞稿本丛编》影印出版。
1911？	成书年时未明		毋自欺斋主人辑	脏腑经络辑要1卷	无序跋、目录，首李士材内景藏府图、仰人骨度部位图、汪昂经络歌诀、陈修园医书藏府十二官及六藏六府纳甲诗、内景说、经络说、经络诗、十三经诸穴歌，后为十二经图形，有脏腑图、经脉穴位图、分寸歌，末为八会图。	有抄本藏浙江省中医药研究院。
1911？	成书年时未明		亡名氏辑	针灸歌赋三种1卷	子目：《流注指微针赋》《针经标幽赋》《流注通元指要赋》并引，附《名医李君墓志铭》。	有抄本藏上海中医药大学。
1911？	成书年时未明		项延寿（耐庵）撰	延寿针治病穴道图1卷	前后无序跋，有正背穴图，载诸症经验取穴法44则。	有清刻本藏上海中医药大学。
1911？	成书年时未明		青浦陈秉钧（莲舫，承注，庸叟，乐余老人）辑	十二经分寸歌不分卷	前后无序跋，亦无目录，名为十二经，实十四经，后附《脉诀入门》。	有清抄本藏上海中医药大学。
1911？	成书年时未明		陈秉钧撰，张赓薇抄录	陈征君方案不分卷	封面署：张氏赓薇藏本，庚申杏月中浣抄录。前后无序跋，亦无目录，卷端无署名，医案不分类，述病症方药，无按语。全书95叶，半叶8行，每行25字左右。	有1920年抄本收于台中文听阁图书有限公司《晚清四部丛刊》第9编第82册影印。

公元（年）	清纪年	干支	作者	书名	考证内容	版本资料
1911？	成书年时未明		陈秉钧撰	陈莲舫先生医案 3 卷	前后无序跋，分 126 门，载案以内科为主，兼及外科、妇科。	有清抄本藏上海中医药大学，2004 年收于《中医古籍珍稀抄本精选》。
1911？	成书年时未明		陈秉钧撰，董人鉴（韵笙）钞传	陈莲舫医案秘钞 2 卷	有 1921 年董人鉴、余伯陶序，有凡例。首载诊治光绪帝医案，次载 80 余类别 100 余医案，多首尾完全，阐述完整。	有 1921 年中华图书集成公司铅印本，2003 年浙江科技出版社收于《近代中医珍本集》排印出版。
1911？	成书年时未明		陈秉钧撰	莲舫秘旨不分卷	前后无序跋，分风症、痨症、血症、咳呛、淋症、遗泄、臌症、膈症、痫症、痢症、喉痹诸痛、肝气、女科、时症等 11 门，及诊治光绪帝部分脉案、秘验方。	《联目》《大辞典》俱不载，1989 年上海科技出版社有吴仁山、吴鸿洲点校排印本。
1911？	成书年时未明		吴兴李昌仁（离尘子）辑订	针科全书妙诀不分卷	前有自序无纪年，载针法歌、行针指要歌、离坐子针法妙诀歌等 35 则，阐述经穴、针法、针灸治疗等内容。	有抄本藏上海中华医学会。
1911？	成书年时未明		新安张星余（澹初，白岳山人）纂著	节穴身镜 2 卷	有自序、李继贞、张元始序，均无纪年，不明成书年代。参究经络，自顶至踵分门列款，照经加药引者为上卷，照穴尊针灸者为下卷，分地水火风四集。	有清钞本藏国图，2002 年收于《国家图书馆藏稀见古代医籍钞稿本丛编》影印出版。
1911？	成书年时未明		罗兆琚撰辑	小儿推拿辑要不分卷	分望诊纲要、指纹纲要、辨证纲要、治疗法纲 4 章，载头面指掌图 8 幅，注推拿常用 100 余穴。	有民国邵阳刘星阶抄本藏广西壮族自治区桂林图书馆。
1911？	成书年时未明		亡名氏编纂	推拿手法要诀不分卷	无序跋、目录，述小儿推拿之诊断、手法、穴位、主病等，有图，后为病机纂要，述方药，分寒门总治歌、热门总治歌，及伤寒、伤风、吐泻等门。	有抄本藏浙江省中医药研究院。
1911？	成书年时未明		亡名氏撰辑	推拿小儿秘法不分卷	前有引言，述小儿推拿或汗或吐、或补或泻、或摩或揉、或掐或运、或推或拿各法。《联目》《大辞典》俱不载。	有清钞本藏国图，2002 年收于《国家图书馆藏稀见古代医籍钞稿本丛编》影印出版。
1911？	成书年时未明		亡名氏撰辑，司空抱空校正	推拿小儿秘诀不分卷	前有小引，述小儿推拿手法口诀。《联目》《大辞典》俱不载。	同上。

公元 (年)	清纪年	干支	作者	书名	考证内容	版本资料
1911？	成书年时未明		秀水李保常（子牧）编著	金匮要略读本不分卷	前后无序跋、目录。封面题：读金匮要略节录，子牧；卷端作《增订仲景金匮要略读本》，秀水李保常子牧氏抄。节录条文，扼要注释。	有抄本藏中国中医科学院。
1911？	成书年时未明		亡名氏撰辑	方药集义阐微8种	有自序无纪年。二层楼格式，上栏正文为神农本草经解、本草经疏、本草补遗，下栏正文为伤寒方、金匮方，卷首为伤寒心法辑要、六经提纲、医方十剂解。	有稿本藏中国中医科学院。
1911？	成书年时未明		亡名氏撰辑	金匮玉函方集解不分卷	扉页题作《金匮方》。载经方213首，列方名、主治、药物组成、煎服法及历代注家方论。	收于《方药集义阐微》，有稿本藏中国中医科学院。
1911？	成书年时未明		汪广（寅亮）编纂	金匮原理编	仅残存1卷，总论三因气色、五脏三焦病、痉湿暍、阴阳毒、中风历节、血痹虚劳、吐衄下血瘀血、水气病，余均亡佚，不明全貌。	有残存稿本1卷藏中国医学科学院。
1911？	成书年时未明		苏国梁撰辑	金匮方解不分卷	《联目》《大辞典》载录，笔者寻访重庆市图书馆，未见。	有清末蜀东著者自刻本藏重庆市图书馆。
1911？	成书年时未明		嘉言老人辑	积善小补堂汇刻医书三种	子目：急救奇方，附意外须防、白喉秘旨、痢症阐微。无总序跋，3书各自独立，有二自序，《急救奇方》无序，所附《意外须防》为预防中毒。	有清末湖南刻本藏中医科学院，无署名，《白喉秘旨》序署为嘉言老人，亦不知老人何人。
1911？	成书年时未明		亡名氏撰辑	抄本医书四种	子目：医学三字经、叶天士医案、伤寒瘟疫论、陈修园医选。中医科学院查得，却为儿科书，未见以上4种子目。	《联目》《大辞典》载有抄本藏中医科学院，题为《医书四种》，经查未见。
1911？	成书年时未明		亡名氏编纂	抄本医书五种	子目：验方集腋10卷、伤科秘本、外科藏书2卷、晰微补痧书、异授眼科七十二症。	有清抄本藏中国中医科学院。
1911？	成书年时未明		亡名氏编著	晰微补痧书不分卷	有自序无署名纪年。载痧症备考、针灸备考、推拿备考，附治病符咒。针灸、推拿内容简略，仅为总论、总图之类。1860年郭镛曾有《晰微补化全书》2卷。	收于《抄本医书五种》，有清抄本藏中国中医科学院。

续表

公元 (年)	清纪年	干支	作者	书名	考证内容	版本资料
1911？	成书年时 未明		亡名氏编纂	验方集腋 10 卷	前有自序，述诸症用方，4 册 10 卷，卷 1 补益虚损，卷 2 伤 寒诸风，卷 3 诸火暑湿，卷 4 痰饮咳嗽，卷 5 饮食气滞，卷 6 脾胃泄泻，卷 7 妇科诸症， 卷 8 幼科百病，卷 9 外科损伤 及消散疗毒，卷 10 眼科诸疾。	收于《抄本医书五 种》，有清抄本藏 中国中医科学院。
1911？	成书年时 未明		四明应伯川纂	外科藏书 2 卷	前后无序跋，首载外科诸论 27 则，总名及外科或问，署四明 应伯川甫纂，后学程进怡涵氏 校，下为外科诸症图形 23 幅及 其治法。	收于《抄本医书五 种》，有清抄本藏 中国中医科学院， 分上下两册。
1911？	成书年时 未明		亡名氏编纂	抄本医书六种 不分卷	无序跋，分礼乐射御书数 6 册。 子目：药性赋、诸病论、伤寒 赋、用药歌诀、王叔和脉赋、 难经。	中医科学院有藏， 内容与明刻亡名氏 《医要集览》相似， 是否同书，待考。
1911？	成书年时 未明		亡名氏撰辑	王叔和脉赋不 分卷	礼集，包括《脉赋》《王叔和脉 诀》《复真刘三点先生脉诀》等。	收于《抄本医书六 种》。
1911？	成书年时 未明		亡名氏撰辑	药性赋不分卷	乐集，载寒热温平四篇，及药 象阴阳、诸品药性阴阳、药性 升降浮沉补泻法、诸脏五欲、 五苦、五臭等，附《珍珠囊》。	同上。
1911？	成书年时 未明		亡名氏撰辑	诸病论不分卷	射集，以中风、中寒、中暑、 中湿、五痹、白虎历节、诸疝 等内科病症为主，兼及妇科诸 症，后为口、唇、舌、咽喉、 眼目五论。	同上。
1911？	成书年时 未明		亡名氏撰辑	伤寒赋不分卷	御集，又名《伤寒活人指掌 赋》，列《活人指掌赋》《伤寒 十劝》等。	同上。
1911？	成书年时 未明		亡名氏撰辑	用药歌诀不分 卷	书集，方论，分风、寒、暑、 湿、伤寒、疟、痢、呕吐等门 述内科诸症用方，又有咽喉、 眼目、耳鼻口舌、牙齿及诸疮 折伤、妇人、小儿等门类。	同上。
1911？	成书年时 未明		方孝基编纂	医学折衷 7 种 84 卷	子目：本草 6 卷，伤寒 14 卷， 杂症 24 卷，名方 22 卷，妇科 4 卷，幼科 6 卷，外科 8 卷。	有清抄本藏苏州大 学炳麟图书馆，经 查未见。
1911？	成书年时 未明		亡名氏抄辑	编辑金鉴心法 歌诀四种	子目：伤寒心法歌诀，妇科摘 要，妇科心法要诀，杂病心法 要诀。	有清抄本藏山东中 医药大学。
1911？	成书年时 未明		张调梅编撰， 殷宗谅抄传	医宗返约 5 卷	《联目》《大辞典》载录，笔者 未见。	有殷宗谅抄本藏贵 阳中医学院。

公元 （年）	清纪年	干支	作者	书名	考证内容	版本资料
1911？	成书年时 未明		羊征氏编撰	养生堂耕余必 读 3 卷	无序跋、目录。第 1 册，首摘录《内经》，次医学源流第一、中风第二、虚劳直至小儿第二十四，各为三字经，后六经方、七言歌诀等；第 2 册，首四诊，次十二经配天干地支、三阴三阳歌、运气歌、诸经循行歌、药物十八反歌等，后为方剂歌诀；第 3 册为《养生堂拾遗录》，载痘疹西江月、麻疹西江月、拾遗录、灸法等。	有抄本 3 册藏中国中医科学院。
1911？	成书年时 未明		苕溪高锡祚 （晓曦）编撰	管窥述粹录 30 卷	无序跋，其卷 4、5、6、9、13、15、18、25 共 8 卷阙。卷 1 经络、骨度、荣卫，卷 2 脉法，卷 3 先哲格言，卷 7、8 火、疫、暑、痧，卷 10 – 23 燥、痿、消渴、疝等内科诸症，卷 24 感证辨证，卷 26 – 30 分寒、热、散、宣、滋、涩、攻、泻诸集，载方。	有稿本藏上海中医药大学，卷端署为苕溪后学晓曦氏高锡祚汇。
1911？	成书年时 未明		朱之荆（树 田，痴老人） 编撰	医薯全集 100 卷	有自序无纪年。百卷分订 16 册，每卷讨论一病或一类病，先论病源辨证，后举治法方剂及其变化。著者籍贯事迹不详，1878 年平湖朱之榛辑《保赤汇编》，是否有关联？	有稿本 16 册藏上海中医药大学。
1911？	成书年时 未明		亡名氏编纂	医学提要 4 卷	无署名、序跋、目录，分元亨利贞 4 集。卷 1 元集，自五行、干支、十二官、经与络、脏腑、四诊、审症、病机、运气；卷 2 亨集，病机辨名、主治赋、风寒、阴阳辨、医诀、治病元机二十六字及治法诸论、伤寒症因、脉治赋、温疫、疫疠、疯症诸治；卷 3 利集，药性赋；卷 4 贞集，用药凡例、治病八法，方剂。	有抄本藏浙江省图书馆。
1911？	成书年时 未明		亡名氏编纂	医林择要备览 2 卷	无序跋。首"人与天地相应论"，次以身形部位各述症治、生理、方药，再次为通治药饵单方，为风、痹、寒、暑、湿、燥、积聚、浮肿等述证治脉法。此下方分上下卷开列目录，后"分类本单方要""养性延年药饵单方"23 种、"补精药饵单方"21 种；又分小便、大便、霍乱、呕吐、咳嗽等述证治脉法，其下又为药饵单方。	《联目》《大辞典》俱不载，有清钞本藏中国国家图书馆，2002 年收于《国家图书馆藏稀见古代医籍钞稿本丛编》影印出版。

续表

公元（年）	清纪年	干支	作者	书名	考证内容	版本资料
1911？	成书年时未明		亡名氏编纂	良常集12卷	临床综合类医书，无序跋，无明确分卷，然内容分属处先目录，后内容，全书共有目录12处，可视为12卷。卷1内科、中风、伤寒、感冒、中寒、瘟疫、中暑，卷2内科喉科外科，卷3内科，卷4内科外科大小男妇，卷5幼科兼内科，卷6幼科痘科，卷7、8外科，卷9妇人科，卷10、11内科，卷12伤科眼科外科，各卷分属凌乱。	《联目》《大辞典》俱不载，有清钞本藏中国国家图书馆，2002年收于《国家图书馆藏稀见古代医籍钞稿本丛编》影印出版。
1911？	成书年时未明		亡名氏编纂	医镜集要2卷	无序跋、目录，无明确分卷。首《脉诀》，次奇经八脉，次内伤外感辨，次伤寒、疫、痧疹等证治，其黄肿证前，署有"医镜集要"四字，似可视为二卷。《联目》《大辞典》俱不载。	有清钞本藏中国国家图书馆，2002年收于《国家图书馆藏稀见古代医籍钞稿本丛编》影印出版。
1911？	成书年时未明		梅鹤轩抄辑	指掌摘要不分卷	无序跋、目录，无明确分卷。正文首病机赋，书口：辨证秘旨，注：稽古集艺；次药性赋，寒、热、温、平4性分类，书口注：究勘深知；诸病主药，书口注：治有定诀；诸品药性主治指掌，书口注：细详明镜、贵重君臣、生物用使等。	《联目》《大辞典》俱不载，有清末梅鹤轩抄本藏温州图书馆。首叶标明页码72，知有71叶佚失，凡52叶，至123叶止。
1911？	成书年时未明		钱塘汪献珰、汪凤台鉴定	仙方外传4卷，附：应验良方1卷	无序跋、总目，卷端署：良方抄本卷一，钱塘汪凤台鉴定；此后卷端署：仙方外传，钱塘汪献珰鉴定，无卷次，凡四见；末卷端署：应验良方抄本卷一，钱塘凤台评。	《联目》《大辞典》俱不载，有抄本藏上海中华医学会。封面作《仙方外传》附《应验良方抄本》。
1911？	成书年时未明		曹昱书摘辑	良方摘要不分卷	无序跋、目录，卷端题灵验神秘方，无署名。以外科方为主，多外用兼及泻利、痧症、痢疾、咳嗽等内科内服方，凡260余首。	有抄本藏苏州大学炳麟图书馆，封面作《良方摘要》，署曹昱书氏。
1911？	成书年时未明		亡名氏抄辑	简便方抄不分卷	无封面、扉页、书名，无撰者署名，前后无序跋、目录。列单验方77法，附方若干。	《联目》《大辞典》俱不载，有清钞本藏中国中医科学院。
1911？	成书年时未明		亡名氏编纂	医方抄不分卷	无序跋、凡例，不分卷，有目录，载补益、阳痿等13门。末为大小便门，目录载方18首，正文缺如，至疝气门止。《联目》《大辞典》俱不载。	有钞本藏中国国家图书馆，2002年收于《国家图书馆藏稀见古代医籍钞稿本丛编》影印出版。
1911？	成书年时未明		亡名氏编纂	医方通论不分卷	无序跋、凡例，有目录，载45证汇录各科医方。	同上。

公元（年）	清纪年	干支	作者	书名	考证内容	版本资料
1911？	成书年时未明		亡名氏编纂	集古方不分卷	无序跋、凡例、目录，汇录各科验方 370 余首，颇多外科方。《联目》作《集左方》，当属笔误，成书时间不详，或以为民国间。	同上。
1911？	成书年时未明		亡名氏辑	方论萃精不分卷	前后无序跋，无目录，卷端无署名，不明成书年代。述诸药功效、配伍运用、医案举例、单方验方等内容。	有清抄本藏国图，收于《中国古代医方真本秘本全集·清代卷》106 册。
1911？	成书年时未明		常熟亡名氏辑	秘方不分卷	无封面、扉页、序跋、目录，载咽喉科、外科方；瘰气门摘录及胡雪岩秘制辟瘟散；杂载肺痈、哮喘、噤口痢、胃气痛、痰迷心窍、吐血、疝气、黄病、脱力等方及煨脐育麟神效膏方；末则戒烟急救药方。	有清抄本藏常熟图书馆，与《联目》《大辞典》所载若干种《秘方》异。戒烟方注"常邑言子游巷叶氏定戒烟药方""蒋泰康国药号精制饮片丸散"。
1911？	成书年时未明		亡名氏汇辑	方论汇粹不分卷	无封面、扉页、序跋、目录。首《叶香岩温症论》，次《薛一瓢湿热论》歌诀，署：无锡王旭高编；次《温疫明辨歌》《吴又可温疫歌括》，无署名；后《四时百病条辨》，载外感、杂病、妇人诸证治方。	《联目》《大辞典》不载，有近代抄本藏常熟图书馆。
1911？	成书年时未明		福建亡名氏著	西乌石岭头观音药签不分卷	《联目》《大辞典》不载，有签文 100 条签方 100 首，间有注释。	福建民间流传清钞本藏无锡书友杨帆。
1911？	成书年时未明		平远楼辑	平远楼传秘方 8 卷	无封面、扉页、序跋，无署名，有平远楼传秘方总目录。卷 1 痈疽，列肺痈、肺痿、乳痈等 20 症，卷 2 耳目鼻头诸症，卷 3、4 外科症，卷 5 咽喉口齿症，卷 6 生肌止血、麻药药线、升药降药，卷 7 疔疽瘿瘤瘰疬脚气等，卷 8 卡方。	《联目》《大辞典》不载，有清抄本藏国图，2004 年收于《中国古代医方真本秘本全集·清代卷》47 册影印出版。
1911？	成书年时未明		亡名氏辑	青囊秘要方不分卷	首载中风门，仅存经验如圣散，下为痿、伤风、痰饮等 40 门，附损伤、斑疹 2 门，各门分类，如伤风门分辛温、辛平、辛凉解表之剂，痰饮门分解表、攻下、分利之剂等。	有清抄本 1 册藏浙江省中医药研究院，前有缺叶，序、目录及卷端均缺失无存，无署名。

续表

公元（年）	清纪年	干支	作者	书名	考证内容	版本资料
1911？	成书年时未明		成水氏辑	草药配互方集不分卷，附：杂治方不分卷	有卷首成水氏题词，无序跋，分内科杂症类 40 门、妇科 7 门、儿科 6 门、外科 22 门、伤科杂症类 4 门附小儿一切牙疳，载录草药单复方，附气膨方、血膨方、新拟通络融血汤。	有清抄本 1 册藏浙江省中医药研究院。
1911？	成书年时未明		吴明仕著	民众万病验方大全不分卷	无序跋，无凡例，凡 19 章，载录常见病常用验方。《联目》《大辞典》载录，以为民国三十六年何澄平撰辑，医学研究会铅印。	民国初曾再版，然未言其版本来源，亦不知吴氏何许人，1993 年贵州科技出版社校正排印本。
1911？	成书年时未明		武林医和手集	验方杂录不分卷	无序跋、目录，不分类，内容颇杂，有医药验方、养生经验，亦有生活小常识如紫貂包不光润、验乌骨鸡法之类。	有清抄本 1 册藏浙江省中医药研究院。
1911？	成书年时未明		亡名氏辑	救急奇方不分卷	又名《救急良方》，有 2 序，无署名。载产妇血晕、子肠不收、初生即死、小儿急慢惊风、吐血等单方验方。	有清刻本藏国图，2004 年收于《中国古代医方真本秘本全集·清代卷》106 册。
1911？	成书年时未明		亡名氏辑	录验方广集不分卷	无序跋、目录，无署名，抄录于"松华斋"纸。外症方有误吞诸硬物方、阴囊过大方、蝎螫奇方、牛皮癣方、脚臭良方、腋臭方、去面上毫毛不用线法、治口臭良方；内科杂症方有遗精方、黄病奇方、熏蚊秘方、避臭虫方。	有清抄本藏国图，2004 年收于《中国古代医方真本秘本全集·清代卷》106 册。
1911？	成书年时未明		亡名氏辑	城下遗方不分卷	无序跋、目录，无署名。首列"山阴倪涵初先生手定经验神效奇方"，包括治症疾奇效三方、治痢疾奇效三方，以及孕产保全母子神效奇方等验方效方。	《联目》《大辞典》不载，有清抄本藏国图，2004 年收于《中国古代医方真本秘本全集·清代卷》107 册。
1911？	成书年时未明		亡名氏辑	古方选存不分卷	无序跋，无署名。载养老膏、坎离丸、参归腰子、水芝丸、藕蜜膏、杏仁膏、茴香汤、羊肾粥、芡实粥、山药粥等 87 方，及制半夏、橘皮、杏仁、缩砂等炮制法，服桑椹、鸡子丹、黄精等服药法 94 条。	有清抄本藏国图，收于《中国古代医方真本秘本全集·清代卷》107 册。

公元 （年）	清纪年	干支	作者	书名	考证内容	版本资料
1911？	成书年时 未明		亡名氏辑	经验良方不分 卷	无序跋、目录，无署名。列各方 序号，第1方保安延寿方、第2 九种心痛、第3治心气痛，至第 85治阴囊大小方，后无序号，为 卧龙丹方、蔡松汀难产神效方、 疟疾半贝散、五香丸等。	有清抄本藏中国国 家图书馆，收于 《中国古代医方真 本秘本全集·清代 卷》110册。
1911？	成书年时 未明		亡名氏辑	五略集方不分 卷	无序跋、目录，无署名，不明 成书年代。首载选集古方说、 五略总说，下分发略、解略、 和略、清略、救略，以五略列 载方剂。	同上，《联目》 《大辞典》不载。
1911？	成书年时 未明		亡名氏辑	医方钞不分卷	无序跋，无署名。分补益、阳 痿、遗精、怔忡、消渴、自汗、 盗汗、水肿、臌胀、痞积、虫 积、黄疸、疝气、大小便共13 门，正文阙大小便门，载方 300余首。	《联目》《大辞典》 不载，有清抄本藏 国图，收于《中国 古代医方真本秘本 全集·清代卷》 110册。
1911？	成书年时 未明		亡名氏辑	丹方抄不分卷	无序跋、目录，载太乙万灵膏、 三妙膏、粗纸膏、神效膏等百 余方。	有抄本1册藏上海 图书馆。
1911？	成书年时 未明		津门杨鹏先辑	经验奇效良方 不分卷	有杨鹏先自序、《传方缘起》、 卷末附言。分略血、妇科、小 儿、咽喉、痰绝、眼科、痈疽、 损伤、急救、杂治、痈疽11 门，录40余方，兼呼吸气之法 及省气法、外经图说、易筋经 图式、八段锦图式、却病延年 法图式等操练身体方法，部分 医方并附列医案。	《联目》《大辞典》 载为《奇效良 方》，有1921年天 津务本堂、1933 年上海明善书局石 印本。收于《中国 古代医方真本秘本 全集·民国海外 卷》9册。
1911？	成书年时 未明		眉寿堂主人撰 辑	眉寿堂丸散集 录不分卷	无扉页、目录、序跋，分伤寒 诸风、诸火暑湿、眼科、女科、 外科、幼科、胶膏、花露、香 油、药酒10门，列膏药为补 遗，载250首成药方。	有清刻本藏上海图 书馆。
1911？	成书年时 未明		益寿堂主人辑	益寿堂医方总 目不分卷	有自序，分补益、脾胃、风寒、 痰饮、眼目、诸火、饮食、妇 女、小儿、疮疡10门，载列成 药方。	有清刻本藏国图， 收于《中国古代医 方真本秘本全集· 清代卷》80册。
1911？	成书年时 未明		叶居敬堂撰 辑，叶肇周抄 录	叶居敬堂丸散 局方不分卷	无序跋，成药方书。各方详列 药物组成、分两，及制药加工 方法，载补益心肾、伤寒诸风、 脾胃泄泻、饮食气滞、痰饮咳 嗽、诸火暑湿、眼科、妇科、 幼科、外科、胶膏、补遗并续 增、药酒、香油、花露等门类， 共311方。	《联目》《大辞典》 不载，有抄本藏浙 江省中医药研究 院。

续表

公元（年）	清纪年	干支	作者	书名	考证内容	版本资料
1911？	成书年时未明		湖南寿芝堂主人撰	寿芝堂丸散书不分卷	前有寿芝堂识语，分补养调摄、风寒暑湿痰火、眼喉口齿、妇科、儿科、通治、外科及有方名无药有价药酒、药露、补载等门类，载121方。	有刻本藏浙江省中医药研究院。
1911？	成书年时未明		天顺堂制，亡名氏抄录	天顺堂古今丸药不分卷	无序跋，存风痰34方、伤寒附瘟疫23方、暑湿13方、燥火29方、痰饮26方、补益53方、脾胃28方、气滞40方、眼目4方，各有序号，共9门250方；眼目门第4方后口齿13方、妇科31方、小儿33方、外疮56方，5门143方缺失。	《联目》《大辞典》不载，有抄本流传民间，2013年学苑出版社排印出版，并附原书对照，题为《天顺堂府抄方》，目录为"古今丸药目录"。
1911？	成书年时未明		张祖良编撰	内科秘书1卷	扉页题：张祖良医室，专治一切疑难险症，前后无序跋，亦无目录、凡例，以六经辨证统治内科杂病。	有清抄本藏浙江中医药大学。
1911？	成书年时未明		亡名氏编纂	杂病要诀不分卷	前后无序跋，亦无目录，封面署《杂病要诀》，而内容中风、伤寒、杂病之外，兼及妇科。	有原曹炳章藏抄本藏浙江省中医药研究院。
1911？	成书年时未明		亡名氏撰辑	内科证论不分卷	无署名、序跋、目录。首篇《气喘证论》下有"文永阁"阳文章一；次论诸热证、寒证、瘟疫、伤寒证论、虚火证论，附泻火诸法，又附蟠桃果、地黄醴；又次，论暑证、中寒论3则、杂论杂方、疹子论附杂方、惊风论、虚损论、暑症论、论伤寒温热暑湿，后附经验方按。	有抄本藏中国中医科学院。
1911？	成书年时未明		亡名氏编纂	内科证治汇粹不分卷	无序跋、目录。首暑，有阙，次疟、中风、历节、痉、湿、哮、痿、痹、脚气、鹤膝风、黄汗、黄疸等37症，以《金匮》为主述论证治。	有抄本藏中国中医科学院。
1911？	成书年时未明		申江李孤峰真人编撰，秀水吕焘（萧鐥）校	医林拨云不分卷	无序跋，列伤食、伤酒、郁证、脾胃、劳倦、虚损、痨瘵、虫病、癫狂、痫病、惊悸怔忡、健忘、饮证，述内科疾病证治。	有抄本藏南京图书馆。卷首署：申江孤峰李真人著，秀水萧鐥吕焘校。
1911？	成书年时未明		吴趋曹鉴开（守庭）编撰	医学折衷不分卷	前后无序跋，汇辑诸家名论成书，上集45论，下集62论，各署名氏。	有清抄本藏浙江省中医药研究院。

公元 （年）	清纪年	干支	作者	书名	考证内容	版本资料
1911？	成书年时 未明		闾江善和居士 录	临症须知不分 卷	无序跋、目录。杂录诸家证治，部分标题下注明出处，首篇《内伤转疟》下注"出《寓意草》"，其余有吴氏慎斋、吴氏凤鸣、许氏中行、叶氏香岩、喻氏嘉言、秀溪居士等。故卷端署为"西昌喻氏嘉言著"欠妥，喻氏仅其抄录之一家。	有抄本藏中国中医科学院，卷端署西昌喻氏嘉言著，闾江善和居士录。
1911？	成书年时 未明		原题：慈溪柯 琴（韵伯，似 峰）撰	玉机辨证2卷	述内科杂症、妇科杂证38篇，然方志书目均未载录柯氏此书，当为后人托名者。《联目》载亡名氏同名书无卷数，有抄本藏苏州图书馆，《大辞典》谓"经查未见"。	北京中医研究院藏有抄本，1992年湖南科技出版社收于《中医古籍临证必读丛书·内科卷》。
1911？	成书年时 未明		九峰老人撰	痢疾指南1卷	有1935年李林馥序。《联目》《大辞典》载1935年《疟疾指南》。	有1935年上海仓昌书局铅印本。
1911？	成书年时 未明		亡名氏撰辑	秘传大麻疯方 1卷	前后无序跋，首列36种大麻疯神效方，概述病因病机，鉴别诊断、判断预后，饮食宜忌等，列89方。	有抄本藏上海中华医学会，收于《珍本医书集成》。
1911？	成书年时 未明		亡名氏撰	麻疯秘诀症1 卷	无序跋、目录，有"楚光之印"1枚。首17叶34幅图，描外科痈疽疮疡而非麻风；次汤方15叶、丸散16叶；末为制药法，包括玄明粉、硝石、金顶砒、蟾酥等。	有清抄本藏苏州图书馆，有今人以圆珠笔注：此书是楚光于习医时购于苏城书摊，拟希我之来者善加爱护耳。
1911？	成书年时 未明		亡名氏撰辑	秘传内府经验 外科不分卷	无序跋、目录，首总论及疔疮、发背腰疽、三搭手、瘰疬、肠风痔漏各部痈肿；次咽喉36症及跌打损伤、济世良方28首；次阳毒阴疽膏丹31种；以下为杂治内外诸方。	有抄本藏浙江省图书馆，封面题《外科珍藏》，为杂抄本，并非外科专书而以外科为主。
1911？	成书年时 未明		亡名氏撰辑	玉洞遗经不分 卷	前后无序跋，不分卷，然内容分属处各有目录，前署"玉洞遗经"字样，可视为八卷，分别为：咽喉、痔漏、痈、躯体部痈、四肢部痈、头面部痈、参秘外科问答、诸色症名目录。《大辞典》不载，《联目》录于养生门，不确；二书又载《咽喉问答》，又名《玉洞遗经》，则为是书之一部。	有清钞本藏国图，2002年收于《国家图书馆藏稀见古代医籍钞稿本丛编》影印出版。

续表

公元 （年）	清纪年	干支	作者	书名	考证内容	版本资料
1911？	成书年时未明		亡名氏撰辑	专门脱肛痔漏神效奇方不分卷	无序跋、目录，内容：后阴、痔病病因、脉法、诸痔名目、诸方、肠风脏毒、痔瘘脱肛、痔病治法、禁忌、痔病凶证、单方33种、针灸法、洗敷痔方等。	《联目》《大辞典》俱不载，有清钞本藏国图，2002年收于《国家图书馆藏稀见古代医籍钞稿本丛编》影印出版。
1911？	成书年时未明		处常子辑录	平安书验方集不分卷	无序跋，首载痈疽总论，目录列方314首，又有万应紫金膏、疯气病药酒等，均为外科方药；又有少许内科如哮喘、翻胃、心胃痛方，及求嗣、调经、安胎达生方。	有清钞本藏国图，署为处常子谨录，2002年收于《国家图书馆藏稀见古代医籍钞稿本丛编》影印出版。
1911？	成书年时未明		亡名氏撰辑	疡科集验不分卷	前后无序跋，亦无目录，分部载痈疽证治。	有清抄本藏浙江省中医药研究院。
1911？	成书年时未明		德清潘吉甫、潘宝仁（荣波）等编撰	潘氏外科秘本九种不分卷	有1914年许德晖序、1813年潘宝仁《疔疗一夕谭》序。子目：潘吉甫《经脉歌诀》《察舌辨症歌诀》《分经用药性赋》《痈疽辨证歌诀》《疡症歌诀》《外科汤头歌诀》，潘宝仁荣波《疔疗一夕谭》，潘氏佚名《梅毒要说》、潘吉甫《外用方药》。	为潘氏家传本，收于《近代中医珍本集》出版，时潘氏七代传人六世孙潘嘉矿为撰《说明》，述潘氏外科源流。
1911？	成书年时未明		亡名氏撰辑	外科尺木3卷	无序跋，卷上疮疡总论，并录陈实功《痈疽原委歌》《痈疽治法歌》、王洪绪《部位论名》、程钟龄《外科十法》，及总论服药、复论五善七恶救援法、外科要方；卷中分部述疮疡症治；卷下多有与卷中重复者，后为方剂。	有曹炳章抄本藏浙江省中医药研究院。《联目》作陈实功等著，不妥；《联目》《大辞典》以方剂另为卷4，亦不妥，是书上中下分卷，卷下为方剂，本无卷4。
1911？	成书年时未明		亡名氏撰辑	外科验方1卷	无序跋、目录，封面题"外科验方抄本，徐质卿先生赠，一九五八年十二月"字样。前半字体一致，象属着意抄录，后半凌乱潦草，字体大小不一，似是信手涂鸦。	有抄本藏浙江省中医药研究院。
1911？	成书年时未明		亡名氏撰辑	外科验方1卷	无署名，前后无序跋，无目录，载录外科疮疡验方。	有抄本藏浙江省中医药研究院。
1911？	成书年时未明		亡名氏撰辑	外科验方不分卷	无序跋、目录，不明成书年代。抄录于"秀文斋"纸上，载醒消丸、护心散、完善丸、降痈活命饮等。	有清抄本藏国图，2004年收于《中国古代医方真本秘本全集·清代卷》第106册。

公元 (年)	清纪年	干支	作者	书名	考证内容	版本资料
1911？	成书年时未明		亡名氏撰辑	回生录不分卷	无扉页目录，前后无序跋。为治大风即麻风病专书，以五脏受病，各立煎、丸药为治，次以变症治法，后有熏法及颠狂治法，末有灸治法二条，却署"针灸捷径卷下终"，大约此二条出《捷径》卷下之末，误置于此。	有抄本藏浙江省图书馆，有"演川安定胡孚记"阳文朱印长方章。
1911？	成书年时未明		亡名氏撰辑	外科良方不分卷	无署名、序跋，不明成书年代。目录载诸虚百损方、酒药方、顶药方、治腹痛如神、普济丹方、赛金化毒散等方剂，有喉节咽喉病22方、气脖子、偏头痛、疰腮肿各3方等，共108条，分类并不规则，亦不拘于外科。	《联目》《大辞典》俱不载，有清抄本藏国图，2004年收于《中国古代医方真本秘本全集·清代卷》第107册影印出版。
1911？	成书年时未明		亡名氏撰辑	辨症引方不分卷	前后无序跋，有目录，列病症94条，内科为主，兼及妇科，各条有论有方，卷端无署名，不明成书年代。	有清抄本藏国图，收于《中国古代医方真本秘本全集·清代卷》107册。
1911？	成书年时未明		亡名氏撰辑，陈春园藏	外科药方不分卷	无序跋，有"前治外科诸症"为目录，列治大疮方、治中物洗方、治鱼口便毒方、洗疮方、服水药方等55条，卷端"专治外科一切恶疮方"，无署名，不明成书年代。	有清抄本藏国图，收于《中国古代医方真本秘本全集·清代卷》109册。
1911？	成书年时未明		亡名氏撰辑	外科医案不分卷	首颈痈案8诊；次下疳2案；下则阴寒流疰、外疡、湿痰、走马牙疳、缺盆疽、遗毒、肾俞流注、肺痈、胃脘痈、石疽、病痰、肛漏、痰串、脱疽、舌岩、乳岩、廣痘、肾岩、乳痈19症20案，共21症23案。	有近代抄本藏常熟图书馆，无封面、扉页、序跋、目录，凡30叶，与《联目》《大辞典》所载3种《外科医案》异。
1911？	成书年时未明		亡名氏撰辑，程天池阅	瘰疬良方1卷	封面署：程天池阅，无扉页、前后无序跋，载录治疗瘰疬良方。	《联目》《大辞典》不载，有刻本1册藏泸州市图书馆。
1911？	成书年时未明		亡名氏撰，蓬莱氏抄录	跌打方药1卷	记称"本溪南吴氏家藏珍本，得之手抄以传子孙"，载跌打门生死论、身穴图、各部药用引歌，及接骨丹方、回生没药方、英雄散等11项，汤散膏丹丸洒168方。	有蓬莱氏抄录之溪南吴氏家藏本藏广西壮族自治区桂林图书馆。
1911？	成书年时未明		毛公撰	五论图1卷	前后无序跋，述经气循行及穴位开合时辰，阐明点穴打穴要点、禁忌、穴位损伤用药，附杂病验方。	有抄本藏广东省中山图书馆，人民卫生出版社收于《伤科集成》排印出版。

续表

公元（年）	清纪年	干支	作者	书名	考证内容	版本资料
1911？	成书年时未明		陈松泉撰，亡名氏传	拳术家伤科1卷	前有引言。阐述拳术身法、手法，首问答十九歌，次则窝里炮31式、冷红手20式，后乐家短打、迷拳、猴拳、醉八仙、耍孩儿等。	有清稿本藏浙江省中医药研究院，1999年人民卫生出版社收于《伤科集成》排印出版。
1911？	成书年时未明		亡名氏撰，佐明抄	跌打损伤方不分卷	无序跋、目录。载全身穴道图，及太阳、双燕入洞、仙人夺印、髀骨凤尾穴等20穴道图，跌打损伤方药25首，按部位如头面、身中分类。	有抄本藏中国中医科学院，封面作《全身跌打》，佐明抄，无撰辑者署名。
1911？	成书年时未明		亡名氏撰，姜圣恩抄辑	跌打损伤妙药方不分卷	前后无序跋，载七十余穴伤及其治。	有姜圣恩抄本藏中医科学院，收于《伤科集成续集》排印出版。
1911？	成书年时未明		兰陵江昱（云光）撰辑	跌打秘方不分卷	前后无序跋，其跌打损伤内服丹丸散良验方法后注：云光江昱辑；跌打损伤破口处外敷良方经验后注：兰陵氏云光辑；治劳伤药酒良验后注：兰陵泽民录。	有抄本藏中国中医科学院，1999年人民卫生出版社收于《伤科集成》排印出版。
1911？	成书年时未明		汪凤来撰辑	秘传伤科不分卷	前后无序跋，附保产方、保胎方、种子方等。	同上。
1911？	成书年时未明		亡名氏撰辑	秘传伤科全书3种4卷	子目：《秘传跌扑损伤》1卷，《青囊书》2卷，《接骨全骱丸散膏丹》1卷。《秘传跌扑损伤》有序。	有抄本藏上海图书馆，收于《伤科集成续集》排印出版。
1911？	成书年时未明		亡名氏撰	小儿产妇跌打杂症内外科药方1卷	前后无序跋，载小儿内治方、杂症内治方、眼科方、产妇内治方、小儿外施方、杂症外治方、外科良方、跌打良方、产妇外施方9类267方。	有清末顺德大良心简斋刻本藏广东省中山图书馆，收于《伤科集成续集》排印出版。
1911？	成书年时未明		亡名氏撰，成吾氏抄录	秘本跌打科不分卷	前后无序跋，载108穴伤及其治疗。	有成吾氏抄本藏中医科学院，收于《伤科集成续集》。
1911？	成书年时未明		不退和尚（少陵）辑录	少陵秘传不分卷	有《接骨论小序》。阐述验看损伤方法、辨证治疗，详细介绍用药经验。	有抄本藏上海中医药大学，收于《伤科集成续集》。
1911？	成书年时未明		不退和尚（少陵）辑录	少林伤科治法集要1卷	前有1921年引言。首列总论、诗诀，继述各部损伤、三十六穴破解，凡56种病症、200种方药。	有抄本藏浙江中医药研究院，人民卫生出版社收于《伤科集成》排印出版。

公元（年）	清纪年	干支	作者	书名	考证内容	版本资料
1911？	成书年时未明		作民居士撰辑	跌打秘传1卷	前有自序无纪年。阐述跌打损伤穴道部位、接骨入骱手法、伤科诸症证治，列210余方，附脉诀7篇。	同上。
1911？	成书年时未明		亡名氏撰辑	伤科秘要不分卷	前后无序跋，载脑、目损伤、鼻梁骨折等创伤20余种病症，15处穴道损伤预后吉凶，30多部位用药法，收方50余首，附外治法。	有抄本藏浙江省中医药研究院，1999年人民卫生出版社收于《伤科集成》排印出版。
1911？	成书年时未明		亡名氏撰辑	秘传骨科1卷	前有自序。述穴道要诀、损伤症状及施治用药，载接骨生肌36方。	有抄本藏浙江省中医药研究院。
1911？	成书年时未明		亡名氏撰辑	劳氏伤科全书1卷	无序跋、目录，阐述脑、面、颌、颈损伤24症治法，载录伤科生死预测歌诀，收22种膏丸散方。	有抄本藏浙江省中医药研究院，无撰著者署名，扉页题为《金疮医书》。
1911？	成书年时未明		亡名氏撰辑	伤科摘要秘方1卷	无序跋、目录，载诸穴看法、医法等，附《凤林秘授胎产》有序1则，大体同《凤林寺女科秘宝》引言，序下载：计126症110方。	有抄本藏浙江省中医药研究院，封面题：曹炳章藏，附《凤林寺女科》。
1911？	成书年时未明		亡名氏撰辑	伤科秘方1卷	无序言，编号5434。载伤科诸症治疗、秘授损伤接骨、内伤脏腑、生死抉疑、致命穴托法、致命处、骨折、接骨手法歌、接骨次第手法歌、夹缚手法、接骨主治方、膏散、金疮、杖伤、夹伤、类破伤风、发痉。末有按语：是书统计三十四页，首页已失去半页，只半页。允升记之。	浙江中医药研究院藏同名《伤科秘方》抄本3种，均无署名、目录。
1911？	成书年时未明		亡名氏撰辑	伤科秘方1卷	编号5436，有小序，内容：首载诸方，次有小序，后穴道指要、穴道要诀、伤科诸症、接骨入骱手法、诸症膏散药方开载于后，药方与前书异。	浙江中医药研究院藏抄本，与《少林真传伤科秘方》《接骨全书》《伤科方》略同。
1911？	成书年时未明		亡名氏撰辑	伤科秘方1卷	无序言，编号5462。内容：前部后部人身诸图、不治症、药方102号，秘受禁方63号。	浙江中医药研究院藏抄本3种，均无署名、目录。
1911？	成书年时未明		亡名氏撰辑	伤科方选1卷	前后无序跋，前列损伤方，后列损伤药，载录方药150种。	有抄本藏浙江省中医药研究院。

公元 (年)	清纪年	干支	作者	书名	考证内容	版本资料
1911？	成书年时未明		亡名氏撰辑，王焕旗抄传	全体伤科 3 卷	又名《全体伤科提要》，无序跋。卷 1 跌打损伤治则用药、引经药、脉诀；卷 2 各部位跌打损伤证治；治伤方 101 首。	有王焕旗抄本藏上海中医药大学，中医古籍出版社有校点排印本，后又收于《伤科集成》。
1911？	成书年时未明		杨芳（诚村）撰辑	全形保生方 1 卷	前有自序。先述全身受伤治则方药，次述各部位损伤证治方药，载方 38 首。	有清刻本藏上海中医药大学，2007 年中医古籍出版社收于《伤科集成续集》排印出版。
1911？	成书年时未明		鄞县王瑞伯（来成）撰辑	秘授伤科集验良方 1 卷	瑞伯以拳术闻名，精少林寺秘传骨科医术，集治伤经验良法而成书。《浙江历代医药著作》谓"有生死决疑五十条，用药加减法百五十条，末附验方有散方十，丹方二"；《鄞县通志·文献志》载录，谓"编入《中国医学大成》中"。	《中国医学大成》未载，《联目》不载，《大辞典》"佚"。《少林寺伤科》卷 3 首署"精理秘授跌打损伤集验良方，四明王瑞伯著"，似即是书。
1911？	成书年时未明		王瑞伯撰辑	接骨秘方 1 卷	《浙江历代医药著作》曰：是书介绍骨折整复手法及夹板固定法，伤药外敷内服秘方，为治骨折专著。	甘肃省图书馆原藏是书抄本，经查未见。
1911？	成书年时未明		慈溪陆士逵（如玉）撰	伤科 1 卷	陆氏再传弟子董亦香、瑞伯裔孙王德扬订正，详述各种跌打损伤、头颅外伤、内脏挫伤、刀斧伤、破伤风治法，介绍皮伤缝合、脱臼复位、骨折正复、夹板固定诸法，介绍治伤汤丸药剂。尤其麻药水用生川乌、生草乌、闹羊花、川椒、生半夏制作，涂于患处以消除复位痛苦，颇具独到之处。	《浙江历代医药著作》载录抄本，笔者未见。
1911？	成书年时未明		永康胡绍昌撰	胡绍昌祖传医书 1 卷	书传子祖葵、孙杏新，现为曾孙所藏。书分三部：首点穴所伤之救治及预后，次伤科经验良方；次伤科诸症治法方药。图文并茂，对 30 大穴、72 小穴描绘甚为清晰，并有铁弹、竹木、水银、鱼骨入肉及割喉断颈、戳伤肠出危重症救治。	《浙江历代医药著作》载录抄本，笔者未见。

公元（年）	清纪年	干支	作者	书名	考证内容	版本资料
1911？	成书年时未明		嵊县张鲁范手抄	伤科摘要 1 卷	内容：可治不可治、一绝症、三不犯、跌打穴道、太乙紫金膏、秘传广香散、一切新伤五虎汤、上中下三部跌打方、接骨紫金散、跌打损伤大成汤。三十处受伤要害各列处方，编有歌诀，且多冷僻之物。	《浙江历代医药著作》载录抄本，张思潜收藏，有缺略。笔者未见。
1911？	成书年时未明		亡名氏撰辑	名家跌打损伤真传 1 卷	无序跋。先总论损伤机理、治则，继脉法，列方 30 首，再则跌打用药歌诀以述 70 余味药物，末附妇科、外科方 8 首。	有 1927 年抄本藏中医科学院，收于《伤科集成》及《珍本医籍丛刊》排印出版。
1911？	成书年时未明		贵县梁氏亡名撰辑	梁氏家传伤科 1 卷	贵县樟木煤矿梁佐周捐赠，中国中医科学院收藏。无序跋，梁氏祖传伤科经验汇集。	人民卫生出版社收于《伤科集成》，中医古籍出版社收于《珍本医籍丛刊》。
1911？	成书年时未明		亡名氏撰辑	伤科秘传不分卷	前有引言，阐述 90 多处穴道受伤特征及治法、方药，载方百余首，附图 54 幅。	有抄本藏上海中医药大学，中医古籍出版社收于《伤科集成续集》出版。
1911？	成书年时未明		番禺冯润田撰述	少林寺存跌打妇科万应良方 1 卷	前有自序。按通身脉穴、骨节部位，对刀伤、跌伤、打伤，按部发药治疗经验。《联目》《大辞典》不载。	2007 年中医古籍出版社收于《伤科集成续集》排印出版。
1911？	成书年时未明		少林寺智善禅师撰述	跌打良方 1 卷	前有序，卷端题：少林寺智善禅师传授，熊禧观禅师秘授，首徒明荣教师药书权关椿头折法秘授门徒谭某。	《联目》《大辞典》俱不载，2007 年中医古籍出版社收于《伤科集成续集》排印出版。
1911？	成书年时未明		亡名氏撰辑	拳法指明·跌打损伤方 1 卷	无序跋、目录、署名，拳法指明与跌打损伤方之合抄本。首神农像、三达师像、棍法图、三叉戟法图、二人对打彩图，共 30 幅；下为武艺，少林寺六路前法、教之法度悟拳妙法，及势头名三字、四字、耙头法、拳法、棍法等；下则为跌打损伤方。	有抄本一册藏广东省中山图书馆，前有 1913 年石门主人题词：选古新集；扉页题：拳法指明，旁有钢笔小字注：跌打损伤方。
1911？	成书年时未明		根心堂主人纂，毓岩山人笔	坤道指南不分卷	前有题词。署为根心堂主人纂，毓岩山人笔；无序跋、目录。子目：坤道指南、薛古愚女科方、产科问答 2 卷，产科万金方、仙传秘方 2 卷。子目诸书亦无署名、目录。	有抄本藏上海中医药大学。

续表

公元（年）	清纪年	干支	作者	书名	考证内容	版本资料
1911？	成书年时未明		凤林寺僧慧明撰	凤林寺女科秘宝不分卷	前有序题《秘授妇科一〇二拾症引》，无署名、纪年，封面题为《凤林寺女科秘书》。列90种病症证治、附方，有牡丹十三方用药歌。	有抄本藏上海中医药大学、浙江省中医药研究院。
1911？	成书年时未明		凤林寺僧慧明撰	凤林寺胎产秘方不分卷	卷端题为《秘授妇科》，下注：南京凤台门外牛首乡凤林寺僧慧明。似与《凤林寺女科秘宝》同，待考。	有抄本藏浙江省中医药研究院。
1911？	成书年时未明		凤林寺僧慧明撰	秘授妇科不分卷	即《凤林寺胎产秘方》，附《宋纯阳祖师傅杭城郭有德牡丹十三方》《竹林寺产科调治问答》。	同上。
1911？	成书年时未明		亡名氏撰辑	女科总论1卷	封面题为《女科总论产后篇》，目录后页末题：秘传女科备要奇方，前后无序跋。	同上。
1911？	成书年时未明		亡名氏撰辑	女科简要方1卷	前后无序跋，载生死脉诀、经脉、病脉，阐述种子、调经、血崩、经闭、难产诸病证治，录152方。	同上。
1911？	成书年时未明		亡名氏撰辑	宁坤宝航1卷	无序跋、目录，卷端题：宁坤宝航一百八帆，以第一帆、第二帆为序述诸症方治，附香附安胎散、益母丸。	有刻本藏浙江省中医药研究院。
1911？	成书年时未明		亡名氏撰辑	女科验方集要2卷	前后无序跋，卷1调经门62病症、种子4则、胎前36病7方；卷2产后64症、杂治门11症。《联目》《大辞典》俱作《女科验方》，据卷端题署，有"集要"2字。	同上。
1911？	成书年时未明		戚竹甫（子善）撰辑	女科绳尺1卷	无序跋，目录题为：岐黄绳尺，戚竹甫氏妇女妙药扎要目录。立受胎、辨胎、养胎、辨男女胎诸论，阐述产后汗症、初妊似劳等34种病症证治。	有曹炳章原藏抄本藏浙江省中医药研究院。
1911？	成书年时未明		山阴罗越峰撰辑	妇科杂治验方1卷	载妇科杂症24门证治。	同上。罗氏1895年有《疑难急症简方》4卷。
1911？	成书年时未明		亡名氏撰辑	妇科杂治方1卷	无序跋、目录，载胎前28症、产后33症证治诸方；后小儿惊风、痄、疟、痢、积、吐泻诸症，列61方。与罗越峰辑《妇科杂治验方》全然不同。	有抄本藏浙江省中医药研究院。

公元（年）	清纪年	干支	作者	书名	考证内容	版本资料
1911？	成书年时未明		亡名氏撰辑	女科经产百问 1 卷	前后无序跋，又题为《女科胎产百问》《胎产百问全书》。首论元立命、妊娠辨男女脉法等 9 论，次受胎时日三等法，设为问答以述月经、妊娠、胎产、产后百病。	同上。
1911？	成书年时未明		亡名氏撰辑	妇人方 1 卷	无序跋、目录，载妇科门 90 余症 115 方，汗门 19 方。	同上。
1911？	成书年时未明		亡名氏撰辑	妇人方论 1 卷	无序跋，内容：妇人论、病机粹言、调经药性凡例、安胎药例、保胎论、堕胎辨、产后杂要、妇人主方四物汤加减、产后十四症、新产生死脉歌、崩漏类、带下论、虚劳论、乳痛论、小产论等，后为杂方，包括接骨方、痔疮方等，非关妇产。	同上。
1911？	成书年时未明		亡名氏撰辑	妇人经验方 1 卷	无序跋、目录，首道生篇，继分述经带胎产证治方药，末附回生丹保产方论。	同上。
1911？	成书年时未明		亡名氏撰辑	妇科方书 1 卷	前后无序跋，分调经、经闭、带下、癥瘕积瘕疝癖疝诸证、嗣育、胎前、生育、产后、乳证、前阴证证、杂症 12 门，载 230 余方。	同上。
1911？	成书年时未明		亡名氏撰辑	妇科秘室 1 卷	无序跋、目录，书名秘室，似为秘宝之误。首孕时各症，次胎不安母议、落胎救母辩、瘦胎方不可服辩、孕妇饮食禁忌等，次治难产方十则，及产后生化血论、试验产方及生化汤诸症治、产后急症。此下诸论，各有序次：论血块一、论血晕二、论产后厥证三，至调经六十六、经闭六十七。	同上。
1911？	成书年时未明		亡名氏撰辑	妇科奇方 1 卷	无序跋，有目录缺前半，载 30 证，190 方。	同上。
1911？	成书年时未明		亡名氏撰辑	妇科通书 1 卷	前后无序跋，首女科总论，次经、胎、产 111 症，次产后 119 症 129 方，附小儿 39 症 46 方。	同上。
1911？	成书年时未明		亡名氏撰辑	妇科秘效方 1 卷	无序跋、目录，红格纸抄。诸法、诸方各有序号，自全孕方起，至一百为千金疗阴蚀疮，后为胎产灵符，下注：此方出《增广大生要旨》卷三。	同上。

续表

公元（年）	清纪年	干支	作者	书名	考证内容	版本资料
1911?	成书年时未明		亡名氏撰辑	存验录女科1卷	前后无序跋，有目录，载录子宫冷、乳血劳等43症证治，附脱发再生等杂症方药。	同上。
1911?	成书年时未明		汝南傅锡信（秉直）撰辑	妇女经验良方3卷	前后无序跋，卷3"产后暴崩"条后阙佚，据目录，为产后瘕块、产后玉户不敛、乳汁不通、霍乱吐泻、泄泻等产后十篇。	有存诚堂刻本藏浙江省中医药研究院。
1911?	成书年时未明		亡名氏撰辑	毓麟验方1卷	无序跋、目录，首内功法，列关窍要论、长春真人还丹诀、调息修养诀3则，次为毓麟验方。	有抄本藏浙江省中医药研究院。
1911?	成书年时未明		亡名氏撰辑，吴筱岩抄	何氏女科百十三方秘授要术1卷	无序跋、目录。首载芎归调血汤，列加减法17条；次产后咳嗽秘方、方脉痢疾、男子泻血神方；次小儿撮口风；下为何氏医胎产女科秘方共113症72灵方；末署：《何氏女科壹百拾叁方秘授要术》肆卷，吴筱岩录。	有抄本藏中国中医科学院，无撰辑者署名。
1911?	成书年时未明		平陵窦渭（熊占）撰辑	女科胜览全集7卷	无序跋，卷1胎前杂证，载嗣育、妊娠脉法、用药大法3论，恶阻、胎动、子悬等15证；卷2-4杂证门，列痰饮、咳嗽、虚劳、客热、发热、寒热、惊悸、颠狂等43证，非妇科病；卷5经带；卷6产后35病症；卷7妊娠病，及下胎、断胎、堕胎、半产、胎不长、鬼胎等产科病。	有抄本7册藏陕西中医研究院，可视为7卷，各册卷端题书名，不题卷次。《联目》无卷数，《大辞典》作《女科胜全集》，脱一"览"字。
1911?	成书年时未明		亡名氏撰辑	广嗣秘要方1卷	无署名，无序跋、目录，末附孙真人海上神方。	有抄本藏浙江中医药研究院。
1911?	成书年时未明		金陵松柏老人撰辑	广嗣要方2卷	首列总论，次则调理精血、直指真源、男女服药3论，阴阳虚实4图，并方法32道，附经验秘方；末附种子秘诀真传、钟吕二仙采真问答。	有清刻本藏上海中医药大学，收于《四库未收书辑刊》。
1911?	成书年时未明		亡名氏撰辑	继嗣珍宝不分卷	有自序、自跋，封面题《继嗣秘刮》，而卷端、书口均作《继嗣珍宝》。内容：种子法、轩辕黄帝简生后嗣论、妇女十三岁至四十九岁按月种子，后为金精直指。	有刻本藏浙江省图书馆。

公元（年）	清纪年	干支	作者	书名	考证内容	版本资料
1911？	成书年时未明		山阴钱少楠编纂	钱氏秘传产科方试验录 3 卷	分保养生胎论、妇人劳伤偏郁忧思食积论、男女尺脉盛弱、妇人受胎、妇人经水不调、血虚白带、崩漏、安胎，凡八篇，却未及产科，当有脱漏。	山阴钱氏妇科始自南宋，世代相传，少楠为 21 世孙，生活于清末民初。是书原系抄本，1999 年中医古籍出版社有排印本。
1911？	成书年时未明		真州诒穀山庄辑刊	济生录不分卷	无序跋，有总论 1 则，载神授保产经验简便良方、芎归催生饮等 9 方，附治腹内儿啼方；下为神符、神咒若干，附胎前、临产、产后保护诸法及生化汤、治初生小儿方，末署真州诒穀山庄敬刊。后又增补江宁郁长泽录催生至宝汤、神效催生丸。《联目》《大辞典》以为又名《神授保产经验简便良方》，有误，此方仅为所录首方。	有真州诒穀山庄刻本藏扬州市图书馆。
1911？	成书年时未明		萧山蔡氏传，亡名氏辑	神授保产经验简便良方不分卷	无序跋、目录，有总论 1 篇，载列萧山蔡氏传授治疗难产"神授保产经验简便良方" 1 首，方后有释言。	有清刻本藏国图，收于《中国古代医方真本秘本全集·清代卷》106 册。
1911？	成书年时未明		莆阳郑汉（濯之）等编撰	胎产须知、保产要录不分卷	《胎产须知》内容：胎教、未孕先二知、受胎后三戒、怀孕月四宜、临产时五忌、治产 8 则、产后 6 则，及妊娠禀受之论、堕胎半产、胎动或痛、临产 11 症、产后调理法、服生化汤论等；《保产要录》无署名，内容：保产总论、难产七因、受胎保护、小产当惧、临产斟酌、产后当知、视产要雇、临产危症、保婴诸法，其末《养子真诀》后署：青溪主人录。	有清奎璧斋刻本藏上海中医药大学、上海图书馆，二书合一册。《胎产须知》卷端署：奎璧斋镌《胎产须知》，莆阳郑汉濯之汇辑；《保产要录》无署名。
1911？	成书年时未明		亡名氏撰辑	单氏胎产全书秘旨 1 卷	无序跋，首述胎产诸症病机，载调经、安胎、保胎、堕胎代表方四物汤、安胎散、生化汤、安胎理风汤；列黄疸 16 方、将产 5 方、生化汤主治 41 症。	有抄本藏浙江省中医药研究院。
1911？	成书年时未明		亡名氏撰辑	保产集 1 卷	前有引言。论经、带、胎、产 102 症及保产方药、注意事项，附调经 17 方。	同上。

续表

公元（年）	清纪年	干支	作者	书名	考证内容	版本资料
1911？	成书年时未明		亡名氏撰辑	越城钱氏秘传产科方书1卷	无序跋、目录，载保养生胎6论，列血崩、胎漏等40余证治；列山阴龙湾千曲里悟真子郑璜《秘传诸汤散加减治疗歌诀》；附《秘传痢疾汪季子千金论》《治吐血三要论》。	同上。
1911？	成书年时未明		亡名氏撰辑	产科秘方1卷	又名《竹林寺产科秘方》，前后无序跋。分产科论、生化汤论并方、痔漏膏药方三部。	同上。
1911？	成书年时未明		万生礼编撰	万氏胎产秘传1卷	无序跋、目录。载妇人诸脉、妇人生死脉、妇人有孕等17歌，胎产医论20余则，补母寿子方等23方、安胎39方、临产11方、产后90方。	同上。
1911？	成书年时未明		袁敬诚堂撰辑	产科集要不分卷	无扉页、序跋、目录，卷端作《世传胎前产后女科诸症秘方妇人之症一百十三治法七十有二》。113症中，月经失调40症，胎前46症，产难胞衣不下3症，产后诸疾、产后急救24症，各列治方，附产后急救奇方若干首。	有袁敬诚堂刻本藏上海图书馆，封面题：《妇科秘方》，长荣；书口作《产科集要》，袁敬诚堂刊送。
1911？	成书年时未明		亡名氏撰辑	闺中宝录不分卷	有自序无纪年。以三字经述胎产及产后诸证，附方40余首。	1914年江津文华堂石印本藏中国中医科学院。
1911？	成书年时未明		亡名氏撰辑	儿科十三诀不分卷	首载保婴论，第一诀看七日，第二诀看口舌，其下观察、虚寒、实热、生死、急慢、五疳、呕吐、泄泻、听声、察色，第十三诀气。	有抄本藏浙江中医药研究院，与《活幼指南》《痘疹心镜》三书共一册。
1911？	成书年时未明		亡名氏撰辑	活幼指南不分卷	无撰著者署名，前后无序跋，亦无目录。	有抄本藏浙江中医药研究院，与《儿科十三诀》《痘疹心镜》共一册。
1911？	成书年时未明		郑璜（悟真子）撰辑	痘疹心镜不分卷	首有题辞，卷端署为悟真子郑璜集。	有抄本藏浙江省中医药研究院，与《活幼指南》《儿科十三诀》共一册。
1911？	成书年时未明		亡名氏撰辑	抄本医书不分卷	无序跋、目录，4册。首论种子不宜服热药，次痘疹，论出痘根源、发热、大痘、水痘、斑疹分别，麻疹说；次儿科诊法；次经脉歌及引经药歌、四时用药、五行五色五味等；次小儿初生诸论；后儿科诸证。	有清抄本4册藏中国中医科学院。

公元 （年）	清纪年	干支	作者	书名	考证内容	版本资料
1911？	成书年时 未明		亡名氏撰辑	保婴秘书不分 卷	无序跋、目录。专述火功治疗 幼科病症，首诸惊图，次活人 火功，急救小儿惊风，次疳积、 中热、吐泄诸症，次辨虚实、 辨音声、辨五色，死症有八， 五绝不治，末为补火功所未备。	有抄本藏中国中医 科学院。
1911？	成书年时 未明		亡名氏撰辑	小儿原病赋不 分卷	无序跋、目录，歌赋一篇且加 详注。述儿科常见病症、急症， 载小儿诊法、识急慢惊、辨寒 热虚实，末附小儿经验方证。	有抄本藏浙江省中 医药研究院。
1911？	成书年时 未明		信州翁仲仁 （嘉海）编纂， 钱塘仇天一 （瑞元）摘录	幼科金镜录摘 要 1 卷	无序跋、目录，分便蒙捷法歌、 儿科、摘录古今秘苑、摘录外 科杂症四部。	同上。
1911？	成书年时 未明		亡名氏撰辑	儿科奇方不分 卷	无序跋、目录，分前后二部， 前为儿科诸方，后则预解痘毒 及治痘方。	有抄本藏浙江中医 药研究院，封面 署：曹炳章珍藏。
1911？	成书年时 未明		亡名氏撰辑	儿科金针不分 卷	无序跋、目录，有凡例若干则， 首载抱龙丸治惊、延生第一方， 末有《甲子年设馆倪庄李幹臣 作自嘲说》，有缺失，当为纂 辑者录。	有抄本藏浙江省中 医药研究院，封面 署有"叶氏秘方" 四字。
1911？	成书年时 未明		亡名氏撰辑	儿科集要 5 卷	无序跋、目录，首保婴论，次 秘传儿科诊法十三要及关图、 保婴仙方、儿科秘传十三方； 小儿科脉法、服药禁忌歌、听 声辨证等；小儿面部辨症法、 虎口三关之图、八段锦歌、三 关辨症要诀。又有灸法及儿科 汤头歌括。	有抄本藏浙江省中 医药研究院，卷端 无署名，有"迎绥 堂""荣阳氏心 泉"二阳文篆章。
1911？	成书年时 未明		亡名氏撰辑	小儿诊疗法 1 卷	无序跋、目录，内容：虎口三 关脉纹主症、指纹歌诀、三部 诊脉诀、观形察色歌、死症辨、 辨症。	有抄本藏浙江省中 医药研究院。
1911？	成书年时 未明		亡名氏撰辑	治小儿金针 1 卷	无序跋、目录，先列钱氏论小 儿诸证、丹溪论脾胃；次载噤 风提取口、盘肠气痛、天钓内 钓诸证治，收 43 方；末列儿科 病案 50 余则。	有抄本藏浙江省中 医药研究院，卷端 无署名，有"迎绥 堂""荣阳氏心 泉"二阳文篆章。
1911？	成书年时 未明		尔养氏编纂	救婴录 3 卷	无序跋、目录，分上中下三集。 上、中集载桂枝、去风、承气、 理中、龙胆诸方 800 余首；下 集列病要赋、病源论、看急惊 慢惊法等诊法要诀，及热、伤 风、咳嗽、斑疹、伤寒各门 300 余方药。	有抄本 3 册藏浙江 省中医药研究院， 封面署：尔养氏 著。

续表

公元（年）	清纪年	干支	作者	书名	考证内容	版本资料
1911？	成书年时未明		苏州陈氏世医编纂	陈氏幼科秘诀1卷	无序跋，卷首署"浙东慈竹居士藏"，自初生、沐浴、噤风至痧疹、痧疹后四危症，凡35篇。	收于《三三医书》。
1911？	成书年时未明		柳春台，石静斋，溪澄莽，梅古村合撰	保婴灯2卷	有寿山道人序及蔼轩、古盐散人跋，成书不明，寿山道人谓丙戌年得书，当为1886年；诸序不署名姓年月，似已入民国而为诸遗老撰。上卷论痘，下卷疹科、惊风、杂症。	有淮安焦廷玉刊本藏上海中医药大学。
1911？	成书年时未明		亡名氏撰辑	钱氏家宝4卷	卷1分述产前产后护理、饮食宜忌，余则分述儿科临证诊治要点与注意事项；全书160门，载170余方。	有抄本藏苏州大学炳麟图书馆。
1911？	成书年时未明		亡名氏撰辑	痘疹方图药性大全1卷	无序跋、目录，载痘疮药性赋、痘疹方药歌括、疹子方药歌、痘疮症治西江月调、疹子症治西江月调、疹子、治痘始终大法，附用药例。	有抄本藏浙江省中医药研究院。
1911？	成书年时未明		亡名氏撰辑	麻科1卷	述麻疹病因、分类、兼证不治症等，并述麻疹始出见证、即出吉凶、方药加减，附歌诀图谱。	同上。
1911？	成书年时未明		亡名氏撰辑	痘疹要法1卷	无序跋、目录，首幼科杂症心法，附或问6条、治痘医案11条及麻疹，后幼儿杂症方论，述急惊、慢惊、吐泄、腹痛，附治痢奇方妙论、古今治痘要方。	同上。
1911？	成书年时未明		亡名氏撰辑	痘科式略不分卷	无序跋、目录，成书年代不详，末有《葵菜预解痘毒说》，引天启乙丑慈溪松槃山人姜应鳞说。《联目》《大辞典》俱不载。	有清钞本藏国图，2002年收于《国家图书馆藏稀见古代医籍钞稿本丛编》影印出版。
1911？	成书年时未明		亡名氏撰辑，李化蛟订补	痘疹良方不分卷	无序跋、目录，成书年代不详，卷端署：李精白发刊，李化蛟订补。《联目》《大辞典》俱不载。	同上。
1911？	成书年时未明		古越汪尚勋（熙载）纂辑	痘疹删润便览不分卷	无序跋、目录，成书年代不详，卷端署：古越熙载汪尚勋辑。《联目》《大辞典》俱不载。	同上。

公元 (年)	清纪年	干支	作者	书名	考证内容	版本资料
1911?	成书年时 未明		亡名氏撰辑	痘疹正传直指 心法 3 卷	无序跋，无署名。首卷痘疹正 传直指治法，次痘疹正传药性 直指活法二卷，前有引言一则， 次痘疹正传直心法三卷，设问 答以述证治。《联目》《大辞 典》不载。	同上。
1911?	成书年时 未明		亡名氏撰辑	新编保赤大全 4 卷	卷端无署名，前后无序跋，成 书年代不详，各卷前有目录。 《联目》《大辞典》不载。	同上。
1911?	成书年时 未明		亡名氏撰辑	小儿痘疹经验 方不分卷	前有自序无署名、纪年，有目 录，列治痘 40 方。	同上。
1911?	成书年时 未明		亡名氏撰辑	幼科痘疹指南 集要不分卷	前后无序跋，无署名，成书年 代不详。目录末列痘疹摘验备 用良方 176 方，然正文未见。	同上。
1911?	成书年时 未明		亡名氏撰辑， 易安居士藏	玄隐痘疹总诀 不分卷	封面题：痘疹总诀，易安居士 藏本；无序跋、目录，成书年 代不明。	抄本藏南京中医药 大学，《联目》 《大辞典》不载。
1911?	成书年时 未明		叶作屏（维 藩），叶桂屏 （祖鼇）编纂	叶氏五世家藏 痘疹奇验二气 编 3 卷	《联目》《大辞典》俱不载，前 后无序跋，亦无目录，封面署： 何兆生读。	有抄本藏中国中医 科学院。
1911?	成书年时 未明		亡名氏撰辑， 吴天和（达 天，愚谷）抄 辑	抄集诸家治痘 秘诀、治麻疹 秘诀不分卷	无序跋，6 册，不分卷。前五册 《抄集诸家治痘秘诀方歌》，载 列用药口诀、天元赋、初热赋、 见点赋等 42 篇；分发热、见 点、起胀、灌浆、收砺、痘后 诸证治统方歌，自辰砂散歌 43， 至惊恐所伤证治歌 851、中风证 治歌 852；后 3 叶抄集诸家治水 痘秘诀。第 6 册《抄集诸家治 麻疹秘诀方歌》，载金镜赋、麻 疹碎金赋、疹原等症方歌赋、 用药口诀、药性秘诀。	《联目》《大辞典》 俱不载，有抄本 6 册藏上海图书馆。 无撰辑者署名，内 有"愚谷歌曰" 字样，卷端有吴天 和印、达天氏、愚 谷印章三枚，或为 抄辑者名氏。
1911?	成书年时 未明		计均（锦峰， 坤一）辑	咽喉证治活法 1 卷	《联目》《大辞典》俱不载，无 序跋、目录，成书年代不明， 卷端署为：锦峰计均坤一辑。	有抄本藏中国中医 科学院。
1911?	成书年时 未明		俞文虎撰	俞氏秘传喉科 不分卷	前后无序跋，列治喉方药，方 后附注：秘传内府咽喉三十六 症图像具列于后，卢朋益授。	有抄本藏浙江省中 医药研究院。
1911?	成书年时 未明		湖州蔡寄寰撰	秘传湖州府双 林镇蔡寄寰眼 科秘要 1 卷	首五轮图，次看眼、治眼论语、 五脏治法、杂症害目治法、小 儿治法等，末眼科药性 84 味、 点眼药。	有抄本藏安徽省图 书馆。
1911?	成书年时 未明		亡名氏撰辑	眼科时方不分 卷	无序跋、目录。首载五轮歌、 八廓歌、识病变症歌，列治眼 暴发方等 37 方。	有抄本藏浙江大学 医学图书馆。

续表

公元 (年)	清纪年	干支	作者	书名	考证内容	版本资料
1911？	成书年时 未明		亡名氏撰辑	眼科总论不分 卷	无序跋、目录。首总论，次分 论冷、热、泪诸证，眼科诸方， 眼科七十二症，末附小儿眼症。	同上。
1911？	成书年时 未明		方敬（修斋） 撰辑	眼科1卷	首医学集要药性篇222味，次 眼科总论总图式及虚实诸症证 治、眼科秘要方18首，附目症 问答秘诀。	有抄本藏中国中医 科学院。
1911？	成书年时 未明		亡名氏撰辑	眼科切要歌不 分卷	前有序，无目录、署名，成书 年代不详。首载《眼科切要歌 并序》，后《眼科全图》，述五 轮八廓，示目至论、脉法、证 治，叙眼科55证及主治方剂 53首。	有清抄本藏河南中 医药大学。
1911？	成书年时 未明		释宝成撰辑	秘传眼科不分 卷	无序跋、目录。载五经传授之 病、论气虚、论热生病、冷生 疾、治眼药品、各经五脏主药； 次煎药例，载明目流气饮、洗 心散、泻肝汤等18方；制炉甘 石法、童便、点眼药方，及五 轮、八廓图、秘传针灸诀。	有抄本藏安徽、南 京、苏州图书馆， 但各不相同。此为 苏州图书馆藏抄 本，不分卷，与南 京图书馆所藏五卷 本异。
1911？	成书年时 未明		福溏释宝成撰 辑	秘传眼科5卷	无序跋。内容：卷1卢医问答 45症，卷2眼科秘传药方心 要，卷3眼科秘传心法，论症， 卷4阙，卷5秘传眼科心法， 载目赋、医家发挥赋、八廓诗 法、泻诸经之火，后为药方。	有抄本藏安徽、南 京、苏州图书馆， 但各不相同。此为 南京图书馆藏抄 本，与苏州图书馆 藏本异，4册5 卷，卷端署：福溏 释氏宝成集。
1911？	成书年时 未明		裘岳（柱峰） 撰辑	眼科传心录4 卷	卷1眼科总论及裘氏诊治心得； 卷2-4眼科诸病证治，有论十 余篇，通用方90余首。	有抄本藏苏州大学 炳麟图书馆。
1911？	成书年时 未明		王仲岐（养性 轩主人）撰辑	王氏眼学发挥 摘要简义录不 分卷	无序言，有目录。内容：慨眼 科医书冠其名曰全贻误后学非 浅、辨古方治内障目疾用补剂 之非、目病急症痼疾宗素难砭 法按经治之应若桴鼓、目睛患 病之渊源应参悟原始之理则隐 微可抉、施治三因目病之说略、 发明内障目病之因果精微释义 用解千古之惑。编末有识语。	有抄本藏浙江省中 医药研究院。
1911？	成书年时 未明		亡名氏撰辑	眼科图证不分 卷	无序跋、目录。卷端题《眼科 图证治要》，首八卦分八廓图， 并述其归经，次眼科诸症34 种，一症一图一论并列方于下。	同上。

公元（年）	清纪年	干支	作者	书名	考证内容	版本资料
1911？	成书年时未明		亡名氏撰辑	眼科要略不分卷	无序跋、目录。首五轮图，次分类阐述眼疾障翳，内障 19 种各有虚实，外障有 47 种，各列证治方药。	同上。
1911？	成书年时未明		亡名氏撰辑	眼科备要 1 卷	无序跋。首总论，五轮八廓、五脏冷热所生病，46 种眼疾图文、72 症虚实并治方。	同上。
1911？	成书年时未明		亡名氏撰辑	外障 2 卷	无序跋，有目录。首列外障总论并附方，阐述百余种外障目疾病因、病机、证治、方药。	同上。
1911？	成书年时未明		亡名氏撰辑	眼科医学集要不分卷	无序跋、目录。首载药性，次眼科总论，次眼科全书，有银海精微序，次眼科秘要方、眼药全方、眼科诸症、目症问答秘诀，末 72 症汤散方。	有清抄本藏中国中医科学院。
1911？	成书年时未明		亡名氏撰辑	眼科阐微摘要 6 卷	无序跋、目录。卷 1 入门规式，卷 2 真人秘诀略，卷 3 辨眼症论，卷 4 老年、时行、四季犯发眼症，卷 5 眼症诸方，卷 6 点眼诸方、眼症行针法，附眼科药性。	有民国元年抄本藏中国中医科学院。
1911？	成书年时未明		亡名氏撰辑，世寿堂抄辑	青囊遗集眼科阐奥不分卷	无扉页、序跋、凡例、目录，无著者署名，卷端署世寿堂抄辑，不明年代。内容：脉法治法、眼科 72 症用药及五脏虚实药性用药法、眼疾总论、70 问目病根源，眼疾方剂及随证用药。	《联目》《大辞典》俱不载，浙江网络图书馆载有是书电子全文。
1911？	成书年时未明		亡名氏撰辑	眼科真传不分卷	有序无署名，首目论、目图，次目议，载外障、内障及小儿痘毒眼、雀目治法方剂，眼科七十二症，看眼方法歌诀，点眼药性制药法。	有清抄本藏徐州图书馆。《联目》载有 1914 年抄本藏天津中医药大学、贵阳中医学院。
1911？	成书年时未明		冯载阳撰，陈应亨（嘉甫）撰辑	冯氏医案 2 卷	无序跋，载医案 29 门，卷末附杂症论治方 18 门，有诸病总括、诸暑治方、霍乱论等 18 篇。	有抄本藏浙江图书馆，卷端题：冯载阳先生治案，署：后学嘉甫陈应亨录。
1911？	成书年时未明		龙游项文灿（锦堂，斐然）撰	症治实录不分卷	前有自序，颇多蠹蚀，封面署：采访员王树熙校对，封二有王氏致祝坐办、余总纂函。各案以朱笔标序，凡 78 案。	有抄本藏南京图书馆。

续表

公元（年）	清纪年	干支	作者	书名	考证内容	版本资料
1911？	成书年时未明		山阴邵国香（兰荪）撰，四明曹炳章（赤电）征集，史介生（久华）详注	邵兰荪医案4卷	邵兰荪，光绪间人，梅溪王馥原弟子。曹炳章先生征集其医案200余则，辑为是书，1933年史久华序。另有稿本3种：周毅修辑1卷，林之愚辑5卷，邵氏女婿孙懿人辑21册；油印本1种，潘国贤辑1册。	收于《中国医学大成》。
1911？	成书年时未明		邵国香撰，山阴裘庆元（吉生）辑录	邵氏医案1卷	无序跋、目录。不分病种，亦无姓氏，惟条陈其病情、治则及方药。	收于《珍本医书集成》。
1911？	成书年时未明		亡名氏撰辑	元明名医验案2卷	无序跋。卷上列历代名医姓名，次李东垣、罗谦甫、朱丹溪医案；卷下明代，首薛立斋女科医案，次吴茭山、缪希雍、张介宾、万密斋。	有抄本藏浙江省中医药研究院。
1911？	成书年时未明		亡名氏撰辑	吴氏医案征信录1卷	无序跋、目录。抄辑吴鞠通伏暑、痰饮、喘咳、痹症、癥瘕、带下产后等医案。	同上。
1911？	成书年时未明		亡名氏撰辑	上池医案1卷	无序跋、目录。载痛风、头风、湿痰、惊痰、类中、时邪、外感咳、虚劳咳、膨胀等内科疾病验案。	同上。
1911？	成书年时未明		亡名氏撰辑	证治汇编4卷	4册，无署名，前后无序跋，有分门目录与细目，所载以内科验案为主，兼及妇科、五官科。	同上。
1911？	成书年时未明		亡名氏撰辑	医案不分卷	无序跋、目录。名为"医案"，实载眩晕、血症、痉三门证治及备用杂方、温病格言，似为抄辑者读书笔记而非临证医案。	有清抄本藏盐城市图书馆。
1911？	成书年时未明		也是山人撰辑	也是山人医案不分卷	无序跋。分98类，载300余案，绍兴裘氏读有用书楼收藏钞本。	收于《珍本医书集成》。
1911？	成书年时未明		亡名氏撰辑	养性居士日记不分卷	封面题签：往潮阳郭云清翁处诊视笔记，载录自四月二十日至六月初七日诊视日记。医案而出患者之手，并不多见。	《联目》《大辞典》俱不载，有稿本藏上海图书馆。
1911？	成书年时未明		亡名氏撰辑	临证金鉴医案不分卷	前后无序跋，以"学可宗卢扁，言须服缓和"十字分十集。《联目》《大辞典》载为《临证金鉴》，入"临床综合"。	有清钞本藏国图，收于《国家图书馆藏稀见古代医籍钞稿本丛编》。
1911？	成书年时未明		王安宰撰，叶恩祀（山如）录传	王安宰方案不分卷	无序跋、目录，卷端署：王安宰先生方案，门人叶恩祀山如甫录。	有抄本藏苏州中医院。

公元 (年)	清纪年	干支	作者	书名	考证内容	版本资料
1911?	成书年时 未明		长沙周声溢 （菱生，靖庵， 云隐）撰	医学实验不分 卷	前后无序跋，是书著于清末， 梓于民国，载医案 45 则，与 《靖庵说医》合为《周菱生医 书二种》。	有 1925 年上海铅 印本，2000 年湖 南科技出版社收于 《湖湘名医典籍精 华》排印出版。
1911?	成书年时 未明		周声溢撰	靖庵说医不分 卷	有 1919 年姚永概、1923 年汪 岩昌、1924 年郭焯莹序。漫谈 学医之始、医以切脉为要，讨 论临床诊治，颇有独到心得。	同上。
1911?	成书年时 未明		师愚编撰，程 麟书抄传	临证随录 23 卷	23 册，各册均题为《临证随 录》，首册署：师愚氏订，民 国纪元孟春月立，其余各册均 以干支纪年，且注运气司天在 泉于封面。有庚申、辛酉、壬 戌、乙丑、丙寅、丁卯诸年， 当为自民国元年壬子至民国十 五年丙寅，15 年间医案。	是书 23 册藏上海 中华医学会。《联 目》载《临证随 笔存十五年》无卷 数，有 1900 年程 麟书抄本，《大辞 典》因之，作 10 卷，书名与撰著年 代有异。
1911?	成书年时 未明		无锡顾仪卿 （文山）撰	医中一得 1 卷	又名《瘅疟浅说》，有 1923 年 顾尔元序。阐发瘅疟一说，创 葛升汤以治，列举方药、医案， 言人所未言。至如产后房劳与 蓐劳相异，既有明辨，又有定 方。1847 年，顾氏曾撰《秘传 烂喉痧治法经验》1 卷。	有清刻本藏天津医 学高等专科学校， 收于《三三医 书》。
1911?	成书年时 未明		虞山毛香樵 （汲古后人） 编撰	医学汇粹 1 卷	无序跋，医论集，载命门之义、 三焦配合肾脏火府之义、论真阳 栖息施化之义等 16 论；汇辑各 家名论，如张子和汗吐下该尽治 病论、沈明生因病似虚因虚致病 论、胡云龚寝食说等 7 篇。	有清稿本藏上海中 医药大学，目录下 署：虞山汲古后人 香樵氏纂辑，孙君 修校订。虞山汲古 后人，当为毛姓。
1911?	成书年时 未明		亡名氏撰辑	方药分量考 1 卷	医学杂著，无序跋、目录。载 《张氏医通》之分量、前汉分两、 吉益周儡随笔中分量考、近世所 出作剂鉴、伤寒论分量考。	有日本抄本藏中国 中医科学院。
1911?	成书年时 未明		亡名氏撰辑	医论选粹不分 卷	无封面、扉页、署名、序跋、 目录，亦未见书名，未明确分 卷，成书年代不明。选录各家 医案 42 篇，内科证治为主。	有抄本 3 册藏浙江 省中医药研究院。
1911?	成书年时 未明		归安包岩（蘅 村）撰	醒世篇不分卷	前后无序跋，载医论 9 篇：医 学偶谈、治肝疾当暖脾胃论、 痉湿暍疾不宜用古法施治论、 麝香冰片功用异同论、热药隐 患案证、葡萄酒论、本草纲目 拾遗纠正、本草纲目拾遗药品 摘异、疝气溯源。	有刻本藏上海中医 药大学。

公元（年）	清纪年	干支	作者	书名	考证内容	版本资料
1911？	成书年时未明		德清潘申甫撰辑，方济洲录	潘氏医案2卷	前有曲溪研究医学会序，2册，上册另纸记录目录夹杂书中，载额疽、脑后发、玉枕疽、勇疽、鹳疗、秃疮等24症，下册有《外科医案目录》，载眉心疗、委中毒、骨槽风、股阴疽、反唇疗等29症。	有抄本2册藏浙江中医药研究院。《联目》亡名氏1927年抄本藏上海中医药大学；《大辞典》谓，载头面颈、腰背、耳、口齿等外科病130余种，似非是书。
1911？	成书年时未明		无锡万钟（伯英），万钧（叔豪）撰	学医笔记、课余杂著2种5卷	无序跋，西医书，《学医笔记》上卷临诊指南，下卷新六〇六说，署：北京航空署主事、航空医务所医官万钟伯英著；《课余杂著》上卷鼠疫一夕话，中卷鼠疫琐谈、谨告药鼠者、天花琐谈等17篇，下卷病痢二周记、叔豪闲话，署：无锡万钧叔豪著。《联目》误"无锡万钟、万钧"为"（元）锡万钟、锡万钧"，定成书于1368年，大误。	有上海医学书局铅印本藏中国国家图书馆。
1911？	成书年时未明		亡名氏撰辑	医艺2卷	无序跋、署名、目录，卷1四诊法及神仙延寿广嗣浆、九转还丹仙酒、养生种子方14首，次则跌打伤科经验各方、少林寺教师传跌打损伤穴道及救治各方；卷2《录陈修园先生医学三字经并方法》。	《联目》《大辞典》不载，有清抄本2册藏浙江省中医药研究院。
1911？	成书年时未明		亡名氏撰辑	祝由方药不分卷	无序跋、目录、凡例、署名。首列"符胆式"5字，前5天每写1字，念上咒1次；后4天写符咒，"一不天青，二不地灵，三不斩鬼灭藏形，九天玄女天化天官，吾奉太上老君急急如律令勅"，另有符式用。	《联目》《大辞典》不载，有清抄本藏甘肃中医药大学。
1911？	成书年时未明		止园居士辑	见闻杂录不分卷	无序跋、凡例、目录，成书年代不详，卷端署止园居士志。首录仙传牡丹十三方，次乃生活小常识，又杂录单验方；第九叶洗疮肿方有眉批：此笔记是从《多能鄙事》录出，书是钞本，明人伪托刘诚意伯。或以为止园居士为明嘉万间周天球，字公瑕，号幻海，长洲人。	《联目》《大辞典》不载，有抄本藏国家图书馆，2004年收于《中国古代医方真本秘本全集·民国海外卷》第14册影印出版。

公元（年）	清纪年	干支	作者	书名	考证内容	版本资料
1911?	成书年时未明		亡名氏撰	至宝丸散集10卷	有自序无署名、纪年，卷各1门，卷1补益虚损门121方、卷2伤寒诸风46方、卷3诸火暑湿65方、卷4痰饮咳嗽48方、卷5饮食气滞42方、卷6脾胃泄泻53方、卷7妇科诸症51方、卷8幼科百病27方、卷9外科损伤111方、卷10眼科诸疾21方，凡585方，各方列载主治、药味、分两、用法等。	有清末木活字印本藏浙江图书馆。
1911?	成书年时未明		亡名氏钞辑	妇科主方1卷	前后无序跋，首列目次，载调经门四方、种子门三方、安胎门五方、产后门十八方。《联目》《大辞典》俱不载。	有民国抄本藏浙江图书馆，卷端署：九千卷楼医部秘钞。
1911?	成书年时未明		亡名氏绘图撰文，山阴寿崐校录	五禽戏图说1卷	有原序及寿崐重刻序，无纪年。绘图撰文，以虎势舞工、鹿势舞工、熊势舞工、猿势舞工、鸟势舞工，说五禽之戏。	《联目》《大辞典》俱不载，有清刻本藏浙江图书馆。
1911?	成书年时未明		亡名氏撰辑	军中医方备要2卷	前有麟桂题词，无序跋，有目录，卷端无署名。卷上载中枪中箭等金创伤折、外伤战伤，列82方；卷下解毒、虫兽伤、瘟疫、急救等。	有清木活字印本藏浙江图书馆、绍兴鲁迅图书馆。
1911?	成书年时未明		亡名氏撰辑	分类本草摘要不分卷	按十二经脉，先列经络歌诀，述经脉循行及是动所生病；次按功效分类述药。肺经分补肺、润肺、清肺、泻肺、利肺、敛肺、补遗7类46药，大肠经分润、通、凉、涩大肠4类12药，脾经分补、利、健、燥脾及补遗5类34药，胃经分解胃经、清胃腑、燥胃、暖胃4类25药，心经分补、镇、通、泻、护心及补遗6类27药，小肠经分补、利小肠2类6药，心包经分补、通、泻、镇心包及补遗5类12药，三焦经分清三焦、清中焦、清上焦、补下焦、利三焦、利上焦、涩下焦7类12药，肝经分补、泻、平、和、疏、舒肝及补遗7类36药，胆经分和、补、泻胆3类5药，肾经分平补水、峻补火、固肾、泻肾及补遗5类41药，膀胱经分散经、利腑2类12药，共258药。	有抄本藏浙江中医药研究院，前后无序跋，有目录。

公元 （年）	清纪年	干支	作者	书名	考证内容	版本资料
1911？	成书年时 未明		亡名氏编纂	增广达生编良 方不分卷	《达生编·临产》载六字真言、或问13条及生产艰难、临产时宜、何为试疼等，列加味芎归汤、佛手散、平胃散等12方；《增广达生编》述临产注意、难产七因、胎动不安、孕妇饮食、产后腹痛、产后饮食，列胎前保胎矾石丸、通津救命至灵汤、催生保产万全汤；并节录《调经至言》《慈幼编》《良方》《食物诸毒须知》。	《联目》《大辞典》俱不载，有龙文斋刻本藏浙江中医药研究院。封面题：《增广达生编良方》，全；其实不全，无序跋、目录、署名，起始117页，至167页止。
1911？	成书年时 未明		亡名氏辑	经穴辑要不分 卷	首载人体前后部位2图及各部穴位图12幅，次各部骨度分寸，次人神及禁针禁灸穴歌，下为十三鬼穴歌、千金一穴、玉龙赋、席弘赋、玉龙歌要诀，及先主后客无不见效、孙真人针灸法；下为针灸症治。	有清抄本藏浙江中医药研究院，无序跋、目录。
1911？	成书年时 未明		亡名氏抄辑	验过秘方不分 卷	载红玉膏、白玉膏、万灵膏、生肌玉红膏等膏方32首，三仙丹、五仙丹、白玉丹、观音救苦丹等丹方21首，香白散、人马平安散、铁祐散、如意金黄散等散方43首，及丸剂、洗剂、煎剂、熏剂等，全书共收载126方。	《联目》《大辞典》俱不载，有抄本藏浙江中医药研究院，前后无序跋，有目录，不分卷，无署名。
1911？	成书年时 未明		槐荫书屋主人 撰辑	医案随笔不分 卷	无序跋、目录，首15叶载中风、咳嗽、虚劳、反胃、痞满、伤寒、时疫等内科医案；空白2叶后，为发背、疮疡等外科医案12叶；又空白若干叶后，载虚劳、咳嗽、遗精等内科医案9叶。	有抄本1册藏泰州图书馆，卷端署：槐荫书屋主人选。
1911？	成书年时 未明		亡名氏著	医书残存不分 卷	残卷第1叶后半叶分条载方与法、运气之理、四诊之法、察外辨内等，似是凡例。正文载伤寒太阳病条文、注释，取法三纲，后为阳明病篇内容，未完。	有抄本1册藏泰州图书馆，无封面、序跋、目录，卷端卷末有缺叶，书名不明，泰州图书馆登记为《医书残存》。
1911？	成书年时 未明		亡名氏撰辑	证治权衡2卷	前后无序跋，卷端无署名。上卷载中风、肝风、眩晕、头风、虚劳、咳嗽等46篇，下卷载郁、肝火、不寐、嘈、三消、脾瘅等43篇。各篇引证经义及各家论述，阐述诸证病机治法，然不出方药。	《联目》载清抄本无卷数藏天津中医药大学，《大辞典》谓经查未见，泰州图书馆藏有抄本2册，分别为上下卷，各有目录。

公元 （年）	清纪年	干支	作者	书名	考证内容	版本资料
1911？	成书年时 未明		汪守安抄传	秘传育婴杂症论 2 卷	无序跋、目录。首卷 48 篇，载育婴要论、婴童调护、观形气歌，有面部望诊、指纹诊法儿童脉诊及儿科杂病证治；卷 2 载 37 论，首小儿初生回气法并炼脐法，次新生儿病及儿科杂病，末篇伤寒论，附钱氏伤风证治、万密斋治伤寒方论，书后附：正面、背面、全身、掌纹、三关等图 20 余幅。	有抄本藏安徽省图书馆。
1912	民国元	壬子	赵芝阳（利仁堂）原本，居易堂抄传	居易堂抄脉书不分卷	无序跋，有目录，载脉法总论、脉本十二经歌、脉定六部法、脉病宜忌歌、脉分二十八字诀、怪脉十一绝、反关冲阳大鸡脉断法、妇人脉法、生产脉歌。	有居易堂抄本藏山东省图书馆，目录下署：壬子巧月吉日，居易堂偶抄。壬子为 1852 年，或 1912 年。
			隋·杨上善注，清·井研廖平（季平，六译老人）辑	黄帝内经明堂 1 卷，附录六种 1 卷	前有序，破损缺略，难以卒读，《附录六种》有引言、按语 4 篇。子目：太素篇目、灵枢太素注本篇目、素问太素注本篇目、黄以周内经明堂序、黄以周旧钞太素经校本叙、黄以周内经重校正序；另附图书集成医部总目、摄生消息论。	收于《六译馆医学丛书》；2015 年上海古籍出版社收于《廖平全集》第 12 册出版。
			廖平撰辑	平脉考 1 卷，内经平脉考 1 卷	扉页题《内经平脉考》，首《平脉考》，又题为总论，引《脉要精微》《平人气象》《三部九候》《方盛衰》《玉机真藏》等经文，并非独立成书，而为《内经平脉考》之总论。二书实为一书，以目录分而为二，故分二条载入。	同上。
			廖平撰	古经诊皮名词解 1 卷	前有本年自序署为四益主人，进而阐述《黄帝内经太素诊皮篇补证》，又以皮、络、经、筋、骨以浅入深，别汇为五诊法一门。	同上。
			隋·杨上善注，廖平补证	诊筋篇补证 1 卷	前后无序跋，补证《灵枢·经筋篇》，又列筋门、十二筋病表。	同上。
			隋·杨上善注，廖平补证	诊骨篇补证 1 卷	前后无序跋，补证《灵枢·骨度篇》，又列骨髓门、周身名位骨，附《中西骨骼辩正》及沈彤《释骨》。	同上。

公元（年）	清纪年	干支	作者	书名	考证内容	版本资料
1912	民国元	壬子	隋·杨上善注，廖平补证	杨氏太素诊络篇补证3卷	以脉络病证治法为次，附《史记仓公传诊络法》《仲景诊络汇钞》《诊络篇病表》《诊络名词解》。	同上。
			隋·杨上善注，廖平补证	黄帝太素人迎脉口诊补证2卷	前有自叙，扉页、书口均作《人寸诊补证》。上卷杨注《人迎脉口诊篇》；下卷人迎脉图、脉口脉图、各家比类诊法表等。	同上。
			隋·杨上善注，廖平补证	杨氏太素三部九候篇诊法补证2卷	分《三部篇》《九候篇》各1卷，三部篇前有序，后附：十二经动脉表1卷	收于《六译馆医学丛书》；2015年上海古籍出版社收于《廖平全集》第13册出版。
			廖平撰	释尺2卷	有本年自序署为四译主人。以《内经》人、足、皮三字有误为尺字者，为之改正，复辑其简要，撰此上下篇，不改字者为上篇，改字者为下篇。《续修四库全书提要》载录。	收于《六译馆医学丛书》。
			平阳徐润之（松生，松龄）撰	松龄医铎8编	有本年徐定超、刘绍宽、朱焕奎序。卷首载《呈教育司创办中西医学专门学校书》《述家世示孙习医三十四韵》《医学源流》3篇；初编《医界通邮》《全体说略》，二编《金匮遗珠》，三编《灵素热论篇》《新三字温热篇》，四五编《最新三字达生篇》及续篇，《小儿范》3卷，卷各成编，为六、七、八编。	有本年温州务本书局石印本藏温州图书馆、上海中医药大学，诸编独立成书，各有序跋、绪论、目录。是书原拟十编，1903年曾刊《霍乱主治说略》，拟录为九；又拟撰《新世界卫生说略》以为十，均未成，仅成8编。
			徐润之撰	金匮遗珠1卷	有本年殷瀚序、绪论。为训徒启蒙之教材，发挥《金匮》以论杂病。	为《松龄医铎》2编，本年温州务本书局石印。
			徐润之撰	最新三字达生续篇4卷	有本年张汉杰序。以三字俚语述调经、种子、胎前诸证及产后杂病调治。	为《松龄医铎》5编。
			徐润之撰	小儿范3卷	有本年自序、朱平序，卷1幼科三时伏气外感篇，卷2小儿惊风辟妄，卷3麻疹则，有自序。	为《松龄医铎》第6、7、8编。

公元 （年）	清纪年	干支	作者	书名	考证内容	版本资料
1912	民国元	壬子	上海租界工部局卫生处医官撰辑	上海工部局医官造宣统三年卫生清册不分卷	首载卫生处医官传染病报告，提出防疫职责、整顿卫生事宜11条；次载总册，汇总地理环境、人口总数、出生死亡数、风雨寒暑表；报告传染病详情、种类、预防；公布检验牛乳、豆乳、自来水、食品、酒类结果；报告环境卫生工作。	有本年上海商务印书馆铅印本藏南京图书馆。
			湘乡刘栽吾（薾叟）撰	治疟机要4卷	有本年自序、陈宝、谢邑南序。卷1论疟病之理与疟脉自弦，卷2论疟病之因及辨症主方，卷3、4列方及备选方。	收于《湖湘名医典籍精华》，湖南科技出版社1999年排印出版。
1913	二	癸丑	井研廖平（季平，六译老人）撰辑	六译馆医学丛书37种46卷	卷端有题词，子目：黄帝内经明堂、附录六种、黄帝内经太素诊皮篇补证、古经诊皮名词解、病表、诊络名词解、杨氏太素三部、九候篇诊法补证、十二经动脉表、诊筋篇补证、诊骨篇补证、刘廷桢中西骨骼辩正、营卫运行杨注补证、分方治宜篇、廖宗泽灵素五解篇、平脉考、内经平脉考、脉经考证、仲景三部九候诊法、伤寒浅注读法、伤寒总论、伤寒讲义、太素内经伤寒总论补、太素四时病补证、疟解补证、伤寒平议、伤寒古本订补、伤寒古本考、巢氏病源补养宣导法、难经经释总论、释尺附录各1卷；黄帝太素人迎脉口诊补证、难经经释补正、药治通义辑要各2卷；伤寒杂病论古本、杨氏太素诊络篇补证、脉学辑要评各3卷。	《续修四库全书提要》载录。1913-1925年成都存古书局陆续刻成，除杨上善《黄帝内经明堂》、巢元方《巢氏病源补养宣导法》、廖宗泽《灵素五解篇》及丹波元坚《药治通义辑要》外，皆廖平所亲著。刻本藏国图、中国科学院、中医科学院、青岛、山西、辽宁、大连、上海、南京、南通、安徽、湖北、湖南、四川图书馆及山东、成都中医药大学。2015年上海古籍出版社收于《廖平全集》第12至14册繁体竖排出版。
			日本丹波元简原撰，廖平辑评	脉学辑要评3卷	有本年廖平自序、次年自跋。廖平创立各种诊法，以二十七脉分隶于诊经、人寸比类、诊皮、诊络、诊筋、四方异证、评脉、经脉变异等8门，对丹波氏原书加以评语。	连载于《四川国学杂志》1913年第11、12期及《国学荟编》1914年第1、2、3期，收于《六译馆医学丛书》《中国医学大成》；收于《廖平全集》第13册。

公元（年）	清纪年	干支	作者	书名	考证内容	版本资料
1913	二	癸丑	大兴恽毓鼎（薇孙，澄斋，湖滨旧史）撰	金匮疟病篇正义1卷	有本年自序。举《素问·刺疟篇》谓疟不专属于少阳；疟病之寒热往来，与伤寒见证根本不同，不得概论。《续修四库全书提要》载录。	有本年恽氏澄斋刻本藏国图、首都图书馆、中医科学院、天津中医药大学。
			善化黄在福（介甫）编著	医药便读5种	子目：望闻问切歌，药性歌，医学三字经，时方十剂歌括，三字经医方歌括。	有本年稿本藏中国中医科学院，经查未见。
			顾苍竹（好楼居士）撰，吴郡黄寿南（福申，沁梅）抄辑	好楼遗书2种2卷	子目：汤药歌诀、痘疹歌诀方论各1卷。《汤药歌诀》有好楼居士自跋，卷末有杨子安、黄寿南二跋。	有本年黄寿南抄本藏中医科学院，1册2卷，上卷《汤药歌诀》，下卷《痘疹歌诀方论》14篇。
			衡州谭天骥（介如，意园居士）撰	意园读医书笔记2卷	有本年自序及魏业伟、于埜堂、彭子鸿、陈也愚四序，有例言。上卷记平日所阅医书，评论甚精严，凡62则；下卷论治病方法，极精详，凡42则。末附病家须知、答书2篇，意园读医书诗10首。	1913年上海成德学社铅印本藏上海中医药大学。
1914	三	甲寅	青浦陈秉钧（莲舫，承注，庸叟，乐余老人）撰，吴郡黄寿南（福申，沁梅）抄辑	七家会诊张越阶方案1卷	又名《伏暑时方》《时医方》，前有黄寿南题记：高紫垣、曹沧州、陆方石、鲍竺生、吕仁甫、王赓云、陈莲舫七君先后同看绅富张越阶方案。卷末有本年黄氏识语2则。	收于《黄寿南抄辑医书二十种》，有抄本藏中医科学院，2003年浙江科技出版社收于《近代中医珍本集》排印出版。
			常熟严镇寰（绛如）撰	绛庐医说1卷	有本年自序及王庆芝、李士玙跋。载医说、求医说、慎疾说、方论、陈修园医学实在易论、医贵权变论、识脉方能识病论等医论26篇。	《联目》《大辞典》不载，有本年铅印本藏常熟图书馆。
1915	四	乙卯	长沙陶铭鼎（笙陔，趣园居士）编著	趣园医学便读5种12卷	有本年李宝圭总叙、1918年彭葰序。子目：药性分类赋3卷，药性注释4卷，藏府经络四诊歌2卷，汤方歌括2卷、保赤编1卷。另有《表里寒热虚实脉证分辨歌括》，未成。	有1921年石印本藏国图、中国医科大学、中山大学医学院、广州中医药大学。

公元（年）	清纪年	干支	作者	书名	考证内容	版本资料
1916	五	丙辰	绍兴裘庆元（吉生，激生）辑	医药丛书12种23卷	有冯国璋序无纪年，有1916年张谔、1918年袁焯序。子目：研经言4卷，周氏易简方1卷，周氏集验方及续编各1卷，罗谦甫治验案2卷，吴鞠通医案4卷，惜分阴轩医案4卷，人参考1卷，知医必辨1卷，市隐庐医学杂著1卷，徐批叶天士晚年方案真本2卷，白喉证治通考1卷。	有1916－1921年绍兴医药学报社刻本藏上海中医药大学；裘氏另编《医药丛书》56种，1927年绍兴医药学报社铅印本，有残卷藏上海中医药大学。
			裘庆元辑	医药丛书五十六种	残存23种，子目：马文植《马氏医论》、俞应泰《伤科捷径》、张拯滋《通俗内科学》、陈浚《退庐医案》、曹炳章《规定药品之商榷》、何其伟《医学妙谛》附验案、曹炳章《医界新智囊初集》、俞根初《通俗伤寒论》、裘庆元《医士道初集》、张拯滋《通俗咽喉科学》、夏希灵《医药问答初集》、王普耀《医药学说二集》、裘庆元《草药图考》、何炳元《医药论文三集》、曹炳章《药物学集说》、张汝伟《医林恢谐文》、医药学报社《医药界事件》、张汝伟《绍兴医药学报社社友治验录》、医药学报社《神州医药会绍兴分会纪事》、王启魁《脐风悟源》、刘恒瑞《察舌辨证新法》、日·筱田平三郎《药草与毒草》、吴瑭《医医病书》。	有1927年绍兴医药学报社铅印本残卷藏上海中医药大学。
			桐乡蔡玮（葆民）撰辑	千金方伤寒论1卷	有自序自跋。遵《千金方》编次，取王叔和注及各家所释，择要分注，并于每篇分段后，逐节举其大要，故名。《联目》《大辞典》俱不载。	有钞本藏国图，2002年收于《国家图书馆藏稀见古代医籍钞稿本丛编》影印出版。
			北平任锡庚（修如，隐壶生）编	太医院志1卷	有本年自序、1923年自跋、张仲元序。作者为御医，据太医院记录录及九朝档案辑成，记职掌、学位、官名、品级、制药、考试、俸禄、章服等，附太医院医官人名录。《联目》《大辞典》载有1863年石印本，恐误，诸序跋所言俱为清后事，署名"北平任锡庚"，更是民国事。	有1923年石印本藏中国科学院、医学科学院、中医科学院，有1961年芸心知舍抄本藏上海中医药大学，《联目》载同治二年癸亥石印本藏北京师大、兰州医学院，恐是民国十二年癸亥之误。

续表

公元（年）	清纪年	干支	作者	书名	考证内容	版本资料
1917	六	丁巳	善化黄在福（介甫）编著	传染病四种	前有序，子目：白喉捷要，温病撮，治痢慈航，鼠疫症治。	有本年黄氏稿本藏中国中医科学院。
1918	民国七年	戊午	吴县陆晋笙（锦燧），吴县陈章（焕云）同选辑	重古三何医案3种4卷	有本年陆晋笙自序，子目：《何元长先生医案》2卷，《何书田医案》1卷，《何鸿舫医案》1卷。	有1918年石印本、钱宗荣抄本，1984年学林出版社有影印本。
			绍兴裘庆元（吉生，激生）辑	国医百家7种18卷	子目：曹存心《琉球百问》1卷，薛己原撰徐莲塘录《薛案辨疏》2卷，叶霖《叶氏伏气解》1卷，单南山《胎产指南》7卷、卷首卷末各1卷，费养庄《重订幼科金鉴评》1卷，张士骧《雪雅堂医案》2卷附《类中秘旨》1卷，程松崖原撰林桂林增注《简明眼科学》1卷。	1928年至1931年间，绍兴医药学报社铅印本藏浙江中医药大学、浙江省中医药研究院、广西、云南中医学院，另有残卷藏中国中医科学院。
1922	十一	壬戌	张元济等辑	四部丛刊（9种）	始于1919年，历时四年，至本年印成，收录四部之书323部8548卷，共2100册。医书子目：重广补注黄帝内经素问，黄帝素问灵枢经，黄帝八十一难经，注解伤寒论，新编金匮要略方论，新刊王氏脉经，重修政和经史证类备用本草，饮膳正要，野菜博录。	有本年商务印书馆影印本。
1924	十三	甲子	绍兴裘庆元（吉生，激生）辑	三三医书3集99种	以"医不三世不服其药"及"三折肱知为良医"之典而名书，分3集，每集33种。辑唐宋以降历代医著而以明清为多，兼收8种日本医书。有《三三医书书目提要》，为99种医书提要钩玄。子目从略	1924年杭州三三医社铅印，1998年中国中医药出版社排印出版。
			蓝田胡巨瑗（荫臣，荫丞）撰辑	定静轩医学四种6卷	有本年孙仁玉、景凌霄、刘晖序。子目：开明眼科3卷，眼科三字经、证验随笔、验方汇集各1卷。	有本年排印本藏上海中医药大学。
1927	十六	丁卯	钱塘吴士鉴（絅斋，公督），长洲章钰（式之，茗簃）撰，黟县朱师辙（少滨）编辑	清史稿艺文志4卷	前有朱师辙序。取清人著述及辑佚古籍，分4部45类，著录9633种138078卷。子部医家类载录235种1508卷，附载辑佚书《颅囟经》等19种68卷；法家类载7种21卷，附载辑佚书《折狱龟鉴》1种8卷。	为《清史稿》卷145-148，1977年中华书局有校定本。

公元(年)	清纪年	干支	作者	书名	考证内容	版本资料
1927	十六	丁卯	柯城龚时瑞(香圃)辑	六一草堂医学丛书 12 种 24 卷	有本年戴铭礼总序,子目:程衍道《仙方注释》2 卷,雷焕然《逸仙医案》2 卷附雷丰《方药玄机》1 卷,程鉴《医约补略》4 卷附龚时瑞《死候椒要》1 卷,雷丰《时病论》8 卷,程曦等《医家四要》4 卷即《脉诀入门》《病机约论》《方歌别类》《药赋新编》各 1 卷,程鉴《医法心传》1 卷,金镕抄传雷丰补编《灸法秘传》1 卷。编者龚时瑞为雷丰外孙。《联目》《大辞典》"子目未详",作程正通撰于 1883 年,误。	有本年石印本藏苏州中医医院。
1929	十八	己巳	高渠杨体仁(生庵)纂辑	一壶天 3 种 3 卷	子目:邓云服《脉学易知》,载内景、脉诀、四诊、病机、先天后天说、六经证治、发热治法及痨病、干咳嗽、咳嗽、斑疹、中风、中气、手中指节麻木、食填太阴证证治法;杨凤庭《失血大全》;杨体仁《针灸心法》,附卫生四则、却病秘要、治五脏气法、延年六字诀。	有本年蜀北果州棠华石印局印本藏成都中医药大学。《联目》《大辞典》作杨凤庭撰,成书于 1759 年,归于妇科门,误。
1930	十九	庚午	南陵徐崇(子高)撰	补南北史艺文志 3 卷	南北二史无志表,徐氏补撰书目 1272 条,各卷载医书 15 种,卷 1《南史》有羊欣《药方》、范晔《和香方》、梁简文帝《如意方》、陶弘景《本草药注》《效验方》《肘后百一方》《玉匮记》《占候合丹法式》8 种;卷 2《北史》有魏宣武帝《医方精要》、崔浩《食经》、李修《诸药方》、王显《医方》、姚僧垣《集验言》、萧吉《帝王养生方》6 种;卷 3 王微《服食方》。	收于《二十五史补编》。
1931	二十	辛未	国医书局辑	国医小丛书 34 种附 2 种,36 卷	子目 34 种,从略,有日本医著 3 种。	有本年上海国医书局铅印本。

续表

公元（年）	清纪年	干支	作者	书名	考证内容	版本资料
1932	二十一	壬申	宜都杨守敬（惺吾，邻苏）藏书，民国香山何澄一撰目	故宫所藏观海堂书目4卷	有本年袁同礼序。分4部著录故宫博物院观海堂杨守敬藏书2964条，载录医学书目529条。同书或版本各异，则别列专条，或同版本而有数部，亦另列别条。每书各详卷数、朝代、撰人、版本、册数，时有简明按语。	有本年故宫博物院图书馆刊本，杨氏观海堂藏书，20世纪40年代与故宫文物同迁台湾。
			湘潭孙鼎宜撰辑	孙氏医学丛书6种27卷	有本年自序。子目：伤寒杂病论章句16卷，伤寒杂病论读本3卷，难经章句3卷，明堂孔穴1卷，针灸治要1卷，脉经抄2卷，医学三言1卷。	有本年中华书局铅印本。
1933	二十二	癸酉	上杭包育华（桃初，鹏九，白氆叟）、包识生（一虚，德逮）撰辑，包天白校读	包氏医宗3集15卷	有1930年程门雪《包君天白小传》。子目：第一集《内科传染病学》：伤寒论章节、伤寒方法附歌括、伤寒表附表式、伤寒论讲义、伤寒方讲义各1卷；第二集《内科学，疡科、妇人科学附》：杂病论章节、杂病方法附歌括、杂病表附表式、杂病论讲义、杂病方讲义各1卷；第三集《国医学粹》：经解、脉学、证论附辨色、药性附方剂。	1930年至本年包氏医宗出版社铅印本，其中《伤寒论章节》、《伤寒方法》附《伤寒歌括》，《杂病论章节》、《杂病方法》附《杂病歌括》，为其父包育华著述，《伤寒表》《杂病表》为包识生编著
1935	二十四	乙亥	云南李庆远撰，养鹤轩主人辑	长生不老诀1卷	李氏生于康熙18年，卒于民国24年，享年256岁。述长生总诀、养生篇、呼吸篇、长命初基说、静坐之法、调息之法、安神之法、行功之法、行动坐臣亦当有法，凡9篇。	《联目》《大辞典》不载，方春阳《中国养生大成》收载，吉林科学技术出版社1992年出版。
			蓟县聂崇岐（筱山，筱珊）撰	补宋书艺文志1册	《宋书》未志艺文，聂氏分四部析为33类及释典，补撰书目660条6519卷，子部医方家类载录医书9家20部。	收于《二十五史补编》。
			乐亭陈述（玉书）撰	补南齐书艺文志4卷	分四部30类，补撰书目232条3600余卷，卷三子部医术类载录褚澄杂药方20卷、褚氏遗书1卷、食经19卷、刘休食方1卷，凡4种41卷。	收于《二十五史补编》。
1936	二十五	丙子	商务印书馆辑	丛书集成初编（43种）	集百种丛书4107种，印为4000册，乃宋以后丛书之集大成。医书子目从略。	有1935至1937年商务印书馆铅印本。

续表

公元（年）	清纪年	干支	作者	书名	考证内容	版本资料
			鄞县曹炳章（赤电）辑	中国医学大成134种567卷	收录医籍134种，含日本医家著作4种。子目从略。曹氏撰有《中国医学大成总目提要》，述诸书作者、卷数、付梓年代及内容梗概。	有本年上海大东书局铅印本，1990年上海科技出版社有辑佚重校本。
			绍兴裘庆元（吉生，激生）辑	珍本医书集成12类90种	有本年焦易堂、陈郁、秦伯未、陆渊雷、时逸人、周小农、张赞臣、曹炳章、沈仲圭谢诵穆诸序，有《世界书局发刊缘起》。辑录明清为主精本、孤本、抄本医书90种，子目从略。	有本年世界书局铅印本，1999年中国中医药出版社有校正排印本。
1937	二十六	丁丑	陈存仁编	皇汉医学丛书	辑录日本医家著作72种，子目从略。	有世界书局铅印本。
1945	四十四	乙酉	民国专家学者集体撰写，中国科学院图书馆整理	续修四库全书总目提要37册	收录《四库全书》禁毁、遗漏、窜改、删削过甚及乾隆后著作、佛、道藏、词曲、小说、方志，敦煌遗书等，共32000余种，各为提要，为《四库全书总目提要》后最大规模书目著作。收录医书398条，外国人著中医书21条、西医书34条35种，医家类共载录453条543种。与上海古籍出版社2002年出版的《续修四库全书》并无关联。	1996年，中国科学院图书馆以所藏稿本219函整理为37册，齐鲁书社影印出版；其书不分类，寻阅不便，2005年中国中医药出版社有《四库及续修四库医书总目》，可以参阅。

书名索引

四　画

[一]

王宇泰医辨 3 卷	1692	无根树解 1 卷	1802
王安宰方案不分卷	1911?	无冤录 2 卷	1308
王应震要诀 1 卷	1892	无冤录述 2 卷	1440
王叔和脉诀图要俗解大全 6 卷	1437	韦弦佩 1 卷	1596
王叔和脉赋不分卷	1911?	云岐子七表八里九道脉诀论并治法 1 卷	1315
王春溪明理活人论 1 卷	1901	云间程氏绍南先生医案 1 卷	1892
王屋真人口授阴丹秘诀灵篇 1 卷	1022	云林女科秘方 3 种 3 卷	1664
王海旸痘书 3 卷	1856	云林医圣慈航普渡 8 卷	1628
王鸿翥堂丸散集 1 卷	1882	云林神彀 4 卷	1591
王翰林集注黄帝八十一难经 5 卷	1026	云林堂饮食制度集 1 卷	1367
王羹梅内外科医案 4 卷	1911?	云南丛书医类二种 5 卷	1506
开明眼科 3 卷	1906	云庭医省 4 卷	1820
开宝重定本草 21 卷	974	云笈七签 122 卷	1029
开宝新详定本草 20 卷	973	云起堂诊籍 1 卷	1640
天人解 1 卷	1895	专门脱肛痔漏神效奇方不分卷	1911?
天元病机 1 卷	1896	专治疳疮便毒杨梅简便方论不分卷	1820
天仙正理 1 卷	1639	专治麻痧初编 6 卷	1890
天宁堂虔修诸门应症丸散总目不分卷	1795	专治跌打损伤科不分卷	1896
天地人三图大旨论不分卷	1772	艺林汇考饮食篇 7 卷	1661
天花八阵编 3 卷	1847	艺海珠尘医书 3 种 11 卷	1796
天花精言 6 卷	1753	支氏女科枢要 1 卷	1581
天花谱史 3 卷	1644	不二华佗秘书不分卷	1911?
天医汇要 2 种不分卷	1814	不内外因家藏妙方 6 卷	1864
天医祛病玉函金匮济世全书 4 卷	1709	不知医必要 4 卷	1880
天宝本草 1 卷	1871	不空和尚目医三种 6 卷	1910
天顺堂古今丸药不分卷	1911?	不居集 50 卷	1739
天保堂诸门应病药目不分卷	1828	不药良方 1 卷	1869
天傀论 1 卷	1578	不药良方 1 卷	1899
天基神方 1 卷	1719	不药良方 2 卷	1781
天壤阁丛书 1 种 1 卷	1874	不药良方续集 10 卷	1786
元元堂药说 1 卷	1847	不倦庐观书札记 1 卷	1904
元汇医镜 5 卷	1907	太乙仙制本草药性大全 8 卷	1599
元吉危症验方 1 卷	1907	太乙神针 1 卷	1125
元亨疗马集 6 卷	1608	太乙神针 1 卷	1727
元明名医验案 2 卷	1911?	太乙神针心法 2 卷	1717
元和篇 13 卷	1898	太乙神针方不分卷	1883
元经宝要 3 种 3 卷	1892	太乙神针集解不分卷	1872
无妄集活法医书 5 种 9 卷	1902	太乙离火感应神针 1 卷	1836
无问录 1 卷	1777	太上十三经注解 1 卷	1844
无医方便 2 卷	1861	太仓傅氏医学三书 7 卷	1884
无药疗病法不分卷	1907	太平圣惠方 100 卷	992
无根树词注解 1 卷	1844	太平御览 1000 卷	983

中风证 1 卷	1722	内伤集要 6 卷	1812
中风证治集要 2 卷	1883	内府药方 4 卷	1910
中风简要不分卷	1875	内府秘传眼科全书 1 卷	1835
中风瘫痪验方 1 卷	1695	内经正脉 1 卷	1556
中外卫生要旨 4 卷	1890	内经平脉考 1 卷	1912
中外医书八种合刻 11 卷	1901	内经必读 2 卷	1710
中外医通 1 卷	1909	内经会要 1 卷	1911?
中外病名对照录 2 卷	1909	内经运气表 1 卷	1884
中西汇参医学 2 卷	1908	内经运气类注 1 卷	1384
中西汇参医学图说不分卷	1906	内经运气病释 9 卷	1884
中西汇参铜人图说不分卷	1899	内经运气辑要 5 卷	1907
中西汇通医书五种 28 卷	1894	内经评文 36 卷	1896
中西汇通医书六种 30 卷	1902	内经述不分卷	1797
中西汇通医经精义 2 卷	1892	内经知要 2 卷	1642
中西权量表不分卷	1911?	内经诠释 1 卷	1764
中西医方会通不分卷	1910	内经要旨 1 卷	1556
中西医学入门 2 卷	1895	内经要旨不分卷	1682
中西医学劝读十二种 43 卷	1908	内经要论 1 卷	1850
中西医学丛书九种	1897	内经拾遗方论 8 卷	1111
中西医学全书 12 种	1911?	内经显化篇 1 卷	1911?
中西医学全书 3 种	1893	内经脉学部位考不分卷	1861
中西医学群书国粹部第一集 11 种 16 卷	1907	内经脉候 1 卷	1556
中西医粹 4 种 4 卷	1882	内经类抄不分卷	1539
中西医辨不分卷	1879	内经类要 2 卷	1807
中西度量权衡表不分卷	1911?	内经类要纂注 39 卷	1895
中西骨格图说 1 卷	1897	内经病机纂要 2 卷	1874
中西骨格辩正 6 卷	1897	内经素问存真不分卷	1911?
中华古圣医经大全	1911?	内经素问校义 1 卷	1872
中医学堂讲录 3 种 4 卷	1911?	内经素问校证不分卷	1879
中医精粹 2 卷	1908	内经难字音义 1 卷	1866
中国医学大成 134 种 567 卷	1936	内经通论不分卷	1909
中和集 6 卷	1306	内经博议 4 卷	1675
中星图略不分卷	1898	内经提要 4 卷	1910
中寒论辨证广注 3 卷	1680	内经遗篇病释 1 卷	1884
中馈录 1 卷	1906	内经摘要 1 卷	1863
内功图说 1 卷	1882	内经精要 6 卷	1909
内外十三科验方五千种 10 卷	1851	内经撮要 3 卷	1886
内外伤辨惑论 3 卷	1247	内经篇名解不分卷	1910
内外两科诸病杂症统论纲目 2 卷	1911?	内经辨言 1 卷	1850
内外针灸图经不分卷	1911?	内经翼注 12 卷	1826
内外针灸秘传不分卷	1911?	内经纂要 2 卷	1694
内外验方秘传 2 卷	1895	内炼金丹心法不分卷	1622

节略医林正宗 8 卷	1512	古今图书集成·医部全录 520 卷	1725
世传秘方 1 卷	1874	古今图书集成·初生部 1 卷	1725
世医吴洋吴桥传 1 卷	1591	古今图书集成·服食部 1 卷	1725
世医通变要法 2 卷	1539	古今图书集成·草木典 320 卷	1726
世医得效方 19 卷	1337	古今图书集成·疫灾部 1 卷	1725
世补斋不谢方 1 卷	1866	古今图书集成·养生部 3 卷	1725
世补斋文集 16 卷	1865	古今图书集成·疾病部 1 卷	1725
世补斋医书后集 4 种 31 卷	1910	古今图书集成·诸子部 1 卷	1725
世补斋医书前集 6 种 33 卷	1884	古今图书集成·禽虫典 192 卷	1726
世补斋医书续集不分卷	1865	古今图书集成·静功部 1 卷	1725
世补斋医论不分卷	1864	古今治验食物单方 1 卷	1729
世济堂医存 3 卷	1870	古今录验养生必用方 3 卷	1097
世济堂医案不分卷	1820	古文周易参同契注 8 卷	1732
古今千家名医万方类编 32 卷	1865	古方汇精 5 卷	1804
古今方案汇编（外伤门）6 卷	1768	古方选存不分卷	1911?
古今名方 1 卷	1684	古方通今不分卷	1909
古今名方摘要歌 1 卷	1808	古方解 1 卷	1666
古今名医万方类编 32 卷	1800	古本难经阐注 1 卷	1736
古今名医方论 4 卷	1675	古本康平伤寒论不分卷	1060
古今名医汇粹 8 卷	1675	古代医家画像不分卷	1816
古今名医汇粹古今名医方论合刊 2 种 12 卷	1675	古欢室医书三种 6 卷	1906
古今医史 9 卷	1697	古欢室医学篇 4 卷	1906
古今医论 1 卷	1841	古法养生十三则阐微 1 卷	1831
古今医彻 4 卷	1808	古经诊皮名词解 1 卷	1912
古今医学会通 10 种 17 卷	1746	古庵药鉴 2 卷	1536
古今医诗 53 卷	1783	古愚山房方书三种 3 卷	1801
古今医诗大全摘要 1 卷	1783	本心斋蔬食谱 1 卷	1276
古今医统大全 100 卷	1556	本华堂喉科 3 卷	1890
古今医统正脉全书 44 种 204 卷	1601	本经序疏要 8 卷	1840
古今医家经论汇编 5 卷	1644	本经便读 4 卷	1869
古今医案按 10 卷	1778	本经逢原 4 卷	1695
古今医案按选 4 卷	1853	本经续疏 6 卷	1837
古今医鉴 16 卷	1576	本经疏证 12 卷	1837
古今良方 32 卷	1911	本草 1 卷	1907
古今图书集成·人异部 1 卷	1725	本草二十四品 24 卷	1866
古今图书集成·人事典 18 卷	1725	本草入门歌解 2 卷	1909
古今图书集成·大傩部 1 卷	1725	本草大成药性赋 4 卷	1577
古今图书集成·太医院部 1 卷	1725	本草万方针线 8 卷	1712
古今图书集成·生死部 1 卷	1725	本草元命苞 9 卷	1343
古今图书集成·先医祠典部 1 卷	1725	本草从新 18 卷	1757
古今图书集成·寿夭部 1 卷	1725	本草分队发明不分卷	1840
古今图书集成·医术名流列传 20 卷	1725	本草分经 1 卷	1909

白喉吹药方 1 卷	1894	外科心法 10 卷	1775
白喉条辨 1 卷	1887	外科心法 7 卷	1528
白喉证治通考 1 卷	1902	外科心法要诀 16 卷	1742
白喉灵方不分卷	1910	外科心法真验指掌 4 卷	1887
白喉忌表抉微 1 卷	1899	外科尺木 3 卷	1911？
白喉治法忌表抉微 1 卷	1891	外科正宗 4 卷	1617
白喉治法要言不分卷	1900	外科正宗批注 12 卷	1764
白喉治验新编 1 卷	1884	外科发挥 8 卷	1528
白喉养阴忌表歌括 1 卷	1891	外科百效全书 4 卷	1630
白喉症论 1 卷	1864	外科灰余集 1 卷	1733
白喉辑要不分卷	1864	外科传薪集 1 卷	1892
白喉新编 1 卷	1875	外科杂类 1 卷	1882
白喉辨证 1 卷	1876	外科各种良方 2 卷	1874
厄言 1 卷	1378	外科问答 1 卷	1906
仝氏家藏幼科指南 4 卷	1771	外科安生集 4 卷	1683
丛书集成初编 43 种	1936	外科医方易简续编不分卷	1874
丛桂堂集验良方	1809	外科医法 1 卷	1795
用中篇不分卷	1722	外科医案不分卷	1911？
用作盐梅 2 卷	1795	外科医镜 12 卷	1902
用药法程不分卷	1911？	外科医镜 1 卷	1883
用药指南总论 3 卷	1208	外科应验良方 1 卷	1696
用药准绳 2 卷	1905	外科良方 1 卷	1888
用药歌诀不分卷	1643	外科良方不分卷	1911？
用药歌诀不分卷	1911？	外科证治全书 5 卷	1831
印机草 1 卷	1713	外科证治全生择要诸方 1 卷	1885
乐只堂人子须知 4 卷	1751	外科证治全生集 1 卷	1740
乐只堂人子须知韵语 4 卷	1872	外科证治秘要 1 卷	1900
乐只堂医书汇函 3 种 20 卷	1757	外科启玄 12 卷	1604
乐善堂药单不分卷	1880	外科枢要 4 卷	1545
外台方染指 1 卷	1833	外科或问附方 1 卷	1763
外台秘要 40 卷	1051	外科明隐集 4 卷	1902
外证医案汇编 4 卷	1894	外科图形脉证 4 卷	1795
外治寿世方 4 卷	1877	外科图说 4 卷	1834
外治寿世方续编 2 卷	1877	外科金鉴札要 2 卷	1742
外经微言 9 卷	1687	外科肿疡主治类方不分卷	1898
外科十三方考不分卷	1855	外科备要 4 卷	1874
外科十法 1 卷	1733	外科备览 2 卷	1893
外科三字经 1 卷	1905	外科学讲义 1 卷	1910
外科大成 4 卷	1665	外科经验方 1 卷	1528
外科切要 1 卷	1847	外科经验奇方 2 卷	1620
外科方外奇方 4 卷	1893	外科经验精要方 1 卷	1572
外科方论 1 卷	1723	外科药方不分卷	1911？

六　画

〔一〕

伤寒心法要诀 3 卷	1742	伤寒论 10 卷	1065
伤寒心法集解 2 卷	1796	伤寒论 1 卷	1753
伤寒心要 1 卷	1234	伤寒论一得篇 10 卷	1787
伤寒心悟 4 卷	1734	伤寒论三注 16 卷	1683
伤寒心镜 1 卷	1217	伤寒论大方图解 2 卷	1833
伤寒书稿 1 卷	1722	伤寒论方法正传 6 卷	1711
伤寒玉液辨舌色法不分卷	1830	伤寒论方解 2 卷	1851
伤寒正医录 10 卷	1744	伤寒论正误集注 10 卷	1699
伤寒正宗 8 卷	1678	伤寒论本义 18 卷	1724
伤寒正解 4 卷	1871	伤寒论本义金匮要略方本义合刊 2 种 40 卷	1724
伤寒古方通 2 卷	1731	伤寒论本旨 9 卷	1835
伤寒古本订补 1 卷	1911	伤寒论归真 7 卷	1849
伤寒古本考 1 卷	1911	伤寒论百十三方解略 6 卷	1852
伤寒节录 1 卷	1829	伤寒论后条辨直解 15 卷	1670
伤寒平议 1 卷	1911	伤寒论阳明病释 4 卷	1866
伤寒归 3 卷	1749	伤寒论近言 7 卷	1757
伤寒句解释意 12 卷	1722	伤寒论条辨 8 卷	1589
伤寒发微论 2 卷	1132	伤寒论条辨续注 12 卷	1705
伤寒百问 6 卷	1107	伤寒论证辨 3 卷	1711
伤寒百问经络图 9 卷	1107	伤寒论附余 2 卷	1866
伤寒百问歌 4 卷	1131	伤寒论纲目 16 卷	1774
伤寒百证歌 5 卷	1132	伤寒论纲目 9 卷	1673
伤寒舌不分卷	1896	伤寒论直解 6 卷	1712
伤寒舌鉴 1 卷	1668	伤寒论尚论篇辨似补抄 8 卷	1892
伤寒舌鉴要诀不分卷	1668	伤寒论浅注 6 卷	1797
伤寒舌鉴眼科捷径合刻 2 种不分卷	1788	伤寒论浅注方论合编 6 卷	1908
伤寒舌辨 2 卷	1604	伤寒论浅注补正 7 卷	1892
伤寒伐洗十二稿 3 卷	1710	伤寒论注 4 卷	1669
伤寒全书 4 种 39 卷	1601	伤寒论注 4 卷	1753
伤寒全生集 4 卷	1615	伤寒论宗印 8 卷	1663
伤寒杀车槌法 1 卷	1445	伤寒论参注不分卷	1776
伤寒杂病论 16 卷	1826	伤寒论选注 10 卷	1772
伤寒杂病论方法 1 卷	1888	伤寒论类编 10 卷	1744
伤寒杂病论正义 16 卷	1823	伤寒论原文贯义不分卷	1876
伤寒杂病论古本 3 卷	1911	伤寒论读不分卷	1765
伤寒杂病论补注 1 卷	1883	伤寒论通论不分卷	1909
伤寒杂病论金匮指归 10 卷	1885	伤寒论章句 4 卷	1851
伤寒杂病论读本 3 卷	1907	伤寒论章节 5 卷	1902
伤寒杂病论章句 16 卷	1906	伤寒论集注 10 卷	1727
伤寒衣钵 1 卷	1672	伤寒论集注 4 卷	1785
伤寒问答 1 卷	1739	伤寒论集注 6 卷	1683
伤寒讲义不分卷	1911	伤寒论集注外篇 4 卷	1727

七　画

[一]

医学集要经验良方 8 卷	1617	医宗金鉴 15 种 90 卷	1742
医学集览 11 种 29 卷	1643	医宗备要 3 卷	1814
医学蒙引 1 卷	1764	医宗宝笈 1 卷	1875
医学蒙求 4 卷	1805	医宗宝镜 5 卷	1798
医学碎金 4 卷	1415	医宗承启 6 卷	1702
医学辑要 4 卷	1825	医宗说约 6 卷	1663
医学辑要 8 卷	1900	医宗说约小儿科节抄 1 卷	1663
医学新知全书 11 卷	1628	医宗铁纲 2 卷	1861
医学源流 4 卷	1871	医宗领要 2 卷	1644
医学源流不分卷	1907	医宗简要 18 卷	1896
医学源流论 2 卷	1757	医宗解铃语 1 卷	1890
医学源流肯綮大成 16 卷	1583	医宗辑要 10 卷	1786
医学溯源 2 卷	1826	医宗摘要不分卷	1895
医学摘要 1 卷	1827	医宗粹言 14 卷	1612
医学摘要 2 卷	1911?	医宗撮精 4 卷	1639
医学摘要 4 卷	1904	医宗撮精折肱漫录合刊 2 种 11 卷	1768
医学摘瑜 2 卷	1906	医诗必读 12 卷	1848
医学摘粹 7 种 10 卷	1897	医话丛存不分卷	1910
医学管见 1 卷	1534	医录便览 6 卷	1874
医学精义 4 卷	1820	医贯 6 卷	1617
医学精华 12 卷	1904	医贯奇方 1 卷	1644
医学精要 8 卷	1800	医贯砭 2 卷	1741
医学精要奇症便览 1 卷	1902	医贯辑要 12 卷	1811
医学粹精 5 种 8 卷	1694	医经大旨 8 卷	1556
医学疑问 1 卷	1617	医经小学 6 卷	1388
医学噎膈集成不分卷	1890	医经允中 24 卷	1693
医学撮要 1 卷	1550	医经句读 18 卷	1889
医学薪传不分卷	1892	医经正本书 1 卷	1176
医学辨正 4 卷	1896	医经正宗 8 卷	1644
医学辨证录 12 卷	1687	医经玉屑 2 卷	1894
医学辨疑 1 卷	1801	医经会元 8 卷	1580
医学纂要 6 卷	1739	医经会解 8 卷	1633
医学纂要儿科 1 卷	1873	医经余论 1 卷	1812
医学纂要妇人科 1 卷	1873	医经津渡 4 卷	1818
医学纂要汤方活法 1 卷	1737	医经种子 2 种 4 卷	1616
医学纂要灵机条辩 1 卷	1739	医经类纂初稿 5 卷	1879
医宗三法 3 卷	1566	医经原旨 6 卷	1754
医宗三法百证图 3 卷	1862	医经秘旨 2 卷	1418
医宗己任编 4 种 8 卷	1725	医经读 4 卷	1764
医宗必读 10 卷	1637	医经理解 10 卷	1653
医宗会要 4 卷	1862	医经提纲 5 卷	1711
医宗返约 5 卷	1911?	医经溯洄集 1 卷	1368

九 画

[一]

秘传眼科 5 卷	1911？	徐氏第四世医案不分卷	1901
秘传眼科不分卷	1911？	徐批叶天士晚年方案真本 2 卷	1888
秘传眼科七十二症不分卷	1835	徐灵胎十二种全集 22 卷	1764
秘传眼科七十二症全书 6 卷	1644	徐灵胎医书三十二种	1764
秘传眼科纂要 2 卷	1819	徐灵胎医学全书 16 种 31 卷	1764
秘传麻疯三十六症不分卷	1904	徐灵胎医略六书附 2 种共 32 卷	1764
秘传跌打损伤妙方 1 卷	1836	徐忠可伤寒图论 1 卷	1667
秘传喉科十八证 1 卷	1898	徐养恬方案 3 卷	1874
秘传喉科要诀 1 卷	1885	徐洄溪先生医案不分卷	1771
秘传痘疹玉髓 3 种 15 卷	1604	徐实函先生秘传脉诀不分卷	1901
秘传痘疹寿婴集 1 卷	1491	徐滋德堂丸散汇集不分卷	1891
秘传痘疹神书慈幼玄玄 4 卷	1610	奚囊广要 5 种 5 卷	1528
秘传痘麻纂要 1 卷	1874	脏腑全图 1 卷	1901
秘传湖州府双林镇蔡寄寰眼科秘要 1 卷	1911？	脏腑证治图说人镜经附录 2 卷	1640
秘珍济阴 3 卷	1830	脏腑证治图说人镜经续录 2 卷	1640
秘授女科集成良方 2 卷	1868	脏腑图说症治要言合璧 3 卷	1882
秘授小儿科心法不传人不分卷	1769	脏腑性鉴 2 卷	1668
秘授伤科集验良方 1 卷	1911？	脏腑性鉴经络全书合刻 2 种 4 卷	1688
秘授妇科不分卷	1911？	脏腑经络图注 1 卷	1849
秘授治痧要略 1 卷	1794	脏腑经络辑要 1 卷	1911？
秘授眼科 1 卷	1811	脏腑指掌图书 1 卷	1640
秘授清宁丸方 1 卷	1811	脏腑总论经穴起止 1 卷	1909
秘集眼科论 1 卷	1893	脏腑虚实标本用药式 1 卷	1186
笔花片石合刻 2 种 6 卷	1892	脏腑辨论 1 卷	1696
笔花医镜 4 卷	1824	脐风牛痘要言数则不分卷	1892
笔花医镜药要便蒙合刻 2 种 6 卷	1891	脐风悟源 1 卷	1865
笔花医镜增补 1 卷	1824	[、]	
笔谈 1 卷	1694	高士宗部位说 1 卷	1699
笋谱 2 卷	997	高淑濂胎产方案 4 卷	1898
借月山房汇抄医书 5 种 6 卷	1812	高鼓峰先生医论秘本 1 卷	1725
倚云轩医案医话医论 7 卷	1899	高霁阳医案不分卷	1668
倪涵初疟痢三方 1 卷	1662	高憩云外科全书十种	1902
健脑术 1 卷	1908	高濂等气功著作十五种不分卷	1591
徐氏十三种医书 34 卷	1764	亳州牡丹述 1 卷	1683
徐氏医书八种 18 卷	1764	症方发明 11 卷	1718
徐氏医书十种 20 卷	1764	症因脉治 4 卷	1706
徐氏医书六种 16 卷	1764	症治备览 2 卷	1883
徐氏针灸全书 4 卷	1584	症治实录不分卷	1911？
徐氏活幼心法 6 卷	1894	症治晰疑录 4 卷	1534
徐氏第一世医案不分卷	1874	病机汇论 18 卷	1713
徐氏第二世医案不分卷	1901	病机考 1 卷	1911？
徐氏第三世医案不分卷	1901	病机论 1 卷	1911？

眼科秘真不分卷	1908
眼科家传 1 卷	1793
眼科捷径 1 卷	1788
眼科捷径不分卷	1908
眼科阐微 4 卷	1700
眼科阐微 4 卷	1701
眼科阐微摘要 6 卷	1911?
眼科集成 2 卷	1892
眼科新新集 2 卷	1905
眼科溯源 2 卷	1891
眼科简便验方 1 卷	1644
眼科辑要 1 卷	1896
眼科撮要 1 卷	1890
悬袖便方 4 卷	1629
曼公先生痘疹唇舌口诀 2 卷	1789
曼佗罗华阁丛书 3 种 4 卷	1892
蛊胀良方不分卷	1800
蛊胀脚气经验良方不分卷	1906
蛊膈汇选验方 1 卷	1695
啰嚅挲说救疗小儿疾病经 1 卷	999
啸园丛书 5 种 12 卷	1876
崔公入药镜注解 1 卷	1297
崇文总目辑释 6 卷	1041
崇实堂医案 1 卷	1901
崇实堂诸症名篇必读不分卷	1672
崇陵病案不分卷	1908
崇德堂医方抄不分卷	1911?
婴儿 1 卷	1887
婴儿论 1 卷	1778
婴寿录 1 卷	1884
婴童百问 10 卷	1402
婴童类萃 3 卷	1622

[ノ]

铜人针灸经 7 卷	992
铜人明堂之图 4 幅	1601
铜人徐氏针灸合刻 2 种 9 卷	1602
铜人腧穴针灸图经 3 卷	1026
铜人腧穴针灸图经都数 1 卷	1026
铜人簿 1 卷	1907
银海指南 4 卷	1809
银海精微 2 卷	1508
银海精微补 4 卷	1673

梨云堂治喉集验传抄本不分卷	1908
符乐善堂经验良方不分卷	1889
第二酸斋方案不分卷	1874
偏方补遗 7 卷	1850
得小喉方 1 卷	1765
得心集医案 6 卷	1861
得宜本草 1 卷	1732
得配本草 10 卷	1761
盘石金直刺秘传不分卷	1324
盘珠集 5 种 18 卷	1761
彩绘明堂经穴图	1684
脚气刍言 1 卷	1887
脚气证辑要不分卷	1909
脚气治法总要 2 卷	1093
脚气病之原因及治法 2 卷	1910
象言破疑 2 卷	1811
逸仙医案 2 卷	1881
逸游事宜 1 卷	1566
（逸樵）医案 2 卷	1625

[、]

麻证全书 1 卷	1905
麻科 1 卷	1911?
麻科至宝不分卷	1903
麻科至宝沈氏麻科合编 2 种 2 卷	1903
麻科合璧不分卷	1740
麻科活人全书 4 卷	1748
麻科活幼 2 卷	1897
麻科简要 1 卷	1644
麻疯秘诀症 1 卷	1911?
麻症集成 4 卷	1879
麻疹汇要 2 卷	1900
麻疹全书 3 卷	1722
麻疹全书 4 卷	1364
麻疹约要 1 卷	1826
麻疹证治要略 1 卷	1850
麻疹备要方论 1 卷	1853
麻疹重新 1 卷	1896
麻疹阐注 4 卷	1815
麻疹集成 2 卷	1824
麻疹新编 2 卷	1889
麻痘 1 卷	1674
麻痘新编 2 卷	1881

痘疹金镜录 4 卷	1579	痘疹辑要 3 卷	1775
痘疹金镜录补遗 3 卷	1618	痘疹摘录 1 卷	1850
痘疹泄秘 1 卷	1556	痘疹精华 1 卷	1826
痘疹宝鉴 2 卷	1559	痘疹精详 10 卷	1794
痘疹定论 4 卷	1713	痘疹醉玄 3 卷	1856
痘疹诗赋 2 卷	1772	痘疹辨正 2 卷	1850
痘疹经验全集 4 卷	1780	痘麻医案 2 卷	1806
痘疹经验易简成方 1 卷	1829	痘麻绀珠 6 卷	1777
痘疹药性五赋 1 卷	1694	痘麻临症辩论 1 卷	1859
痘疹要法 1 卷	1911？	痘麻科全书 1 卷	1851
痘疹要略 4 卷	1701	痘麻疹方不分卷	1562
痘疹括 1 卷	1550	痘瘄心法 2 卷	1622
痘疹选要 1 卷	1687	痘瘄全书 2 卷	1857
痘疹种拔新法 1 卷	1843	痘源论 1 卷	1909
痘疹保赤类编释意不分卷	1857	痘糠辑要 4 卷	1771
痘疹保婴汇粹鉴衡集 2 卷	1626	痢门絜纲 1 卷	1739
痘疹济世真诠 3 卷	1811	痢疟纂要 8 卷	1776
痘疹神应心书不分卷	1601	痢症三字诀 1 卷	1884
痘疹壶中天 7 卷，附 1 卷	1831	痢症汇参 10 卷	1773
痘疹真传 1 卷	1811	痢症秘诀要略不分卷	1805
痘疹真传 1 卷	1814	痢症探源不分卷	1876
痘疹真传奇书 3 卷	1598	痢疾论 4 卷	1751
痘疹真诀 2 卷	1607	痢疾论 4 卷	1896
痘疹真诠 1 卷	1770	痢疾论丛不分卷	1702
痘疹格致要论 11 卷	1552	痢疾明辨 1 卷	1857
痘疹秘诀 1 卷	1633	痢疾指南 1 卷	1911？
痘疹秘旨 2 卷	1856	痢疾效方 1 卷	1795
痘疹秘要 1 卷	1625	痢疾效方不分卷	1911
痘疹秘钥 4 卷	1769	痢疾诸方不分卷	1662
痘疹衷要全书 4 卷	1812	痧书 3 卷	1686
痘疹病解 2 卷	1755	痧胀玉衡 4 卷	1675
痘疹诸家方论 2 卷	1600	痧胀玉衡摘要 1 卷	1820
痘疹庸谈广编 10 卷	1659	痧胀名考 4 卷	1826
痘疹捷要 2 卷	1824	痧胀源流 1 卷	1776
痘疹集成 4 卷	1837	痧胀敲爻歌 1 卷	1835
痘疹集图善本不分卷	1676	痧法备旨 2 种 2 卷	1852
痘疹集验 2 卷	1848	痧疫论 3 卷	1674
痘疹慈幼津栈 2 卷	1616	痧疫论不分卷	1877
痘疹慈航 1 卷	1850	痧疫指迷不分卷	1861
痘疹碎金赋 1 卷	1568	痧症不分卷	1876
痘疹简明编 4 卷	1866	痧症汇要 4 卷	1821
痘疹解疑 2 卷	1611	痧症发微 2 卷	1821

十五画

[一]

[丨]

[丿]

十七画

十八画以上

著者索引

四　画

〔一〕

伤寒古方通 2 卷	1731	王氏秘传叔和图注释义脉诀评林捷径统宗 8 卷	
绛雪园古方选注 3 卷	1731		1599
得宜本草 1 卷	1732	太乙仙制本草药性大全 8 卷	1599
王开运		太素张神仙脉诀玄微纲领宗统 7 卷	1575
验方摘要不分卷	1893	合并脉诀难经太素评林 2 种 14 卷	1599
王天枢		**王文诰**	
外科验方 1 卷	1715	唐代丛书（医书 3 种）	1806
王天英（鹤鸣）		**王文谟（继周）**	
神仙济世良方 2 卷	1797	济世碎金方 3 卷	
王元吉		继周秘传神仙巧术各色奇方 1 卷	1594
医学利用编不分卷	1874	**王文禄（世廉，沂阳子）**	
王元福		百陵学山（5 种 7 卷）	1584
新大成医方 10 卷	1267	医先 1 卷	1550
王云锦		胎息经疏 1 卷	1449
育婴集 12 卷	1858	胎息经疏略 1 卷	1564
王云潞		参同契疏略 2 卷	1564
病机论 1 卷	1911？	**王文镕（怡云）**	
王仁贤		沈俞医案合抄 4 卷	1850
保赤要目 2 卷	1890	**王正朋**	
王仁俊（捍郑，感莼）		传家必读不分卷	1832
神农本草 1 卷	1890	应验良方	1832
玉函山房辑佚书续编（2 种 2 卷）	1894	海上仙方	1832
王化贞（元起，肖乾）		**王世芳**	
行笈验方 8 卷	1628	寿世传真 8 卷	1771
产鉴 3 卷	1618	**王世宠（锡三）**	
普门医品 48 卷	1628	医鉴 10 卷	
王介（圣与，默庵）		医鉴续补 2 卷	1696
履巉崖本草 3 卷	1220	**王世钟（小溪）**	
王介庵		家藏蒙筌·本草 3 卷	1844
金匮平脉辨脉汇编不分卷	1884	家藏蒙筌 16 卷	1836
王公楷		**王世润（藻亭）**	
伤寒择要敲爻歌不分卷	1677	删订朱玉堂痘疹定论 4 卷	1775
王月晶		**王世隆（麟洲，杏圃）**	
保鉴堂经验良方不分卷	1874	怀少集 13 卷	1758
王氏		**王丙（绳孙，朴庄）**	
秘授小儿科心法不传人不分卷	1769	考正古方权量说不分卷	1815
王氏亡名		回澜说 1 卷	1866
夏小正 1 卷	1904	伤寒论附余 2 卷	1866
王六典（苋洲）		伤寒序例新注 1 卷	1866
吞烟急救方 1 卷	1867	时节气候决病法 1 卷	1866
王文洁（冰鉴，无为子）		脉诀引方论证不分卷	1794
八十一难经评林捷径统宗 6 卷	1599	校正王朴庄伤寒论注 6 卷	1866

王庆霄（秋樵，蘅香）

　　良方集腋合璧 2 卷　　　　　　　1852

王冰

　　重广补注黄帝内经素问 24 卷　　1056

王问臣

　　时医集四书文 1 卷　　　　　　　1881

王汝谦（镜堂）

　　医方药性捷径合编 3 种 10 卷　　1893

王守恒（闻喜）

　　吴氏方案 3 卷　　　　　　　　1911？

王安侯

　　法诀启明 2 卷　　　　　　　　　1879

　　宝鉴编补注·法诀启明 2 种 4 卷　1884

王安宰

　　王安宰方案不分卷　　　　　　1911？

王如鉴（粝香）

　　本草约编 14 卷　　　　　　　　1722

王如锡（武工）

　　东坡养生集 12 卷　　　　　　　1664

王好古（进之，海藏）

　　本草实录　　　　　　　　　　　1239

　　此事难知 2 卷　　　　　　　　　1308

　　伊尹汤液仲景广为大法 4 卷　　1238

　　汤液本草 3 卷　　　　　　　　　1238

　　阴证略例 1 卷　　　　　　　　　1236

　　医垒元戎 12 卷　　　　　　　　1237

　　癍论萃英 1 卷　　　　　　　　　1237

王观（达叟）

　　扬州芍药谱 1 卷　　　　　　　　1079

王寿芝（兰远）

　　推蓬癗语 1 卷　　　　　　　　　1570

王远（带存，柘皋渔史）

　　奇疾方 1 卷　　　　　　　　　　1718

　　奇疾方不分卷　　　　　　　　1911？

王志沂（鲁泉）

　　医学摘要 1 卷　　　　　　　　　1827

王苍

　　伤寒六辨　　　　　　　　　　　1760

王苏门（兰亭）

　　伤寒辨舌秘录 1 卷　　　　　　　1826

王来贤（用吾）

　　扶寿精方 3 卷　　　　　　　　　1587

王求正（更生）

　　伤寒论参注不分卷　　　　　　　1776

王肖舫

　　管氏外科十三方不分卷　　　　　1855

王作肃（诚庵野人）

　　增释南阳活人书 22 卷　　　　　1189

王伯舆（遂园，洞庭山人）

　　秘授眼科 1 卷　　　　　　　　　1811

王希逸

　　运气 2 卷　　　　　　　　　　　1117

王应乾（励恒）

　　备急良方 1 卷　　　　　　　　　1627

王应遴（董父，云来）

　　答朝鲜医问不分卷　　　　　　　1624

王应震（震云）

　　王应震要诀 1 卷　　　　　　　　1892

王怀远

　　引痘条约合梓 1 卷　　　　　　　1874

王怀隐

　　太平圣惠方 100 卷　　　　　　　992

王灼（晦叔，颐堂）

　　糖霜谱 1 卷　　　　　　　　　　1154

王宏翰（浩然子，惠源）

　　四诊脉鉴大全 9 卷　　　　　　　1693

　　古今医史 9 卷　　　　　　　　　1697

　　医学原始 9 卷　　　　　　　　　1688

　　性源广嗣 1 卷　　　　　　　　　1691

王良璨（玉卿，求如）

　　小青囊 10 卷　　　　　　　　　　1611

王启魁（瘦梅）

　　脐风悟源 1 卷　　　　　　　　　1865

王君日

　　医书记略 1 卷　　　　　　　　　1803

王君赏（汝懋，四山）

　　医便 2 卷　　　　　　　　　　　1569

王纶（汝言，节斋）

　　节斋公胎产医案 1 卷　　　　　　1492

　　本草集要 8 卷　　　　　　　　　1492

　　医论问答 1 卷　　　　　　　　　1502

　　明医杂著 6 卷　　　　　　　　　1502

王者瑞（玉山）

　　居家远行随身备急方 10 卷　　　1846

王学渊（若昏）

暑证指南 1 卷　　　　　　　　1838

王宗显（怀阴道人）

医方捷径指南全书 4 卷　　　　1619

王实颖（西成，耘苗主人）

广嗣五种备要 5 卷　　　　　　1821

达生真诀 1 卷　　　　　　　　1821

全婴须知不分卷　　　　　　　1821

种子心法不分卷　　　　　　　1821

保胎方论 1 卷　　　　　　　　1821

新产证治不分卷　　　　　　　1821

王建善（立才）

葆精大论不分卷　　　　　　　1908

王承业（顾东）

接骨入骱全书不分卷　　　　　1817

王承谟（绳武）

大生集成 5 卷　　　　　　　　1890

王绍南（绣谷）

百病回春要紧真方 7 卷　　　　1628

王玷桂（桂舟）

不药良方 2 卷　　　　　　　　1781

不药良方续集 10 卷　　　　　1786

王荣清

痘症秘书 2 卷　　　　　　　　1850

王荩臣

本草撮要类编不分卷　　　　　1897

王荫之（锡堂，战后余生）

时症录要 1 卷　　　　　　　　1874

王思义（允明）

身体图会 7 卷　　　　　　　　1619

草木图会 12 卷　　　　　　　1607

王勋（于圣）

慈航集 4 卷　　　　　　　　　1799

王贶（子亨）

济世全生指迷方 4 卷　　　　　1123

王重民（有三，冷庐主人）

日本访书记 16 卷　　　　　　1897

日本访书记补不分卷　　　　　1897

王修卓（成甫）

素问灵枢合注 20 卷　　　　　1910

内经篇名解不分卷　　　　　　1910

王庭俊（寿芝）

类经纂要 3 卷　　　　　　　　1867

难经摘抄 1 卷　　　　　　　　1867

王洪顺

三十六穴伤门图 1 卷　　　　　1910

王举正

诸病源候论 50 卷　　　　　　1027

难经 3 卷　　　　　　　　　　1027

黄帝内经素问 9 卷　　　　　　1027

王宫

素问抄补正不分卷　　　　　　1529

王祐

太平圣惠方 100 卷　　　　　　992

王祖光

伤寒类经不分卷　　　　　　　1895

王祖荫

检验考证 2 卷　　　　　　　　1899

王祖源（原名伯濂，莲塘，老莲）

天壤阁丛书（1 种 1 卷）　　　1874

内功图说 1 卷　　　　　　　　1882

王逊（子律，墙东圃者）

药性纂要 4 卷　　　　　　　　1686

王泰林（旭高，退思居士）

王旭高医书六种 6 卷　　　　　1897

王旭高临证医案 4 卷　　　　　1897

西溪书屋夜话录 1 卷　　　　　1897

外科证治秘要 1 卷　　　　　　1900

运气证治歌诀 1 卷　　　　　　1897

医门要诀 1 卷　　　　　　　　1862

医方证治汇编歌诀 1 卷　　　　1897

医方歌括 1 卷　　　　　　　　1897

医论拾遗 1 卷　　　　　　　　1897

医学刍言 1 卷　　　　　　　　1862

医学课儿策 1 卷　　　　　　　1843

吴又可温疫论歌诀 1 卷　　　　1897

评选环溪草堂医案 3 卷　　　　1900

退思集类方歌注不分卷　　　　1897

温疫明辨歌诀 1 卷　　　　　　1897

葛可久十药神书歌诀 1 卷　　　1897

薛氏湿热论歌诀不分卷　　　　1862

增订医方歌诀不分卷　　　　　1897

王珪（均璋，中阳老人，洞虚子）

泰定养生主论 16 卷　　　　　1338

王珠（品泉，慎斋）

资生镜 4 种 8 卷　　　　　　　1781

王鸿绪（季友，俨斋，横云山人）

明史稿方技传 1 卷	1723

王鸿骥（翔鹤）

利溥集 4 种 18 卷	1910
内经提要 4 卷	1910
医书捷钞 7 卷	1910
脉诀采真 3 卷	1910
药性选要 4 卷	1909

王维德（洪绪，林屋山人）

马评外科全生集 4 卷	1883
外科证治全生择要诸方 1 卷	1885
外科证治全生集 1 卷	1740
选方拔萃不分卷	1740

王琠（邦贤，意庵）

意庵医案不分卷	1566

王琦（载韩，琢崖，胥山老人）

医林指月 12 种 22 卷	1770

王敬义（协中）

疫疠溯源 1 卷	1761

王朝

明医保幼 1 卷	1552

王朝相

便产痘疹合并方书 2 种 2 卷	1613

王森澍（沛寰，云舟）

医方切韵 2 卷	1853

王景华（士翘）

重订囊秘喉书 2 卷	1902

王景韩（逊魏）

神验医宗舌镜 2 卷	1701

王道（嘐嘐老民）

汪恒春堂丸散膏丹汇编不分卷	1890

王道纯

脉诀四言举要 2 卷	1701
本草品汇精要续集 10 卷	1701

王道渊（混然子）

青天歌注释 1 卷	1299
崔公入药镜注解 1 卷	1297

王裕庆（祉庭）

吊脚痧论白喉辨证合刊 2 卷	1887
疟痢成法 1 卷	1882

王新华

贺季衡医案不分卷	1910

王瑞伯（来成）

秘授伤科集验良方 1 卷	1911？
接骨秘方 1 卷	1911？

王瑞图（芝谱）

麻科至宝沈氏麻科合编 2 种 2 卷	1903

王暐（养中）

续易简方脉论不分卷	1246

王路（仲遵，太原是岸生）

花史左编 27 卷	1618

王锡琳

跌打伤科 1 卷	1879
跌打损伤验方 1 卷	1879

王锡鑫（文选，亚拙，席珍子）

日月眼科 1 卷	1847
方便一书不分卷	1901
外科切要 1 卷	1847
幼科切要 1 卷	1847
存存汇集 2 卷	1849
存存汇集医学易读 3 种 4 卷	1849
亚拙医鉴 1 卷	1876
光明眼科 1 卷	1867
寿世医鉴 3 卷	1838
医学切要全集六种 6 卷	1847
医学一统 1 卷	1847
医学切要 1 卷	1847
医学切要全集三种 3 卷	1847
针灸便览 1 卷	1849
应验良方 1 卷	1847
奇方纂要 1 卷	1847
药性弹词不分卷	1847
活人心法 3	1838
眼科切要 1 卷	1843
痘科切要 1 卷	1840

王魁仑（昆臣）

晰微补化全书 2 卷	1860

王鹏寿（云程）

医方易简集 9 卷	1852

王靖侯

秘授小儿科心法不传人不分卷	1769

王福照（芹之）

医门精萃 6 卷	1893

王嘉谟（梅园）

瘟疫合璧 2 卷	1822

凤氏医书三种 7 卷　　　　　　　　1877

临证经验方 4 卷　　　　　　　　　1866

凤岐（仪臣）

验方择要 4 卷　　　　　　　　　　1898

[　丶　]

文川子

修真捷径导引术 2 卷　　　　　　　1619

文永周（卜庵，豁然子）

一草亭眼科全集 4 种 4 卷　　　　　1837

眼科七十二症问答病因丸散 1 卷　　1876

文守江（南纪）

经验神方不分卷　　　　　　　　　1763

辨证奇闻 15 卷　　　　　　　　　　1763

文昌帝君

医方辨难大成 3 集 207 卷　　　　　1850

文征明（征仲，衡山居士）

尊生图要不分卷　　　　　　　　　1547

文晟（叔来）

内科摘录 4 卷　　　　　　　　　　1850

内科摘录卷首 1 卷　　　　　　　　1850

文晟氏医方五方不分卷　　　　　　1850

六种新编 24 卷　　　　　　　　　　1850

本草饮食谱 1 卷　　　　　　　　　1850

外科摘录 2 卷　　　　　　　　　　1850

妇科杂证 1 卷　　　　　　　　　　1850

医方十种汇编 24 卷　　　　　　　　1850

药性摘录 1 卷　　　　　　　　　　1850

重刊补注洗冤录集证 5 卷　　　　　1843

急救便方不分卷　　　　　　　　　1850

费氏食养三种 3 卷　　　　　　　　1883

常用药物 1 卷　　　　　　　　　　1850

偏方补遗 7 卷　　　　　　　　　　1850

痘疹摘录 1 卷　　　　　　　　　　1850

慈幼便览 1 卷　　　　　　　　　　1850

文起（梦弼）

痘科辑要 6 卷　　　　　　　　　　1801

文海（镜涵）

戒淫宝训 2 卷　　　　　　　　　　1850

益寿俚言不分卷　　　　　　　　　1849

文祥（绮园）

医方择要 2 卷　　　　　　　　　　1829

医方择要续集 2 卷　　　　　　　　1829

文通（通正，梦香）

百一三方解 3 卷　　　　　　　　　1834

文淑（端容）

金石昆虫草木状 27 卷　　　　　　　1620

文梁

简验医方 1 卷　　　　　　　　　　1866

文德斋

白喉养阴忌表歌括 1 卷　　　　　　1891

方广（约之，古庵）

丹溪心法附余 24 卷　　　　　　　　1536

古庵药鉴 2 卷　　　　　　　　　　1536

方义堂

日本吉利禅师伤科秘本不分卷　　　1859

方开

延年九转法 1 卷　　　　　　　　　1735

方元勋（艮山）

痘治答难 8 卷　　　　　　　　　　1554

方功惠（庆龄，柳桥）

碧琳琅馆丛书（2 种 4 卷）　　　　　1884

方内散人

辑补温热诸方 1 卷　　　　　　　　1908

温病条辨歌括 1 卷　　　　　　　　1908

方仁渊（耕霞，倚云，思梅）

王旭高临证医案 4 卷　　　　　　　1897

舌苔歌 1 卷　　　　　　　　　　　1906

倚云轩医案医话医论 7 卷　　　　　1899

新编医方汤头歌诀不分卷　　　　　1906

方文旭（就庵）

方星岩见闻录 5 卷　　　　　　　　1786

方允淳（耐庵）

广嗣编 2 卷　　　　　　　　　　　1750

方以智（密之，曼公，龙眠愚者）

古方解 1 卷　　　　　　　　　　　1644

古方解 1 卷　　　　　　　　　　　1666

医学会通不分卷　　　　　　　　　1638

物理小识 12 卷　　　　　　　　　　1664

脉考 1 卷　　　　　　　　　　　　1666

方本恭（易学，山子）

内经述不分卷　　　　　　　　　　1797

方有执（中行）

本草钞 1 卷　　　　　　　　　　　1589

仲景伤寒论注解不分卷　　　　　　1819

〔フ〕

尹乐渠（濒泾）
　本草正论 1 卷　　　　　　　　1863
　医学捷要 5 种　　　　　　　　1863
尹君旭
　秘传外科一串珠 1 卷　　　　　1874
尹真人
　性命圭旨约说 1 卷　　　　　　1678
尹真人弟子
　性命圭旨 4 卷　　　　　　　　1615
　续性命圭旨 1 卷　　　　　　　1793
尹炯（咏棠）
　秘传痘麻纂要 1 卷　　　　　　1874
尹端模（文楷）
　儿科撮要 2 卷　　　　　　　　1892
　医理略述 2 卷　　　　　　　　1892
　胎产举要 2 卷　　　　　　　　1893
巴应奎（西野）
　伤寒明理补论 4 卷　　　　　　1565
双泰（子然）
　痘疹简明编 4 卷　　　　　　　1866
允和堂主人
　允和堂药目不分卷　　　　　　1911
允肃氏
　种痘书 1 卷　　　　　　　　　1700
毋自欺斋主人
　脏腑经络辑要 1 卷　　　　　　1911?
孔广培（筱亭）
　太乙神针集解不分卷　　　　　1872
孔广福（履成，行舟）
　记忆方诗 12 卷　　　　　　　1904
孔昭度（梦丹子）
　本草药品正别名总目不分卷　　1890
孔胤（八桂）
　脉证治三要 6 卷　　　　　　　1892
孔继菼（甫涵，云湄）
　一见草 3 卷　　　　　　　　　1810
孔毓礼（以立）
　重订医门普度瘟疫论 2 卷　　　1832
　痢疾论 4 卷　　　　　　　　　1751
孔蔼如
　历代针灸医案选按 2 卷　　　　1911?
孔繁灏
　胎产辑要 2 卷　　　　　　　　1840

邓二呆（戆庵）
　六州铁铸斋医帚稿不分卷　　　1895
邓元锡（汝极，潜谷）
　方伎传 2 卷　　　　　　　　　1573
　物性志 2 卷　　　　　　　　　1573
邓尔泰
　御纂痘疹心法全书 4 卷　　　　1909
邓庆寀（道协）
　荔枝谱 6 卷　　　　　　　　　1628
邓观汝（晓亭）
　六治阐要 5 卷　　　　　　　　1821
邓希贤（紫金光耀大仙）
　修真演义 1 卷　　　　　　　　1594
邓苑（博望）
　一草亭目科全书 1 卷　　　　　1643
邓学礼（卓山，赞夫）
　目科正宗 16 卷　　　　　　　1804
邓星伯
　外科集腋 1 卷　　　　　　　　1896
　务存精要 1 卷　　　　　　　　1890
　青囊秘传 1 卷　　　　　　　　1896
邓复旦
　医宗宝镜 5 卷　　　　　　　　1798
邓调元（息斋居士）
　摄生要语 1 卷　　　　　　　　1591
　摄生二种合抄 2 卷　　　　　　1591
邓雄勋（捷卿）
　眼科启明 2 卷　　　　　　　　1885
邓景仪（云侣）
　医经会解 8 卷　　　　　　　　1633
邓旒（乐天，冠群，遵伊）
　保赤指南车 10 卷　　　　　　1834
邓避非
　保赤指南车 10 卷　　　　　　1834
邓徽绩（云笠）
　伍柳仙宗 4 种 5 卷　　　　　1897
邓曜南（秀峰）
　痘科活人 4 卷　　　　　　　　1875

五　画

[一]

叶氏女科证治 4 卷	1746		叶慕樵（香侣）	
叶氏医案 1 卷	1746		万病治疗指南 12 卷	1804
叶氏医案 2 卷	1746		平易方 4 卷	1804
叶氏经验方不分卷	1746		叶熙锟	
叶氏眼科 1 卷	1746		冯塘医案 1 卷	1850
叶评伤寒全生集 4 卷	1782		叶肇周	
叶选医衡 2 卷	1894		叶居敬堂丸散局方不分卷	1911？
叶案括要 8 卷	1873		叶德辉（奂彬，直山，郋园）	
幼科要略 2 卷	1746		于飞经 10 卷	1903
各证集说诸方备用并五脏六腑集论合抄 1 卷			双楳景闇丛书（6 种）	1903
	1746		玉房指要 1 卷	1903
医效秘传 3 卷	1831		玉房秘诀 1 卷	1903
评点叶案存真类编 2 卷	1893		洞玄子 1 卷	1903
临证指南医案 10 卷	1764		素女方 1 卷	1903
种福堂公选良方 4 卷	1752		素女经 1 卷	1903
类证普济本事方释义 10 卷	1745		叶霖（子雨，石林旧隐）	
眉寿堂方案选存 2 卷	1746		内经类要纂注 39 卷	1895
秘本种子金丹 2 卷	1896		叶氏增批温病条辨 6 卷	1895
徐批叶天士晚年方案真本 2 卷	1888		伏气解 1 卷	1897
眼科良方 1 卷	1824		金匮要略阙疑 2 卷	1827
续选临症指南 4 卷	1775		脉诀乳海 6 卷	1891
景岳全书发挥 4 卷	1844		脉说 2 卷	1889
温热论 1 卷	1746		脉镜绪余 3 卷	1885
叶桂屏（祖鳌）			脉镜绪余补遗 1 卷	1885
叶氏五世家藏痘疹奇验二气编 3 卷	1911？		难经正义 6 卷	1895
叶桐			痧症辑要不分卷	1890
小儿全科 3 种 7 卷	1902		痧疹辑要 4 卷	1890
叶恩祀（山如）			端本堂考正脉镜 2 卷	1884
王安宰方案不分卷	1911？		增订伤暑全书 3 卷	1900
叶盛（公于）			叶灏（雅卿）	
古今治验食物单方 1 卷	1729		增广大生要旨 5 卷	1839
证治合参 18 卷	1729		申甫	
叶崧（瞻嵩）			运气 2 卷	1117
莲斋医意·立斋案疏 2 卷	1782		申拱辰（斗垣，子极）	
叶谦（又云）			外科启玄 12 卷	1604
温病二百三十七法汤头歌括不分卷	1899		伤寒舌辨 2 卷	1604
叶鉴			田九如	
伤寒玉液辨舌色法不分卷	1830		治麻新书 3 卷	1842
叶锡瑞			田之丰（登五）	
痘科红炉点雪 2 卷	1808		痘疹秘钥 4 卷	1769
叶锦（若城，杏村，药树道人）			田氏亡名	
古今方案汇编（外伤门）6 卷	1768		儒医心镜不分卷	1560

摄生消息论 1 卷	1287	**包子璈**	
丘濬（仲深）		瓶花书屋医书 5 种 79 卷	1845
群书抄方 1 卷	1474	**包天白**	
白之纪（振斯）		伤寒方讲义 1 卷	1902
增订痘疹辑要 4 卷	1787	杂病方讲义 1 卷	1902
白云山人		包氏医宗 3 集 15 卷	1933
神方拾锦不分卷	1657	**包应申**	
白从瀛（冠仙）		伤寒方讲义 1 卷	1902
本草再新 12 卷	1841	杂病方讲义 1 卷	1902
白玉蟾（鹤奴，紫清真人）		**包识生（一虚，德逮）**	
上清集 7 卷	1225	无妄集活法医书 5 种 9 卷	1902
金华冲碧丹经秘旨 2 卷	1225	包氏医宗 3 集 15 卷	1933
紫清指玄集 2 卷	1225	伤寒方讲义 1 卷	1902
白石翁大仙师		伤寒方法 1 卷	1902
婴寿录 1 卷	1884	伤寒杂病论方法 1 卷	1888
白明远		伤寒论章节 5 卷	1902
经验救急良方不分卷	1837	伤寒表 1 卷	1902
仝兆龙（乘六）		伤寒歌括	1902
仝氏家藏幼科指南 4 卷	1771	杂病方讲义 1 卷	1902
丛桂堂汪君		杂病方法 1 卷	1888
经验百方 1 卷	1845	杂病论章节 1 卷	1902
丛桂堂居士		杂病表 1 卷	1902
经验百方 1 卷	1809	杂病歌括	1888
丛桂堂集验良方	1809	经方歌括 1 卷	1902
用中贞一子		**包松溪**	
女金丹 2 卷	1892	瓶花书屋医书 5 种 79 卷	1845
处常子		**包岩（衡村）**	
平安书验方集不分卷	1911？	包氏研究录 2 集	1911
务本堂同人		包氏喉证家宝 1 卷	1903
乌金丸录不分卷	1876	妇科一百十七症发明 1 卷	1903
乐山人		醒世篇不分卷	1911？
草木春秋 5 卷	1651	**包育华（桃初，鹏九，白髯叟）**	
乐云主人		无妄集活法医书 5 种 9 卷	1902
净缘一助 16 卷	1804	包氏医宗 3 集 15 卷	1933
乐凤鸣（梧冈）		伤寒杂病论方法 1 卷	1888
同仁堂药目不分卷	1706	伤寒方法 1 卷	1902
乐理莹		伤寒歌括	1902
宝鉴编补注 2 卷	1880	杂病方法 1 卷	1888
宝鉴编补注·法诀启明 2 种 4 卷	1884	杂病歌括	1888
尔养氏		经方歌括 1 卷	1902
救婴录 3 卷	1911？	**包诚（兴言）**	
包三鐩		十剂表 1 卷	1840
包氏喉证家宝 1 卷	1903		

吕熊飞（樵翁）

　　眼科易秘 4 卷　　　　　　　　　　1876

吕震名（建勋，茶邨）

　　内经要论 1 卷　　　　　　　　　　1850

　　伤寒寻源 3 卷　　　　　　　　　　1850

因觉生

　　元和篇 13 卷　　　　　　　　　　1898

四方文吉

　　齿牙养生法不分卷　　　　　　　　1902

刚毅（子良）

　　洗冤录义证 4 卷　　　　　　　　　1891

[　丿　]

年希尧（允恭，偶斋主人）

　　本草类方 10 卷　　　　　　　　　1735

　　经验四种 12 卷　　　　　　　　　1724

　　集验良方 6 卷　　　　　　　　　　1847

　　集验良方 6 卷　　　　　　　　　　1824

　　集验良方 6 卷　　　　　　　　　　1710

朱一麟（应我，摘星楼主人）

　　摘星楼治痘全书 18 卷　　　　　　1619

朱之荆（树田，痴老人）

　　医薯全集 100 卷　　　　　　　　1911？

朱之榛

　　保赤汇编 7 种 16 卷　　　　　　　1879

朱之黯（用汲）

　　毓麟芝室疹科治法纲 4 卷　　　　　1663

　　毓麟芝室痘疹玉髓金镜 4 卷　　　　1663

朱天璧（子元，蘐庵）

　　脉旨四言举要注不分卷　　　　　　1686

朱元育（云阳）

　　参同契阐幽 7 卷　　　　　　　　　1669

朱艺林

　　天医汇要 2 种不分卷　　　　　　　1814

朱升（允升，枫林）

　　补订脉诀刊误 2 卷　　　　　　　　1523

　　脉诀刊误集解 2 卷　　　　　　　　1485

朱公常

　　龙光医诀 4 卷　　　　　　　　　　1888

朱凤台（慎人）

　　医学集要 9 卷　　　　　　　　　　1668

　　痘科键 2 卷　　　　　　　　　　　1644

朱方严（敦益，受甫，渔隐）

　　王九峰医案 3 卷　　　　　　　　　1813

朱书（拥予，缃城）

　　妇科医方一得不分卷　　　　　　　1877

朱世扬（淇瞻）

　　诚求集 1 卷　　　　　　　　　　　1803

朱世溶（若始）

　　诊籍不分卷　　　　　　　　　　　1673

朱本中（泰来，凝阳子）

　　饮食须知不分卷　　　　　　　　　1676

　　贻善堂四种须知　　　　　　　　　1676

　　修养须知不分卷　　　　　　　　　1676

　　急救须知 3 卷　　　　　　　　　　1676

　　格物须知不分卷　　　　　　　　　1676

朱占春（岭梅）

　　幼科推拿法 1 卷　　　　　　　　　1872

朱仪亭

　　医学心悟杂症要义 1 卷　　　　　　1908

朱尔楫（济川，晴舫）

　　神验良方集要 3 卷　　　　　　　　1875

朱立方

　　痘疹秘诀 1 卷　　　　　　　　　　1633

朱记荣（懋之，槐庐）

　　陈修园医书二十五种 103 卷　　　　1841

　　槐庐丛书（3 种 19 卷）　　　　　　1887

朱永思（蓼庄，徂来逸人）

　　治痧要略 2 卷　　　　　　　　　　1728

朱弘毅

　　胞与集 5 卷　　　　　　　　　　　1730

朱权（臞仙，玄洲道人，涵虚子，丹丘先生）

　　延寿神方 4 卷　　　　　　　　　　1402

　　房中炼己捷要不分卷　　　　　　　1420

　　活人心法 3 卷　　　　　　　　　　1398

　　神隐志 2 卷　　　　　　　　　　　1424

　　乾坤生意 2 卷　　　　　　　　　　1391

　　乾坤生意秘韫 1 卷　　　　　　　　1391

朱臣

　　保幼大全 20 卷　　　　　　　　　1489

朱成麟（瑞生）

　　温病集胲 6 卷　　　　　　　　　　1907

朱师辙（少滨）

　　清史稿艺文志 4 卷　　　　　　　　1927

朱费元（怀刚，杏村）

　　临证一得方 4 卷　　　　　　　1830

朱载扬（克瓐，丹山）

　　麻症集成 4 卷　　　　　　　　1879

朱振声（醴泉，启源子）

　　内经运气辑要 5 卷　　　　　　1907

朱晓林（鸣春）

　　药性真知益编 1 卷　　　　　　1886

朱恩（心农，锡农）

　　困学随笔 13 卷　　　　　　　1880

朱恩华（雅南）

　　素问运气浅说 1 卷　　　　　　1906

朱铁山

　　痧喉论 1 卷　　　　　　　　　1848

朱高燧（赵简王）

　　素问遗篇 1 卷　　　　　　　　1099

朱继璋（橘泉）

　　林佩琴医案不分卷　　　　　　1835

朱崇正（宗儒，惠斋）

　　伤寒类书活人总括 7 卷　　　　1260

　　医脉真经 2 卷　　　　　　　　1262

　　新刊仁斋直指小儿附遗方论 5 卷　1262

　　新刊仁斋直指附遗方论 26 卷　　1550

朱鸿雪（若瑛，半僧）

　　方便书 10 卷　　　　　　　　1675

　　方便书补遗 1 卷　　　　　　　1675

　　急救须知 1 卷　　　　　　　　1675

朱维沅（九兰）

　　保婴辑要 1 卷　　　　　　　　1867

朱惠明（济川）

　　采痂种痘各法 1 卷　　　　　　1594

　　博爱心鉴发明全书 3 卷　　　　1594

　　痘疹传心录 16 卷　　　　　　1594

　　慈幼心传 2 卷　　　　　　　　1594

朱朝樾（元夫，师韦）

　　医学新知全书 11 卷　　　　　1628

朱植

　　东垣十书 12 种 22 卷　　　　1529

朱景阳

　　滇南本草图说 12 卷　　　　　1436

朱翔宇

　　梦蕉鹿轩医喉三种　　　　　　1804

喉科紫珍集 2 卷　　　　　　　1804

朱湛溪

　　霍乱论摘要 1 卷　　　　　　　1895

朱敦（斌彩）

　　医学纂要妇人科 1 卷　　　　　1873

朱巽（虚方）

　　痘科键 2 卷　　　　　　　　　1644

朱楚芬（茝滨）

　　麻疹集成 2 卷　　　　　　　　1824

　　痘疹集成 4 卷　　　　　　　　1837

朱鼎臣

　　徐氏针灸全书 4 卷　　　　　　1584

朱锟（棠溪）

　　增订达生编 1 卷　　　　　　　1834

朱遹伊（苍莨）

　　医粹 2 卷　　　　　　　　　　1911

朱韵香

　　世传秘方 1 卷　　　　　　　　1874

　　伤科合药摘要 1 卷　　　　　　1874

　　接骨入骱全书 1 卷　　　　　　1874

朱静一

　　济世良方 8 卷　　　　　　　　1884

朱端生

　　名医汇论 4 卷　　　　　　　　1803

朱端章

　　卫生家宝方 6 卷　　　　　　　1184

　　卫生家宝汤方 3 卷　　　　　　1184

　　卫生家宝产科备要 8 卷　　　　1184

朱增惠

　　痘症宝筏 6 卷　　　　　　　　1758

朱增籍（兰台，太廓子）

　　疫证治例 5 卷　　　　　　　　1892

朱震亨（彦修，丹溪）

　　风水问答 1 卷　　　　　　　　1358

　　丹溪手镜 3 卷　　　　　　　　1621

　　丹溪心法 5 卷　　　　　　　　1481

　　丹溪心法附余 24 卷　　　　　1536

　　丹溪心法类集 4 卷　　　　　　1452

　　丹溪全书 10 种 32 卷　　　　1900

　　丹溪医按 2 卷　　　　　　　　1377

　　丹溪治法心要 8 卷　　　　　　1543

　　丹溪治痘要法 1 卷　　　　　　1528

仙佛合宗 1 卷　　　　　　　　　1639

伍守虚（真阳子）

天仙正理 1 卷　　　　　　　　　1639

伍学乾（铨萃，义亭）

牛痘新编不分卷　　　　　　　　1890

延清

笔花医镜药要便蒙合刻 2 种 6 卷　1891

仲山氏

经络穴位 1 卷　　　　　　　　　1879

仲如大和尚

喉科秘诀 2 卷　　　　　　　　　1886

仲学辂（昴庭）

本草崇原集说 3 卷　　　　　　　1910

本草经读 1 卷　　　　　　　　　1910

仲雅氏

窦氏喉科 3 卷　　　　　　　　　1816

仲曾懿

经验简便良方不分卷　　　　　　1890

仲廉

喉科抱珍集不分卷　　　　　　　1907

任元浚

疮疹集 3 卷　　　　　　　　　　1457

任本照

理瀹骈文摘要 1 卷　　　　　　　1875

任申彪

麻疹约要 1 卷　　　　　　　　　1826

任企铭（宗文）

玄机活法 2 卷　　　　　　　　　1764

任好礼

疗癣经验良方 1 卷　　　　　　　1507

任寿昌（香亭）

痘症备方 2 卷　　　　　　　　　1878

任辛岩

内外针灸秘传不分卷　　　　　　1911？

内外针灸图经不分卷　　　　　　1911？

任贤斗（师韩，瞻山）

瞻山医案 4 卷　　　　　　　　　1736

任树仁（晒含，月峤）

妇科约囊万金方 2 卷　　　　　　1265

任拱辰（坎宫道人）

房术奇书 2 卷　　　　　　　　　1550

任越安（越庵）

发藻堂纂辑灵素类言 3 卷　　　　1874

伤寒法祖 2 卷　　　　　　　　　1674

任道源（步园）

保贻堂信验良方 1 卷　　　　　　1851

任锡庚（修如，隐壶生）

太医院志 1 卷　　　　　　　　　1916

医宗简要 18 卷　　　　　　　　1896

黄帝八十一难经笔记 2 卷　　　　1908

任赞（药斋）

保赤新编 2 卷　　　　　　　　　1789

华文桂（子同，竹里闲人）

华佗师喉科灰余集 1 卷　　　　　1825

华文楲（倬云，葫芦道人）

华佗师喉科灰余集 1 卷　　　　　1825

华允藻（天翼）

经验良方 2 卷　　　　　　　　　1707

华佗（元化）

内照法 1 卷　　　　　　　　　　1273

玄门脉诀内照图 2 卷　　　　　　1095

青囊真秘 6 卷　　　　　　　　　1889

华希高

洗冤录全纂 5 卷　　　　　　　　1803

华岫云（南田）

古今医学会通 10 种 17 卷　　　　1746

临证指南医案 10 卷　　　　　　　1764

种福堂公选良方 4 卷　　　　　　1752

续选临症指南 4 卷　　　　　　　1775

华岳（芳伯）

华氏医方汇编 8 卷　　　　　　　1857

急救腹痛暴卒病解 1 卷　　　　　1857

险症择尤不分卷　　　　　　　　1867

华祖仙师

千金不易简便良方不分卷　　　　1871

华菊吟（卧云野史）

秘传烂喉痧治法经验 1 卷　　　　1847

痧疹三家要论不分卷　　　　　　1847

痧疹合刻 1 卷　　　　　　　　　1847

痧疹秘要不分卷　　　　　　　　1847

华梧栖

卫生集 3 卷　　　　　　　　　　1748

华壎（昌伯）

本草骈文便读 10 卷　　　　　　　1872

痧麻明辨 1 卷　　　　　　　　　1879

悟道录 1 卷	1810
通关文 2 卷	1812
黄庭经解 1 卷	1798
黄鹤赋 1 卷	1801
眼科启蒙 4 卷	1817
象言破疑 2 卷	1811
道书十二种 21 种 40 卷	1812
敲爻歌直解 1 卷	1801
刘子维	
圣余医案诠解 1 卷	1903
刘子雄	
夏小正 1 卷	1904
刘子翚（慎夫）	
医说医案合编不分卷	1870
刘开（立之，三点，复真先生）	
方脉举要 3 卷	1279
脉诀不分卷	1241
脉诀理玄秘要 1 卷	1241
刘天和（养和，松石）	
松篁岗刘氏保寿堂活人经验方 4 卷	1542
刘元晖（易门）	
方脉权衡不分卷	1821
刘元宾（子仪，通真子）	
补注王叔和脉诀 3 卷	1090
脉要秘括 2 卷	1076
脉赋训解 1 卷	1602
神巧万全方 12 卷	1076
刘月汀	
羊毛痧验方 1 卷	1875
刘氏	
坤中之要 1 卷	1800
刘凤翯（汉卿）	
脉镜须知 2 卷	1876
刘文华（云樵）	
保产金丹 4 卷	1886
刘文范（田汀）	
羊毛瘟疫新论不分卷	1871
刘文泰	
本草品汇精要 42 卷	1505
本草品汇精要续集 10 卷	1701
刘文焕（章甫）	
保产金丹 4 卷	1886
刘文煐（宪章）	
痘科醉缘 4 卷	1658
刘文雅（温堂）	
痘疹捷要 2 卷	1824
刘孔敦（富沙，指月山人）	
女科百效全书 5 卷	1667
刘正己	
痘科补阙捷响 1 卷	1885
刘世魁（星垣）	
眼科指蒙不分卷	1910
刘古汝（生一，若庵）	
伤寒括义必读 3 卷	1678
刘可举（献廷）	
痘疹捷要 2 卷	1824
刘仕廉（清臣）	
医学集成 4 卷	1873
医理汇精 2 卷	1873
刘仙舟	
时疫结喉经验良方 1 卷	1775
刘汉基	
药性通考 8 卷	1722
刘汉儒（宪吾）	
全幼对症录 3 卷	1572
刘以仁	
活人心法诊舌镜 6 卷	1878
脉法条辨 1 卷	1878
刘廷柱	
痘疹慈航 1 卷	1850
刘廷桢（铭之）	
中西骨格辩正 6 卷	1897
中西骨格图说 1 卷	1897
刘朴庵	
临产须知全集 3 卷	1825
刘伦（宗序）	
济世女科经验全方 1 卷	1437
济世内外经验全方 6 卷	1487
济世内科经验全方 3 卷	1487
济世外科经验全方 1 卷	1486
济世幼科经验全方 1 卷	1487
刘行周	
幼科心鉴 2 卷	1893
刘全备（宝善，克用）	
论四时六气用药权正活法 1 卷	1476

刘昌祁（式宋，柏邨）

　　白喉治法要言不分卷　　　　　　1900

刘明之（信甫，桃溪居士）

　　活人事证方 20 卷　　　　　　　1216

　　活人事证方后集 20 卷　　　　　1219

　　新编证类图注本草 42 卷　　　　1116

刘昉（方明）

　　幼幼新书 40 卷　　　　　　　　1150

刘秉锦（濯西）

　　医方秘要 6 卷　　　　　　　　　1842

　　说疫全书 3 种 15 卷　　　　　　1840

刘金方（白衣大士，淮山儒士）

　　临症经应录 4 卷　　　　　　　　1859

刘宝楠（楚桢，念楼）

　　释谷 4 卷　　　　　　　　　　　1840

刘姓敲蹻道人（盼蟾子）

　　元汇医镜 5 卷　　　　　　　　　1907

刘绍熙（庶咸）

　　公余医录抄 6 卷　　　　　　　　1895

刘荣枝（了香，桂堂）

　　长生草妇科 4 卷　　　　　　　　1894

刘柱石

　　选录验方新编 18 卷　　　　　　1884

刘奎（文甫，松峰）

　　松峰说疫 6 卷　　　　　　　　　1789

　　温疫论类编 5 卷　　　　　　　　1786

　　瘟疫论类编·松峰说疫合编 2 种 11 卷　1799

刘思敬（觉岸，碧幢山隐）

　　彻滕八编·内镜 2 卷　　　　　　1722

刘钟衡（时育）

　　中西汇参铜人图说不分卷　　　　1899

刘恒瑞（吉人，丙生）

　　丹溪脉诀指掌 1 卷　　　　　　　1900

　　六淫直径 1 卷　　　　　　　　　1900

　　外科学讲义 1 卷　　　　　　　　1910

　　伏邪新书 1 卷　　　　　　　　　1910

　　经历杂论不分卷　　　　　　　　1898

　　察舌辨证新法不分卷　　　　　　1910

刘济川（荷桥）

　　外科心法真验指掌 4 卷　　　　　1887

刘起运（泰来）

　　济阴全生集 3 卷　　　　　　　　1773

刘起堂（羽仪）

　　经验良方 2 卷　　　　　　　　　1707

刘莱（畅园）

　　胎产金针 3 卷　　　　　　　　　1867

刘莹（次瑚，完石，喜城道人）

　　医录便览 6 卷　　　　　　　　　1874

　　疯犬方不分卷　　　　　　　　　1876

　　喉风症不分卷　　　　　　　　　1876

　　痢症探源不分卷　　　　　　　　1876

　　痧症不分卷　　　　　　　　　　1876

刘哲明

　　过庭录存 1 卷　　　　　　　　　1859

刘晓（映藜居士）

　　济人宝笈 2 卷　　　　　　　　　1688

刘晓山

　　刘氏医案 1 卷　　　　　　　　　1862

　　刘晓山医案 1 卷　　　　　　　　1862

刘晚荣（节卿）

　　述古丛钞（4 种 9 卷）　　　　　1870

　　藏修堂丛书（5 种 13 卷）　　　1890

刘峰泰

　　刘辑达生编 3 卷　　　　　　　　1887

刘玺

　　痘痧全书 2 卷　　　　　　　　　1857

刘兼（扩苔）

　　便元集经验奇方不分卷　　　　　1783

刘烜（瀛坡）

　　经验简便良方 2 卷　　　　　　　1797

刘浴德（肖斋，子新，壶隐子）

　　伤寒三秘不分卷　　　　　　　　1596

　　医林续传 1 卷　　　　　　　　　1613

　　应手录 1 卷　　　　　　　　　　1603

　　脉诀正讹 1 卷　　　　　　　　　1603

　　脉学三书 3 卷　　　　　　　　　1603

　　脉赋训解 1 卷　　　　　　　　　1602

　　壶隐子日用方括 1 卷　　　　　　1595

　　壶隐子医书 4 种 5 卷　　　　　　1603

　　壶隐子医谭一得 2 卷　　　　　　1603

　　增补内经拾遗方论 4 卷　　　　　1599

刘基（伯温，文成）

　　多能鄙事 12 卷　　　　　　　　　1371

　　刘伯温先生跌打损伤秘方不分卷　1373

刘耀先（延年，景云）	
眼科金镜 4 卷	1911
刘灏	
佩文斋广群芳谱 100 卷	1708
佩文斋广群芳谱·药谱 8 卷	1708
齐仲甫	
女科百问 2 卷	1220
产宝杂录不分卷	1279
齐秉慧（有堂，德甫，寿世翁）	
齐氏医书三种 9 卷	1806
齐氏医书四种 20 卷	1806
齐氏医案 6 卷	1806
医门十劝 1 卷	1806
家传医秘 2 卷	1806
痘麻医案 2 卷	1806
齐德之	
外科精义 2 卷	1335
冲一子（山人）	
便中集 12 卷	1851
羊征氏	
养生堂耕余必读 3 卷	1911？
羊城医学会	
中西医学全书 12 种	1911？
羊复礼	
经验痒子症良方不分卷	1891
关梓（向春）	
精选集验良方 2 卷	1853
关耀南（道吾）	
伤寒类方 2 卷	1886
伤寒类证 10 卷	1886
伤寒类脉 3 卷	1886
澄园医类 3 种 15 卷	1886
米家骅	
医学寻源 2 卷	1824
米彭·南杰嘉措	
人体所需八方	1902
江上外史	
针灸内篇不分卷	1820
江之兰（含征）	
医津一筏 1 卷	1662
江兰（芳国）	
集古良方 12 卷	1790

江考卿（国兴，瑞屏）	
江氏伤科学 1 卷	1840
江有诰（晋三，古愚）	
素问灵枢韵读不分卷	1812
江曲春（泽之）	
江泽之医案 2 卷	1888
霍乱论 1 卷	1888
霍乱辨证不分卷	1888
江旭奇（舜升）	
痘经 3 卷	1631
江进（可亭）	
集古良方 12 卷	1790
江彤	
仙传麻疹秘要 1 卷	1764
江秉乾（培元，晋熙逸叟）	
温症絜要不分卷	1911
家传医学入门 2 卷	1911
江诚（抱一）	
方歌别类 1 卷	1884
本草诗补 1 卷	1880
医家四要 4 卷	1884
灸法秘传 1 卷	1883
药赋新编 1 卷	1880
脉诀入门 1 卷	1884
病机约论 1 卷	1884
江昱（云光）	
跌打秘方不分卷	1911？
江涛（亦山）	
勿药单方 1 卷	1777
江梅（寒谷）	
医经会解 8 卷	1633
江敏书（达侯，蕊泉）	
本草便读 6 卷	1861
本草便读补遗 1 卷	1861
本草便读续遗 1 卷	1861
江梓（问琴，否否子）	
时邪日知录 1 卷	1886
江涵暾（禹门，笔花）	
笔花医镜 4 卷	1824
笔花医镜增补 1 卷	1824
江维一	
方脉权衡不分卷	1821

孙奎台
　保产良方 1 卷　　　　　　　　　　1879
孙振元（东掌，秋水道人）
　疡科会粹 10 卷　　　　　　　　　　1802
孙星衍（季逑，渊如）
　平津馆丛书医类四种 11 卷　　　　　1808
　平津馆鉴藏记 3 卷　　　　　　　　1808
　平津馆鉴藏记补遗 1 卷　　　　　　1808
　平津馆鉴藏记续编 1 卷　　　　　　1808
　服盐药法不分卷　　　　　　　　　1811
　神农本草经 3 卷　　　　　　　　　1799
　素女方 1 卷　　　　　　　　　　　1903
　素女方 1 卷　　　　　　　　　　　1810
孙思邈
　千金方衍义 30 卷　　　　　　　　　1698
　千金方摘抄 1 卷　　　　　　　　　1840
　千金方摘抄不分卷　　　　　　　　1850
　千金宝要 6 卷　　　　　　　　　　1124
　千金宝要补 3 卷　　　　　　　　　1620
　千金翼方 30 卷　　　　　　　　　　1066
　玄女房中经 1 卷　　　　　　　　　1794
　孙真人眼科秘诀 2 卷　　　　　　　1701
　备急千金要方 30 卷　　　　　　　　1066
　眼科入门 1 卷　　　　　　　　　　1701
　眼科阐微 4 卷　　　　　　　　　　1701
　银海精微 2 卷　　　　　　　　　　1508
孙矩卿
　竹阁经验备急药方不分卷　　　　　1230
孙复初
　经验集痘疹选要不分卷　　　　　　1791
　痘疹治法要略不分卷　　　　　　　1791
孙泰来
　孙氏医案 5 卷　　　　　　　　　　1573
孙起舜
　孙氏医案 68 卷　　　　　　　　　　1850
孙桢（松涛，均文）
　伤寒杂病论正义 16 卷　　　　　　　1823
孙能迁（安四）
　阙待新编 2 卷　　　　　　　　　　1760
孙通（季宽）
　卸骨法 1 卷　　　　　　　　　　　1734
孙笙（茂林）
　医学权舆 1 卷　　　　　　　　　　1563

孙符泰（芝峰）
　医门初步 1 卷　　　　　　　　　　1895
孙康侯
　改良达生编 2 卷　　　　　　　　　1907
孙森（天桂）
　石芝医话 1 卷　　　　　　　　　　1738
孙斐然（淇竹）
　痘疹一贯 10 卷　　　　　　　　　　1717
孙鼎（毅斋）
　戈存橘秘用女科伤寒秘要一袖钗不分卷　1445
孙鼎宜
　孙氏医学丛书 6 种 27 卷　　　　　　1932
　伤寒杂病论读本 3 卷　　　　　　　1907
　伤寒杂病论章句 16 卷　　　　　　　1906
　医学三言 1 卷　　　　　　　　　　1906
　针灸治要 1 卷　　　　　　　　　　1909
　明堂孔穴 1 卷　　　　　　　　　　1909
　脉经抄 3 卷　　　　　　　　　　　1909
　难经章句 3 卷　　　　　　　　　　1909
　黄帝内经章句 18 卷　　　　　　　　1909
孙毓芝
　临产须知全集 3 卷　　　　　　　　1825
孙德钟（退甫）
　活人一术 1 卷　　　　　　　　　　1838
孙德润（慎之，笠山）
　痘疹传薪 7 卷　　　　　　　　　　1820
　医学汇海 36 卷　　　　　　　　　　1820
红藕花村主人
　治疗要书 1 卷　　　　　　　　　　1870
纪昀（晓岚，春帆，石云）
　四库全书·医家类 97 种 1816 卷　　　1782
　四库全书总目提要 200 卷　　　　　1782
　影抄文溯阁四库全书医家类十二种 82 卷　1782
纪桂芳（次荷，中纬）
　次荷医案 2 卷　　　　　　　　　　1777
　河间保命集方发明 4 卷　　　　　　1787
　河间宣明论方发明 3 卷　　　　　　1784
　乾隆吴陵纪桂芳医学丛书 3 种 10 卷　1784
纪梦德（文麓）
　杏苑生春 8 卷　　　　　　　　　　1610

苏颂（子容）	
图经本草 20 卷	1061
嘉祐补注本草 20 卷	1060
苏辑	
秘传痘麻纂要 1 卷	1874
杜一针	
太乙神针 1 卷	1125
杜大章（圯山，子华）	
医学钩元 8 卷	1575
杜文澜（小舫）	
曼佗罗华阁丛书（3 种 4 卷）	1892
杜文燮（仙源，汝和）	
药鉴 2 卷	1598
杜本（伯原，清碧）	
伤寒金镜录 1 卷	1341
杜光庭（圣宾，东瀛子，广成先生）	
广成先生玉函经 3 卷	1174
广成先生玉函经解 3 卷	1260
杜天师了证歌 1 卷	1260
杜时彰（静侯）	
疾病补救录 1 卷	1905
杜茂英（俊园）	
不内外因家藏妙方 6 卷	1864
杜思敬（亨甫，宝善老人）	
杂类名方 1 卷	1308
针经节要 1 卷	1315
针经摘英集 1 卷	1308
洁古云岐针法 1 卷	1315
济生拔粹 19 种 20 卷	1315
杜钟骏（子良，药园）	
白喉问答 1 卷	1908
杜氏医书五种 5 卷	1908
抉瘿卮言 1 卷	1908
药园医案 1 卷	1908
管窥一得 1 卷	1908
德宗请脉记 1 卷	1908
杜震（愚斋）	
疑狱集 4 卷	1280
杏林主人	
增订伤寒证治明条 8 卷	1782
杏林居士	
脉法摘要不分卷	1909
杨人代（瑞山）	
岳后杨氏疗喉秘典 1 卷	1775
杨上善	
诊筋篇补证 1 卷	1912
诊骨篇补证 1 卷	1912
杨氏太素诊络篇补证 3 卷	1912
黄帝太素人迎脉口诊补证 2 卷	1912
杨氏太素三部九候篇诊法补证 2 卷	1912
黄帝内经太素诊皮篇补证 1 卷	1911
黄帝内经太素诊皮篇补证附录 1 卷	1911
黄帝内经明堂 1 卷	1912
黄帝内经明堂附录六种 1 卷	1912
杨士奇（东里，文贞）	
文渊阁书目 20 卷	1441
杨士瀛（登父，仁斋）	
仁斋直指小儿方论 5 卷	1262
仁斋直指方 26 卷	1264
伤寒类书活人总括 7 卷	1260
杨仁斋著作三种 38 卷	1264
医脉真经 2 卷	1262
新刊仁斋直指小儿附遗方论 5 卷	1262
新刊仁斋直指医书四种 45 卷	1264
新刊仁斋直指附遗方论 26 卷	1550
杨开泰	
麻科合璧不分卷	1740
杨天惠（伯文，佑父）	
彰明附子记 1 卷	1125
杨友仁（切堂）	
秘传喉科要诀 1 卷	1885
杨友敬（希洛，城南种竹人）	
本草经解要 4 卷	1724
本草经解要附余 1 卷	1724
杨友芍	
南雅堂医案 8 卷	1800
杨氏	
喉科金针 1 卷	1785
杨凤庭（瑞虞，西山）	
女科枢 1 卷	1759
分门辨证不分卷	1759
弄丸心法 8 卷	1759
杨西山失血大法 1 卷	1759
医门切要 1 卷	1759

李西月（涵虚，团阳，长乙山人）

三车秘旨 1 卷	1844
无根树词注解 1 卷	1844
太上十三经注解 1 卷	1844
道窍谈 1 卷	1844

李苣（叔诚）

东瓯本草 4 卷	1900

李芝岩

风温简便方不分卷	1900

李师圣

校附产育保庆集 2 卷	1334

李光寅

疟痢吐血三证指南方论	1857

李岁昌

最乐堂应验神方 2 卷	1703

李岁泌

痘疹经验易简成方 1 卷	1829

李廷筠

儿科七种	1769

李竹轩

医林统要外科方论大全 4 卷	1609

李延罡（期叔，辰山）

五运六气 1 卷	1662
（李延罡）医案 1 卷	1662
经络藏象 1 卷	1662
药品化义 13 卷	1644
脉诀汇辨 10 卷	1664

李仲南（栖碧山中人）

永类钤方 22 卷	1331

李自求

李自求抄医书四种	1894
脉学脉诀不分卷	1894

李舟虚

医铃 8 卷	1789

李庆远

长生不老诀 1 卷	1935

李庆辉（朗斋，识丁老人）

髦彭方药新拾 1 卷	1846

李齐芳（墙村）

秘传小儿杂症奇方不分卷	1579

李汛（彦夫，镜山散人）

石山居士传不分卷	1523

李汤卿

心印绀珠经 2 卷	1368

李守中

时疫核标蛇症治法	1909
经验良方不分卷	1909

李守永

司命秘籍 3 种	1863
枕中秘要不分卷	1863

李守先（善述）

针灸易学 2 卷	1798

李迅（嗣立）

集验背疽方 1 卷	1196

李观澜（虚舟）

补注洗冤录集证 5 卷	1837
补注洗冤录集证 5 卷	1833
重刊补注洗冤录集证 5 卷	1843
洗冤录补注全纂 6 卷	1831
洗冤录集证 5 卷	1796

李纪方（伦青）

白喉全生集 1 卷	1882

李克堪

疮疹集 3 卷	1457

李辰拱（正心）

胎产救急方 1 卷	1318

李来章

易筋经 2 卷	1829

李时品

医道还元 9 卷	1894

李时珍（东璧，濒湖）

天傀论 1 卷	1578
本草纲目 52 卷	1578
医方全书五种 41 卷	1694
奇经八脉考 1 卷	1577
重订濒湖脉学 1 卷	1883
食物本草 10 卷	1621
脉诀考证不分卷	1564
濒湖脉学 1 卷	1564
禳蛊奇书不分卷	1578

李佐尧

神农本草经三家合注 6 卷	1850

李希圣

妇人产育保庆集 1 卷	1131

李保常（子牧）
　金匮要略读本不分卷　　　　1911？

李俊（子俊）
　圣余医案诠解 1 卷　　　　　1903

李恒（伯常）
　袖珍方大全 4 卷　　　　　　1390

李美村
　痢疾效方不分卷　　　　　　1911

李炳（振声，西垣）
　辨疫琐言 1 卷　　　　　　　1800

李炳芬（瑜石）
　医林集传 1 卷　　　　　　　1858

李洞书
　痘证慈航 1 卷　　　　　　　1865

李珣（德润）
　海药本草 6 卷　　　　　　　960

李恭山
　新刊经效妇科 1 卷　　　　　1857

李栻（二南）
　伤寒述微 3 卷　　　　　　　1646

李桂（月舫）
　伤寒类方 2 卷　　　　　　　1886
　伤寒类证 10 卷　　　　　　　1886
　伤寒类脉 3 卷　　　　　　　1886
　澄园医类 3 种 15 卷　　　　1886

李梴（健斋）
　习医规格 1 卷　　　　　　　1572
　运气总论 1 卷　　　　　　　1575
　医学入门 9 卷　　　　　　　1575

李础生
　外科集验不分卷　　　　　　1911？

李振声（贡三）
　时行伏阴刍言 1 卷　　　　　1888

李贽（卓吾）
　养生醍醐 1 卷　　　　　　　1609

李晟
　齿牙养生法不分卷　　　　　1902

李铎（省斋）
　医案偶存 12 卷　　　　　　　1854

李乘衔
　医方择要 2 卷　　　　　　　1829
　医方择要续集 2 卷　　　　　1829

李倬
　续编小儿痘疹切要经验方 1 卷　1558

李宾门
　瘟疫辑略 3 卷　　　　　　　1828

李调元（羹堂，雨村，童山老人、童山蠢翁）
　函海（医书 2 种 4 卷）　　　1809

李能谦（光瑞）
　医案合方经验 1 卷　　　　　1905

李培郁（馥垣）
　医理汇精 2 卷　　　　　　　1873

李菩（东白，梅山）
　杂症要略 4 卷　　　　　　　1702
　治痧要略 2 卷　　　　　　　1728
　痘疹要略 4 卷　　　　　　　1701

李梦龙（君宾）
　医法指南 10 卷　　　　　　　1687

李盛春（日新）
　小儿研悦 2 卷　　　　　　　1626
　小儿推拿 1 卷　　　　　　　1626
　医学研悦 6 种 7 卷　　　　　1626
　治伤寒全书研悦 1 卷　　　　1626
　治杂症验方研悦 1 卷　　　　1626
　胤嗣全书研悦 1 卷　　　　　1626
　脉理原始全书研悦 1 卷　　　1626
　病机要旨 1 卷　　　　　　　1626

李辅耀（幼梅）
　眼科秘书 2 卷　　　　　　　1708

李崇素（白艳）
　脉学全书 2 卷　　　　　　　1747

李象（石泉）
　医略正误概论 2 卷　　　　　1545

李鹿苹
　经验方抄 4 卷　　　　　　　1828

李清泽（保兴）
　铜人簿 1 卷　　　　　　　　1907

李渔（笠鸿，谪凡，笠翁）
　闲情偶寄·颐养部不分卷　　　1671

李鸿飞
　李鸿飞先生医案不分卷　　　1864

李绪瀛（蓬洲，东山居士）
　医学临证举隅 1 卷　　　　　1821

李维桢（本宁，大泌山人）
　合刻二种医书 58 卷　　　　　1579

何绍京

何氏经验良方 6 卷	1856
胎产择要良方不分卷	1856

何柬（文选，一阳子）

卮言 1 卷	1378
杂录 1 卷	1569
医书大略统体 1 卷	1569
医学统宗 7 种 8 卷	1569
治病针法 1 卷	1569
试论 1 卷	1569
难经本义补遗 2 卷	1569

何贵孚

专治疳疮便毒杨梅简便方论不分卷	1820
伤寒论大方图解 2 卷	1833
金匮要略大方图解不分卷	1833

何炳元（廉臣，印岩）

叶氏增批温病条辨 6 卷	1895
绍兴医学会课艺不分卷	1910
重订广温热论 2 卷	1911
通俗伤寒论 12 卷	1776
感证宝筏 4 卷	1911
新医宗必读不分卷	1907

何炫（嗣宗，令昭，也愚）

何氏虚劳心传 1 卷	1722
何嗣宗医案 1 卷	1722
虚劳秘要 1 卷	1907

何洛英

痘疹发微 1 卷	1604

何高峻（沃生）

初级急救要法不分卷	1908

何涛（松庵）

女科正宗 4 卷	1664

何梦瑶（西池，报之）

三科辑要 4 卷	1751
乐只堂人子须知 4 卷	1751
乐只堂人子须知韵语 4 卷	1872
乐只堂医书汇函 3 种 20 卷	1757
幼科良方 1 卷	1751
伤寒论近言 7 卷	1757
妇科良方 1 卷	1751
医方全书 6 种 16 卷	1751
医碥 7 卷	1751

追痨仙方 2 卷	1751
神效脚气秘方 4 卷	1751
痘疹良方 1 卷	1751
痘疹辑要 3 卷	1775
增订痘疹辑要 4 卷	1787

何渊（彦澄，澄斋）

伤寒海底眼 2 卷	1416

何景才（羡亭）

外科明隐集 4 卷	1902

何景雪（省斋）

养生食鉴 2 卷	1894
养生食鉴图考 1 卷	1894
增补食物本草备考 2 卷	1738

何游（澹安）

何澹安医案 1 卷	1875

何鼎亨（德嘉，容斋）

活法启微 3 卷	1736

何愚

舌图辨证 1 卷	1877

何福寿

护病要术 1 卷	1905

何瑭（粹夫，柏斋）

医学管见 1 卷	1534
阴阳管见 1 卷	1534

何霁光（诒孙）

保生胎养良方	1880

何镇（培元）

本草纲目必读类纂 36 卷	1672
何氏济生论 8 卷	1672
何氏家传集效方 3 卷	1672
崇实堂诸症名篇必读不分卷	1672
（新镌）何氏附方济生论必读 18 卷	1676

何德藻（芙卿，鸿仪）

长沙外科 1 卷	1896
长沙妇科 1 卷	1896
伤损秘传 1 卷	1896
杂病补阙 2 卷	1896
医学准绳不分卷	1896
拾慧集 12 种 17 卷	1896
拾慧集正集 3 种 7 卷	1896
拾慧集续集 9 种 10 卷	1896
保幼八则 1 卷	1896

余景和（听鸿）

外证医案汇编 4 卷　　　　1894

伤寒启蒙集稿 7 卷　　　　1889

伤寒六经病解不分卷　　　　1889

余注伤寒论翼 4 卷　　　　1893

诊余集不分卷　　　　1906

余傅山

乌聊山馆医论汇粹　　　　1543

余集（秋室）

秋室我闻录 1 卷　　　　1866

余楙（啸松）

万选良方 1 卷　　　　1887

方解别录 1 卷　　　　1887

白岳庵杂缀医书五种　　　　1887

白岳庵经验良方不分卷　　　　1875

刺种牛痘要法 1 卷　　　　1879

洞溪老人二十六秘方不分卷　　　　1759

洞溪秘方 1 卷　　　　1879

推拿述略 1 卷　　　　1884

余煜古

眼科神应方 1 卷　　　　1849

余煌

孙氏医案 5 卷　　　　1573

余德埙（伯陶）

疫证集说 4 卷　　　　1911

疫证集说补遗 1 卷　　　　1911

鼠疫抉微 4 卷　　　　1910

余霖（师愚）

疫疹一得 2 卷　　　　1794

希琴叠砚斋主人

医脉摘要 2 卷　　　　1911？

坐啸山人

诊验医方歌诀 3 卷　　　　1881

孚祐帝君回春子

西池集 1 卷　　　　1820

邹于隽

邹氏针灸不分卷　　　　1898

邹元标（尔瞻，南皋，仁文主人）

仁文书院集验方 7 卷　　　　1620

邹文翰（访渔）

验方选易 3 卷　　　　1887

邹汉璜（仲辰，稼江）

千金方摘抄 1 卷　　　　1840

伤寒卒病论笺 25 卷　　　　1840

伤寒翼 12 卷　　　　1840

邹氏纯懿庐集 8 种　　　　1840

刺热篇解 1 卷　　　　1840

金匮要略解　　　　1840

疮疡不分卷　　　　1840

素灵杂解 3 卷　　　　1840

难经解 1 卷　　　　1840

寒疫论 1 卷　　　　1840

邹存淦（俪笙）

外治寿世方 4 卷　　　　1877

外治寿世方续编 2 卷　　　　1877

邹志夔（鸣韶，丹源）

脉理正义 6 卷　　　　1635

邹岳（五峰，东山）

外科真诠 2 卷　　　　1838

邹承禧（杏园）

辨证求是 5 卷　　　　1842

邹铉（敬直，冰壑）

寿亲养老新书 4 卷　　　　1307

邹澍（润安，闰庵）

本经序疏要 8 卷　　　　1840

本经续疏 6 卷　　　　1837

本经疏证 12 卷　　　　1837

系屯子

纂修医学入门 4 卷　　　　1775

[、]

应伯川

外科藏书 2 卷　　　　1911？

应其南（侣笙）

治疗要诀 1 卷　　　　1874

济世神针 1 卷　　　　1875

应遵诲（味农）

刺疗捷法 1 卷　　　　1876

刺疗捷法大全 1 卷　　　　1876

挑疗歌诀 1 卷　　　　1868

济世神针 1 卷　　　　1875

新增疗疮要诀 1 卷　　　　1875

应麐（石麟，袯父）

内科医案摘要 2 卷　　　　1620

删补医方选要 10 卷　　　　1592

蒲水斋食治广要 8 卷　　　　1592

汪文修（草溪）

　　洪江育婴小识 4 卷　　　　　　　1888

汪文绮（蕴谷）

　　杂症会心录 2 卷　　　　　　　　1754

　　脉学注释汇参证治 2 卷　　　　　1744

汪允伯（克让）

　　医学精华 12 卷　　　　　　　　1904

汪必昌（燕亭）

　　伤寒三说辨 1 卷　　　　　　　　1816

　　医阶辨证 1 卷　　　　　　　　　1810

　　医阶辨药 1 卷　　　　　　　　　1812

　　医阶诊脉 1 卷　　　　　　　　　1810

　　聊复集 5 种 15 卷　　　　　　　1810

　　眼科心法 1 卷　　　　　　　　　1810

　　喉齿科玉钥全函 1 卷　　　　　　1810

汪幼安

　　汪幼安医案 14 册　　　　　　　1911

汪机（省之，石山）

　　石山医案 3 卷　　　　　　　　　1531

　　外科理例 7 卷　　　　　　　　　1531

　　伤寒选录 8 卷　　　　　　　　　1536

　　运气易览 3 卷　　　　　　　　　1528

　　医学原理 13 卷　　　　　　　　1519

　　医读 7 卷　　　　　　　　　　　1519

　　针灸问对 3 卷　　　　　　　　　1530

　　汪石山医书八种 29 卷　　　　　1519

　　补订脉诀刊误 2 卷　　　　　　　1523

　　脉诀刊误附录 1 卷　　　　　　　1523

　　素问补注 1 卷　　　　　　　　　1526

　　推求师意 2 卷　　　　　　　　　1534

　　读素问钞 4 卷　　　　　　　　　1519

　　痘治理辨 1 卷（一作 3 卷）　　　1532

汪百川

　　切总伤寒 1 卷　　　　　　　　　1844

汪有信（敬然）

　　（新刻删补）产宝全书 4 卷　　　1679

汪迈园

　　乌金丸录不分卷　　　　　　　　1876

汪廷元（瓒禾，赤崖）

　　赤崖医案 2 卷　　　　　　　　　1782

　　广陵医案摘录不分卷　　　　　　1890

汪汝懋（以敬，遯斋、桐江野客）

　　山居四要 4 卷　　　　　　　　　1360

汪汝麟（石来）

　　证因方论集要 4 卷　　　　　　　1839

汪汲（古愚，海阳竹林山人）

　　怪疾奇方 1 卷　　　　　　　　　1801

　　解毒编 1 卷　　　　　　　　　　1792

汪克让

　　笔花医镜增补 1 卷　　　　　　　1824

汪肖彭

　　养生诀不分卷　　　　　　　　　1888

汪时泰（春溥，惟诚子）

　　伤寒经晰疑正误 12 卷　　　　　1841

汪近垣

　　金匮要略阐义 25 卷　　　　　　1860

汪宏（广庵）

　　入门要诀 1 卷　　　　　　　　　1888

　　本草附经歌括 3 卷　　　　　　　1885

　　汪氏医学六种（存 5 种 14 卷）　1888

　　注解神农本草经 7 卷　　　　　　1885

　　望诊遵经 2 卷　　　　　　　　　1875

汪启圣（希贤）

　　广嗣秘诀验方 1 卷　　　　　　　1696

　　女娲氏炼石补天 2 卷　　　　　　1698

　　中风瘫痪验方 1 卷　　　　　　　1695

　　外科应验良方 1 卷　　　　　　　1696

　　汇选方外奇方 1 卷　　　　　　　1695

　　汇选增补应验良方 1 卷　　　　　1695

　　幼科汇选应验良方 1 卷　　　　　1696

　　动功按摩秘诀 2 卷　　　　　　　1696

　　汤液须知 1 卷　　　　　　　　　1696

　　明医治验 2 卷　　　　　　　　　1696

　　食物须知不分卷　　　　　　　　1696

　　济世全书 19 种　　　　　　　　1696

　　悟真指南 1 卷　　　　　　　　　1695

　　诸虚痨应验良方 1 卷　　　　　　1695

　　蛊膈汇选验方 1 卷　　　　　　　1695

　　添油接命金丹大道 1 卷　　　　　1681

汪启贤（肇开）

　　广嗣秘诀验方 1 卷　　　　　　　1696

　　女科胎产问答 1 卷　　　　　　　1696

　　女娲氏炼石补天 2 卷　　　　　　1698

　　中风瘫痪验方 1 卷　　　　　　　1695

　　外科应验良方 1 卷　　　　　　　1696

汪期莲（商彝）	
医略	1830
针痘法	1830
种牛痘法	1830
痘科灯火	1830
痘疹本义 2 卷	1830
汪期莲（梅轩）	
瘟疫汇编 16 卷	1828
汪植庭	
眼科方药 1 卷	1894
汪道昆（伯玉，南溟，太函）	
世医吴洋吴桥传 1 卷	1591
汪廉夫	
危恶典言 2 卷	1732
汪瑜（天潜）	
济世经验集 3 卷	1803
济世养生方 1 卷	1676
汪献琯	
仙方外传 4 卷	1911？
应验良方 1 卷	1911？
汪晟	
寿人经 1 卷	1852
汪颖	
食物本草 7 卷	1620
食物本草 2 卷	1521
汪嘉谟（至言）	
胎产辑萃 4 卷	1745
汪灏	
佩文斋广群芳谱 100 卷	1708
佩文斋广群芳谱·药谱 8 卷	1708
汪肇敏（尔祉）	
增订良方集腋 4 卷	1877
汪儋爵（荷之）	
宅谱修方却病 2 卷	1724
汪灏	
佩文斋广群芳谱 100 卷	1708
佩文斋广群芳谱·药谱 8 卷	1708
沙书玉（石庵，石安）	
医原记略 1 卷	1877
疡科补苴 1 卷	1878
沙图穆苏（谦斋）	
瑞竹堂经验方 15 卷	1326

沈一炳（太虚翁）	
女功指南 1 卷	1830
西王母女修正途十则 1 卷	1832
琐言续 1 卷	1831
沈二榆	
绣阁保产良方 1 卷	1893
沈又彭（尧封）	
女科辑要 2 卷	1764
女科辑要 2 卷	1850
玄机活法 2 卷	1764
伤寒论读不分卷	1765
医经读 4 卷	1764
沈俞医案合抄 4 卷	1850
沈大洽（愚公，不异）	
生生直指 6 卷	1617
沈大润（雨苍）	
金疮铁扇散医案 1 卷	1763
沈与龄（竹亭）	
医便初集 2 卷	1602
沈之问（无为道人）	
解围元薮 4 卷	1550
沈子禄（承之）	
经络全书 2 卷	1566
重辑经络全书 2 卷	1668
沈元凯（苍舒，少微山人）	
伤寒大乘 7 卷	1820
沈曰富	
文学孝行陈府君传记铭诔杂记合编 1 卷	1852
沈氏枕善居主人	
柞溪沈氏应验良方不分卷	1865
沈凤葆（子畏）	
沈子畏先生医案不分卷	1900
沈凤辉（梧冈）	
伤寒谱 8 卷	1787
沈文龙	
葆寿集 8 卷	1797
沈文彬（杏苑）	
药论 1 卷	1901
沈平（通远居士）	
金疮铁扇散 1 卷	1763
沈巨源（晓庵）	
痘科正传 6 卷	1696

沈俊卿
　　救吞生烟笔记 1 卷　　　　　　　1897

沈祖复（礼庵，奉江，鲐翁）
　　沈鲐翁医验随笔 1 卷　　　　　　1908

沈夏霖（筱汀，柳桥）
　　沈氏遗稿二种 3 卷　　　　　　　1897
　　医则 2 卷　　　　　　　　　　　1897
　　医法汇编 1 卷　　　　　　　　　1897

沈阆（师闵）
　　黄帝逸典评注 14 卷　　　　　　　1824

沈继先
　　南雅堂医案 8 卷　　　　　　　　1880

沈焘（安伯，平舟）
　　沈平舟先生方案不分卷　　　　　1848
　　紫来堂方案 2 卷　　　　　　　　1894

沈琜（大来，卿云）
　　医学启悟 1 卷　　　　　　　　　1810

沈萃（聚九）
　　痘疹庸谈广编 10 卷　　　　　　　1659

沈惠（民济，虚明山人）
　　沈虚明先生痘疹全集 2 卷　　　　1903
　　痘疹正觉全书 6 卷　　　　　　　1903

沈野（从先）
　　暴证知要 2 卷　　　　　　　　　1367

沈铢
　　玄门脉诀内照图 2 卷　　　　　　1095

沈铭三
　　灵验良方汇编 4 卷　　　　　　　1729
　　灵验良方汇编续编 1 卷　　　　　1729
　　胎产要诀 2 卷　　　　　　　　　1729

沈翊亭
　　经验良方不分卷　　　　　　　　1831

沈望桥
　　沈氏麻科 1 卷　　　　　　　　　1876

沈清卿（敦复小主）
　　儿科推拿摘要辨证指南不分卷　　1911？

沈寄闲（大觉居士）
　　医学正所正不分卷　　　　　　　1903

沈维基（心斋）
　　沈氏经验方 1 卷　　　　　　　　1767

沈颋（朗仲）
　　删补颐生微论 4 卷　　　　　　　1642

病机汇论 18 卷　　　　　　　　　　1713
增广病机汇论 9 卷　　　　　　　　1899

沈敦和（仲礼）
　　鼠疫良方汇编不分卷　　　　　　1910

沈善丰（榆村）
　　牛痘新编 2 卷　　　　　　　　　1885

沈善兼（达三，吉斋）
　　择古斋经验方 2 卷　　　　　　　1889
　　喉科心法 2 卷　　　　　　　　　1847

沈焯（研芗，南邨，归真子）
　　冷吟医验录 1 卷　　　　　　　　1889

沈登阶（青霞，青芝）
　　青霞医案 1 卷　　　　　　　　　1892
　　喉科集腋 2 卷　　　　　　　　　1890

沈源（岷源，抱元子）
　　奇症汇 8 卷　　　　　　　　　　1786

沈嘉澍（子复）
　　养病庸言 1 卷　　　　　　　　　1877

沈震（卓斋）
　　济世珍宝 2 卷　　　　　　　　　1544

沈德祖（玉修，中华子）
　　金兰指南集 3 卷　　　　　　　　1739
　　越人难经真本说约 4 卷　　　　　1739

沈璠（鲁珍）
　　沈氏医案 1 卷　　　　　　　　　1730
　　沈鲁珍先生医案 1 卷　　　　　　1730

沈穆（石匏）
　　本草洞诠 20 卷　　　　　　　　　1661

沈镜（微垣，中和主人）
　　删注脉诀规正 2 卷　　　　　　　1693

沈懋发（萍如）
　　服食须知 1 卷　　　　　　　　　1775
　　鲙残篇 1 卷　　　　　　　　　　1777

沈懋官（紫亮，怀愚子）
　　医学要则 4 卷　　　　　　　　　1743

沁源菩提塔寺僧
　　黑神丸仙方 1 卷　　　　　　　　1799

完者秃
　　救荒活民类要 3 卷　　　　　　　1330

宋云公
　　伤寒类证 3 卷　　　　　　　　　1163

宋公玉
　　饮食书 6 卷　　　　　　　　　　1169

病机部 2 卷	1609

张于乔（孟迁）

撰集伤寒世验精法 8 卷	1666

张士弘

悟真篇三注 3 卷	1333

张士珩（竹居主人）

卫生二要 1 卷卷	1901

张士骧（伯龙）

雪雅堂医案 2 卷	1903

张大燨（仲华，爱庐）

临证经验方 1 卷	1846
张仲华医案 1 卷	1846
评选爱庐医案 1 卷	1899

张万选

资生集不分卷	1763

张与权

内经素问存真不分卷	1911？

张千里（子方，梦庐）

四时感证制治 1 卷	1839
张千里医案 5 卷	1836
珠村草堂医案 3 卷	1836

张子蕃（芝范）

生生要旨 1 卷	1905

张子襄

舌图辨证 1 卷	1877

张子麟（恒东）

方外奇方 1 卷	1514
新刊经验秘方 1 卷	1514

张开运

洗冤录撮遗补 1 卷	1876

张元济

四部丛刊（9 种）	1922

张元素（洁古）

医学启源 3 卷	1186
洁古老人注王叔和脉诀 10 卷	1282
洁古珍珠囊 1 卷	1186
洁古家珍 1 卷	1187
脏腑虚实标本用药式 1 卷	1186
难经解 24 卷	1280
黄帝八十一药注难经 4 卷	1186

张元瑞（玉田）

花韵楼医案 1 卷	1850

张太素（青城山人）

太素张神仙脉诀玄微纲领宗统 7 卷	1575
太素脉秘诀 2 卷	1575

张少甫伯

医源总论不分卷	1898

张少绪（柳村，大石山人）

集验良方 6 卷	1824

张日初（旸谷）

天医汇要 2 种不分卷	1814
胎产要诀 2 卷	1726

张中和（介石，曹洞俗汉）

资蒙医径 3 卷	1667

张仁锡（希白）

药性蒙求 2 卷	1857
临证碎玉不分卷	1860

张介宾（会卿，景岳，通一子）

内经翼注 12 卷	1826
医学捷要 5 种	1863
针灸诸赋 1 卷	1624
宜麟策 1 卷	1636
宜麟策续篇 1 卷	1812
质疑录 1 卷	1687
治疟必喻 2 卷	1729
类经 32 卷	1624
类经附翼 4 卷	1624
类经图翼 11 卷	1624
景岳全书 64 卷	1636
景岳痘疮证治不分卷	1628
喉证汇参 5 卷	1893
温病证治歌括 2 卷	1893
慈幼纲目新书 1 卷	1628
精选治痢神书 3 卷	1729
（精选）幼科良方 1 卷	1628

张介庵

保生余录 2 卷	1524

张从正（子和，戴人）

儒门事亲 15 卷	1262

张氏

外科十三方考不分卷	1855
张氏妇科 1 卷	1700
张氏咽喉总论 1 卷	1797
张氏简明要言 1 卷	1863

张守法（师古）

　　三农记 10 卷　　　　　　　　　1750

张羽中

　　跌打损伤全书 2 卷　　　　　　　1900

张寿颐（山雷）

　　脉学正义 6 卷　　　　　　　　　1911

　　读素问识小录不分卷　　　　　　1907

张志聪（隐庵）

　　本草崇原 3 卷　　　　　　　　　1663

　　本草崇原集说 3 卷　　　　　　　1910

　　本草经读 1 卷　　　　　　　　　1910

　　仲景脉法续注 2 卷　　　　　　　1891

　　伤寒论纲目 9 卷　　　　　　　　1673

　　伤寒论宗印 8 卷　　　　　　　　1663

　　伤寒论集注 6 卷　　　　　　　　1683

　　医学要诀不分卷　　　　　　　　1663

　　灵枢经集注 9 卷　　　　　　　　1672

　　侣山堂类辨 2 卷　　　　　　　　1670

　　金匮要略注 4 卷　　　　　　　　1664

　　素问集注 9 卷　　　　　　　　　1670

张声道（声之）

　　注解胎产大通论 1 卷　　　　　　1198

张吾仁（春台）

　　伤寒金镜录辨舌世验精法 1 卷　　1644

　　撰集伤寒世验精法 8 卷　　　　　1666

张步階（驾六）

　　黄帝逸典评注 14 卷　　　　　　1824

张时彻（维静，东沙，芝园主人）

　　急救良方 2 卷　　　　　　　　　1550

　　摄生众妙方 11 卷　　　　　　　1550

　　新刻摄生总论 12 卷　　　　　　1665

张吟香

　　张吟香堂医喉秘诀 1 卷　　　　　1844

张岈（鹤举）

　　神仙济世良方 2 卷　　　　　　　1797

张伯端（平叔，紫阳真人）

　　金丹四百字 1 卷　　　　　　　　1241

　　金丹四百字注 1 卷　　　　　　　1896

　　金丹四百字注释 1 卷　　　　　　1835

　　金丹四百字解 1 卷　　　　　　　1807

　　悟真直指 4 卷　　　　　　　　　1799

　　悟真篇三注 3 卷　　　　　　　　1333

　　悟真篇正义 3 卷　　　　　　　　1788

　　悟真篇讲义 7 卷　　　　　　　　1228

　　紫阳真人悟真篇注疏 8 卷　　　　1335

张希纯

　　针灸便用图考 1 卷　　　　　　　1856

张应试（怀仁）

　　秘传常山杨敬诚先生针灸全书 2 卷　1591

张启倬（天章）

　　杏林碎锦 2 卷　　　　　　　　　1784

张君房（允方）

　　王屋真人口授阴丹秘诀灵篇 1 卷　　1022

　　云笈七签 122 卷　　　　　　　　1029

张若泉

　　全体图经不分卷　　　　　　　　1878

张英（敦复，乐圃）

　　饭有十二合 1 卷　　　　　　　　1729

张松谷（午樵，三阳道人）

　　丹经指南 2 卷　　　　　　　　　1901

张卓夫

　　内外针灸秘传不分卷　　　　　　1911？

　　内外针灸图经不分卷　　　　　　1911？

张尚玄（仰谷）

　　医学四要 4 卷　　　　　　　　　1623

　　医书要字音释 1 卷　　　　　　　1623

张杲（季明）

　　医说 10 卷　　　　　　　　　　1189

张国华（生甫，少甫）

　　张氏方案 1 卷　　　　　　　　　1911

张国陛（起家）

　　协镇都督府赵良方 2 卷　　　　　1847

张国泰

　　外科集要 3 卷　　　　　　　　　1616

张明（宿明）

　　经络图说 1 卷　　　　　　　　　1630

张和菜（性如，莘墅）

　　五疫症治辨不分卷　　　　　　　1909

　　戒烟善后策 1 卷　　　　　　　　1907

　　急治汇编 5 种　　　　　　　　　1909

　　脚气证辑要不分卷　　　　　　　1909

　　喉痧治验录 1 卷　　　　　　　　1909

张秉成（兆嘉）

　　本草便读 2 卷　　　　　　　　　1887

张峻豫
　　论舌 1 卷　　　　　　　　　　1895
　　儿科治 1 卷　　　　　　　　　1897
张铁耕
　　丹痧咽喉经验秘传不分卷　　　1843
张倬（飞畴）
　　伤寒兼证析义 1 卷　　　　　　1667
　　张氏医书七种 27 卷　　　　　　1695
张益三
　　喉科验方全集 1 卷　　　　　　1907
张浩（清泉）
　　仁术便览 4 卷　　　　　　　　1585
张海鹏（若云，子瑜）
　　借月山房汇抄（医书 5 种 6 卷）　1812
　　墨海金壶（医书 4 种 12 卷）　　1817
张调梅
　　医宗返约 5 卷　　　　　　　　1911？
张继科（元之，如如居士）
　　三合集 2 卷　　　　　　　　　1636
张梓（隆阳）
　　新刻药性类明 2 卷　　　　　　1592
张虚靖（继光，妙道真人）
　　祝由科秘符 8 卷　　　　　　　1911？
张崇树（建侯）
　　牛痘新法全书不分卷　　　　　1895
张崇烈
　　金丹真传不分卷　　　　　　　1579
张银祥
　　协镇都督府赵良方 2 卷　　　　1847
张逸少
　　佩文斋广群芳谱 100 卷　　　　1708
　　佩文斋广群芳谱·药谱 8 卷　　1708
张望（楼檀，闰榻）
　　古今医诗 53 卷　　　　　　　　1783
　　古今医诗大全摘要 1 卷　　　　1783
　　各证医诗不分卷　　　　　　　1830
张惟善
　　儿希录良方合璧 2 卷　　　　　1868
张鸿（柳吟，信堂）
　　王氏医案正编 2 卷　　　　　　1850
　　王氏医案续编 8 卷　　　　　　1850
　　医砭 1 卷　　　　　　　　　　1850

张谔（汝伟）
　　重订囊秘喉书 2 卷　　　　　　1902
张维垣（济清）
　　医学指掌 2 卷　　　　　　　　1906
张琦（翰风，宛邻）
　　本草述录 8 卷　　　　　　　　1870
　　本草述录 6 卷　　　　　　　　1829
　　张氏医集三种 16 卷　　　　　　1832
　　素问释义 10 卷　　　　　　　　1829
张琰（逊玉）
　　种痘新书 12 卷　　　　　　　　1741
　　新辑中西痘科全书 12 卷　　　　1876
张朝震（东川）
　　揣摩有得集不分卷　　　　　　1888
张确（介石）
　　观物篇医说 4 卷　　　　　　　1732
张景（西墅）
　　补疑狱集 6 卷　　　　　　　　1535
张景焘（鲁峰）
　　馤塘医话 1 卷　　　　　　　　1851
　　馤塘医话补编 2 卷　　　　　　1851
张景颜（阆宾）
　　外科集腋 8 卷　　　　　　　　1814
张锐（子刚）
　　鸡峰普济方 30 卷　　　　　　　1133
张鲁范
　　伤科摘要 1 卷　　　　　　　　1911？
张赓薇
　　陈征君方案不分卷　　　　　　1911？
张道中（玄白老人）
　　玄白子西原正派脉诀不分卷　　1301
　　玄白子诊脉八段锦 1 卷　　　　1330
　　玄白子相类脉诀不分卷　　　　1330
　　玄白子脉象纪纲图不分卷　　　1330
　　脉诀秘旨 1 卷　　　　　　　　1330
　　脉法捷要 1 卷　　　　　　　　1330
　　脉法微旨不分卷　　　　　　　1330
　　紫虚崔真人脉诀秘旨不分卷　　1330
张遂辰（卿子，相期，西农）
　　仲景全书 3 种 16 卷　　　　　　1624
　　杂症纂要不分卷　　　　　　　1644
　　张卿子伤寒论 7 卷　　　　　　1644

张翼轸（宿辉）
　贯唯集 2 卷　　　　　　　　　1899

张曜孙（仲远）
　产孕须知生育指南 2 卷　　　　1830
　产孕集 2 卷　　　　　　　　　1830
　产孕集补遗 1 卷　　　　　　　1868
　重订产孕集 2 卷　　　　　　　1868

张璧（云岐子）
　云岐子七表八里九道脉诀论并治法 1 卷　1315
　伤寒保命集 2 卷　　　　　　　1315
　洁古云岐针法 1 卷　　　　　　1315
　洁古老人注王叔和脉诀 10 卷　　1282

张鸑翼（青万，乐山）
　重订外科正宗 12 卷　　　　　　1785

改师立（莲洲）
　医林大观书目不分卷　　　　　1739

陆上石
　痧喉痢疟经验奇方不分卷　　　1911

陆士龙（祖愚）
　陆氏三世医验 5 卷　　　　　　1639

陆士虔（思济斋）
　脉法增注释疑不分卷　　　　　1846

陆士逵（如玉）
　伤科 1 卷　　　　　　　　　1911？

陆之柷（季合，一航）
　证治本草 14 卷　　　　　　　1571

陆太纯（仲德，贞阳子）
　本草拔萃 2 卷　　　　　　　1725
　药性验方合订 1 卷　　　　　　1725

陆氏浣花居
　秘授女科集成良方 2 卷　　　　1868

陆文谟（典三）
　本草诗 2 卷　　　　　　　　1736

陆心源（刚甫，存斋，潜园老人）
　十万卷楼丛书（8 种 49 卷）　　1876
　仪顾堂题跋 16 卷　　　　　　1890
　仪顾堂续跋 16 卷　　　　　　1890
　巢氏诸病源候论校不分卷　　　1874
　皕宋楼藏书志 120 卷　　　　　1882
　潜园总集（2 种 10 卷）　　　　1874

陆以湉（敬安，定圃）
　冷庐医话 5 卷　　　　　　　1858

　冷庐医话补编 1 卷　　　　　　1858

陆玑（元恪）
　草木疏校正 2 卷　　　　　　1779

陆西星（长庚，潜虚）
　七破论 1 卷　　　　　　　　1570
　三藏真诠 3 卷　　　　　　　1566
　方壶外史 2 卷　　　　　　　1564
　方壶外史 15 种 17 卷　　　　　1564
　玄肤论 1 卷　　　　　　　　1567
　丘长春真人青天歌 1 卷　　　　1571
　纯阳吕祖百字碑 1 卷　　　　　1571
　金丹大旨图 1 卷　　　　　　1570
　金丹就正篇 1 卷　　　　　　1564

陆成本（画邨）
　经验良方 3 卷　　　　　　　1816

陆廷灿（秩昭）
　续茶经 3 卷　　　　　　　　1734

陆廷珍（子贤）
　六因条辨 3 卷　　　　　　　1868
　六因条辨旁注摘要 3 卷　　　　1868

陆汝衔（稼山）
　外症通用方不分卷　　　　　　1895
　医学总论 2 卷　　　　　　　1895

陆圻（丽京，讲山）
　医林口谱六治秘书 4 卷　　　　1698
　医林新论 2 卷　　　　　　　1653

陆言（心兰）
　经验方抄 4 卷　　　　　　　1828

陆应谷
　植物名实图考 38 卷　　　　　1848

陆岳（养愚）
　陆氏三世医验 5 卷　　　　　　1639

陆受诗（篆云）
　医学便读不分卷　　　　　　1853

陆树声（与吉，平泉）
　病榻寤言 1 卷　　　　　　　1580

陆彦功
　伤寒类证便览 11 卷　　　　　1499

陆宫叶
　引痘条约合梓 1 卷　　　　　1874

陆晋笙（锦燧）
　重古三何医案 3 种 4 卷　　　　1918

辨证奇闻 15 卷	1763	**陈氏世医**	
辨证奇闻 10 卷	1823	陈氏幼科秘诀 1 卷	1911？
辨证录 14 卷	1687	**陈文中（文秀）**	
辨症玉函 4 卷	1693	小儿病源方论 4 卷	1254
陈大缙（鲁斋）		小儿痘疹方论 1 卷	1253
惠怡堂经验方 4 卷	1758	陈蔡二先生合并痘疹方 1 卷	1518
陈万镒（含珍）		类证陈氏小儿痘疹方论 2 卷	1469
外科秘传 2 卷	1903	重刻元传陈氏小儿痘疹一宗方诀不分卷	1312
陈丰（来章）		校注陈氏痘疹方 1 卷	1550
苇航集 14 卷	1666	**陈文杰（松山，秀石）**	
陈元		保赤全生录 2 卷	1802
医门普度二种 6 卷	1832	**陈文治（国章，岳溪）**	
陈元功（晏如）		广嗣全诀 12 卷	1591
本草纂要 1 卷	1664	伤寒集验 6 卷	1633
陈元凯（士兰）		疡科选粹 8 卷	1628
陈士兰先生医案 1 卷	1837	诸证提纲 10 卷	1612
陈元犀（灵石）		痘疹真诀 2 卷	1607
女科要旨 4 卷	1820	**陈文昭**	
金匮方歌括 6 卷	1811	陈素庵妇科补解 5 卷	1138
陈云逵		**陈文灏**	
外科杂类 1 卷	1882	医学提要 2 卷	1854
陈太初（遂轩）		**陈玉池**	
琅嬛青囊要术 4 卷	1804	痘疹专门 2 卷	1862
陈少江		**陈玉泉**	
宏济堂医书丛刊 7 卷	1898	痘疹专门 2 卷	1862
陈少微（子明，衡岳山人）		**陈玉麟**	
大洞炼真宝经九还金丹妙诀 1 卷	1358	经验良方不分卷	1890
大洞炼真宝经修伏灵砂妙诀 1 卷	1358	**陈世杰（怀三）**	
陈长庚（福安，逸芝）		起秀堂刊医书二种 11 卷	1716
脉学津梁 2 卷	1911	**陈世凯（紫山）**	
陈长卿（宁澜）		推拿保幼录 3 卷	1757
伤寒五法 5 卷	1631	小儿推拿广意 3 卷	1676
陈仁玉		**陈古（石云）**	
菌谱 1 卷	1245	药性便蒙 2 卷	1700
陈仅		**陈本淦（彦吾）**	
济荒必备 3 卷	1847	观心书屋经验良方 4 卷	1844
陈氏		**陈劢（子湘）**	
陈氏小儿按摩经 1 卷	1601	寿世良方 4 卷	1888
治痧症穴法要诀 2 卷	1821	**陈东岭（兰溪）**	
保产痘症合编 2 种 2 卷	1613	种痘奇书不分卷	1846
痧惊合璧 4 卷	1911	**陈仕贤（邦宪，希斋）**	
陈氏（云霞道人）		经验济世良方 11 卷	1558
面瀑楼墨剩不分卷	1812		

三因司天方 1 卷	1797

陈言（西溪）

秘传常山杨敬诚先生针灸全书 2 卷	1591

陈应亨（嘉甫）

八家医案不分卷	1842
冯氏医案 2 卷	1911？
高霁阳医案不分卷	1668

陈应旌（文龙）

秘传痘疹神书慈幼玄玄 4 卷	1610

陈沂（素庵）

陈素庵妇科补解 5 卷	1138

陈宏晓（晖亭）

痘疹济世真诠 3 卷	1811

陈宏照

儿科家秘宝箴心法要集 2 卷	1814

陈良佐（三锡，愚山）

陪赈散方论不分卷	1784
陪赈散论说 1 卷	1784
寒温条辨摘要 2 卷	1811

陈启运（翼之）

痘科摘要 4 卷	1835

陈玠（师古，健庵）

医法青篇 8 卷	1817

陈坤培

重订囊秘喉书 2 卷	1902

陈其晋（康斋）

康斋医案偶存 1 卷	1873

陈其瑞（蕙亭）

本草撮要 10 卷	1886

陈直

医林状元济世全书 8 卷	1616

陈直

寿亲养老新书 4 卷	1307
养老奉亲书 1 卷	1083

陈松泉

拳术家伤科 1 卷	1911？

陈杰（乐天叟）

回生集 2 卷	1789
续回生集 2 卷	1811
新编救急奇方 6 卷	1817

陈述（玉书）

补南齐书艺文志 4 卷	1935

陈奇生

痘科扼要 1 卷	1735

陈国笃（厚溪）

伤寒剖绪 2 卷	1854
眼科六要 2 卷	1851

陈国泰

三十六穴伤门图 1 卷	1910

陈明曦（星海）

本草韵语 2 卷	1895

陈咏（景沂，肥遁，愚一子）

全芳备祖 58 卷	1256

陈秉钧（莲舫，乐余老人，庸叟）

十二经分寸歌不分卷	1911？
七家会诊张越阶方案 1 卷	1914
女科秘诀大全 5 卷	1909
加批时病论 8 卷	1909
陈征君方案不分卷	1911？
陈莲舫先生医案 3 卷	1911？
陈莲舫医案秘钞 2 卷	1911？
莲舫秘旨不分卷	1911？

陈佳园

妇科秘方 1 卷	1700

陈侠君（邃志庐）

中西医学群书国粹部第一集 11 种 16 卷	1907

陈念祖（修园，良友，慎修）

十药神书注解不分卷	1803
十药神书注解 1 卷	1857
三指禅脉诀度针不分卷	1823
女科要旨 4 卷	1820
长沙方歌括 6 卷	1803
公余医录 2 种 6 卷	1841
公余医录五种 18 卷	1841
公余医录六种 22 卷	1841
公余医录抄 6 卷	1895
六经伤寒辨证 4 卷	1873
六经伤寒辨证补方 4 卷	1873
伤寒论浅注 6 卷	1797
伤寒论浅注补正 7 卷	1892
伤寒论浅注方论合编 6 卷	1908
伤寒医约录 3 卷	1803
伤寒医诀串解 6 卷	1803
伤寒真方歌括 6 卷	1803

陈熊（采臣）

　　橄榄治痢奇验方不分卷　　　　1888

陈镇（仲卿，戬山居士）

　　本草集要按 18 卷　　　　　　1898

陈德懋（树之）

　　陈氏注解伤寒论 3 卷　　　　　1859

陈澈（三山，雪潭）

　　雪潭居医约 8 种 8 卷　　　　　1641

　　药症忌宜 1 卷　　　　　　　　1641

陈鹤云

　　极效神方 1 卷　　　　　　　　1910

陈慰农

　　医学三书合刊 3 种 3 卷　　　　1875

陈履端（于始）

　　幼幼新书 40 卷　　　　　　　1150

陈璞（琢之）

　　医法青篇 8 卷　　　　　　　　1817

陈羲（日农，辰耕山人）

　　医方不求人 2 种不分卷　　　　1877

邵友濂（筱村）

　　居家必用方 2 种 2 卷　　　　　1893

邵氏

　　痘科邵公顺痘麻仙方 1 卷　　　1881

　　痘科秘传 1 卷　　　　　　　　1881

邵以正（通妙真人）

　　小儿痘疹证治 1 卷　　　　　　1459

　　上清紫庭追痨仙方 1 卷　　　　1397

　　仙传济阴方 1 卷　　　　　　　1397

　　青囊杂纂 9 种 9 卷　　　　　　1459

　　济急仙方 1 卷　　　　　　　　1459

　　秘传外科方 1 卷　　　　　　　1395

　　秘传经验方 1 卷　　　　　　　1459

邵国香（兰荪）

　　邵氏医案 1 卷　　　　　　　　1911？

　　邵兰荪医案 4 卷　　　　　　　1911？

邵弁（伟元）

　　运气占候补遗 1 卷　　　　　　1565

邵达（从皋，念三）

　　订补明医指掌 10 卷　　　　　1622

邵成平（庸济）

　　幼科正医录 5 卷　　　　　　　1766

　　伤寒正医录 10 卷　　　　　　1744

邵同珍（葆丞，四九居士）

　　医易一理 1 卷　　　　　　　　1897

邵灿（又村）

　　难产第一神验良方 1 卷　　　　1862

邵星森（蓉伯）

　　痘科秘要 1 卷　　　　　　　　1905

邵柏（鹤年，柳溪逸夫）

　　脉诀阶梯选要 1 卷　　　　　　1720

邵炳扬（杏泉）

　　三折肱医案 2 卷　　　　　　　1862

　　女科歌诀 6 卷　　　　　　　　1864

　　四时病机 14 卷　　　　　　　1765

　　邵氏三折肱 6 卷　　　　　　　1862

　　邵氏方案 6 卷　　　　　　　　1862

　　邵氏医书三种 22 卷　　　　　1864

　　温毒病论 1 卷　　　　　　　　1765

邵根仙（芝生）

　　伤寒指掌 4 卷　　　　　　　　1796

　　感证宝筏 4 卷　　　　　　　　1911

邵绶名

　　经验良方 3 卷　　　　　　　　1853

邵博强

　　无药疗病法不分卷　　　　　　1907

邵景尧（少泉）

　　女科歌诀 6 卷　　　　　　　　1864

　　邵氏医书三种 22 卷　　　　　1864

邵登瀛（步青）

　　女科歌诀 6 卷　　　　　　　　1864

　　四时病机 14 卷　　　　　　　1765

　　邵氏医书三种 22 卷　　　　　1864

　　温毒病论 1 卷　　　　　　　　1765

邵勤俊

　　跌打新书 1 卷　　　　　　　　1890

邵雍（尧夫，康节）

　　康节邵子诗注 1 卷　　　　　　1829

邵澍（作霖，子雨）

　　外科辑要 4 卷　　　　　　　　1829

　　成方辑要 4 卷　　　　　　　　1829

邵懋臣

　　痘疮切要总说不分卷　　　　　1850

纳远山楼

　　妇科症治汇编不分卷　　　　　1722

会篇纪略 14 卷	1739	山家清事 1 卷	1177	
林天佑（德臣）		茹草纪事不分卷	1179	
秋疟指南 2 卷	1911	**林祖成（庆惟）**		
林长生（士纶）		会篇纪略 14 卷	1739	
眼科简便验方 1 卷	1644	**林姚恩**		
林月函		心圣图说要言 1 卷	1610	
麻瘄必读 2 卷	1903	却病心法 1 卷	1610	
林凤翯（翀霄）		**林珮琴（云和，羲桐）**		
医学摘要 4 卷	1904	林佩琴医案不分卷	1835	
林玉友（渠清）		类证治裁 8 卷	1839	
寸耕堂医案 1 卷	1790	**林起龙（北海）**		
本草辑要 6 卷	1790	本草纲目必读 24 册	1667	
本草伤寒辑要合编 3 种 23 卷	1790	**林植堂**		
伤寒方论辑要 16 卷	1790	眼科方药 1 卷	1894	
林自然（回阳子）		**林烈贤（渭川）**		
长生指要篇 1 卷	1250	毒证要略不分卷	1901	
林庆炳（爱梅居士）		**林森（药樵，深山野人）**		
验方偶录 1 卷	1885	痧书 3 卷	1686	
林庆铨（衡甫）		痧疫论 3 卷	1674	
时疫辨 4 卷	1900	痧症全书 3 卷	1686	
林寿萱		痧症要法 2 卷	1686	
十药神书注解 1 卷	1857	**林清标（韦亭）**		
林作建（和斋）		寿世简便集不分卷	1768	
壶山意准 2 卷	1870	**林湘东**		
林坤增		皮肤新编 8 册	1899	
麻疹全书 3 卷	1722	**林鼎文（玉甫）**		
林枫（苇庭）		全体阐微 3 卷	1880	
医学汇参 10 卷	1871	**林辕（神凤，五福玄巢子）**		
林昌彝（茶叟）		谷神篇 2 卷	1304	
六经伤寒辨证 4 卷	1873	**林澜（观子，莱庵道人）**		
六经伤寒辨证补方 4 卷	1873	伤寒折衷 20 卷	1675	
林宝山（敬堂）		伤寒类证 8 卷	1675	
眼科简便验方 1 卷	1644	灵素合抄 15 卷	1688	
林树红（霜野）		**林霨（雨苍）**		
名家医方歌诀不分卷	1895	景岳新方诗括注解 4 卷	1796	
林钟		**林翼臣（济清）**		
医宗说约小儿科节抄 1 卷	1663	疯痨臌膈辨 1 卷	1893	
古代医家画像不分卷	1816	**松下居士**		
林俊亮（介烈）		群方便览 2 卷	1821	
麻疹全书 3 卷	1722	**松柏子**		
林洪（龙发，可山人）		祈嗣种子篇 1 卷	1638	
山家清供 2 卷	1177	**松柏老人**		
		广嗣要方 2 卷	1911?	

罗贞		古今名医汇粹古今名医方论合刊 2 种 12 卷	
白驹谷罗贞喉科 1 卷	1884		1675
罗兆琚		**罗洪先（达夫，念庵，太玄散人）**	
小儿推拿辑要不分卷	1911？	万寿仙书 4 卷	1565
罗汝兰（芝园）		万育仙书 2 卷	1565
恶核良方释疑 1 卷	1901	卫生真诀 2 卷	1565
鼠疫汇编不分卷	1895	**罗振玉（叔言，叔蕴，雪堂，永丰乡人）**	
鼠疫约编不分卷	1901	眼学偶得 1 卷	1891
罗青霄		**罗豹成**	
阴阳辨疑 2 卷	1569	疠疯秘方 1 卷	1846
阴阳辨疑论 1 卷	1569	**罗浩（养斋）**	
罗幸夫		医经余论 1 卷	1812
改良达生编 2 卷	1907	诊家索隐 2 卷	1799
罗叔宝		**罗浮山人**	
佛崖验方抄 1 卷	1828	历藏篇 1 卷	1892
罗国纲（振召，整斋）		**罗浮山云中子**	
罗氏会约医镜 20 卷	1789	生草药性 2 卷	1711
罗知悌（子敬，太无）		**罗绥堂**	
罗太无先生口授三法 1 卷	1357	医学崇正 3 卷	1896
罗周彦（德甫，赤诚，慕斋）		医学崇正伤寒便读 1 卷	1896
医方粹言不分卷	1769	医学崇正金匮便读 1 卷	1896
医宗粹言 14 卷	1612	医学崇正温瘟歌括 1 卷	1896
罗泾川		**罗硕庵**	
鹿英山房喉科秘传 1 卷	1846	临产须知全集 3 卷	1825
罗定昌（茂亭）		**罗崧骏（芹生）**	
中西医粹 4 种 4 卷	1882	临证类编 3 卷	1896
医案类录 1 卷	1893	**罗越峰**	
脏腑图说症治要言合璧 3 卷	1882	妇科杂治验方 1 卷	1911？
罗绍传（知足斋主人）		疑难急症简方 4 卷	1895
缠足受病考不分卷	1903	**罗福至（自知）**	
罗绍芳（林一）		延龄篡要 2 卷	1822
医学考辨 12 卷	1844	**罗嘉杰（少耕）**	
喉症辨验合编 1 卷	1868	备急灸法·针灸择日编集 2 种	1890
罗思举（天鹏）		**罗濬（禹功）**	
急治良方 1 卷	1836	新刊外科微义 4 卷	1699
罗济川（衡峰）		**〔丿〕**	
素问直讲 9 卷	1867	**知医悯人居士**	
罗美（澹生，东逸，东美）		普救回生草 2 卷	1865
内经博议 4 卷	1675	**知非山人**	
名医汇编 4 卷	1675	保生造福录 2 卷	1890
古今名医方论 4 卷	1675	**和化文社**	
古今名医汇粹 8 卷	1675	济世良方 8 卷	1884

念慈

　　幼科总要 1 卷　　　　　　　　　　1898

周于蕃（岳夫）

　　小儿科推拿仙术 1 卷　　　　　　　1612

　　厘正按摩要术 4 卷　　　　　　　　1888

　　秘传推拿妙诀 2 卷　　　　　　　　1776

周士祢

　　婴儿论 1 卷　　　　　　　　　　　1778

周万清（沛霖，春园）

　　咽喉指掌不分卷　　　　　　　　　1847

周中孚（信之，郑堂）

　　郑堂读书记 71 卷　　　　　　　　1831

　　郑堂读书记补逸 30 卷　　　　　　1831

周之干（慎斋）

　　医学粹精 5 种 8 卷　　　　　　　　1694

　　周慎斋医案稿 3 卷　　　　　　　　1573

　　脉法解 2 卷　　　　　　　　　　　1661

　　慎斋三书 6 种 6 卷　　　　　　　　1573

　　慎斋遗书 10 卷　　　　　　　　　1573

周子椿

　　种子金丹全集不分卷　　　　　　　1846

周王政（治庵）

　　女科胎产问答要旨 3 卷　　　　　　1274

周天锡（永年，一山老叟）

　　图经备要本草诗诀 2 卷　　　　　　1294

周元瑜

　　眼科开光易简秘本 3 卷　　　　　　1840

周无所住

　　金丹直指 1 卷　　　　　　　　　　1250

周云章（松仙，松儒）

　　儿科三字经 1 卷　　　　　　　　　1909

　　简易医诀 4 卷　　　　　　　　　　1892

周长有（邦桢）

　　内经翼注 12 卷　　　　　　　　　1826

周文采

　　删补医方选要 10 卷　　　　　　　1592

　　外科集验方 2 卷　　　　　　　　　1498

　　医方选要 10 卷　　　　　　　　　1495

周以勋（次立）

　　检验萃言 2 卷　　　　　　　　　　1895

周世昌

　　玉梅华馆遗方 1 卷　　　　　　　　1889

周世教（孔四）

　　周氏经络大全不分卷　　　　　　　1796

周本一（伯贞）

　　医学入门 2 卷　　　　　　　　　　1910

周丙荣（树冬）

　　金针梅花诗钞不分卷　　　　　　　1902

周尔皇（文宁）

　　痢症秘诀要略不分卷　　　　　　　1805

周礼（半山）

　　医圣阶梯 10 卷　　　　　　　　　1573

周礼（德恭，梅屋老人）

　　医学碎金 4 卷　　　　　　　　　　1415

周式洤（雨樵）

　　经验易治良方 1 卷　　　　　　　　1835

　　经验易治续方 1 卷　　　　　　　　1835

　　格言集要 2 卷　　　　　　　　　　1835

周臣（在山）

　　厚生训纂 6 卷　　　　　　　　　　1549

周达夫

　　医方择要 2 卷　　　　　　　　　　1829

　　医方择要续集 2 卷　　　　　　　　1829

周扬俊（禹载）

　　外科安生集 4 卷　　　　　　　　　1683

　　伤寒三注 17 卷　　　　　　　　　1713

　　伤寒论三注 16 卷　　　　　　　　1683

　　金匮要略二注 22 卷　　　　　　　1687

　　温热暑疫节要 1 卷　　　　　　　　1858

　　温热暑疫全书 4 卷　　　　　　　　1679

周廷兰

　　环秀堂医书丛刻三种 3 卷　　　　　1738

周竹田

　　葆寿集 8 卷　　　　　　　　　　　1797

周伏生

　　婆心佛手编 2 种 2 卷　　　　　　　1903

周仲荣（荣起）

　　本草图谱不分卷　　　　　　　　　1630

周兴南（召亭）

　　知非斋咽喉集方 1 卷　　　　　　　1872

周守忠（榕庵）

　　历代名医蒙求 2 卷　　　　　　　　1220

　　养生月览 2 卷　　　　　　　　　　1222

　　养生类纂 2 卷　　　　　　　　　　1220

慈幼玄机 2 卷	1610
郑宏纲（纪原，梅涧）	
重楼玉钥 2 卷	1768
筸余医语不分卷	1768
郑启寿（卜年）	
郑氏瘄科保赤金丹 4 卷	1900
郑氏瘄略 1 卷	1830
麻瘄必读 2 卷	1903
郑林森（茂齐）	
新订保生经验良方 2 卷	1882
郑杰（人杰，昌英）	
景岳新方诗括注解 4 卷	1796
郑奋扬（肖岩）	
人体虫病通考 4 卷	1911
伪药条辨 4 卷	1901
鼠疫约编不分卷	1901
增订验方别录 2 集	1894
郑昌棪（熙台）	
临阵伤科捷要 4 卷	1894
郑昂（轩哉）	
人参图说 1 卷	1802
郑泽（于荣，梦圃，墨宝斋居士）	
墨宝斋集验方	1609
重证本草单方 6 卷	1610
郑承瀚（若溪，枢扶）	
重楼玉钥 2 卷	1768
重楼玉钥续编 1 卷	1804
喉白阐微 1 卷	1797
郑绍宗	
活人慈航 8 种 12 卷	1857
郑荣彩	
幼科辨证心法 1 卷	1783
郑树珏（桐山）	
七松岩集 2 卷	1771
郑昭（旋宫）	
医学寻源 2 卷	1824
郑思聪（敏斋）	
汤头歌诀续编 4 卷	1899
郑钦谕（三山，保御）	
女科心法 2 卷	1697
郑重光（在莘，素圃老人）	
伤寒论条辨续注 12 卷	1705

伤寒论证辨 3 卷	1711
郑素圃医书五种 23 卷	1707
素圃医案 4 卷	1707
温疫论补注 2 卷	1707
郑复光（元甫，浣香）	
费隐与知录不分卷	1842
郑亭（春敷，荥阳）	
女科济阴要语万金方不分卷	1265
妇科约囊万金方 2 卷	1644
坤元是保 3 卷	1165
郑彦	
太平圣惠方 100 卷	992
郑晟（励明，莲亭）	
生生录 3 卷	1718
郑祥徵（继善，少遇，念山，敦复老人）	
郑氏女科集义 1 卷	1821
郑假山	
郑氏女科 1 卷	1906
郑鸾（廷臣）	
传信尤易方 8 卷	1570
郑望之（顾道）	
膳夫录 1 卷	1140
郑淦（淼泉）	
湛庐医筏 2 卷	1900
郑惠卿	
编集诸家婴儿病证幼幼方论 10 卷	1254
郑奠一	
温疫明辨歌诀 1 卷	1897
瘟疫明辨 4 卷	1750
郑道煌（春山）	
内经必读 2 卷	1710
郑照山	
女科秘笈 1 卷	1906
郑源	
引痘条约合梓 1 卷	1874
郑敷政	
薛氏济阴万金书 3 卷	1265
郑端友	
全婴方论 23 卷	1173
保婴全方 4 卷	1173
郑璜（悟真子）	
痘疹心镜不分卷	1911?

胡桐鹤堂

　　桐鹤堂膏丹丸散集录不分卷　　　　1826

胡爱山（希九，生生子）

　　牛痘真传 1 卷　　　　　　　　　　1904

胡乾元（子善）

　　仲景全书 5 种 20 卷　　　　　　　1894

胡朝臣（敬所）

　　伤寒类编 7 卷　　　　　　　　　　1564

胡景康（柏庄）

　　证验随笔 1 卷　　　　　　　　　　1893

　　验方汇集 1 卷　　　　　　　　　　1893

胡濙（源洁，洁庵）

　　卫生易简方 12 卷　　　　　　　　 1423

胡嗣超（鹤生）

　　伤寒杂病论 16 卷　　　　　　　　 1826

胡嗣廉

　　加减灵秘十八方 1 卷　　　　　　　1538

胡嵩（芝樵）

　　启蒙真谛 2 种 2 卷　　　　　　　 1882

胡筠青

　　伤寒六经病解不分卷　　　　　　　1889

　　伤寒启蒙集稿 7 卷　　　　　　　　1889

胡慎柔（住想）

　　慎柔五书 5 卷　　　　　　　　　　1636

　　慎柔医案 1 卷　　　　　　　　　　1636

胡愹（两顾道人）

　　玄微心印 2 卷　　　　　　　　　　1579

胡增彬（谦伯）

　　经验选秘 6 卷　　　　　　　　　　1871

胡澍（亥甫，甘伯，石生）

　　内经素问校义 1 卷　　　　　　　　1872

胡璟

　　秘传痘疹寿婴集 1 卷　　　　　　　1491

胡燮卿（涵养子）

　　承机汇参不分卷　　　　　　　　　1884

荣汝菜（椿年）

　　医学一得 4 卷　　　　　　　　　　1874

荫德堂

　　脉理图 1 卷　　　　　　　　　　　1824

南洲白衣海岱游人

　　易筋洗髓经 3 卷　　　　　　　　　1843

柯为良

　　全体阐微 3 卷　　　　　　　　　　1880

柯怀经（子良，葆真山人）

　　养性要旨 1 卷　　　　　　　　　　1885

柯怀祖（德修）

　　理虚元鉴 2 卷　　　　　　　　　　1771

柯炌（集庵）

　　保产机要 1 卷　　　　　　　　　　1736

　　保产机要不分卷　　　　　　　　　1746

　　保产汇编 4 卷　　　　　　　　　　1801

柯琴（韵伯，似峰）

　　玉机辨证 2 卷　　　　　　　　　　1674

　　伤寒六经病解不分卷　　　　　　　1889

　　伤寒方翼 1 卷　　　　　　　　　　1674

　　伤寒论注 4 卷　　　　　　　　　　1669

　　伤寒论翼 2 卷　　　　　　　　　　1674

　　伤寒来苏集 8 卷　　　　　　　　　1674

　　伤寒启蒙集稿 7 卷　　　　　　　　1889

　　伤寒附翼 2 卷　　　　　　　　　　1674

　　伤寒晰疑 4 卷　　　　　　　　　　1816

　　医方论 3 卷　　　　　　　　　　　1669

　　余注伤寒论翼 4 卷　　　　　　　　1893

柯逢时（巽庵）

　　大观本草札记 2 卷　　　　　　　　1910

　　武昌医学馆丛书八种 96 卷　　　　 1904

查万合（了吾）

　　正阳篇选录 1 卷　　　　　　　　　1643

　　慎斋三书 6 种 6 卷　　　　　　　 1573

查有钰（式庵）

　　医学杂缀不分卷　　　　　　　　　1909

　　南野医话不分卷　　　　　　　　　1909

　　摄生真诠 2 卷　　　　　　　　　　1909

查道伦（怡庭）

　　引痘集要 2 卷　　　　　　　　　　1869

柏仙

　　全身骨图考正 1 卷　　　　　　　　1854

柏永瑞（鹤亭）

　　神仙济世良方 2 卷　　　　　　　　1797

柳华阳（传庐）

　　金仙证论不分卷　　　　　　　　　1791

　　慧命经 1 卷　　　　　　　　　　　1794

柳宝诒（谷孙，冠群）

　　评选爱庐医案 1 卷　　　　　　　　1899

　　评选环溪草堂医案 3 卷　　　　　　1900

侯宸（枫坪）

　集验良方 6 卷　　　　　　　　1824

侯敬（敬庵）

　疯门辨症 1 卷　　　　　　　　1876

侯弼（公辅）

　丹溪治痘要法 1 卷　　　　　　1528

侯巽（健伯）

　扶雅斋读医札记 2 卷　　　　　1909

衍秀实夫

　不药良方 1 卷　　　　　　　　1869

　历验单方不分卷　　　　　　　1838

俞大文（荔峰）

　良方续录 1 卷　　　　　　　　1845

　慈恩玉历外科统治外科专治门 1 卷　1845

俞中和

　经验麻疹真传 6 卷　　　　　　1888

俞文虎

　俞氏秘传喉科不分卷　　　　　1911？

俞文起

　伤寒说约编不分卷　　　　　　1910

　胎产要诀 2 卷　　　　　　　　1726

俞世贵（桂庭）

　愿体医话 1 卷　　　　　　　　1838

俞世球（得玶，诗僧，梦兰草堂主人）

　白喉治验新编 1 卷　　　　　　1884

　医学及门 1 卷　　　　　　　　1904

　麻痘新编 2 卷　　　　　　　　1881

　续医宗摘要幼科 1 卷　　　　　1890

　摘录经验医案 1 卷　　　　　　1885

俞正燮（理初）

　持素编 3 卷　　　　　　　　　1850

俞玉梁（竹丞）

　达生保赤合编 3 种 4 卷　　　　1849

俞弁（子容）

　续医说 10 卷　　　　　　　　1522

俞廷举（介天，石村）

　金台医话 1 卷　　　　　　　　1780

俞汝溪

　雷公炮制便览 5 卷　　　　　　1593

俞志钧（仙灵山人）

　伤科秘传 3 卷　　　　　　　　1887

俞茂鲲（天池，丽溪，句曲逸士）

　痧痘集解 6 卷　　　　　　　　1727

俞明鉴（世徵）

　针灸要略 8 卷　　　　　　　　1911？

俞炎（玉吾，林屋山人）

　炉火鉴戒录 1 卷　　　　　　　1284

俞宗本（立庵）

　种药疏 1 卷　　　　　　　　　1643

俞桥（子木，南山，溯洄道人）

　广嗣要语 1 卷　　　　　　　　1544

俞焕（文光，晓园）

　丹方类编不分卷　　　　　　　1752

　观心书屋经验良方 4 卷　　　　1844

俞朝言

　医方集论不分卷　　　　　　　1493

俞锡熙（友竹）

　医方集类 3 卷　　　　　　　　1850

俞锡禧（友竹）

　痉书备览 1 卷　　　　　　　　1833

俞福勋

　青囊万选 2 卷　　　　　　　　1792

俞彰信（俞成甫）

　时症方论不分卷　　　　　　　1856

　急救时症经验良方不分卷　　　1856

俞肇源（根初）

　通俗伤寒论 12 卷　　　　　　1776

俞蕙（卷庵，泯图子）

　本草撷要 1 卷　　　　　　　　1671

　经方衍义 5 卷　　　　　　　　1671

俞震（东扶，惺斋）

　古今医案按 10 卷　　　　　　1778

　古今医案按选 4 卷　　　　　　1853

　沈俞医案合抄 4 卷　　　　　　1850

俞樾（荫甫，曲园）

　内经辨言 1 卷　　　　　　　　1850

　枕上三字诀 1 卷　　　　　　　1879

　废医论 1 卷　　　　　　　　　1902

　春在堂全书（2 种 2 卷）　　　1902

饶鹏（九万，东溪）

　节略医林正宗 8 卷　　　　　　1512

[丶]

施广（博望）

　眼科正宗原机启微 2 卷　　　　1757

姚思仁（善长，罗浮山人）

　隶竹堂集验方 6 卷　　　　　　　　1619

姚俊（菊吾主人）

　经验良方全集 4 卷　　　　　　　　1863

　痘疹易知 1 卷　　　　　　　　　　1862

姚咨（潜坤居士）

　物类相感志不分卷　　　　　　　　1528

姚振宗（海槎）

　三国艺文志 4 卷　　　　　　　　　1889

　百宋一廛书录 1 卷　　　　　　　　1803

　隋书经籍志考证 53 卷　　　　　　 1897

姚称

　摄生月令不分卷　　　　　　　　　1274

姚益华

　金子久医案 4 卷　　　　　　　　　1895

姚球（颐真，勾吴逋人）

　本草经解要 4 卷　　　　　　　　　1724

　本草经解要附余 1 卷　　　　　　　1724

　伤寒经解 8 卷　　　　　　　　　　1704

姚梅园

　奇效丹方 8 卷　　　　　　　　　　1782

姚深（公静）

　冰壑老人医案 1 卷　　　　　　　　1641

姚景垣（光祖）

　张千里医案 5 卷　　　　　　　　　1836

姚舜牧（承庵）

　姚氏药言 1 卷　　　　　　　　　　1606

姚椿（春木，子寿，樗寮生）

　养生余论不分卷　　　　　　　　　1820

姚椿（諆楗）

　文学孝行陈府君传记铭诔杂记合编 1 卷　1852

姚觐元（彦侍）

　咫尺斋丛书（3 种 3 卷）　　　　　1883

姚觐闿（寿岩，五祺）

　诚求一得 2 卷　　　　　　　　　　1803

姚德丰（稔斋）

　增补洗冤录急救方不分卷　　　　　1827

姚德豫（立斋）

　洗冤录解 1 卷　　　　　　　　　　1831

姚澜（浣云，维摩和尚）

　本草分经 4 卷　　　　　　　　　　1840

姚履佳（正帆）

　喉症机要 2 卷　　　　　　　　　　1802

姚襄（用孚）

　灸法集验 1 卷　　　　　　　　　　1906

贺大文（藻亭）

　方脉指迷 4 卷　　　　　　　　　　1826

　医林棒睡等三种 5 卷　　　　　　　1793

贺升平（莫邦，鸿磐）

　脉要图注 4 卷　　　　　　　　　　1783

贺尹东

　齿牙养生法不分卷　　　　　　　　1902

贺龙骧

　女丹合编 6 种 7 卷　　　　　　　　1905

贺岳（汝瞻，春轩）

　医经大旨 8 卷　　　　　　　　　　1556

　本草要略 1 卷　　　　　　　　　　1556

贺钧（季衡，寄痕）

　贺季衡医案 1 卷　　　　　　　　　1910

　贺季衡医案不分卷　　　　　　　　1910

贺桐孙

　贺季衡医案不分卷　　　　　　　　1910

贺勛（再存）

　医林棒睡等三种 5 卷　　　　　　　1793

贺缙绅

　平江贺氏汇刊医书 5 种 5 卷　　　　1878

骆龙吉

　内经拾遗方论 8 卷　　　　　　　　1111

　增补内经拾遗方论 4 卷　　　　　　1599

骆如龙（潜庵）

　幼科推拿秘书 5 卷　　　　　　　　1691

骆明贵

　伤医大全不分卷　　　　　　　　　1869

骆登高（茱饮，恒园）

　医林一致 5 卷　　　　　　　　　　1703

十　画

［一］

秦大任（显扬）

　医贯辑要 12 卷　　　　　　　　　 1811

秦之济（伯未，谦斋）

　医学见能 4 卷　　　　　　　　　　1890

　温热类编 6 卷　　　　　　　　　　1866

秦之祯（皇士）

　伤寒大白 4 卷　　　　　　　　　　1714

幼科良方 1 卷	1707		钱懷村（玉峰）	
观心书屋经验良方 4 卷	1844		小儿科推拿直录 1 卷	1793
单方摘要 1 卷	1707		铁峰居士	
经验丹方汇编不分卷	1707		保生心鉴 1 卷	1506
济阴纂要 1 卷	1707		铁脚道人	
钱座书			霞外杂俎 1 卷	1566
伤寒伐洗十二稿 3 卷	1710		积善堂同人	
钱涛（云砜）			辑要良方 10 卷	1901
延寿丹方 1 卷	1847		积善堂童人	
钱谅臣（逸宣）			医箴俚言、妇病要诀 1 卷	1826
伤寒晰疑 4 卷	1816		笋香氏	
钱敏捷（勤民）			秘传喉科十八证 1 卷	1898
证治要旨 10 卷	1894		倪士奇（复贞）	
钱瑛			两都医案 2 卷	1637
方书 1 卷	1910		倪大成（焕章，复初居士）	
钱雅乐（韵之）			伤寒指南解 10 卷	1744
汤液本草经雅正 10 卷	1885		倪元颐（养正）	
医学萃精 4 卷	1894		麻科简要 1 卷	1644
时病条辨 4 卷	1906		痘麻临症辩论 1 卷	1859
念初居笔记 1 卷	1896		倪东溟	
重校瘟疫论 6 卷	1885		产宝家传 2 卷	1744
慎五堂治验录 14 卷	1879		倪汉梁（石泉）	
钱普			易简集增删四言脉诀不分卷	1842
引痘条约合梓 1 卷	1874		倪有美	
钱曾（遵王，也是翁，贯花道人，述古主人）			痘疹解疑 2 卷	1611
神仙服饵 2 卷	1113		倪朱谟（纯宇）	
钱谦益（受之，牧斋，蒙叟，东涧老人）			本草汇言 20 卷	1624
单方抄录不分卷	1644		倪作贤	
钱椿年（宾桂，兰翁）			麻科简要 1 卷	1644
茶谱 1 卷	1530		倪作宾	
钱雷（豫斋）			麻科简要 1 卷	1644
脏腑证治图说人镜经附录 2 卷	1640		倪向仁（紫山）	
钱福林			麻科简要 1 卷	1644
针家要旨不分卷	1883		痘麻临症辩论 1 卷	1859
钱熙祚（雪枝，锡之）			倪灿（闇公，雁园）	
守山阁丛书（2 种 15 卷）	1844		补辽金元艺文志 1 卷	1795
珠丛别录（4 种 12 卷）	1835		宋史艺文志补 1 卷	1795
钱潢（天来，虚白）			倪枝维（佩玉，凤宾）	
伤寒溯源集 10 卷	1707		产宝 1 卷	1728
钱澍田（敬修堂主人）			倪国琏（子珍，西昆，穗畴）	
敬修堂药说不分集	1804		钦定康济录 4 卷	1739
钱襄（叔云）			倪宗贤（涵初）	
侍疾要语 1 卷	1832		疟疾诸方不分卷	1662

徐公桓（伯揆）
　心源匙锤 2 卷　　　　　　1884
徐氏
　指南后论 2 卷　　　　　　1764
徐凤（廷瑞）
　徐氏针灸全书 4 卷　　　　1584
　针灸大全 6 卷　　　　　　1439
徐文中（用和）
　加减十三方 1 卷　　　　　1332
　加减灵秘十八方 1 卷　　　1538
徐文清（少娱）
　医案集存 1 卷　　　　　　1853
徐文弼（勷右，苣山，鸣峰，超庐居士）
　寿世传真 8 卷　　　　　　1771
　洗心辑要 2 卷　　　　　　1774
　洗心篇 4 卷　　　　　　　1774
　新编救急奇方 6 卷　　　　1817
　攒花易简良方 4 卷　　　　1856
徐书（文勳，简庵）
　外科秘传摘要不分卷　　　1903
徐可（载熙，且庵）
　活命新书 1 卷　　　　　　1863
徐龙翔（召南）
　蓬莱轩医案不分卷　　　　1850
徐东皋
　秘授治瘰要略 1 卷　　　　1794
徐用诚（彦纯）
　玉机微义 50 卷　　　　　　1396
徐用宣
　补要袖珍小儿方论 10 卷　　1574
　袖珍小儿方 6 卷　　　　　1403
徐用笙（书呆子）
　读本草纲目摘录不分卷　　1883
徐尔贞（介石，惟正）
　医汇 12 卷　　　　　　　　1632
徐师曾（伯鲁）
　经络全书 2 卷　　　　　　1566
　重辑经络全书 2 卷　　　　1668
徐同熙（省安）
　徐氏第四世医案不分卷　　1901
　缪氏医案 1 卷　　　　　　1908
徐同藩（君屏）
　徐氏第三世医案不分卷　　1901

徐延旭（晓山）
　医学同源 2 种 3 卷　　　　1880
徐延祚（龄臣）
　医医琐言 2 卷　　　　　　1896
　医意 2 卷　　　　　　　　1896
　医意内景图说 2 卷　　　　1896
　医粹精言 4 卷　　　　　　1895
　铁如意轩医书四种 11 卷　　1896
　续医医琐言 1 卷　　　　　1896
徐行（步安，鉴泉）
　医学蒙求 4 卷　　　　　　1805
徐行（周道，还园）
　伤寒论遥问 14 卷　　　　　1678
　伤寒续论遥问 3 卷　　　　1678
　伤寒续方遥问 1 卷　　　　1678
徐兆丰（实函）
　徐氏第一世医案不分卷　　1874
　徐氏第二世医案不分卷　　1901
　徐实函先生秘传脉诀不分卷　1901
　徐养恬方案 3 卷　　　　　1874
徐亦樨（季儒）
　运气商 2 卷　　　　　　　1634
徐守贞
　急救仙方·胎产 5 卷　　　1397
徐观政（湘浦）
　痘疹医方 2 卷　　　　　　1793
徐羽兼
　产科秘略不分卷　　　　　1803
徐寿基（桂瑶）
　品芳录不分卷　　　　　　1886
徐赤（五成）
　伤寒论集注 10 卷　　　　　1727
　伤寒论集注外篇 4 卷　　　1727
徐时进（学山）
　内科心典 5 卷　　　　　　1777
　医学蒙引 1 卷　　　　　　1764
徐君盛
　鳌头活幼小儿痘疹全书 5 卷　1619
徐尚志（相宸）
　时疫用药法程 1 卷　　　　1911
　鼠疫良方汇编不分卷　　　1910
徐国琛
　珠村草堂医案 3 卷　　　　1836

全体说略 1 卷	1911
医界通邮不分卷	1911
松龄医铎 8 编	1912
金匮遗珠 1 卷	1912
最新三字达生篇不分卷	1904
最新三字达生续篇 4 卷	1912

徐娱庭
医案集存 1 卷	1853

徐彬（忠可）
伤寒一百十三方发明 1 卷	1667
伤寒抉疑 1 卷	1667
伤寒尚论篇全书 5 种 8 卷	1667
金匮要略论注 24 卷	1671
徐忠可伤寒图论 1 卷	1667

徐梅甫
寿世灵方 1 卷	1875

徐常吉（儆弘，抱一斋道人）
古今医家经论汇编 5 卷	1644

徐崇（子高）
补南北史艺文志 3 卷	1930

徐逸民（绎敏）
金鉴妇科节要 2 卷	1894

徐瑛
接骨全书 1 卷	1883

徐悫钰（春泉）
外科选要 6 卷	1843

徐朝宦（炳章，半峰）
一囊春 3 卷	1866
时经两方 3 卷	1873

徐棣三（棠奎）
麻科至宝不分卷	1903

徐景文（学勤）
徐氏第四世医案不分卷	1901

徐景休
参同契直指笺注 3 卷	1799

徐景华（祝唐）
徐氏第四世医案不分卷	1901

徐景章（品珍）
徐氏第四世医案不分卷	1901

徐景曾
寿世良方 8 卷	1750

徐景福（介范）
徐氏第四世医案不分卷	1901

徐然石（亚枝）
王氏医案三编 3 卷	1854

徐赓云（撷云）
仙芝集 6 卷	1785
幼科秘传 1 卷	1808
味义根斋偶抄 8 种 18 卷	1810
推拿秘旨 4 卷	1810
接骨全书 2 卷	1808
喉症机要 2 卷	1802
雕虫集 1 卷	1808

徐道（子有）
神仙通鉴 22 卷	1722

徐滋德堂主人
徐滋德堂丸散汇集不分卷	1891

徐谦（仲光，澄观）
儿科杂症仁端录 4 卷	1644
仁端录痘疹 16 卷	1644

徐勤业（渭臣）
中外病名对照录 2 卷	1909

徐献忠（伯臣，九灵山长）
水品 2 卷	1554

徐鉴（子明）
蓬莱轩医案不分卷	1850

徐鼎（实夫，峙东，雪樵）
毛诗名物图说 9 卷	1771

徐锦（炳南，澹安）
心太平轩医案 1 卷	1851
奇病录 3 卷	1840

徐锦城（守愚，聊尔居士）
医案梦记 2 卷	1868

徐献程（友丞）
卫生丛录不分卷	1908

徐𤊾（惟起，兴公，三山老叟，天竹山人）
荔枝谱 2 卷	1614

徐肇基（稽堂）
医絮随拈 4 卷	1813
疡科求是 4 册	1850

徐镛（叶壎，玉台）
医学举要 6 卷	1826
儒门游艺 3 卷	1829

徐鹤（仁伯，子石）
伤暑论 6 卷	1906

高似孙（续古，疏寮）	
蟹略 4 卷	1229
高阳（霁阳）	
高霁阳医案不分卷	1668
高阳生	
纂图方论脉诀集成 4 卷	1349
高赤城（灌蔬园主人，即霞氏）	
半积堂丸散撮要不分卷	1864
高我岗（如山）	
痘疹真传奇书 3 卷	1598
高宏业	
滇南本草图说 12 卷	1436
高良氏	
圣佛良方 2 卷	1890
高武（孤梅）	
针灸节要 3 卷	1529
针灸聚英 4 卷	1529
痘科正宗 4 卷	1559
高雨	
医学阐要不分卷	1902
高叔宗（子正，石山）	
丹溪治法心要 8 卷	1543
高杲（亭午）	
治痧全编 2 卷	1821
高秉均（锦庭）	
疡科心得集 3 种 8 卷	1805
疡科心得集方汇 3 卷	1805
疡科心得集方汇补遗 1 卷	1805
疡科临症心得集 3 卷	1805
家用膏丹丸散方 1 卷	1805
谦益斋外科医案 1 卷	1805
高学山（汉峙）	
伤寒尚论辨似不分卷	1872
伤寒论尚论篇辨似补抄 8 卷	1892
金匮要略注 25 卷	1872
高承炳（砚五，念岵）	
本草简明图说 4 册	1887
高思敬（憩云）	
千金翼方 30 卷	1066
五脏六腑图说 1 卷	1900
六气感证 1 卷	1902
外科三字经 1 卷	1905

外科问答 1 卷	1906
外科医镜 12 卷	1902
运气指掌 1 卷	1902
逆症汇录不分卷	1902
高憩云外科全书十种	1902
高保衡	
伤寒论 10 卷	1065
金匮玉函经 8 卷	1066
金匮要略方论 3 卷	1065
备急千金要方 30 卷	1066
重广补注黄帝内经素问 24 卷	1056
脉经 10 卷	1068
黄帝针灸甲乙经 12 卷	1069
高莲溪（淑濂，六愚）	
高淑濂胎产方案 4 卷	1898
高宾（舜穆）	
便产须知 2 卷	1500
高培元（问梅主人）	
经验小儿月内出痘神方 1 卷	1837
高梦麟（仲泉）	
医学秘奥 12 册	1044
高赓歌（嗣庭）	
医钞醇粹首集 2 卷	1752
高超愚（卓樵）	
时疫核标蛇症治法不分卷	1909
经验良方不分卷	1909
高鼎汾（上池）	
医学课儿策 1 卷	1843
高锡祚（晓曛）	
管窥述粹录 30 卷	1911？
高愈明（骏轩）	
毒疫问答 1 卷	1910
高骞（子阆）	
医学揭要 2 卷	1881
高德因	
医学秘奥 12 册	1044
高濂（深甫，瑞南）	
四时调摄笺 4 卷	1591
仙灵卫生歌 1 卷	1591
尘外遐举笺 1 卷	1591
延年祛病笺 2 卷	1591
饮馔服食笺 3 卷	1591

秘传眼科纂要 2 卷	1819
黄凯钧（南熏，退庵）	
一览延龄 1 卷	1812
上池涓滴 1 卷	1812
友渔斋医话 6 种 8 卷	1812
肘后偶钞 2 卷	1812
证治指要 1 卷	1812
药笼小品 1 卷	1812
橘旁杂论 2 卷	1812
黄秉越（心甫）	
急救良方不分卷	1904
黄京甫	
医国大方中和活旨 6 卷	1598
黄育珍	
选集一效秘方不分卷	1873
黄炜元（晖史）	
医学寻源 5 卷	1898
辨疫真机不分卷	1898
黄河（星阳）	
医学汇纂济世丹砂 2 卷	1598
黄建中（斧玉，维玄道人）	
玉笥龙瑞方 1 卷	1619
黄承昊（履素，闇斋，乐白道人）	
汇辑薛氏内科医案 7 卷	1639
医宗撮精 4 卷	1639
医宗撮精折肱漫录合刊 2 种 11 卷	1768
折肱漫录 7 卷	1635
黄绍宗	
汪艺香先生医案 4 卷	1900
黄政云	
黄氏锦囊喉科集注 12 卷	1905
黄政修（廉如）	
麻疹新编 2 卷	1889
黄钟（子瀚，乐亭）	
外科辨疑 4 卷	1816
黄乐亭先生外科医案 2 卷	1816
黄钤（朗垣，隐庭）	
验方增辑 2 卷	1793
黄俅（縠如）	
黄帝内经素问节文注释 10 卷	1619
黄保康（霄鹏）	
医林猎要 1 卷	1899

吴鞠通方歌 1 卷	1899
陈修园方歌 1 卷	1899
贻令堂医学三书 3 卷	1900
贻令堂医学五书 5 卷	1909
黄庭先生	
青囊真秘 6 卷	1889
黄庭坚（鲁直，山谷）	
食时五观 1 卷	1076
黄庭镜（燕台，不尘子）	
目经大成 3 卷	1774
黄炳乾（陶普）	
时疫白喉证论不分卷	1875
时疫白喉捷要合编 1 卷	1879
白喉新编 1 卷	1875
黄济之（世美，世仁）	
本草权度 3 卷	1535
黄济聪（固斋）	
医方便览 2 卷	1825
黄宫绣（锦芳）	
本草求真 10 卷	1769
脉理求真 3 卷	1769
锦芳医案 5 卷	1799
黄统（伯垂）	
内外十三科验方五千种 10 卷	1851
医方易简新编 6 卷	1851
易简方便医书 6 卷	1861
增订医方易简 6 卷	1883
黄真人	
喉科秘诀 2 卷	1870
黄堂（云台）	
纪效新书 2 卷	1870
黄晚香	
医学会纂 4 卷	1860
黄恩荣（干南）	
唐千金类方 24 卷	1908
黄钰（宝臣）	
本经便读 4 卷	1869
平辨脉法歌括 1 卷	1869
伤寒辨证集解 8 卷	1874
伤寒辨证集解等四种 15 卷	1874
名医别录 1 卷	1869
经方歌括 2 卷	1871

萧应椿
　时疫救急十六方 1 卷　　　　　　　1895

萧纲纪
　痘疹集验 2 卷　　　　　　　　　　1848

萧尚之
　萧评郭敬三医案 1 卷　　　　　　　1910

萧昂（申立，正斋道人）
　医萃不分卷　　　　　　　　　　　1501

萧京（万舆，通隐子）
　四诊正法 1 卷　　　　　　　　　　1644
　伤寒门医案 1 卷　　　　　　　　　1644
　杂病门医案 1 卷　　　　　　　　　1644
　医论 1 卷　　　　　　　　　　　　1644
　医鉴病鉴 1 卷　　　　　　　　　　1644
　轩岐救正论 6 种 6 卷　　　　　　　1644

萧治斋
　萧治斋师秘传隔瘟法不分卷　　　1911？

萧诚斋
　广济新编 3 卷　　　　　　　　　　1876

萧荣爵
　京城白喉外治三法 1 卷　　　　　　1869

萧埙（赓六，慎斋）
　女科经纶 8 卷　　　　　　　　　　1684
　中风证 1 卷　　　　　　　　　　　1722

萧晓亭
　疯门全书 2 卷　　　　　　　　　　1796

萧涣唐（廉泉）
　医脉摘要 2 卷　　　　　　　　　1911？

萧培仁（德安）
　医学引路 2 卷　　　　　　　　　　1875

萧然居士
　葆元录经验良方 1 卷　　　　　　　1844

萧福庵（学正道人）
　同人针灸 2 卷　　　　　　　　　　1824
　针灸全生 2 卷　　　　　　　　　　1831

萧霆（健恒）
　痧疹一得 2 卷　　　　　　　　　　1732

萧墀（玉谐）
　王传伤科秘方 1 卷　　　　　　　　1871

萧衡先
　医源 1 卷　　　　　　　　　　　　1825

萧瓒绪（作周，丰亭）
　方症联珠 1 卷　　　　　　　　　　1694

萧鐄（吕焘）
　脉药玄微 1 卷　　　　　　　　　　1418

梅古村
　保婴灯 2 卷　　　　　　　　　　1911？

梅占春
　国术点穴秘诀伤穴治法合刊　　　1835

梅竹居士
　救急经验良方 1 卷　　　　　　　　1820

梅江村
　脉镜须知 2 卷　　　　　　　　　　1876

梅安德
　妇科秘方 4 卷　　　　　　　　　　1829

梅启照（小岩）
　梅氏验方新编 24 卷　　　　　　　1878
　眼科七十二症问答病因丸散 1 卷　1876

梅洽（伴梅）
　树惠不癙儿科 6 卷　　　　　　　　1819

梅得春（元实）
　药性会元 3 卷　　　　　　　　　　1595

梅敦寿
　外科秘方 3 卷　　　　　　　　　　1875

梅鹤轩
　指掌摘要不分卷　　　　　　　　1911？

梅蕳（公燮）
　医衡 4 卷　　　　　　　　　　　　1661

梦瀛波榭旧史
　导引图 1 卷　　　　　　　　　　　1899

曹士珩（元白，俞俞道人）
　保生秘要 2 卷　　　　　　　　　　1636
　道元一炁 6 卷　　　　　　　　　　1636

曹元垣（智涵，沧洲，兰雪老人，兰叟）
　何鸿舫曹智涵方案真迹不分卷　　1910
　曹氏平远楼秘方 4 卷　　　　　　　1872
　曹沧洲医案 2 卷　　　　　　　　1911？

曹无极（若水）
　万寿仙书 4 卷　　　　　　　　　　1565
　万育仙书 2 卷　　　　　　　　　　1565

曹中郃（奕周）
　家传医中求正录 16 卷　　　　　　1800

曹文远（花舫，华峰）
　治温提要 1 卷　　　　　　　　　　1878

曹心怡（叔培，侯甫）
　喉痧正的 1 卷　　　　　　　　　　1890

雪凡道人

　　保赤须知 1 卷　　　　　　　　　1895

　　简要良方 1 卷　　　　　　　　　1895

雪岩禅师

　　女科旨要 4 卷　　　　　　　　　1786

　　竹林寺三禅师妇科三种 20 卷　　1793

雪樵

　　兰台要旨 3 卷　　　　　　　　　1870

　　金匮要略纂要不分卷　　　　　　1736

戚日旻（肇升）

　　药性便览 2 卷　　　　　　　　　1644

戚竹甫（子善）

　　女科绳尺 1 卷　　　　　　　　1911？

戚学标（鹤泉）

　　台州外书 20 卷　　　　　　　　1799

戚保三主人

　　诸药异名 1 卷　　　　　　　　　1840

匏庵延道人

　　李氏家藏奇验秘方 4 卷　　　　　1627

龚太宇

　　伤寒心法大成 4 卷　　　　　　　1687

龚廷贤（子才，云林，悟真子）

　　万病回春 8 卷　　　　　　　　　1587

　　小儿推拿秘旨 2 卷　　　　　　　1604

　　云林医圣慈航普渡 8 卷　　　　　1628

　　云林神彀 4 卷　　　　　　　　　1591

　　古今医鉴 16 卷　　　　　　　　1576

　　杂病赋注解不分卷　　　　　　　1628

　　寿世保元 10 卷　　　　　　　　1615

　　寿世保元四言药歌不分卷　　　　1894

　　医林状元济世全书 8 卷　　　　　1616

　　补遗痘疹辨疑全幼录 4 卷　　　　1608

　　刻海上秘授杏林尊生要览 11 卷　1628

　　种杏仙方 4 卷　　　　　　　　　1581

　　药性歌 1 卷　　　　　　　　　　1587

　　救急神方 1 卷　　　　　　　　　1581

　　鲁府禁方 4 卷　　　　　　　　　1594

　　（新锲）鳌头复明眼方外科神验全书 6 卷 1591

龚自璋（月川）

　　医方易简新编 6 卷　　　　　　　1851

　　易简方便医书 6 卷　　　　　　　1861

　　增订医方易简 6 卷　　　　　　　1883

龚时瑞（香圃）

　　六一草堂医学丛书 12 种　　　　1927

　　医约 4 卷　　　　　　　　　　　1863

　　逸仙医案 2 卷　　　　　　　　　1881

龚定国

　　云林女科秘方 3 种 3 卷　　　　　1664

龚居中（应园，如虚子，寿世主人）

　　万寿丹书 5 卷　　　　　　　　　1630

　　万寿丹书脏腑篇不分卷　　　　　1630

　　女科百效全书 5 卷　　　　　　　1667

　　小儿痘疹医镜 2 卷　　　　　　　1630

　　五福全书 6 种 7 卷　　　　　　　1630

　　内科百效全书 8 卷　　　　　　　1630

　　外科百效全书 4 卷　　　　　　　1630

　　外科活人定本 4 卷　　　　　　　1630

　　幼科百效全书 3 卷　　　　　　　1630

　　经验良方寿世仙丹 12 卷　　　　1630

　　痰火点雪 4 卷　　　　　　　　　1630

　　福寿丹书 6 卷　　　　　　　　　1624

　　新镌五福万寿丹书玄修篇 1 卷　　1624

　　新镌五福万寿丹书延龄篇 1 卷　　1630

　　新镌五福万寿丹书安养篇 1 卷　　1630

　　新镌五福万寿丹书服食篇 1 卷　　1630

　　新镌五福万寿丹书采补篇 1 卷　　1630

　　新镌五福万寿丹书清乐篇 1 卷　　1624

龚绍林（育和）

　　重订医门普度瘟疫论 2 卷　　　　1832

龚信（瑞芝）

　　古今医鉴 16 卷　　　　　　　　1576

　　医学源流肯綮大成 16 卷　　　　1583

　　新镌三刻本草炮制药性赋定衡 13 卷 1590

龚退园

　　温病条辨歌括 1 卷　　　　　　　1908

龚锡麟

　　天宝本草 1 卷　　　　　　　　　1871

盛寅（启东）

　　脉药玄微 1 卷　　　　　　　　　1418

　　医经秘旨 2 卷　　　　　　　　　1418

盛朝杨

　　痧胀玉衡摘要 1 卷　　　　　　　1820

盛景云（非龙）

　　益世经验良方 1 卷　　　　　　　1803

巢峻（崇山，卧猿老人）

　　千金珍秘 1 卷　　　　　　　　　　　　　1909

　　玉壶仙馆外科医案 1 卷　　　　　　　　　1909

　　巢崇山医案 1 卷　　　　　　　　　　　　1909

十二画

[一]

琴梦外史

　　绝妙神方不分卷　　　　　　　　　　　　1876

琴鹤主人

　　痘幼良方汇编不分卷　　　　　　　　　　1910

琼瑶真人（亦有题太师刘真人）

　　琼瑶发明神书 3 卷　　　　　　　　　　　1435

　　琼瑶神书 4 卷　　　　　　　　　　　　　1836

博爱学人

　　生产合纂不分卷　　　　　　　　　　　　1792

彭友文

　　三百单方不分卷　　　　　　　　　　　　1909

彭用光

　　太素运气脉诀 2 卷　　　　　　　　　　　1544

　　体仁汇编 4 种 10 卷　　　　　　　　　　1544

　　试效要方并论 5 卷　　　　　　　　　　　1544

　　原幼心法 3 卷　　　　　　　　　　　　　1505

　　简易普济良方 6 卷　　　　　　　　　　　1561

　　潜溪续编伤寒蕴要 6 卷　　　　　　　　　1561

彭竹楼

　　加减回生第一仙丹经验良方 1 卷　　　　　1897

彭好古（一壑居士）

　　金丹四百字注释 1 卷　　　　　　　　　　1835

彭尚志（大墟）

　　医宗铁纲 2 卷　　　　　　　　　　　　　1861

彭荣光（光卿）

　　时病分证表 3 卷　　　　　　　　　　　　1882

彭泰和堂主人

　　彭泰和堂丸散膏丹总目不分卷　　　　　　1876

彭浩（彦洪，识中子）

　　医萃不分卷　　　　　　　　　　　　　　1501

彭耝（鹤林老人）

　　金华冲碧丹经秘旨 2 卷　　　　　　　　　1225

彭期生

　　伤暑全书 10 卷　　　　　　　　　　　　1623

彭翰孙

　　良方便检 1 卷　　　　　　　　　　　　　1879

敬慎山房主人

　　导引图 1 卷　　　　　　　　　　　　　　1875

葛元煦（理斋）

　　保生胎养良方 1 卷　　　　　　　　　　　1880

　　洗冤录撮遗 2 卷　　　　　　　　　　　　1877

　　洗冤录撮遗补 1 卷　　　　　　　　　　　1877

　　啸园丛书（5 种 12 卷）　　　　　　　　　1876

葛氏

　　外科秘本 2 卷　　　　　　　　　　　　　1803

葛洪（稚川）

　　肘后备急方 8 卷　　　　　　　　　　　　1144

葛荫春（廉夫，绿萝庵主）

　　肺病论 6 卷　　　　　　　　　　　　　　1911

葛桂（轮香）

　　医略管窥 1 卷　　　　　　　　　　　　　1830

葛骏（集生）

　　舌辨要略 1 卷　　　　　　　　　　　　　1751

葛乾孙（可久）

　　十药神书 1 卷　　　　　　　　　　　　　1348

　　十药神书注解不分卷　　　　　　　　　　1803

　　十药神书注解 1 卷　　　　　　　　　　　1857

　　葛可久十药神书歌诀 1 卷　　　　　　　　1897

葛雍（仲穆，华盖山樵）

　　伤寒心要 1 卷　　　　　　　　　　　　　1234

　　伤寒医鉴 1 卷　　　　　　　　　　　　　1233

　　伤寒直格 3 卷　　　　　　　　　　　　　1328

董人鉴（韵笙）

　　陈莲舫医案秘钞 2 卷　　　　　　　　　1911？

董之嵩（维岳）

　　痘疹专门 2 卷　　　　　　　　　　　　　1862

　　痘疹专门秘授 2 卷　　　　　　　　　　　1762

董子良

　　喉科要诀 1 卷　　　　　　　　　　　　　1840

董元鹏（云翔）

　　救急便用杂方合刻　　　　　　　　　　　1846

董凤翀（君灵）

　　痘疮经验良方 6 卷　　　　　　　　　　　1687

董玉山（秀峰）

　　牛痘新书 1 卷　　　　　　　　　　　　　1884

　　牛痘新编不分卷　　　　　　　　　　　　1890

伤寒提钩 1 卷	1826
杂证汇参 8 卷	1826
医述 16 卷	1826
医学溯源 2 卷	1826
程杏轩医案 3 集 3 卷	1804
痘疹精华 1 卷	1826

程正通（松崖）

经验眼科秘书不分卷	1860
眼科方药 1 卷	1894
眼科全方集蒙 1 卷	1872
眼科易知录 1 卷	1880
眼科秘方 1 卷	1843
歙西槐塘松崖程正通先生眼科家传秘本 1 卷	
	1882

程让光

外科秘授著要 1 卷	1761

程永培（瘦樵）

丹痧咽喉经验秘传不分卷	1843
喉症机要 2 卷	1802
金镜内台方议 12 卷	1422
六醴斋医书十种 55 卷	1794
相儿经 1 卷	1309
咽喉经验秘药诗不分卷	1794
玄女房中经 1 卷	1794
程刻秘传医书四种 4 卷	1794
咽喉经验秘传不分卷	1794

程式（心原，道承，若水）

脉法汇编不分卷	1579
程氏医彀 16 卷	1579

程有为（双清居士）

李千古伤寒论不分卷	1754

程有功（思敏）

冯塘医案 1 卷	1850

程伊（宗衡，月溪）

脉荟 2 卷	1552
释方 4 卷	1547

程充（用光，后庵居士）

丹溪心法 5 卷	1481

程兴阳

针灸灵法 2 卷	1900

程守信（星潭）

商便奇方 3 卷	1590

程羽文（石室道人）

二六功课 1 卷	1644

程丽棻

辨伤寒脉症论 1 卷	1882

程丽章（云峰）

外科秘传 1 卷	1907

程轸（信甫，右川）

千金简易方 10 卷	1559

程希洛

医学撮要 1 卷	1550

程应旄（郊倩）

伤寒论后条辨直解 15 卷	1670
伤寒论赘余 1 卷	1672
医径句测 2 卷	1670

程沆（小堂）

经验良方 1 卷	1845

程玠（文玉，松厓）

医径句测 2 卷	1670
松厓医径 2 卷	1600
眼科秘方 1 卷	1843
程氏眼喉秘集 2 卷	1894
程松崖先生眼科应验良方 1 卷	1521

程其武（冰壶先生）

医学程式 2 卷	1896
祖传良方不分卷	1896

程林（云来，静观居士）

圣济总录纂要 26 卷	1681
伤寒抉疑 1 卷	1667
医暇卮言 2 卷	1676
金匮要略直解 3 卷	1673
程氏即得方 2 卷	1664
程氏续即得方 2 卷	1664

程国彭（钟龄，恒阳子）

外科十法 1 卷	1733
外科灰余集 1 卷	1733
医学心悟 5 卷	1732
医学心悟杂症要义 1 卷	1908
费批医学心悟 6 卷	1851

程迥（可久）

医经正本书 1 卷	1176

程鸣元（晨峰，仁甫）

经验治痘活法 5 卷	1644

临产须知全集 3 卷	1825	（新刊）医学集成 12 卷	1516
重订傅征君女科 8 卷	1864	**傅锡信（秉直）**	
傅氏女科全集 4 卷	1690	妇女经验良方 3 卷	1911？
傅青主女科 2 卷	1690	**傅嘉猷（践庵）**	
傅青主丹亭真人问答集不分卷	1644	方便录 2 卷	1829
傅青主男女科 3 种 6 卷	1690	**傅霄（昭台弟子）**	
傅青主男科 2 卷	1690	华阳陶隐居集 2 卷	1279
傅仁宇（允科）		**傅颜庄**	
审视瑶函 6 卷	1642	王应震要诀 1 卷	1892
傅尔范		**傅懋光**	
妇科传薪 64 卷	1908	医学疑问 1 卷	1617
傅伯辰（青野）		医学集要经验良方 8 卷	1617
戒淫宝训 2 卷	1850	**焦廷琥（虎玉）**	
益寿里言不分卷	1850	辨疫琐言 1 卷	1800
傅松元（耐寒，崧园，傅大刀）		**焦竑（弱侯，澹园）**	
舌苔统志 1 卷	1874	养生图解不分卷	1594
医经玉屑 2 卷	1894	国史经籍志 5 卷	1602
医案摘奇 4 卷	1909	国史经籍志纠谬 1 卷	1602
傅氏医学三书 7 卷	1884	**焦循（理堂）**	
傅国栋（维藩）		李翁医记 2 卷	1805
审视瑶函 6 卷	1642	吴氏本草 6 卷	1793
傅金铨（鼎云，济一子，醉花道人）		**皓山氏**	
入药镜 1 卷	1829	是乃仁术医方集不分卷	1733
女丹要言 1 卷	1820	**畬飞鳞**	
西池集 1 卷	1820	秘传推拿捷法 1 卷	1699
吕祖五篇注 4 卷	1820	**舒元贵**	
抄本炼丹书四种	1820	医方启蒙 18 卷	1628
金丹节要 1 卷	1820	**舒李（衡虚）**	
易筋经 1 卷	1823	明痘心法 2 卷	1572
性天正鹄 1 卷	1820	**舒应龙（协飞）**	
试金石 1 卷	1829	伤寒易简 3 卷	1776
洗髓经 1 卷	1823	**舒诏（弛远，慎斋学人）**	
康节邵子诗注 1 卷	1829	女科要诀 1 卷	1739
樵阳经女功修炼箴言 1 卷	1820	伤寒问答 1 卷	1739
傅肱（子翼，怪山）		尚论翼 8 卷	1770
蟹谱 2 卷	1059	舒氏伤寒集注 10 卷	1739
傅绍章		舒氏伤寒六经定法 1 卷	1739
丹溪秘藏幼科捷径全书 4 卷	1614	舒氏医论 1 卷	1739
傅棣（温泉）		痘疹真诠 1 卷	1770
保婴珠玑 10 卷	1589	痢门絜纲 1 卷	1739
傅滋（时泽，凌川）		摘录醒医六书温疫论 1 卷	1739
医学权舆 1 卷	1516	辨脉篇 1 卷	1739

赖光德（照堂）

　　百毒解不分卷　　　　　　　　　1832

赖福邦（辅廷）

　　百毒解不分卷　　　　　　　　　1832

雷大升（允上，南山）

　　丸散膏丹方论不分卷　　　　　　1741

雷大震（福亭）

　　方歌别类 1 卷　　　　　　　　　1884

　　医家四要 4 卷　　　　　　　　　1884

　　药赋新编 1 卷　　　　　　　　　1880

　　脉诀入门 1 卷　　　　　　　　　1884

　　病机约论 1 卷　　　　　　　　　1884

雷丰（松存，侣菊，少逸）

　　加批时病论 8 卷　　　　　　　　1909

　　时病论 8 卷　　　　　　　　　　1882

　　时病分证表 3 卷　　　　　　　　1882

　　灸法秘传 1 卷　　　　　　　　　1883

　　雷氏慎修堂医书三种 13 卷　　　　1887

雷芳（筠倩）

　　窥垣秘术 2 卷　　　　　　　　　1632

雷真君

　　活人录 1 卷　　　　　　　　　　1880

雷隽（南英）

　　伤科全集 1 卷　　　　　　　　　1883

雷焕然（春台，逸仙）

　　逸仙医案 2 卷　　　　　　　　　1881

雷滋蕃

　　雷桐君堂丸散全集不分卷　　　　1891

靳贤

　　针灸大成 10 卷　　　　　　　　1601

颐园居士

　　救急应验良方 1 卷　　　　　　　1887

辑五氏

　　经验简便良方 4 卷　　　　　　　1865

[｜]

虞抟（天民，花溪，恒德老人）

　　苍生司命 8 卷　　　　　　　　　1515

　　医学正传 8 卷　　　　　　　　　1515

虞仲伦（绍南，乐醉翁）

　　医方简易 4 卷　　　　　　　　　1781

虞庠（西斋）

　　类经纂要 3 卷　　　　　　　　　1867

虞泰祺

　　齿牙养生法不分卷　　　　　　　1902

虞镛

　　伤寒论类编 10 卷　　　　　　　1744

照今居士

　　经验良方 1 卷　　　　　　　　　1874

照碑山人

　　女科医则玄要不分卷　　　　　　1758

路顺德（应侯）

　　治蛊新方 1 卷　　　　　　　　　1823

[丿]

詹作周

　　救世良方类编 3 卷　　　　　　　1853

詹恩（巨龄，少卿）

　　舌鉴新书不分卷　　　　　　　　1866

詹瑞（廷五）

　　活幼指南全书 1 卷　　　　　　　1727

鲍山（元则，在齐，香林主人）

　　野菜博录 4 卷　　　　　　　　　1622

鲍叔鼎

　　医方约说 2 卷　　　　　　　　　1557

鲍竺生

　　鲍竺生医案不分卷　　　　　　　1890

鲍相璈（云韶）

　　选录验方新编 18 卷　　　　　　1884

　　校正增广验方新编 16 卷　　　　1904

　　验方新编 8 卷　　　　　　　　　1846

　　梅氏验方新编 24 卷　　　　　　1878

　　续验方 6 卷　　　　　　　　　　1883

　　新订小儿脐风惊风合编 1 卷　　　1861

　　增广验方新编 18 卷　　　　　　1864

　　增订验方新编 8 卷　　　　　　　1881

　　增订验方新编续方 1 卷　　　　　1881

鲍泰圻

　　鲍氏汇校医书四种 18 卷　　　　1828

鲍席芬

　　疮疡经验 2 卷　　　　　　　　　1816

鲍集成（允大）

　　疮疡经验 2 卷　　　　　　　　　1816

解凤羽

　　痘疹选要 1 卷　　　　　　　　　1687

颜添寿
　少林寺秘方铜人簿 1 卷　　　　1907
颜镜寿（白岳山人）
　喉科集要不分卷　　　　1907
潘之伟（耀墀）
　经验秘方不分卷　　　　1888
潘之泮（半水）
　因应便方 2 卷　　　　1522
潘之恒（景升，鸾啸生，冰华生）
　广菌谱 1 卷　　　　1572
潘云杰（源常）
　类集试验良方 2 卷　　　　1605
潘化成
　喉证秘集 2 卷　　　　1883
　程氏眼喉秘集 2 卷　　　　1894
潘为缙（云师）
　血症良方 1 卷　　　　1712
潘世良（心垣）
　虚劳秘韫方解 1 卷　　　　1878
潘世思
　医略 1 卷　　　　1840
潘申甫
　潘氏医案 2 卷　　　　1911？
潘仕成（德畬）
　海山仙馆丛书（3 种 8 卷）　　　　1850
潘让（沔泉）
　医学堂内经讲义不分卷　　　　1911？
潘吉甫
　潘氏外科秘本九种不分卷　　　　1911？
潘旭（东阳）
　疡医歌诀 1 卷　　　　1850
　新著脉诀 1 卷　　　　1911？
潘名熊（兰坪）
　叶案括要 8 卷　　　　1873
　评琴书屋医略 3 卷　　　　1865
潘江（南轩）
　潘氏祖传喉科拔萃 1 卷　　　　1878
潘志裘（泉孙）
　不药良方 1 卷　　　　1899
　救急良方 1 卷　　　　1899
潘希圣
　三十六穴伤门图 1 卷　　　　1910

潘炜（惺香）
　痘症慢惊合编 2 种 2 卷　　　　1848
潘学祖
　格致汇编医录 1 卷　　　　1901
潘宝仁（荣波）
　潘氏外科秘本九种不分卷　　　　1911？
潘宗元
　分经药性赋 1 卷　　　　1886
潘诚（葆真）
　增删喉科心法 1 卷　　　　1853
潘春藻（萼斋）
　徐洄溪先生医案不分卷　　　　1771
潘奕隽（水云漫士）
　居易金箴 2 卷　　　　1791
潘祖荫（在钟，伯寅，郑盦）
　士礼居藏书题跋记 6 卷　　　　1882
潘恭豫
　良方辑要不分卷　　　　1883
潘家仁（李慎堂主人）
　治症节略不分卷　　　　1853
潘道根（确潜，晚香，徐村老农，梅心老农）
　外台方染指 1 卷　　　　1833
　医学正脉不分卷　　　　1850
　吴又可温疫论节要 1 卷　　　　1861
　张履成先生医案不分卷　　　　1824
　陈士兰先生医案 1 卷　　　　1837
　临证度针 5 卷　　　　1853
　娱拙斋医案 2 册　　　　1839
　读伤寒论 2 卷　　　　1850
潘楫（硕甫，邓林）
　医灯续焰 21 卷　　　　1652
　证治宝鉴 12 卷　　　　1650
潘增沂
　丰豫庄便农药方不分卷　　　　1882
潘霨（伟如，韡园）
　卫生要术不分卷　　　　1858
　女科要略 1 卷　　　　1877
　外科证治全生择要诸方 1 卷　　　　1885
　医学金针 8 卷　　　　1877
　医学逢源 2 卷　　　　1871
　灵芝益寿草 2 种 2 卷　　　　1885
　韡园医学六种 20 卷　　　　1884

伤科秘书 1 卷	1909	如是我闻 1 卷	1833
伤科秘传不分卷	1911？	妇人方 1 卷	1911？
伤科秘诀 1 卷	1897	妇人方论 1 卷	1911？
伤科秘要不分卷	1911？	妇人产育保庆集 1 卷	1131
伤科诸方 1 卷	1891	妇人经验方 1 卷	1911？
伤科验方 1 卷	1881	妇科方书 1 卷	1911？
伤科验方汇集 1 卷	1908	妇科主方 1 卷	1911？
伤科摘要秘方 1 卷	1911？	妇科杂治方 1 卷	1911？
伤寒方论不分卷	1732	妇科奇方 1 卷	1911？
伤寒书稿 1 卷	1722	妇科总括 1 卷	1899
伤寒舌鉴要诀不分卷	1668	妇科秘室 1 卷	1911？
伤寒舌鉴眼科捷径合刻 2 种不分卷	1788	妇科秘效方 1 卷	1911？
伤寒全书 4 种 39 卷	1601	妇科症治汇编不分卷	1722
伤寒观舌法 1 卷	1911？	妇科通书 1 卷	1911？
伤寒证治明条不分卷	1782	妇科摘抄要诀不分卷	1830
伤寒择要敲爻歌不分卷	1677	妇婴良方 2 卷	1863
伤寒金口诀不分卷	1908	红线女博识摘腴 2 卷	1852
伤寒赋不分卷	1911？	寿世医窍 2 卷	1838
伤寒痘疹辨证 3 种 10 卷	1852	运气 2 卷	1742
华佗师喉科灰余集 1 卷	1825	赤松山樵喉科不分卷	1908
华祖灰余集不分卷	1895	抄本医书五种	1911？
自在壶天 5 卷	1911？	抄本医书不分卷	1911？
全体伤科 3 卷	1911？	抄本医书六种	1911？
杂症治要秘录 5 卷	1905	抄本医书四种	1911？
杂症秘验良方 2 卷	1872	抄本眼科不分卷	1909
杂病方案不分卷	1908	抄集诸家治痘秘诀、治麻疹秘诀不分卷	1911？
杂病要诀不分卷	1911？	坎离种子神方 1 卷	1544
名家衣本 1 卷	1863	却病坐运法则不分卷	1908
名家秘方 4 种不分卷	1868	劳氏伤科全书 1 卷	1911？
名家跌打损伤真传 1 卷	1911？	苏沈良方拾遗不分卷	1075
刘河间伤寒三书 19 卷	1431	杨氏小儿科 2 卷	1870
刘叔卿秘传白喉方 1 卷	1869	杨氏家传针经图像不分卷	1908
产后十八论不分卷	1729	医门式助 1 卷	1849
产宝百问万金方 2 卷	1911	医门养正录初编不分卷	1865
产科秘方 1 卷	1911？	医艺 2 卷	1911？
江湖经验方不分卷	1669	医方切要不分卷	1864
军中医方备要 2 卷	1911？	医方杂录不分卷	1847
论内经 1 卷	1911？	医方抄不分卷	1911？
论舌 1 卷	1895	医方钞不分卷	1911？
异授眼科 1 卷	1643	医方选要 6 卷	1850
异授眼科秘旨 1 卷	1644	医方通论不分卷	1911？
异授喉科不分卷	1896	医书四种 7 卷	1879

陈修园医书七十种 125 卷	1841
陈修园医书三十二种 109 卷	1841
陈修园医书三十六种 113 卷	1841
陈修园医书三十种 105 卷	1841
陈修园医书五十种 128 卷	1841
陈修园医书六十种 139 卷	1841
陈修园医书四十八种 125 卷	1841
陈修园医书四十种 118 卷	1841
邵氏痘科 1 卷	1874
青囊全璧 7 卷	1673
青囊秘方不分卷	1883
青囊秘诀 2 卷	1673
青囊秘要方不分卷	1911？
青囊遗集眼科阐奥不分卷	1911？
坤宁集不分卷	1886
林文忠公戒烟断瘾经验良方 1 卷	1896
奇德新书北京盘山眼科秘诀不分卷	1910
明刊医书四种	1509
明目至宝 2 卷	1593
明目至宝 4 卷	1368
明目良方 2 卷	1600
明目神验方 1 卷	1500
明代彝医书不分卷	1566
明抄本十四经络图歌诀图不分卷	1644
明医要诀 2 卷	1821
明瞽珍秘 2 卷	1910
图形枕藏外科不分卷	1602
物类相感志不分卷	1528
金丹节要 1 卷	1820
金丹四百字注 1 卷	1896
金龙师治跌打方 1 卷	1879
金匮方歌不分卷	1887
金匮玉函方集解不分卷	1911？
金匮要略纂要不分卷	1736
金笥玄玄 1 卷	1597
服气图说 1 卷	1142
服气祛病图说 2 卷	1848
周景濂先生小儿推拿总赋 1 卷	1871
京江蔡氏十三章 2 卷	1910
疡科集验不分卷	1911？
育婴堂征信录不分卷	1877
单氏胎产全书秘旨 1 卷	1911？

法门寺妇科胎前产后良方不分卷	1858
注穴疹症验方等四种	1893
治小儿金针 1 卷	1911？
治病要穴 1 卷	1911？
治喉秘法 1 卷	1910
治癫狗咬方 1 卷	1876
录验方广集不分卷	1911？
居家必用事类全集·饮食类 2 卷	1367
经穴辑要不分卷	1911？
经络汇编 1 卷	1911？
经络穴位 1 卷	1879
经络穴法 2 卷	1644
经验小儿月内出痘神方 1 卷	1837
经验百病内外方 1 卷	1820
经验良方 15 卷	1367
经验良方不分卷	1795
经验良方不分卷	1911？
经验要方二十种 1 卷	1820
经验要方十九种 1 卷	1820
经验秘方 8 卷	1367
经验简便良方不分卷	1862
城下遗方不分卷	1911？
按摩经不分卷	1664
拯婴汇编不分卷	1861
草药便览 1 卷	1587
南阳叶天士先生医案不分卷	1868
南翔宝籍堂外科秘本 1 卷	1805
药王传不分卷	1890
药方抄不分卷	1911？
药队补遗 1 卷	1840
药会图不分卷	1900
药会图曲谱 1 卷	1900
药材出处 1 卷	1911？
药材别名 1 卷	1911？
药性八略 2 册不分卷	1911？
药性巧合记不分卷	1870
药性类抄 1 卷	1882
药性赋不分卷	1911？
药谱字类 1 卷	1906
临产要略 1 卷	1880
临证金鉴医案不分卷	1911？
咽喉口舌方论不分卷	1879

素灵约选经穴歌括 1 卷	1911？	资生集 6 卷	1893
起死回生跌打损伤秘授 1 卷	1814	拳术家伤科 1 卷	1911？
校正注方真本易简方论 3 卷	1196	拳法指明·跌打损伤方 1 卷	1911？
校附产育保庆集 2 卷	1334	益生编不分卷	1884
校增产乳备要 1 卷	1131	烛口宝镜不分卷	1908
校增救急易方 2 卷	1478	家珍集经验秘方五门不分卷	1876
钱氏家宝 4 卷	1911？	诸方汇抄不分卷	1849
积善堂汇选保产论保产方合刊不分卷	1795	诸病论 1 卷	1644
秘方不分卷	1911？	诸病论不分卷	1911？
秘本外科不分卷	1875	调气炼外丹图经不分卷	1906
秘本炼丹图诀不分卷	1906	调燮类编 4 卷	1847
秘本跌打科不分卷	1911？	陶节庵先生六书辨疑 1 卷	1632
秘传大麻疯方 1 卷	1911？	验方抄不分卷	1911？
秘传太乙神针不分卷	1885	验方录要 7 卷	1813
秘传内府经验外科不分卷	1911？	验方集腋 10 卷	1911？
秘传打损仆跌伤奇方 3 卷	1740	验方集锦 2 卷	1911？
秘传外科方 1 卷	1395	验过奇方 1 卷	1901
秘传外科经验良方 1 卷	1630	验过秘方不分卷	1811？
秘传伤科全书 3 种 4 卷	1911？	验所验 1 卷	1838
秘传杏林方钞 3 卷	1908	继嗣珍宝不分卷	1911？
秘传奇方不分卷	1769	推拿小儿秘诀不分卷	1911？
秘传经验灸法 1 卷	1887	推拿小儿秘法不分卷	1911？
秘传药书 1 卷	1879	推拿手法要诀不分卷	1911？
秘传骨科 1 卷	1911？	推拿书一指阳春 1 卷	1849
秘传离娄经 1 卷	1875	推拿总诀仿歌不分卷	1877
秘传眼科七十二症不分卷	1835	推拿秘诀不分卷	1906
秘传麻疯三十六症不分卷	1904	推拿揉穴秘书不分卷	1895
秘传喉科十八证 1 卷	1898	推拿摘要辨证指南 1 卷	1898
秘集眼科论 1 卷	1893	接骨手法不分卷	1643
徐实函先生秘传脉诀不分卷	1901	接骨方书五种不分卷	1879
奚囊广要 5 种 5 卷	1528	接骨全书 2 卷	1808
脏腑全图 1 卷	1901	黄体仁医案 1 卷	1900
脏腑经络图注 1 卷	1849	黄庭经发微 2 卷	1791
脏腑总论经穴起止 1 卷	1909	黄帝内经灵枢略 1 卷	1445
凌门传授铜人指穴不分卷	1795	黄帝明堂灸经 3 卷	1126
病机考 1 卷	1911？	黄帝素问灵枢集注 23 卷	1795
病机赋 1 卷	1911？	检验便览 1 卷	1829
病机赋脉要 1 卷	1911？	救吞鸦片烟方法 1 卷	1873
病机摘要 1 卷	1911？	救急奇方不分卷	1911？
病症疑问 1 卷	1882	颅囟经 2 卷	960
施圆端效方 3 卷	1367	虚损论 2 卷	1724
资生要旨七篇 1 卷	1873	眼科 2 卷	1870

主要参考书目

除医学古籍原本之外，主要参考书目有：

1. 薛清录．全国中医图书联合目录．北京：中医古籍出版社，1991．（本书引用时简称《联目》）

2. 中国医籍大辞典编纂委员会．中国医籍大辞典．上海：上海科学技术出版社，2002．（本书引用时简称《大辞典》）

3. 中华人民共和国卫生部中医研究院、北京图书馆．中医图书联合目录．北京：北京图书馆，1961．

4. 严世芸．中国医籍通考．上海：上海中医学院出版社，1991．（本书引用时或简称《通考》）

5. 郭霭春．中国分省医籍考．天津：天津科学技术出版社，1987．

6. 曹炳章．中国医学大成总目提要．上海：上海大东书局，1936．

7. 纪昀等．四库全书总目提要．北京：中华书局，1965．

8. 中国科学院图书馆整理．续修四库全书总目提要．济南：齐鲁书局，1996．

9. 胡玉缙．续四库全书提要三种．上海：世纪出版集团·上海书店出版社，2002．

10. 丁福保，周云青．四部总录医药编．上海：商务印书馆，1955．

11. 中医大辞典编辑委员会．中医大辞典·医史文献分册．北京：人民卫生出版社，1981．

12. 李茂如，胡天福，李若钧．历代史志书目著录医籍汇考．北京：人民卫生出版社，1994．

13. 余瀛鳌、李经纬．中医文献辞典．北京：北京科学技术出版社，2000．

14. 臧励和．中国古今地名大辞典．香港：商务印书馆香港分馆，1931．

15. 尚志钧，林乾良，郑金生．历代中药文献精华．北京：科学技术文献出版社，1989．

16. 陶御风、朱邦贤、洪丕谟．历代笔记医事别录．北京：人民卫生出版社，2006．

17. 严绍璗．日藏汉籍善本书录．北京：中华书局，2007．

18. 李裕民．四库提要订误．北京：中华书局，2005．

19. 黄龙祥．针灸名著集成．北京：华夏出版社，1996

20. 方春阳．中国历代名医碑传集．北京：人民卫生出版社，2009．

21. 王乐匋．新安医籍考．合肥：安徽科学技术出版社，1999．

22. 杨武泉．四库全书总目辨误．上海：上海古籍出版社，2001．

23. 段成功、刘亚柱．中国古代房中养生秘笈．北京：中医古籍出版社，2001．

24. 文物出版社、上海书店、天津古籍出版社．道藏．第一至三十六册，1987．

25. 日本·丹波元胤．中国医籍考．北京：人民卫生出版社，1956．

26. 日本·望月三英．医官玄稿．苏岭山藏板．日本宝历二年刊本．

后　记

　　中医古籍浩繁，何止汗牛充栋，皓首穷经，亦难穷其百一，所得不过沧海一勺，太仓一粟，所见不过冰山之一角。三十年来，余沉醉其间，若啖蔗饴，焚膏继晷，乐此不疲，而精读有限，泛览无多，闻其名未见其书者已复不少，未知其名其书者更比比皆是。尝叹：天下之大，书海之广，而吾生有涯，此诚世间第一大恨事也。幸有目录之书，指点门径，可谓学海之舟，书山之径，故古人有称之为"学中第一紧要事"者。

　　目录之作，古则全赖饱学之士，今则多借集体之力，时觉何人，敢不自量力，作此妄想？盖事出有因：去岁春上，承管成学教授盛情，忝居中国科学院自然科学史研究所、清华大学科技史暨古文献研究所、长春师范学院联合课题《中国科技古籍大辞典》副主编之职，主其医药古籍之事。自思学浅识薄，惶恐不敢承此重任，然禁不得管老一再力邀，又思读书有年，略知门径，解人之难，义不容辞，亦不免一时技痒，遂慨然应诺。由此深陷其中，撰写、补充、审阅、编校，经年不辍，虽称不上心力交瘁，也华发暗添，衣带渐宽，幸终成其大功。交稿之日，更深感医药古籍，目录所载，舛误颇多，著者张冠李戴，年代混淆不明，或一书二名而重出，或二书同名而合一，差讹遗漏，不可枚数。乃奋编摩之志，僭撰述之权而为此《年表》，上自赵宋开国，下迄辛亥革命，前后近千年，书录又六千七百四十三，不敢称备而其大要俱在矣。意在明辨著者，核其字号籍贯；详考年代，订其干支年号；综述沿革，明其源流，或阐述性质，或罗列别名，或简述内容，或载录版本，或记录演变，或考证真伪，或记收载丛书，丛书则收其子目，孤本抄本，则别列藏书者。读者一册在手，按图索骥，亦可识得门径，冀其为学海之舟，有俾益于学人矣。

　　书成，谓管老曰：为君缝得嫁衣裳，得便亦为己缝一件。一笑。

时壬午岁八月初一日

刘时觉谨识於白鹿城之惜荫轩

　　附注：此《宋元明清医籍年表》后记，十六年过去，当时景象宛然眼前，重录于此，以见初心。

戊戌元宵

刘时觉又识